W0254748

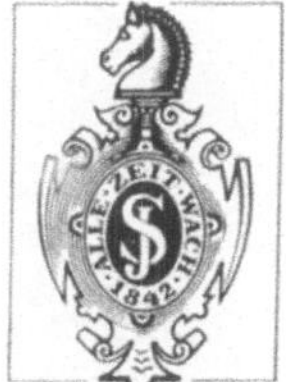
ALLE · ZEIT · WACH
1842

H.-J. Pesch · H. Stöß · B. Kummer (Hrsg.)

Osteologie aktuell VII

7. Jahrestagung der
Deutschen Gesellschaft für Osteologie e.V.
26. – 28. März 1992 in Erlangen

Mit 410 Abbildungen und 77 Tabellen

Springer-Verlag
Berlin Heidelberg New York London Paris Tokyo
Hong Kong Barcelona Budapest

Prof. Dr. med. Hans-Jürgen Pesch
Prof. Dr. med. Hartmut Stöß
Pathologisches Institut der Universität
Krankenhausstr. 8–10
91054 Erlangen

Prof. Dr. med. Benno Kummer
Anatomisches Institut der Universität
Joseph-Stelzmann-Str. 9
50931 Köln

Redaktionelle Mitarbeit
Thomas Lange (Koordinator)
Pathologisches Institut der Universität
Krankenhausstr. 8–10
91054 Erlangen

ISBN-13: 978-3-540-56630-4 e-ISBN-13: 978-3-642-78188-9
DOI: 10.1007.978-3-642-78188-9

Satz: FotoSatz Pfeifer GmbH, 82166 Gräfelfing
Umschlag unter Verwendung des Logos der DGO zur 7. Jahrestagung in Erlangen, März 1992 (Erlanger „E")

21/3130-543210 – Gedruckt auf säurefreiem Papier

Zum Thema Umwelt, Altern und Knochen

Resümee und Perspektiven

H.-J. Pesch

Pathologisches Institut der Universität, Krankenhausstr. 8-10, 91054 Erlangen

Die in den letzten 4 Jahrzehnten weltweit rapid zunehmende Industrialisierung, der damit verbundene enorme Energiebedarf und die resultierende Müllproduktion haben zu einer ständig steigenden und mittlerweile bedrohlichen Schadstoffbelastung unserer *Umwelt* geführt. Schlagwörter wie Saurer Regen, Waldsterben, aber auch Klimakatastrophe etc. deuten auf ursächliche Zusammenhänge hin, ohne bislang jedoch eine zwingende Beweiskette darzustellen. Was hat zu dieser Eskalation geführt?

Im Jahr 1 existierten auf unserer Erde ca. 300 Millionen Menschen, die sich bis zum Jahr 1700 verdoppelt und bis 1800 auf 900 Millionen vermehrt hatten. Im Jahr 1900 lebten hier 1,6 Milliarden Menschen, im Jahr 1945 – nach 2 Weltkriegen – 2,4 Milliarden, 1960 3 Milliarden und 1990 5,3 Milliarden Menschen. Aufgrund dieser Entwicklung wird sich die Menschheit in diesem Jahrhundert bis zum Jahre 2000 in Milliardenhöhe vervierfacht, also eine Population erreicht haben, die es in dieser Größenordnung noch *nie* auf dieser Erde gegeben hat.

Menschen produzieren *Abfall*, viele Menschen zwangsläufig *viel* Abfall. Durch die Zunahme des PKW- bzw. LKW-Verkehrs seit 1960 um das 5- bzw. 2-bis 3-fache haben auch die Abgasmengen pro Jahr und Straßen in der BRD in Höhe von Millionen Tonnen zugenommen, insbesondere Schwefeldioxid, Stickoxide, Kohlenwasserstoffe, Kohlenmonoxid und Schwermetalle. So stellt Cadmium nach Blei das zweithäufigste Schwermetall in der Luft dar. Dorthin gelangt es *anthropogen* vorwiegend durch die Verbrennung fossiler Brennstoffe in Großfeuerungsanlagen, Großindustrie und Privathaushalten, wobei eine lokale Aggravierung durch Phosphatdüngung, aber auch durch Ausbringung von Gülle und Klärschlamm erreicht wird. Durch Gewinnmaximierung auch in der Landwirtschaft wird der Boden zusätzlich durch Pflanzenschutzmittel gestreßt, wobei die modernen Landwirte heute etwa 2 1/2 mal soviel Kunst- und Stalldünger auf jeden Hektar ausbringen wie vor 36 Jahren. Der Einsatz von Pflanzenschutzmitteln hat sich zwischenzeitlich annähernd vervierfacht. Pro Jahr werden in der BRD mit dem Regenwasser ca. 750.000 Tonnen Schwefel- und Salpetersäure abgeregnet. Sichtbares Resultat ist das *Waldsterben*, bei dem das Ökosystem Wald – nicht das Individuum Baum – Opfer ist. In einzelnen Gegenden kam es nach anfänglicher Auslichtung der Wipfel schließlich zum totalen Verlust der Nadeln und Blätter, so daß man durch den toten Wald hindurchsehen kann. Daneben gibt es auch ein sog. *Steinsterben:* Hunderte von Jahren weitgehend unverändert alt gewordene Dome und Münster sind ständig irgenwie eingerüstet, da die durch den Sauren Regen hervorgerufenen Verwitterungen (*Steinkaries*) ausgebessert werden müssen. Durch die ubiquitär zunehmende Umweltverschmutzung wundert es nicht, daß auch der *Mensch* als eine Art *Endlager* betrachtet werden muß, wobei spektakulärstes Ergebnis am Skeletsystem die Itai-Itai-Krankheit in Japan gewesen ist. Neben einer deponieartigen Kumulation der Schwermetalle Cadmium, Blei und Quecksilber wird vor allem die Speicherung von Dioxinen befürchtet. Die weitere Zunahme der Erdbevölkerung (80 Millionen/Jahr) und das ausgeprägte Wohlstandsdenken führen zwangsläufig zu einer Erhöhung der anthropogenen Emissionen, insbesondere von CO_2, und damit zu einer Erwärmung der Atmosphäre. Massive Klimaveränderungen werden nicht nur alle 100-jährigen Kalender infrage stellen, sondern die Erde klimatisch so verändern, daß die menschliche Rasse als solche existentiell bedroht ist.

Physiologisches Schicksal eines jeden Organismus und seiner Organsysteme ist das *Altern*, das mittlerweile zu einer Veränderung der Alterspyramide unserer Bevölkerung geführt hat: So sind in den alten Bundesländern rund 3,5 Millionen Mitbürger über 80 Jahre, 800.000 über 90 Jahre alt. Nach landläufiger Meinung soll es im menschlichen Skeletsystem zu einem Verlust der Knochenmasse nach dem 50. Lebensjahr kommen. Unter funktionellen Gesichtspunkten ist es jedoch wenig wahrscheinlich, daß die Knochenmasse altersabhängig in allen Skeletabschnitten gleichmäßig abnimmt. Dagegen spricht auch die radiologisch-klinische Erfahrung. So sind die einzelnen *Knochen* des alten Menschen nicht nur unterschiedlich strahlentransparent, sondern besitzen auch in bestimmten Skeletregionen eine erhöhte Frakturbereitschaft, so im Bereich des Schenkelhalses und der Lendenwirbelkörper.

Aufgrund der altersbedingten Reduktion des Bewegungsumfanges und der körperlichen Aktivität resultiert in der durch axiale Druckkräfte vorwiegend *statisch* beanspruchten LWS insgesamt nur ein geringer Erhaltungsreiz für die Spongiosa. Im Gegensatz dazu wirkt die auch im Alter weitgehend konstante, der Orientierung im Raum dienende *dynamische* Beanspruchung der HWS über die aus verschiedenen Richtungen auftretenden Zug- und Schubspannungen als starker Erhaltungsreiz für die Spongiosabälkchen. Unter funktionellen Gesichtspunkten ist damit die sog. Altersosteoporose eines Knochens Ausdruck eines der körperlichen Aktivität angepaßten *Altersknochen*, der – ebenso wie der Knochen des nichtalten Erwachsenen – lediglich Spiegelbild der aktuellen Beanspruchung der Spongiosa durch den Bewegungsapparat ist und damit die funktionelle Einheit von Knochen und Skeletmuskulatur dokumentiert.

Damit ist die Osteoporose im wesentlichen eine Kinder- und Zivilisationskrankheit, die sich aufgrund falscher Lebensgewohnheiten in einer Wohlstandsgesellschaft mit insgesamt zuwenig körperlicher Bewegung realisiert. Die Therapieerfolge mit Östrogenen bei der postmenopausalen Osteoporose sprechen für eine primär-endokrine Erkrankung.

Die mit zunehmendem Lebensalter zu erwartende Abnahme der individuellen Knochenmasse wird nicht nur zum vermehrten Auftreten von Frakturen führen, sondern auch zu einem vermehrten Bedarf an *Spongiosatransplantaten*, die bislang als kryokonservierter avitaler Bankknochen in vielen chirurgischen Kliniken asserviert und routinemäßig eingesetzt wurden. Durch die AIDS-Problematik und des in Kälte unendlich lange vitalen HIV ist diese Konservierungsmethode jedoch so mit Problemen behaftet, daß sie nur noch gelegentlich praktiziert wird. Nach neuen Konservierungsmethoden und Knochenersatzstoffen wird geforscht. Die Vielfalt der Antworten gleicht dem Gordischen Knoten. Bio-*logischerweise* sollte jedoch nur Material verwendet werden, das als Spongiosatransplantat mit der Individualstruktur seiner Spongiosabälkchen (als Ausdruck der vitalen biomechanischen Beanspruchung) weitgehend dem zu erwartenden biomechanischen Kraftfluß des künftigen Transplantatbettes entspricht.

Die 7. Jahrestagung der Deutschen Gesellschaft für Osteologie fand in Erlangen statt, wo einst Hugenotten *Asyl* suchten und zu ihrer Integierung städtebauliche Maßnahmen von planquadratisch-herber Schönheit induzierten. Das Erlanger Logo auf dem Titelblatt erinnert daran und Sie an Ihren *Besuch* in Erlangen. Kommen Sie wieder: Erlangen ist offen aus Tradition.

Inhalt

B. Knochenersatzstoffe

C. Prothesen

D. Sonstiges

IV. Aktuelle Osteologie

A. Knochendichte/Osteoporose

B. Arthrose

C. Tumoren

D. Sonstiges

Festvortrag

100 Jahre „Transformationsgesetz der Knochen“ von Julius Wolff

D. Wessinghage

I. Orthopädische Klinik, BRK-Rheumazentrum Bad Abbach/Regensburg, 93077 Bad Abbach

Im Jahre 1992 haben Osteologen wie Orthopäden gleichermaßen reichlich Grund, sich auf Tradition und ein besonderes Kapitel Medizingeschichte zu besinnen. Sind sie es doch, die ihre Arbeit, ihr Interesse zum einen dem Aufbau, der Feinstruktur des Knochens, zum anderen der Form wie der Funktion der Knochen in ihrer Vielfalt widmen. Einhundert Jahre sind vergangen, seit „Das Gesetz der Transformation der Knochen“ (G + M 641) entstand.

Was lehrt uns dies Gesetz, wer war sein Schöpfer (Abb. 1 und 2)?

Am 21. März des Jahres 1836 wurde Julius Wolff im westpreußischen Märkisch-Friedland geboren (Hirsch 1931; Pagel 1901). 19jährig, nach der Matura, begann er an der Friedrich-

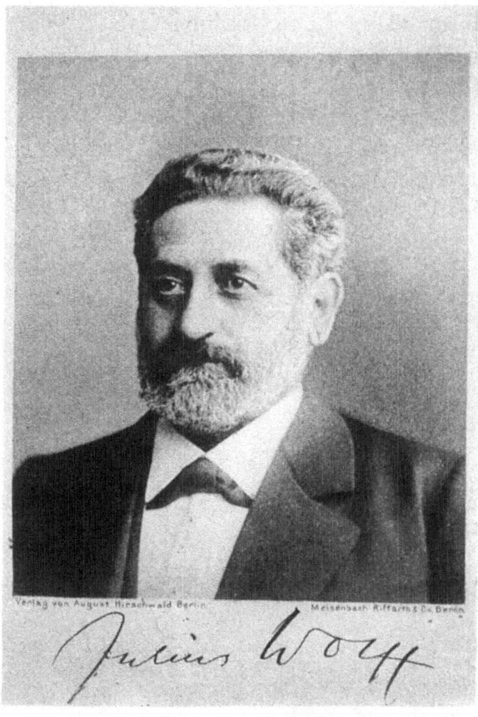

Abb. 1. Julius Wolff, Schöpfer des Transformationsgesetzes vor 100 Jahren

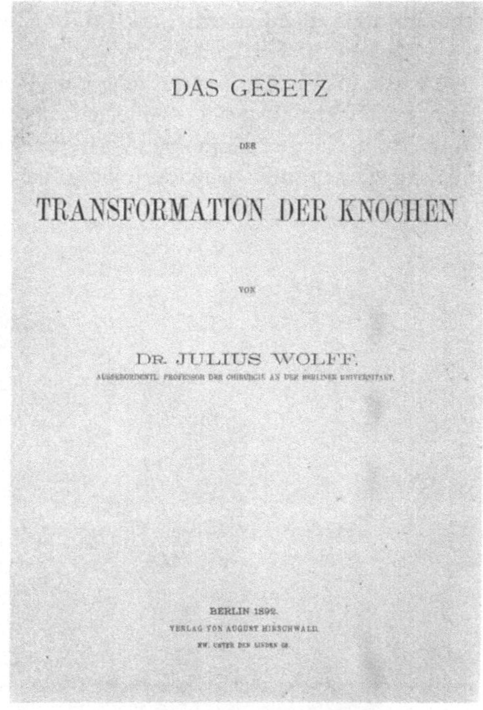

DAS GESETZ

DER

TRANSFORMATION DER KNOCHEN

VON

DR. JULIUS WOLFF.

AUSSERORDENTL. PROFESSOR DER CHIRURGIE AN DER BERLINER UNIVERSITÄT.

BERLIN 1892.

VERLAG VON AUGUST HIRSCHWALD.

NW. UNTER DEN LINDEN 68.

Abb. 2. „Gesetz der Transformation der Knochen“ von 1892, Titelseite

Wilhelms-Universität Berlin das Studium der Medizin. Von seinen Lehrern sind zu nennen vor allem Juengken und Langenbeck, Traube und Virchow, Ziemssen und Frerichs. 1860 promovierte Wolff mit einer Arbeit über Experimente am Knochen, als Grundlage zu seiner späteren Tätigkeit. Im Jahre 1861 hielt er ein Referat vor dem „Berliner Verein für Heilkunde" „Über Osteoplastik und ihre Begründung auf Versuche an Tieren". Er würdigte hierbei besonders seinen Lehrer Bernhard von Langenbeck, der ihm die Anregung zur experimentellen Arbeit vermittelte. 1868 habilitierte er sich an der II. Chirurgischen Klinik in der Ziegelstraße, auch unter von Langenbeck, im Fache Chirurgie. Die Teilnahme an den Kriegen in den Jahren 1864, 1866 und 1870/71 unterbrach seine Forschungsarbeiten. 1884 wurde er a.o. Professor (Hirsch 1931; Pagel 1901), 1899 zum Geheimen Medizinalrath ernannt. Nach kurzer Krankheit starb Julius Wolff am 18. Februar 1902 an den Folgen eines Schlaganfalls. Seine letzte Ruhe fand er auf dem jüdischen Friedhof im Berliner Vorort Weißensee (Fränkel 1902; Joachimsthal 1902; Paul 1985; Zippel 1990). Nicht lange vorher war ihm noch vergönnt, in internationalem Rahmen einen Eingriff zu propagieren, den er – wie wir noch heute – „Arthrolyse" nannte; ein Eingriff, der Mobilisierung versteifter Gelenke auf operativem Wege dienend.

Schon bald nahm sich Julius Wolff der Vielzahl unversorgter Kranker mit orthopädischen und traumatologischen Veränderungen an, der Krüppel, wie sie seinerzeit noch hießen. Der besseren Versorgung diente seit 1882 sein orthopädisches Privatinstitut, ihm ließ er die Gründung einer „Poliklinik für orthopädische Chirurgie" folgen, die sich zunächst ausschließlich unter Einsatz seines Privatvermögens etablierte (Abb. 3). Ihm, seinem Engagement vor allen Dingen war zu danken, daß bald die Poliklinik als universitäre Institution anerkannt wurde, bis sie schließlich 1902, in seinem Todesjahr, als „Königliche Universitätspoliklinik für orthopädische Chirurgie" in die Charité, auch etatmäßig, eingegliedert wurde (Joachimsthal 1902; Paul 1985; Zippel 1990, Festkomitee des Rates der Medizinischen Fakultät 1960).

Aus dem Wolffschen Institut ging eine Reihe bekannter Schüler hervor. Jacques Joseph wurde auf der Grundlage der soliden chirurgisch-orthopädischen Ausbildung, die er bei Julius Wolff erfuhr, einer der führenden Vertreter der plastischen Chirurgie. Ihm wurde 1916 die Leitung einer gesichtsplastischen Abteilung an der Charité übertragen, in der vor allem die Versor-

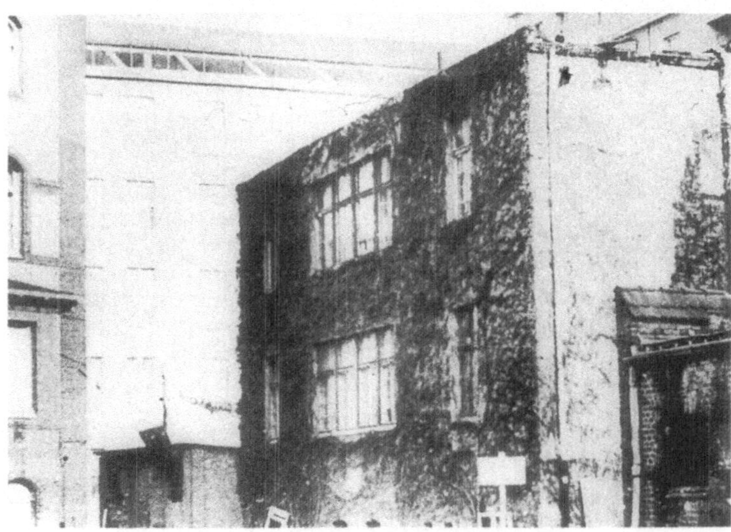

Abb. 3. „Poliklinik für orthopädische Chirurgie", Vorläufer der „Königlichen Universitätspoliklinik für orthopädische Chirurgie" der Charité

gung von Gesichtsverwundungen des 1. Weltkrieges vorgenommen wurde. Max David wurde durch sein Buch „Grundriß der orthopädischen Chirurgie" bekannt, das er seinem Lehrer, „dem Begründer der funktionellen Orthopädie", widmete. Wolffs Neffe, späterer Nachfolger in der Leitung der Poliklinik, Georg Joachimsthal, war Herausgeber des ersten „Handbuch der orthopädischen Chirurgie" und auch Mitbegründer und erster Vorsitzender der Berliner Orthopädischen Gesellschaft (Abb. 4 u. 5).

Aus dem uns vorliegenden handgeschriebenen Original einer Vorlesungsankündigung des Extraordinarius Wolff geht hervor, daß auch er sich intensiv der Lehre an der Charité annahm (Abb. 6).

Breit gefächert waren seine wissenschaftlichen Aktivitäten, sie betrafen unterschiedliche chirurgische Bereiche: in der Traumatologie die Heilung von Frakturen im allgemeinen, aber auch die konservative und operative Therapie, beginnend bei der Reposition bis hin zur Kompressionsosteosynthese. In der Hals-Nasen-Ohren-Heilkunde waren es die Kehlkopfexstirpationen, in der plastischen Chirurgie die Behandlung von erworbenen Defekten, aber auch von Miß- oder Fehlbildungen. So beschreibt er eigene Verfahren und Methoden zur Rhinoplastik, zur Behandlung von Hasenscharten und Gaumenspalten, aber auch der sog. „Flughautbildung" an Extremitäten. Er kreierte eine neue Methode: „Ueber das Operiren bei herabhängendem Kopf", die stets zur Kompression zuführender Gefäße führt und die es als blutsparende Methode vielen Kindern ermöglichte, schon frühzeitig operiert zu werden.

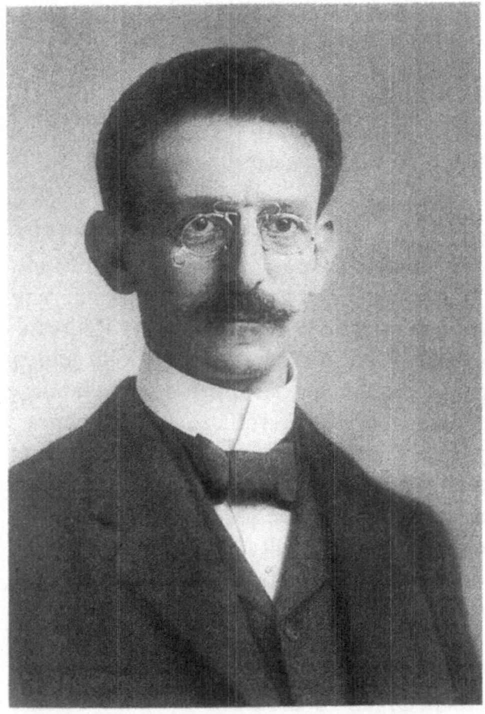

Abb. 4. Georg Joachimsthal, Wolffs Neffe, Herausgeber des „Handbuch der orthopädischen Chirurgie" 1905–1907

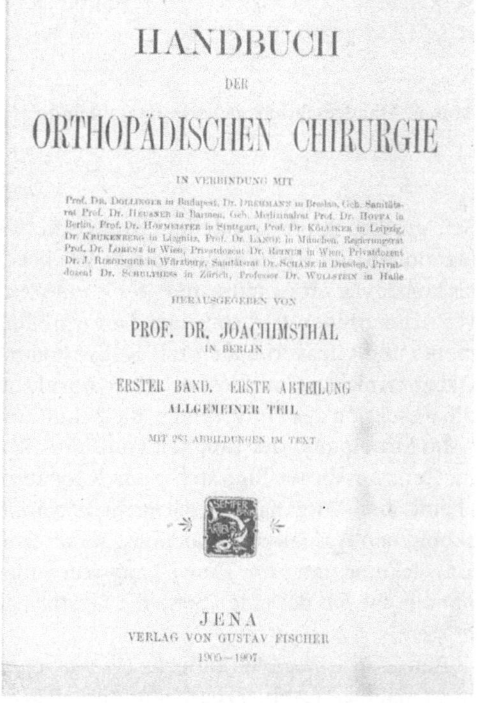

HANDBUCH

DER

ORTHOPÄDISCHEN CHIRURGIE

IN VERBINDUNG MIT

Prof. Dr. DOLLINGER in Budapest, Dr. DREHMANN in Breslau, Geh. Sanitätsrat Prof. Dr. HEUSNER in Barmen, Geh. Medizinalrat Prof. Dr. HOFFA in Berlin, Prof. Dr. HOFMEISTER in Stuttgart, Prof. Dr. KÖLLIKER in Leipzig, Dr. KRUKENBERG in Liegnitz, Prof. Dr. LANGE in München, Regierungsrat Prof. Dr. LORENZ in Wien, Privatdozent Dr. REINER in Wien, Privatdozent Dr. J. RIEDINGER in Würzburg, Sanitätsrat Dr. SCHANZ in Dresden, Privatdozent Dr. SCHULTHESS in Zürich, Professor Dr. WULLSTEIN in Halle

HERAUSGEGEBEN VON

PROF. DR. JOACHIMSTHAL

IN BERLIN

ERSTER BAND. ERSTE ABTEILUNG

ALLGEMEINER TEIL

MIT 283 ABBILDUNGEN IM TEXT

JENA

VERLAG VON GUSTAV FISCHER

1905–1907

Abb. 5. „Handbuch der orthopädischen Chirurgie" 1905–1907, Titelseite

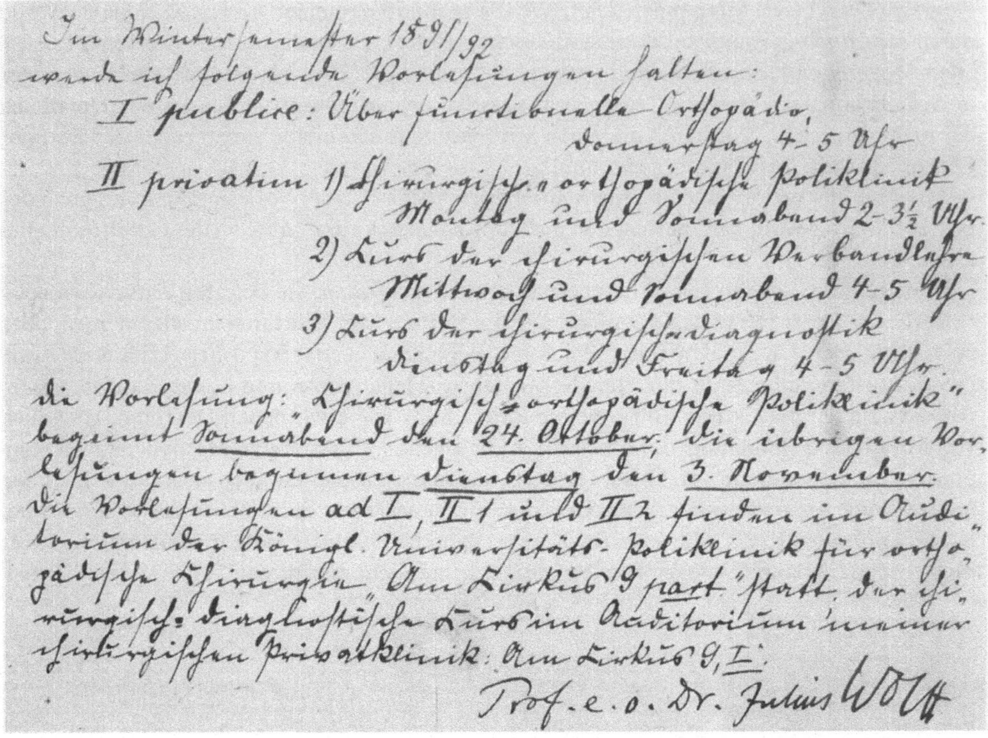

Im Wintersemester 1891/92
werde ich folgende Vorlesungen halten:
I publice: Über functionelle Orthopädie,
Donnerstag 4–5 Uhr
II privatim 1) Chirurgisch-orthopädische Poliklinik
Montag und Sonnabend 2–3½ Uhr.
2) Curs der chirurgischen Verbandlehre
Mittwoch und Sonnabend 4–5 Uhr
3) Curs der chirurgischen Diagnostik
Dienstag und Freitag 4–5 Uhr.
Die Vorlesung: „Chirurgisch-orthopädische Poliklinik"
beginnt Sonnabend den 24. October. Die übrigen Vorlesungen beginnen Dienstag den 3. November.
Die Vorlesungen ad I, II 1 und II 2 finden im Auditorium der Königl. Universitäts-Poliklinik für orthopädische Chirurgie, Am Zirkus 9 „part." statt, der chirurgisch-diagnostische Curs im Auditorium meiner chirurgischen Privatklinik: Am Zirkus 9, I.
Prof. e.o. Dr. Julius Wolff

Abb. 6. Handgeschriebene Vorlesungsankündigungen zum WS 1891/92 von Prof. e.o. Julius Wolff

Sein größtes Interesse galt der Orthopädie: so nahm er sich der Reposition angeborener Hüftluxationen, des Redressements des „Buckels" an. Auch seien Etappenverbände hier erwähnt, als konservativer Anteil seiner „funktionellen Orthopädie", zur langsamen Stellungsänderung von Klumpfüßen und sonstiger Deformitäten, auch wenn sie der Ergänzung von Redressements und Gipsverbänden mit Keilentnahme bedurften. Auch Operatives wurde in seinen Arbeiten nicht vernachlässigt, die Synovektomie – nach Volkmann „Arthrectomie" genannt –, die Resektion des Hüftgelenks, die Schulterarthrodese, aber auch Verpflanzung von Sehnen.

Im Mittelpunkt der Tätigkeit von Julius Wolff jedoch stand das Organ, das heute wiederum im Zentrum dieser Tage steht: der Knochen. Wolffs Arbeit galt weniger der Histologie oder chemischen Vorgängen, auch nicht hormoneller Beeinflussung. Sie galt mehr dem makroskopischen Aufbau des Knochens, seiner funktionsbedingten Gestalt und Gestaltung, seiner Entwicklung unter der Einwirkung von außen durch statische, mechanische, mobile Komponenten, die auf der einen Seite die Gestalt, auf der anderen die Funktion zu beeinflussen vermögen.

Bereits in seiner 1860 in Berlin erschienenen Dissertation „De artificiali ossium productione in animalibus" (Abb. 7) beschäftigte er sich mit diesem Organ – dem Knochen –, das weiterhin nicht nur seine Tätigkeit allein bestimmen würde. Auch dessen Name wurde mit dem seinen identifiziert. Identifiziert vor allem durch seine Schüler, die häufig früher und intuitiv begreifen als wissenschaftliche und allgemeine Öffentlichkeit, wo Prämissen anzusiedeln sind. War es

Abb. 7. Dissertation Wolffs aus dem Jahre 1860

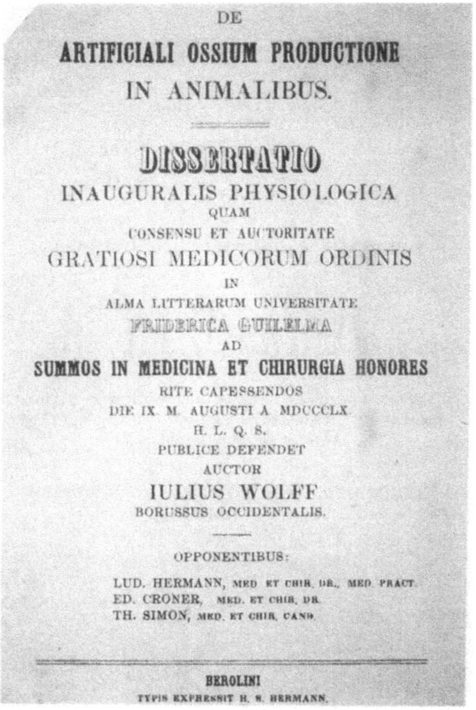

DE
ARTIFICIALI OSSIUM PRODUCTIONE
IN ANIMALIBUS.

DISSERTATIO
INAUGURALIS PHYSIOLOGICA
QUAM
CONSENSU ET AUCTORITATE
GRATIOSI MEDICORUM ORDINIS
IN
ALMA LITTERARUM UNIVERSITATE
FRIDERICA GUILELMA
AD
SUMMOS IN MEDICINA ET CHIRURGIA HONORES
RITE CAPESSENDOS
DIE IX. M. AUGUSTI A. MDCCCLX
H. L. Q. S.
PUBLICE DEFENDET
AUCTOR
IULIUS WOLFF
BORUSSUS OCCIDENTALIS.

OPPONENTIBUS:
LUD. HERMANN, MED. ET CHIR. DR., MED. PRACT.
ED. CRONER, MED. ET CHIR. DR.
TH. SIMON, MED. ET CHIR. CAND.

BEROLINI
TYPIS EXPRESSIT H. S. HERMANN.

primär nur ein Unterscheidungsmerkmal für die Studenten der Charité, daß man ihn den Knochen-Wolff im Gegensatz zum Jammer-Wolff – dem stets stöhnenden Leiter der Poliklinik für Lungenkranke – nannte (Munk 1956), so war es doch eine zukunftsweisende Bezeichnung für den Julius Wolff.

Sein Werk, das Transformationsgesetz, fußt auf den Arbeiten der Alten und den naturgetreuen Darstellungen des Knochenaufbaus. Wolff holte aus deutschen und österreichischen Universitäten einzelne typische Knochenpräparate zusammen. Zur Bearbeitung des Knochens führte er eine neue Methode ein, indem er ihn „auf der Dampfmaschine für Elfenbeinsägerei" in möglichst feine Knochenblätter zersägte. „Dadurch vermochte ich" – wie er schrieb – „die spongiöse Region des Knochens für sich allein besser zur Anschauung zu bringen und so das Bild der Knochenarchitektur zu einem viel klareren zu gestalten, als es sich auf einfach mitten durchgesägtem Knochen darbot". Gegen das Licht gehalten lassen diese „Fournierblätter" die durch Statik und Mechanik vermittelte, individuelle Natur erkennen (Abb. 8). Bereits 1871 machte Wolff die, wie sie Wilhelm Roux nannte, fundamentale Entdeckung, daß Knochen, sich in der Struktur auch neuen statischen Bedingungen, so Druck und Zug, anzupassen vermag. Bei langer Einwirkung wird so dem Knochen über die Funktion eine mehr zweckmäßige Struktur und auch Gestalt vermittelt.

Wolff versteht unter seinem Transformationsgesetz nicht eine von Anbeginn der normalen Entwicklung eintretende funktionelle Anpassung, vielmehr komme es hierzu erst bei Änderung der Verhältnisse. Somit ist die funktionelle Anpassung ein „Prinzip der direkten Selbstgestaltung der Zweckmäßigen" (Roux). Das Gesetz wird definiert „als dasjenige, nach welchem im Gefolge primärer Abänderungen der Formen und Inanspruchnahme oder auch bloß der

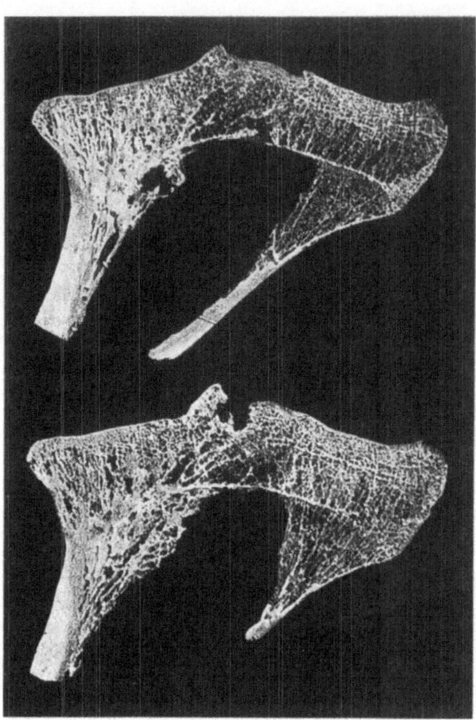

Abb. 8. Knochen-Fournierblätter, eine Möglichkeit der Darstellung von Knochenstrukturen mit Hilfe der „Elfenbeinsäge" vor der Entdeckung der Röntgenstrahlen

Inanspruchnahme der Knochen, bestimmte, nach mathematischen Regeln eintretende Umwandlungen der inneren Architektur und ebenso bestimmte, denselben mathematischen Regeln folgende sekundäre Umwandlungen der äußeren Form der betreffenden Knochen sich vollziehen" (Roux). Wolff bezieht sich dabei auf frühere Autoren, wie die Anatomen Justus Christian von Loder (1753–1832), seinerzeit Halle, und den Frankfurter Georg Hermann von Meyer (1815–1892) (Abb. 9), wie auch auf den aus Bergzabern/Rheinpfalz stammenden vormaligen Königlich-Bayrischen Sectionsingenieur für Eisenbahnbau Karl Culmann (1821–1881) – ein zweiter Tabernaemontanus. Anläßlich einer 1866 in Zürich stattfindenden Ausstellung mit von Meyers Knochenpräparaten erkannte Culmann, daß die Natur „mit einem Minimum an Materialaufwand die zweckmäßigste Form erreicht". Culmann – nunmehr Direktor des Polytechnikums Zürich – wie von Meyer bezogen sich bei später angestellten Berechnungen u.a. auf ein Kranmodell, der Form des proximalen Femur weitgehend identisch. Dies veranlaßte Wolff zu der Feststellung, „Die Natur baut Knochen, wie der Ingenieur seine Brükken". Allerdings schien es sich bei dem durch von Meyer und Culmann aufgegriffenen Thema um eines von schon länger allgemein bestehenden Interesse zu handeln. So lauten die Dissertation des Niederländers Gerard Hulshoff von 1837: „Mutationibus formae ossium vi externa productis", und die Monographie des berühmten Pariser Anatomen M. J. Pierre Flourens von 1847: „Théorie expérimentale de la formation des os" (Abb. 10 und 11).

Transformationskraft nach Wolff ist therapeutische Kraft, die Natur übernimmt dabei die Arbeit des Modellierens.

Abb. 9. Der Frankfurter Georg Hermann von Meyer (1815–1892), Anatom in Zürich, ist gemeinsam mit dem Bergzaberner K. Culmann (1821–1881), Direktor des Polytechnikums in Zürich und zuvor Leiter der Baubehörde der Königlich-Bayerischen Staatsbahnen, Entdecker der Gemeinsamkeiten zwischen Technik und Anatomie.

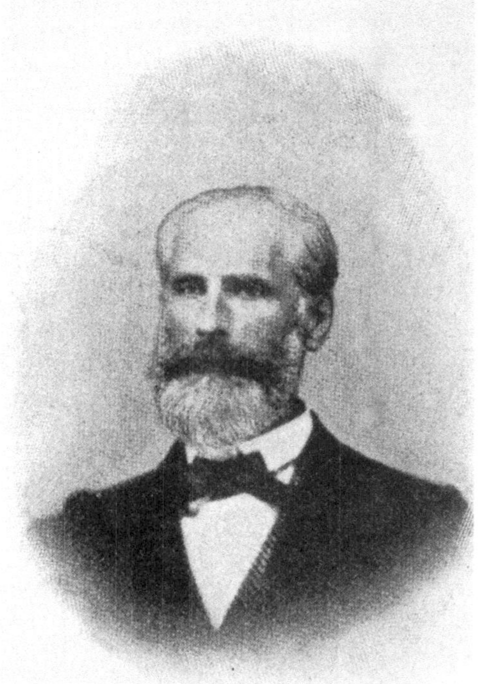

Nach Änderung von Gebrauch und Nichtgebrauch wandelt sich

- normale Form und Architektur der Knochen in eine abnorme,
- abnorme Form in eine normale

um. Diese Behauptungen riefen Kritik, so vor allem von Roux, Schede und auch Lorenz, hervor. Häufiger standen seine Theorien – vergleichbar denen von Themistocles Gluck – im Mittelpunkt von Zweifeln und Diskussionen, wenn sie auch inzwischen anerkannt werden.

Die Frakturheilung vergleicht der Autor mit einer Art Regeneration. So sei es erlaubt, die für die Frakturheilung bestehenden Regeln auch auf die Regeneration zu übertragen. Nach Wolff wird an stärker belasteten Knochenbereichen ein Anbau, in entlasteten Regionen ein Schwund eintreten, so wie wir es auch vor Jahren schon hinsichtlich der Frakturentstehung bei der Osteogenesis imperfecta nachweisen konnten (Wessinghage et al. 1970).

Das Transformationsgesetz besagt und lehrt zudem, daß sich bei der Regeneration normale Vorgänge wiederholen. Es ist das Bestreben der Natur, unter physiologischen Bedingungen, die normale Form und Gestalt, aber auch die Funktion, zu erhalten. Bei einer Änderung normaler Verhältnisse von anatomischer Form und Gestalt und physiologischer Abläufe ist eine funktionelle Anpassung vonnöten, d.h., unter neuen pathologischen Bedingungen ist es das Bestreben der Natur, die beeinträchtigte Funktion wiederherzustellen. Das Gesetz besagt aber auch, daß sich unter Wiederherstellung einer Funktion Form und Gestalt zu ändern vermögen.

Nun ist auch der Schluß erlaubt, daß absichtlich herbeigeführte Abänderungen der statischen Inanspruchnahme von Knochen die Heilung von Deformitäten bewirken können. Wolff sind durch dies Prinzip – durch Roux bereits erkannt – bisher nicht zu erahnende Erfolge auf dem Gebiet der funktionellen Orthopädie zu verdanken. Aufbauen auf dem Prinzip konnten

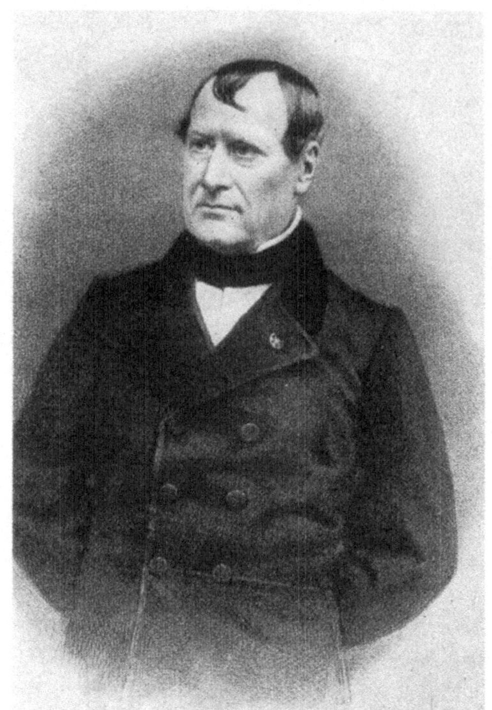

Abb. 10. M. J. Pierre Flourens gab bereits 1847 ein Buch mit dem Titel „Théorie expérimentale de la formation des os“ heraus

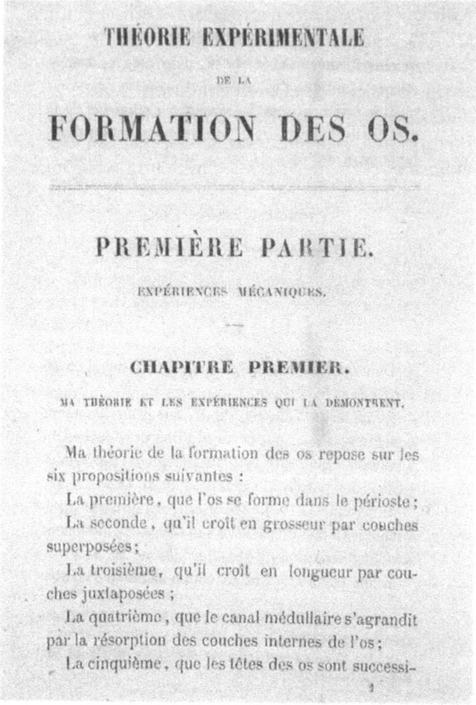

THÉORIE EXPÉRIMENTALE

DE LA

FORMATION DES OS.

PREMIÈRE PARTIE.

EXPÉRIENCES MÉCANIQUES.

CHAPITRE PREMIER.

MA THÉORIE ET LES EXPÉRIENCES QUI LA DÉMONTRENT.

Ma théorie de la formation des os repose sur les six propositions suivantes :

La première, que l'os se forme dans le périoste ;

La seconde, qu'il croît en grosseur par couches superposées ;

La troisième, qu'il croît en longueur par couches juxtaposées ;

La quatrième, que le canal médullaire s'agrandit par la résorption des couches internes de l'os ;

La cinquième, que les têtes des os sont successi-

1

Abb. 11. „Théorie expérimentale de la formation des os“ 1847, Titelseite

später Friedrich Pauwels und Benno Kummer, Gerhard Küntscher, aber auch M. E. Müller mit der „Arbeitsgemeinschaft für Osteosynthesefragen“ (AO). Vor allem die Einbeziehung der Prinzipien der Osteoteomie mit Umlagerung der Knochen und der stabilen Osteosynthese wurde zur Grundlage der positiven Ergebnisse, die wir heute zu erreichen vermögen. Beachtenswert erscheint, daß dies Gesetz von Wolff zu einer Zeit zustande kam, vor W. C. Röntgens Entdeckung seiner Strahlen, der u.a. die Hand des Würzburger Anatomen Köllicker durch eine Aufnahme darstellte. Bereits ein Jahr später – 1896 – setzte Wolff sich ein für die Anwendung der Strahlen in der gesamten Chirurgie.

1892 – vor genau 100 Jahren – erschien das Buch Julius Wolffs, dessen Jubiläum wir gedenken. Daß es uns auch heute noch vieles zu vermitteln vermag, geht allein daraus hervor, daß erst vor wenigen Jahren, 1986, die erste Übersetzung des Wolffschen Buches in englischer Sprache unter dem Titel „The Law of Bone Remodelling“ erschien. 1976 zählte J. H. Boyes in seinem Werk „On the Shoulder of Giants“ Julius Wolff unter seine Giganten mit den Worten „Wolff's law finally envolved and was defined in typical Teutonic fashion as, change in structure and form is followed by changes in the architecture and secondary alterations in external conformation accordance with mathematical laws.“ Heute sind „Das Gesetz der Transformation der Knochen“ und ebenso seine erst 1986 (!) erschienene englische Ausgabe total vergriffen. Anlaß genug, selbst, unter Mithilfe von H. Mittelmeyer und H. Zippel – denen unser Dank gilt –, einen Reprint herauszugeben und so Wolffs wertvolle Aussagen den unseren und weiteren Generationen zu erhalten. Dienen sollen Vortrag und Reprint aber auch dazu, Diskussionen um eine Arbeit anzufachen. Mögen diese uns zu neuen Erkenntnissen anregen.

Anmerkung: Ich erbitte Bildmaterial, Publikationen u.a. sowie Mitteilungen von Begebenheiten über Julius Wolff, Themistocles Gluck, Johann Matthaeus, Nicola Andry. Zur Verfügung gestellte Unterlagen werden nach Bearbeitung bzw. nach dem Fotografieren umgehend zurückgesandt. Pflegliche Behandlung wird zugesichert.

D. Wessinghage

Literatur

Boyes JH (1976) On the shoulders of giants. Lippincott, Philadelphia

Culmann K (1866)Die graphische Statik. Meyer u. Zeller, Zürich

David M (1900) Grundriss der orthopädischen Chirurgie. Karger, Berlin

Fischer H (1902) Nekrolog Julius Wolff. Dtsch med Wochenschr 28: 160

Flourens P (1847) Théorie expérimentale de la formation des os. Bailliére, Paris

Fränkel A (1902) Julius Wolff. Wien klin Wochenschr 238

Hirsch A (Hrsg) (1931) Biographisches Lexikon der hervorragenden Ärzte aller Zeiten und Völker, 2. Aufl. Urban & Schwarzenberg, Berlin

Hulshoff G (1837) Mutationibus formae ossium vi externa productis. Diss. Müller, Amstelodami

Joachimsthal G (1902) Julius, Wolff†. Berl klin Wochenschr 39: 203

Joachimsthal G (1905–1907) Handbuch der orthopädischen Chirurgie. Fischer, Jena

v. Meyer GH (1867) Architectur der Spongiosa. Arch Anat Physiol 615

Morton LT (1983) A medical bibliography (Garrison and Morton). Gower, Aldershot Hampshire (G + M 641)

Müller D (Red) (1960) Festkomitee des Rates d. Med. Fakultät zur Vorbereitung der 250-Jahr-Feier der Charité. VEB Graph Werkst, Berlin

Munk K (1956) Das Medizinische Berlin um die Jahrhundertwende. Urban & Schwarzenberg, München

Pagel J (1901) Biographisches Lexikon hervorragender Ärzte des neunzehnten Jahrhunderts. Urban & Schwarzenberg, Berlin

Paul U (1985) Der Weg der Berliner Orthopädie und die gesellschaftliche Bedingtheit ihres Wandels. In: Paul U (Hrsg) 150 Jahre Berliner Orthopädie. Wiss Schrftr Humboldt-Univ, Berlin

Pauwels F (1965) Gesammelte Abhandlungen zur funktionellen Anatomie des Bewegungsapparates. Springer, Berlin Heidelberg New York

Roux W (1885) Beiträge zur Morphologie der functionellen Anpassung. Arch Anat Physiol 120

Roux W (1893) Ref. J. Wolff „Das Gesetz der Transformation der Knochen", Theoretischer Theil; Berl klin Wochenschr 30: 509, 533, 557

Schede M (1893) Ref. J. Wolff „Das Gesetz der Transformation der Knochen". Klinischer Theil; Berl klin Wochenschr 30: 613

Valentin B (1961) Geschichte der Orthopädie. Thieme, Stuttgart

Wessinghage D (1988) Themistocles Gluck: Referat über die durch das moderne chirurgische Experiment gewonnenen positiven Resultate. Schattauer, Stuttgart (Nr. 3 Reprints Medizinhistorischer Schriften)

Wessinghage D (1991) Themistocles Gluck – 100 Jahre Gelenkersatz. Z Orthop 129: 383

Wessinghage D, Schweikert CH, Rahmanzadeh R, Hofman S (1970) Osteogenesis imperfecta, Krankheitsbild und Frakturentstehung. Dtsch med Wochenschr 95: 222

Winau R, Vaubel E (1983) Chirurgen in Berlin. de Gruyter, Berlin

Wolff J (1860) De artificiali ossium productione in animalibus. Diss, Berolini

Wolff J (1878) Die Osteoplastik in ihren Beziehungen zur Chirurgie und Physiologie. Arch klin Chir 4: 183

Wolff J (1878) Ueber das Operiren bei herabhängendem Kopf des Kranken. Slg klin Vortr Nr. 147, Leipzig

Wolff J (1884) Das Gesetz der Transformation der inneren Architektur der Knochen bei pathologischen Veränderungen der äußeren Knochenform. Sitzgsber Berl Akad Wiss 22: 179

Wolff J (1892) Das Gesetz der Transformation der Knochen. Hirschwald, Berlin

Wolff J (1895) Ueber die Operation der Ellenbogengelenksankylose. Berl klin Wochenschr 32: 933, 963

Wolff J (1903) Joachimsthal G (Hrsg) Ueber die Ursachen, das Wesen und die Behandlung des Klumpfusses. Hirschwald, Berlin

Wolff J (1986) The law of bone remodelling. Translators: Maquet P, Furlong R. Springer, Berlin Heidelberg New York Tokyo

Zippel H (1990) 100 Jahre Klinik und Poliklinik für Orthopädie der Charité Berlin (1890–1990). Springer, Berlin Heidelberg New York Tokyo 1990

Zippel H (1990) Julius Wolff und das Gesetz der Transformation des Knochens. Symp. „Wolffsches Gesetz", Charité, Berlin, 4.4.1990

I. Altern, Umwelt und Knochen

Spektrum von Knochenläsionen aus Grabstätten des Mittelalters Fragestellungen der Palaeopathologie (Übersichtsreferat)

C. P. Adler[1] und D. Buhmann[2]

[1] Pathologisches Institut, Universität Freiburg, Albertstraße 19, 79104 Freiburg i. Br.
[2] Institut für Rechtsmedizin, Universität des Saarlandes, 66424 Homburg/Saar

Wenn man sich mit dem Thema „Alter, Umwelt und Knochen" beschäftigt, dann sollte ein Rückblick auf unsere Vorfahren, deren Altern und deren Umwelteinflüsse erlaubt sein. Unsere Vorfahren haben Spuren hinterlassen, die wir heute in den Gräbern und an den Skelettstrukturen und Knochen studieren können.

In den Grabstätten von mittelalterlichen Friedhöfen und Kirchen liegen oft unzählige Knochen von verschiedenen Skeletten völlig ungeordnet zusammen. Hierbei könnte es sich um ein Massengrab handeln, oder die Knochen wurden später zusammengelagert. Oder man findet Einzelgräber mit gut erhaltenen Skeletten in bestimmter Lage. So fanden wir in einem Kirchengrab in Wiebelskirchen drei Skelette nebeneinander (Abb. 1).

Aus der Lage der Gräber, der Grabsituation und evtl. den Grabbeigaben lassen sich historisch-soziale Schlüsse ziehen. Sie geben Einblick in die verschiedenen Gesellschaftsschichten des Mittelalters (Buhmann 1984).

Untersuchungsmethoden

Unsere paläopathologischen Untersuchungsmethoden sind allerdings eingeschränkt und stützen sich vor allem auf die Makroskopie, indem wir die knöchernen Formveränderungen mit

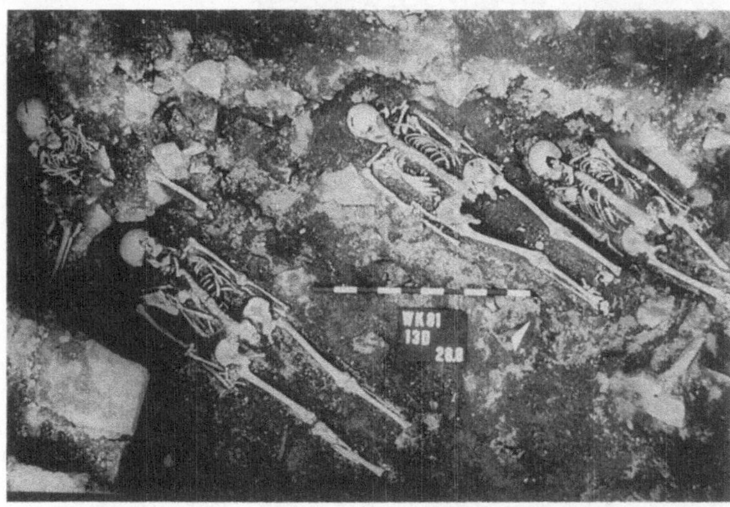

Abb. 1. Drei nebeneinander gelagerte Skelette in einem Kirchengrab in Wiebelskirchen, deren Lage, Grabsituation und Grabbeigaben historisch-soziale Schlüsse zulassen

den in unserer Zeit vorkommenden Strukturen vergleichen. So können wir mit großer Sicherheit eine Coxarthrosis deformans aus dem Mittelalter diagnostizieren (Düthorn 190). Andere Untersuchungsmethoden haben höchstens ergänzenden Wert: Eine Röntgenaufnahme eines Knochenfundes kann beispielsweise eine Ankylose des Hüftgelenkes aufzeichnen. Ein Mikroradiogramm zeigt eine unterschiedliche Mineralisierung des Knochens mit Knochenresorption. Histologische Präparate der Knochen lassen lediglich eine unterschiedliche Knochendichte erkennen: Wir können zwischen Osteosklerose und Osteoporose unterscheiden. Gewebliche Strukturen liegen nicht mehr vor.

Die hier vorgestellten Knochenfunde entstammen verschiedenen Grabungen aus dem südwestdeutschen Raum und dem Saarland.

Geburtskomplikationen

Manche Skelettfunde haben Aufschluß über die Todesursachen gebracht. So wurde 1981 im Gräberfeld von Wiebelskirchen das Skelett einer 16jährigen Schwangeren entdeckt, wo im Becken kindliche Knochenfragmente lagen. Daraus läßt sich schließen, daß die Mutter an einer Geburtskomplikation, nämlich einer tödlichen Steißbeinlage, gestorben war. Im selben Gräberfeld wurde eine tödliche Querlage entdeckt.

Schädeldächer zweier Kinder aus einem Steingrab von Wiebelskirchen zeigten Eindrücke der Innenseite entsprechend den Hirnwindungskuppen. Dies weist auf einen erhöhten Hirndruck bei Hydrocephalus hin (Roth 1983).

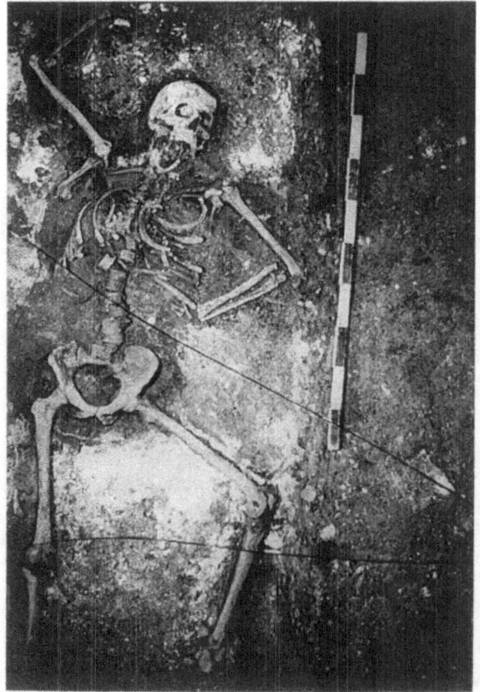

Abb. 2. Grabsituation eines Priesters aus dem Villinger Münster. Die „tanzende" Körperhaltung läßt auf eine Chorea Huntington (sog. „Veitstanz") schließen

Weitere Befunde

Unter der Fülle anderer pathologischer Befunde fand sich in einem mittelalterlichen Grab in Villingen ein verknöcherter Kehlkopf, wie er heute noch häufig bei alten Menschen beobachtet wird.

Ein interessanter Fund ist das Skelett des sog. „tanzenden Priesters", der in einem besonders breiten Sarg bestattet wurde (Abb. 2). Er hatte an der Chorea Huntington – dem sog. „Veitstanz" – gelitten (Buhmann 1984).

Skelettdysplasien

Mißbildungen, wie z.B. eine Spina bifida occulta, wurden in verschiedenen Gräbern festgestellt. In einem Grab in Müllheim fanden wir eine typische Haglund-Exostose; in einem anderen einen klassischen Hallux valgus mit Arthrosis deformans. Schwarz-braun gefärbte Zähne bei einem Säugling zeigten fluoreszenzmikroskopisch deutliche Anregungsunterschiede als Hinweis auf eine kongenitale Porphyrie. Hierbei handelt es sich um einen Morbus Günther.

Die fibröse Knochendysplasie Jaffé-Lichtenstein führt häufig zu einer zystischen Auftreibung einer Rippe, wie wir sie auch in einem Grab fanden. Histologisch hat hier wohl ein Gewebe mit schlanken und gebogenen Faserknochenbälkchen inmitten eines fibrösen Stromas vorgelegen. Außerdem fanden wir Femora mit aufgetriebenem und abgebogenem Schenkelhals nach Art eines Bischofsstabes, was charakteristisch für die fibröse Dysplasie ist (Abb. 3).

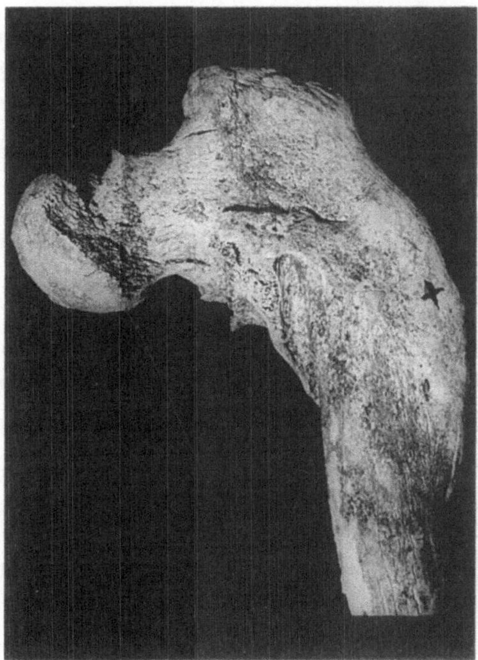

Abb. 3. Aufgetriebener und abgebogener Schenkelhals, wie er für eine fibröse Knochendysplasie typisch ist

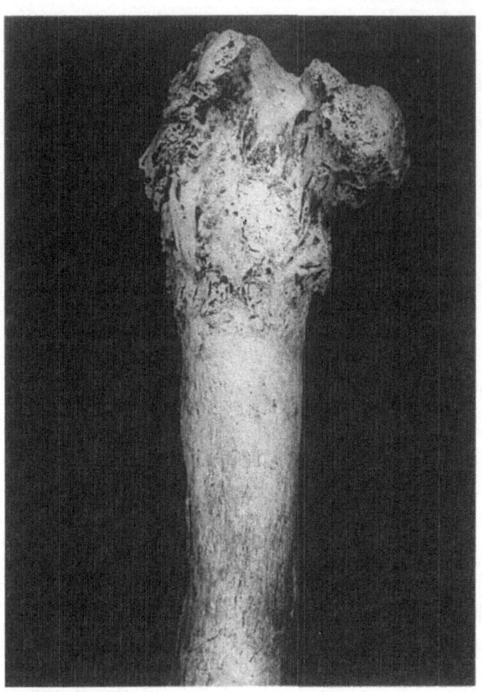

Abb. 4. Völlig deformierter und großteils zerstörter Hüftkopf bei Hüftkopfnekrose

Degenerative Veränderungen

Degenerative Gelenkveränderungen, wie die Coxarthrosis deformans, waren sehr häufige Befunde an Skeletten des Mittelalters. So fanden wir beispielsweise einen solchen Hüftkopf mit typischen Osteophyten in einem Merowingergrab in Bischoffingen am Kaiserstuhl. Zahlreiche Skelette wiesen eine Spondylarthrosis deformans mit typischen Wirbeldeformierungen auf. Oft lagen in den Gräbern – wie in Müllheim – nur einzelne verformte Wirbel mit den Zeichen einer Spondylosis deformans.

Knochennekrosen

Es fanden sich auch viele Hinweise auf eine Knochennekrose: So sahen wir in einem Grab in Saarbrücken eine typische aseptische Hüftkopfnekrose aus dem Mittelalter, wie sie noch heute häufig röntgenologisch und makroskopisch nachgewiesen wird (Abb. 4).

Atrophie

An einem Gebiß eines Grabfundes beobachteten wir eine Druckatrophie eines Zahnes mit Zahnlücke, was wir einem chronischen Pfeifenraucher zugewiesen haben (Abb. 5).

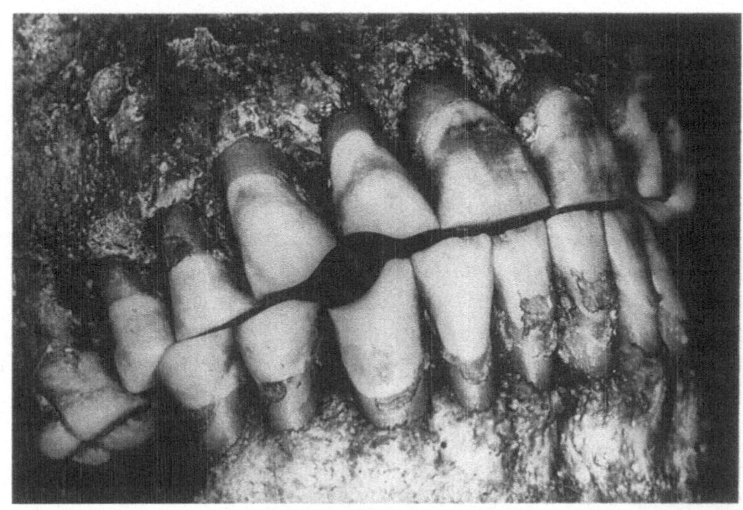

Abb. 5. Gebiß mit einem druckatrophischen Zahn von einem chronischen Pfeifenraucher des Mittelalters

Trauma

Erwartungsgemäß fanden wir in zahlreichen Gräbern die Spuren eines abgelaufenen Traumas, wie beispielsweise eine Schenkelhalsfraktur. Ein Skelett wies eine Unterschenkelfraktur rechts auf, wobei die Frakturenden gegeneinander verschoben verheilt sind. Ein anderes Skelett zeigte eine verknöcherte Fraktur der proximalen Fibula mit überschießender Kallusbildung (Abb. 6). An einem Schädel entdeckten wir eine Scharte, die von einem scharfen Hieb mit dem Säbel oder einem anderen scharfen Gegenstand herstammen muß.

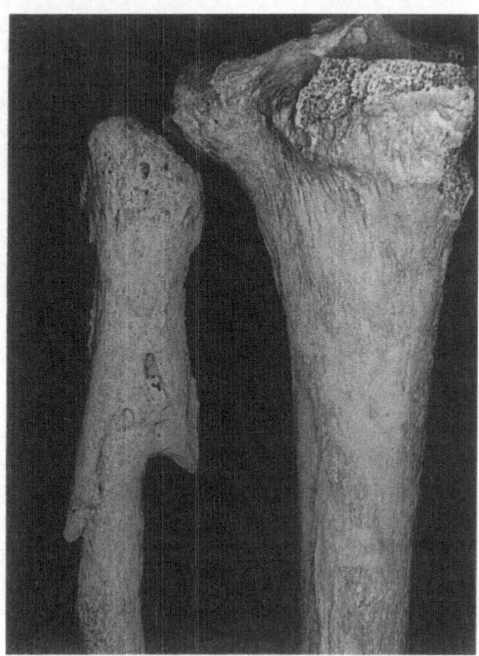

Abb. 6. Konsolidierte Knochenfraktur der Fibula mit überschießender Kallusbildung

Knochenentzündungen

Auch Knochenentzündungen haben vielfach ihre Spuren hinterlassen: Eine chronische Osteomyelitis hat in einem distalen Femur zu einem Spongiosaumbau mit Knochenauftreibung geführt. Es hat sich häufig eine Periostitis ossificans entwickelt. Ein Schädel zeigte Spuren einer beidseitigen Sinusitis maxillaris mit Penetration der knöchernen Kieferhöhlenwand. In einem anderen Fall hat eine chronische Otitis media zu einer Verknöcherung des Malleoluskopfes geführt. Am histologischen Schnitt konnten wir noch heute eine vermehrte Kollagenbildung als Hinweis auf Narben nachweisen.

Ein Skelett wies die typischen Veränderungen einer Wirbelsäulentuberkulose mit dem charakteristischen Gibbus angularis auf (Abb. 7). Dieser zeigte makroskopisch wie röntgenologisch eine Zerstörung mehrerer benachbarter Wirbelkörper durch die Tuberkulose.

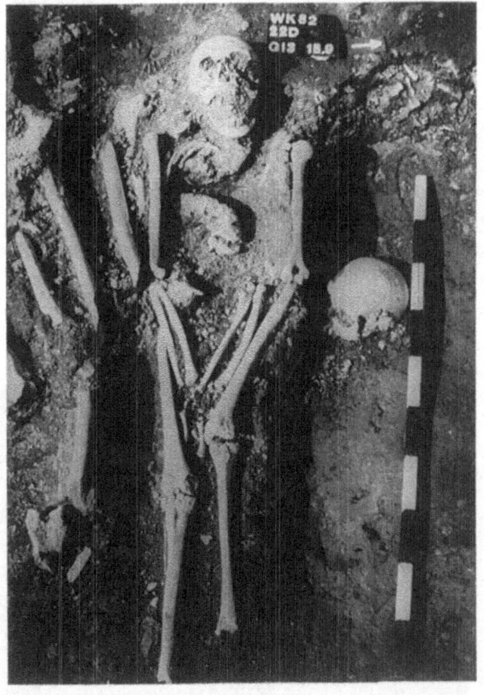

Abb. 7. Klassischer Gibbus angularis bei Wirbelsäulentuberkulose

Knochentumoren

Auch verschiedene Knochentumoren ließen sich an den Gräberfunden immer wieder diagnostizieren. So saß ein typisches Osteochondrom mit einem langen Stiel einem Knochen außen auf. An einer Schädelbasis hatte sich ein typisches Osteom gebildet. In einem Merowingergrab bei Bischoffingen am Kaiserstuhl zeigte sich in der distalen Femurmetaphyse ein charakteristischer Osteolyseherd, der mit Sicherheit ein nichtossifizierendes Knochenfibrom darstellt (Abb. 8). In einem Becken fand sich ein großer zerklüfteter Tumor, von dem wir annehmen, daß es sich um ein Chondrosarkom gehandelt hat. Ein anderer, mächtig zerklüfteter Tumor der proximalen

Abb. 8. Nicht-ossifizierendes Knochenfibrom der distalen Femurmetaphyse aus einem Merowingergrab bei Bischoffingen am Kaiserstuhl

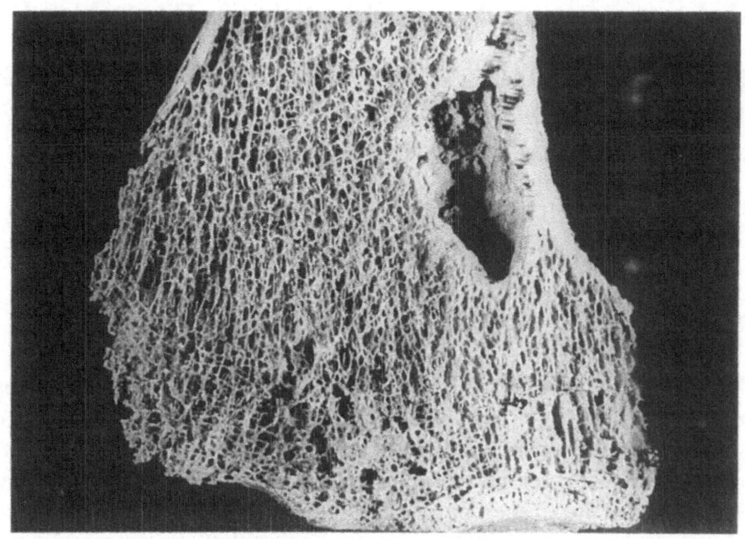

Humerusmetaphyse läßt sich sicher als osteoplastisches Osteosarkom identifizieren. Ein anderes osteolytisch-osteoplastisches Osteosarkom stellten wir in einer distalen Femurmetaphyse fest.

Osteolysen lassen sich sehr viel schwerer einer bestimmten Diagnose zuordnen. Bei osteolytischen Defekten in der Schädelkalotte vermuten wir Herde eines medullären Plasmozytoms. Bei einer Osteolyse der Beckenschaufel dürfte es sich um eine Knochenmetastase handeln, zumal das Skelett mehrere derartige Osteolysen aufgewiesen hat.

Zusammenfassung

Bei Ausgrabungen auf mittelalterlichen Friedhöfen und von Kirchengräbern im südwestdeutschen Raum und im Saarland fanden wir ein breites Spektrum von Skelett- und Knochenbefunden, die zahlreiche Knochenkrankheiten auch unserer Zeit aufzeigten. Wir fanden verschiedene Skelettdysplasien, degenerative Knochen- und Gelenkveränderungen, Knochennekrosen, Einflüsse von Traumen oder einer Knochenentzündung und schließlich Knochentumoren. Manchmal konnten wir sogar die Todesursache ermitteln.

Die Spuren, die unsere Vorfahren mit ihren Skeletten hinterlassen haben, zeigen uns somit viele Knochenläsionen, wie sie auch bei unseren Patienten vorkommen. Sie zeigen sowohl Altersveränderungen als auch Umwelteinflüsse auf die Knochen und deren Folgen. Vielleicht geben uns die Gräberfunde Anstoß zum Überdenken osteologischer Probleme unserer Zeit.

Literatur

Buhmann D (1984) Körperbehinderungen aus der Sicht der Paläopathologie. Ann Univ Sarav Med 24: 3–27

Düthorn L (1990) Palaeopathologische Untersuchungsergebnisse der Grablegen in der Kirche St. Arnual in Saarbrücken. Inauguraldissertation, Universität des Saarlandes, Homburg/Saar

Roth E (1983) Grabungen am „Kirchberg" bei Wiebelskirchen. In: Krankheit und Heilung, Armut und Hilfe. Hrsg. Stadt Villingen-Schwenningen, S 42–46

Referenzwerte für die Knochendichte in Deutschland

B. Allolio, M. Haberkamp, H. M. Kvasnicka, R. Lehmann, O. Randerath, M. Wapniarz, W. John, E. Keck und K. Klein

Medizinische Klinik II und Poliklinik der Universitätskliniken Köln, Joseph-Stelzmann-Str. 9, 50931 Köln

Einleitung

Bedingt durch die zunehmende Bedeutung von Knochendichtemessungen zur Risikoabschätzung der Osteoporose hat sich die Anzahl der Densitometriegeräte in den letzten Jahren vervielfacht. Die Bewertung von Knochendichtemessungen erfolgt über den Vergleich des Patientenmeßwertes mit der Knochendichte eines Normalkollektives. Für Deutschland liegen solche Normalkollektive bisher nicht vor, und die Interpretation von Meßwerten erfolgt unter Nutzung unzureichend dokumentierter Kontrollkollektive, zumeist aus den USA.

Wünschenswert ist es für die Erstellung eines Normalkollektivs, Daten an einer repräsentativen Bevölkerungsstichprobe zu erheben. Wir haben daher bei einer repräsentativen Stichprobe im Alter von 20–80 Jahren eine Knochendichtebestimmung mit der DEXA-Technik im Bereich der Lendenwirbelsäule (L2–L4) durchgeführt.

Methodik

Im Kölner Stadtteil Dellbrück wurde mit Hilfe des Amtes für Statistik und Einwohnermeldewesen der Stadt Köln eine Bevölkerungsstichprobe ermittelt, die altersmäßig geschichtet in den Dekaden vom 20. bis 80. Lebensjahr in gleicher Zahl Männer und Frauen umfaßt. 203 Probanden (101 Männer, 102 Frauen) wurden bei der statistischen Auswertung berücksichtigt. Im Rahmen mobiler Messungen wurden 430 gesunde Probanden aus unterschiedlichen Berufsgruppen (204 Frauen, 226 Männer) in den Städten Ingolstadt, Neumarkt, Düsseldorf, Aachen, Kleve und Siegburg untersucht. Die freiwilligen Probanden rekrutierten sich aus kleinen und mittelständischen Unternehmen und wurden in Zusammenarbeit mit den ortsansässigen Innungskrankenkassen erreicht. Knochendichtemessungen wurden im Bereich der Lendenwirbelsäule (L2–L4) mit einer mobilen DEXA-Meßeinheit (Firma Hologic, QDR 1000) vorgenommen. Die Meßergebnisse wurden mit einer Referenzdatenbasis des Geräteherstellers der DEXA-Osteodensitometrieeinheit verglichen. Zusätzlich wurden die Ergebnisse der mobilen Messungen mit den Ergebnissen der Bevölkerungsstichprobe aus Köln-Dellbrück verglichen.

Ergebnisse

Für die Frauen ergab sich für alle Kollektive eine gute Übereinstimmung. In keiner Dekade waren signifikante Unterschiede erkennbar. Die untersuchten Männer bis zum 40. Lebensjahr wiesen dagegen eine signifikant niedrigere Knochendichte auf, als in den Referenzdaten des nordamerikanischen Kollektives vorgegeben ($1{,}036 \pm 0{,}157$ g/cm^2 vs $1{,}115$ g/cm^2, $p \leq 0{,}05$). In den Dekaden vom 20. bis 40. Lebensjahr findet sich für Männer kein altersabhängiger Knochendichteverlust.

Auch in der Betriebsstichprobe liegen Männer im Vergleich mit den amerikanischen Referenzwerten niedriger. Anders als bei den in Köln-Dellbrück erhobenen Daten präsentiert sich der altersabhängige Vergleich. Bei den mobilen Messungen zeigen die Männer einen signifikanten Anstieg der Knochendichte vom 20. bis 25. Lebensjahr (1,044 ± 0,111 vs 1,134 ± 0,169, $p \leq 0{,}05$). Danach kommt es zu einem annähernd linearen Verlust der Knochenmasse im höheren Lebensalter (Abb. 1).

Diskussion

Für die Frauen ergab sich für alle Kollektive eine gute Übereinstimmung. In keiner Dekade waren signifikante Unterschiede erkennbar. Die unterschiedliche Stichprobengewinnung hatte hier keinen signifikanten Einfluß auf die Referenzwertkonstruktion. Wüster fand bei seinen Untersuchungen an 468 Probanden (n= 117 Männer, n= 351 Frauen) allgemein niedrigere Werte für eine bundesdeutsche Population im Vergleich mit den nordamerikanischen Werten (Wüster 1990). Allerdings erfolgten diese Untersuchungen mit der Dual-Photonen-Absorptionsmessung (DPA). Offenbar zeigt das von uns angewandte neuere Meßverfahren (DEXA) vergleichbare Ergebnisse bei weiblichen Nordamerikanerinnen und Europäerinnen (Haberkamp 1991). Die für die Männer ermittelten Knochendichtewerte liegen deutlich unter den nordamerikanischen Werten. Die gute Übereinstimmung der Zufallsstichprobe mit den Ergebnissen gesunder Arbeitnehmer zeigt, daß ein „healthy worker effect" bei dieser Stichprobengewinnung nicht vorliegt.

Damit liegt erstmals eine gut dokumentierte Referenz-Datenbasis zur Knochendichte in Deutschland vor. Unsere Untersuchung zeigt, daß amerikanische Daten nicht ungeprüft auf deutsche Verhältnisse übertragen werden dürfen.

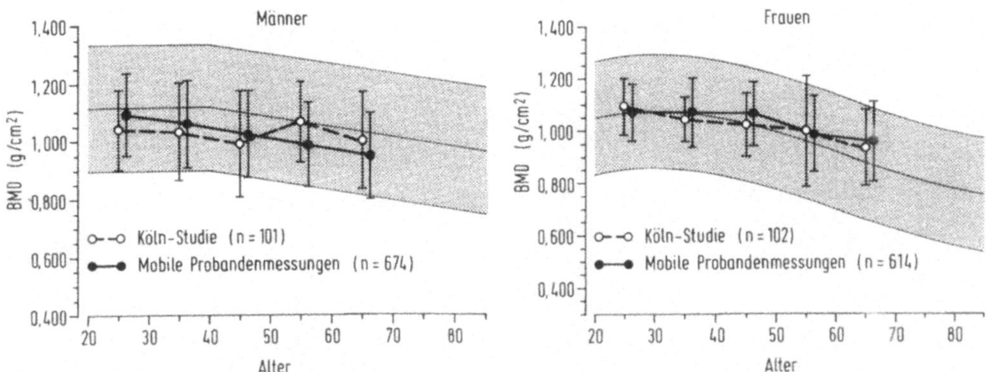

Abb. 1. Vergleich der mobilen Probandenmessungen mit der repräsentativen Bevölkerungsstichprobe. Grau schattiert die Referenzbande des nordamerikanischen Geräteherstellers

Literatur

Allolio B, Klein K (1991) Die Normalwertproblematik bei densitometrischen Untersuchungen zur Knochendichte. Osteomobil J 4: 1–2

Haberkamp M, Randerath O, Wapniarz M et al. (1991) Erste Ergebnisse einer Studie zur Erhebung von Referenzwerten zur densitometrischen Messung im Bereich der Lendenwirbelsäule L2–L4. Osteomobil J 4: 15–18

Parfitt AM (1990) Interpretation of bone densitometry measurements: disadvantages of a percentage scale and a discussion of some alternatives. J Bone Min Res 5: 537–540

Wüster C, Ugurel A, Minne HW, Ziegler R (1990) Bone mineral content in 468 healthy german subjects. Acta Endocrinol 122 1: 2

Ausgewählte biomechanische Aspekte in der Pathophysiologie der Osteoporose (Übersichtsreferat)

K. Abendroth

Zentrum für Innere Medizin, Abteilung für Rheumatologie & Osteologie der Friedrich-Schiller Universität Jena, Erlanger Allee 101, 07747 Jena-Lobeda

Ausgangspunkt für ausgewählte biomechanische Betrachtungen zur Pathophysiologie der Osteoporose ist die Definition der Erkrankung. Nach den Empfehlungen der Deutschen Gesellschaft für Endokrinologie liegt eine Osteoporose dann vor, wenn Mineraldichte, Knochenstruktur oder -funktion vermindert sind und es zum Knochenbruch kommt. Diese Definition soll durch das Rückenschmerzsyndrom ergänzt bzw. konkretisiert werden, denn meist kommt der Patient deswegen zum Arzt. Sicher ist der Schmerz in der Definition als Einschränkung der Funktion enthalten, er ist aber klinisch neben der Fraktur die wichtigste Erscheinung und soll deshalb auch direkt genannt werden.

Die typische Lokalisation des osteoporotischen Schmerzes wird in die mittlere bzw. untere Brustwirbelsäule angegeben. Die Handbewegung in den Rücken kurz oberhalb der Gürtellinie ist dafür charakteristisch.

Morphologisches Korrelat sind die keilförmigen Deformierungen in der Brustwirbelsäule, meist im Bereich Th 7–11 (Abb. 1a, b). Warum gerade hier die Frakturen sich entwickeln, ist vielfach gedeutet worden, aber nicht eindeutig geklärt. Ist es tatsächlich der zunächst muskuläre Haltungsverfall im Bereich des Stammes, der zur Gewichts- bzw. Belastungsverlagerung nach ventral führt und damit die Vorderkanten der Brustwirbelkörper besonders belastet, oder beginnen Demineralisierung und Strukturreduktion hier intensiver. Der Haltungsverfall wäre dann eher Folge als Ursache.

Zweifelsohne scheint die osteoporotische Frakturierung der Wirbelsäule an den Brustwirbelkörpern zu beginnen. Ob die fischwirbelartigen Deformierungen der Lendenwirbelkörper, die definitionsgemäß auch Frakturen zugeordnet werden, tatsächlich solche sind, oder ob sie Versuche zum Krümmungsausgleich bei der Rundrückenbildung in der Brustwirbelsäule darstellen, ist zu diskutieren. Es ist durchaus möglich, daß es sich bei den fischwirbelartigen Deformierungen eher um die Ausprägung kugelgelenkartiger Gebilde handelt, die durch Hyperlordose den Krümmungsausgleich in der Lendenwirbelsäule versuchen, zumindest könnte das so lange gelten, wie die Deckplatten der Lendenwirbelkörper keine eindeutigen Brüche erkennen lassen, die Bandscheiben balloniert erscheinen und einen auffallend großen Raum einnehmen.

Biomechanisch ist also bei solcher Betrachtungsweise die Hauptlokalisation der Osteoporose in der Brustwirbelsäule zu suchen, was klinisch in den ersten Erkrankungsjahren meist auch so imponiert. Mit Fortbestehen der Erkrankung, vor allem aber auch nach entsprechenden therapeutischen Versuchen, ändert sich in der Regel das Beschwerdebild des Osteoporosekranken. Es dominieren mehr und mehr Nacken-Schulterschmerzen und ein tiefsitzender kreuzbeinnaher, in die Hüften und Oberschenkel ausstrahlender Schmerz. In solchen Fällen ist man oft geneigt, dem Patienten zu versichern, daß diese Schmerzsyndrome als Folgen der de-

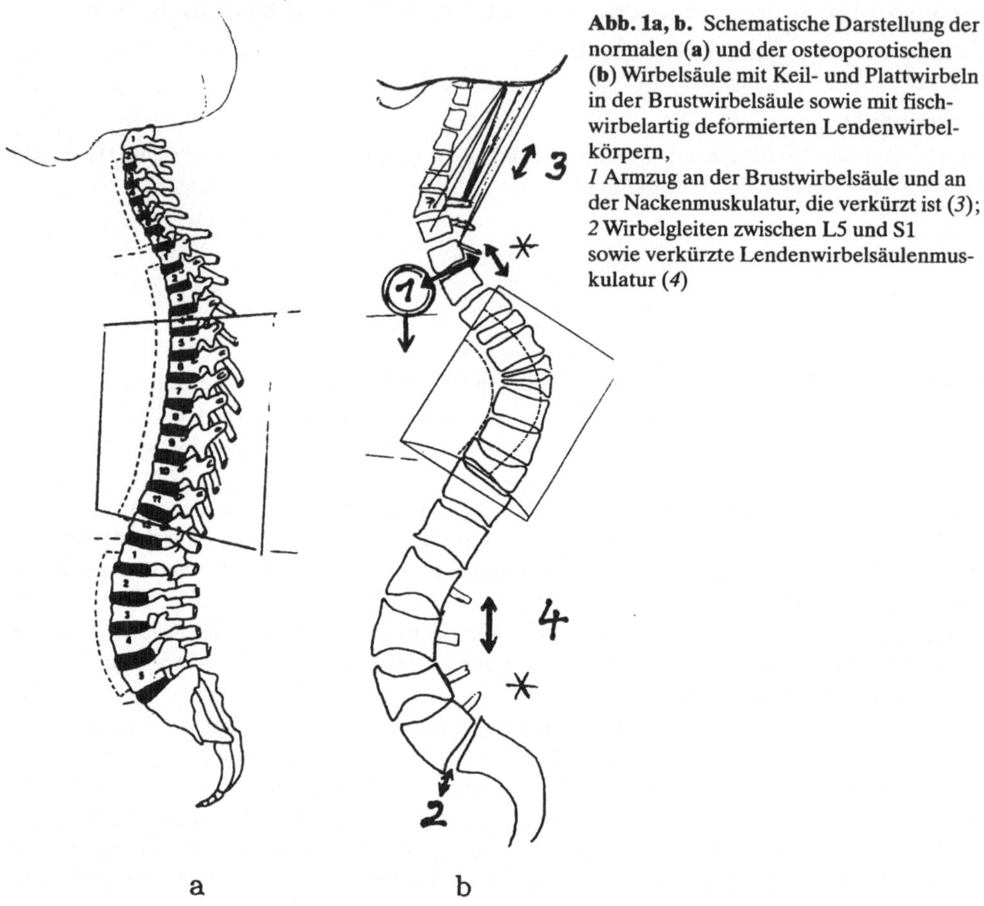

Abb. 1a, b. Schematische Darstellung der normalen (**a**) und der osteoporotischen (**b**) Wirbelsäule mit Keil- und Plattwirbeln in der Brustwirbelsäule sowie mit fischwirbelartig deformierten Lendenwirbelkörpern, *1* Armzug an der Brustwirbelsäule und an der Nackenmuskulatur, die verkürzt ist (*3*); *2* Wirbelgleiten zwischen L5 und S1 sowie verkürzte Lendenwirbelsäulenmuskulatur (*4*)

generativen Wirbelsäulenveränderungen zu deuten seien, und daß diese mit der Osteoporose eigentlich nichts zu tun hätten. Im Prinzip ist das richtig. Doch bei genauer Betrachtung der Lastverteilung und der Ausgleichshaltungen der Wirbelsäule bei Keilwirbeln in der Brustwirbelsäule wird deutlich, daß die „neuralgischen" Punkte der osteoporosebedingten Haltungsänderungen der Wirbelsäule die ständige Hyperlordose von Halswirbelsäule und Lendenwirbelsäule sind. Im Halsbereich kommt es zur dauerhaften Verkürzung der Nackenmuskulatur. Viele Patienten haben das Gefühl, daß der Kopf zu schwer sei. Die Oberarm-Schulterschmerzen haben bei genauer Betrachtung noch eine andere Ursache. Die Veränderungen in der Brustwirbelsäule mit Keilwirbeln und Rundrücken bedingen auch eine Änderung des Rippenverlaufs und damit der Thoraxform (Abb. 2a, b).

Dies bedingt eine Verschiebung der Oberarmaufhängung und des Schulterblattes an der Thoraxwand nach ventral. Die gesamte muskuläre Aufhängung der Oberarme wird nach vorn verlagert und damit auch ihr Gewichtsschwerpunkt. Es verstärken sich Beugebelastungen an der Brustwirbelsäule und Zugbelastungen an der Halswirbelsäule.

Abgesehen von der biomechanischen Veränderung der Thoraxform und damit der Ventilationskapazität werden auch Atemmuskeln zunehmend ineffektiver. Die pulmonalen Funktionseinschränkungen sind danach wohl eher Folge denn Ursache der Osteoporose.

Abb. 2a, b. Vertikale und horizontale Schnitte durch einen normalen (**a**) und osteoporotisch verformten Thorax (**b**).
Bei der Osteoporose ist neben der Glockenform des Thorax auch im horizontalen Schnitt eine Veränderung von queroval zu längsoval zu beobachten. Diese Veränderung bedingt eine Ventralverlagerung der Schulterregion

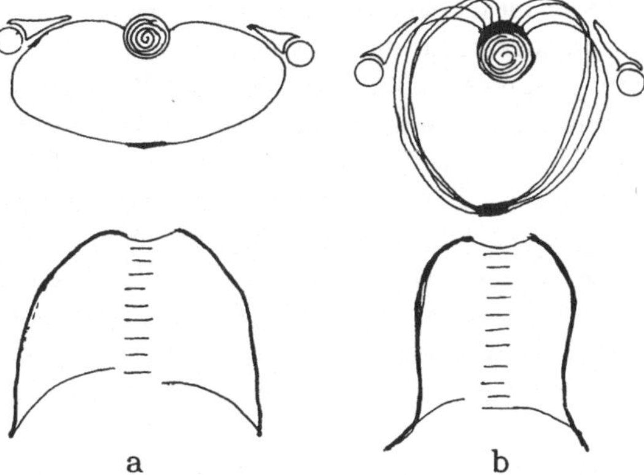

Zur biomechanischen Pathogenese des tiefsitzenden Lendenwirbelsäulenschmerzes. Die oft extrem fischwirbelartig veränderten Lendenwirbelkörper sind bei der klinischen Untersuchung und Funktionsprüfung kaum auffällig. Der Schmerz wird meist im Kreuzbeinbereich empfunden. Ursache könnte dafür die Gefügestörung zwischen 5. Lendenwirbelkörper und dem Kreuzbein sein. Nur zu häufig kann das Becken die notwendige Kippung bei Hyperlordose der Lendenwirbelsäule nicht optimal mitvollziehen. Ein Wirbelgleiten oder eine Fehlfunktion im Segment L5/S1 ist meist die Folge und damit sicher eine Schmerzursache in dieser Region (s. Abb. 1). Beide als Osteoporosefolgeschmerzen hier dargestellten Syndrome haben mit der primären Ätiopathogenese der Osteoporose nur indirekt zu tun, sie stellen praktisch funktionelle Endzustände dar. Für das Verständnis der geklagten Schmerzen unserer Osteoporosepatienten und vor allem für deren Behandlung ist auch diese Betrachtung wichtig.

Als 2. ausgewählter, biomechanischer Aspekt in der Pathogenese der Osteoporose soll auf die Inaktivität aufmerksam gemacht werden. Der Mineralabbau bei fehlender Schwerkraft im Weltraum hat dazu neue pathogenetische Informationen geliefert, in deren Zentrum das spezielle Gefäßsystem des Knochens, besonders des spongiösen Knochens, steht. Der Knochen hat neben seiner gestaltgebenden Funktion, seiner Hebelbildung für das Gelenk- und Muskelspiel, auch noch die Aufgabe, als Hülle und entscheidendes Strukturelement für das Organ Knochenmark zu dienen. Für diese beiden Gebilde, den Knochen und das Mark, gibt es ein weitgehend gemeinsames Blutgefäßsystem mit anatomischen Besonderheiten (Branemark 1969; 1973; Burkhard 1967; Vaughan 1975). Um die ungehinderte Zelleinschleusung im Knochenmark zu ermöglichen, sind typische, kapilläre Marksinus mit z.T. offener Gefäßwand notwendig. Das Beibehalten eines Druckgradienten zwischen Gefäßlumen und extravasalem Gewebe ist in diesem System nicht möglich. Der intramedulläre Gewebedruck ist aber niedriger als der diastolische Blutdruck und unterliegt auch keinen rhythmischen Schwankungen, die den Rückstrom des Blutes aus dem spongiösen Knochen ermöglichen. Es bedarf dazu der „Muskelpumpe“, d.h. durch Aktionen der quergestreiften Muskulatur des Stammes und der Extremitäten wird durch ein Ventilsystem im Bereich der periostalen Venen dort ein Unterdruck erzeugt, der den Blutrückstrom aus dem Knochen und Markraum ermöglicht. Der Knochen bedarf also für seine Blutzirkulation der aktiven Muskelbewegungen. Fehlt diese „Muskelpumpe“, führt die intramedulläre Stase zur Drucksteigerung im arteriellen Bereich, im kapillären und venösen Schenkel des Kreislaufes zur Gewebsazidose und damit zum Mineralabbau im Knochen.

Neben dieser pathophysiologischen Erkenntnis aus der Weltraummedizin gibt es aber noch einen anderen, für die Osteoporoseentwicklung vielleicht bedeutungsvolleren, Aspekt. Die eben postulierte „Muskelpumpe" für die Entsorgung des Knochenmarkes kommt bei der Nachtruhe auch weitgehend zum Erliegen. Die Beobachtung, daß das Calcium, welches im Morgenurin ausgeschieden wird, fast ausschließlich aus dem Knochen stammt, ist eine logische Konsequenz dazu. Es wären also auch normal niedrige Tonuszustände der Muskulatur in der Nacht für einen stetigen Knochenumbau mit geringem Überwiegen des Abbaus zu bedenken. Wenn das so ist, wird deutlich, daß wenige Minuten dauernde Muskelübungen etwa im Sinne der isometrischen Anspannung für die Physiologie des Knochens nicht ausreichend sind, sondern daß dazu vielmehr kräftige, über längere Zeit ausgeführte normale Bewegungen möglichst vieler Muskelgruppen des ganzen Körpers notwendig sind.

Als dritter Aspekt der Biomechanik in der Pathophysiologie der Osteoporose soll erneut auf zelluläre Regulationsmechanismen aufmerksam gemacht werden. Die Lokalisation der instabilen, der Belastung nicht mehr gewachsenen Knochenumbaueinheit und deren Abbau und Erneuerung bedarf eines Signal-Mechanismus. Hierzu bietet sich die von uns schon mehrfach postulierte Mechanorezeptoren-Funktion der Osteozyten an. Ausgehend von den Beobachtungen Parfitts et al. (1987), daß überalterter, instabiler Knochen bei einem Endostabstand der zentral gelegenen Osteozyten von mehr als 75 µm nicht mehr ernährt und abgebaut werden kann, und ausgehend von eigenen Beobachtungen, daß in den genannten Bereichen besonders häufig tote Osteozyten zu beobachten sind, ist anzunehmen, daß den Osteozyten neben der Feinregulation des Mineralhaushaltes auch die Aufgabe eines Mechanosensors zufallen kann. Die feinen Zellausläufer bieten dazu die besten Voraussetzungen. Nijweide (1992) hat diese Hypothese aufgegriffen und mit immunologischen Methoden die zentrale Stellung des Osteozyten in der Regelung der Lebensvorgänge der mineralisierten Knochenmatrix deutlich gemacht.

Die 3 ausgewählten biomechanischen Aspekte der Osteoporose stellen pathophysiologische Betrachtungen dar, die die Wirbelsäule als funktionelle Einheit, das spezielle Gefäßsystem des spongiösen Knochens und schließlich auf zellulärer Ebene den Osteozyten in Bezug zu mechanischen Belastungen zu setzen versuchen. Es sind klinische Erfahrungen, histologische Befunde, physiologische Überlegungen und ein wenig Spekulation, die zu dieser Betrachtung führten, deren Grundanliegen es ist, Anstoß zum „Weiterdenken" zu sein.

Literatur

Branemark PI (1968) Bone marrow microvascular structure and function. Adv Microcirculation 1: 1–65

Branemark PI, Lundskog J, Albrektsson B (1973) Studies in flow of blood in bone. In: Arlet J, Ficat P (eds) La circulation osseuse. INSERM, Paris, pp 57–73

Burkhardt R (1967) Histomorphometrische Untersuchungen über die Rolle des Knochenmarkes bei rheumatischen Krankheiten. Z Ges Exp Med 143: 1–83

Nijweide PJ (1992) The ontogeny of the osteoclast and the role of the osteocytes in bone metabolism. Vortrag am 20.3.1992 in Lübeck im Rahmen des „Osteoporose-Symposium" der Gesellschaft für Bindegewebsforschung

Parfitt AM, Kleerekoper M, Villanueva AR (1987) Increased bone age: mechanisms and consequences. In: Christiansen C, Johansen JS, Riis BJ (eds) Osteoporess ApS, Kopenhagen, pp 301–308

Vaughan J (1975) The physiology of bone. 4. The blood-supply of bone. Clarendon Press, Oxford, pp 17–22

Zur Problematik der histomorphometrischen Abgrenzung von Osteoporose und Altersknochen am Beckenkammbiopsat

F. Henschke

Pathologisches Institut am St. Johannisstift, Reumontstr. 28, 33102 Paderborn

Einleitung

Fundamentales Problem der histomorphometrischen Diagnose der Osteoporose am Beckenkammbiopsat ist die Abgrenzung vom alters- und geschlechtsabhängigen Normalwert der Knochendichte. Die Erfassung der sog. präklinischen Osteoporose, die von Nordin (1987) als „simple osteoporosis“ bezeichnet wird, ist im Individualfall nur durch die Bestimmung der jährlichen Knochenverlustrate oder die Quantifizierung der Spongiosadichte in einer definierten Skelettregion möglich. Mit zunehmendem Lebensalter wird diese Differenzierung aufgrund der physiologischen Altersatrophie des Knochens immer schwieriger bzw. unmöglich. Die „Osteoporosegrenze“, d.h. der Beginn der drohenden mechanischen Insuffizienz der Knochenstruktur, ist unscharf und im Einzelfall von der Belastungsgröße und den Kompensationsmechanismen der Restspongiosa abhängig. Da sich in Abhängigkeit von Entnahmeort und Größe der Beckenkammbiopsie erhebliche Schwankungen der histomorphometrisch ermittelten Knochendichtewerte ergeben können, werden in der Routinediagnostik der Osteoporose fast ausschließlich unblutige osteodensitometrische Verfahren eingesetzt. Eine eindeutige differentialdiagnostische Abgrenzung der Osteoporose gegenüber anderen osteopenischen Erkrankungen wie z.B. Osteomalazie, endokrinen, konstitutionellen und sekundären Osteopathien ist nur histomorphologisch mittels der Beckenkammbiopsie möglich. Dieses invasive Untersuchungsverfahren ist jedoch durch die rasanten Fortschritte der unblutigen Osteodensitometrie zu Unrecht in Vergessenheit bzw. Mißkredit geraten (Kuhlenkordt 1986).

Durch eine vergleichende histomorphometrische Strukturanalyse der Spongiosa der klinisch relavanten Biopsieregionen der Spina iliaca anterior (SIAS) und posterior superior (SIPS) soll die quantitativ-morphometrische Abgrenzung von Osteoporose und physiologischer alters- und geschlechtsabhängiger Knochenatrophie verbessert werden.

Material und Methode

Bei 80 Verstorbenen eines zufällig ausgewählten Normalkollektivs ohne Hinweise auf Calciumstoffwechselstörungen oder generalisierte Osteopathien wurden Knochenzylinder am anterioren und posterioren Beckenkammm entnommen und nach Methacrylateinbettung an Semidünnschnitten histomorphometrisch mit einem automatischen Strukturanalysegerät (TAS plus, Fa. Leitz Wetzlar) untersucht. Die Parameter volumetrische Spongiosadichte (Vv), Oberflächendichte (Sv), spezifische Oberfläche (SIV) und relative Osteoidoberfläche (OS) wurden in Abhängigkeit von Alter, Geschlecht und Biopsiezylinderlänge an beiden Punktionsorten verglichen (Abb. 1).

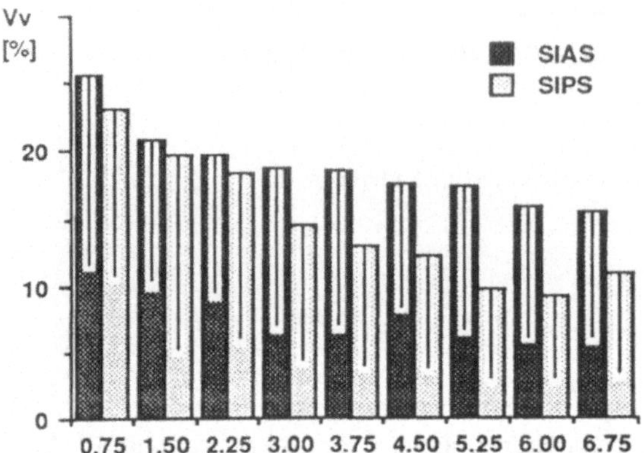

Abb. 1. Mittelwerte und Standardabweichungen (S) der volumetrischen Dichte (Vv) [%] der Spongiosa der SIAS und SIPS in Abhängigkeit vom Korticalisabstand [mm], (n = 80)

Ergebnisse

Die *Spongiosadichte* nimmt an der SIAS mit zunehmendem Corticalisabstand kontinuierlich von 26% auf 16%, an der SIPS von 23% auf 10% ab, wobei die Werte bis 5 mm subcortical relativ konstant bleiben (s. Abb. 1). Die Dichtewerte zeigen an der SIAS mit 19% und an der SIPS mit 15% bis zum 60. Lebensjahr keine Veränderungen und nehmen danach bis ins Senium am anterioren Beckenkamm bis auf 15%, am posterioren bis auf 12% ab, wobei die Frauen nur am ventralen Darmbeinkamm nach dem 50. Lebensjahr eine signifikant stärkere Abnahme zeigen (Abb. 2).

Die Dichtewerte der *Spongiosaoberfläche* korrelieren hinsichtlich Corticalisabstand, Alter und Geschlecht in beiden Beckenkammregionen eng mit denen der volumetrischen Dichte. Die *spezifische Oberfläche*, die als Quotient aus Oberflächendichte und volumetrischer Dichte ein Maß für den mittleren Bälkchendurchmesser darstellt, variiert in beiden Beckenkammregionen nur wenig. Der mittlere Trabekeldurchmesser vermindert sich mit zunehmendem Corticalisabstand ventral um 25%, dorsal um 41%, wobei die Spongiosabälkchen an der SIAS durchschnittlich 20% breiter sind (Abb. 3). Altersabhängig bleibt dieser Parameter relativ konstant und reduziert sich lediglich nach dem 60. Lebensjahr geringfügig, die stärksten Varia-

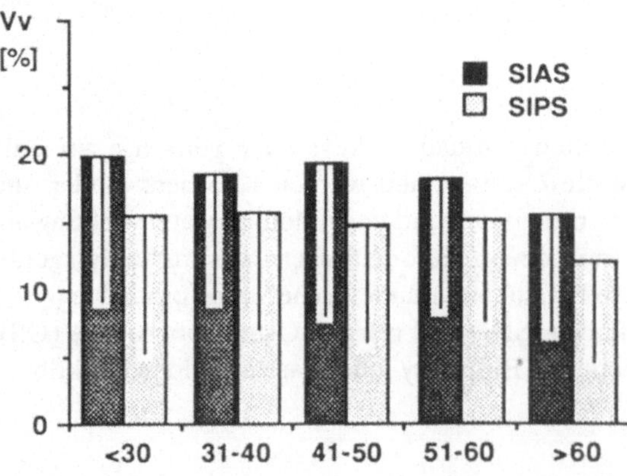

Abb. 2. Mittelwerte und Standardabweichungen (S) der volumetrischen Dichte (Vv) [%] der Spongiosa der SIAS und SIPS für beide Geschlechter in Abhängigkeit vom Lebensalter [Jahre], (n = 80)

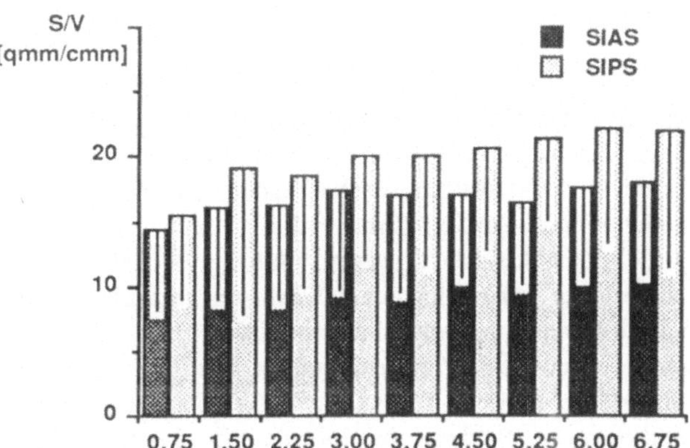

Abb. 3. Mittelwerte und Standardabweichungen (S) der spezifischen Oberfläche (S/V) der Spongiosa der SIAS und SIPS in Abhängigkeit vom Kortikalisabstand [mm], (n = 80)

tionen der Trabekeldicke treten an der SIPS im höheren Lebensalter auf (Abb. 4). Die Werte der relativen Osteoidoberfläche zeigen in Abhängigkeit von Corticalisabstand, Alter und Geschlecht erhebliche individuelle Streuungen und daher keine statistisch signifikanten Korrelationen mit den untersuchten Variablen. Die niedrigsten Osteoidwerte finden sich bei beiden Geschlechtern in den mittleren Lebensabschnitten.

Diskussion

Die untersuchten morphometrischen Strukturparameter der Beckenkammspongiosa weisen in den einzelnen Lebensabschnitten erhebliche physiologische Streuungen auf, wodurch sich histomorphometrisch Abgrenzungsprobleme von Altersatrophie und Frühstadien der Osteoporose ergeben. Dieselbe Schwierigkeit tritt jedoch auch bei der unblutigen Osteodensitometrie mittels dualer Photonenabsorptiometrie (DPA), quantitativer Radiographie in Zweienergietechnik (DPX) oder quantitativer Computertomographie (QDR) an der Lendenwirbelkörperspongiosa auf. Ein wesentlicher Faktor, der die Bestimmung des Knochenmineralgehaltes mit diesen Meßverfahren beeinflußt, ist der Fettanteil in den parossalen Weichteilen und im Knochen-

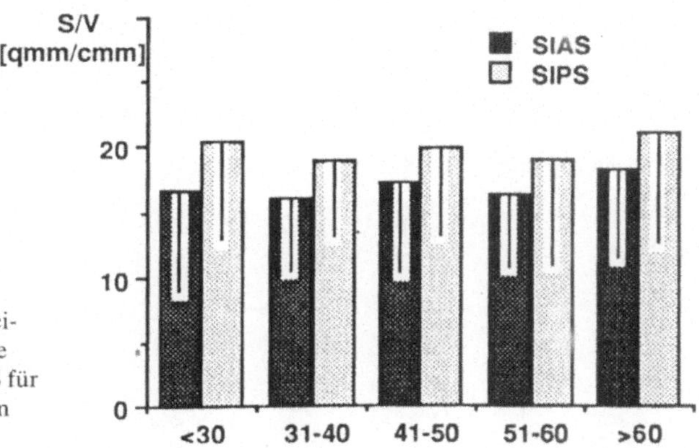

Abb. 4. Mittelwerte und Standardabweichungen (S) der spezifischen Oberfläche (S/V) der Spongiosa der SIAS und SIPS für beide Geschlechter in Abhängigkeit vom Lebensalter [Jahre], (n = 80)

mark (Hangartner u. Johnston 1990). Die auch heute noch propagierten nichtinvasiven osteodensitometrischen Verfahren am peripheren Skelett (Dambacher u. Rüegsegger 1985) sind bei der Osteoporose häufig von geringem diagnostischen Wert, da im Gesamtskelett keine gleichsinnige Knochenrarefizierung vorliegt. Die Osteoporose ist eine Erkrankung, die sich überwiegend an den spongiosareichen Knochen des Stammskeletts manifestiert (Uehlinger 1985), so daß densitometrische Verfahren direkt an Wirbelkörpern, Beckenkamm oder proximalem Femur durchgeführt werden sollten.

Die physiologische Altersatrophie der Beckenkammspongiosa verläuft am anterioren und posterioren Darmbeinstachel individuell verschieden und wird durch unterschiedliche mechanische Beanspruchung lokal modifiziert. Der schmälere ventrale Beckenkamm enthält vermehrt subcorticale Plattenspongiosa, der breitere dorsale fast ausschließlich gitterartig strukturierte zylindrische Trabekel, wie sie auch im Wirbelkörper vorkommen. Somit sind dorsal entnommene Beckenkammbiopsien für histomorphometrische Spongiosaanalysen besser geeignet als ventrale, da sich dorsal in Abhängigkeit vom Cristaabstand eine homogenere Bälkchenstruktur, eine gleichmäßigere altersabhängige Knochenatrophie und eine den Wirbelkörpern entsprechende Spongiosaarchitektur und -dichte findet. Zusätzlich sind nur mit der invasiven Diagnostik Aussagen über Aktivität der Osteoporose, sichere Abgrenzungen anderer osteopenischer Erkrankungen und Beurteilung des Therapieerfolges möglich.

Literatur

Nordin BEC (1987) The definition and diagnosis of osteoporosis. Calcif Tiss Int 40: 57–58

Kuhlenkordt F (1986) Clinical aspects of osteoporosis. In: Kuhlenkordt F, Dietsch P, Keck E, Kruse HP (eds) Generalized bone disease. Springer, Berlin Heidelberg New York, pp 3–20

Hangartner TN, Johnston CC (1990) Influence of fat on bone measurements with dual-energy absorptiometry. Bone Miner 9: 71–81

Dambacher MA, Rüegsegger P (1985) Nichtinvasive Untersuchungsmethoden bei Osteoporosen. Ther Umsch 42: 339–350

Uehlinger E (1958) Zur Diagnose und Differentialdiagnose der Osteoporose. Schweiz Med Jahrbuch, Schwabe, Basel

Die senile Osteoporose – eine histomorphometrische Analyse von 122 Bioptaten

G. Lehmann und K. Abendroth

Zentrum für Innere Medizin, Abteilung für Rheumatologie & Osteologie der Friedrich-Schiller-Universität Jena, Erlanger Allee 101, 07747 Jena-Lobeda

Trotz umfangreichem Bemühen um die Früherkennung von Osteopenien stellt z.Z. noch die Diagnosestellung „Osteoporose" erst in fortgeschrittenen Krankheitsstadien eine „schmerzhafte" Realität dar. Es ergibt sich dann besonders beim alten, polymorbiden Patienten die Frage nach den Erfolgsaussichten einer gezielten osteologischen Therapie mit den entsprechend notwendigen Kontrolluntersuchungen im Vergleich zu einer alleinigen symptomatischen, analgesierenden Behandlung. Unsere Studie sollte einmal klären, wie oft der klinisch-radiologische Verdacht auf eine Osteoporose durch die histomorphometrische Vermessung der Beckenkammspongiasa in Knochenbioptaten von über 70jährigen Patienten eine Bestätigung findet. Zum anderen war zu prüfen, wie häufig sich tatsächlich die für die Pathogenese postulierte höhere Osteoklastenaktivität bzw. deren Zahl am Endost und die verminderte Osteoblastenausstattung nachweisen lassen. Ferner war der Anteil an Mischbildern aus Osteoporose und Malazie an der untersuchten Population zu definieren. Schließlich sollte die Effektivität einer medikamentösen Osteoporosetherapie auch im hohen Alter an einer kleinen Patientengruppe histomorphometrisch an Beckenkammbioptaten nachgewiesen werden.

Material und Methoden

Von 122 Patienten, bei denen aufgrund der klinischen Symptomatik und der paraklinischen Befunde der Verdacht auf eine senile Osteoporose geäußert werden mußte, stand uns Biopsiematerial zur histomorphometrischen Auswertung zur Verfügung. Es handelte sich dabei um 105 Frauen und 17 Männer im Alter von 70–92 Jahren. Alle Bioptate wurden unentkalkt in Methylmetacrylat eingebettet und mit der Knochenhautschnittechnik aufgearbeitet.

Die histomorphometrische Vermessung erfolgte nach den Angaben von Delling (1975) und mittels des Zählnetzes von Merz (1967).

Von 11 Patienten über 70 Jahren konnten vor und nach 2 Jahren einer Tripeltherapie aus Fluor (50–60 mg/d), Calcium (500 mg/d) und Vitamin D (20 000 IE/d) Knochenbioptate histomorphometrisch aufgearbeitet werden.

Ergebnisse und Diskussion

Von 122 Patienten, bei denen klinisch und radiologisch der Verdacht auf eine Osteoporose bestand, wiesen 102 einen manifesten Spongiosa-Volumenmangel auf (Spongiosavolumen $< 14{,}5\%$ = Altersnorm), der bei 67 Patienten erheblich war, d.h. das Knochenvolumen lag

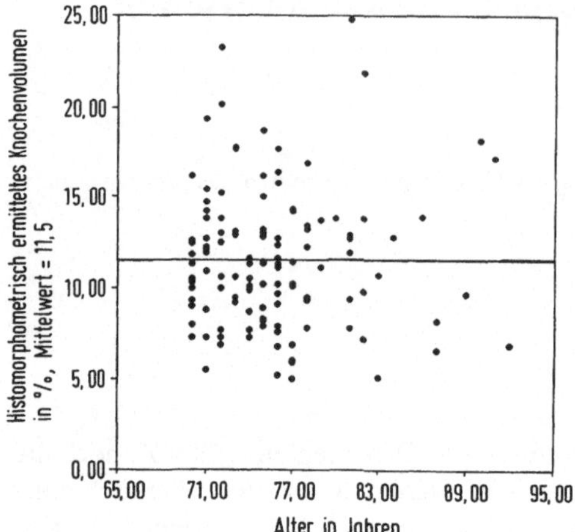

Abb. 1. Einzelwertverteilung des Knochenvolumens von Beckenkammbioptaten von 122 Patienten älter als 70 Jahre (Durchschnittsalter 76 Jahre)

unterhalb der Frakturschwelle (Vv = 11,5%). Dies wurde auch bei der Betrachtung der Einzelwertverteilung der Knochenvolumina deutlich (Abb. 1). Der mittlere Wert der Volumina des Gesamtvolumens lag bei 11,5% und damit an der Frakturschwelle.

Seit Jahren beobachten wir die mit dem Alter häufiger werdende Kombination von Osteoporose und Mineralisationsstörung – die sogenannte Osteoporomalazie. In der hier dargestellten Population ist einmal bei den niedrigsten Knochenvolumina der höchste Anteil an Osteoidvolumen und -oberfläche zu beobachten (Abb. 2).

Wird die Gesamtpopulation nach dem Osteoidvolumen differenziert, so sind bei 59 von 122 (48%) sowohl Osteoidvolumen als auch Osteoidoberfläche vermehrt gefunden worden. Eine Steigerung um mehr als das Doppelte des altersentsprechenden Osteoidvolumens fand sich noch bei 21 von 122 (17%), so daß mit einer Osteoporomalazie bei etwa 1/5 der „senilen Osteo-

Tabelle 1. Histomorphometrische Daten von 122 Beckenkammbiopsien von über 70jährigen Patienten mit klinischen, radiologischen und biochemischen Zeichen einer senilen Osteoporose, differenziert nach dem Knochenvolumen (Vv) und der mit Osteoklasten besetzten Endostoberfläche (HO).
Vo – Osteoidvolumen, OS – Osteoidoberfläche, HT – Abbauoberfläche, OB – OS + Blasten

Population	Anzahl	Vv [%]	Vo [%]	OS [%]	HT [%]	OB [%]	HO [%]
Altersnorm	–	14,5	4,8	22,8	7,1	1,4	1,8
Gesamtgruppe	122						
Vv > 14,5	20	17,9	5,1	27,4	13,7	1,9	4,5
Vv < = 14,5	102	10,3	6,0	32,7	10,1	2,1	3,2
Vv < 14,5 + HO < = 1,8	50	10,6	5,1	29,1	7,3	0,9	0,7
Vv < 14,5 + HO > 1,8	52	9,9	6,9	36,2	12,8	3,2	5,5
HO < = 1,8	61	12,1	5,0	27,4	8,1	0,9	0,7
HO > 1,8	61	10,9	6,8	36,4	13,4	3,2	6,1

Abb. 2. Histomorphometrische Befunde von 122 Beckenkammbioptaten von Patienten mit einer senilen Osteoporose differenziert nach Knochenvolumen und Osteoidvolumenanteil. Die zellulären Meßparameter wurden zur besseren Darstellbarkeit mit 10 multipliert

Senile Osteoporose, n= 122
1. histomorphometrisch differenziert nach dem Knochenvolumen (VV)

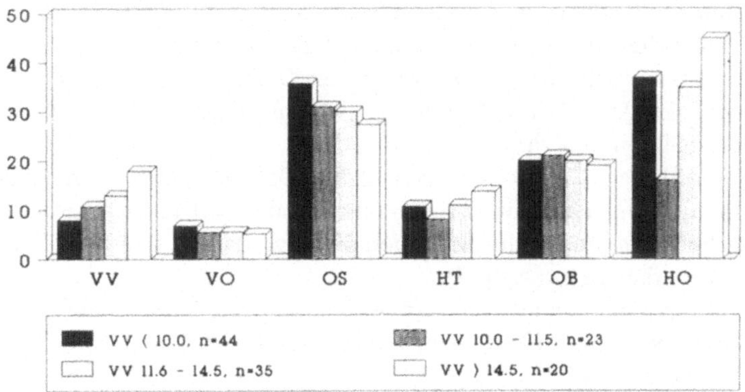

2.histomorphometrisch differenziert nach Osteoid-Anteil("VO") % am Knochenvolumen

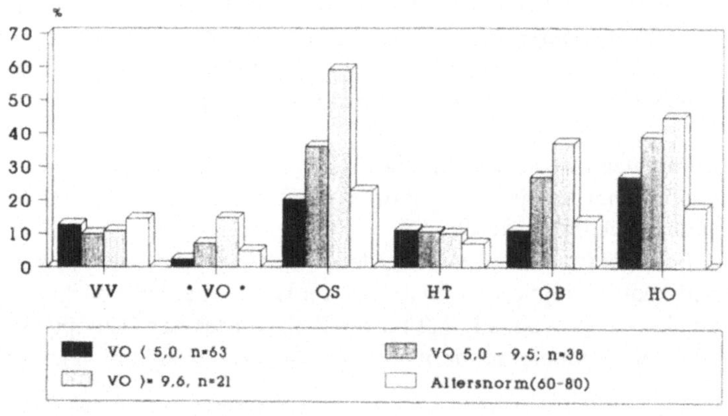

VV= Knochen-, VO= Osteoid-Volumen
OS= Osteoid-, HT= Abbau-Oberfläche
OB= OS+Blasten(x10), HO= HT+Klasten(x10)

porosen" zu rechnen ist. Das entspricht in etwa den Angaben aus der Literatur (Campbell et al. 1984; Lips et al. 1988), wobei pathogenetisch der Vitamin D-Mangel im Alter eine entscheidende Rolle spielen soll.

Die Analyse der endostalen zellulären Aktivität ergab für die untersuchte Population mit seniler Osteoporose ein differentes Bild. 43 von 122 Bioptaten (35%) zeigten den Befund eines „low turnover" mit nur 14% der normalen Blastenaktivität und mit 34% der altersentsprechenden Osteoklastenzahl. 41 von 122 Bioptaten (34%) offenbarten dagegen eine deutlich erhöhte Aktivität beider Zellgruppen mit auf 350% gesteigerter Klastenzahl und auf 320% erhöhtem endastalen Blastenbesatz. Eine alleinige Differenzierung nach der Klastenzahl ergab sogar in 50% (61 von 122) der Bioptate eine Steigerung im Mittel auf 300%. Die Tabelle 1 gibt einen

Überblick über die ermittelten histomorphometrischen Parameter, differenziert in 2 Spongiosavolumengruppen sowie bei vermindertem Spongiosavolumen in je 1 Gruppe mit erhöhter bzw. verminderter Klastenaktivität. Danach ist die Schwere der Volumenreduktion der Spongiosa bei der senilen Osteoporose durchaus im Zusammenhang mit der steigenden Osteoklastenzahl zu sehen. Doch besteht bei etwa der Hälfte der analysierten senilen Osteoporosen der Zustand des zellulären „low turnover". Damit ist die in der Literatur für die senile Osteoporose verantwortlich gemachte Erhöhung der Osteaklastenzahl und -aktivität (Mazzuoli et al. 1989; Meunier 1988; Parfitt 1992; Ringe 1991) nach unseren Beobachtungen nur in etwa der Hälfte der Fälle zu sichern.

Bei 11 der 122 Patienten bestand die Möglichkeit einer Kontrollbiopsie nach einer 2jährigen Behandlung mit Fluor, Calcium und Vitamin D. Die Analyse der histomorphometrischen Ergebnisse vor und nach dieser Therapie zeigt, daß die Reagibilität des Knochens auch im hohen Alter erhalten ist (Abb. 3).

Nach einer Summationsdosis von ca. 42 g NaF hatte sich bei unseren Patienten das typische Bild einer Fluorosteoidose entwickelt (deutlicher Anstieg von Osteoidvolumen Va und Osteoidoberfläche OS).

- Die Zunahme des zu Beginn der Behandlung unterhalb der Altersnorm liegenden Knochenvolumens (Vv) ist eindeutig, aber vor allem bedingt durch die Volumenosteoidose.
- Bei den endostalen Oberflächenmerkmalen ist ebenfalls die Zunahme des mit Osteoid bedeckten Anteils eindrucksvoll; ähnlich wie das Osteoidvolumen erreicht dieser Wert fast das 3fache des Normalwertes. Der Abbauoberflächenanteil dagegen ist nach 2 Jahren Fluortherapie nahezu unverändert. Die deutliche Abnahme des initial erhöhten Blastenbesatzes ist sicher auch ein ursächlicher Aspekt der ungenügenden Mineralisation.

Zusammenfassend ist nach unseren Erfahrungen für die primären Osteopenien im Senium ein relativ hoher Anteil an Osteoporomalazien mit Erhöhung von Osteoidoberfläche und Osteoidvolumen charakteristisch.

Beachtenswert scheint uns bei der senilen Osteoporose die sowohl in der kleinen Therapieverlaufskontrollgruppe als auch in etwa der Hälfte aller Fälle nachgewiesene hohe zelluläre Aktivität. Dies zeigt wohl an, daß für die Pathogenese der Osteoporose im Senium nicht nur eine adyname Atrophie, sondern auch ein „high turnover" mit negativer Bilanz zu diskutieren ist.

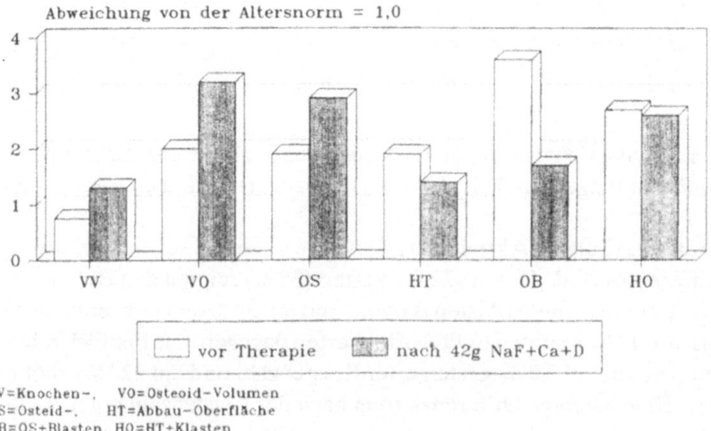

Abb. 3. Histomorphometrische Verlaufskontrollen von 11 Patienten mit seniler Osteoporose (mittleres Alter 72 Jahre). Die Darstellung der Meßwerte erfolgt als Abweichung von der Altersnorm (= 1,0)

Der Effekt einer Tripeltherapie mit NaF, Calcium und Vitamin D ist an der Volumenzunahme, die für das hohe Alter beeindruckend ist, zu erkennen. Es wird aber auch die für die Fluortherapie typische Osteoidose deutlich, die bei der dargestellten Ausgangssituation ein erhebliches Ausmaß angenommen hat.

Insgesamt machen die Ergebnisse deutlich, daß die Reaktionsfähigkeit des Knochens bei Patienten mit seniler Osteoporose eine kalkulierbare Größe darstellt. Dazu kommt, daß die subjektiven Einschätzungen des Therapieerfolges ebenso positiv sind wie z.B. die im Rahmen einer Behandlung der postmenopausalen Osteoporose, so daß aus unserer Sicht die Fluortherapie auch bei der senilen Osteoporose durchaus empfohlen werden kann.

Literatur

Delling G (1975) Endokrine Osteopathien. Fischer, Stuttgart, S 3–33

Campbell GA, Kemm JR, Hosking DJ (1984) How common is osteomalacia in the elderly? Lancet II: 386–388

Lips P, Wiersinga A, van Ginkel FG (1988) The effect of vitamin D supplementation on vitamin D status and parathyroid function in elderly subjects. J Clin Endocrinol Metab 67: 644–650

Mazzuoli GF, D'Erasmo E, Minsola S (1989) Pathogenetic aspects of involutional osteoporosis. Clin Rheumatol 8 [Suppl 2]: 22–29

Merz WA (1967) Die Streckenmessung an gerichteten Strukturen im Mikroskop und ihre Anwendung zur Bestimmung von Oberflächen und Volumen-Relationen im Knochengewebe. Mikroskopie 22: 132–142

Meunier PJ (1988) Assessment of bone turnover by histomorphometry in Osteoporosis. In: Riggs BL, Melton III LJ (eds) Osteoporosis. Raven Press, New York, pp 323

Parfitt AM (1992) Bone remodeling in Osteoporosis. The role of osteoblast recruitment. Workshop on Osteoporosis Florenz 23.-24.4.1992. Abstract Book (Persönliche Vortragsinformation)

Ringe JD (1991) Osteoporose. de Gruyter, Berlin, S 99–101

Zur Morphologie und Mechanik der Gelenke in Abhängigkeit vom Lebensalter

M. Müller-Gerbl und R. Putz

Anatomische Anstalt, Pettenkoferstr. 11, 80336 München

Einleitung

Es ist allgemein anerkannt, daß das menschliche Skelettsystem im Laufe des Lebens Änderungen unterworfen ist. Betrachtet man sich aber Arbeiten, die sich mit generellen Aussagen zu Gelenken befassen, so wird der Eindruck erweckt, als gäbe es nur eine einheitliche Anatomie von Gelenken. Dies ist in erster Linie darauf zurückzuführen, daß derartige Untersuchungen in der Regel an einem relativ alten Untersuchungsgut durchgeführt worden sind. Durch die Entwicklung neuer Methoden auf dem Gebiet der bildgebenden Verfahren können allerdings manche morphologische Aspekte am lebenden Menschen in verschiedenen Altersstufen durchgeführt werden, die die Theorie einer Einheitsform in Frage stellen.

Eine eigene In-vivo-Studie über die subchondralen Mineralisierungsmuster, die als Ausdruck der Langzeitbeanspruchung eines Gelenkes gelten, ergab den zunächst überraschenden Befund, daß diese Muster im Hüftgelenk bei jungen und bei alten Menschen verschieden sind und damit auf eine altersabhängig unterschiedliche Morphologie und Mechanik hinweisen.

Ziel der vorliegenden Studie war eine Ausdehnung der Untersuchung der subchondralen Dichtemuster auf weitere Gelenke der Extremitäten, um die Morphologie derartiger Alterungsunterschiede zu prüfen.

Material und Methode

CT-Datensätze (Schichtdicke 2–4 mm) von 40 Schultergelenken, 20 Hüftgelenken, 20 Ellbogengelenken und 20 Sprunggelenken von Normalpersonen (Alter 18–91 Jahre). Zusätzlich wurden an einigen Ulnae aus dem Präpariersaal exemplarisch Sägeschnitte angefertigt und mittels Röntgendensitometrie (Schleicher et al. 1980) untersucht. Die Auswertung der CT-Daten erfolgte mittels der CT-Osteoabsorptiometrie (Müller-Gerbl et al. 1989), die auf Grundlage der Hounsfielddichtestufenskala operiert.

Ergebnisse

Im Acetabulum finden sich, wie eingangs erwähnt, unterschiedliche Dichtemuster beim jungen und alten Menschen (Abb. 1). Bei jüngeren Menschen (Abb. 1a) liegen die Dichtemaxima ventral und dorsal, während bei älteren Menschen (Abb. 1b) die Zone höchster Dichte zentral lokalisiert ist. Die Cavitas glenoidalis des Schultergelenkes zeigt bei jüngeren Personen (Abb. 1c) ebenfalls die Zonen höchster Dichte ventral und dorsal mit einem dazwischenliegenden deutlich niedriger mineralisierten Areal. Beim alten Menschen (Abb. 1d) findet sich wie-

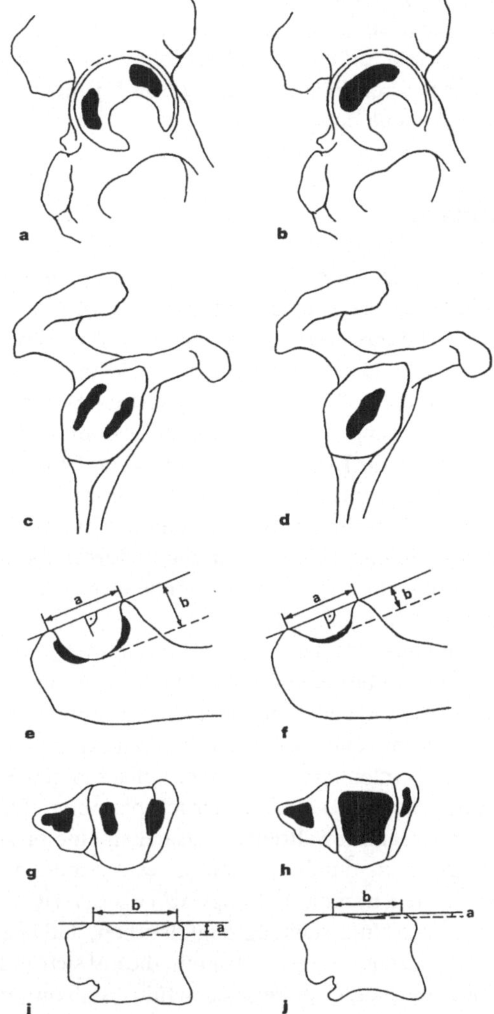

Abb. 1a–j. Subchondrale Mineralisierungsmuster (Dichtemaxima schwarz) der
a. Facies lunata einer 18jährigen Frau (Ansicht von lateral),
b. Facies lunata einer 65jährigen Frau (Ansicht von lateral),
c. Cavitas glenoidalis eines 24jährigen Mannes (Ansicht von lateral),
d. Cavitas glenoidalis einer 65jährigen Frau (Ansicht von lateral);
e. Äquidensitenbild der Incisura trochlearis (jüngere Person),
f. Äquidensitenbild der Incisura trochlearis (ältere Person);
g. Dichtekarte des Talus eines 36jährigen Mannes (Ansicht von kranial),
h. Dichtekarte des Talus einer 72jährigen Frau (Ansicht von kranial);
i. frontaler Talusprofilquotient einer jüngeren Person (Riede 1971),
j. frontaler Talusprofilquotient einer älteren Person

derum ein zentrales Maximum. Den gleichen Befund weist die Incisura trochlearis des Ellbogengelenkes auf: die Pfanne eines jüngeren Menschen hat wiederum 2 Maxima (Abb. 1e), die eines älteren Menschen nur ein einziges im Pfannengrund (Abb. 1f). Außerdem ist deutlich zu erkennen, daß die Formen der Pfannen unterschiedlich sind. Zur Objektivierung dieses Befundes haben wir als Maß für die Tiefe der Pfanne einen Ulnakonkavitätsquotienten eingeführt. Ein Vergleich dieses Quotienten mit der Art des Dichtemuster ergibt eine klare Korrelation in dem Sinn, daß flache Pfannen ein zentrales Maximum haben, tiefere Pfannen dagegen ein ventrales und ein dorsales Maximum.

Die Darstellung der subchondralen Mineralisierungsmuster in der Trochlea tali des OSG ergibt ebenfalls deutliche Unterschiede in Abhängigkeit vom Alter. Beim Talus eines jungen Menschen liegen die Maxima medial und lateral, dazwischen befindet sich eine weniger dichte Zone (Abb. 1g). Beim Talus des alten Menschen liegt ein zentrales Maximum vor (Abb. 1h).

Eine Gegenüberstellung der verschiedenen Mineralisierungstypen und des von Riede (1971) eingeführten Talusprofilquotienten, der Auskunft über die Tiefe der Führungsrinne der Trochlea tali gibt, erlaubt eine Zuordnung von flachen Tali (Abb. 1i) zu den zentralen Mustern. Bei einer tieferen Führungsrinne (Abb. 1j) liegen 2 Maxima vor, was exakt dem Befund im Ellbogengelenk entspricht.

Diskussion

Die von uns gefundenen, altersabhängig unterschiedlichen Mineralisierungsmuster sind anscheinend Folge eines unterschiedlichen Inkongruenzgrades der Gelenkkörper. Bullough (1980) konnte an Schnittserien durch das Ellbogengelenk nachweisen, daß bei jüngeren Individuen die Gelenkkörper nicht exakt ineinanderpassen, mit zunehmendem Alter aber diese Inkongruenz abnimmt. Den gleichen Befund fand Bullough (1968) auch am Hüftgelenk. Untersuchungen zur Kontaktfläche in diesem Gelenk zeigen dementsprechend beim jungen Menschen die Kontaktzonen ventral und dorsal, beim alten dagegen zentral. Eine theoretische Untermauerung für die daraus resultierende Spannungssituation gelang Tillmann (1978) in spannungsoptischen Experimenten. Eine Spannungskonzentration findet sich beim jungen inkongruenten Gelenk ventral und dorsal, das dazwischenliegende Areal im Bereich des Pfannengrundes ist offenbar weniger beansprucht. Beim kongruenten Gelenk dagegen ist die Spannung zentral am größten.

Faßt man alle diese Befunde zusammen, so scheint ein gemeinsames Bauprinzip der Gelenke darin zu bestehen, daß bei Gelenken jüngerer Personen ein höherer Inkongruenzgrad besteht, der mit zunehmendem Alter abnimmt (Bullough, 1981). Nach Miyanaga (1984) kommt es allerdings auch bei primär inkongruenten Gelenken ab einer bestimmten Größe der einwirkenden Gelenkkraft zu einem vollständigen Kontaktschluß mit nachfolgend größerer Kontaktfläche und kleinerer Druckspannung. Diese bei geringeren Belastungen vorliegende Inkongruenz gewährleistet zusätzlich eine optimale Ernährung und Schmierung des Gelenkknorpels, da durch den daraus resultierenden intermittierenden, hydrostatischen Druck der optimale Knorpelerhaltungsreiz gegeben ist.

Unsere Untersuchung zeigt deutlich, daß in allen bis jetzt untersuchten Gelenken deutliche Altersveränderungen auftreten, die auf sich ändernde Kongruenzverhältnisse zurückzuführen sind, was möglicherweise dazu führt, daß unterschiedliche Therapiekonzepte in Abhängigkeit vom Lebensalter erarbeitet werden müssen.

Um Mißverständnisse zu vermeiden, soll nochmals darauf hingewiesen werden, daß die von uns postulierten Kongruenzverhältnisse die Art des Flächenschlusses der Knorpeloberfläche beschreiben sollen. In der Radiologie dagegen wird der Begriff Inkongruenz für die Beschreibung gröberer Knochenkonturen benützt.

Literatur

Bullough P, Goodfellow J, Grennwald AS, O'Connor J (1968) Incongruent surfaces in the human hip joint. Nature: 217:1290

Bullough P (1981) The geometry of diarthrodial joints, its physiologic maintenance, and the possible significance of age-related changes in the geometry-to-load distribution and the development of osteoarthritis. Clin Orthop 156: 61–66

Miyanaga Y, Fukubayashi T, Kurosawa H (1984) Contact studies of the hip joint. Arch Orthop Trauma Surg 103: 13–17

Müller-Gerbl M, Putz R, Hodapp N, Schulte E, Wimmer B (1989) Computed tomography-osteoabsorptiometry for assessing the density distribution of subchondral bone as a measure of long-term mechanical adaptation in individual joints. Skeletal Radiol 1989: 507–512

Riede UN, Heiz P, Ruedi T (1971) Gelenkmechanische Untersuchungen zum Problem der posttraumatischen Arthrosen im oberen Sprunggelenk Teil 2: Einfluß der Talusform auf die Biomechanik des oberen Sprunggelenks. Langenbecks Arch Chir 330: 174–184

Schleicher A, Tillmann B, Zilles K (1980) Quantitative analysis of x-ray images with a television image analyser. Microscopia Acta 83: 189–196

Tillmann B (1978) A contribution to the functional morphology of articular surfaces. In: Bargmann W, Doerr W (Hrsg) Normale und Pathologische Anatomie Bd 34. Thieme, Stuttgart

Tillmann B (1978) Entwicklung und funktionelle Anatomie des Ellbogengelenkes. Z Orthop 116: 392–400

Altersunterschiede der Anordnung der kollagenen Fasern im Gelenkknorpel

R. Putz und H. Fischer

Ludwig-Maximilians-Universität München, Anatomische Anstalt (Lehrstuhl I), Pettenkoferstraße 11, 80336 München

Einleitung

Im Zusammenhang mit der Diskussion mechanischer Faktoren bei der Entstehung der Arthrose ist die Frage von Bedeutung, wie der normale Gelenksdruck von der Knorpeloberfläche auf den subchondralen Knochen übertragen wird. Die meisten bisherigen Vorstellungen gehen davon aus, daß innerhalb des Gelenksknorpels eine hydrostatische Drucksituation aufgebaut wird. Dabei wird die morphologische Heterogenität des Knorpels entweder überhaupt nicht berücksichtigt oder in etwas idealistischer Weise interpretiert (Pauwels 1959). Im folgenden soll auf der Basis einer exakten morphologischen Darstellung versucht werden, einen Beitrag zum Kraftfluß innerhalb des Gelenkknorpels unter besonderer Berücksichtigung des Fasergerüstes und seiner Altersveränderung zu leisten.

Material und Methode

Die Untersuchungen wurden an maximal 24 h alten Knorpelknochenstanzproben (Durchmesser 8 mm) aus dem Zenith von Femurköpfen juveniler und adulter Hausschweine durchgeführt. Die Auswahl dieses Tieres beruht darauf, daß dessen Femurköpfe ausreichend groß sind und daß das Material in vergleichbarer Qualität relativ leicht zu bekommen ist.

Zur Darstellung der kollagenen Fasern im REM wurden die Proteoglykane mit Hilfe von 4 M Guanidiniumchlorid bei 37 °C extrahiert. Anschließend erfolgte die Fixierung in 4%igem Formalin über weitere 24 Stunden. Erst nach Entkalkung in Jenkins-Lösung und CP-Trocknung wurden die Präparate in flüssigem N_2 gebrochen (Fischer 1988).

Ein Teil der Präparate wurde in nativem Zustand mit einem Zylinder über einen Stempel mit einer Fläche von 0,5 x 4 mm mit einer Kraft von 100 p über eine Zeit von 15 min bei 21 °C in physiologischer 0,9%iger NaCl-Lösung belastet. Der Druckstempel wurde dabei im Zylinder so fixiert, daß das Präparat über 4 M Guanidiniumchlorid bis zum Tieftemperaturbruch wie die erste Präparatserie geführt werden konnte. Wir entschieden uns dabei für eine partielle Druckbelastung unter der Vorstellung, daß auch bei kongruenten Gelenksflächen sowohl die statische als auch die dynamische Druckübertragung nur im Ausnahmefall exakt gleichmäßig über die Kontaktfläche erfolgt.

Von 14 juvenilen Präparaten wurden anstelle der Präparation für das REM Gefrierschnitte angefertigt und die Zellzahl pro Flächeneinheit in vier zonalen Bereichen belasteter und unbelasteter Areale ermittelt.

Abb. 1a, b. Schema des Fasergerüsts des Gelenkknorpels des Schweines im REM, **a** juvenil, **b** adult

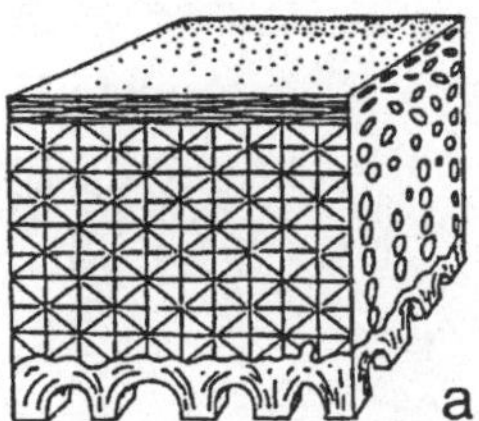

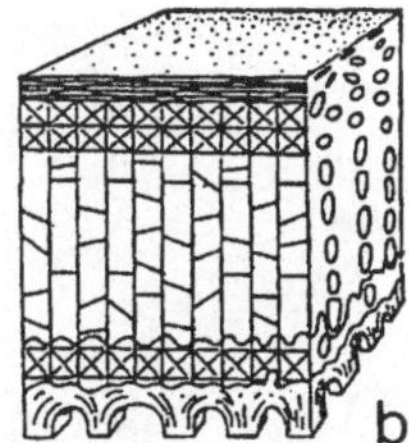

Ergebnisse

Die Auswertung der REM-Bilder ergibt klar, daß besonders die Radiärzone juveniler und adulter Schweine Unterschiede der Faserstruktur aufweisen (Abb. 1). Während beim juvenilen Präparat eine dichtere Quervernetzung zwischen den kollagenen Faserbündeln vorhanden ist, besteht beim adulten Präparat eine klare radiäre Vorzugsrichtung. Die Transitionalzone ist bei beiden Präparategruppen ähnlich aufgebaut, ebenso die Tangentialzone. Entgegen den Unterstellungen der Literatur können keine spitzbogenartig von der Radiär- zur Tangentialzone verlaufenden Fasern gefunden werden. Im Bereich der Transitionalzone erfolgt bei juvenilen und adulten Präparaten eine Dickenabnahme der Fasern sowie eine engere Verflechtung, jedoch ohne Vorzugsrichtung.

Die Kompressionsversuche ergeben, daß sich die drei oberen Knorpelzonen nicht gleich verhalten. Während sich die Tangentialzone und auch die Transitionalzone relativ stark verdichten (Abb. 2), reagiert die Radiärzone in wesentlich geringerem Ausmaß. Dies wird besonders deutlich, wenn man die Zelldichte pro Flächeneinheit im histologischen Bild analysiert (Abb. 3). Entfernt man allerdings die Tangentialschicht, so wirkt eine gewisse Verdichtung auch in tiefere Knorpelschichten hinein.

Diskussion

Aus unseren Befunden leiten wir ab, daß das Funktionsprinzip des hyalinen Gelenksknorpels im exakten Zusammenwirken seines Fasergerüstes sowie der unstrukturierten extrazellulären

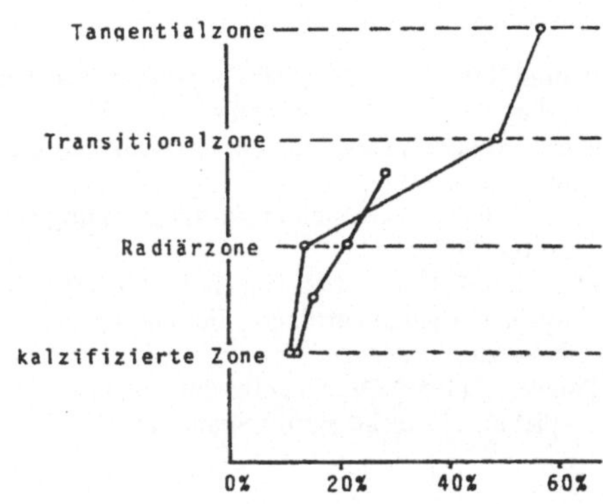

Abb. 2a, b. Verhalten der Tangential- und der Transitionalzone beim Kompressionsversuch; REM **a** nicht komprimiert, **b** komprimiert

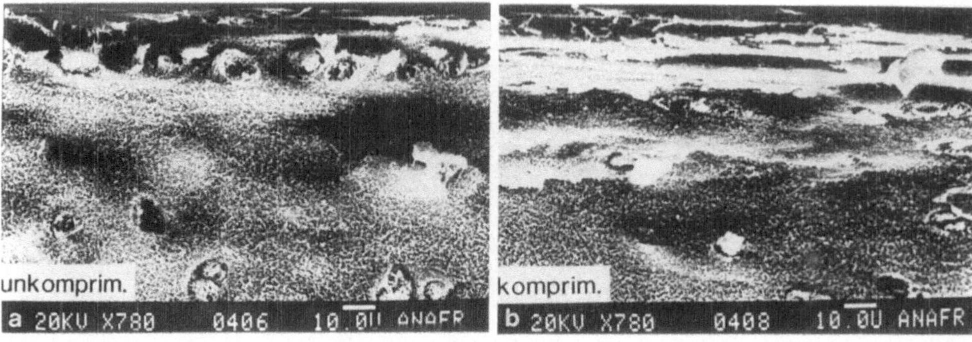

Abb. 3. Zonale Deformation des Gelenkknorpels im Kompressionsversuch mit und ohne Tangentialzone

Matrix zu suchen ist. Die kollagenen Fasern stellen gewissermaßen eine Radiärverspannung bis zur Tangentialzone dar, die durch den Quellungsdruck der Proteoglykane unter Spannung gehalten wird, wobei eine schlüssige kausale Erklärung für den evidenten Altersunterschied, den auch Clark (Clark 1992) beim Kaninchen beschreibt, vorderhand nicht angegeben werden kann. Der Tangentialzone kommt dabei die außerordentlich wichtige Bedeutung zu, die Krafteinleitung auf eine möglichst große Fläche zu übertragen (Broom u. Marra 1985; O'Connor et al. 1989). Spitzbogenartige Verspannungssysteme werden dabei nicht benötigt. Die strukturelle Altersveränderung bestätigt dies.

Aus dem Kompressionsverhalten ist abzuleiten, daß die Festigkeit des Gelenksknorpels von der Oberfläche zur Tiefe hin zunimmt. Die Transitionalzone kann dabei als reagible Verdickung der Tangentialzone aufgefaßt werden. Bezieht man moderne Konzepte der Gelenkschmierung ein, so ist dieses mechanische Verhalten durchaus plausibel. Beim Wandern einer Druckwelle über die Oberfläche des Knorpels können Anteile der extrazellulären Matrix in die Synovialflüssigkeit übergehen. Unserer Auffassung nach ist die Transitionalzone deshalb nicht so sehr als Anteil des Verspannungssystems, sondern vielmehr als komprimierbarer Puffer und Schmierfilmreservoir anzusehen. Darüber hinaus erscheint es unbestritten, daß durch die lokalen Druckverschiebungen der Stoffwechsel innerhalb des Gelenksknorpels aufrechterhalten wird.

Literatur

Broom ND, Marra DL (1985) New structural concepts of articular cartilage demonstrated with a new physical model. Connect Tissue Res 14: 1–8

Clark JM (1992) Development of radial collagen fibers in articular cartilage of the growing rabbit tibial plateau. Trans AORS 526

Fischer H (1988) Darstellung und Anordnung kollagener Fibrillen in der Matrix des Gelenkknorpels. Dissertation, Freiburg

O'Connor P, Orford CR, Gardner DL (1989) Differential response to compressive loads of zones of canine hyaline articular cartilage: micromechanical, light and electron microscopic studies. Ann Rheum Dis 47: 414–420

Pauwels F (1959) Die Struktur der Tangentialfaserschicht des Gelenksknorpels der Schulterpfanne als Beispiel für ein verkörpertes Spannungsfeld. Z Anat Entwickl Gesch 121: 188–240

Gelenkdestruktion und Gelenkinfektion im höheren Lebensalter

D. Bettin, A. Karbowski, J. Steinbeck und J. Polster

Klinik und Poliklinik für Allgemeine Orthopädie, Albert-Schweitzer-Str. 33, 48149 Münster

Einleitung

Der Vorgang der Alterung bedingt eine Vielzahl von strukturellen und funktionellen Veränderungen (Berk u. Smith 1983; Vincent u. Amirault 1991). Dabei ist die differentialdiagnostische Trennung physiologischer Alterung von pathologischen Zuständen schwierig (Newmann 1984). Als besonders schwierig erweist sich die Abgrenzung einer infektiösen Gelenkerkrankung gegen eine degenerative Gelenkzerstörung (Berk u. Smith 1983; Vincent u. Amirault 1991).

Material und Methode

Das Untersuchungskollektiv der Orthopädischen Universitätsklinik Münster bestand aus 29 Patienten (13 Frauen, 16 Männer) mit einem Gelenkempyem. Alle Patienten waren über 60 Jahre. Das Durchschnittsalter betrug 69,1 Jahre (60–79). Patienten mit perforierenden Verletzungen, lokaler Osteomyelitis oder infizierten TEP wurden aus dieser Untersuchungsserie ausgeschlossen. In dem Verteilungsmuster überwog das Hüftgelenk (20), Schulter (7), Wirbelsäule (5), Ellenbogen (2), Knie (1) und mehrere Gelenke (4). Als Gelenkempyem galten nur Patienten mit einem eindeutigen Keimnachweis im Hygieneabstrich oder mit einem positiven histologischen Befund.

Ergebnisse

Klinik

Auffällig war eine durchschnittliche Diagnoseverzögerung von 5,05 Mon (0,5–13 M). Die BSG war bei 13 Pat mittelgradig und bei 16 Pat stark erhöht. Eine Temperaturerhöhung war nur bei 3 von 29 Pat zu finden. Bei Diagnosestellung klagten 27 Pat über Schmerzen. Nur 2 Pat waren schmerzfrei. Die typischen Infektionszeichen wie die Erwärmung und lokale Schwellungen waren nur bei 7 von 29 Pat zu finden.

Röntgen: Die radiologischen typischen Frühveränderungen eines Gelenkempyems, nämlich die progrediente Gelenkspaltverschmälerung und die gelenknahe Osteolyse, ließen sich bei gleichzeitiger Arthrose als Diagnosekriterium schlecht verwerten (Abb. 1).

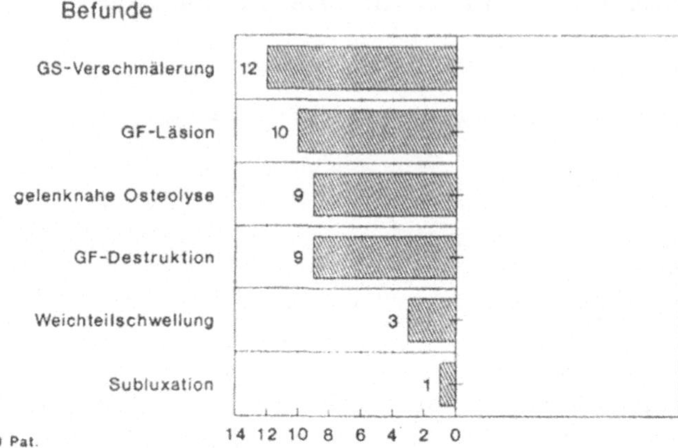

Abb. 1. Radiologische Veränderungen bei Diagnose Gelenkempyem im Alter

Begleiterkrankungen

20 Patienten (62%) wiesen bei der Diagnosestellung gleichzeitige degenerative Gelenkveränderungen auf. Die anderen Begleiterkrankungen waren meist Infektionen an Haut und Schleimhäuten (Abb. 2), 6 Pat standen unter Cortisontherapie.

Infektionskeime

Im Keimspektrum überwogen S. aureus sowie die gramnegativen Keime (Proteus, Coli, Pseudomonas). Kein Keimnachweis fand sich bei nur 7 Pat. Mischinfektionen lagen in 9 Fällen vor (Abb. 3).

Fehldiagnosen

Nur bei 8 Pat (27%) wurde primär die richtige Diagnose gestellt. Die häufigste Fehldiagnose war die Arthrose 6 (21%), PHS 4 (14%), Omarthrose 3 (10%), Hüftkopfnekrose 3 (10%), Lumboischialgie 4 (14%), Osteoporose 1 (3%), Thrombose 1 (3%) und unklares Abdomen 1 (3%) (Abb. 4 und 5).

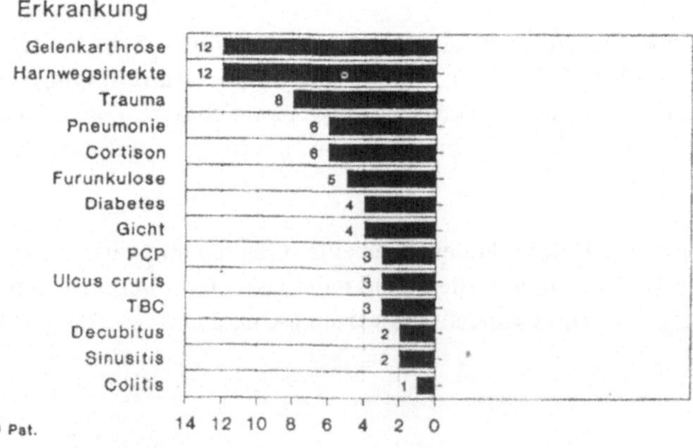

Abb. 2. Begleiterkrankungen bei Gelenkempyem im Alter

Abb. 3. Keimverteilungsmuster bei Gelenkempyem im Alter

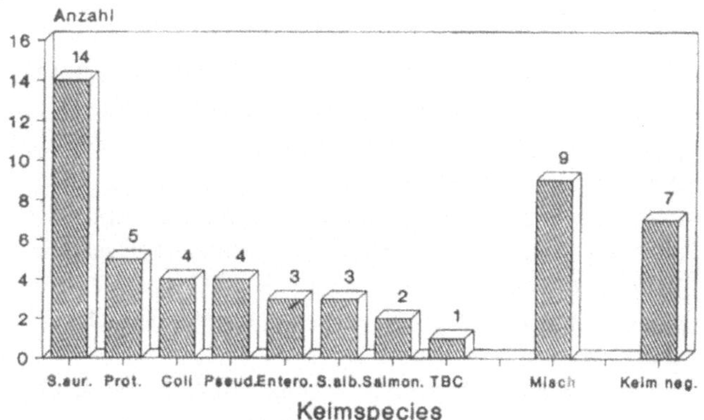

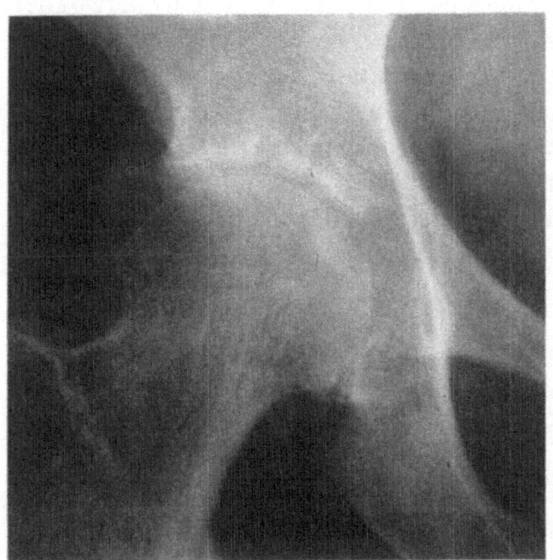

Abb. 4. 75jährige Patientin mit Belastungs- und Bewegungsschmerz: rechte Hüfte, reduzierter AZ, BSG 21/51; Begleiterkrankung: Harnwegsinfekt, Zn Kortisonmedikation; Röntgen bei Beschwerdebeginn: Gelenkspaltverschmälerung, gelenknahe Osteolyse, subchondrale Sklerosierung. **Fehldiagnose: Hüftkopfnekrose**

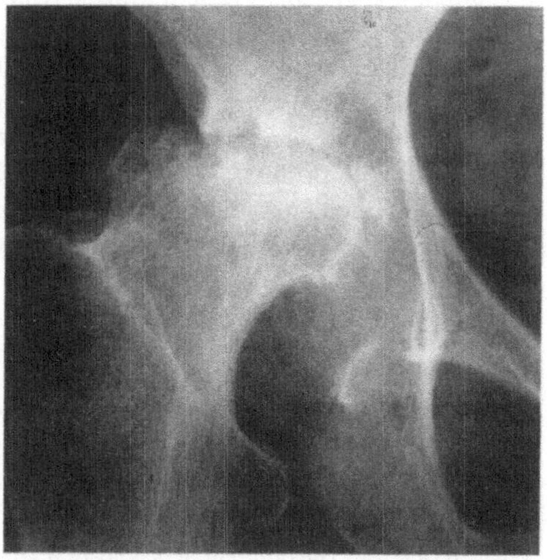

Abb. 5. Nach 5 Mon Diagnosestellung durch Punktion; **Keim: Staphylokokkus aureus;** jetzt radiologische Zeichen einer ausgeprägten Hüftkopfdestruktion in der Hauptbelastungszone bei progredienter Osteolyse im Gelenkbereich

Behandlungsergebnisse

Aufgrund der Therapieverzögerung und der allgemeinen Abwehrschwäche älterer Patienten ist das Behandlungsergebnis schlecht. Nur 14 Gelenkinfektionen konnten saniert werden. Bei 7 Patienten verblieben persistierende Infektionen mit Osteomyelitis. Eine generalisierte Sepsis fand sich bei 5 Pat. 3 Pat verstarben daran.

Diskussion

Unsere Untersuchungen sowie die Publikationen von McGuire u. Kauffmann (1985) belegen die lebensgefährliche Bedeutung einer übersehenen Gelenkinfektion im höheren Lebensalter (McGuire u. Kauffmann 1985; Chattopadhyay u. Zahawi 1983). Die therapeutische Lücke im Alter beträgt Wochen bis Monate (Evanchick et al. 1986; Schuckmann u. Schuckmann 1987). Die klinische Diagnostik der klassischen Entzündungszeichen wird häufig durch die Weichteildeckung an den großen Gelenken verschleiert (Evanchick et al. 1986; McGuire u. Kauffmann 1985). In der Labordiagnostik sind die BSG, das CRP und die subfebrilen Temperaturerhöhungen von diagnostischer Bedeutung. Sie treten jedoch verzögert auf und sind unspezifisch (Shih et al. 1987).

Als Ursache der Gelenkinfektionen im höheren Alter wird eine hämatogene Keimstreuung angenommen. Die Untersuchungen von Evanchick (1986) zeigten, daß 57% der Patienten eine hämatogene Infektionsquelle durch Begleitinfektionen aufwiesen (Evanchick et al. 1986). Bei Patienten über 70 Jahren sind Urogenitalinfekte in 20% vorhanden, während bei hospitalisierten Patienten sogar 50% erreicht werden (Berk u. Smith 1983). Im Keimspektrum überwog der S. aureus bei begleitenden Hautinfektionen oder der S. pyogenes bei begleitenden respiratorischen Erkrankungen (Vincent u. Amirault 1991). Die verstärkte Inzidenz gramnegativer Infektionskeime erscheint problematisch (Chattopadhyay u. Zahawi 1983; Vincent u. Amirault 1991). Die mit gramnegativen Keimen infizierten Patienten erreichen eine hohe Mortalität von 70% (Berk u. Smith 1983). Persistierende Gelenkbeschwerden im Alter mit begleitenden Gelenkspaltverschmälerungen sollten bei gleichzeitig reduziertem Allgemeinzustand Anlaß geben, frühzeitig die Diagnose durch eine Gelenkpunktion zu klären (Shih et al. 1987).

Literatur

Berk SL, Smith JK (1983) Infectious disease in the elderly. Med Clin North Am 67/2: 273–293

Chattopadhyay B, Zahawi M (1983) Septicaemia and its unacceptabel high mortality in the elderly. J Infect 7: 134–138

Evanchick C, Davis D, Harrington T (1986) Septic arthritis. Clinical approach to the hot joint. Postgrad 79/2: 111–119

McGuire N, Kauffmann C (1985) Septic arthritis in the elderly. J Am Geriatr Soc 33/3: 170–174

Newmann J (1984) The differential diagnosis of septic arthritis in the elderly. Compr Ther 10/8: 29–34

Schuckmann P, Schuckmann W (1987) Diagnostische und therapeutische Probleme bei der eitrigen unspezifischen Koxitis des Erwachsenenalters. Beitr Orthop Traumatol 34/5: 243–248

Shih LY, Wu JJ, Yang DJ (1987) Erythrocyte sedimentation rate and C-reactive protein values in patients with total hip arthroplasty. Clin Orthop 225: 238–246

Vincent G, Amirault D (1991) Septic arthritis in the elderly. Clin Orthop 251: 241–245

Die Flächendichte des subchondralen Knochens des menschlichen Schienbeinkopfes in Abhängigkeit vom Alter

W. F. Beyer[1], M. E. Böhringer[1], H. Schiwy-Bochat[2] und A. R. Goldmann[1]

[1] Abteilung für Rheumaorthopädie (Leiter: Prof. Dr. G. Weseloh) der Orthopädischen Universitätsklinik Erlangen-Nürnberg (Direktor: Prof. Dr. D. Hohmann), Rathsberger Str. 57, 91054 Erlangen

[2] Rechtsmedizinisches Institut der Universität Aachen (Leiter: Prof. Dr. H. Althoff), Pauwelsstr. 30, 52074 Aachen

Einleitung

Der subchondralen Knochendichte wird in der Orthopädie aus zwei Gründen eine wichtige Rolle zugesprochen. Zum einen zeigte Friedrich Pauwels (1973), daß Menge und räumliche Anordnung des spongiösen Knochens recht genau mit dem errechneten Spannungsprofil und der Beanspruchung übereinstimmen. Maquet (1976) hat diese Überlegungen auf das Kniegelenk übertragen und ebenfalls aus der Form und Anordnung der subchondralen Verdichtungszonen des Tibiakopfes auf die tatsächliche Beanspruchung rückgeschlossen.

Aber auch bei der Entstehung und dem Fortschreiten von Arthrosen wurde dem subchondralen Knochen eine wesentliche Rolle zugeschrieben. So vermutetet Jonsson (1962), daß eine Zunahme der subchondralen Knochendichte den darüberliegenden Knorpel schädigen könne. Nach dieser Hypothese müßten aber nicht nur Patienten mit einer lokal erhöhten, sondern auch mit einer generell erhöhten Knochenmasse oder -dichte häufiger an einer Arthrose erkranken. Dieser Zusammenhang wird insbesondere von der Arbeitsgruppe und Dequeker beschrieben und nachgewiesen. Der Zunahme der Arthrosehäufigkeit mit dem Alter steht jedoch eine allgemein anerkannte Abnahme der Knochendichte bzw. -menge gegenüber.

Mit der hier vorgestellten Untersuchung sollte deshalb am Beispiel des menschlichen Schienbeinkopfes geklärt werden, wie sich die subchondrale Knochendichte in Relation zur allgemeinen Kochendichte in Abhängigkeit vom Alter verhält.

Material und Methode

Insgesamt wurden 49 Schienbeinköpfe mit makroskopisch unauffälligen oder allenfalls initialen degenerativen Veränderungen des Knorpels herangezogen. Es handelte sich überwiegend um Präparate aus pathologischen und rechtsmedizinischen Instituten. Die Altersverteilung getrennt nach Geschlechtern kann Abbildung 1 entnommen werden. Für die Auswertung erfolgte dann die Einteilung in drei Altersklassen, und zwar in die unter 40-jährigen, die 40- bis 59-jährigen und die über 60jährigen. Pro Schienbeinkopf wurden fünf definierte, in der Frontalebene liegende histologische Schnittpräparate angefertigt und im Anschluß mit einem Bildanalysesystem histomorphometrisch untersucht. Als Referenz wurden nach distal direkt angrenzende Areale exakt gleicher Größe gewählt. Somit wurden pro Tibiakopf an insgesamt 60 definierten Arealen Messungen vorgenommen. Bestimmt wurde jeweils die Flächendichte des Knochens in Prozent der Gesamtfläche.

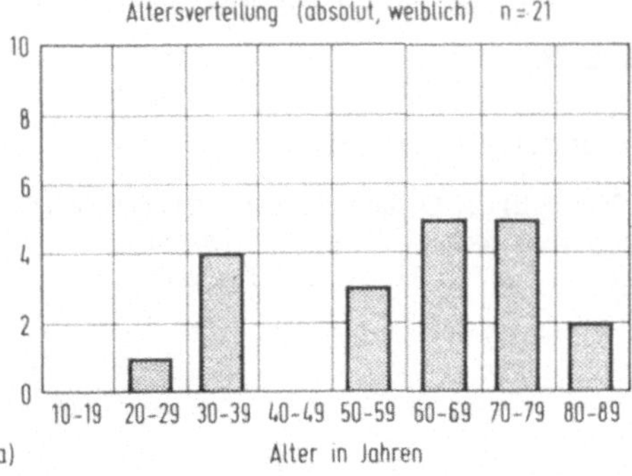

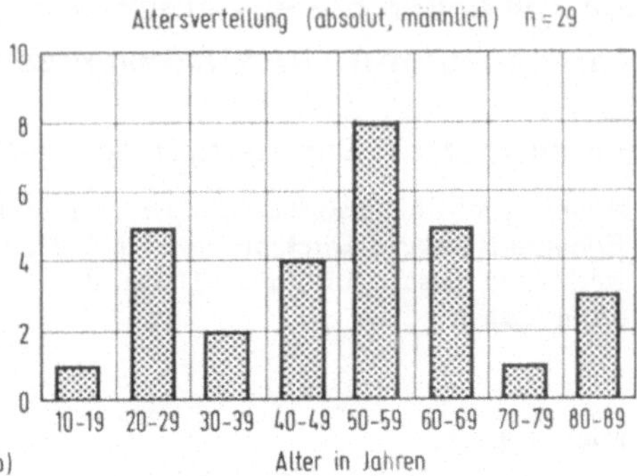

Abb. 1a, b. Altersverteilung der 49 Präparate getrennt nach Geschlecht, **a** weiblich, **b** männlich

Ergebnisse

Schlüsselt man die Mittelwerte nach Altersklassen, Geschlecht und laterales bzw. mediales Tibiaplateau auf, so zeigt sich, daß mit zunehmendem Alter die Flächendichte der subchondralen Spongiosa abnimmt. Dies gilt gleichermaßen für Männer und Frauen sowie für das mediale und laterale Tibiaplateau (Signifikanz nach dem Kruskal-Wallis-Test p=0,001). Bei Frauen ist die altersabhängige Abnahme bei annähernd gleichen Ausgangswerten deutlicher, weiter ist der Verlust am medialen Tibiaplateau ausgeprägter als am lateralen (Tab. 1).

Tabelle 1. Mittelwert der Flächendichte der Spongiosa in den subchondral gelegenen Meßsektoren. Der Wert entspricht dem prozentualen Flächenanteil des Knochens bezogen auf die Fläche des Meßsektors.

Altersklasse	Gesamt	Männer	Frauen	Lateral	Medial
≤39 J.	32,5159	32,6288	32,3353	30,0550	34,9769
40–59 J.	29,0338	29,4011	27,5646	26,2778	31,7898
≥60 J.	27,2130	28,1611	26,5020	25,6848	28,7413

Betrachtet man nun die Flächendichte der im Referenzbereich gemessenen Spongiosa, so nehmen auch hier die Mittelwerte mit dem Alter ab. Dies gilt gleichermaßen für Männer und Frauen sowie für das mediale und laterale Tibiaplateau (Signifikanz nach dem Kruskal-Wallis-Test, p = 0,001) (Tab. 2).

Tabelle 2. Mittelwert der Flächendichte der Spongiosa in den distal der Meßsektoren gelegenen gleichgroßen Referenzsektoren. Dieser Wert entspricht dem prozentualen Flächenanteil des Knochens bezogen auf die Fläche des Referenzsektors

Altersklasse	Gesamt	Männer	Frauen	Lateral	Medial
≤39 J.	15,9795	16,7908	14,6813	15,4517	16,5072
40–59 J.	13,4311	13,6617	12,5050	12,5793	14,2830
≥60 J.	12,0386	13,0463	11,2829	12,0043	12,0729

Da man aufgrund der in der Einleitung dargestellten Überlegungen meist davon ausgeht, daß die Flächendichte der subchondralen Spongiosa die mechanische Belastung widerspiegelt und gelenkferne Areale wie unser sog. Referenzsektor eher die Gesamtknochenmenge oder „bone-personalitiy“ widerspiegelt, haben wir deshalb auch den Quotienten dieser beiden Meßergebnisse gebildet und auf seine Altersabhängigkeit untersucht. Hier zeigt sich ebenfalls auf signifikantem Niveau (Kruskal-Wallis-Test p=0,005) eine altersabhängige Abnahme; dies gilt jedoch nur beim Vergleich der ersten zur 3. Altersklasse (Tab. 3).

Tabelle 3. Quotient der Flächendichte der Spongiosa im Meßsektor im Verhältnis zur Flächendichte der Spongiosa im Referenzsektor. Auch hier sind die jeweiligen Mittelwerte aufgetragen

Altersklasse	Gesamt	Männer	Frauen	Lateral	Medial
≤39 J.	2,0348	1,9433	2,2025	1,9451	2,1189
40–59 J.	2,1617	2,1521	2,2043	2,0890	2,2257
≥60 J.	2,2605	2,1586	2,3489	2,1396	2,3806

Ordnet man die errechneten Quotienten den 30 definierten Arealen eines Schienbeinkopfes zu, so zeigt sich ein relativ typisches und gleichmäßiges Verteilungsmuster. Die relativ größten Werte finden sich medial-ventral, und, wenngleich mit etwas geringeren Werten, dorso-lateral. Stellt man nun die Werte dieses Quotienten graphisch getrennt zum einen für die Gruppe der unter 40jährigen, zum anderen für die der über 60jährigen dar, so erkennt man, daß das *Verteilungsmuster* weitgehend konstant bleibt, während nur die absoluten Werte abnehmen.

Diskussion

Unsere Studie spricht dafür, daß die Knochendichte altersabhängig in den gelenknahen Arealen stärker abnimmt als in gelenkfernen, mechanisch geringer belasteten Arealen. Ob dies auf eine mit dem Alter abnehmende körperliche Betätigung und Belastung zurückzuführen ist, erscheint zwar naheliegend, bleibt jedoch letztendlich spekulativ. Es zeigt sich aber gleichzeitig, daß lokale topographische und somit funktionelle Aspekte auf den Meßwert einen wesentlich größeren Einfluß besitzen als das Alter oder das Geschlecht und somit bei allen in diesem Zusammenhang durchgeführten Untersuchungen der Ort der Probengewinnung oder -entnahme von ganz entscheidendem Einfluß ist.

Literatur

Jonsson LC (1962) Joint remodeling as the basis for osteoarthritis. JAVMA 141/10: 1237–1241

Maquet PG (1976) Biomechanics of the knee – with application to the pathogenesis and the surgical treatment of osteoarthritis. Springer, Berlin Heidelberg New York

Müller-Gerbl M, Putz R, Nodapp N, Schulte E, Wimmer B (1989) Computed tomography-osteoabsorptiometry for assessing the density distribution of subchondral bone as a measure of long-term mechanical adaption in individual joint. Skeletal Radiol 18: 507–512

Pauwels F (1973) Gesammelte Abhandlungen zur funktionellen Anatomie des Bewegungsapparates. Springer, Berlin Heidelberg New York

Radin EL, Rose RM (1986) Role of subchondral bone in the inhibitation and progression of cartilage damage. Clin Orthop 213: 34–40

Radin EL, Boyd RD, Martin RB, Burr DB, Caterson B, Goodwin B (1985) Mechanical factors influencing cartilage damage. In: Peyron JG (ed) Osteoarthritis – current clinical and fundamental problems. Ciba-Geigy, Paris, pp 90–99

Fluor und Umwelt

J. Franke

Klinik und Poliklinik für Orthopädie der Medizinischen Akademie Erfurt, Regierungsstr. 42a, 99084 Erfurt

Fluor, das elektronegativste aller Elemente, ist in seinen verschiedenen Verbindungen über die ganze Erde, einschließlich der Hydro- und Atmosphäre verbreitet. Neben Mineralien und Vulkaneruptionen sind aber auch Produkte, Flugstäube, Abgase und Abwässer der Industrie (Herstellung von Flußsäure, Phosphatdünger, Aluminium, Kryolith, Phosphat in Glas-, Keramik- und Stahlindustrie, Ziegeleien, Kohleverbrennung) wichtige F-Quellen.

Die Verunreinigung der Atmosphäre durch industrielle Emittenten führt in der Umgebung zu Pflanzenschäden (Weinstein 1977) und zu Tierfluorosen, besonders bei Weide- und Wildtieren [Zahnschäden, Osteomalazie, starker periostaler Knochenanbau an den langen Röhrenknochen (Shupe u. Olson 1982)]. Beim Menschen unterscheidet man in Abhängigkeit vom Ursprung des Fluors 5 Formen der chronischen Fluorintoxikation:

1. endemische oder Trinkwasserfluorose,
2. Weinfluorose,
3. Nachbarschaftsfluorose,
4. Industriefluorose,
5. medikamentöse Fluorose.

Endemische Fluorose

Diese durch hohen F-Gehalt im Trinkwasser hervorgerufenen chronischen Fluorintoxikationen kommen in vielen Ländern der Erde vor (Franke et al. 1978), z.B. in China und Afrika, besonders aber in Indien, wo mehrere Millionen Menschen Wasser mit einem F-Gehalt von 2–46 ppm trinken und diese Erkrankung ein großes sozialökonomisches Problem darstellt. Bei einem täglichen Wasserverbrauch von 5–10 l beträgt die tägliche Fluoraufnahme 10–65 mg. Ein Frühzeichen für hohen F-Gehalt im Trinkwasser ist die Zahnfluorose. Klinisch und röntgenologisch sind bei der Skelettform die Unterschiede zur Industriefluorose gering, nur kommen die Endstadien („crippling fluorosis") mit völliger Versteifung der Wirbelsäule und des Thorax häufiger vor (14,3% – 4%). In 8–10% der Fälle treten Radikulo- und Myelopathien durch Einengung der Foramina intervertebralia und des Spinalkanals der Halswirbelsäule durch Exostosen auf (Jolly 1970). Das Tragen von Lasten auf dem Kopf, wie es in Indien üblich ist, führt wahrscheinlich zu diesen Exophystenbildungen.

Weitere Ausnahmen sind Osteomalazien und sekundärer Hyperparathyreoidismus bei Kindern (Teotia et al. 1976), wahrscheinlich durch Mangelernährung, Ca- und Vitamin D-Mangel hervorgerufen.

Weinfluorose

Sie wurde von Soriano (1965) in Spanien nach jahrelangem Genuß von Wein, dem NaF zur Verhinderung abnormaler Fermentation zugesetzt wurde, erstmals beschrieben. Der Verlauf mit skeleroathrophischer Osteitis der Kortikalis, Bildung von großen Exostosen und deren Resorption sind allerdings atypisch für eine Fluorose. Hierbei spielen sicher andere, unbekannte Noxen eine zusätzliche ursächliche Rolle.

Nachbarschaftsfluorose

Zusammen mit Schmidt beschrieben wir 1976 (Schmidt u. Franke 1976) erstmals einen Fall von Nachbarschaftsfluorose in Deutschland. Bei einer 51jährigen Frau aus Dohna entwickelte sich innerhalb von 14 Jahren eine Skelettfluorose Stadium II (–III) (Fluorgehalt in der Knochenasche 0,98%). Die Frau zog 1960 nach Dohna, eine Kleinstadt in Sachsen, in der seit 1905 eine Flußsäurefabrik am Eingang des Tales in Betrieb ist. 1944 entdeckten hier Pepperkorn und Kähling (1944) erste Industriefluorosefälle in Deutschland.

Weiterhin wurden in der Umgebung der Fabrik Weidetierfluorosen (Meyn u. Viehl 1941) und Pflanzenschäden durch Fluor (Dässler 1971) bekannt. Wir schrieben damals die Entstehung der Fluorose allein der Verunreinigung der Luft durch den Fluor-Emittenten und der verminderten Fluorausscheidung der Patienten durch das Vorliegen einer pyelonephritischen Schrumpfniere zu. Schmidt (1983, 1990) fand später weitere 44 Fälle von Skelettfluorosen (1% der Bevölkerung).

Die Ursachen waren nicht allein die Luftverunreinigung, sondern auch die Kontamination des Trinkwassers, das durchschnittlich 9 ppm F enthielt. Durch Einleitung der Fluoridabfälle in den die Stadt durchziehenden Fluß, der nach Passieren weiterer 2 Verunreiniger (Aluminiumdruckgießerei, Graphitmühle) F-Werte von durchschnittlich 43 ppm aufwies, kam es zur Verunreinigung des Trinkwassers. 3 der 5 Trinkwasserbrunnen der Stadt lagen dicht neben dem Fluß und einer auf dem Gelände der Druckgießerei direkt neben stark fluorhaltigen Schmelzrückständen (Schmidt 1983, 1990; Schmidt u. Leuschke 1990).

Industriefluorose

Die Industriefluorose ist eine seltene Berufserkrankung in der F-herstellenden und F-verarbeitenden Industrie, hervorgerufen durch Inhalation bzw. Verschlucken fluorhaltiger Gase und Stäube.

Wir hatten Gelegenheit, 96 Fälle von Industriefluorose aus einer Aluminiumfabrik in Bitterfeld (Sachsen-Anhalt) in den Jahren 1967 bis 1982 zu untersuchen und berichteten darüber mehrfach (Franke et al. 1975, 1978; Franke 1968, 1976, 1989a, b; Franke u. Auermann 1972; Franke u. Horn 1976; Franke u. Runge 1987).

In dieser Aluminiumfabrik waren über 400 Arbeiter beschäftigt, der F-Gehalt der Luft in den Fabrikhallen betrug vor 1970 über 5 mg HF/m^3, danach über 3 mg HF/m^3.

Die Beschwerden sind in den Anfangsstadien relativ gering, oft bestehen dann unklare rheumatische Schmerzen in allen Gliedern und in der Wirbelsäule, besonders nachts. Später kommt ein Steifheitsgefühl in der Wirbelsäule und im Thorax hinzu. Klinisch sind zuerst Einschränkungen der Beweglichkeit der Wirbelsäule, besonders der Rotation und der Seitneigung zu beobachten. Ab Stadium II nach Roholm ähneln die Versteifungen der Wirbelsäule und des Thorax denen beim Morbus Bechterew.

Zur röntgenologischen Diagnose haben sich uns die Stadieneinteilung nach Roholm (1937), die Stadien I–III und die Vorstadien nach Fritz (1958), Schwachzeichen und Stadium 0–I, bewährt. Während die Fluorose mit leichter Verdichtung der Knochenstruktur der Lendenwirbelsäule und zarten periostalen Auflagerungen an der Membrana interossea der Unterarme und Unterschenkel beginnt, finden wir eine marmordichte Knochenstruktur des Stammskeletts, fast vollständige Verknöcherungen der Wirbelsäulenlängs- und Beckenbodenbänder im Endstadium. Die Osteosklerose reicht dann bis in die Fußknochen. J^{125}-Photonenabsorptionsmessungen (SPA) an der Radiuskortikalis ergaben eine deutliche Zunahme des Knochenmineralgehalts bei fluorexponierten Arbeitern zweier Aluminiumfabriken (Runge et al. 1979).

Pathologisch anatomisch fanden wir bei 2 schweren Fluorosen die hochgradig verdichtete Spongiosastruktur, die Band- und Muskelansatzverknöcherungen, aber auch die Verdickung der Femurkortikalis bestätigt.

Histologisch (41 Beckenkammbiopsien von verschiedenen Fluorosestadien) stellten wir folgende Befunde fest:

Verdickung und Verdichtung der Spongiosa; subperiostale Knochenneubildung, die zur Verdickung der Kortikalis führt; Spongiosierung der Kortikalis, aber ohne Reduktion der Kortikalismasse; bei einigen Fällen Osteoidvermehrung und „mottled“ periosteocytäre Lakunen.

Durch die gleichzeitige Entnahme eines 2. Knochenzylinders zur F-Analyse konnten wir (Franke u. Auermann 1972) eine Methode entwickeln, die sich zum Nachweis sporadischer und beginnender Fluorosen durchgesetzt hat.

Wir fanden die ersten histologischen und röntgenologischen Veränderungen bei 0,35–0,40% F in der Beckenkammasche (Tab. 1) (Franke et al. 1978; Franke 1989b; Franke u. Auermann 1972).

Tabelle 1. Beziehungen zwischen Röntgenstadium, Expositionszeit und Fluorgehalt in der Beckenkammasche

Röntgenstadium	n	Expositionszeit [Jahre]	F-Gehalt in der Asche [%]
normal	8	–	0,09 + 0,02
Schwachzeichen	7	15,7	0,42 ± 0,09
Stadium 0–I	8	16,3	0,61 ± 0,13
Stadium I	10	16,9	0,68 ± 0,08
Stadium II	9	18,7	0,77 ± 0,05
Stadium III	4	18,3	0,99 ± 0,11

Wie in der Tabelle zu sehen ist, beträgt der Unterschied in der Expositionszeit zwischen den Schwachzeichen und dem Stadium III nur 2,5 Jahre. Daraus kann geschlossen werden, daß unterschiedliche individuelle Ansprechbarkeit der Arbeiter auf Fluor zu unterschiedlicher Schwere der Intoxikation geführt hat.

Offensichtlich befinden sich in den Stadien II und III die stark auf Fluor Reagierenden, entsprechend etwa der Gruppe der „fast responder“ während der NaF-Therapie der Osteoporose (Franke 1988; Franke u. Hauch 1990).

Literatur

Dässler HG (1971) The effect of hydrogen fluoride and cryolite dust upon plants and animals near a hydrogen fluoride factory. Fluoride 4: 21–24

Franke J (1968) Chronische Knochenfluorose. Beitr Orthop Traumatol 15: 680–684

Franke J (1976) Wirkungen von Fluor auf das Skelettsystem unter besonderer Berücksichtigung der Industriefluorose und der Natriumfluoridbehandlung der Osteoporose. Med. Dissertation (b) Martin-Luther-Universität, Halle/S.

Franke J (1988) Fluoride and osteoporosis. Ann Chir Gynaecol 77: 235–245

Franke J (1989a) Differences in selektal response to fluoride in humans and animals: an overview. Fluoride 22: 10–19

Franke J (1989b) Fluoride and ash content of bone in various stages of human fluorosis. Fluoride 22: 195–203

Franke J, Auermann E (1972) Die Bedeutung der Beckenkammpunktion mit histologischer und mikroanalytischer Untersuchung des gewonnenen Knochenmaterials bei der Diagnostik der Fluorose. Int Arch Arbeitsmed 29: 85–94

Franke J, Hauch S (1990) Fractures and stress-fractures during NaF-therapy. In: Christiansen C, Overgard K (eds) Osteoporosis 1990. Osteopress ApS, Kobenhavn, pp 1479–1483

Franke J, Rath H, Fengler F, Auermann E, Lenart G (1975) Industrial fluorosis. Fluoride 8: 61–83

Franke J, Horn V (1976) Scanning electron microseopic studies in human industrial fluorosis. Fluoride 9: 127–137

Franke J, Runge H (1987) Osteoporose – Diagnose, Differentialdiagnose und Therapie. Volk und Gesundheit, Berlin

Franke J, Runge H, Fengler F (1978) Endemic and industrial fluorosis. In: Courvoisier B, Donath A, Baud CA (eds) Symposium CEMO II. Fluoride and bone. Médecine et Hygiène, Genève 1978, pp 129–143

Fritz H (1958) Röntgenologische und pathologisch-anatomische Betrachtungen zum Fluoroseproblem. Med. Habilitationsschrift, Dresden

Jolly SS (1970) Hydric fluorosis in Punjab (Indien). In: Vischer TL (ed) Fluoride in medicine. Huber, Bern, pp 106–121

Jolly SS, Prasad S, Sharma R, Rai B (1971) Human fluoride intoxication in Punjab. Fluoride 4: 64–79

Meyn A, Viehl K (1941) Über chronische Fluorvergiftungen bei Rindern. Arch Wiss Prakt Tierheilkd 76: 329–339

Pepperkorn, Kähling (1944) Osteopetrose als Folge einer chronischen Fluorintoxikation. Reichsarbeitsblatt 14/15: 64–67

Roholm K (1937) Fluorine intoxication, a clinical hygienic study. Lewis, Copenhagen

Runge H, Franke J, Geryk B et al. (1979) Bone mineral analysis in persons with longtime fluoride exposure. Fluoride 12: 18–27

Schmidt CW (1983) Neighborhood fluorosis with skeletal manifestations. Fluoride 16: 83–90

Schmidt CW (1990) Untersuchungen über die Entwicklung einer nicht berufsbedingten Skelettfluorose – Nachbarschaftsfluorose – mit Berücksichtigung spezieller Morbiditätsfragen im Territorium. Z Klin Med 45: 959–960

Schmidt CW, Franke J (1976) Kasuistische Darstellung eines Falles von sogenannter „Nachbarschaftsfluorose". Z Ges Hyg 22: 611–615

Schmidt CW, Leuschke W (1990) Fluoride content in river water a longitudinal profile from source to mouth. Fluoride 23: 31–34

Shupe JL, Olson AE (1983) Clinical and pathological aspects of fluoride toxicosis in animals. In: Shupe JL, Peterson HB, Leone N (eds) Fluorides. Paragon, Salt Lake City, pp 319–338

Soriano M (1965) Periostitis deformans: un nuevo tipo de fluorosis ósea en el hombre (la fluorosis vinica) Rev Clin Esp 97: 375–388

Teotia SPS, Teotia M, Teotia NPS (1976) Skeletal fluorosis: roentgenological and histopathological study. Fluoride 9: 91–98

Weinstein LH (1977) Fluoride and plant life. J Occup Med 19: 49–78

Zur Bleibelastung des menschlichen Skelettsystems: Früher und heute (Übersichtsreferat)

G. Drasch

Institut für Rechtsmedizin der Ludwig-Maximilians-Universität, Frauenlobstr. 7a, 80337 München

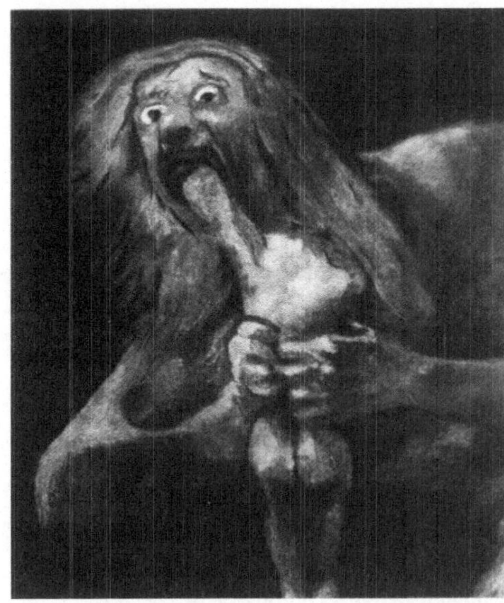

Abb. 1. Francisco de Goya (1746–1828), „Saturn verschlingt seine Söhne“, Ausschnitt

Die in den letzten Jahren zunehmende Diskussion der Umweltproblematik erweckt oft den Anschein, als handle es sich hierbei um eine Erscheinung, die als Folge der Industrialisierung erstmals aufgetreten sei. Zumindest für die Umweltchemikalie Blei gilt das sicherlich nicht: Seit über 7000 Jahren ist der Gebrauch von Blei durch den Menschen nachgewiesen und zumindest seit ca. 500 v.Chr. wird es in großem Umfang im abendländischen Kulturkreis abgebaut, verhüttet und als Gebrauchsmetall verwendet. Seit dieser Zeit gibt es natürlich auch eine anthropogene Bleibelastung der Umwelt und des Menschen. Diese anthropogene, d.h. durch den Menschen hervorgerufene, Bleibelastung wird auf eine natürliche Bleibelastung aufgesetzt. Blei dürfte somit wohl die erste „Umweltchemikalie“ gewesen sein.

Zur Klärung der Frage, wie hoch die Bleibelastung in verschiedenen Zeitepochen war, ist es sehr vorteilhaft, daß der Mensch Blei sehr selektiv in den Knochen speichert – etwa 90–95% der gesamten Bleimenge im Körper ist beim Erwachsenen in den Knochen deponiert. Die Bleikonzentration im Knochen stellt somit ein sehr gutes Maß für die Langzeitbelastung des Menschen mit diesem Schwermetall dar.

Um derartige Vergleiche durchführen zu können, haben wir Proben von Femur bzw. Tibia von Skeletten aus verschiedenen Zeitepochen untersucht. Die Bestimmung erfolgte jeweils an einer Knochenprobe von ca. 100 mg. Die Knochenproben wurden in Salpetersäure gelöst und nach entsprechender Verdünnung die Bleikonzentration mittels flammenloser Atom-Absorptionsspektroskopie durchgeführt. Die Richtigkeit der Werte wurde durch Standardaddition bzw. zertifiziertes Vergleichsknochenmaterial der IAEA sichergestellt.

Um einen Einfluß der unterschiedlichen Altersstruktur der verschiedenen Kollektive zu vermeiden, wurde für einen Vergleich nur die Altersgruppe 40–60 Jahre ausgewählt.

Bei einem Vergleich zwischen frischem, feuchtem Knochenmaterial aus dem Sektionsgut und alten Knochen muß der Verlust an Wasser und organischer Matrix berücksichtigt werden. Dies wurde dadurch zu erreichen versucht, daß wir zusätzlich die Calciumkonzentrationen in den Knochen bestimmt und die Bleiwerte auf die mittlere Caliciumkonzentration von recenten, feuchten Knochen umgerechnet haben. Die Bleikonzentration der alten Knochen verringerte sich dadurch im Mittel um 26%.

Die Ergebnisse sind in der Abbildung 2 dargestellt.

Peru

Um die natürliche Bleibelastung des Menschen festzustellen, d.h. also einen „physiologischen Nullwert" zu erhalten, haben wir Proben aus dem alten Peru aus der Zeit von etwa 500–1000 n.Chr. untersucht. Die insgesamt 26 Proben stammen von einer Bevölkerung, die keine Nutzung von Blei kannte. Das Material ist von 4 verschiedenen Fundstellen, alle nahe der Pazifikküste gelegen. Dieser peruanische Küstenstreifen zählte damals wie heute zu den trockensten Gebieten dieser Erde. Die Mumien waren alle im völlig trockenen Wüstensand, meist in tiefen Schachtgräbern bestattet. Eine Kontamination der Proben, z.B. durch Grundwasser, ist hier kaum vorstellbar. Der von uns ermittelte „physiologische Nullwert" von 0,44 mg Blei/kg Knochen (korrigiert auf Feuchtgewicht) liegt in einem Bereich von 10% der heutigen Belastung (5,5 mg/kg).

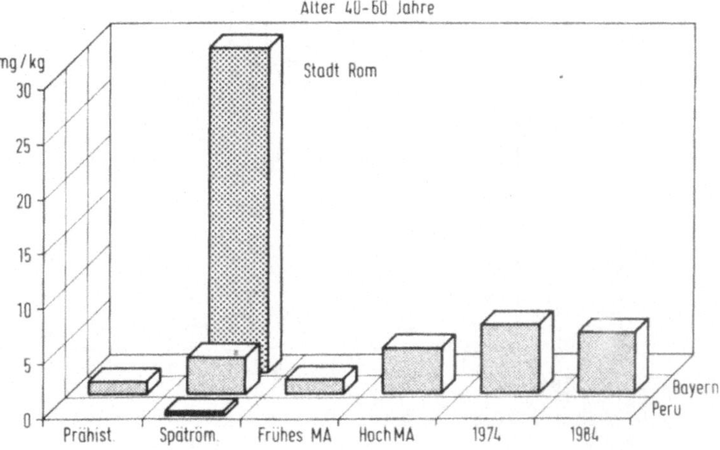

Abb. 2. Bleikonzentrationen in Tibia bzw. Femur (Werte über den Kalziumgehalt korrigiert)

Stadt Rom Kaiserzeit

Ganz anders war offensichtlich die Bleibelastung im alten Rom. Die in Abbildung 2 dargestellten Ergebnisse repräsentieren Tibiaproben von insgesamt 29 Römern von zwei Fundorten. Die Proben stammen von Erwachsenen aus der späten Kaiserzeit. Die Leichen waren in Erdgräbern beigesetzt worden. Gesellschaftlich zählten die beiden untersuchten Gruppen zum Mittelstand: An einem Fundort waren es meist Handwerker, am anderen verdiente Kriegsveteranen. Die Bleibelastung in der Stadt Rom lag damals mit 29,51 mg/kg etwa beim 5fachen wie heute im süddeutschen Raum.

Daß es sich hierbei nicht etwa um eine postmortale Kontamination der Proben durch Grund- und Sickerwasser handelt, zeigt bei diesem Kollektiv die Abhängigkeit der Bleikonzentrationen vom Lebensalter (Abb. 3). Eine ähnliche Abhängigkeit haben wir auch bei Untersuchung von recenten Knochen gefunden. Wenn das Blei erst postmortal in die Knochen eingewandert wäre, wäre das mit Sicherheit nicht altersabhängig erfolgt.

Als Gründe für die hohe Bleibelastung der alten Römer werden i.allg. die bleiernen Wasserleitungen, Dachrinnen und Zisternen genannt. Weniger bekannt, aber sicherlich mindestens ebenso bedeutungsvoll war die Unsitte der alten Römer, Wein durch Blei zu süßen, zu färben und haltbar zu machen.

Zur toxikologischen Einordnung der aufgefundenen Bleikonzentrationen ist zunächst zu berücksichtigen, daß neuere Untersuchungen über die Bleikonzentrationen in Knochen aus Skandinavien und der Schweiz ähnliche Ergebnisse brachten wie wir 1984 im süddeutschen Raum gefunden haben. Als höchste Bleikonzentration ohne berufliche Belastung finden sich in der Literatur Angaben aus einem englischen Industriegebiet von 1975 mit einem Mittelwert von 20,6 mg/kg Tibia. Selbst diese Werte liegen noch deutlich unter denen, die wir im klassischen Rom gefunden haben. Für eine toxikologische Beurteilung ist weiter zu berücksichtigen, daß es damals in dieser Gegend in England massive Probleme mit einer zu hohen Bleibelastung gab, die erwiesenermaßen bereits zu toxischen Schäden am zentralen Nervensystem von Kindern geführt hat. Ähnliche und z.T. noch höhere Werte, als wir sie in den Knochen aus dem alten Rom gefunden haben, sind in der Literatur lediglich von beruflich belasteten Arbeitern berichtet. Hieraus ergibt sich mit hoher Wahrscheinlichkeit, daß die Bleibelastung in Rom zur

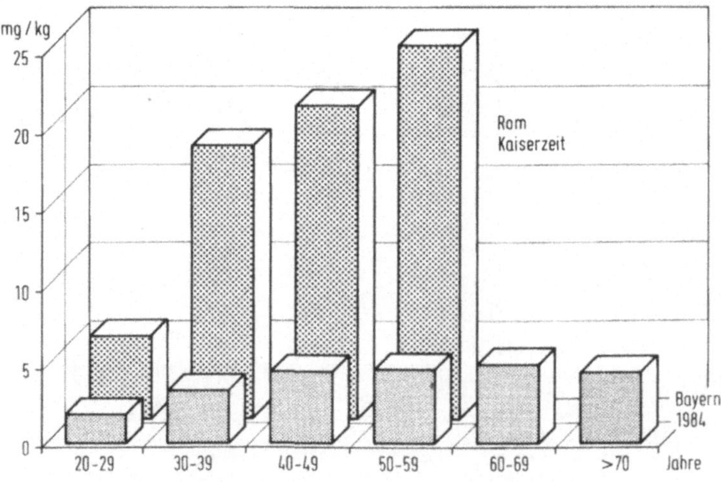

Abb. 3. Tibiaproben aus der Stadt Rom (späte Kaiserzeit) und rezente Femurproben: Abhängigkeit der Bleikonzentration vom Lebensalter

Kaiserzeit zumindest bei einem Teil der Bevölkerung durchaus in einer Größenordnung gelegen hat, bei der verschiedenste toxische Schädigungen zu erwarten sind. Für die Beurteilung der immer wieder gestellten und nie bewiesenen Frage, ob das römische Weltreich hierdurch untergegangen ist, erscheinen unter den zahlreichen bekannten toxischen Wirkungen des Bleis irreversible Schädigungen des zentralen Nervensystems von Feten und Kleinkindern am bedeutsamsten zu sein. Aber auch zahlreiche andere Beschwerden und Leiden, die schon die alten römischen Schriftsteller auf Blei zurückgeführt haben, können durchaus durch eine chronische Bleivergiftung erklärt werden.

Prähistorisches Bayern

Hierbei handelt es sich um Funde aus der frühen Bronzezeit (etwa 18. Jh. v.Chr.). Die 29 Proben stammen aus einer Felsenhöhle im Veldensteiner Forst (Oberfranken). Bezüglich der Kontaminationsmöglichkeit ist diese Fundstätte am kritischesten von allen zu bewerten: Im Gegensatz zu allen anderen von uns untersuchten Fundstätten war diese Felsenspalte kein regulärer Bestattungsort, sondern nach den Erkenntnissen der Anthropologen ein ritueller Opferplatz. Über einen längeren Zeitraum hinweg wurden hier Überreste von Menschen- und Tieropfern zusammen mit Kultgegenständen in diese Höhle hinabgeworfen. Eine postmortale Bleianreicherung aus Grund- und Sickerwasser erscheint in einer solchen Höhle, die gefüllt ist mit lockerem, schütterem Füllmaterial, durchaus möglich zu sein.

Spätrömisches Bayern

Die Werte stammen von 49 Femura aus Augsburg aus dem 4. und 5. Jh. n.Chr. Augsburg war zu dieser Zeit eine bedeutende Stadt des römischen Imperiums mit Sitz eines dem Kaiser direkt unterstellten Statthalters. Überraschend die gegenüber der Stadt Rom deutlich niedrigeren Bleiwerte von 3,38 mg/kg. Durch eine Abreicherung von Blei während der Liegezeit kann dies kaum erklärt werden, da ein Teil der Proben aus Steinsarkophagen stammt. Eine mögliche Erklärung wäre, daß das Lech-Wasser in Augsburg wesentlich carbonatreicher und damit härter war als das Regenwasser, das man dort auf den Dächern gesammelt hat. Carbonat passiviert nämlich die Oberfläche von Bleirohren durch Bildung von Bleicarbonat.

Bayern Mittelalter

Aus dem frühen Mittelalter wurden 10 Proben aus der Karolingerzeit aus Regensburg untersucht. In der Zeit der Völkerwanderung war Regensburg, das alte Castra Regina, verarmt. Damit war wohl ein Absinken der Bleibelastung auf 1,47 mg/kg verbunden.

Aber bereits ein paar Jahrhunderte später liegt die Bleibelastung in Regensburg schon wieder auf früherem Niveau (4,22 mg/kg). Bei dieser Gruppe aus dem Hochmittelalter handelt es sich um begüterte Stiftsdamen. Eine Erklärung für diesen Wiederanstieg der Bleibelastung ist darin zu sehen, daß Zinngeschirr in Mode kam. Da Zinn ohne Zusätze ein zu spröder Werkstoff ist, wurde es mit verschiedenen anderen Metallen, u.a. Blei, legiert. Durch die weitgehende Beschränkung des Zinngebrauchs auf Adel und Klerus kann davon ausgegangen werden, daß diese Bleiexposition weitgehend „klassenspezifisch" war. Aber auch der Gebrauch von bleihaltigem Sirup als Zusatz zu Wein hatte die Zeiten überdauert und führte im Hochmittelalter zu epidemisch auftretenden Bleikoliken („Colica pictorum“).

In dieser Zeit litt auch der Maler Francisco de Goya (1746–1828) als Folge des Gebrauches bleihaltiger Farben an einer „Encephalopathia saturnia“. Ein Bild aus seiner sog. dunklen Phase „Saturn verschlingt seine Söhne“, wird von manchen Autoren als eindrucksvolle Darstellung dieser Krankheit verstanden (Saturn = Blei) (s. Abb. 1).

Bayern Neuzeit

Interessant ist ein Vergleich zwischen 21 Femuraproben, die anläßlich von Sektionen 1974 entnommen worden sind (6,29 mg/kg), gegenüber 80 Proben aus dem Jahre 1984 (5,60 mg/kg): Es zeigt sich ein Abfall der Bleikonzentrationen in diesen 10 Jahren.

Eine noch wesentlich stärkere Abnahme der Bleikonzentration im Knochen konnten wir bei Kindern und jüngeren Erwachsenen sehen. Daß dieser Unterschied 1974/1984 bei älteren Menschen geringer war, liegt wohl daran, daß Blei aufgrund seiner extrem langen Halbwertszeit (über 10 Jahre) im Knochen kumuliert und daher auch bei Verringerung der äußeren Belastung nur sehr langsam vom Knochen abgegeben wird.

Unsere Untersuchungen bestätigen den kontinuierlichen Abfall der Bleibelastung, der seit Jahren bei den Blutbleispiegeln gesehen wird. Im Gegensatz zu den Blutkonzentrationen, die nur ein Maß für die Kurzzeitbelastung darstellen, spiegeln die Knochen die Langzeitbelastung mit Blei wider. Aus unseren Untersuchungen ergibt sich, daß auch die Langzeitbelastung mit Blei in den letzten Jahren mit Sicherheit deutlich abgesunken ist.

Literatur beim Verfasser

Spurenelementkonzentrationen des Skelettes im Laufe der Jahrhunderte (Übersichtsreferat)

G. Grupe

Institut für Anthropologie und Humangenetik, Richard-Wagner-Str. 10/I, 80333 München

Umweltprobenbanken, welche auch menschliche Gewebeproben einschließen, dienen der Perspektivplanung und Effizienzkontrolle von Maßnahmen zur Schadensbekämpfung und Schadensvermeidung in Umweltschutz und Gesundheitswesen. Der bedenkliche Status unserer Ökosysteme hat sich jedoch nicht plötzlich entwickelt – seine Genese läßt sich bis weit vor die Industrialisierung zurückverfolgen. Saure Deposition und anthropogener Schadstoffeintrag sind so alt wie die Erzverhüttung. Aneignung und Ausbeutung der natürlichen Ressourcen zur Energieversorgung sind exponentiell mit der Bevölkerungsentwicklung gestiegen. Den Weg, den menschliche Bevölkerungen in ihrer Beziehung zum naturräumlichen bzw. selbstgeschaffenen Habitat zurückgelegt haben, beschreibt die historische Umweltforschung. Sie hilft zugleich, die Entstehungsgeschichte unserer heutigen Probleme zu erklären.

Bei archäologischen Ausgrabungen werden menschliche Skelettfunde in großer Zahl geborgen. Je weiter man in die Geschichte zurückgeht, desto geringer wird allerdings auch die Funddichte. Für mitteleuropäische Verhältnisse läßt sich die menschliche Bevölkerungsentwicklung anhand von Skelettfunden seit etwa 10 000 Jahren verfolgen. „Knochen" ist ein Hartgewebe, welches viele Jahrhunderte und Jahrtausende im Erdreich überdauern kann. Mit den Skelettfunden verfügt man daher über eine Gewebequalität, mit der eine retrospektive Humanprobenbank eingerichtet werden kann. Neben seiner Stützfunktion hat das Skelett auch Speicherfunktion für eine Reihe von Spurenelementen, vorzugsweise für solche, welche divalente Kationen bilden und daher fest in den Hydroxylapatit eingebunden werden können. Spurenelementprofile in archäologischen Skelettresten reflektieren daher das Spurenelementangebot des jeweiligen Lebensraumes der untersuchten Population.

Der Gedanke, historische und prähistorische Skelettfunde in Humanprobenbanken zu inkorporieren, ist an sich nicht neu. Versuche, mit Hilfe der gemessenen Spurenelementkonzentrationen Aussagen über Lebensweise und z.B. Schwermetallbelastung zu treffen, scheiterten aber an der Tatsache, daß alle Funde durch das Erdreich während der Liegezeit kontaminiert sind. Zudem bestand kein Konsens über den Ort der Probenentnahme und die Probenaufbereitung einschließlich der erforderlichen Dekontaminationsverfahren. Eine Standardisierung erfolgte auf europäischer Ebene erst vor wenigen Jahren (Grupe u. Herrmann 1988), auf internationaler Ebene sogar erst 1991 (Lambert et al. 1991, Sillen u. LeGeros 1991). Die Probleme sowie die international zwischenzeitlich akzeptierten Lösungsansätze seien daher an dieser Stelle kurz skizziert.

Spurenelementkonzentrationen in kompaktem und spongiösem Knochen sind signifikant unterschiedlich. Zum einen ist dies durch die höhere Umbaurate der Spongiosa bedingt, zum anderen – und dies ist spezifisch für bodengelagerte Skelette – ist Spongiosa aufgrund ihrer größeren Oberfläche wesentlich kontaminationsanfälliger als Compacta. In der wohl ersten systematischen Spurenelementanalyse historischer Skelettfunde durch Brätter et al. (1977) fanden sich keine signifikanten Unterschiede im Spurenelementgehalt von Knochenproben, die entlang der Langknochendiaphysen entnommen wurden, wohl aber sprunghafte Konzentrationsunterschiede in den metaphysen- und epiphysennahen Bereichen. Diese Befunde konnten in zahlreichen Nachuntersuchungen bestätigt werden, so daß bei bodengelagerten Skeletten nur kompaktknöcherne Proben zur Analyse kommen sollen. Dies hat eingedenk der langsamen Umbaurate von Compacta und der mehr- bis vieljährigen biologischen Halbwertszeit der Spurenelemente im Skelett zur Folge, daß bei der Analyse erwachsener Individuen die durchschnittliche, mehrjährige Spurenelementinkorporierung gemessen wird.

Statisch bedingt weisen die Langknochendiaphysen keine homogene Mineralverteilung auf (Amtmann u. Doden 1981). Es ist daher notwendig, eine vergleichsweise große Probenmenge (1–2 g) zu homogenisieren und hieraus die für die Analyse benötigte Menge zu entnehmen. Die Spurenelementanalyse von historischen Skelettfunden unterscheidet sich daher bereits methodenbedingt von der Untersuchung von Biopsien.

Zur Entfernung postmortaler Kontaminationen wird die Probe schließlich mit Säure behandelt. Der native Hydroxylapatit ist ausgesprochen schwer löslich, im Gegensatz zu den postmortal entstandenen Um- und Neukristallisationsprodukten. Je nach interessierendem Element ist der pH-Wert der verwendeten Säure (z.B. HCOOH) zu wählen. Abschließend wird die Probe für 12 Stunden bei 500 °C auf ihren Aschegehalt reduziert. Dies ist bei bodengelagerten Stücken unabweisbar, da der Gehalt konservierter organischer Matrix hochvariabel ist (zwischen 0 und 25 Gewichts-%) und die üblichen Konzentrationsangaben (ppm bzw. ppb) nur bei vorheriger Veraschung eine unmittelbare Vergleichbarkeit verschiedener Proben untereinander gewährleisten.

Die Liste der regelmäßig im bodengelagerten Skelett bestimmbaren Elemente mit Aussagekraft bezüglich früher Lebensweisen und früher Mensch/Umweltbeziehungen ist begrenzt. Das Skelett sollte nicht nur Speicherorgan für das betreffende Element sein bzw. zumindest sensibel auf eine variable Elementzufuhr reagieren, sondern die inkorporierten Elemente müssen sich unter der Liegezeit auch stabil verhalten. Die letzte Forderung trifft z.B. für das ernährungsphysiologisch relevante Element Magnesium nicht zu: Magnesium wird selektiv aus dem Knochen ausgewaschen, und es gibt keine Möglichkeit zur Schätzung des nativen Gehalts. Die Spurenelementanalyse bodengelagerter Skelette bezieht sich daher überwiegend auf die Elemente Strontium, Barium, Kupfer, Zink, Blei und Cadmium.

In welcher Form nun konservieren Spurenelementprofile Aspekte menschlicher Lebensgeschichte im Skelett? Hier wäre zunächst die Rekonstruktion des Nahrungsverhaltens zu erwähnen, da die genannten Spurenelemente in signifikant unterschiedlichen Konzentrationen in den Grundnahrungsmitteln (vegetabile und tierische Nahrungsmittel sowie Meeresfrüchte) vorkommen. Sr und Ba sind z.B. in pflanzlicher Nahrung angereichert (tatsächlich korrelieren die Skelettkonzentrationen beider Elemente mit dem Fasergehalt der Nahrung), Cu und Zn sind in tierischer Nahrung (Fleisch, Milch) angereichert, und Sr und Cu wiederum in Meeresfrüchten, Cu vor allem in Schalentieren. Hohe Ba- und Sr-Konzentrationen im Skelett, korreliert mit niedrigen Zn-Werten, sprechen daher für eine überwiegend vegetabile Ernährung. Im Hinblick auf die anthropogene Gestaltung der Umwelt ist dabei weniger das Nahrungsverhalten an sich von Interesse, sondern vielmehr die Ernährungsweise als Vehikel für die Rekonstruktion der Wirtschaftsweise, also der Subsistenzstrategie.

Eine in diesem Zusammenhang häufig gestellte Frage ist die nach der sogenannten „natürlichen" Ernährungsweise des Menschen. Die Antwort hierauf wird immer negativ ausfallen, denn Menschen verhalten sich omnivor, zudem sind sie ausgesprochene Nahrungsopportunisten und -generalisten. Dennoch gibt es Epochen, in denen eine grundlegende Veränderung des Nahrungsverhaltens zu beobachten ist. Eines der wichtigsten Beispiele hierfür ist die sog. „neolithische Revolution“, der Übergang von der nomadisierenden zur seßhaften Lebensweise, begleitet von den Anfängen planmäßigen Ackerbaues. Man könnte annehmen, daß in dieser Periode der Konsum vegetabiler Nahrungsmittel angestiegen sein sollte, kenntlich an erhöhtem Sr- und Ba-Eintrag in das Skelett. Die Analysen prähistorischer Skelettfunde des fraglichen Zeitabschnittes belegen aber vielmehr, daß ein vermehrter Konsum von Vegetabilien bereits vor der „Erfindung“ des Ackerbaues stattgefunden hat, so daß sich im Neolithikum lediglich eine effizientere Form der Nahrungsnutzung ausbreitete. Im Gegenteil, steigende Zn-Gehalte der Knochen legen nahe, daß auch die Fleischversorgung stabiler wurde (Grupe 1987). Eine Konzentration von Getreide auf Anbauflächen sollte auch auf die potentiellen Nahrungskonkurrenten des Menschen attraktiv gewirkt haben, so daß das Jagdglück gesteigert werden konnte. Der Schritt zur Domestikation von Nutztieren ist dann nicht mehr weit.

Zeitliche Trends in der Spurenelementzufuhr lassen sich nicht nur durch die Geschichte verfolgen, sondern auch im ontogenetischen Sinne. Mit Hilfe der Spurenelementanalysen ist es möglich, z.B. den durchschnittlichen Entwöhnungszeitpunkt für Säuglinge in der Historie zu bestimmen. Es zeigt sich ein analoges Bild zu dem, was heute aus vielen Teilen der Dritten Welt bekannt ist: Der Entwöhnungszeitpunkt war für die Kinder gekoppelt mit einer erhöhten Gefahr der Mangelernährung (Hypovitaminosen, Anämien). Das Entwöhnungsalter weist eine entsprechend hohe Sterberate der kleinen Kinder auf (Hühne-Osterloh u. Grupe 1989). Somit werden auch soziale Phänomene, hier die Säuglingspflege betreffend, greifbar.

Von speziellem Interesse sind diachrone Trends in der Schwermetallbelastung menschlicher Populationen. Skelette, die aus einer Zeit vor der Metallverarbeitung stammen, sollten jene Schwermetallkonzentrationen des Skelettes zeigen, welche „adaptiv“ sind, d.h. welche naturräumlich vorgegeben sind und an die sich der Mensch in seiner Stammesgeschichte anpassen konnte. Drasch (vgl. Beitrag in diesem Band) führte hierfür den Begriff des „physiologischen Nullpunktes“ ein. Dieser liegt z.B. für Blei zwischen 0,5 und 2 ppm, für Cadmium wahrscheinlich nicht höher als 500 ppb. Skelettfunde aus heute durch jahrhundertelange Bergbautradition hochbelasteten Regionen wiesen bereits vor rund 800 Jahren Bleigehalte im Skelett auf, die nach heutiger Sicht als bedenklich gelten, und unterscheiden sich damit von ihren Zeitgenossen aus belasteten Regionen (Grupe 1991). Die heutigen Grenzwerte für „Normalbelastung“ orientieren sich nach dem Vorliegen oder Fehlen einer Symptomatik; verbindliche Richtwerte sind schon aufgrund der interindividuell hochvariablen Reaktionsbreite kaum zu erstellen. Eingedenk der Tatsache, daß wir heute mit dem Problem der kumulativen Wirkung einer Vielzahl inkorporierter, potentiell toxischer Stoffe zu kämpfen haben, ist eine Orientierung der Grenzwerte am „physiologischen Nullpunkt“ angezeigt.

Ungeklärt bleibt bei allen diesen Untersuchungen, ob der gemessene Spurenelementgehalt im Skelett eines Erwachsenen einen mehrjährigen Akkumulationsprozeß darstellt, oder ob z.B. kurzfristig hohe Dosen inkorporiert wurden. Brätter et al. (1989) schlagen für Blei eine Untersuchung von sowohl kompaktem als auch spongiösem Knochen vor. Das Elementverhältnis Spongiosa/Kompakta ist bei regelmäßiger Bleizufuhr kleiner als 5, bei der kurzzeitigen Inkorporation hoher Dosen dagegen größer als 5.

Ein neuer Lösungsweg bietet sich mit der Untersuchung von Zahnschmelzproben an. Zahnschmelz unterliegt nach seiner Bildung keiner Ionensubstitution zu Lebzeiten des Individuums, ausgenommen von Oberflächenreaktionen in der Mundhöhle. Werden diese oberflächigen Schichten entfernt, reflektiert der Spurenelementgehalt des Zahnschmelzes die Elementzufuhr während des Bildungszeitraums. Die Zahnkronen des Milch- und Dauergebisses werden in verschiedenen Perioden der Kindheit angelegt, so daß Zahnschmelzproben quasi ontogenetische Marker für die Spurenelementzufuhr darstellen. Erste Untersuchungen für Sr und Pb bestätigen die Eingrenzung des Entwöhnungszeitpunkts durch Knochenanalysen. Für Pb lassen sich im wesentlichen zwei Trends herauskristallisieren: Ein hohes Inkorporationsrisiko bereits intrauterin oder kurzfristig nach der Geburt, also durch die Mutter, ein zweites im Krabbelalter, bedingt durch die altersbedingt häufigen Hand-zum-Mund-Bewegungen der Kinder (Ehlken 1991).

Spurenelementprofile historischer und prähistorischer Skelettfunde sind also geeignet, wesentliche Aspekte früher menschlicher Lebensweise zu klären, welche ihre Auswirkungen zum Teil erst heute zeigen.

Literatur

Amtmann E, Doden E (1981) Anpassung der Knochenstruktur an mechanische Beanspruchung. Z Morph Anthrop 72: 1–21

Brätter P, Gawlik U, Lausch U, Rösick U (1977) On the distribution of trace elements in human skeletons. J Radioanal Chem 37: 393–403

Brätter P, Gawlik U, Rösick U (1989) A view into the past: trace element analysis of human bone from former times. Homo 39: 99–106

Ehlken B (1991) Ontogenetische Trends des Strontium- und Bleieintrages in den Zahnschmelz mittelalterlicher Individuen. Diplomarbeit, Göttingen

Grupe G (1987) Ernährungsgewohnheiten ur- und frühgeschichtlicher Bevölkerungen. Ergebnisse der Analyse von Spurenelementen und stabilen Isotopen an Knochen. Veröff Übersee-Mus, Bremen A9, S 147–163

Grupe G (1991) Anthropogene Schwermetallkonzentrationen in menschlichen Skelettfunden als Monitor früher Umweltbelastungen. UWSF-Z. Umweltche Ökotox 3: 226–229

Grupe G, Herrmann B (eds) (1988) Trace elements in environmental history. Springer, Berlin Heidelberg New York Tokyo

Hühne-Osterloh G, Grupe G (1989) Causes of infant mortality in the Middle Ages revealed by chemical and palaepathological analyses of skeletal remains. Z Morph Anthrop 77: 247–258

Lambert JB, Xue L, Buikstra JE (1991) Inorganic analysis of excavated human bone after surface removal. J Archaeol Sci 18: 363–383

Sillen A, LeGeros R (191) Solubility profiles of synthetic apatites and of modern and fossil bones. J Archaeol Sci 18: 385–397

Der Knochen als Bioindikator für die radioaktive Kontamination der Umwelt (Übersichtsreferat)

E. Werner

GSF-Forschungszentrum für Umwelt und Gesundheit, Institut für Biophysikalische Strahlenforschung, Paul-Ehrlich-Straße 20, 60596 Frankfurt am Main

Einführung

Innerhalb weniger Jahre nach der Entdeckung der Radioaktivität durch Becquerel im Jahre 1896 kam es zu vielseitigen Anwendungen dieser Eigenschaft einzelner Stoffe in Medizin und Technik. Besonders brauchbar erwies sich das von M. und P. Curie erstmals isolierte Radium (^{226}Ra) als Bestandteil von Leuchtziffern, aber auch in der Heilkunde als Injektion, Kompresse bzw. in Bädern und zur Inhalation (Tochtersubstanz Radon). Auch heute noch haben das Radium und seine Folgeprodukte ihren Stellenwert in der Balneologie und Strahlentherapie.

Bereits in den zwanziger Jahren wurden jedoch erste Fälle von Knochentumoren bei den Radiumziffernblattmalerinnen beobachtet und damit begonnen, hochempfindliche Methoden für den Nachweis von radioaktiven Substanzen im Körper zu entwickeln. In Deutschland konnte Rajewsky aufgrund eingehender Untersuchungen zur Radioaktivität in den Stollen des Schneeberger Grubenreviers und der dadurch bedingten „Schneeberger Krankheit“ (Lungenkrebs bei Bergarbeitern im Erzgebirge) zeigen, „daß hier eine Ablagerung von weniger als 1 μg Ra in der Lunge den tödlichen Ausgang bewirkt hat“ (Rajewsky 1939). Diese Untersuchungen hatten auch die Akkumulation des Radiums im Skelett ergeben. Im Jahre 1953 wurde deshalb von der 1928 gegründeten Internationalen Kommission für Strahlenschutz (ICRP) ein Körpergehalt von 0,1 μg ^{226}Ra (=0,1 μCi = 3,7 kBq) als einer der ersten Grenzwerte festgelegt, der im wesentlichen auch heute noch besteht. Er hat sich als so grundlegend erwiesen, daß er immer wieder für den Vergleich der Radiotoxizität mit anderen Substanzen herangezogen wird.

Von wesentlicher Bedeutung dafür, daß die Inkorporation einer so kleinen Menge einer radioaktiven Substanz schon Folgen haben kann, ist der geringe Umsatz des mineralisierten Anteils des Knochens. Darüber hinaus wird ein Teil der durch Resorption freigesetzten Substanz für den Knochenanbau reutilisiert, d.h. einmal in den Körper aufgenommene, sog. „knochensuchende“, Substanzen haben dort eine sehr lange Verweildauer. So konnte die Retention von intravenös injiziertem Radium über 30 Jahre verfolgt werden (Marshall et al. 1973). Bei andauernder Exposition kommt es zur Akkumulation, d.h. die Radioaktivität des Knochens stellt einen Bioindikator für die Exposition des Menschen bezüglich der Radionuklide von Schwermetallen dar. Zu diesen zählen eine Reihe von bezüglich ihrer Radiotoxizität wichtigen Radionukliden wie z.B. ^{226}Ra, ^{228}Ra, ^{239}Pu, ^{90}Sr, d.h. darunter sind sowohl natürlich radioaktive wie künstlich radioaktive Isotope.

Natürlich radioaktive Substanzen

Von den natürlich radioaktiven Substanzen haben hinsichtlich der Aufnahme in das Skelett die Glieder der Uran-Radium-Reihe und der Thorium-Reihe die größte Bedeutung. Die Inkorporation kann sowohl durch Aufnahme mit der Nahrung wie auch durch Inhalation der in den Zufallsreihen vorkommenden radioaktiven Gase Radon (^{222}Rn) und Thoron (^{220}Rn) erfolgen. Durch Radon und seine Folgeprodukte wird hauptsächlich infolge der Lungendosis etwa die Hälfte der natürlichen Strahlenexposition (effektive Äquivalentdosis) in Deutschland hervorgerufen. Dabei gibt es eine Reihe von Gebieten, besonders im Erzgebirge, aber auch im Fichtelgebirge, im Bayerischen Wald sowie in der Umgebung von Koblenz mit deutlich erhöhter Radonexposition. Die vermehrte Radonaufnahme führt aber langfristig auch zur Akkumulation des langlebigen Folgeprodukts ^{210}Pb im Knochen, so daß aus der Aktivität dieses Radionuklids im Knochen u.U. retrospektiv auf die Radonexposition geschlossen werden kann.

Tabelle 1. Radongehalt (^{222}Rn) verschiedener Wasservorkommen (einschließlich kurzlebiger Folgeprodukte)

Wasservorkommen		Konzentration Bq/l	Literatur
Meerwasser:	Atlantik		
	– Oberfläche	0,001	Broecker et al. 1967
	– Meeresbodennähe	0,003–0,015	
Oberflächenwasser:	Flußwasser	0,370–1,300	Kiefer u. Maushart 1958
Grundwasser:	Radonquellen	bis 185.000	Lampert 1959
	Mineralbrunnen	24–40	Muth et al. 1960
Regenwasser:		400–4000	Kiefer u. Maushart 1958
Trinkwasser:	aus Oberflächenwasser	0,400–1,850	Kiefer u. Maushart 1958
	aus Grundwasser	4–100	

Ein Teil des Radons kann auch durch Ingestion, z.B. mit dem Trinkwasser aufgenommen werden. In Tabelle 1 sind die Radonkonzentrationen in verschiedenen Wasservorkommen aufgeführt. Dagegen enthalten Lebensmittel hauptsächlich langlebige Radionuklide, allerdings in der Regel in sehr kleinen Mengen. Tabelle 2 zeigt den ^{226}Ra-Gehalt einiger Lebensmittel. Wenn man die durchschnittlichen Verzehrmengen pro Tag beachtet, sind die Aktivitätswerte gering, eine bekannte Ausnahme bilden die Paranüsse. Zusätzlich ist bei Radium von einer geringen intestinalen Absorption auszugehen, so daß die tatsächlich im Körper akkumulierten ^{226}Ra-Aktivitäten unter normalen Lebensumständen nur einige Bq betragen.

In einigen Lebensmitteln wie Kartoffeln, Mehl, Brot und Milch ist der Gehalt an dem langlebigen ^{226}Ra-Folgeprodukt ^{210}Pb sowie dessen Tochterprodukt ^{210}Po etwa gleich hoch. Dagegen weisen verschiedene Gemüse, Eier, tierische Nahrungsprodukte, insbesondere Muscheln und Krabben, wesentlich höhere Aktivitätskonzentrationen bis zu 50 Bq/kg ^{210}Po auf (Sattler 1974). Ein noch höherer Gehalt an ^{210}Pb und ^{210}Po wird in tierischen Nahrungsmitteln aus subarktischen Gebieten mit jahreszeitlichen Schwankungen gefunden, z.B. in Rentierleber bis 200 Bq/kg ^{210}Po (Sattler 1974).

Die Nahrungsaufnahme führt beim Menschen zu einer entsprechenden Akkumulation der knochensuchenden Substanzen im Skelett und damit zu einem Anstieg der Radioaktivität im Skelett mit dem Lebensalter je nach den Lebensumständen. In Abbildung 1 ist die ^{226}Ra-Konzentration pro g Knochenasche in Abhängigkeit vom Lebensalter aufgetragen. Die Zunahme

Tabelle 2. ^{226}Ra-Gehalt von Lebensmitteln. (Nach Sattler 1974)

	Konzentration Bq/kg
Kartoffeln	0,03–0,10
Gemüse	0,02–0,14
Obst	0,01–0,03
Mehl	0,07–0,10
Brot	0,10
Nudeln	0,08
Eier	0,11–0,23
Milch	0,01
Margarine	0,004
Schweinefleisch	0,04
Rindfleisch	0,03
Geflügel	0,03
Fisch/Muscheln	0,03-0,20
Paranüsse	8–132

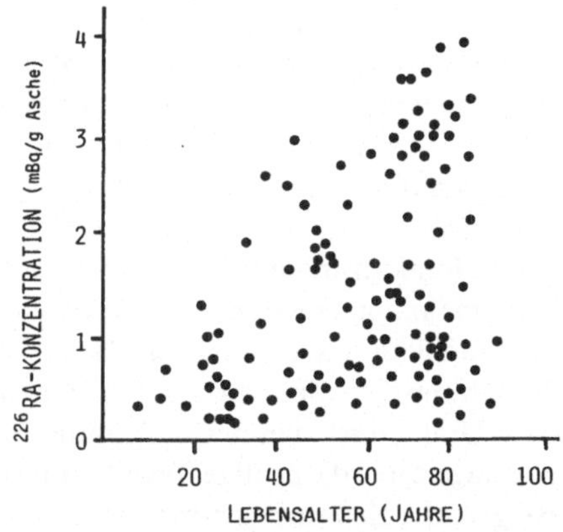

Abb. 1. Abhängigkeit des natürlichen ^{226}Ra-Gehalts im Knochen vom Lebensalter, angegeben in mBq/g Knochenasche. (Nach B. Glöbel et al. 1974)

des Radiumgehaltes, aber auch die weite Aufspreizung der Werte mit steigendem Alter sind deutlich erkennbar.

Die natürliche Radioaktivität des Knochens zeigt also in Abhängigkeit vom Lebensalter, den Lebensumständen und dem Wohnort der Person wesentliche Unterschiede. Zusätzlich können medizinische und industrielle Anwendungen zu einer erheblichen Zunahme führen. Dies trifft nicht nur für ^{226}Ra und seine Folgeprodukte, sondern auch für Thorium und dessen Verwendung z.B. in der Schweißtechnik bzw. früher in Röntgenkontrastmitteln („Thorotrast") zu. Dabei sollte stets bedacht werden, daß die Menschheit schon immer dieser natürlichen Radioaktivität, von der hier nur ein Teilbereich erwähnt wurde, mit sehr großen regionalen Unterschieden ausgesetzt war.

Künstlich radioaktive Substanzen

Seit der Entdeckung der künstlichen Kernumwandlung, im wesentlichen jedoch erst seit dem Einsatz der Kernspaltung in Kernreaktoren und Nuklearwaffen, kommen die sog. künstlich radioaktiven Isotope in zunehmendem Maße und mit z.T. bedeutenden Aktivitätsmengen dazu. Von diesen sollen hier als Knochensucher zwei radiologisch wichtige Isotope dargestellt werden, nämlich ^{90}Sr und ^{239}Pu. Bereits bis Anfang 1958, d.h. vor Beginn der großen Kernwaffentestreihen, war auf der Erde ein Bestand von etwa $9 \cdot 10^{16}$Bq ^{90}Sr vorhanden, der bis 1965 auf ein Maximum von $5 \cdot 10^{17}$Bq ^{90}Sr anwuchs. Seitdem wird trotz weiterer jährlicher Zufuhr infolge des radioaktiven Zerfalls (Halbwertszeit von ^{90}Sr: 29 Jahre) eine langsame Abnahme des Bestandes beobachtet (Larsen 1963 zit. in Dehos 1985). Entsprechend der Erzeugung dieses Isotops konnten schon bald nach dem 2. Weltkrieg überall Ablagerungen von ^{90}Sr auf dem Boden beobachtet werden (Schuman 1961). Schon 1953 wurde dieses Isotop auch in Erwachsenen aus New York City mit etwa 0,0007 Bq/g Ca nachgewiesen (Kulp 1961), d.h. weniger als 1 Bq insgesamt im Körper. Die Konzentration stieg jedoch innerhalb von 4 Jahren auf das 6fache an (Kulp 1961). In Deutschland konnten solche Messungen erst wieder nach 1955 in Angriff genommen werden. In Abbildung 2 sind die Mittelwerte der ^{90}Sr-Konzentration bezogen auf 1 g Kalzium für Femur und Tibia von Personen unterschiedlichen Alters in Abhängigkeit von ihrem Todesjahr dargestellt. Dabei zeigt sich die rasche Zunahme des Strontiumgehaltes, insbesondere ein steiler Anstieg in den Jahren 1964 und 1965. Seit der Einstellung von Kernwaffentests in der Atmosphäre nimmt der ^{90}Sr-Gehalt in diesen Knochen mit einer effektiven Halbwertszeit von etwa 12 Jahren ab (Dehos 1985), d.h. inzwischen ist die ^{90}Sr-Skelettbelastung auf Werte wie in den Jahren vor 1960 zurückgegangen. Die hohe Zufuhr in den Jahren bis 1965 macht sich auch in der Altersverteilung des ^{90}Sr-Gehalts so bemerkbar, daß die Personen, die sich in dieser Zeit in der Wachstumsphase befanden, deutlich höhere Werte aufweisen (Dehos 1985).

Der Reaktorunfall in Tschernobyl hat in Deutschland nur zu einer geringen Erhöhung der Kontamination des Bodens geführt. Dagegen gibt es in der Ukraine, Weißrußland und Rußland Gebiete mit erheblicher ^{90}Sr-Aktivität des Erdbodens nicht nur durch den Unfall in Tschernobyl, sondern auch durch frühere Ereignisse wie z.B. den Unfall in Kyshtym im südlichen Ural. Durch diesen Unfall im Jahre 1957 wurden etwa 4.000 kBq$\cdot$m^{-2} ^{90}Sr auf dem Boden abgelagert und die dortige Bevölkerung einem deutlich erhöhten Krebsrisiko ausgesetzt. Auch bei genauer Kenntnis der örtlichen Kontamination und der Lebensumstände der Bevölkerung läßt sich die Körperaktivität des Einzelnen nicht vorhersagen, da über die Biokinetik von

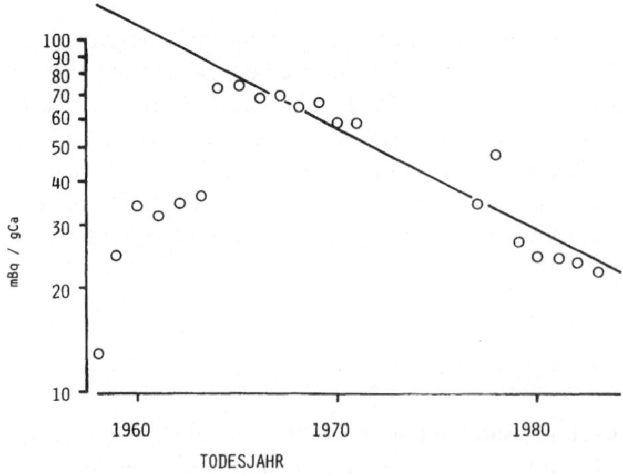

Abb. 2. Abhängigkeit der ^{90}Sr-Konzentration in Femur und Tibia vom Todesjahr. Angegeben sind die Mittelwerte für Personen unterschiedlichen Alters in mBq/g Kalzium. (Nach R. Dehos 1985)

Strontium im Menschen, insbesondere auch über seine Aufnahme aus verschiedenen Lebensmitteln bzw. zusammengesetzten Mahlzeiten bisher noch kein ausreichendes Wissen vorliegt.

Ein besonderes Reizwort unserer heutigen Gesellschaft stellt „Plutonium“ dar. Dieses Transuran entsteht z.B. im Kernreaktor durch Aktivierung aus Uran. Sein Isotop ^{239}Pu ist selbst wieder spaltbares Material und für die Herstellung von Kernwaffen geeignet (z.B. Bombe auf Nagasaki). Allerdings gibt es neben dem ^{239}Pu noch eine Reihe weiterer Isotope mit z.T. wesentlich geringerer Radiotoxizität. Plutonium ist ein Schwermetall und entfaltet seine Gefährlichkeit insbesondere bei Inhalation als feinkörniger Staub, weil die von einer Reihe seiner Isotope emittierte Alphastrahlung das umliegende Gewebe schwer schädigt, zum Teil aber auch zu ungeregeltem Wachstum transformieren kann. Dementsprechend beträgt der Grenzwert der Jahresaktivitätszufuhr, d.h. der Grenzwert der Inkorporation für beruflich strahlenexponierte Personen der Kategorie A, nach der Strahlenschutzverordnung für ^{239}Pu und ^{240}Pu nur 100 Bq. Sowohl bei Inhalation wie bei Ingestion wird ein Teil des inkorporierten Plutoniums vom Ort der Aufnahme in andere Organe transportiert und im Knochen deponiert.

Bei den Kernwaffentests in der Atmosphäre wird immer nur ein Teil des darin enthaltenen Materials gespalten und der Rest infolge der sich entwickelnden großen Hitze fein verteilt und damit als Aerosol weltweit verbreitet. In Deutschland sind mit dem Kernwaffen-Fallout etwa 100 $Bq \cdot m^{-2}$ ^{239}Pu abgelagert worden (Hardy et al. 1973). Demgegenüber wird von Kernkraftwerken nur wenig Plutonium mit Abluft und Abwasser an die Umgebung abgegeben. Allerdings gibt es auch für Plutonium lokal begrenzt erhöhte Kontaminationen, z.B. als Folge von Flugzeugabstürzen mit Kernwaffen an Bord in Spanien und Grönland oder von Satellitenabstürzen mit Isotopenbatterien an Bord (ca. 10^{15}Bq ^{238}Pu).

Als Folge der ubiquitären Verbreitung läßt sich Plutonium auch mit sehr empfindlichen Methoden im Menschen nachweisen, z.B. wurden in Wirbeln von Personen aus den USA im Mittel 10 mBq/kg Feuchtgewicht gefunden (McInroy et al. 1979).

Resümee

Angesichts dieser Befunde stellt sich die Frage nach der Relevanz bzw. der Gefährlichkeit solcher Inkorporationen. Bei deren Beantwortung ist zu beachten, daß sowohl natürliche wie künstlich radioaktive Isotope ihre Wirkung durch die bei ihrer Umwandlung auftretende Strahlung hervorrufen, d.h. es gibt in dieser Hinsicht keinen prinzipiellen Unterschied. Die Radiotoxizität der einzelnen Isotope hängt von der Strahlenart und Strahlenenergie, insbesondere aber von ihrem biokinetischen Verhalten im Körper des Menschen ab. In jedem Fall ist also die Strahlendosis zu ermitteln, die durch die Inkorporation eines Radionuklids bei dem Betroffenen hervorgerufen wird. Das Risiko für das Auftreten eines stochastischen Schadens hängt von der Strahlendosis ab, wobei es hinsichtlich des funktionalen Zusammenhangs bei sehr kleinen Strahlendosen die bekannten Kontroversen gibt.

Die interne Strahlenexposition des Menschen aus natürlichen Strahlenquellen beträgt in Deutschland im Mittel 1,4 mSv/a (effektive Dosis), wobei der überwiegende Anteil durch Radon verursacht wird. Hinzu kommt die externe Strahlenexposition aus natürlichen Quellen von durchschnittlich 0,6 mSv/a (effektive Dosis). Von den zivilisatorisch bedingten Strahlenquellen wird bei weitem der größte Anteil durch Anwendungen in der Medizin verursacht (durchschnittlich 1,5 mSv/a effektive Dosis). Demgegenüber spielen Forschung und Technik, Fallout sowie kerntechnische Anlagen mit insgesamt weniger als 0,1 mSv/a eine untergeordnete Rolle, d.h. in Anbetracht der erheblichen Streuung der natürlichen Strahlenexposition in

Deutschland wird durch diese Strahlenquellen das gesamte Risiko eines durch ionisierende Strahlung bedingten Schadens unter normalen Lebensumständen praktisch nicht erhöht. Es ist sogar davon auszugehen, daß die Strahlenexposition der Bevölkerung in früheren Jahren eher höher war. Man denke nur an die gebräuchlichen Durchleuchtungen der Füße in Schuhgeschäften oder an die höhere Strahlenexposition bei medizinischen Röntgenuntersuchungen.

Unter Berücksichtigung der längeren Lebenserwartung, dem zunehmenden Anspruch an Lebensqualität und der abnehmenden Bereitschaft zur Übernahme eines Risikos ist die Begrenzung der Strahlenexposition der Bevölkerung durchaus gerechtfertigt. Dabei sind alle Teilfaktoren zu berücksichtigen. Wie das Ereignis in Tschernobyl wiederum gezeigt hat, kann ein solcher Unfall zur praktisch weltweiten Verbreitung radioaktiver Stoffe führen, d.h. auf ein einzelnes Land bezogene Vorsichtsmaßnahmen reichen nicht aus. Infolge solcher Ereignisse, aber auch durch den andauernden Betrieb von kerntechnischen Anlagen in zunehmender Zahl kann es langfristig zu einer schleichenden Akkumulation langlebiger Radionuklide in der Umwelt kommen. Für die Radionuklide mit Anreicherung im Skelett wie z.B. die Schwermetalle kann der Knochen als ein Bioindikator für die Belastung des Menschen herangezogen werden. Inzwischen stehen hochempfindliche Meßmethoden für den Nachweis äußerst kleiner Mengen der meisten Radioisotope zur Verfügung, so daß bereits geringe Expositionen erfaßt werden können. Allerdings erfordert die genaue Quantifizierung der gesamten Aufnahme dieser Radionuklide eine gegenüber dem heutigen Stand wesentlich vertiefte Kenntnis ihres biokinetischen Verhaltens im Körper des Menschen.

Literatur

Broecker WS, Li YH, Cromwell J (1967) Radium-226 and radon-222: concentration in Atlantic and Pacific Oceans. Science 158: 1307

Deos R (1985) Bestimmung des Strontium-90-Gehalts in menschlichen Knochen, weichen Geweben und Ausscheidungen. ISH-Heft 59. Inst. für Strahlenhygiene des Bundesgesundheitsamtes, Neuherberg

Glöbel B, Muth H, Oberhausen E (1974) Interne Strahlenexposition durch ^{226}Ra. In: Aurand K, Bücker H, Hug O et al. (Hrsg) Die natürliche Strahlenexposition des Menschen. Thieme, Stuttgart, S 90–94

Hardy EP, Krey PW, Volchok HL (1973) Global inventory and distribution of fallout plutonium. Nature 241: 444–445

Kiefer H, Maushart R (1958) Die natürliche Radioaktivität im Wasser. Nukleonik 1: 22–27

Kulp JL (1961) Strontium 90 in man. In: Der Bundesminister für Atomkernenergie und Wasserwirtschaft (Hrsg) Radiostrontium. Gersbach, München, S 172–183

Lampert H (1959) Unterschiedliche Wirkung und Anwendung von radon- und radiumsalzhaltigen Quellwässern. MMW 101: 464

Marshall JH, Lloyd EL, Rundo J et al. (1973) Alkaline earth metabolism in adult man. Health Phys 24: 129–221

McInroy JF, Campbell EE, Moss WD, Tietjen GL, Eutsler BC, Boyd HA (1979) Plutonium in autopsy tissue: a revision and updating of data reported in LA-4875. Health Phys 37: 1–136

Muth H, Rajewsky B, Hantke HJ, Aurandt K (1960) The normal radium content and the Ra-226/Ca ratio of various foods, drinking water, and different organs and tissues of the human body. Health Phys 2: 239–245

Rajewsky B (1939) Bericht über die Schneeberger Untersuchungen. Krebsforschung 49/3: 315–340

Sattler EL (1974) Vorkommen natürlicher Radionuklide in Nahrungs- und Genußmitteln. In: Aurand K, Bücker H, Hug O et al. (Hrsg) Die natürliche Strahlenexposition des Menschen. Thieme, Stuttgart, S 54–61

Schuman G (1961) Physikalische Eigenschaften von Radiostrontium und radiochemische Bestimmung von Strontium-Isotopen. In: Der Bundesminister für Atomkernenergie und Wasserwirtschaft (Hrsg) Radiostrontium. Gersbach, München, S 15–24

II. Kollagene und nichtkollagene Matrix des Stützgewebes

(auch unter Berücksichtigung der Biomechanik

A. Allgemein

Struktur und Funktion der Kollagene im Knochen (Übersichtsreferat)

B. Swoboda[1] und K. v. der Mark[2]

[1] Orthopädische Universitätsklinik, Rathsberger Str. 57, 91054 Erlangen
(Direktor: Professor Dr. D. Hohmann)

[2] Institut für Experimentelle Medizin und Bindegewebsforschung, Universität Erlangen-Nürnberg, Schwabachanlage 10, 91054 Erlangen

Knochen ist ein komplexes lebendes Gewebe, das einem ständigen Umbau unterliegt. Architektur und Zusammensetzung sowohl des spongiösen als auch des kortikalen Knochens ermöglichen dem Skelettsystem, seinen mechanischen Beanspruchungen gerecht zu werden. Der festere kortikale Knochen reagiert hierbei langsamer auf geänderte Beanspruchungen, während sich der spongiöse Knochen mit seiner größeren Oberfläche durch eine höhere metabolische Aktivität auszeichnet. Die Knochenmatrix besteht zu 70% aus einem anorganischen Mineralanteil mit überwiegend Hydroxylapatit und geringeren Anteilen an Karbonat sowie zu 30% aus organischen Substanzen (als Überblick s. Kucharz 1992). Die organische Matrix enthält zu 85% – 95% Kollagen Typ I (Rogers et al. 1952). Neben Kollagenen enthält die hochorganisierte Knochenmatrix Proteoglykane unterschiedlicher Größe und verschiedene Glykoproteine (Butler 1987). Kollagene und die anderen Matrixbestandteile unterliegen differenzierten Wechselwirkungen, die derzeit im Mittelpunkt vielfältiger Forschungsarbeiten stehen. Im Knochen als lebendem Gewebe herrscht ein diffizil geregeltes Gleichgewicht zwischen ständiger Synthese extrazellulärer Matrixproteine durch Osteoblasten und deren Mineralisation sowie der Degradation durch Osteoklasten. Die Regulation erfolgt durch Hormone und Wachstumsfaktoren (Parathormon, Calcitonin, Glukokortikoide, Sexualhormone, Vitamin D, Insulin, „insulin-like growth factor", Prostaglandine, etc.). Ein Teil der Zytokine wird auch lokal im Knochen produziert wie z.B. Prostaglandine, Interleukin 1, Interleukin 6, TNF-α, TGF-β oder „bone morphogenetic protein" (BMP).

Kollagene sind makromolekulare Strukturproteine der extrazellulären Matrix. Bisher sind 14 verschiedene Kollagene charakterisiert (van der Rest u. Garrone 1991). Wesentliches Kennzeichen der Knochenkollagene ist ihre schlechte Löslichkeit und Extrahierbarkeit für biochemische Analysen (Herring 1972). Neben Typ 1 als hauptsächlichem Kollagen enthält Knochen noch weitere sog. „minor collagens". So wurde Kollagen Typ V im Hühner- sowie im Rinderknochen biochemisch nachgewiesen (Broek et al. 1985; Niyibizi u. Eyre 1989). Es soll bis zu 5% der Knochenkollagene repräsentieren und bildet zusammen mit Typ I-Kollagen gemischte Fibrillen (Abb. 1). Der Nachweis weiterer Knochenkollagene erfolgte wegen der schwierigen Extraktion sowie möglicher Verunreinigungen durch Kollagene z.B. aus Knochengefäßen oder aus Knochenmark überwiegend immunhistologisch oder durch In-situ-Hybridisierung. So kann in bestimmten Bereichen des Knochens Kollagen Typ III nachgewiesen werden, des-

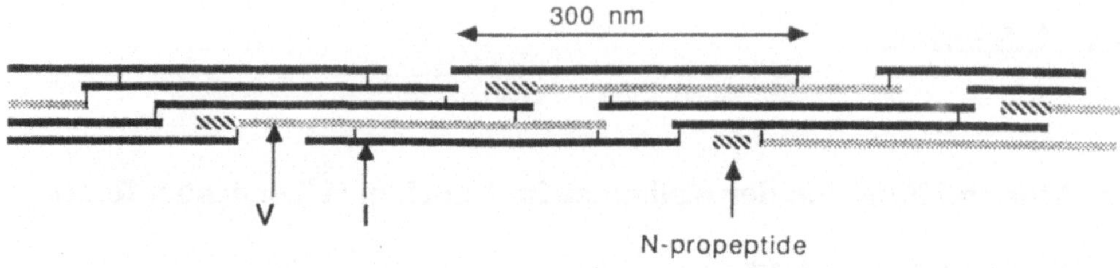

Abb. 1. Schematischer Aufbau einer Kollagenfibrille im Knochen

sen Synthese – obwohl mit Typ I-Kollagen assoziiert – getrennt reguliert wird (Sandberg et al. 1989a). Es ist v.a. im Kapillarendothel und dort, wo Sehnen und Bänder am Knochen verankert sind, zu finden (Keene et al. 1990). Typ VI-Kollagen ist ein cysteinreiches, disulphidvernetztes Glykoprotein mit einer weiten Verbreitung in verschiedensten Geweben. Es zeichnet sich durch eine relativ kurze Tripelhelix und große globuläre Domänen aus und bildet im Knochen ein eigenes mikrofilamentöses Netzwerk. Mit zunehmendem Alter beschränkt es sich auf die Umgebung der Knochenzellen und die Knochenoberfläche (Keene et al. 1990). Typ XIII-Kollagen lokalisiert sich lediglich im Periost und Perichondrium (Kapoor et al. 1988). Im embryonalen Hühnerknochen wurde auch Kollagen Typ XII als Osteoblastenprodukt beschrieben (Nakahara et al. 1990). Typ XII-Kollagen gehört neben Typ IX und Typ XIV zur Gruppe der sog. FACITs („fibril-associated collagens with interrupted triple helices"), die ein Bindeglied zwischen den Kollagenfibrillen und den umgebenden Matrixproteinen darstellen sollen. Typ XIII-Kollagen im Knochengewebe wird nicht durch Osteoblasten, sondern durch mesenchymale Zellen des Knochenmarks synthetisiert (Sandberg et al. 1989b). Weitere kleinere Apatit bindende kollagenartige Proteine im Knochen beschrieb Sodek et al., hierbei handelt es sich aber wahrscheinlich um $\alpha 1$ (I)-Propeptide (Sodek et al. 1989).

Die weiteren Ausführungen beschränken sich auf Kollagen Typ I, das wie in anderen Bindegeweben (Sehnen, Bänder, Faszien, etc.) auch im Knochen das Hauptkollagen darstellt. Neben Typ II- und Typ III-Kollagen gehört es zu den klassischen fibrillenbildenden Kollagenen und ist durch seine Tripelhelix als Kollagen charakterisiert. Es besteht aus zwei verschiedenen α-Ketten im Verhältnis 2:1. Voraussetzung dafür, daß sich die drei α-Ketten zu einer Tripelhelix um eine gemeinsame Achse zusammenlagern können, ist, daß auf einer Länge von über 1000 Aminosäuren jede dritte Aminosäure Glycin ist. Stabilisiert wird die Tripelhelix durch Wasserstoffbrückenbindungen. Nach der eigentlichen Proteinbiosynthese unterliegt Typ I wie alle anderen Kollagene noch ausgedehnten Prozessierungsschritten, bis sich extrazellulär ein hochdifferenziertes dreidimensionales Kollagenfasernetz ausgebildet hat (als Überblick s. Kühn 1987). Von besonderer Bedeutung ist die Hydroxylierung der Aminosäuren Lysin und Prolin als Voraussetzung dafür, daß – nachdem sich die Kollagen Typ I-Moleküle aufgrund polarer Wechselwirkungen zu einer Fibrille aneinandergelagert haben – diese durch kovalente, nicht reduzierbare Bindungen quervernetzt werden können. Elektronenmikroskopisch zeichnet sich die Typ I-Kollagenfibrille durch eine Querstreifung alle 70 nm aus, die dadurch bedingt ist, daß sich die ca. 300 nm langen Typ I-Kollagenmoleküle jeweils um 1/4 Länge versetzt parallel aneinander lagern. Diese kovalenten Quervernetzungen sind für die mechanische Stabilität der Fibrillen verantwortlich, bewirken jedoch auch die schlechte Extrahierbarkeit von Knochenkollagenen. Die Dickenregulation der Kollagenfibrillen soll über die abgespaltenen C- und N-terminalen Propeptide erfolgen, weiterhin über das eingebaute Typ V-Kollagen und andere extrazelluläre Matrixproteine wie Proteoglykane und „link protein" (Chandresakhar et al. 1984). Über die Vernetzung der einzelnen Fibrillen zu einem makromolekularen Kollagenfasernetz ist wenig bekannt. Eine Ausrichtung der Kollagenfasern im Knochen entsprechend den Biegebeanspruchungen ist beschrieben (Carando et al. 1989); Untersuchungen von Weiner und Traub (Weiner u. Traub 1992) zeigen, daß sich die Kollagenfibrillen parallel zu den Knochenlamellen orientieren.

Diese besondere biochemische Struktur des Kollagenfasernetzes zusammen mit den anorganischen Kalziumsalzen, die in das Kollagenfasernetz eingelagert sind, macht Knochen neben Zähnen zu einem der festesten Körpergewebe. Nach dem Verbundbauprinzip sorgen Kollagene und Hydroxylapatitkristalle für die Festigkeit und Elastizität des Knochens. Von besonderer Bedeutung für die Stabilität des Knochens ist die Orientierung der Kollagenfasern im Raum (Martin u. Ishida 1989). Als Experiment der Natur zeigt auch die Osteogenesis imperfecta, wie bedeutend das Kollagenfasernetz für die Festigkeit des Knochens ist. In unterschiedlichen Schweregraden zeichnet sich die Osteogenesis imperfecta klinisch durch eine vermehrte Knochenbrüchigkeit aus. Fast in allen Fällen liegt ihr – wie molekularbiologische Arbeiten zeigten – eine Mutation der Typ I-Kollagen-Gene zugrunde (als Überblick s. Byer u. Steiner 1992). Eine veränderte Aminosäuresequenz einzelner Typ I-Kollagenketten stört die Tripelhelix und infolge dessen auch die Bildung der Kollagenfibrillen und damit die Festigkeit des gesamten Fasernetzes.

Bei der Knochenneubildung wird von den Osteoblasten zuerst die organische Knochenmatrix, die als Osteoid bezeichnet wird, synthetisiert und sezerniert, bevor extrazellulär die Mineralisation einsetzt. Ca. drei Viertel des Hydroxylapatits liegen innerhalb der Kollagenfibrillen (Katz et al. 1989). Die Möglichkeit, daß Kollagen Typ I am Mineralisierungsprozeß beteiligt ist, wurde erstmals von Glimcher und Krane (1968) diskutiert. Der Abstand zwischen den einzelnen Molekülen innerhalb der Kollagenfibrillen ist im Knochen etwa doppelt so groß wie z.B. im Sehnengewebe. Dies soll die Diffusion der Calciumsalze in die Kollagenfibrille und deren Ablagerung in diesen Kanälen begünstigen. Entsprechend ordnen sich die Kristalle in frühen Stadien der Mineralisation parallel zu den Kollagenfibrillen an (Katz et al. 1989). Kontrovers diskutiert wird die Frage, ob Kollagene das primäre Kristallisationszentrum im Knochen sind. Anderson (1989) diskutiert, daß vergleichbar der enchondralen Ossifikation an der Wachstumsfuge auch im Knochen Matrixvesikel der primäre Ort der Hydroxylapatitablagerung sind. Matrixvesikel entstehen durch Abschnürungen der Plasmamembran, enthalten alkalische Phosphatase und können Calcium und Phosphatsalze anreichern. Ihre Verkalkung konnte im Tierexperiment durch ektop gebildetes Osteoid induziert werden (Morris et al. 1990). Sie sind überflüssig, sobald sie den Mineralisationsprozeß initiiert haben, da die entstandenen Kristalle als Kristallisationszentren fungieren. Kollagene sollen dann den weiteren Mineralisationsprozeß begünstigen. Andere elektronenmikroskopische Untersuchungen beschreiben jedoch, daß sich auch an Kollagen Typ I primäre Hydroxylapatitkristalle bilden können (Zimmermann et al. 1991).

Zusammenfassend läßt sich festhalten, daß Kollagen Typ 1 im Knochen einen wesentlichen Beitrag zur Stabilität leistet. Zum einen bewirkt es durch sein straffes Fasernetz die Elastizität des Knochens, und zum anderen hat es wesentlichen Anteil an der Bildung der anorganischen Knochenmatrix.

Literatur

Anderson HC (1989) Mechanism of mineral formation in bone. Lab Invest 60: 320–330

Broek DL, Madri J, Eikenberry EF, Brodsky B (1985) Charakterization of the tissue form of type V collagen from chick bone. J Biol Chem 260: 555–562

Butler WT (1987) Mineralized tissues: an overview. Cunningham LW (ed) Structural and contractile proteins. Meth Enzymol 145: 255–261

Byers PH, Steiner RD (1992) Osteogenesis imperfecta. Ann Rev Med 43: 269–282

Carando S, Portigliatti-Barbos M, Ascenzi A, Boyde A (1989) Orientation of collagen in human tibial and fibular shaft and possible correlation with mechanical properties. Bone 10: 139–142

Chandresakhar S, Kleinman HK, Hassell JR, Martin GR, Termine JD, Trelstadt RL (1984) Regulation of type I collagen fibril assembly by link protein and proteoglycans. Coll Rel Res 4: 323–337

Glimcher MJ, Krane SM (1968) The organization and structure of bone and the mechanism of calcification. In: Ramachandra GN, Gould BS (Hrsg.): Treatise on collagen. Biology of collagen, Vol 11B. Academic Press, New York, p 68

Herring GM (1972) The organic matrix of bone. In: Bonne GH (ed) The biochemistry and physiology of bone. Academic Press, New York, pp 128–196

Kapoor R, Sakai LY, Funk S, Roux E, Bornstein P, Sage EH (1988) Type VIII collagen has a restricted distribution in specialized extracellular matrices. J Cell Biol 107: 721–730

Katz EP, Wachtel E, Yamauchi M, Mechanic GL (1989) The structure of mineralized collagen fibrils. Connect Tissue Res 21: 149–154

Keene DR, Sakai LY, Burgeson RE (1990) Human bone contains Type III collagen, type VI collagen, and fibrillin: type III collagen is present on specific fibers that mediate attachment of tendons, ligaments, and periosteum to calcified bone cortex. J Histochem Cytochem 39: 59–69

Kucharz EJ (1992) The collagens: Biochemistry and pathophysiology. Springer, Berlin Heidelberg New York Tokyo

Kühn K (1987) The classical collagens: types I, II, and III. In: Mayne R, Burgeson RE (eds) Structure and function of collagen types. Academic Press, New York, pp 1–42

Martin RB, Ishida J (1989) The relative effects of collagen fiber orientation, porosity, density and mineralization on bone strength. J Biomech 22: 419–426

Morris DC, Anderson HC, Yoshikawa H, Nakahara H, Takaoka K, Ono K (1990) The matrix vesicle ossification of ectopically induced osteoid tissue in 1-hydroxyethylidine-1,1-biphosphonate (HEBP) treated mice. Bone 11: 281–286

Nakahara H, Watanabe K, Sugue SP, Olson BR, Caplan AI (1990) Temporal and spatial distribution of type XII collagen in high cell density culture of periostal-derived cell. Dev Biol 142: 481–485

Niyibizi C, Eyre DR (1989) Bone type V collagen: chain composition and location of a trypsin cleavage site. Connect Tissue Res 20: 247–250

Rogers HJ, Weidmann SM, Parkinson A (1952) Studies on skeletal tissues. The collagen content of bones from rabbits, oxen and humans. Biochem J 50: 537–542

Sandberg M, Makela JK, Multimaki P, Vuorio T, Vuorio E (1989a) Construction of a human pro alpha 1(III) collagen cDNA clone and localization of type III collagen expression in human fetal tissues. Matrix 9: 82–91

Sandberg M, Tamminen M, Hirvonen H, Vuorio E, Pihlajaniemi T (1989b) Expression of mRNAs coding for type XIII collagen in human fetal tissues: comparison with expression of mRNAs for collagen types I, II and III. J Cell Biol 109: 1371–1379

Sodek J, Goldberg HA, Domenicucci C, Zhang Q, Kwon B, Maeno M, Kuwata F (1989) Characterization of multiple forms of small collagenous apatite-binding proteins in bone. Connect Tissue Res 20: 233–240

Van der Rest M, Garrone R (1991) Collagen family of proteins. FASEB J 5: 2814–2823

Weiner S, Traub W (1992) Bone structure: from angstroms to microns. FASEB J 6: 879–885

Zimmermann B, Wachtel HC, Noppe C (1991) Patterns of mineralization in vitro. Cell Tissue Res 263: 483–493

Nichtkollagene Proteine des Knochens (Übersichtsreferat)

U. Vetter

Johann-Wolfgang-Goethe-Universität, Zentrum für Kinderheilkunde, Abteilung für allgemeine Pädiatrie I, Theodor-Stern-Kai 7, 60596 Frankfurt

Die organische Matrix des Knochens besteht zu 90% aus Typ I-Kollagen und Spuren von Typ V-Kollagen. Die nichtkollagenen Proteine (NCP) haben nur einen Anteil von gut 10%. Die NCP werden von den Osteoblasten gebildet und im Knochen deponiert. Nur das Osteokalzin ist knochenspezifisch. NCP werden in niedrigeren Konzentrationen in allen mesodermalen Geweben sowie z.B. das Osteonektin in Blutplättchen und das Osteopontin in Tubuluszellen der Niere gefunden. Der Grund für die sehr hohen Konzentrationen der NCP im Knochen dürfte auf ihre hohe Affinität zum Hydroxyapatit sein. Neben den NCP finden sich Serumproteine im Knochen. 2 HS Glykoprotein z.B. ist ein Serumprotein, das im Knochen angereichert wird. Es wird in der Leber synthetisiert und ist dem Fetuin, einem Wachstumsfaktor, der aus Kälberserum vor längerer Zeit isoliert wurde, homolog. Es ist unklar, ob es als Wachstumsfaktor für Knochenzellen fungiert. Die von den Osteoblasten produzierten NCP lassen sich grob in Gruppen einteilen:

1. die Glykoproteine

Osteokalzin	Osteonektin
Knochen Sialoprotein (BSP)	Osteopontin
Thrombospondin	

2. die Proteoglykane

Versikan	Heparansulfatproteoglykan
Biglykan	Dekorin

Eine wichtige Frage, die uns näher zur Problematik der Funktion dieser Proteine für den Knochen bringt, ist die Expression dieser Proteine während der Knochenbildung.

Die Abbildung 1 zeigt schematisch das Resümee aus vielen immunhistologischen Untersuchungen an fetalen menschlichen Knochen. Präosteoblasten, flache fibroblastenähnliche Zellen, die ALP-positiv sind, synthetisieren die Proteoglykane Versikan, Biglykan und Dekorin sowie das phosphorylierte Glykoprotein Osteonektin. Mit der Stufe des Osteoblasten beginnt die Synthese der Glykoproteine Bone Sialoprotein (BSP), Osteopontin, und beim Übergang vom Osteoblasten zum Osteozyten wird Osteokalzin in der mineralisierenden Matrix deponiert. Die Matrix des fötalen Knochens ist reich an NCP, während im postnatalen und adulten Knochen sehr viel niedrigere Konzentrationen gefunden werden.

Danksagung: Diese Arbeit wurde durch Stipendien der Deutschen Forschungsgemeinschaft und des Bundesministeriums für Forschung und Technologie unterstützt.

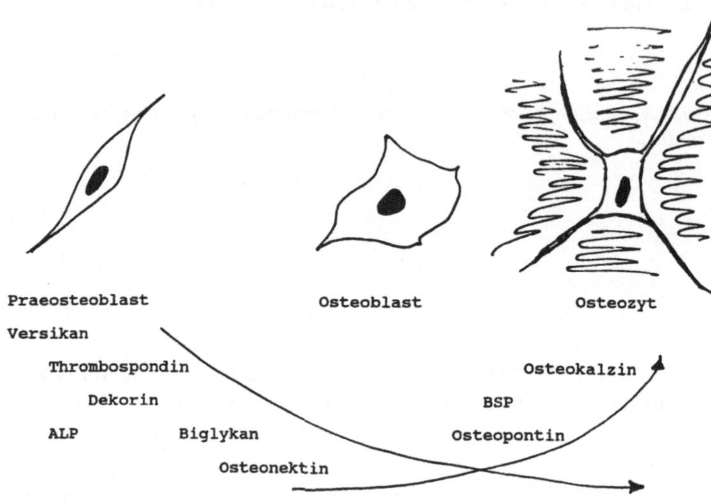

Abb. 1. Zeitliche und lokale Abfolge der Expression der NCP während der Knochenbildung

Osteokalzin

Das Osteokalzin, ein kleines Molekül mit einem MG von 6000 Dalton[1], wird als Marker der Knochenneubildung eingesetzt. Moderne RIAs, die das intakte Molekül messen, ergeben verläßliche Werte. Die genaue Funktion des Osteokalzins für den Knochen bzw. seine Mineralisation ist nicht bekannt. Als einziges der NCP zeigt es im alternden Knochen ansteigende Werte.

Osteonektin

Das Osteonektin ist ein phosphoryliertes Glykoprotein mit einem MG von 40 000 Dalton. Es besitzt eine hohe Affinität für Hydroxyapatit und Kollagen. Wie das Calmodulin hat das Osteonektin sogenannte EF „hand structures“, an die Kalzium gebunden wird. In vitro wurde gezeigt, daß Osteonektin sowohl das Kristallwachstum als auch die Nukleation von Kristallen hemmen kann. Neue Befunde lassen vermuten, daß Osteonektin in 2 unterschiedlichen Formen vorliegt. Posttranslationale Modifikation mit Complex-type-Zuckerresten ist typisch für die intrazelluläre Form, während extrazellulär eine Form gefunden wird mit „High-mannose-type“-Zuckerresten. Für die intrazelluläre Form ist nachgewiesen, daß sie GTP bindet. Derzeit wird die Arbeitshypothese favorisiert, daß im Knochen beide Formen vorliegen, während in anderen mesodermalen Geweben nur die intrazelluläre Form zu finden sein wird.

Knochensialoprotein (BSP)

Das Knochensialoprotein kann über sog. RGD (Arginin, Glyzin, Asparagin) Sequenzen an den Vitronektin Rezeptor von Zellen binden. In vitro vermittelt BSP Zellattachment. BSP besteht zu einem guten Drittel aus Sialsäureresten. Diese posttranslationale Modifikation hat jedoch keinen Einfluß auf seine Attachmenteigenschaften. BSP ist relativ knochenspezifisch. Es wurde bisher neben dem Knochen nur im Trophoblasten der Plazenta gefunden. Osteomyelytogene Staphylokokkenstämme binden an BSP über einen spezifischen Rezeptor.

[1] 1 Dalton = $1{,}66018 \cdot 10^{-27}$ kg.

Osteopontin

Das Osteopontin besitzt wie das BSP RGD-Sequenzen und vermittelt in vitro Zellattachment. Es ist nicht knochenspezifisch. Hohe Konzentrationen werden z.B. in Nierentubuluszellen gefunden und in den Urin sezerniert. Uropontin im Urin ist mit dem Osteopontin identisch, und seine Rolle in der Lithogenese wird untersucht. In Tumoren sind hohe Spiegel von Osteopontin gefunden worden; aktuelle Studien versuchen seine Rolle bei der Metastasierung zu klären.

Thrombospondin

Das Thrombospondin ist mit einem MG von 450 000 Dalton ein relativ großes Molekül, das aus drei Untereinheiten besteht. Es hat ebenfalls RGD-Sequenzen, vermittelt Zellattachment und bindet Calcium, Hydroxyapatit und Serumproteine.

Versikan

Das Versikan ist ein sehr großes Molekül (600 000 Dalton), in der Struktur ähnlich dem Aggrikan, dem großen Proteoglykan des Knorpels. Beide sind jedoch Produkte von unterschiedlichen Genen. Versikan hat aber deutlich weniger Chondroitin- und Keratansulfatseitenketten als das Aggrikan. Das Core-Protein weist Strukturhomologien zu anderen Molekülen auf. Das N-terminale Ende ist in der G1-Domäne dem Knorpel-Link-Protein homolog. C-terminale Domänen sind dem Epidermal-growth-Faktor homolog. Ob ähnlich wie beim Laminin proteolytische Abspaltung dieser Domänen zu Freisetzung wachstumstimulierender Bruchstücke führt, ist unbekannt. Versikan wird in hohen Konzentrationen im fötalen Knochen gefunden, wo es eine Platzhalterfunktion für eine kollagenreichere postnatale Matrix haben dürfte.

Heparansulfatproteoglykan

Das Heparansulfatproteoglykan ist ein an der Zelloberfläche von Osteoblasten lokalisiertes Proteoglykan, das als Rezeptor evtl. für den Fibroblastenwachstumsfaktor fungiert. Aber auch in der mineralisierten Matrix wird Heparansulfatproteoglykan nachgewiesen. Ob es als Bindungsprotein für o.g. Wachstumsfaktor dient, ist nicht geklärt.

Die kleinen Proteoglykane

Dekorin (MG 120 000 Dalton) und Biglykan (200 000 Dalton) tragen eine bzw. zwei Chondroitinsulfatseitenketten. Ihre Core-Proteine zeigen hohe Homologien. Jedoch wie Versikan und Aggrikan sind beide Produkte unterschiedlicher Gene, die aber aus einem gemeinsamen Vorläufergen hervorgegangen sein dürften. Die Funktion beider Proteoglykane ist völlig verschieden. Dekorin findet sich in der fötalen Knochenmatrix uniform verteilt. Es ist dort an die sogenannten „gap regions“ der Kollagenfibrillen gebunden. Zumindest in vitro wurde gezeigt, daß diese Bindung den Fibrillendurchmesser reguliert. Im Gegensatz dazu ist das Biglykan in hoher Konzentration perizellulär zu finden. Dekorin und Biglykan teilen noch eine weitere

Eigenschaft. Beide können den Transforming-growth-Faktor β binden. Es ist deshalb naheliegend, daß beide kleinen Proteoglykane, wenn auch an unterschiedlichen Orten, als Bindungsproteine für Wachstumsfaktoren dienen.

Auf Grund der sich langsam darstellenden möglichen Funktionen der NCP ist zu erwarten, daß in den nächsten Jahren mögliche Veränderungen in ihrer Struktur und Synthese im Zusammenhang mit angeborenen und erworbenen Knochenerkrankungen aufgeklärt werden.

Immunmorphologische Aspekte der kollagenen Knochenmatrix unter Reifung und Alterung (Übersichtsreferat)

A. Nerlich

Pathologisches Institut der Universität München, Thalkirchner Str. 36, 80337 München

Einleitung

Knochen besteht zu über 90% aus extrazellulären Gewebsbestandteilen. Den Löwenanteil hiervon nehmen Mineralsalze ein, die dem Knochen seine ihm eigene Festigkeit verleihen. Rund 30% des Knochens bestehen jedoch aus organischer Matrix, und hiervon umfaßt das Kollagen mit rund 90–95% den größten Teil. Dieser kollagenen Matrix, die ihrerseits nach biochemischen Bestimmungen zu wiederum rund 90% aus Kollagen I und zu nur 5% aus Kollagen V besteht (Kollagen III ist biochemisch im Knochen nicht meßbar), kommt eine wesentliche Rolle zu, da die Kollagenfasern als „Kristallisationskeime" für die Mineralkristalle dienen und somit die Ausrichtung dieser Kristalle beeinflussen.

Die biochemische Charakterisierung einer zunehmenden Vielfalt an verschiedenen Kollagenmolekülen – bislang sind mindestens 14 verschiedene Typen bekannt (van der Rest u. Garone 1991) – erlaubt die Herstellung typenspezifischer Antikörper, die für die immunhistochemische Lokalisation der jeweiligen Kollagene eingesetzt werden können. Fortschritte in den immunhistologischen Techniken haben dabei in den letzten Jahren auch die Bearbeitung von Knochengewebe, das ja für die immunhistologische Untersuchung erst speziell vorbehandelt, insbesondere entkalkt werden muß, ermöglicht (Nerlich et al. 1991). Im folgenden soll auf Aspekte der Knochenreifung und des Alterns von Knochengewebe auf der Ebene von topographisch faßbaren, spezifischen Veränderungen der verschiedenen Kollagene eingegangen werden.

Lokalisation verschiedener Kollagene im normalen adulten Knochengewebe

Von den bislang bekannten 14 verschiedenen Kollagenmolekülen kommen nach bisheriger Kenntnis nur 4 im Knochengewebe selbst vor (Kollagen I, III, V, VI). Weitere 4 Kollagene finden sich im Knorpelgewebe (hier kommen die Kollagene II, IV, IX, X, XI vor) und spielen dabei eine z.T. wichtige Rolle für die „Knochenentstehung". Normaler adulter Knochen weist eine osteoide Matrix auf, die nur Kollagen I enthält. Kollagen III, V und VI kommen jedoch endostal als „Überzug" der Knochentrabekel vor. Die Kollagene V und VI sind außerdem perizellulär um Osteozyten und deren kanalikuläre Ausläufer angeordnet (Nerlich et al. 1991). Nach unseren bisherigen Befunden bleibt dieses Verteilungsmuster im normalen adulten Knochen konstant erhalten.

„Knochenreifung“ – Ossifikation

Knochen entsteht im Rahmen des prä- und postnatalen Knochenwachstums entweder direkt aus einem spezifischen Mesenchym (endesmale Ossifikation) oder aber über den „Umweg“ der Knorpelgewebsbildung (enchondrale Ossifikation).

Immunhistochemisch kann im Laufe der endesmalen Ossifikation im verdichteten Mesenchym reichlich Kollagen III, V und VI gefunden werden, aber nur wenig Kollagen I. Mit Auftreten von ersten Geflechtknochenbälkchen konnten wir für eine kurze Übergangsperiode hier das eigentlich auf die hypertrophe Chondrozytenzone beschränkte Kollagen X nachweisen. In der unreifen osteoiden Matrix dominiert Kollagen I, diese enthält jedoch weiterhin Kollagen III, dagegen nur vereinzelt geringe Mengen an Kollagen V und VI. Diese drei Kollagene sind jedoch nach der Umwandlung in lamellären Knochen nicht mehr nachweisbar.

Die enchondrale Ossifikation zeigt – ausgehend von einer typischen, Kollagen II, IX und XI enthaltenden Knorpelmatrix – in der Knorpelhypertrophiezone zusätzlich Kollagen X, welches jedoch auf den Knorpel beschränkt bleibt (Nerlich et al. 1992; Kirsch u. von der Mark 1991). Die nach typischer Chondroosteoklasie neugebildete osteoide Matrix zu Beginn der primären Spongiosa enthält jedoch neben Kollagen I auch noch Kollagen III, nicht hingegen Kollagen V und VI. Diese beiden Kollagene treten erst endostal entlang typischer Trabekel der primären Spongiosa auf und sind ab ca. der 25. Schwangerschaftswoche auch um einzelne Osteozyten erkennbar. Die Trabekel des spongiösen lamellären Knochens enthalten jedoch typischerweise nur Kollagen I mit perizellulär Kollagen V und VI und endostal Kollagen III, V und VI.

Diese Beobachtungen an beiden Formen der Knochenbildung zeigen, daß im Laufe sowohl der endesmalen als auch der enchondralen Knochenbildung ein sequentielles Auftreten verschiedener spezifischer Kollagene beobachtet werden kann, wobei die jeweils primär gebildete und „unreifste“ Form von osteoider Matrix neben dem typischen Knochen-Kollagen I auch Kollagen III enthält. Somit kann hier eine immunhistochemisch faßbare „Knochenreifung“ in dieser frühen Phase erfaßt werden.

Modellsituation für Knochenreifung – Der Knochenkallus

Als physiologischerweise auftretendes Modell für die Reifungsphänomene der osteoiden Matrix kann der Kallus gelten. Hier tritt entweder endesmal gebildet primär unreifer Knochen auf, oder aber es bildet sich unter Einschaltung von Knorpelgewebe neuer Knochen (über Knorpelkallus). Der primäre Kallus zeigt dabei immunhistochemisch – in Analogie zur oben gezeigten endesmalen Ossifikation – neben reichlich Kollagen I auch immer wieder in den unreifen Knochen eingelagert wechselnd große Inseln mit Kollagen III (Abb. 1), herdförmig auch vermehrt Kollagen V und VI in den Geflechtknochenarealen. Bei knorpeliger Differenzierung treten hier auch die Knorpelkollagene (v.a. Typ II, spärlich Kollagen X) auf, während wir hier beim Übergang von Mesenchym zu Geflechtknochen keine „passagere“ Kollagen X-Ablagerung beobachten konnten.

Das Kallusgewebe spiegelt also weitgehend die prä- und postnatalen Reifungsphänomene des Knochens wider, so daß im Rahmen der Frakturheilung von einem „Rückgriff“ auf Knochenreifungsprozesse auch auf immunhistologischer Ebene gesprochen werden kann.

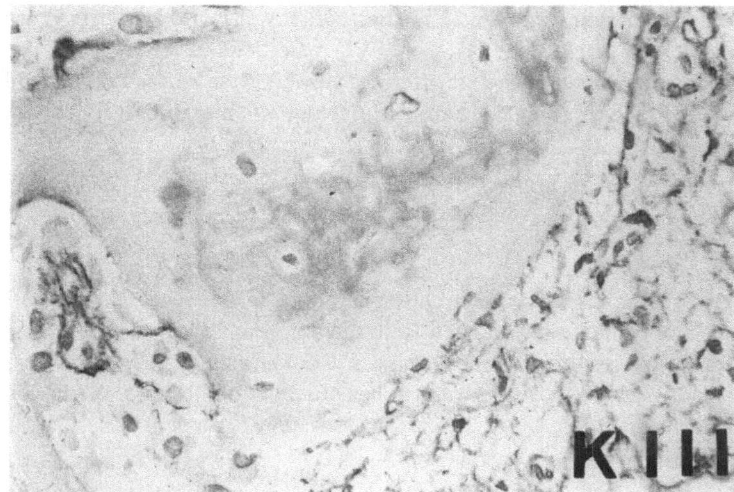

Abb. 1. Immunhistochemische Lokalisation von Kollagen III im unreifen Geflechtknochen eines Frakturkallus mit kräftiger endostaler Anfärbung und Lokalisation in der Knochenmatrix der Trabekel (Kollagen III-ABC-Peroxidase, x 400)

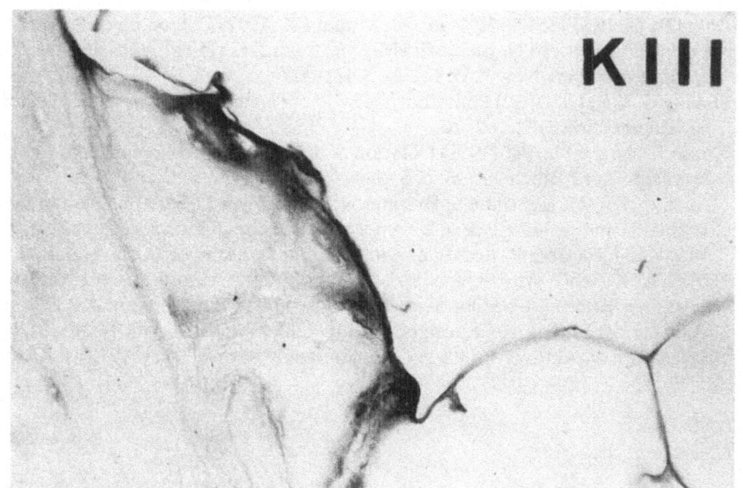

Abb. 2. Nachweis von Kollagen III in einem Mikrokallus (Kollagen III-ABC-Peroxidase, x 400)

Das Altern des Knochens

Alterungsprozesse der Knochenmatrix spielen sich in allererster Linie auf der Ebene quantitativer Veränderungen ab. So konnte gezeigt werden (Delling u. Vogel 1992), daß die trabekuläre Knochenmasse im Alter abnimmt. Auch auf molekularer Ebene sind Veränderungen denkbar. So konnten beispielsweise Bätge et al. (1992) zeigen, daß mit zunehmender Reduzierung des Knochenvolumens der Hydroxylierungsgrad des Lysins in der Alpha 2 (I)-Kette anstieg. Dies legt den Schluß nahe, daß der im Alter verminderte Knochen möglicherweise einen anderen Kollagen-Quervernetzungsgrad, der vom Grad der Lysylhydroxylierung abhängt, besitzt.

Neben diesen quantitativen Aspekten des Knochenalterns treten nach Beobachtungen von Delling u. Vogel (1992) im Alter physiologisch auch vermehrt Mikrokallusformationen im Knochen auf, die zu immunhistochemisch faßbaren qualitativen Matrixveränderungen führen. So können im „alten" Knochen stellenweise in der Matrix Einschlüsse von Kollagen III (nicht aber von Kollagen II, V oder VI) gefunden werden (Abb. 2), die derartigen Mikrokallusformationen entsprechen dürften. Inwieweit diese kleinherdigen Kollagen III-Einlagerungen in die Trabekel zur Änderung der mechanischen Stabilität führen, muß dabei jedoch unklar bleiben.

Ausblick

Die immunhistochemische Untersuchung verschiedener Kollagene im Knochen kann somit nicht nur einen wesentlichen Beitrag zum Verständnis physiologischer Umbau- und Reparationsprozesse des Knochens leisten. Sie kann auch, insbesondere in pathologischen Situationen eingesetzt, der Klärung entscheidender pathomorphologischer und – zumindest in Ansätzen – pathophysiologischer Zusammenhänge dienen.

Literatur

Bätge B, Diebold J, Stein H, Bodo M, Müller PK (1992) Osteopenia is Associated with Alterations of Bone Collagen. In: Ittel TH, Sieberth HG, Matthiaß HH (Hrsg) Aktuelle Aspekte der Osteologie. Springer, Berlin Heidelberg New York Tokyo, S 421–424

Delling G, Vogel M (1992) Pathomorphologie der Osteoporose. In: Schild HH, Heller M (Hrsg) Osteoporose. Thieme, Stuttgart, S 7–26

Kirsch T, von der Mark K (1991) Isolation of human type X collagen and immunolocalization in fetal human cartilage. Eur J Biochem 196: 575–580

Nerlich A, Wiest I, Kantimm S, Brenner R, von der Mark K (1991) Die immunhistochemische Analyse der normalen und pathologischen Knorpel- und Knochenmatrix als Methode in der Osteologie. In: Werner E, Matthiaß HH (Hrsg) Osteologie – interdisziplinär. Springer, Berlin Heidelberg New York Tokyo, S 41–45

Nerlich A, Kirsch T, Wiest I, von der Mark K (1992) Verteilungsmuster von Kollagen X bei der fetalen und juvenilen Knorpel-Knochen-Entwicklung. In: Ittel TH, Sieberth HG, Matthiaß HH (Hrsg) Aktuelle Aspekte der Osteologie. Springer, Berlin Heidelberg New York Tokyo, S 74–77

Van der Rest M, Garone R (1991) Collagen family of proteins. FASEB J 5: 2814–2823

From the Cytoskeleton to the Skeleton: The transduction of biomechanical forces into biological response (Übersichtsreferat)

D. Jones

Laboratory for Cell Biology, University of Münster, Domagkstr. 3, 48149 Münster

Classical biomechanics has concerned itself with the description of the amplitudes and directions of forces acting on tissues. It has been clear for at least 100 years that these forces act on the tissues to produce physiological responses. Degeneration of various tissues occurs when not enough biomechanical forces act on them, and with increased forces, tissues will grow in response to force. Although most people think of biomechanics in connection with human medicine, many different types of organisms respond to forces. For instance many plants respond to forces produced by wind to increase structural strength and to change internal structures. Arteries, bone, muscle and cartilage are all examples of tissues which undergo very similar changes in response to forces. In bone, adaptation to mechanical loading was first described by Julius Wolff just over 100 years ago (Wolff 1869), and recognition of this fact has led to many surgical procedures to correct deformities, recent use of mechanical loading to prevent or alleviate osteoporosis and more recently the investigation into the mechanical environment of the fracture site has led to much improved fixation devices for stability combined with micromovement. Regulation of bone structure by mechanical forces has been recently been reviewed by Kummer (Kummer 1992). In this review Kummer draws attention to the fact that bone resorption occurs with too much mechanical input as too much. Below, a possible biochemical mechanism is discussed that can possibly account for this.

The mechanical environment differs between tissues, depending on the type of stress applied and the stiffness of the tissue. In bone the stresses produce mainly uniaxial strains, which differ in amplitude throughout the tissue and in direction through time. The amplitudes of the strains during physiological loading are in comparison to other tissues very low. As measured by Lanyon and his colleagues they normally lie between 500 and 1500 microstrains (μstr) (peak) (Lanyon 1984). Below this level the bone tends towards disuse osteoporosis and above, cortical bone increases density and thickness. Repetitive high loadings, while not approaching the breaking strain of bone (around 5,000 μstr) can also lead to resorption as has been shown in soldiers and male athletes. Hence the strain amplitude and the duty cycle (number of loadings in a period) all affect the mechanical response of bone. The rate of strain application has also been shown to control response (Rubin and Lanyon 1984) and there have been many suggestions that higher frequencies also affect bone modelling (Jones and Fischler 1989).

How do bone cells perceive mechanical loading? It is clear that although there are differences between bone and other tissues, a similar biological response is taking place, which could be mediated by the same mechanism (the single mechanism hypothesis). Many single mechanism hypotheses have in fact been advocated, some with good experimental evidence, which leads one to suspect the possibility of a multiple mechanism hypothesis. These hypotheses have recently been reviewed by Jones (Jones and Bingmann 1991) and Watson (1991). Table 1 shows a summary of these hypotheses.

We can classify the present hypotheses into two groups – biochemical and biophysical.

Table 1. Some proposed mechanisms of mechano-transduction and the cell types involved

cAMP, Ca^{++} & cGMP	osteoblasts[7]
Prostaglandins	osteoblasts[8]
Ca^{++}	endothelial, epiphyseal osteoblasts
cAMP	mouse lymphoma
Phospholipase C	osteoblasts[10]
'Stretch' activated channels	
K^{+} channels	endothelial cells
K^{+} channels	muscle cells
Ca^{++} channels	osteoblasts

Biochemical

There appears to be a consensus as to the major biochemical pathways triggered by mechanical loading, not just in bone cells but in other mammalian tissues as well. In the 1970's, Rodan and colleagues (1975) suggested that cyclic AMP and cyclic GMP and calcium were involved in the transduction mechanism. Harell, Somjen and Bindermann suggested that prostaglandin E2 was released during strain and caused the cAMP response (Somjen et al. 1980). Other authors, for instance Murray and Rushton (1990) using defined physiological strains reproduced these results. Using a strain system that applied defined, homogenous strains to osteoblast-like cells in culture we were able to show that although prostaglandins were synthesised in response to strain, only an inactive enzymatic breakdown product was released into the medium, thus activation of further cells by released prostaglandins seems unlikely (Jones et al. 1991). We were able to prove further that the phosphoinositide pathway was stimulated within seconds of a 3,000 μstr stimulus, and that the expected chain of events associated with this pathway, intracellular calcium release and protein kinase C activation follow (Jones et al. 1991). Figure 1 shows part of a sequence, captured at video rate, of a group of periostal cells stretched to 3,000 μstr for 9 seconds showing the increase in intracellular free calcium during stretch.

The phosphoinositide pathway is one of the most important pathways regulating mitosis in all types of cells. Many growth factors either directly stimulate the pathway, or stimulate the pathway as a part of their mode of action. Figure 2 shows the proposed pathway and the sequence of events after strain activation. The actual relationship between phosphoinositide stimulation and the later activation of the phospholipase A2 responsible for initiating prostaglandin synthesis is not clear. Many groups around the world are working on this problem at present.

What are the implications of these findings for bone cell biology? Firstly, the mechanism used for strain sensing is the same as used by many factors that stimulate cell division. It is not yet known whether this effect is additive to stimulation by factors, or competative. Stimulation of this the pathway can achieve a maximal effect with one large strain per day, and thus can show maximal growth stimulation with one large amplitude strain per day. The fact that repeated

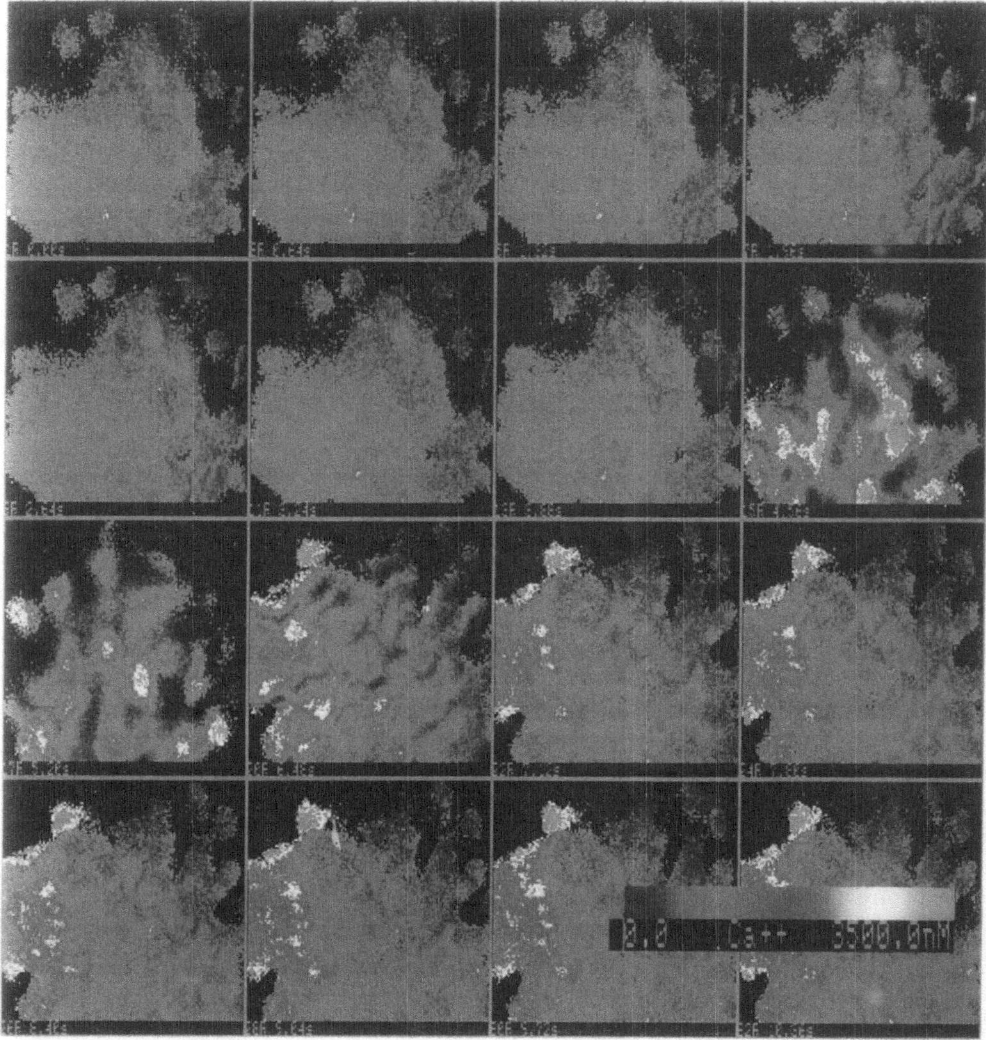

Fig. 1. Sequences from a video film taken of a group of osteoblasts stretched uniaxially to 2,000 μstr. The cells were incubated with 0.3 μM FURA2-AM for 20 minutes. Images were taken with a Photonic Science extended ISIS multichannel intensified CCD camera, and alternate 340nm and 380 excitation and 510 emmission wavelength frames gathered at 6.25 Hz were grabbed and processed with a Joyce Loebl TARDIS system. The cells were stretched at the 8th frame shown.

strains repeatedly increase intracellular calcium, without apparantly increasing the effect on cell division, indicates a mechanism by which cells can differentiate different numbers of strain cycles. Secondly, it is clear that excercise regimes to maintain a healthy bone need not last such a long time. Indeed, if experiments on the interrelationship between frequency of strain and amplitude on cell division are further substantiated, high frequency with small amplitude may well prove important for making high frequency vibrators or ultrasound stimulators for stimulating bone production, as presently the case for fracture healing stimulators.

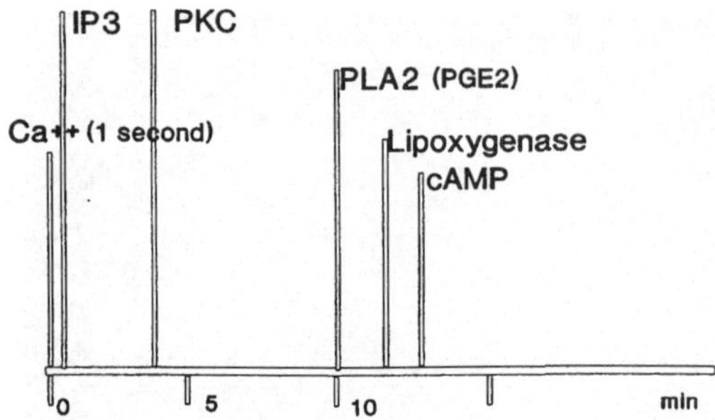

Fig. 2. The sequence of biochemical events following strain. The first measurable event is intracellular free calcium release which is co-incident with hyperpolarisation of the membrane potential. Protein kinase C activation is measureable after 4 minutes, followed by prostaglandin synthesis (10–15 minutes), lipoxygenase activation (15 minutes) and cAMP synthesis (10–20 minutes). All of these events are probably initiated by activation of phospholipase C.

Biophysical Mechanisms

Which biophysical mechanisms are involved in mechanical stress response? Three major hypotheses have been advanced, the bioelectric hypothesis, the membrane-ion channel hypothesis and the cytoskeleton hypothesis.

The biolelectric hypothesis

This hypothesis is based on observations by Fukada and Yasuda (1957) and by Bassett, that loaded bone generates an electric signal, first thought to be piezoelectric and now thought to mainly streaming potential in origin. Bassett and Becker proposed that the strain related potentials (SRP) were the physiological trigger for Wolff's law. Direct current and alternating current electrode systems stimulating bone with small currents and voltages do indeed appear to stimulate bone growth (Janssen et al. 1979). Induced electric fields, through applying time varying magnetic fields, do not induce bone growth, but may affect bone metabolism (Basset et al. 1974). However Lanyon and colleagues showed that only at very high loadings did there appear to be a correlation between the SRPs measured and the effect on bone remodelling, lower strains produced physiological responses without inducing SRPs (Lanyon and Hartmann 1977). Work by Grodzinski and colleagues at M.I.T. appeared to show that when cartilage was stripped of the fixed charges present in proteoglycans, no SRP and no physiological changes resulted with applied loads (MacGintie et al. 1987), but now these experiments are viewed more as a result of the effect on matrix receptors of the digestion process employed. Hence the precise significance of SRP in affecting cell physiology *in vivo* is unclear.

Membrane stretched ion channels

Many hundreds of reports have followed the observation of Guharey and Sachs that a potassium channel is activated by stretching the membrane (Guharay and Sachs 1984). Since this report, stretch activated calcium channels have also been reported. However Morris (Morris and Horn 1991) after many investigations, concluded that the results were a result of an artifact. The stretch applied in all of these experiments with the patch clamp system employed was over 400%, far greater than the 0.3% which is the highest physiological strain in osteoblasts. Wirtz and Dobbs (1990) have shown in lung epithelial cells, release of calcium from internal stores occurs, and not the opening of an ion channel, which agrees with our results (Jones et al. 1991).

Cytoskeleton activation of phospholipase C

The strains applied across a cell will not be distributed evenly in all compartments as the more stiff compartments will not stretch as easily as the more elastic compartments. Thurm (1983) working on the vibration sensor in cock-roaches has shown the presence of elastic 'cones' attached to the membrane and the cytoskeleton which stretch when small strains (about 0.2%) are applied to the cell. Thus large local deformations occur inside the cell which can be in the order of 10–15nm. It is conceivable that a mechanical coupling of an enzyme regulator can take place. In the case of the phospholipase C, (which releases inositol$_{1,4,5}$Phosphate and diacyl glycerol, which releases intracellular calcium and activates protein kinase C respectively) such a regulator is known from the colon-MCC protein (Kinzler et al. 1991). This protein is tightly attached to the cytoskeleton, has a very rigid structure and down regulates PLC. However it is not known if this protein, or a similar is to be found in osteoblasts. Thus biomechanics should now be applied at the molecular level, and a new field cytoskeletal and molecular biomechanics can be established.

Summary

Simply stated, our hypothesis is that small physiological strains applied across the cell result in large local deformations in elastic proteins attached to the membrane. The mechanical separation of a downregulator of PLC from its target results in the activation of the enzyme. The following chain of events has been established. The release of inositol$_{1,4,5}$phosphate and its action on intracellular calcium release follows within milliseconds. This intracellular calcium activate many proteins, amongst which are calmodulin. Activation of protein kinase C, also required for the stimulation of mitosis and which phosphorylates many hundreds of proteins to either activate or inactivate them is detectable within 4 minutes. The chain reaction set off by PLC activation results after several minutes in prostaglandin synthesis and cAMP production. Together all of these second messengers stimulate cells into entry for cell division and also activate the AP-1 promotor system which results in the synthesis of metallo-proteases.

A direct connection probably exists between the mechanical forces acting on the cytoskeleton and resulting changes in the bone.

References

Basset CAL, Pawluk RJ, Pilla AA (1974) Augmentation of bone repair by inductively coupled electromagnetic fields. Science 184: 575–577

Fukada E, Yasuda I (1957) On the piezoelectric effect in bone. J Phys Soc Jpn 12: 1158

Guharay F, Sachs F (1984) Stretch activated K^+ channels in muscle cell membranes as mechanotransducers? J Physiol (Lond) 352: 685–701

Janssen LWM, Akkermans LMA, Witterbol S (1979) Effect of electrical stimulation of embryonic rat calvaria in vitro. In: Brighton CT, Black J, Pollack SR (eds) Electrical properties of bone and cartilage. Grune & Stratton, New York, pp 491–515

Jones DB, Bingmann D (1991) How do osteoblasts respond to mechanical stimulation? Cells Methods 1: 329–340

Jones DB, Fischler H (1989) Ultrasound stimulates mitosis and the PI-PLC-PKC pathway in a dose dependant manner in osteoblast-like cells. Calcif Tissue Int 44 [Supp]: S-97 P5

Jones DB, Nolte H, Scholuebbers J-G, Turner E, Veltel D (1991) Biochemical signal transduction of mechanical strain in osteoblast-like cells Biomaterials 12: 101–110

Kinzler KW, Nilbert MC, Vogelstein B et al. (1991) Identification of at gene located at chromosome 5q21 that is mutated in colorectal cancers. Science 251: 1366–1369

Kummer B (1992) Knochenstruktur als Ergebnis eines Regelprozesses. Osteologie 1: 4–14

Lanyon LE (1984) Functional strain as a determinant for bone remodelling. Calcif Tissue Int 36: 556–561

Lanyon LE, Hartmann W (1977) Strain related electrical potentials recorded in vitro and in vivo. Calcif Tissue Res 22: 315–327

MacGinitie LA, Grodzinsky AJ, Frank EH, Gluzband YA (1987) Frequency and amplitude dependence of electric field interactions: Electrokinetics and biosynthesis. In: Blank M, Findl E (eds) Mechanistic approaches to interactions of electric and electromagnetic fields with living systems. Plenum, New York, pp 133–150

Morris CE, Horn R (1991) Failure to elicit neuronal macroscopic mechanosensitive currents anticipated by single-channel studies. Science 251: 1246–1249

Murray DW, Rushton N (1990) The effect of strain on bone cell Prostaglandin E_2 release: a new experimental method. Calcif Tissue Int 47: 35–39

Rodan GA, Bourret LA, Harvey A, Mensi T (1975) Cyclic AMP and cGMP mediators of the mechanical effects in bone remodelling. Science 198: 467–469

Rubin CT, Lanyon LE (1984) Regulation of bone formation by applied dynamic loads. J Bone Joint Surg 66A: 397–402

Somjen D, Bindermann I, Berger E, Harell A (1980) Bone remodelling induced by physical stress is PGE_2 modulated. Biochem Biophys Acta 627: 91–100

Thurm U (1983) Mechano-electric transduction. In: Hoppe W, Lohmann W, Markl H, Ziegler H (eds) Biophysics. Springer, Berlin Heidelberg New York Tokyo

Watson FA (1991) Function follows form: generation of intracellular signals by cell deformation. FASEB J 5: 2013–2019

Wirtz HRW, Dobbs LG (1990) Calcium mobilisation and exocytosis after one mechanical stretch of lung epithelial cells. Science 250: 1266–1269

Wolff J (1869) Über die Bedeutung der Architektur der spongiösen Substanz. Zentralbl Med Wiss 6: 223–234

Biomechanische Untersuchungen am Verbundsystem des Binde- und Stützgewebes mit der Methode der finiten Elemente (Übersichtsreferat)

U. Witzel

Forschungsgruppe für Biomechanik, Institut für Konstruktionstechnik, Ruhr-Universität Bochum, Universitätsstr. 150, 44780 Bochum

Einleitung und Methode

Biomechanische Untersuchungen an biologischen Systemen des menschlichen Stütz- und Bewegungsapparates befassen sich u.a. mit biologischen Minimalkonstruktionen, die auf Optimierungen im funktionellen Sinn basieren und nach Nachtigall „Optimal-Konstruktionen" genannt werden sollten. Eine technische Parallele stellt der Leichtbau dar, der unter Belastung das Auftreten von Biegebeanspruchungen vermeidet und damit die Konstruktion massearmer und auch schlanker Bauteile ermöglicht.

Die biologische Optimalkonstruktion und die technische Minimalkonstruktion ohne oder unter weitgehender Reduzierung von Biegespannungen bedienen sich der Verbundsysteme, die sich in

1. Zuggurtungssysteme und
2. Schichtungssysteme

mit unterschiedlichen Elastizitätsmoduln gliedern.

Ein biologisches Zuggurtungssystem besteht aus einem Stützgewebe zur Aufnahme von Druckkräften, kollagenen Fasern, z.B. in Sehnen und Bändern, zur Ableitung von Zugkräften und einem Übergangsbereich in Form von Faserinsertionen im Stützgewebe.

Bei Biegungsfreiheit einer homogenen Struktur muß die resultierende Druckkraft im Stützgewebe, z.B. im Knochen, in jedem Querschnitt durch den jeweiligen Flächenschwerpunkt führen. Ist die Zuggurtung aus anatomischen oder physiologischen Gründen unvollständig wirksam, so verläuft der Druckkraftvektor exzentrisch zum Flächenschwerpunkt des jeweils betrachteten Querschnitts. Neben der Druckbelastung tritt Biegung auf, die in der Superposition Druck- und Zugspannung erzeugt. Eine Biegungsminimierung und Zugspannungsfreiheit im Stützgewebe erreicht die biologische Optimalkonstruktion dennoch durch eine radiale Schichtung unterschiedlich rigider Materialien wie Spongiosa und Compacta.

Eine Nachrechnung zeigt, daß bei physiologischer Strukturbelastung der Druckkraftvektor in jedem Querschnitt durch einen sog. ideellen Schwerpunkt S_i führt, der relativ zum Schwerpunkt eines gedachten homogenen Querschnitts zur Seite der steiferen Schicht verschoben ist (Abb. 1). Das Verschiebungsmaß ist aus den Flächen der Einzelschichten, deren Schwerpunktslagen und Elastizitätsmoduln unmittelbar berechenbar. Eine Belastung entlang der ideellen Schwerpunkte S_{i1} bis S_{i10} führt zur Zugspannungsfreiheit auf der lateralen Seite. Bei komplexen dreidimensionalen Strukturen, hier beim Collum femoris, setzt man günstigerweise zur Bestimmung von Verformungen und Spannungen die Methode der finiten Elemente in Form von Rechenprogrammen ein, die auf leistungsstarken Rechnern installiert sind.

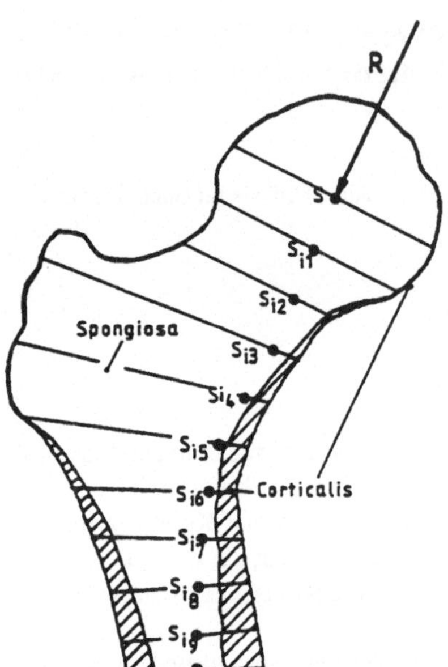

Abb. 1. Ideelle Schwerpunkte S_i

Die gleiche Rechnerunterstützung ist bei der Analyse der Zuggurtung mit ihren kollagenen Zugfaserstrukturen hinsichtlich ihres Spannungs-Dehnungsverhaltens notwendig. Seit der Kenntnis der nichtlinearen Dehnung von belasteten Bändern und Sehnen gibt es Anstrengungen, Vernetzungen im Molekül und Fibrillenbereich sowie die Welligkeit verschiedener Fasertypen zur Erklärung heranzuziehen. In der vorliegenden Untersuchung wird darüber hinaus die Helixstruktur und Ondulation kollagener Fibrillen im Hinblick auf das Dehnungsverhalten unter Belastung herangezogen.

Ergebnisse

Die Fülle der Berechnungsergebnisse von Stützgewebeuntersuchungen sei exemplarisch durch eine dreidimensionale Berechnung an einem modellhaften Abschnitt des proximalen Femur zusammengefaßt. Es handelt sich um einen radial geschichteten Querschnitt mit starken medialen Strukturen und einem weniger dichten lateralen Bereich (Abb. 2). Die Kortikalis ist mit 10 N/mm^2 belastet, auf den Übergangsbereich und die Spongiosa wirken 7,5 bzw. 0,5 N/mm^2 ein. Die Verteilung der Elastizitätsmoduln ist für diese Querschnittsform (6) für 5 unterschiedliche Berechnungsläufe für die Kortikalis, den Übergangsbereich und die Spongiosa wie folgt vorgenommen:

6/1 : 12, 10, 8 kN/mm^2
6/2 : 14, 11,5, 6 kN/mm^2
6/3 : 16, 12,5, 4 kN/mm^2
6/4 : 18, 14, 2 kN/mm^2
6/5 : 20, 15, 1 kN/mm^2

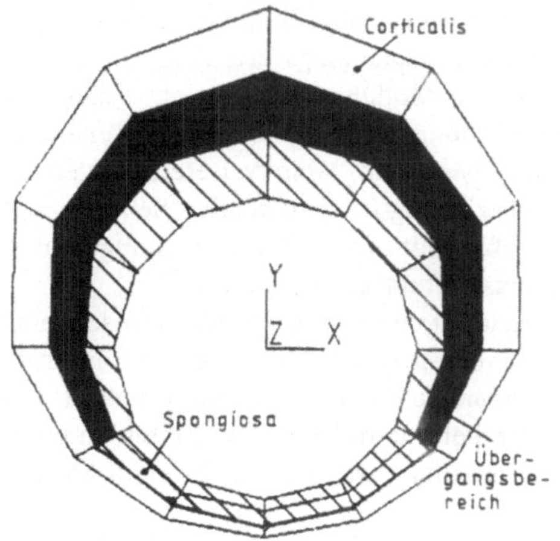

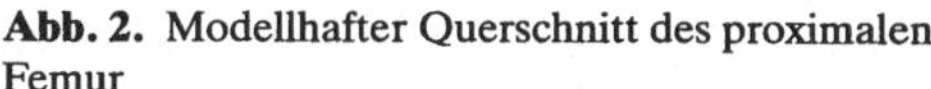
Abb. 2. Modellhafter Querschnitt des proximalen Femur

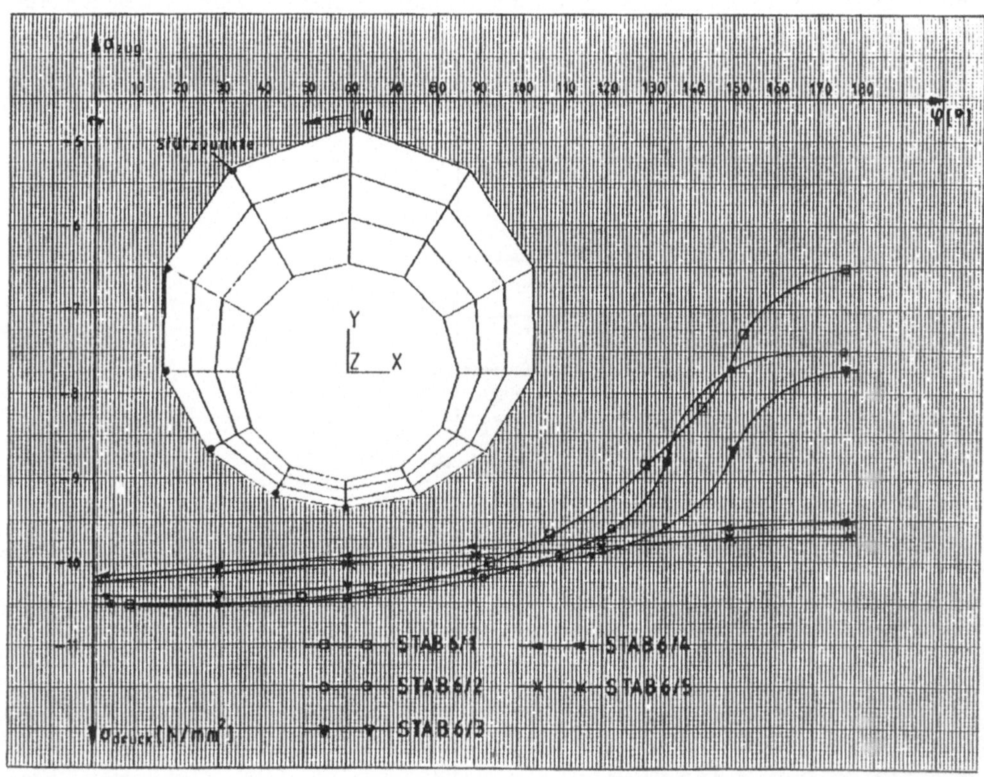

Abb. 3. Druckspannungsverteilung von $\varphi = 0°$ bis $\varphi = 180°$ bei unterschiedlichen Verhältnissen der Elastizitätsmoduln

Wie erwartet stellt sich für diesen inhomogenen Querschnitt trotz exzentrischer Belastung eine reine Druckspannungsverteilung ein, die über dem halben Umfang von $\varphi = 0$ Grad bis 180 Grad je nach E-Modulverteilung stark variiert oder nahezu konstant ausfällt (Abb. 3). Durch diese Berechnung werden Einflußparameter erkennbar, die für eine biologische Optimalkonstruktion maßgebend sind. Weitere Berechnungen von physiologisch belasteten Femurmodellen unter Einbeziehung des proximalen Sehnen- und Bandapparates ergeben Hauptspannungsfelder ebenfalls mit reinen Druckspannungen, die der örtlichen trabekulären Dichte und der Trabekelausrichtung entsprechen.

Belastet man über ein Becken einschließlich der äußerlich wirksamen Zugkräfte das Femur, so stellen sich nach Abb. 4 auf der Femuroberfläche auch experimentell nachweisbare Druckspannungen ein. Im Diagramm ist der Belastungs- und Stauchungsbeginn dargestellt.

Zugbelastbare Bindegewebe bilden ebenfalls mit ihren eingebetteten Kollagenfasern Verbundsysteme, wie auch faserverstärkte Kunststoffe in der Technik Verbundwerkstoffe darstellen.

Wird z.B. ein Zugversuch an einem vorderen Kreuzband durchgeführt, so ergibt sich bis zur Ruptur bei ca. 20% ein progressiver Kennlinienverlauf. Molekül- und Fibrillenvernetzungen, Welligkeit der Kollagenfasern und besonders die Helixstruktur mit einer Ondulation der äußeren Fibrillen verursachen diesen charakteristischen Verlauf. Bemerkenswert ist der geringe Arbeitsbereich bis ca. 5% Dehnung, der den anfänglichen linear-elastischen Teil der Kennlinie umfaßt. Damit zeigt dieses kollagene Verbundsystem zunächst ein weiches Reaktionsverhalten und besitzt jedoch darüber hinaus bis zur endgültigen Ruptur einen ausreichenden

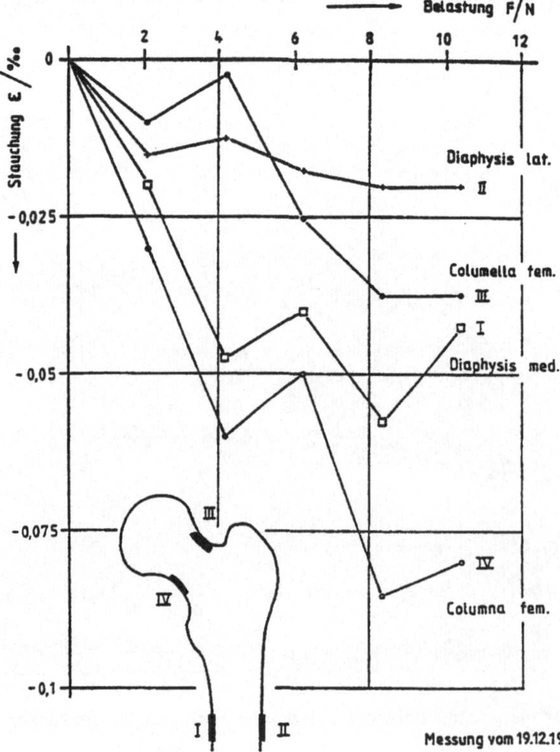

Abb. 4. Verformungen des Collum femoris und der Diaphyse

Reservebereich, in dem Mikrorupturen und plastische Auslängungen eintreten. Auch in diesem Fall erlaubt die Methode der finiten Elemente eine systematische Untersuchung an Verbundmodellen, um die Einflüsse einzelner Parameter studieren zu können.

Sämtliche Modelle greifen das Einbettungs- und Vernetzungsprinzip auf; die Wirkung von Faserwelligkeit und Ondulation der Helix einerseits und die Helixanordnung andererseits werden in getrennten Modellen analysiert (Abb. 5). Eines der zahlreichen Ergebnisse ist die Vergleichsspannungsdarstellung einer unter Zugbelastung gestreckten kollagenen Wellenstruktur (Abb. 6). Die dunklere Tönung zeigt entsprechend einer hier nicht wiedergegebenen Legende Zugspannungsspitzen, die zu Mikrorupturen und schließlich zu einem Faserbruch führen können. Das Kraft-Dehnungsverhalten ist nicht-linear und in Abb. 7 dargestellt.

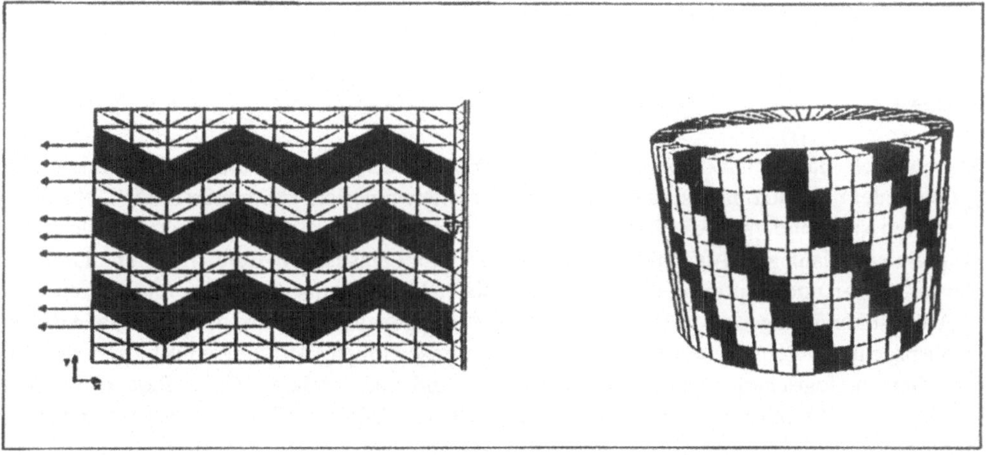

Abb. 5. Vereinfachte Berechnungsmodelle zur Wirkungsanalyse der Fasereinbettung und -vernetzung, der Welligkeit, Ondulation und Helixstruktur

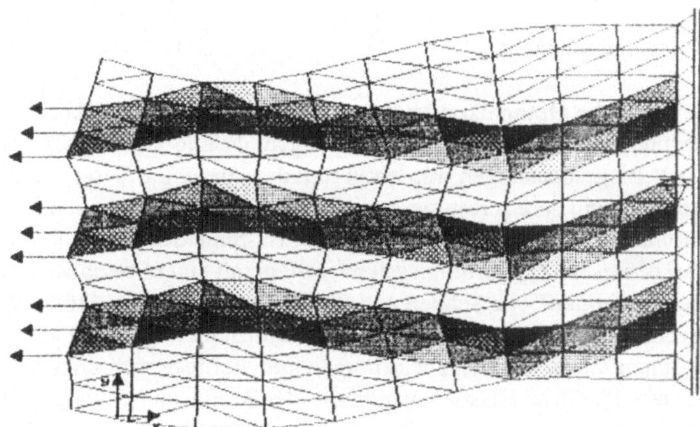

Abb. 6. Faserverbundsystem unter Zugkraftbeanspruchung; Vergleichsspannungsdarstellung in Graustufen

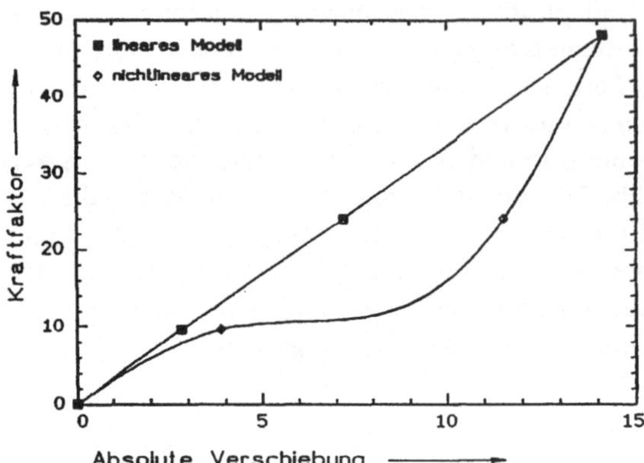

Abb. 7. Berechnungsergebnis eines zugbelasteten wellenförmigen Faserverbundes

Diskussion

Es zeigt sich, daß neben dem Fasertyp der Fibrillen- und Faseranordnung im Bindegewebe große Bedeutung zukommen. Das experimentell und rechnerisch bestimmte Kraft-Dehnungsverhalten ist besonders für die Entwicklung von alloplastischem Bandersatz sehr hilfreich. Der Kennlinienverlauf gibt Aufschluß über den reversibel-elastischen Bereich, über plastische Auslängungen und Rupturen, die zu pathologischen Veränderungen des Systems führen.

Äußerst komplex gestaltet sich der Übergang von zugbeanspruchtem Bindegewebe in druckbeanspruchtes Stützgewebe im Bereich der Faserinsertionen. Auffällig sind hier Parallelen zwischen biologischen Optimalkonstruktionen und technischen Minimalkonstruktionen bezüglich der Zugmittelverankerungen sowie auch hinsichtlich der Zuggurtungssysteme allgemein.

Große Aufmerksamkeit verdienen unsymmetrische radiale Schichtungssysteme mit unterschiedlichen Elastizitätsmoduln, die in biologischen Zugspannungssystemen Restzugspannungen während physiologischer Bewegungsabläufe eliminieren. Bei pathologischen Veränderungen sind natürlich diese Kompensationsmöglichkeiten im Sinne einer Optimalkonstruktion rasch erschöpft.

Zusammenfassung

Biologische Optimalkonstruktionen haben sich so entwickelt, daß unter physiologischer Belastung vorzugsweise Normalspannungen als Zug- und Druckspannungen aufgenommen werden. Biegespannungen werden vermieden, da unter dieser Belastungsart relativ große Querschnitte und daraus resultierend größere Stützgewebemassen notwendig würden. Zur rechnerischen Untersuchung werden Verbundsysteme des Binde- und Stützgewebes herangezogen, bei denen ein Zuggurtungssystem vorliegt mit einer Spezialisierung auf kollagenfaserverstärkte „Zugorgane“ wie Sehnen und Bänder und knöcherne Stützgewebe als „Druckorgane“. Berechnungen mit der Methode der finiten Elemente (FEM) ergeben, daß die Natur zur Feinkompensation von Biegebelastungen knöcherne Schichtungssysteme einsetzt, in denen durch unterschiedliche Elastizitätsmoduln ideelle Flächenschwerpunkte in verschiedenen Ebenen einer Struktur erzeugt werden. Weist eine Resultierende von Belastungsvektoren z.B. im Collum femoris in jeder Ebene durch den jeweiligen ideellen Flächenschwerpunkt, so resultiert trotz exzentrischer Krafteinwirkung eine biegungsfreie Druckbelastung.

Zugbelastete kollagene Verbundstrukturen in Zuggurtungssystemen oder im allgemeinen Bandapparat des Menschen verhalten sich aufgrund ihres mikroskopischen und makroskopischen Feinaufbaus in einer Kraft-Dehnungsanalyse nichtlinear. Mit vereinfachten Berechnungsmodellen kann ebenfalls mit der FEM eine Kennliniensimulation erfolgen, können Steuerungsfunktionen und Arbeitsaufnahmen erklärt werden und Einblicke in die mechanische Wirkungsweise eingebetteter kollagener Fasern gewonnen werden.

Bioelektrische Aspekte zum Remodeling von Binde- und Stützgewebe (Übersichtsreferat)

G. Regling

Orthopädische Klinik und Poliklinik der Medizinischen Fakultät (Charité) der Humboldt-Universität zu Berlin, Schumannstr. 20/21, 10117 Berlin

Einleitung

Obwohl du Bois-Reymond (zit. bei Feder 1963) schon 1948 postulierte, daß alles lebende Gewebe elektrisch polarisiert sei, und Bassett (Bassett u. Becker 1962) bereits 1962 das Wolffsche Gesetz der Transformation der Knochen (Regling u. Pawlow 1986) in einer gedanklichen Ableitung durch bioelektrische Regelmechanismen unterlegte, steht ein bioelektrischer Forschungsgegestand resp. eine Elektrophysiologie von Knochen, Knorpel, Gelenk und Bandstrukturen allenfalls am Rande einer Einbindung in die etablierte Osteologie und Bindegewebsforschung.

Der Autor hat sich seit 1980 mit einer interdisziplinären Aufarbeitung des bioelektrischen Schrifttums, vor allem, doch keineswegs ausschließlich aus dem Blickwinkel einer rationalen Pathophysiologie der Arthrose befaßt (Regling 1988) und versucht, schrittweise eine mit dem gesicherten Wissen der Fachdisziplinen der Bindegewebsforschung (Histomorphologie, Biochemie, Biomechanik, exp. Orthopädie und Rheumatologie usw.) verträgliche und in sich widerspruchsfreie Vorstellungen über bioelektrische Aspekte der Regulation und des Remodeling von Binde- und Stützgewebe zu entwickeln (Regling u. Rückmann 1989, 1992a, b).

Der vorliegende Beitrag resümiert das theoretische Konzept und einige experimentelle Ansätze zum Thema in einem kurzen Überblick.

Analogiebetrachtung und Modellbildungen

So wie man elektrophysiologische Mechanismen am Skelettmuskel oder der Herzaktion sinnvollerweise mit einer möglichst tauglichen Modellbildung (Aktionspotential, Ionenpumpe) unterlegt, auf ein definiertes morphologisches Substrat bezieht, in ihren spezifischen biochemischen und pharmakologischen Wechselwirkungen beschreibt und natürlich adäquate klinische Folgerungen (Elektromyographie, Herzschrittmacher, chirurgische Neurolyse, Verapamil-Injektionen bei supraventrikulärer Extrasystolie) ableitet, so interessieren auch die elektrophysiologischen Phänomene der Bindegewebe nicht etwa nur für die wissenschaftliche Unterlegung bestimmter „Außenseiter"-Therapien (Elektrostimulation der Pseudarthrosen, Regling u. Zippel). Vielmehr kommt ihnen ganz gewiß und heute schon sicher experimentell belegt (Maroudas 1973; Gross u. Williams 1982; Grodzinsky 1983; Pollack 1990) eine ebensolche physiologische und pathophysiologische Bedeutung zu, wie für die sogenannten reizleitenden Gewebe allgemein bekannt.

Strömungselektrizität und Piezoelektrizität

Zwei elementare Mechanismen der elektrischen Ladungstrennung bei Deformation bzw. Beanspruchung von Bindegeweben sind intensiv untersucht:

1. Die Piezoelektrizität, erklärt durch Deformationen am piezo- und pyroelektrisch aktiven Kollagenmolekül, speziell im Bereich des asymmetrischen C-Atoms der Peptidgruppe (Fukada 1974),
2. Strömungselektrizität, vereinfacht abgeleitet aus der elektrischen Ladungstrennung infolge Verschiebung, z.B. eines Überschusses mobiler Kationen (Na^+, K^+) mit der Konvektion interzellulärer Flüssigkeit gegenüber fixierten anionischen Gruppen (SO_4^{-2}, COO^-) der Biopolymere bzw. Kristallphase der Matrix (Maroudas 1973; Gross u. Williams 1982; Grodzinsky 1983; Pollack 1990).

Es ist verläßlich belegt, daß im Knorpel und Knochen Strömungsmechanismen dominierend den makroskopischen Effekt (das extern meßbare elektrische Deformationspotential) bestimmen (Gross u. Williams 1982; Grodzinsky 1983). Indem so auch ein breites physikochemisches Formelwerk verfügbar ist (Maroudas 1973; Grodzinsky 1983), können Experimente zielsicher geplant und relevante Parameter theoretisch abgeleitet werden: Der Autor konnte an 40 Rinder- und Schweinekniegelenken zeigen, daß in normalen wie in arthrotischen (!) Gelenken (Abb. 1) für beliebige zylindrische Knorpelproben eines jeweiligen Gelenks charakteristische Korrelationsgeraden der gemessenen physikochemischen Parameter resultieren (Regling 1988; Regling u. Rückmann 1989, 1992b). Das bedeutet, daß auch scheinbar fokale arthrotische Knorpelläsionen durch eine pathobiologische Kompensationsreaktion des ganzen Gelenks begleitet sind. Diese prinzipiell neuen Einblicke in die Pathophysiologie der Arthrose sind aus der Gelenkfunktion biologisch plausibel (Minimierung der kinetischen Energieabsorption durch großflächige, im Dämpfungsverhalten präzis abgestimmte Gelenkareale). Ein denkbarer Mechanismus der Kodierung dieser Leistungsanpassung der Arthrosegelenke im Knorpelremodeling ist die Regulierung der lokalen Proteaseninhibitorkonzentration (mobile Kationen) durch das in intakten Knorpelarealen elektronegative, in arthrotischen Herdzonen elektropositive elektrische Deformationspotential (s. Abb. 1).

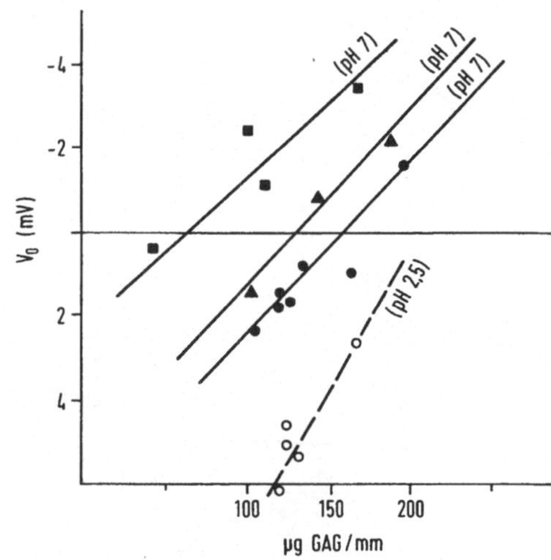

Abb. 1. Korrelation von elektrischer Deformationspotentialamplitude (nach standardisierter Kompression zylindrischer Gelenkknorpelproben von 3 mm ∅ um 5% der Knorpelhöhe) und Glykosaminoglykankonzentration der Proben (aufgetragen in µg GAG pro mm Knorpeldicke). Beliebige Gelenkknorpelproben aus 3 degenerativ vorgeschädigten Rinderkniegelenken (■, ▲, ●) weisen jeweils gelenktypische Korrelationsgeraden auf, welche eine synchronisierte funktionelle Leistungsbereitschaft des Gelenkknorpels widerspiegeln

Zumal elektrische Potentialgefälle im Gewebe notwendigerweise von pH-Gradienten begleitet sind, sind trotz des andersartigen Remodeling von Knochen Analogieüberlegungen naheliegend (Gross u. Williams 1982; Grodzinsky 1983) (Beeinflussung der Osteoklastenaktivität oder der Osteopoetinkonzentration oder -absorption durch bioelektrische Gradienten und physikochemisches Mikromilieu von Spongiosaarealen in Abhängigkeit von der jeweiligen Funktionsbeanspruchung).

pn-Übergänge und Thermodynamik des Matrixremodeling

Der Autor ging schon 1983 entgegen der Auffassung des Schrifttums in dieser Ableitung noch einmal einen Schritt zurück: Zu der als real anzunehmenden piezoelektrischen Aktivität des Kollagens (Fukada 1974).

Becker et al. (1964) griffen 1964 eine Vorstellung auf, nach welcher Kollagen und umgebendes Apatit der Knochenmatrix mit einer molekularen „Diode" vergleichbar seien, charakterisiert durch einen semikonduktiven, halbleitenden intermolekularen elektrischen Übergang (pn-Übergang), so daß von dem zunächst biphasischen Piezosignal des Kollagens nur der negative Anteil in das Apatit abfließen könnte. Obwohl eine Messung an physiologisch-feuchten kortikalen Knochenproben diese Hypothese stützte (Abb. 2), wurde das Diodenkonzept damals aus physikalischen Gründen (Anwendung von Festkörperphysik auf „flüssigen" Status) strikt abgewiesen. Erst die abstrahierte Analogiebetrachtung von Cope (1970), nach welcher das höchstgeordnete biologische Milieu mit helikal strukturierten Biopolymeren und elektrostatisch zugeordneten Ionen und H_2O-Dipolen in Augenblicksbetrachtung festkörper-analog sein kann, erlaubte uns die Übertragung von Beckers Messung auf physiologisch feuchten Schweinerippenknorpel (s. Abb. 2).

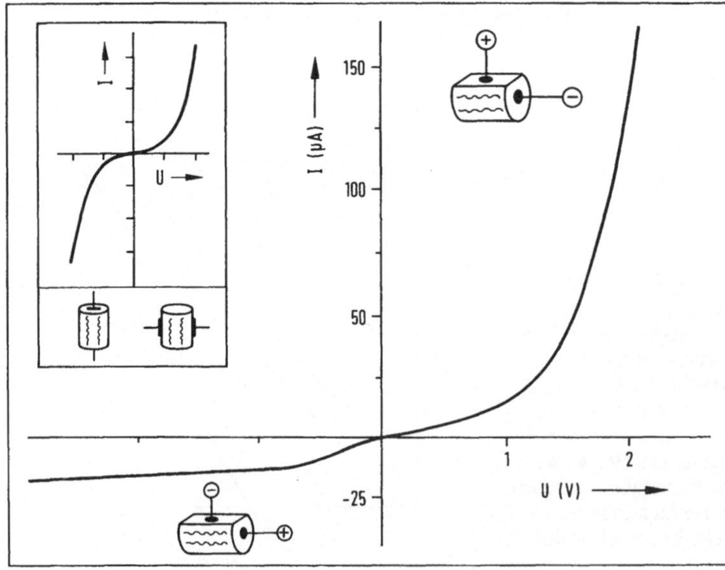

Abb. 2. Galvanische Spannungs-Strom-Charakteristik für schlachtfrische Schweinerippenknorpelproben (9x4x4 mm) in Abhängigkeit von der Ag/AgCl-Elektrodenposition. Bei orthogonaler Position der Elektroden resultiert vergleichbar einer technischen Diode ein „halbleitendes" Verhalten der physiologisch-feuchten Gewebsprobe („Durchlaßrichtung" bei Kontaktierung der Kathode an der Rippenquerschnittsfläche)

Das morphologische Substrat sterischer Kollagen-Apatit- bzw. Kollagen-Proteoglykan-(PG-) Beziehung (im Knorpel dann zusätzlicher PG-PG-Übergänge) findet sich im Schrifttum diskutiert (Cope 1970; Katz u. Li 1973). Unsere galvanische Messung der Strom-Spannungs-Charakteristik an 15 zylindrischen, physiologisch-feuchten, schlachtfrischen (< 5h) diaphysären Rippenknorpelproben mit dominierend längs verlaufenden Kollagenfibrillen (Wolffsches Gesetz!) mit orthogonaler Elektrodenposition (an der gedachten Kollagenfibrillen-Schnittfläche und an der PG-Ummantelung mit pn-Durchgang des Stromflusses) bestätigt voll den Bericht von Becker et al. (1964). Die feuchte Gewebsprobe erweist sich bei bloßem Wechsel des galvanischen Stromflusses als „halbleitend", zeigt eine „Durchlaß-" und eine „Sperr-Richtung" analog einer technischen Diode (Regling 1988; Regling u. Rückmann 1989, 1992b).

Da sowohl Biopolymere wie Knochenmatrix elektrische Energie kapazitiv speichern können (Pfeiffer 1977) und lokale Elektronegativität resp. basischer pH die Stabilität von Gewebsstrukuren (von PG wie von Apatitkristallen) gegenüber Remodeling erhöhen, mag Piezoelektrizität und damit das Kollagen an dem im vorigen Abschnitt diskutierten phänomenologischen Effekt, obwohl extern logischerweise nicht meßbar (Grodzinsky 1983), durchaus maßgeblich beteiligt sein und das Matrixremodeling zu beeinflussen (Regling 1988; Regling u. Rückmann 1989, 1992b).

Kollagen-Signalleitung und Kollagen-Nerv-Analogie

Die Abbildung 2 und ihr Vorläufer haben noch einen ganz offensichtlichen Informationsgehalt, der leider praktisch seit 1964 übersehen wurde: Die Superposition gedachter intermolekularer pn-Übergänge ist makroskopisch nur meßbar, wenn auch die elektrische Leitfähigkeit entlang den Kollagenstrukturen (zur Schnittflächen-Elektrode) different (besser) ist gegenüber jener durch das Elektrolytmilieu (zur Flanken-Elektrode).

Natürlich macht es Sinn, nicht nur den pn-Übergang von Piezoenergie in das umgebende Apatit resp. Proteoglykan zu bedenken, sondern gleichfalls und anteilig die Signalleitung entlang der proteoglykan-umhüllten nativen Kollagenfibrille (Scott 1988; Katz u. Li 1973) zur biokybernetischen Zentrale, der Bindegewebszelle (Chondrozyt, Osteozyt usw.). An den Chondrozyten in situ koppeln bekanntlich um tausend Kollagenfribrillen an (Poole u. Flint 1986) wie etwa 1000 Neuriten an ein Neuron der Hirnrinde.

Diverse weiterer interdisziplinär, nicht zuletzt auch klinisch-empirischer Anhaltspunkte (Wetterfühligkeit von Narben, Akupunktur, Wirksamkeit konservativer Magnetfeldtherapie u.a.m.) motivieren dazu, die biologische Hypothese einer Kollagen-Biosensor-Funktion und funktionellen Kollagen-Nerv-Analogie (der Fortsetzung gerichteter elektrischer Signalleitung des Nervensystems über die „freie Nervenendigung" hinaus über kürzere Distanz und also dünnere Leiter und schwächere Ströme bis in die Bindegewebsmatrix und zu jeder Zelle einschließlich interzellulärer Kommunikation) besonnen und Punkt für Punkt abzuklopfen (Regling 1988; Regling u. Rückmann 1989, 1992a, b).

Ein neues zusätzliches Experiment (Regling u. Rückmann 1992a, b) zum vermuteten speziellen physikalischen Mechanismus (elektrische MHz-Resonanz) solcher kollagen-orientierter bioelektrischer Signalleitung in vivo sei hier nur erwähnt.

Im Resümee ist durch die neuen bioelektrischen resp. elektrophysiologischen Aspekte die Komplexität und interdisziplinäre Vielgestalt des osteologischen Forschungsgegenstandes (Bindegewebsremodeling) um keinen einzigen Punkt geschmälert. Vielmehr resultieren allenfalls zwischen den Punkten ein paar mehr Verbindungen. In Anlehnung an Ling et al. (1973)

kann ein gewissermaßen vitaler, trainingsbestimmter energetisch-thermodynamischer Status der extrazellulären Bindegewebsmatrix postuliert werden. Entsprechend einem geflügelten Wort „Nothing is as practical as a good theory“ (Pollack 1990) ist ein Widerhall in neuen gekonnten Experimenten zum Thema zu erhoffen.

Literatur

Bassett CAL, Becker RO (1962) Generation of electric potentials by bone in response to mechanical stress. Science 137: 1963–1964

Becker RO, Bassett CAL, Bachman C (1964) Bioelectrical factors controlling bone structure. In: Frost H (ed) Bone biodynamics. Little, Brown, Boston, pp 209–232

Cope FW (1970) The solid state physics of electron and ion transport in biology. Adv Biol Med Phys 13: 1–42

Feder W (1963) On secondary currents and electrode polarization. Perspect Biol Med 105: 424–442

Fukada E (1974) Piezoelectric properties of biological macromolecules. Adv Biophys 6: 121–155

Grodzinsky AJ (1983) Electromechanical and physicochemical properties of connective tissue. CRC Crit Rev Biomed Eng 9: 133–199

Gross D, Williams WS (1982) Streaming potential and the electro-mechanical response of physiologically moist bone. J Biomech 15: 277–295

Katz EP, Li ST (1973) Structure and function of bone collagen fibrils. J Mol Biol 80: 1–15

Ling FC, Miller C, Ochsenfeld MM (1973) The physical state of solutes and water in living cells according to the association – induction hypothesis. Ann NY Acad Sci: 204: 6–12

Maroudas A (1973) Physicochemical properties of articular cartilage. In: Freeman MAR (ed) Adult articular cartilage. Pitman Medical, Oxford, pp 131–170

Pfeiffer BH (1977) Elektrische Polarisation im Osteonsystem bei mechanischer Belastung. Z Orthop 115: 209–215

Pollack SR (1990) What are the bioelectrical mechanisms in bone regulation? In: Zippel H, Regling G (eds) Int symp on Wolff's law and orthopaedical pathophysiology, 4.–7. April 1990, Berlin. Tastomat, Eggersdorf

Poole CA, Flint MH (1986) Isolation of chondrons from articular cartilage. XVth Symp Eur Soc Osteoarthology, Kuopio, 25.–27. Juni 1986

Regling G (1988) Zur Pathophysiologie der Arthrose. Eine theoretische und experimentelle Studie unter besonderer Berücksichtigung bioelektrischer Regelmechanismen in der Knorpelmatrix. Habilitationsschrift, Humboldt-Universität zu Berlin, 1988. Autoreferat. Klin Med 43: 1789–1790

Regling G, Pawlow V (1986) Das Wolffsche Gesetz und die Spongiosaarchitektur der Knochen. Klin Med 41: 473–475

Regling G, Rückmann H-I (1989) The native collagen fibril-biosensor and signal conductor of the matrix of connective tissues. A new concept for a biological understanding of the regulation of connective tissues. Bioelectrochem Bioenerg 22: 241–254

Regling G, Rückmann H-I (1992a) A new electrophysiological collagen conception. The 1st world congress for electricity and magnetism in Biology and Medicine. Buena Vista Palace, Lake Buena Vista, Florida, 14.–19. Juni 1992

Regling G, Rückmann H-I (1992b) An integrative concept for an electrophysiological signal system in the connective tissue matrix. The native collagen fibrils as biosensor and signal-conducting structure between nerve and cell as well as in the intercellular matrix, and a discussion of the underlying mechanisms. In: Regling G (ed) Wolff's law in orthopaedics. Springer, Berlin Heidelberg New York Tokyo

Regling G, Zippel H (1982) Direct current in the treatment on nonunion. 2nd Annual Meeting, Bioelectrical Repair and Growth Society, Oxford, 20.–22. September 1982

Scott JE (1988) Proteoglycan-fibrillar collagen interactions. Biochem J 197: 213–216

Overmodification of collagen I in osteopenia

B. Bätge[1], J. Diebold[2], U. Seitzer[3] und P.K. Müller[3]

[1] Klinik für Innere Medizin
[2] Institut für Pathologie
[3] Institut für Medizinische Molekularbiologie, Medizinische Universität zu Lübeck, Ratzeburger Allee 160, 23562 Lübeck

Introduction

Possible abnormalities of the collagenous matrix in osteoporosis might provide important informations on the pathogenesis of this common disorder. Furthermore, observations from osteogenesis imperfecta suggest that alterations in collagen modification may cause problems in fibril formation and hence mineralization. In particular, several studies on this inherited disease revealed alterations in the collagenous composition (Brenner et al. 1989a) and both changes in the primary structure as well as overmodification of the collagen molecule (Prockop et al. 1989; Kirsch et al. 1981). A transient overmodification of lysine residues has also been found in hyperplastic callus tissue (Brenner et al. 1989b) and is seen during fetal development (Kirsch et al. 1981; Brenner et al. 1989b). Therefore, we wondered whether similar abnormalities can be found in the collagenous bone matrix of adult patients with osteopenia. For this purpose, we performed a combined biochemical and morphometric study.

Material and methods

Vertebral trabecular bone from 30 randomly chosen individuals aged 22–93 years was obtained at autopsy. The trabecular bone volume (%TBV) and the mean trabecular plate density were assessed by morphometry of L_2 which revealed a significant age-related decline of both parameters. Pepsin extracted collagens were separated by sequential salt precipitations and analyzed on SDS-PAGE. Hydroxylation of lysyl residues was investigated by amino acid analysis of individual alpha-chains of collagen I separated by reverse phase HPLC. Cleavage with cyanogen bromide was used to identify individual collagen types.

Results

Vertebral bone mass (expressed in % trabecular volume per total volume) and mean trabecular density significantly decreased with age. The extent of hydroxylation of lysyl residues of alpha 2 was significantly and inversely correlated with the bone mass and the mean trabecular density. No correlation was found between the degree of lysyl hydroxylation and the age of the donor.

Discussion

An increased level of lysyl hydroxylation of the collagen I molecule has been described in immature, hyperplastic callus tissue as well as during fetal development (Kirsch et al. 1981; Brenner et al. 1989b). In our study on human adult bone, the degree of lysyl hydroxylation was closely related to the functionally important parameters such as bone mass and mean trabecular density. Interestingly, in contrast to these morphometric parameters no correlation was found between the degree of lysyl hydroxylation of collagen I and the age of the donor. This surprising result might indicate that an increased level of lysyl hydroxylation observed in osteopenic bone reflects pathological rather than physiological age-dependant alterations of adult bone.

In conclusion, our data suggest that in osteopenic adult bone, a less mature state of the collagenous bone matrix might be present. Further studies are required to evaluate the clinical potential of this observation.

References

Brenner R, Vetter U, Nerlich A, Wörsdörfer O, Teller W, Müller PK (1989a) Osteogenesis imperfecta: insufficient collagen synthesis in early childhood as evidenced by analysis of compact bone and fibroblast culture. Eur J Clin Invest 20: 8–14

Brenner R, Vetter U, Nerlich A, Wörsdörfer O, Teller W, Müller PK (1989b) Biochemical analysis of callus tissue in osteogenesis imperfecta type IV. J Clin Invest 84: 915–921

Kirsch E, Krieg T, Remberger K, Fendel H, Bruckner P, Müller PK (1981) Disorder of collagen metabolism in a patient with osteogenesis imperfecta (lethal type). Eur J Clin Invest 11: 39–47

Prockop DJ, Constantinou C, Dombrowski K et al. (1989) Type I procollagen: the gene-protein system that harbors most of the mutations causing osteogenesis imperfecta and probably more common heritable disorders of connective tissue. Am J Med Genet 34: 60–67

Reddi A, Gay R, Gay S, Miller E (1977) Transitions in collagen types during matrix induced cartilage, bone and bone marrow formation. Proc Natl Acad Sci 74: 5589–5592

Struktur und Funktion von kollagenen und nichtkollagenen Matrixkomponenten in der Knochen-Band-Übergangszone – eine immunhistochemische und immunelektronenmikroskopische Studie des Knochen- und Bandgewebes

M. Neurath, A. Zschäbitz und E. Stofft

Anatomisches Institut der Universität Mainz, Saarstraße 19–21, 55122 Mainz

Einleitung

Nach Alm und Strömberg (1974) kann die Knochen-Band-Übergangszone in 4 verschiedene Zonen unterteilt werden (Abb. 1). Über die Zusammensetzung und Komposition dieser zonalen Gruppen ist jedoch nur wenig bekannt. Ziel unserer Studie war daher die Detektion verschiedener Matrixproteine am Knochen-Band-Übergang.

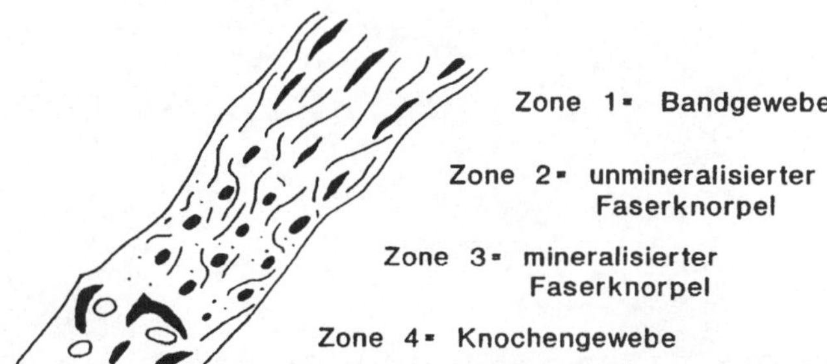

Abb. 1. Zonale Gliederung der Knochen-Band-Übergangszone (nach Alm u. Strömberg 1974)

Material und Methode

31 Kreuzbänder wurden innerhalb der ersten 6 h postmortal disseziert. Die Proben wurden in flüssigem Stickstoff schockgefroren und bei $-80°C$ gelagert. Die Detektion der Matrixproteine erfolgte mittels Biotin- oder FITC-markierter monoklonaler Antikörper an Kryostatschnitten. Doppelmarkierungen wurden mit FITC- und TRITC-gekoppelten Sekundärantikörpern durchgeführt. Hierbei wurde das Verteilungsmuster folgender Matrixkomponenten topographisch erfaßt: Kollagen Typ III, IV und VI, Entactin, Laminin, Fibronektin, Tenascin und Undulin. Für Kollagen Typ III und VI wurden zudem immunelektronenmikroskopische Markierungen mit 10 nm-Goldpartikeln unter Verwendung von postembedding-Techniken angefertigt.

Ergebnisse

Das normale Bandgewebe besitzt einen relativ hohen Anteil an Kollagen Typ III. Dieser Kollagentyp zeigt immunelektronenmikroskopisch ein feinfibrilläres Erscheinungsbild, sein Anteil nimmt in Nähe der ossären Insertionspunkte noch deutlich zu, vor allem Zone 2 und 3 (Abb. 2). Kollagen Typ III ist in allen Zonen des Knochen-Band-Überganges nachzuweisen, intraossär findet man eine besonders hohe Dichte in Nähe der Haversschen Kanäle und der Knochen-Periost-Übergangszone. Kollagen Typ VI zeigt eine ubiquitäre Verteilung in der extrazellulären Matrix, wobei eine stärkere Expression im vorderen Kreuzband vorliegt als im hinteren. Im Gegensatz zu Kollagen Typ III gehört es zu den filamentären Kollagenen, besitzt

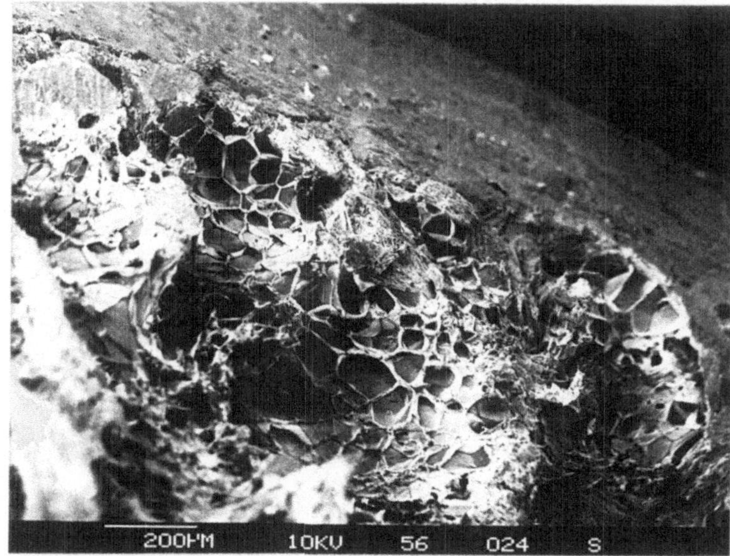

Abb. 2. Knorpel-Knochen Übergang (Zonen 3 und 4) REM-Aufnahme, x50)

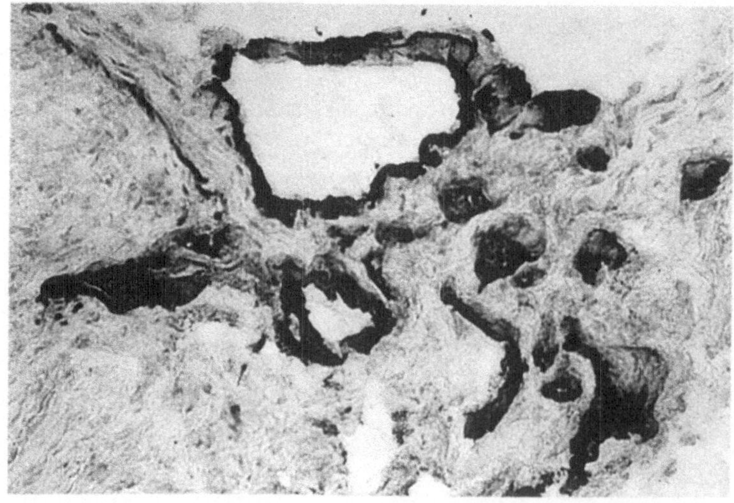

Abb. 3. Hoher Kollagen Typ IV-Anteil im hinteren Kreuzband (x200)

jedoch wie Kollagen Typ III ein Konzentrationsmaximum im distalen Banddrittel. Laminin, Entactin und Kollagen Typ IV Tetramere zeigen positive lineare Ablagerungsmuster im Bereich der Basallamina (Abb. 3), wobei das ohnehin schlechter nutritiv versorgte vordere Kreuzband einen verminderten Anteil in seinem distalen Drittel zeigt. Tenascin ist sowohl im Bandgewebe selbst als auch an der Knochen-Band-Übergangszone nachzuweisen. Im Vergleich zu den kollagenen Matrixkomponenten ist es jedoch nur in sehr geringen Mengen vorhanden. Doppelmarkierungen belegen eine partielle Codistribution von Tenascin mit Kollagen Typ III. Dagegen findet man im normalen Bandgewebe hohe Mengen an wellenförmigem Undulin, das eine typische Anordnung aufweist. Hohe Mengen enthalten hierbei vor allem die Zonen 1 und 2 (Abb. 4), im Knochengewebe selbst ist es nur in geringem Umfang nachzuweisen.

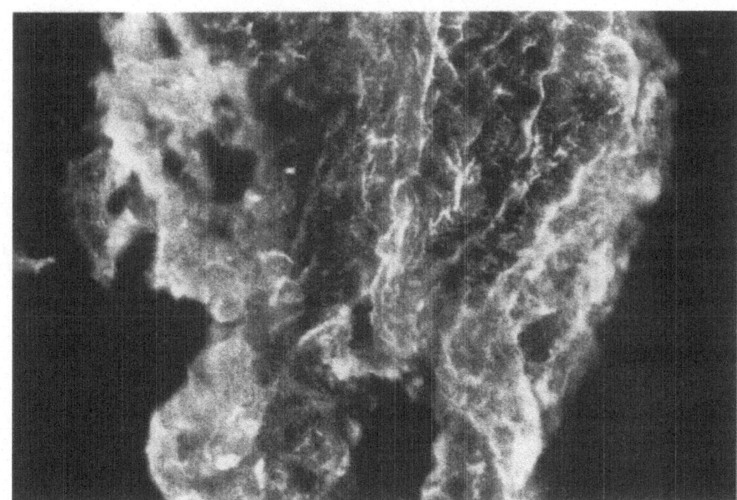

Abb. 4. Undulinexpression in Zone 2 der Knochen-Band-Übergangszone (x400)

Diskussion

Die Ergebnisse zeigen, daß Knochen-Band-Übergangszonen eine typische topographische Verteilung von kollagenen und nichtkollagenen Matrixstrukturen besitzen. In Übereinstimmung mit Keene et al. (1991) weisen unsere Befunde darauf hin, daß Kollagen Typ III wahrscheinlich für die ligamentäre Anheftung am Knochen von besonderer Bedeutung ist. Kollagen Typ VI ist ein Bestandteil der Matrix von Knochen und Bandstrukturen (Becker et al. 1986; Neurath u. Printz 1992). Es bildet die sog. „interfibrillar gliding filaments", die einer Abgrenzung von Bündeln mit fibrillären Kollagenen voneinander dienen. Der hohe Kollagen Typ VI-Gehalt am distalen vorderen Kreuzband weist somit evtl. auf eine hohe Belastung durch Scherkräfte in diesem Bereich hin. Kollagen Typ IV, Laminin und Entactin sind Komponenten von Basallamina in der Knochen-Band-Übergangszone. Ihr Verteilungsmuster korreliert eng mit dem unterschiedlichen Gefäßmuster der Kreuzbänder. Die subchondralen Gefäße tragen fast nicht zur Nutrition des distalen vorderen Kreuzbandes bei, die sehr schlechte Versorgung dieses Banddrittels begünstigt schlechte klinische Ergebnisse nach Bandrupturen. Tenascin soll für die Knochenentwicklung von besonderer Bedeutung sein (Carter et al. 1991), im normalen Knochen- und Bandgewebe ist es jedoch nur schwach exprimiert. Bei Rupturen des Bandapparates kann es zu einer erheblichen Reexpression kommen (Neurath et al. 1992). Undulin ist ein neuer Vertreter der nichtkollagenen Matrixproteine am Knochengewebe, der eventuell Funktionen bei der supramolekularen Organisation kollagener Strukturen besitzt (Schuppan et al. 1990).

Literatur

Alm A, Strömberg B (1974) Vascular anatomy of the patellar and cruciate ligaments. Acta Chir Scand [Suppl] 445: 25–35

Becker J, Schuppan D, Benzian D, Bals T, Hahn EG, Cantaluppi C, Reichart P (1986) Immunohistochemical distribution of collagens types IV, V, and VI and of procollagens types I and III in human alveolar bone and dentine. J Histochem Cytochem 34: 1417–1429

Carter DH, Sloan P, Aaron JE (1991) Immunolocalization of collagens types I and III, tenascin, and fibronectin in intramembranous bone. J Histochem Cytochem 39: 599–606

Keene DR, Sakai LY, Burgeson RE (1991) Human bone contains type III collagen, type VI collagen, and fibrillin: type III collagen is present on specific fibers that may mediate attachment of tendons, ligaments, and periosteum to calcified bone cortex. J Histochem Cytochem 39: 59–69

Neurath M, Printz H (1992) Immunolocalization of fibrillin, tenascin, undulin, and collagen types I, III, IV, VI in repair tissue after traumatic ligament ruptures. Eur Surg Res

Neurath M, Zschäbitz A, Stofft E (1992) Collagen gene expression and tenascin pattern in normal, osteoarthritic, and rheumatoid connective tissues: Fres J Anal Chem

Schuppan D, Cantaluppi MC, Becker J et al. (1990) Undulin, an extracellular matrix glycoprotein associated with collagen fibrils. J Biol Chem 265: 8823–8832

Die Faserstrukturveränderungen des Kollagens im Knochen- und Knorpelgewebe bei experimenteller Osteonekrose und Arthrose

M. Bély

Landesinstitut für Rheumatologie, 114. Postfach 54, H-1525 Budapest

Im Knochen- und Knorpelgewebe ändert sich die in die Grundsubstanz eingebettete kollagene Faserstruktur im Zusammenhang mit der Differenzierung des Knochen- und Knorpelgewebes bzw. mit dem fortschreitenden Lebensalter.

Zweck unserer Untersuchungen war es, die Veränderungen der Kollagenstruktur des Knochen- und Knorpelgewebes bei aseptischer Knochennekrose und Knorpeldegeneration zu verfolgen.

Material und Methode

Die Experimente wurden an 16 2 Monate alten, noch nicht ausgewachsenen (Gewicht 1000–1250 g) und an 16 7 Monate alten ausgewachsenen (Gewicht 3500–3750 g) weiblichen Chinchillas vorgenommen. Nach der operativen Freilegung des linken Hüftgelenks haben wir die den Schenkelkopf versorgenden Arterien elektrokoaguliert. 1–6 Tage, 1–4 Wochen und 1–6 Monate nach der Operation wurden die Tiere unter Äthernarkose getötet (Bély 1981). Die Veränderungen der Kollagenstruktur im Knochen und Knorpelgewebe wurden dem intakten Knochen und Gelenkknorpel gleichaltriger Chinchillas gegenübergestellt.

Die entfernten Schenkelköpfe wurden in 8%igem Formalin fixiert und in einem Gemisch aus 24 ml 85%iger Ameisensäure, 50 ml 35%iger Salzsäure und 126 ml destilliertem Wasser dekalziniert. Die in Serien geschnittenen Präparate wurden mit Hämatoxylin-Eosin bzw. mit Pikrosirius rot (PR) (Sweat et al. 1964) gefärbt. Dies ermöglicht die selektive Darstellung der Kollagenfasern (Constantine u. Mowry 1968).

Die Orientierung der Kollagenfasern wurde in 550 nm-monochromatischem Licht mit dem OS-WL-Polarisationsmikroskop untersucht. Die Doppelbrechung der Kollagenfasern wurde in allen Fällen in 10–10 Blickfeldern mit dem Brace-Köhler-Kompensator (!ambda 1/4) gemessen.

Im Knochengewebe haben wir die Retardation der sog. kapsulären (C-) Kollagenfasern, die um die Knochenzellen zirkulär angeordnet sind, und die Retardation der sog. interkapsulären (IC-) Fasern, die tangential zu den Knochenzellen laufen, getrennt gemessen.

Im Knorpelgewebe sind die um die Knorpelzellen zirkulär angeordneten territorialen (T-) bzw. zu den Knorpelzellen tangential verlaufenden interterritorialen (IT-) Fasern einzeln dargestellt. Die Retardation der T- bzw. IT-Fasern haben wir in der oberen, mittleren und unteren Zone des Gelenkknorpels ebenfalls getrennt gemessen.

Zwischen den Retardationswerten haben wir – mit Hilfe der „t“- bzw. Welch-Probe – die Signifikanz berechnet.

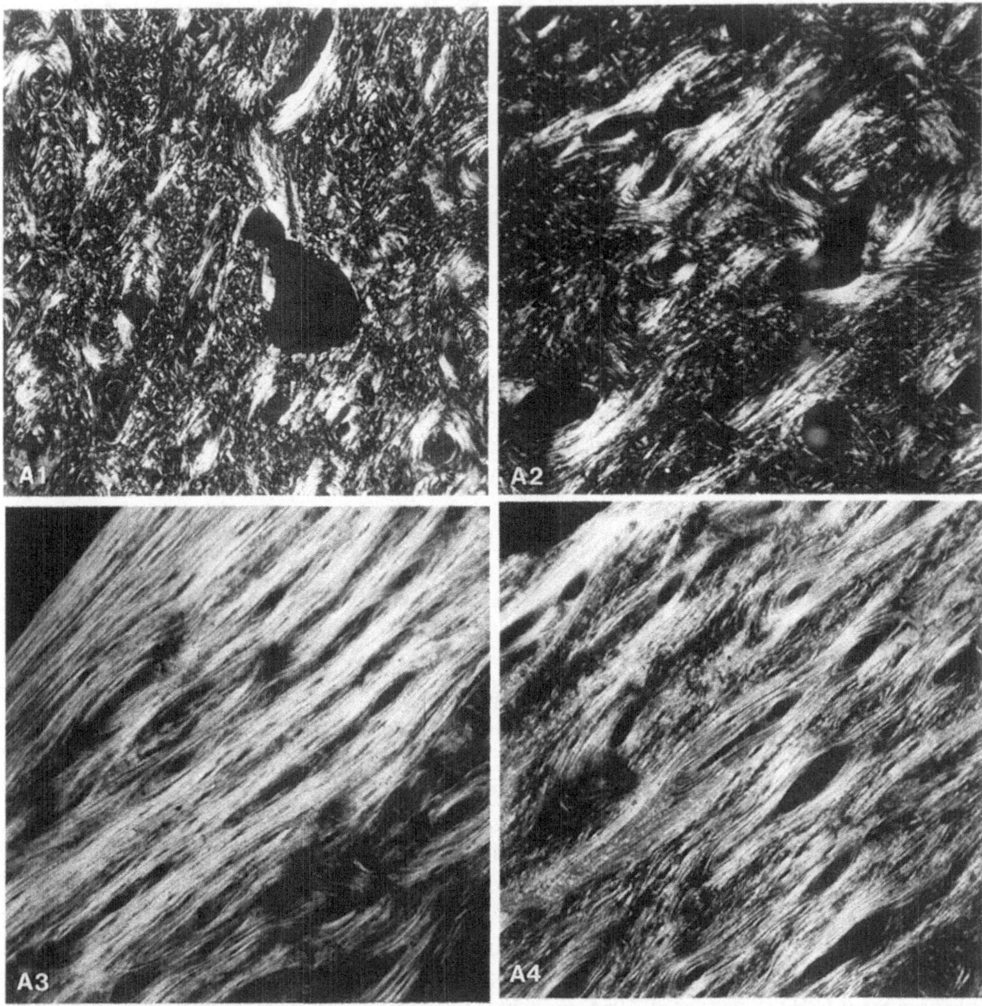

Abb. A1. Neugebildeter Faserknochen. PR x50

Abb. A2. Primärkortikalis. PR x50

Abb. A3. Präexistierendes Knochengewebe eines 3 Monate alten Tieres; IC-Kollagenfaserstruktur mit PR x50

Abb. A4. 4 Wochen alte Osteonekrose in einem 3 Monate alten Tier; IC-Kollagenfaserstruktur mit PR x50

Ergebnisse

Die Durchschnittswerte der Retardation der kollagenen Faserstruktur im Knochengewebe (Abbildungen A) bzw. im Gelenkknorpel (Abbildungen B) der jungen und der älteren Tiere haben wir in den Tabellen 1 und 2 zusammengestellt. Die durchschnittlichen Retardationswerte – charakteristisch für die Desorientierung der Kollagenfasern – bei der aseptischen Knochennekrose bzw. bei der Degeneration des Gelenkknorpels sind ebenfalls tabellarisch erfaßt.

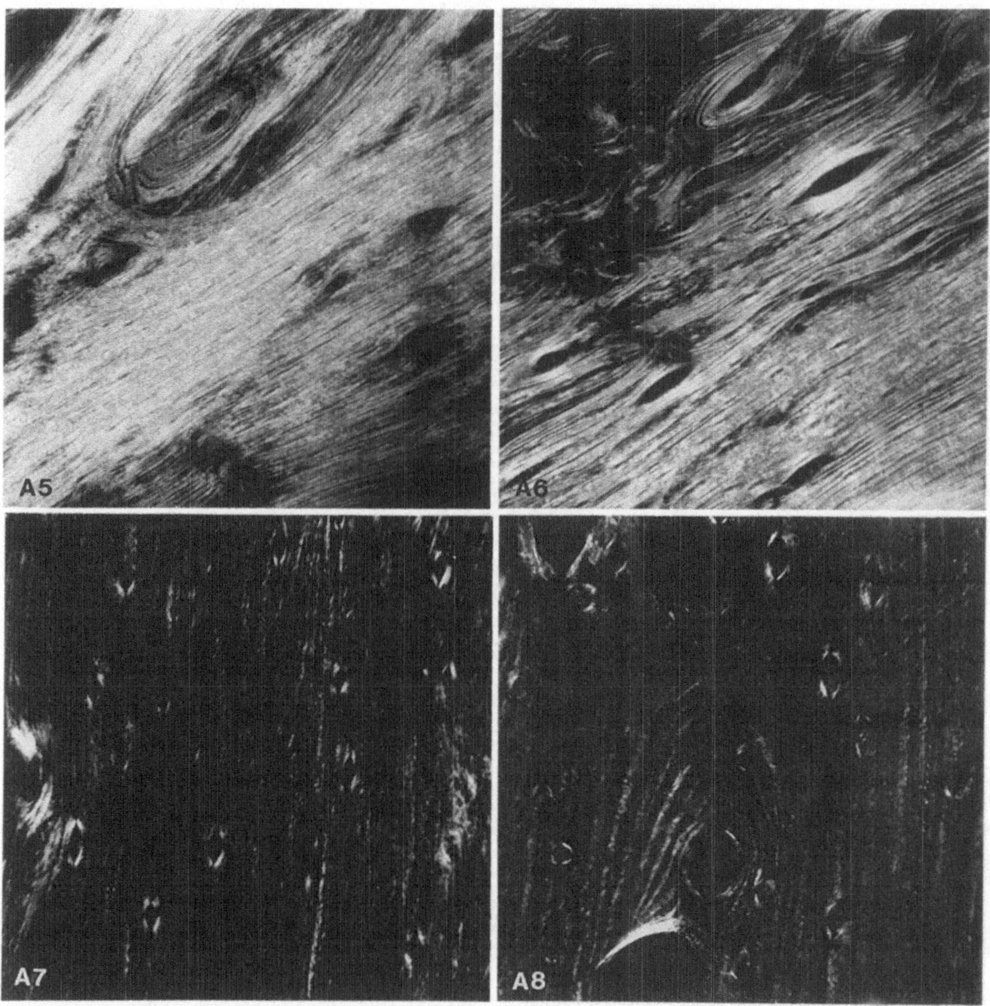

Abb. A5. Präexistierendes Knochengewebe eines 13 Monate alten Tieres; IC-Kollagenfaserstruktur mit PR x50

Abb. A6. 6 Monate alte Osteonekrose in einem 13 Monate alten Tier. IC-Kollagenfaserstruktur mit PR x50

Abb. A7. Präexistierendes Knochengewebe eines 3 Monate alten Tieres; C-Kollagenfaserstruktur mit PR x125

Abb. A8. Präexistierendes Knochengewebe eines 13 Monate alten Tieres; C-Kollagenfaserstruktur mit PR x125

Die Retardation der C-Fasern (Abb. A8 und A9) bzw. der T-Fasern (Abb. B8 und B9) – im Vergleich mit den IC- bzw. IT-Fasern – war in allen Fällen signifikant höher; eine Ausnahme bildete die obere Zone des jungen Gelenkknorpels, in der die Orientierung der IT-Fasern signifikant höher war als die der T-Fasern.

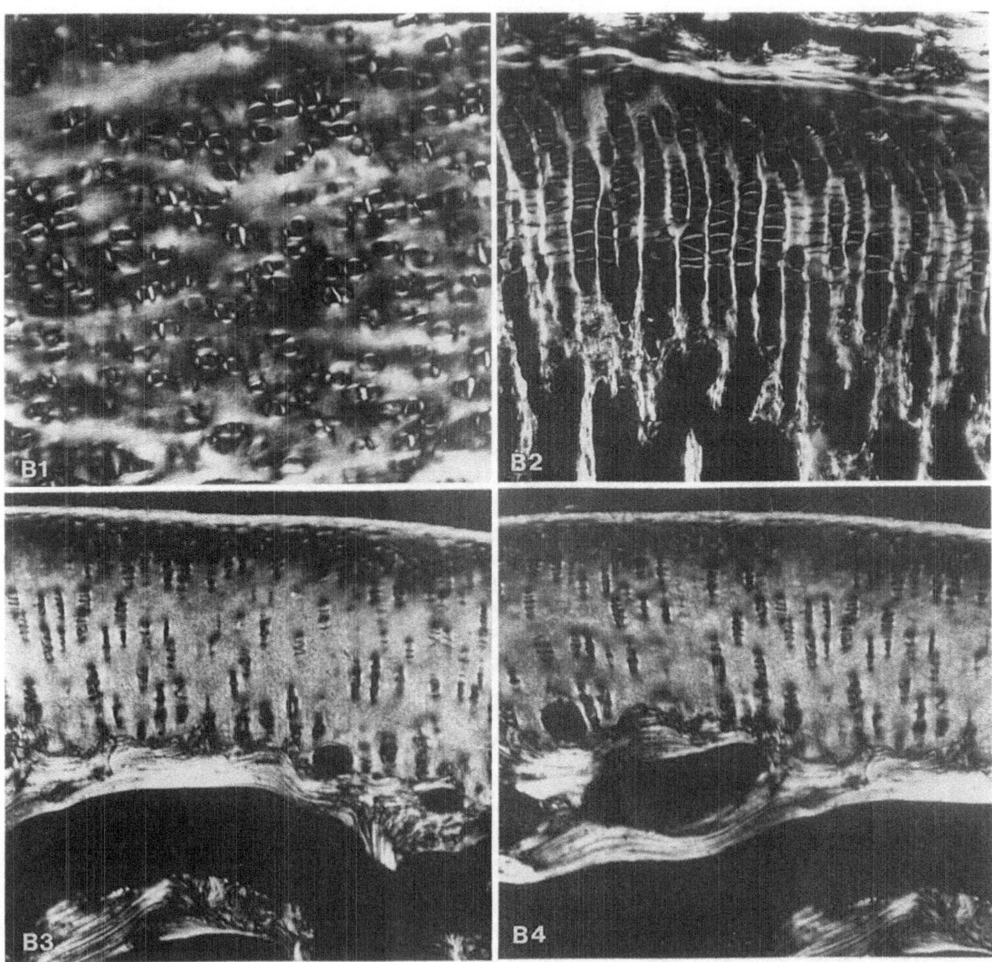

Abb. B1. Neugebildetes Knorpelgewebe mit PR x50

Abb. B2. Epiphysisknorpel mit PR x50

Abb. B3. Gelenkknorpel eines 3 Monate alten Tieres; IT-Kollagenfaserstruktur mit PR x50

Abb. B4. 4 Wochen alte Degeneration in einem 3 Monate alten Tier; IT-Kollagenfaserstruktur mit PR x50

Die Orientierung der C- und IC-Fasern im Knochengewebe bzw. der T- und IT-Fasern im Gelenkknorpel der älteren Tiere war höher (Abb. A5 und B5) als die der jungen (Abb. A3 und B3).

Im nekrotischen Knochengewebe bzw. im degenerierten Knorpel war die Orientierung der C- und IC-Fasern (Abb. A4 und A6) bzw. der T- und IT-Fasern (Abb. B4 und B6) unabhängig vom Alter der Tiere signifikant vermindert.

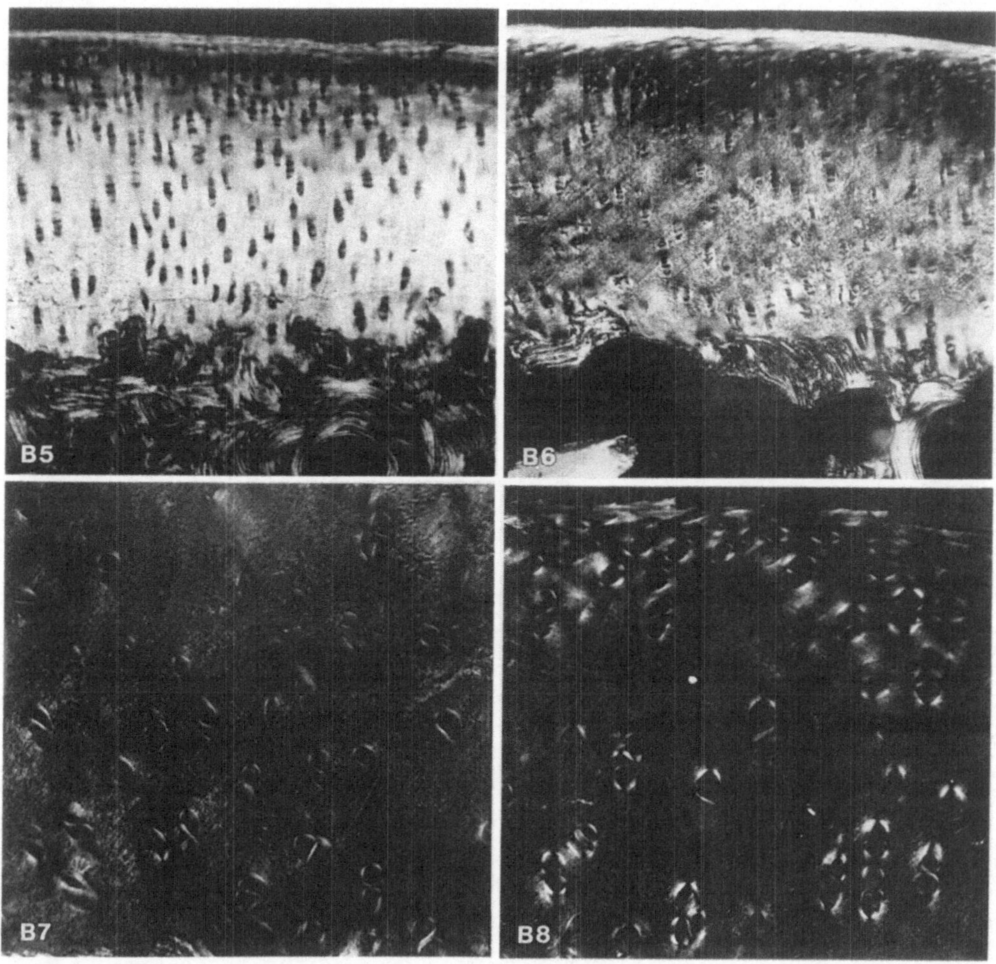

Abb. B5. Gelenkknorpel eines 13 Monate alten Tieres; IT-Kollagenfaserstruktur mit PR x50

Abb. B6. 6 Monate alte Degeneration in einem 13 Monate alten Tier; IT-Kollagenfaserstruktur mit PR x50

Abb. B7. Gelenkknorpel eines 3 Monate alten Tieres; T-Kollagenfaserstruktur mit PR x125

Abb. B8. Gelenkknorpel eines 13 Monate alten Tieres. T-Kollagenfaserstruktur mit PR x125

Diskussion

Wir haben mit unseren Untersuchungen – in Übereinstimmung mit der Literatur – festgestellt, daß sich die Orientierung der C- und IC- bzw. der T- und IT-Kollagenfasern im Laufe der Differenzierung des Knochens (Abb. A1 und A2) und Knorpels (Abb. B1) bzw. mit zunehmendem Lebensalter steigert (Abb. A3 und A5 bzw. B3 und B5).

Wir stellten ferner fest, daß sich die gefundene Retardation der Kollagenfasern im Verlauf degenerativer Prozesse signifikant vermindert (Abb. A4 und A6 bzw. B4 und B6).

Tabelle 1. Kollagene Faserstruktur des Knochengewebes (Durchschnittliche Retardationswerte in nm)

	Intakt	Nekrotisch
Neugebildete Faserknochen	18,65 ± 4,82	–
Primär Kortikalis	C 31,19 ± 9,71	–
	IC 26,04 ± 9,71	–
Präexistierendes Knochengewebe		
3 Monate		
Kortikalis	C 143,27 ± 21,71	43,40 ± 8,17
	IC 62,78 ± 7,99	38,03 ± 7,63
Spongiosa	C 125,85 ± 17,14	–
	IC 60,97 ± 12,14	–
13 Monate		
Kortikalis	C 173,93 ± 16,93	72,84 ± 6,77
	IC 106,93 ± 57,0	57,38 ± 6,02
Spongiosa	C 140,41 ± 16,56	–
	IC 91,51 ± 6,25	–

Tabelle 2. Kollagene Faserstruktur des Knorpelgewebes (Durchschnittliche Retardationswerte in nm)

	Intakt	Degeneriert
Embryonales Knorpelgewebe	T 37,05 ± 2,68	–
	IT 28,43 ± 3,65	–
Epiphysisknorpel	37,30 ± 2,41	–
Gelenkknorpel		
3 Monate		
Obere Zone	T 42,62 ± 3,7	29,02 ± 7,1
	IT 64,34 ± 9,3	34,9 ± 6,0
Mittlere Zone	T 69,19 ± 9,1	47,5 ± 3,9
	IT 34,27 ± 3,1	21,35 ± 5,9
Untere Zone	T 46,10 ± 6,4	12,24 ± 3,3
	IT 13,31 ± 2,3	13,26 ± 4,6
13 Monate		
Obere Zone	T 112,33 ± 14,7	27,67 ± 14,4
	IT 53,28 ± 6,5	5,53 ± 1,0
Mittlere Zone	T 88,92 ± 9,3	44,56 ± 9,3
	IT 66,68 ± 6,3	21,53 ± 5,7
Untere Zone	T 109,88 ± 12,88	50,78 ± 7,7
	IT 52,43 ± 7,0	19,23 ± 4,7

Die Orientierung der Kollagenfasern soll in den physikalischen Eigenschaften und in der Belastungsfähigkeit des Knochen- und Knorpelgewebes eine Rolle spielen. In regressiven Prozessen (z.B. bei der Osteonekrose oder Osteoarthrose) kann – neben den Veränderungen der Grundsubstanzen – auch die Kollagenfaserstruktur locker werden, was sich in einer verminderten Belastungsfähigkeit des Knochengewebes und Gelenkknorpels manifestieren kann.

Mikrofrakturen des subchondralen Knochengewebes und die Zerstörung des Gelenkknorpels führen zur Inkongruenz der Knorpeloberflächen, die die weitere Zerstörung und Desorientierung der Kollagenstruktur nach sich zieht. Folge dieses Circulus vitiosus kann die totale Zerstörung des Gelenkknorpels sein.

Der oben erwähnte Prozeß ist eine mechanische Komponente in der Pathogenese der Gelenkdestruktion, in der auch andere – an die Knochen- und Knorpelzellen gebundene bzw. andere reaktive, entzündliche – enzymatische – Prozesse eine Rolle spielen (Bély 1991).

Literatur

Bély M (1981) Aseptic bone necrosis. Acta Morph Acad Hung 29: 59–74

Bély M (1991) Coxitis rheumatica. Die Rolle der Amyloidose in den destruktiven Gelenkprozessen bei rheumatischer Arthritis. In: Werner E, Matthiaß HH (Hrsg) Osteologie – interdisziplinär. Springer, Berlin Heidelberg New York Tokyo, S 212–217

Constantine VS, Mowry RW (1968) Selective staining of human dermal collagen II. The use of picrosirius red F3BA with polarization microscopy. J Invest Dermatol 50: 419–423

Sweat F, Puchtler H, Rosenthal SI (1964) Sirius red F3BA as a stain for connective tissue. Arch Pathol Lab Med 78: 69–72

Morphologische und immunhistochemische Untersuchungen am menschlichen Kiefergelenk[1]

A. Nerlich[1], J. Müller[2], S. Dreher[1], I. Wiest[1], G. Bruckner[2] und K. v. der Mark[3]

[1] Pathologisches Institut der Universität München, Thalkirchner Str. 36, 80337 München
[2] Poliklinik für Zahnärztliche Prothetik der Universität München, Goethestr. 70, 80336 München
[3] Max-Planck-Arbeitsgruppe für Klinische Rheumatologie an der Universität Erlangen, Schwabachanlage 10, 91054 Erlangen

Einleitung

Das menschliche Kiefergelenk besitzt eine komplexe Gelenkstruktur, die aus dem Mandibulaköpfchen, einem Discus articularis und einer „Gelenkpfanne" des Os sphenoidale besteht. Als einziges funktionell voll beanspruchtes Gelenk des menschlichen Körpers weist dieses Gelenk morphologisch einen Gelenküberzug aus Faserknorpel auf und unterscheidet sich damit entscheidend von den üblicherweise von hyalinem Knorpel überzogenen Gelenkstrukturen. Bislang liegen insgesamt nur wenige histomorphologische Untersuchungen am menschlichen Kiefergelenk vor (Höpker 1984). Eine ausgedehnte morphologische Analyse der verschiedenen Gelenkstrukturen erscheint jedoch nicht nur für die Analytik von Funktionsstörungen des Gelenkes selbst als sehr wichtig; eine Untersuchung von Aufbau und molekularer Zusammensetzung dieser Gelenkstrukturen ist auch für das Verständnis der Funktion der faserknorpeligen Strukturen und deren pathologischer Veränderungen von großer Bedeutung. Ziel der vorliegenden Untersuchung sollte es sein, am normalen menschlichen Kiefergelenk die topographische Verteilung der wesentlichen Strukturkomponenten (Kollagene I–VI und X) zu erfassen.

Material und Methodik

In der vorliegenden Untersuchung wurden im Rahmen einer makroskopischen, radiologischen und histomorphologischen Untersuchung von 161 autoptisch entnommenen Kiefergelenken von insgesamt 81 Verstorbenen verschiedenen Alters (18–90 Jahre) in 10 ausgewählten Fällen die immunhistologische Verteilung der wichtigsten Kollagentypen analysiert. Hierzu wurden die Gelenke nach Entnahme in gepuffertem Formalin (5–7%) fixiert, anschließend in 4–5 parallele sagittale Scheiben (jeweils ca. 5 mm Dicke) zersägt, in EDTA entkalkt und anschließend routinemäßig in Paraffin eingebettet. Vor Entnahme der Gelenke wurden postmortal passive Unterkieferbewegungen zur Analyse der Kiefergelenksmechanik vorgenommen. Die immunhistochemische Analyse der interstitiellen Kollagentypen I, II, III, IV, V, VI und X wurde nach den beschriebenen Methoden durchgeführt (Nerlich et al. 1984, 1991). Hierfür wurden typenspezifische Antikörper verwendet, die nach dem von Timpl et al. (1977) beschriebenen Verfahren hergestellt worden waren. Die jeweils angefertigten Schnittpräparate wurden dabei nach enzymatischer Vorbehandlung (Nerlich et al. 1991) in der ABC- oder APAAP-Technik gefärbt (Hsu et al. 1981; Cordell et al. 1984).

---

[1] Die vorliegenden Untersuchungen wurden von der Deutschen Forschungsgemeinschaft unterstützt.

Ergebnisse

Für die hier vorliegende Untersuchung wurden nur makroskopisch und funktionell unauffällige Gelenke ausgewählt. Die vorliegenden Ergebnisse zeigen, daß die Strukturen von Mandibulaköpfchen, Discus articularis und Gelenkpfanne einen typischen histochemisch und immunhistochemisch faßbaren Aufbau erkennen lassen:

Die Knochenstrukturen bestehen aus reifem, lamellärem Knochen, dessen Matrix lediglich Kollagen I enthält (Abb. 1).

Sämtliche weiteren untersuchten Kollagentypen (Typ II, III, IV, V, VI und X) fehlen hier vollständig. Lediglich in den Blutgefäßen der Haver-Kanäle und des Markraumes kann Basalmembran-Kollagen IV und die Kollagene III, V und VI beobachtet werden. Um die Osteozyten kann perizellulär und kanalikulär eine Ablagerung von Kollagen V und VI nachgewiesen werden.

Der an den Knochen gelenkwärts anschließende Überzug weist herdförmig knochennah eine Zone aus hypertrophierten lakunären Chondrozyten mit wenig hyaliner Grundsubstanz auf. Hier findet man nur spärlich Kollagen I, dagegen in deutlich stärkerer Färbung Kollagen II (Abb. 2) und zellassoziiert – inbesondere um „hypertrophe" Chondrozyten – an einzelnen Stellen Kollagen X.

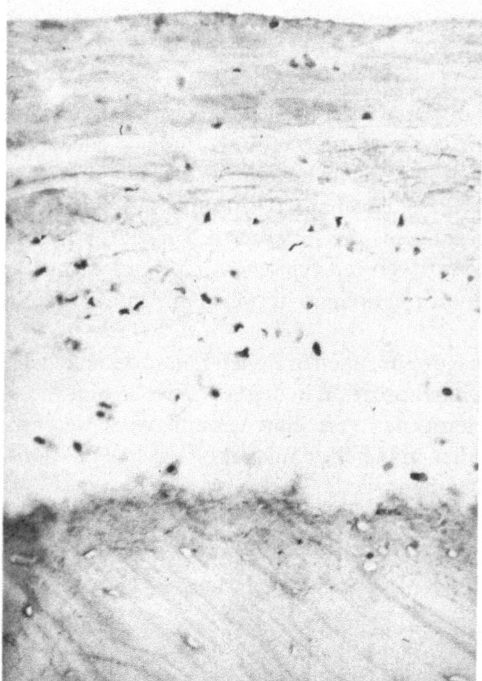

Abb. 1. Immunhistochemische Lokalisation von Kollagen I im Gelenküberzug eines normalen Mandibulaköpfchens mit bevorzugter Verteilung im subchondralen Knochen und der oberflächennahen Zone. (Kollagen-I-APAAP, x400)

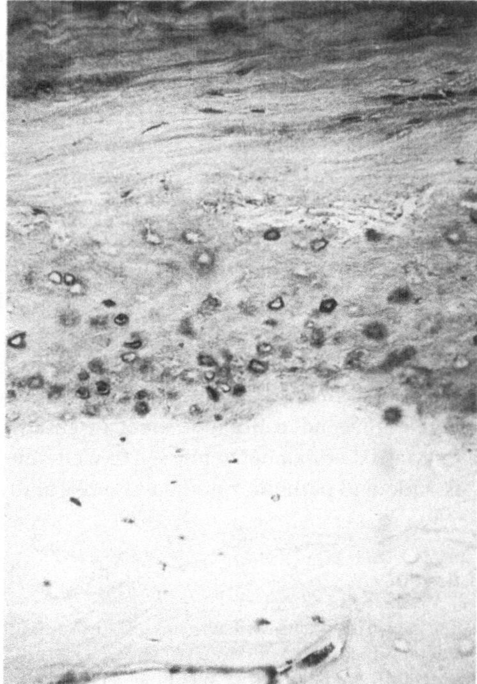

Abb. 2. Immunhistochemische Darstellung von Kollagen II im Gelenküberzug des gleichen Präparats wie Abb. 1. Kollagen II ist insbesondere im knochennahen Knorpel, aber auch in der Oberflächenzone darstellbar. (Kollagen-II-ABC-Peroxidase, x400)

Die an das Gelenk angrenzende Schicht wiederum besteht aus einer Mischung der Kollagene I, II, III, V, und VI. Hier fällt zumindest abschnittsweise eine bandförmig zellreiche Schicht auf, die eine betonte Färbung für Kollagen III aufweist.

Der Discus articularis des Kiefergelenkes besteht in erster Linie aus faszikulär angeordneten Faserbündeln, die mit Kollagen I-Antikörpern kräftig reagieren. Diese größeren Bündel werden zumeist umgeben von Hüllfasern, die auch Kollagen III, V und VI enthalten. Fokal kann auch Kollagen II im Diskusgewebe gefunden werden.

Diskussion

Unsere bisherigen Ergebnisse zeigen eine typische Verteilung interstitieller Kollagene im menschlichen Kiefergelenk, die nach ihrer topographischen Anordnung Rückschlüsse auf funktionelle Besonderheiten des Kiefergelenks zulassen. Derartige Untersuchungen sind nach Literaturkenntnis der Autoren bislang am Menschen noch nicht vorgenommen worden. Bisherige einzelne Untersuchungen am Kiefergelenk von Nagetieren (Fujita u. Hoshino 1989; Chen et al. 1989) sowie eine Untersuchung am Primaten-Kiefergelenk (Milam et al. 1991) zeigten z.T. ähnliche Ergebnisse wie in der vorliegenden Untersuchung. Wegen erheblicher Unterschiede im Aufbau und der Funktion der Kiefergelenke dieser Tiere sind abweichende Befunde zur vorliegenden Studie jedoch nicht verwunderlich.

Als wesentliche Beobachtung ergibt sich in der vorliegenden Untersuchung, daß – bei einer erheblichen Schwankungsbreite in Umfang und Ausprägung der Befunde – der Gelenküberzug des menschlichen Kiefergelenkes zonal geschichtete Strukturen mit z.T. typischem Faserknorpelaufbau (Kollagen I und II), insbesondere oberflächennah ein Fasergewebe aus den untersuchten Kollagenen I, II, III, V und VI aufweist. Von besonderer Bedeutung erscheint die zwischen diesen Zonen gelegene zellreiche Schicht mit reichlich Kollagen III. Diese könnte möglicherweise eine „Regenerationszone" darstellen. Ebenfalls bedeutungsvoll dürfte die Übergangsschicht zwischen Knochen und Knorpel sein, die – vermutlich insbesondere in Hauptbelastungszonen – z.T. hypertrophe Chondrozyten mit typischem Expressionsmuster für Kollagen X enthält. Dieser Kollagentyp kommt physiologischerweise nur in der Wachstumszone fetalen Knorpels vor.

Das fokale Auftreten von Kollagen II im Diskusgewebe, auch in Zonen mit normalem lichtmikroskopischen Bild, deutet auf herdförmige Umbauprozesse in diesem Gewebe hin.

Die vorliegenden Befunde einer insgesamt heterogenen Verteilung verschiedener wesentlicher Matrixkomponenten müssen in weiteren Studien in Hinblick auf pathologische Funktionszustände und pathomorphologische Normabweichungen weiter analysiert werden.

Literatur

Chen WH, Hosokawa M, Tsuboyama T, Ono T, Iizuka T, Takeda T (1989) Age-related changes in the temporomandibular joint of the senescence accelerated mouse. Am J Pathol 135: 379–385

Cordell JL, Falini B, Erber WN et al. (1984) Immunoenzymatic labeling of monoclonal antibodies using immune complexes of alkaline phosphatase and monoclonal anti-alkaline phosphatase. J Histochem Cytochem 32: 219–225

Fujita S, Hoshino K (1989) Histochemical and immunohistochemical studies on the articular disk of the temporomandibular joint in rats. Acta Anat 134: 26–35

Höpker WW (1984) Kiefergelenk. In: Doerr W, Seifert G, Uehlinger E (Hrsg) Handbuch der speziellen Pathologie, Bd 18/II. Springer, Berlin Heidelberg New York Tokyo, S 887–921

Hsu SM, Raine L, Fanger H (1981) A comparative study of the peroxidase-antiperoxidase method and an avidin-biotin complex method for studying polypeptide hormones with radioimmunoassa antibodies. Am J Clin Pathol 75: 734–739

Milam SB, Klebe RJ, Triplett RG, Herbert D (1991) Characterization of the extracellular matrix of the primate temperoromandibular joint. J Oral Maxillofac Surg 49: 381–391

Nerlich A, Wiest I, Kantimm S, Brenner R, von der Mark K (1991) Die immunhistologische Analyse der normalen und pathologischen Knorpel- und Knochenmatrix als Methode in der Osteologie. In: Werner E, Matthiaß HH (Hrsg) Osteologie – interdisziplinär. Springer, Berlin Heidelberg New York Tokyo, S 41–45

Nerlich A, Kirsch T, Wiest I, von der Mark K (1992) Verteilungsmuster von Kollagen X bei der fetalen und juvenilen Knorpel-Knochen-Entwicklung. In: Ittel TH, Sieberth HG, Matthiaß HH (Hrsg) Aktuelle Aspekte der Osteologie. Springer, Berlin Heidelberg New York Tokyo, S 74–77

Timpl R, Wick G, Gay S (1977) Antibodies against distinct types of collagens and procollagens and their application in immunohistochemistry. J Immunol Methods 18: 165–175

Untersuchungen zur Stabilität verschiedener Kollagentypen in historischem Knochengewebe

F. Parsche[1], A. Nerlich[2] und I. Wiest[2]

[1] Institut für Anthropologie und Humangenetik, Maximilians-Universität München, Richard-Wagner-Str. 10, 80333 München

[2] Pathologisches Institut, Maximilians-Universität München, Thalkirchner Str. 36, 80337 München

Einleitung

Unsere Untersuchungen haben zum Ziel, die organische Knochenmatrix in historischem Skelett- und Mumienmaterial bezüglich ihrer Stabilität und Zusammensetzung zu analysieren. Ausgangspunkt ist der Nachweis unterschiedlicher Kollagentypen in ihrer spezifischen Verteilung in historischem Knochenmaterial. Dies würde neue Einblicke in Lebensabläufe damaliger Bevölkerungen erlauben und in ausgesuchten Fällen sogar zur Aufklärung bestimmter Lebensabschnitte einzelner Individuen beitragen. Erweiterte Erkenntnisse sind auf den Gebieten der Ernährung, der Paläopathologie und in speziellen Fällen bei C^{14}-Datierungen zu erwarten.

Voraussetzung und ein erster Schritt für die Beantwortung dieser Fragestellungen ist der Nachweis der Stabilität einzelner Kollagentypen mit Hilfe der immunhistochemischen Analyse.

Bei Knochengeweben von Erdbestattungen können 3 Faktoren den Erhalt der organischen Matrix und damit auch der Kollagene beeinflussen:

1. Mikrofauna,
2. Chemisch-physikalische Bodenbedingungen,
3. Liegezeit.

Material

Für unsere Untersuchungen verwendeten wir Knochenmaterial folgender Funde:

- Olduvai-Hominid I (OH1), Ostafrika, männlich, 30–40 Jahre, ca. 16000 v.Chr. (Protsch 1975).
- Ofnet-Höhle, Bayern, Kopfbestattungen von 33 Individuen, ca. 7500 v.Chr. (Hedges et al. 1989).
- Cavi Tarlasi, SO-Türkei, Siedlung, 17 Individuen, ca. 5000 v.Chr. (v. Wickede u. Herbordt 1988).
- Hassek Höyük, SO-Türkei, Siedlung, 39 Individuen, ca. 3000 v.Chr. (Behm-Blancke 1984).

Zur Kollagenbestimmung wurden Proben der Kompacta von Femura sowie Teile des Neurocraniums (Ofnet) entnommen.

Methoden

Ähnlich den Knochengeweben von Mumien sind für histologische Untersuchungen an bodengelagertem Skelettmaterial die vorbereitenden Schritte (Entkalkung, Fixierung) für die Aussagekraft der Präparate von entscheidender Bedeutung (Parsche et al. 1991). H.E.- und PAS-Färbungen sind geeignet, Knochengewebe im Sinne von immunhistochemischen Fragestellungen zu selektionieren. Analysiert wurde die Stabilität von Kollagen Typ I, III und IV durch den Nachweis von erhaltenen Proteinen bzw. den Nachweis antigener Epitope mit Hilfe der ABC- und APAAP-Methode (Hsu et al. 1978; Nerlich et al. 1991) unter Verwendung polyklonaler typenspezifischer Antikörper (Timpl et al. 1977).

Ergebnisse

Bereits H.E.- und PAS-Färbungen verdeutlichen extreme Unterschiede im Erhaltungsgrad der Knochenmorphologie. Starke Destruktionen der räumlichen Ordnung gehen einher mit der Dauer der Liegezeit. So sind bei einem Querschnitt durch die Femurkompakta von OH 1 osteonähnliche Strukturen nur noch in wenigen Resten vorhanden. Den eindeutig besten Erhaltungsgrad zeigen die Knochengewebe aus Cavi Tarlasi und Hassek Höyük.

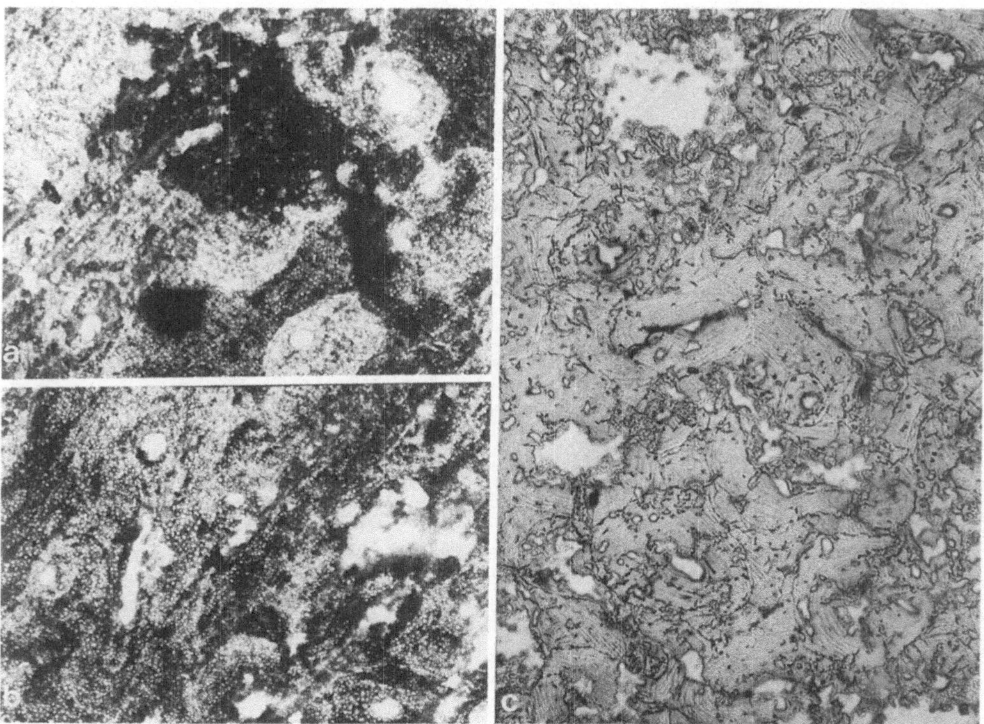

Abb. 1a–c. Kollagen Typ I, Femurkompakta. **a, b** Olduvai-Hominid I **a** Kontrollversuch 100x, **b** Nachweis 100x; **c** Hassek Höyük, Nachweis 100x

Untersucht wurde die Stabilität von Kollagen Typ I, III und IV durch die Darstellung von erhaltenen Proteinen oder Proteinfragmenten.

Der Nachweis von Kollagen Typ I (Abb. 1b) zeigt morphologisch keine Unterschiede zur Kontrollprobe (ohne Primärantikörper, Abb. 1a). Während im Präparat von einem Schädel aus der Ofnet-Höhle einzelne Areale mit intakter Struktur zu beobachten sind, ist die Knochenmatrix des etwa 5000 Jahre alten Fundes aus der Südost-Türkei in ihrer Struktur im wesentlichen erhalten (Abb. 1c).

Ähnliche Resultate im morphologischen Erscheinungsbild sowie in den Ausmaßen der Destruktionen läßt sich bei den immunhistochemischen Nachweisen des Kollagens Typ III beobachten.

Große Unterschiede bezüglich des Erhaltungsgrads zeigen die immunhistochemischen Reaktionen der typenspezifischen Antikörper mit Kollagen Typ IV. Das Knochengewebe des Mannes aus der Olduvaischlucht weist keine intakten Epitope des Kollagens IV auf (Abb. 2b) und ist morphologisch ähnlich der Kontrollprobe (ohne Primärantikörper, Abb. 2a). Einige intakte Bereiche der Basalmembran finden sich im Schädelknochen der Ofnetfunde. Das Bild einer lokal erhaltenen Basalmembran zeigen Proben aus der Femurkompacta des Skelettmaterials aus der Türkei (Abb. 2c).

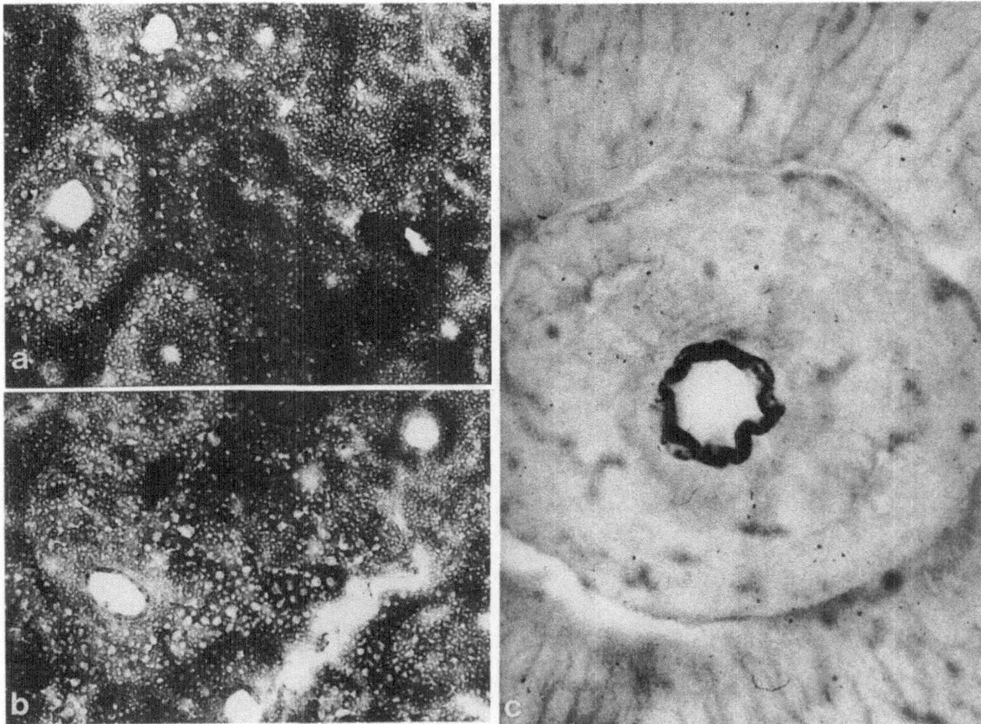

Abb. 2a–c. Kollagen Typ IV. Die Schnitte sind identisch mit *Abb. 1*. **a, b** Femurkompakta vom Olduvai-Hominid I **a** Kontrollversuch 250x, **b** Nachweis 250x; **c** Femurkompakta von Hassek Höyük, Nachweis 400x

Diskussion

Saure und basische Reaktionen mit Substanzen im Boden könnten die Stabilität der Kollagene beeinflussen. Hinweise auf anorganische chemische Reaktionen können Bestimmungen von Konzentrationen verschiedener Elemente ergeben. Einschließlich der genannten Fundorte wurden von 8 Grabungsplätzen – Afrika, Peru, Bayern – insgesamt 21 Elemente (19 Metalle sowie S und P) aus den Erden bestimmt.

Die entsprechenden Böden zeigten keine einfache Kausalität zwischen ihrer Konzentration und der Nachweisfähigkeit der genannten Kollagentypen.

Entscheidende unterschiedliche physikalische Bodenbedingungen sind auf Grund der Grabungsberichte bei dem untersuchten Skelettmaterial auszuschließen.

Ausschlaggebend für die Destruktion der organischen Matrix von Knochengeweben und damit auch für den Erhalt der Epitope von Kollagenen dürfte an erster Stelle der Befall von Mikroorganismen sein – Pilze oder Bakterien –, die in der Lage sind, Kollagenasen zu produzieren (z.B. Bacillus spez. oder Clostridium spez.) und damit den biochemischen Abbau der Kollagene bewirken.

Bedeutung erlangt diese Beobachtung bei der absoluten Datierung von historischem Knochenmaterial mit Hilfe der Radiokarbonmethode. Bruchstücke der verschiedenen Kollagene können je nach ihrer Ladungsverteilung eine Polarisierung des Moleküls aufweisen und dadurch Solubilisationsreaktionen auslösen oder chemisch in Lösung gehen. Damit ist die Gefahr der Auswaschung von Proteinresten aus dem Knochen im Laufe von Jahrhunderten oder Jahrtausenden bedeutend erhöht.

Zum anderen verfälschen Proteine fremder Mikroorganismen die Ergebnisse.

Übersichtspräparate mit dem Nachweis von Kollagen I, III und IV bringen entscheidende Informationen über Anwesenheit und Menge (DeNiro u. Weiner 1988) menschlicher Proteine in Knochengeweben. Mit dieser Methode kann somit geeignetes Skelettmaterial für C^{14}-Datierungen ausgewählt werden.

Bei dem untersuchten Skelettmaterial kann außerdem eine zeitliche Abfolge des Destruktionsgrades der Knochengewebe festgestellt werden.

Zusammenfassung

Proben von historischem Skelettmaterial aus verschiedenen geographischen Regionen und unterschiedlicher Zeitstellung wurden nach Entkalkung und Fixierung immunhistologisch untersucht. Mit Hilfe polyklonaler typenspezifischer Antikörper wurde versucht, die Kollagen-Typen I, III und IV nachzuweisen. Die bisherigen Ergebnisse zeigen, daß zumindest intakte Epitope bei Knochengeweben mit einem absoluten Alter von etwa 5000 bis 7000 Jahren bei neutralen bis carbonatreichen „Ackerböden" zu erwarten sind. Spurenelementanalysen der entsprechenden Böden zeigten keine einfache Kausalität zwischen ihrer Konzentration und der Nachweisfähigkeit der oben genannten Kollagentypen. Mitentscheidend für den Erhalt der Kollagenmoleküle sind auch Kollagenasen produzierende Mikroorganismen.

Biochemischer Abbau durch Kollagenasen, Liegezeit und ein begrenzter Einfluß anorganischer Verbindungen scheinen für den Erhaltungsgrad der Proteine in dem untersuchten Material in der angegebenen Reihenfolge ausschlaggebend gewesen zu sein.

Die Untersuchungen zeigten weiterhin, daß diese Methode geeignet ist, absolute Radiokarbondatierungen abzusichern oder in anderen speziellen Fällen erneut zu überprüfen, ob tatsächlich Kohlenstoffisotope menschlicher organischer Verbindungen analysiert wurden.

Literatur

Behm-Blancke MR (1984) Hassek Höyük. Vorläufiger Bericht über die Ausgrabungen in den Jahren 1981–83. Ist Mitt 34: 31–149

DeNiro MJ, Weiner S (1988) Chemical, enzymatic and spectroscopic characterization of „collagen" and other organic fractions from prehistoric bones. Geoch et Cosm Acta 52: 2197–2206

Hedges REM, Housley RA, Law IA, Bronk CR (1989) Radiocarbon dates from the AMS system. Archeometrie 31:210–211

Hsu SM, Raine L, Fanger H (1978) A comparative study of the peroxidase-antiperoxidase method and an avidin-biotin-complex method for studying polypeptide hormones with radioimmuno-assay antibodies. Am J Clin Pathol 75: 734–739

Nerlich A, Wiest I, Kantimm S, Brenner R, von der Mark K (1991) Die immunhistologische Analyse der normalen und pathologischen Knochen- und Knorpelmatrix als Methode in der Osteologie. In: Werner E, Matthiaß HH (Hrsg) Osteologie – interdisziplinär. Springer, Berlin Heidelberg New York Tokyo, S 41–45

Parsche F, Nerlich A, Wiest I, Kantimm S (1991) Immunhistochemische Untersuchungen interstitieller Kollagentypen in Knochengeweben von Mumien und Skeletten. In: Ittel TH, Sieberth HG, Matthiaß HH (Hrsg) Aktuelle Aspekte der Osteologie. Springer, Berlin Heidelberg New York Tokyo, S 70–73

Protsch R (1975) The absolute dating of Upper Pleistocene Sub-Saharan fossil hominids and their place in the human evolution. J Hum Evol 4: 297–322

Timpl R, Wick G, Gay S (1977) Antibodies against distinct types of collagens and procollagens and their application in immunohistochemistry. J Immunol Methods 18: 165–175

Wickede A von, Herbordt S (1988) Cavi Tarlasi. Bericht über die Ausgrabungskampagnen 1983–84. Ist Mitt 38: 5–35

Osteoblastenzellkulturen aus menschlichem Periostgewebe und spongiösem Knochen

J. Sauer[1], F. Zimmermann[1], U. Maronna[1], H. v. Kalinowski[3], Ch. Trendelenburg[2] und L. Zichner[1]

[1] Orthopädische Klinik der Städtischen Kliniken Frankfurt/Main-Höchst (Ärztlicher Direktor: Prof. Dr. med. L. Zichner), Gotenstraße 6, 65929 Frankfurt/Main-Höchst

[2] Institut für Laboratoriumsmedizin der Städtischen Kliniken, Gotenstr. 6, 65929 Frankfurt/Main-Höchst

[3] Fa. Hoechst AG, 65929 Frankfurt/Main-Höchst

Einleitung

Menschliche Knochenzellkulturen eignen sich besser zur Untersuchung des Knochenstoffwechsels und der Knochenbildung als Zellen anderen Ursprungs. Intensive Studien unterschiedlicher Erkrankungen des Knochengewebes können ohne weitere Risiken für den Patienten durchgeführt werden. Die in vitro ermittelten Ergebnisse sind als art- und patientenspezifisch anzusehen, worin ein großer Vorteil gegenüber anderen Kulturformen besteht.

Diesbezüglich suchten wir nach einem Modell, das oben genannte Voraussetzungen erfüllt.

Material und Methode

In Anlehnung an das Präparationsverfahren von Robey und Termine (1985) legten wir Osteoblastenzellkulturen aus Gewebeproben von Patienten im Alter zwischen 3 und 68 Jahren an, die sich in unserer Klinik einer Knochenoperation unterzogen hatten. Die Periost- bzw. Spongiosastücke wurden zunächst in ca. 1 mm^3 große Stücke zerkleinert. Nach mehrmaligem Waschen mit einer Pufferlösung gaben wir einen Teil der Stücke in Gewebekulturflaschen, die anderen Teile wurden mit Kollagenase 0,2%ig (Clostridium histolyticum) fraktioniert aufgespalten und dann ebenso mit einem MEM-Alpha-Medium kultiviert. Die Durchführung unterschiedlicher laborchemischer und histologischer Tests sollte näheren Aufschluß über Art und Zusammensetzung der Gewebekultur geben.

Ergebnisse

Während der initialen Wachstumsphase konnten wir deutliche Unterschiede im Proliferationsverhalten bei den einzelnen Kulturen feststellen. Während aus den Gewebestücken nach ca. 3 Wochen die ersten Zellen ausgewachsen waren, bestand bei den zuvor mit Kollagenase behandelten Gewebeproben bereits ein konfluenter Zellrasen. Die Gewebeproben aus Spongiosa sowie auch dem Periost zeigten eine fibroblastenähnliche Morphologie.

Osteoklasten konnten wir bei fraktionierter Aufspaltung mittels einer immunhistochemischen Nachweismethode von saurer Phosphatase in beiden Kulturformen nicht nachweisen.

Im Kulturüberstand ließ sich jedoch das Enzym der alkalischen Phosphatase unter Zuhilfenahme der p-Nitrophenol-Photometrie ermitteln. Sowohl per Hand als auch mit dem Laboranalyser kann die Enzymaktivität sicher bestimmt werden.

Die elektrophoretische Aufarbeitung zeigte dann, daß es sich ausschließlich um knochenspezifische alkalische Phosphatase handelt.

Während Osteoblastenkulturen von Patienten mit einem Alter größer als 60 Jahre im Überstand alkalische Phosphatasewerte zwischen 25 und 35 U/l vorwiesen, hatten Kulturen jüngerer Patienten im Alter zwischen 3 bis 30 Jahren Werte zwischen 40 und 90 U/l. Nach ca. 12–15 Passagen fielen die Werte der AP-Aktivität jedoch ab, makroskopisch zeigten die Zellen eine Fragmentierung mit konsekutivem Zelltod (Abb. 1).

Im Vergleich zeigten die Osteoblastenzellkulturen älterer Patienten im Gegensatz zu den von jüngeren Patienten ein deutlich verlangsamtes Wachstum. Kindliches Knochengewebe wuchs etwa 1 1/2 bis 2x schneller als Gewebe von Patienten jenseits des 60. Lebensjahres, wobei zwischen spongiösen und periostalen Kulturen kein Unterschied festzustellen war (Abb. 2).

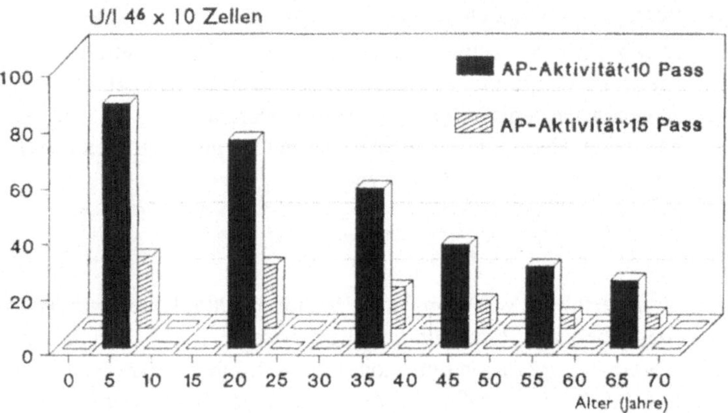

Abb. 1. Aktivität der alkalischen Phosphatase im Kulturüberstand von humanen Osteoblastenzellen in Abhängigkeit von Lebensdauer der Kultur und von Alter der Spender

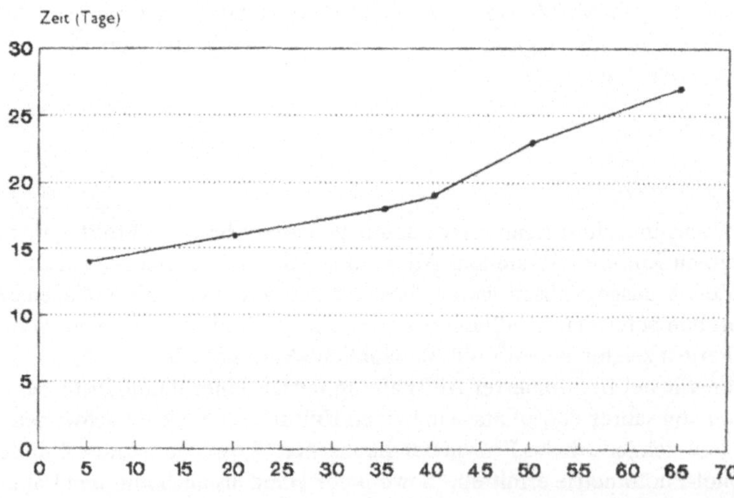

Abb. 2. Auftreten erster Osteoblastenzellkolonien in Abhängigkeit vom Alter des Spendergewebes

Zusammenfassung

Abschließend läßt sich resümieren, daß humane Osteoblastenzellkulturen den in vivo vorkommenden pathophysiologischen Bedingungen ähneln. Die alkalische Phosphataseaktivität kann als Parameter für den Funktionszustand der Zellen dienen. Die Kultur läßt sich problemlos über einen Zeitraum bis zu einem halben Jahr in Kultur halten. Mannigfaltige Untersuchungen sind mit diesem Versuchsmodell möglich, die dann als Bausteine für die Osteologieforschung dienen können.

Literatur

Auf'm Kolk B, Hauschka PV, Schwartz ER (1985) Characterization of bone cells in culture. Calcif Tissue Int 37/5: 228–235

Nijweide PJ, Mulder RJ (1986) Identification of osteocytes in osteoplast – like cell cultures using a monoclonal antibody specifically directed against osteocytes. Histochemistry 84/4–6: 342–347

Robey P, Termine JD (1985) Human bone cells in culture. Calcif Tissue Int 37/5: 453–460

B. Skelettdysplasien

Anomalien des Typ-II-Kollagens in Chondrodysplasien

P. Freisinger[1], P. Maroteaux[2] und J. Bonaventure[2]

[1] Kinderklinik der Technischen Universität München, Kölner Platz 1, 80804 München
[2] CNRS URA 584, Hopital Necker Enfants Malades, 147, rue de Sèvres, F-75015 Paris

Einleitung

Die Chondrodysplasien (CDX) sind seltene angeborene Skeletterkrankungen mit Störungen im Aufbau und der Entwicklung des Knorpelgewebes. Umfangreiche klinische, radiologische und morphologische Studien während der letzten 2 Jahrzehnte erlaubten die Abgrenzung von über 100 unterschiedlichen CDX. Es ist jedoch wenig über die ursächliche Störung in den meisten dieser Erkrankungen bekannt. Erst in jüngster Zeit konnte von verschiedenen Untersuchern gezeigt werden, daß Anomalien des Typ II-Kollagens, einem wesentlichen Bestandteil der Knorpelmatrix, für den Phänotyp einiger CDX verantwortlich sind.

Bei der Achondrogenesis Typ II und der Hypochondrogenesis, zwei letalen CDX sowie der nichtletalen Dysplasia spondyloepiphysaria congenita, die drei Formen eines schweren mikromelen Minderwuchses unterschiedlicher klinischer Ausprägung darstellen, konnten Mutationen im Gen des Typ II-Kollagens bzw. Anomalien des Proteins nachgewiesen werden.

Auch beim Stickler-Syndrom, einer klinisch milder verlaufenden CDX mit frühzeitig einsetzender Osteoarthrose, leichter spondyloepiphysären Dysplasie und degenerativen vitreoretinalen Veränderungen sowie bei einer familiären Form isolierter, frühzeitig einsetzender Osteoarthrose wurden Anomalien des Typ II-Kollagens beschrieben (Kuivaniemi et al. 1991; Godfrey u. Hollister 1988).

Wir haben Knorpelbiopsien von unterschiedlichen CDX untersucht und in Fällen einer Hypochondrogenesis, einer letalen Platyspondylie vom Typ Torrence und einer nichtklassifizierbaren, nichtletalen CDX-Anomalie des Typ II-Kollagens nachweisen können.

Patienten

1. Foetus der 38. SSW, 4. Kind gesunder, nichtverwandter Eltern, alle 3 Geschwister waren gesund. Radiologische, histologische und elektronenmikroskopische Untersuchungen führten zur Diagnose einer Hypochondrogenesis.

2. Foetus der 24. SSW, einziges Kind gesunder, nichtverwandter Eltern mit unauffälliger Familienanamnese. Die radiologische Untersuchung zeigte, daß es sich um eine letale Platyspondylie handelt, die histologisch dem Typ Torrence zugeordnet wurde.

3. Foetus der 29. SSW, erstes Kind gesunder, nicht verwandter Eltern mit unauffälliger

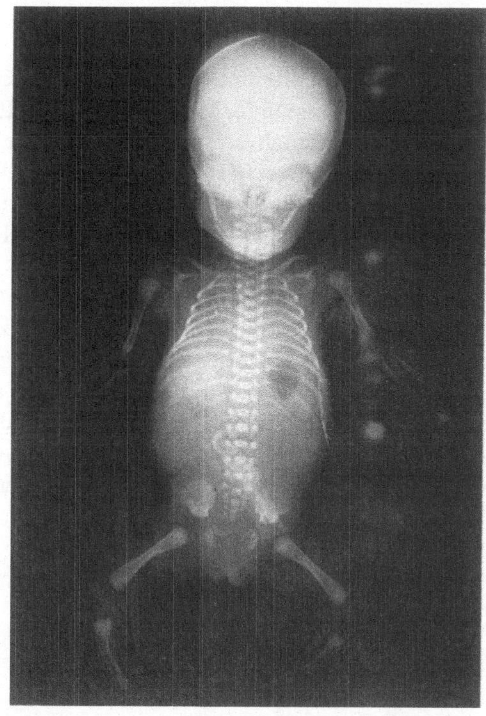

Abb. 1. Röntgenaufnahme eines Foetus der 29. SSW mit einer nicht klassifizierbaren Chondrodysplasie

Familienanamnese. Klinisch und radiologisch ließ sich der Fall nicht eindeutig einordnen (Abb. 1). Der Foetus zeigte nur einen mäßigen Minderwuchs ohne Mikromelie, radiologisch breite Metaphysen mit unregelmäßigen Konturen an den langen Röhrenknochen, eine geringfügige Höhenminderung der Wirbelkörper v.a. im Lumbalbereich sowie beidseitig fast horizontale Hüftpfannendächer. Es lag keine Verzögerung der Ossifikation vor. Die relativ milden Skelettveränderungen lassen auf einen nichtletalen Verlauf schließen.

Die Kontrollfälle waren skelettgesunde Foeten der 22. bis 26. SSW.

Methode

Als Untersuchungsmaterial diente Gelenkknorpel, der an den Femurepiphysen oder dem Humeruskopf entnommen und sorgfältig von anderem Bindegewebe gereinigt wurde. Der Gesamtkollagengehalt im Knorpel wurde durch colorimetrische Bestimmung des Hydroxyprolingehaltes (Stegemann 1958) ermittelt.

Die Extraktion des Kollagens aus dem Knorpel erfolgte nach der Methode von Godfrey und Hollister (1988). Die intakten Kollagenketten und die durch Bromzyanspaltung erhaltenen Peptide (CNBr-Peptide) (Eyre u. Muir 1975) wurden durch SDS-Polyacrylamidelektrophorese nach der Methode von Laemmli (1970) getrennt und mit Coomassie Blue 250 gefärbt.

Ergebnisse

Bei Fall 1 war der Gesamtkollagengehalt im Knorpel um 35% reduziert. Die Elektrophorese zeigt eine verlangsamte Migration aller αlII-Kollagenketten im Vergleich zur Kontrolle (Abb. 2). Diese Verlangsamung ist auf eine intrazelluläre Übermodifizierung des Prokollagens zurückzuführen. Durch eine verlangsamte Bildung der Tripelhelix distal einer Mutation werden die Lysinreste vermehrt hydroxyliert und glycosiliert. Die Elektrophorese der CNBr-Peptide zeigt, daß alle Peptide distal des Peptides CB 9.7 übermodifiziert sind und somit ein Großteil des Moleküls anormal ist (Abb. 3).

Bei dem Fall mit der letalen Platyspondylie (Torrence) war der Kollagengehalt im Knorpel nur um 15% vermindert. Die Elektrophorese zeigt sowohl normal wie auch verlangsamt wandernde α2II-Kollagenketten (s. Abb. 2). Alle CNBr-Peptide des Typ II-Kollagens bis auf das Peptid CB 9.7 wandern in der Elektrophorese als Doppelbanden, was für eine Übermodifikation eines Teils der Prokollagenmoleküle distal dieses Peptides spricht.

Bei dem Fall 3 war der Kollagengehalt des Knorpels nicht vermindert. In der Elektrophorese wandert das Typ II-Kollagen leicht verlangsamt im Vergleich zum Kontrollfall (s. Abb. 2).

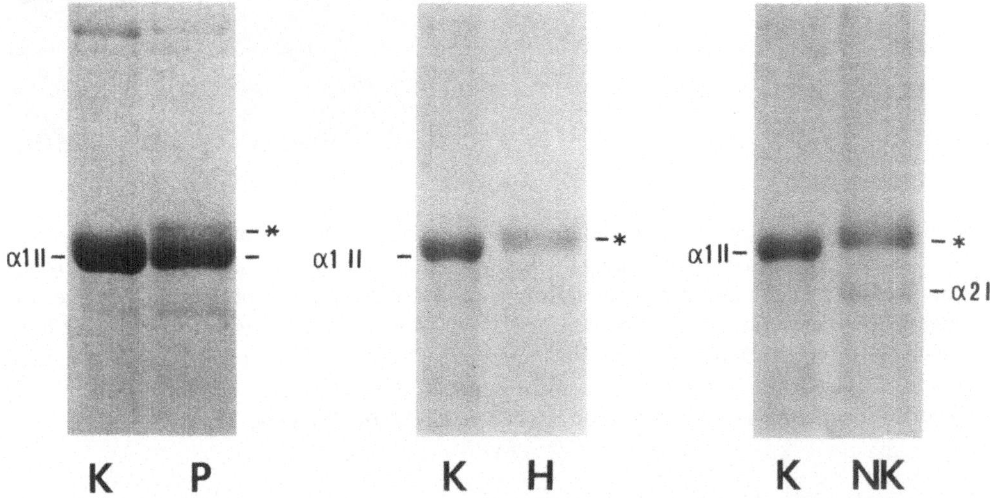

Abb. 2. Elektrophoretisches Migrationsverhalten von pepsinlöslichem, aus Knorpel extrahiertem Kollagen in einem Fall mit Hypochondrogenesis (*H*), einem Fall mit einer letalen Platyspondylie (Torrence) (*P*) und einer nicht klassifizierbaren CDX (*NK*) sowie Kontrollfällen (*K*) in 5% SDS-PA-Gelen. Die übermodifizierten Ketten sind gekennzeichnet (*)

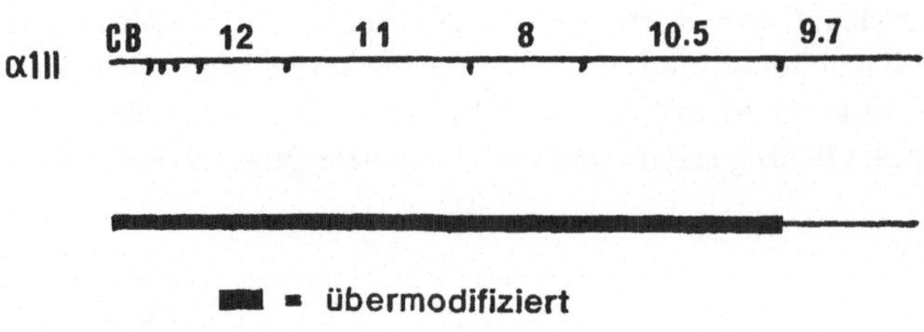

Abb. 3. Anordnung der CNBr-Peptide der α1II-Kollagenkette. Die Ausdehnung der Übermodifikation in den pathologischen Fällen ist schematisch dargestellt

Außerdem fällt eine schneller wandernde Bande auf, die der α2I-Kollagenkette entspricht. Dies konnte durch dle Analyse der CNBr-Peptide bestätigt werden. In diesem Fall ist im Gegensatz zu normalem Knorpel vermehrt Typ I-Kollagen vorhanden. Die Analyse der CNBr-Peptide der α1II-Kollagenkette zeigt auch hier eine verlangsamte Migration aller Peptide bis auf das Peptid CB 9.7 und weist auf eine Übermodifikation distal dieses Peptides hin.

Diskussion

Wir haben in einem Fall mit Hypochondrogenesis, einem Fall mit einer letalen Platyspondylie (Torrence) und einem Fall einer nicht klassifizierbaren nichtletalen CDX Anomalien des Typ II-Kollagens nachweisen können. Die Analyse der CNBr-Peptide weist darauf hin, daß in allen drei Fällen eine Änderung der Aminosäuresequenz nahe dem carboxyterminalen Ende der α1II-Kollagenkette Ursache einer Synthesestörung des Moleküls sein könnte, die zur Exkretion eines anormalen Typ II-Kollagens führt. In den beiden ersten Fällen wurde auch eine Verminderung des Kollagengehaltes festgestellt. Bei dem 3. Fall wurde die Anwesenheit von Typ I-Kollagen im Knorpel gezeigt. Der Anteil an Typ I-Kollagen am Knorpelextrakt kann durch erhöhte Anzahl von fibrovaskulären Kanälen bedingt sein, könnte jedoch auch aus der Knorpelmatrix selbst stammen. Bei der Hypochondrogenesis wurden bereits Anomalien des Typ II-Kollagens und Produktion von Typ I-Kollagen im Knorpel beschrieben (Godfrey u. Hollister 1988), in den beiden anderen CDX waren bisher keine biochemischen Anomalien bekannt. Damit erweitert sich das Spektrum der klinischen Phänotypen, die durch eine Anomalie des Typ II-Kollagens verursacht sein könnten.

Vermutlich kann nur die genaue Lokalisation der Mutationen und die Erfassung ihrer spezifischen Auswirkung auf die Struktur und die Funktion des Typ II-Kollagens die klinischen Unterschiede der Krankheitsbilder erklären. Wertvolle Hinweise könnte dabei die Untersuchung des Stoffwechsels des Typ II-Kollagens in Chondrozytenkultur liefern.

Literatur

Eyre D, Muir H (1975) Characterization of the major CNBr-derived peptides of porcine type II collagen. Connect Tiss Res 3: 165–171

Godfrey M, Hollister D (1988) Type II achondrogenesis-hypochondrogenesis: identification of abnormal type II collagen. Am J Hum Genet 43: 904–913

Kuivaniemi H, Tromp G, Prockop D (1991) Mutations in collagen genes: cause of rare and some common diseases in humans. FASEB J 5: 2025–2060

Laemmli U (1970) Cleavage of structural proteins during assembly of the head of bacteriophage T4. Nature 227: 680–685

Stegemann H (1958) Mikrobestimmung von Hydroxyprolin mit Chloramin T und p. dimethylaminobenzaldehyd. Z Physiol Chem 311: 41–45

Chondroektodermale Dysplasie (CED) – Morphologische, biochemische und zellbiologische Untersuchungen

R. E. Brenner[1], A. Nerlich[2], M. Mörike[1], F. Kirchner[1] und W. M. Teller[1]

[1] Universitätskinderklinik Ulm, Abteilung I, Prittwitzstraße 43, 89075 Ulm
[2] Pathologisches Institut der Universität, 80337 München

Einleitung

Die Chondroektodermale Dysplasie (CED, Ellis-van Creveld-Syndrom) wurde als eigenständiges Krankheitsbild erstmals 1940 durch Ellis und van Creveld beschrieben (1940). Die wichtigsten klinischen Merkmale sind verkürzte Extremitäten, Polydaktylie, Herzfehler und verschiedene ektodermale Störungen. Die ektodermalen Defekte umfassen hypoplastische Fingernägel, dysplastische Zähne und orale Fehlbildungen (Sillence et al. 1979). Die Erkrankung wird autosomal rezessiv vererbt. Der zugrundeliegende molekulare Defekt ist nicht bekannt.

Wir führten bei einem perinatal verstorbenen CED-Fall erstmals In-vitro-Studien an Gelenkchondrozyten durch. Neben der Synthese von Kollagen und nichtkollagenen Proteinen untersuchten wir die Regulation der Chondrozytenproliferation durch IGF-I, IGF-II, hGH und TGF-β1.

Material und Methode

Fallbeschreibung

Wir berichten von einem am 3. Lebenstag vestorbenen weiblichen Frühgeborenen der 35. SSW, das eine Dysproportionierung mit verkürzten Extremitäten (v.a. oben), eine beidseitige Hexadaktylie, Nagelhypoplasie an Fingern und Zehen sowie einen hochsitzenden Ventrikelseptumdefekt aufwies. Es war das erste Kind gesunder Eltern, die nicht blutsverwandt sind. Bei zwei folgenden Schwangerschaften wurde eine Interruptio bei pränatal nachweisbaren identischen Befunden durchgeführt.

Bei dem hier berichteten Fall fanden sich radiologisch verkürzte Extremitätenknochen mit leicht abgerundeten Metaphysen, ein schmales Thoraxskelett, eine Fehlanlage der Ossa ilii mit „Dreizackkonfiguration" und eine regelrechte Wirbelkörperanlage.

Bei der Obduktion zeigte sich eine Lungenhypoplasie mit Lappungsanomalie (links nicht gelappt, rechts inkomplette Dreilappung), ein hochsitzender Ventrikelseptumdefekt mit Übergreifen auf den Vorhof und eine Nagelhypoplasie mit nur rudimentär angelegten Nägeln sämtlicher Finger und Zehen.

Histologisch fand sich ein leicht zellvermehrter Ruheknorpel, eine herdförmige Verkürzung und unregelmäßige Anordnung der Proliferations- und Hypertrophiezone sowie vermehrte Persistenz chondroider Matrix bis in den Metaphysen-Diaphysen-Übergang.

Chondrozytenkultur

Von dem CED-Fall und 3 an nichtskelettalen Erkrankungen verstorbenen fetalen Kontrollen (18.–30. SSW) wurden Chondrozytenkulturen des Gelenkknorpels (Femur) angelegt wie früher beschrieben (Vetter et al. 1986).

Synthese von Kollagen und nichtkollagenen Proteinen

Zur quantitativen Bestimmung der Synthese an Kollagen und nichtkollagenen Proteinen wurden die Chondrozytenkulturen innerhalb der ersten Woche für 24 Stunden mit ^{3}H-Prolin inkubiert wie für Fibroblastenkulturen beschrieben (Brenner et al. 1990). Anschließend wurde die Menge des proteingebundenen ^{3}H-Prolin und ^{3}H-Hydroxyprolin bestimmt und auf die Zellzahl bezogen.

Klonales Wachstum der Chondrozyten

Der verwendete Assay wurde von Vetter et al. (1986) beschrieben. Dazu wurden Chondrozyten in BM Whissler Medium (Boehringer Mannheim) supplementiert mit 5% hitzeinaktiviertem FCS und 0,8% Methylzellulose ausgesät. Zusätzlich zu diesen Basalbedingungen wurden die Effekte verschiedener Konzentrationen von IGF-I, IGF-II, hGH und TGF-βl getestet. Nach 12 Tagen wurde die Zahl der in dem semisoliden Medium gebildeten Kolonien gezählt. Die Stimulation wurde als % der Basalbedingungen berechnet.

Ergebnisse

Die Kollagensynthese der kultivierten CED-Gelenkchondrozyten lag an der unteren Grenze der 3 fetalen Kontrollen der 18.–30. SSW. Die Synthese an nichtkollagenen Proteinen war im Bereich der Kontrollgruppe (Tab. 1).

Tabelle 1. In-vitro-Synthese von Kollagen und nichtkollagenen Proteinen (NKP) durch Gelenkchondrozyten bei der CED und 3 fetalen Kontrollen der 18.–30. SSW

	CED	Fetale Kontrollen (n = 3)
Koll.-Synthese (cpm HYP[a]/10^5 Z[b])	3147	6033 (4249–7424)
NKP-Synthese (cpm/10^5 Z)	35231	38119 (20893–54197)

[a] Hydroxyprolin
[b] Zellen

Das klonale Wachstum der CED-Gelenkchondrozyten wurde im Vergleich zu 3 fetalen Kontrollen der 18.–30. SSW mit IGF-I leicht verstärkt und mit IGF-II sowie hGH normal stimuliert. Unter dem Einfluß von TGF-βl war die Koloniеinzidenz im Vergleich zu den fetalen Kontrollen signifikant erhöht (Abb. 1).

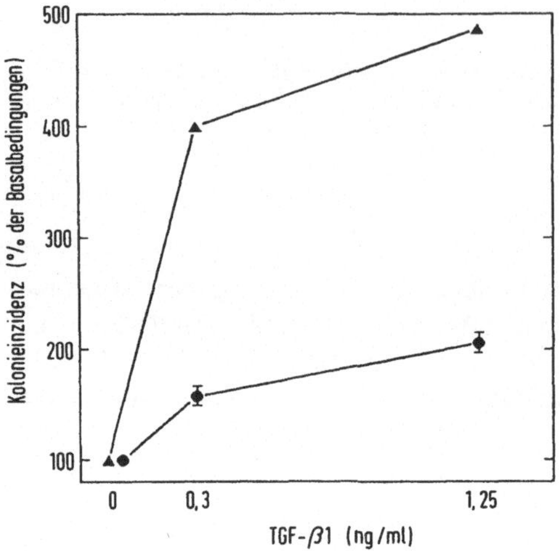

Abb. 1. Klonales Wachstum von Gelenkchondrozyten unter Stimulation mit TGF-β1 bei CED (▲) und 3 fetalen Kontrollen der 18.–30. SSW (●, M±SD)

Diskussion

Der vorliegende Fall einer Skelettdysplasie kann anhand der verkürzten Extremitäten, der Hexadaktylie und der Hypoplasie der Finger- und Zehennägel am ehesten einer Chondroektodermalen Dysplasie zugeordnet werden, auch wenn weitere Stigmata wie neonatale Zähne oder eine Verschmelzung von Zahnleiste und Oberlippe nicht nachweisbar waren. Die differentialdiagnostisch in Frage kommenden Skelettdysplasien wie die Asphyxierende Thoraxdysplasie und die Short-Rib-Syndrome sind weniger wahrscheinlich. Gegen die Asphyxierende Thoraxdysplasie spricht das Vorliegen der Nagelhypoplasie und der hochsitzende Ventrikelseptumdefekt. Das Thoraxröntgenbild ist für ein Short-rib-Syndrom nicht typisch.

Das interessanteste Ergebnis der In-vitro-Untersuchungen ist die deutlich gesteigerte Chondrozytenproliferation in Anwesenheit von TGF-βl. Eine entsprechende Veränderung konnten wir früher auch beim Short-rib-Syndrom Typ Beemer nachweisen, das eine gewisse Ähnlichkeit im Spektrum der Mißbildungen hat und histologisch auch eine Persistenz chondroider Matrix bis in den Metaphysen-Diaphysen-Übergang aufweist (Brenner et al. 1992). Darüberhinaus liegt bei normalen embryonalen Mäusen die höchste TGF-βl-Expression genau in den Geweben vor, die bei diesen Skelettdysplasien betroffen sind (Extremitätenanlage, Lungengewebe, Herzseptum mit AV-Übergang, Gaumenbogenregion und Zahnanlage) (Heine et al. 1987).

Unsere Ergebnisse zeigen, daß Wachstums- bzw. Differenzierungsfaktoren für das Verständnis der Skelettdysplasien eine große Bedeutung haben, und weisen auf ein spezifisches Muster an Fehlbildungen bei gestörter Wirkung von TGF-βl hin.

Literatur

Brenner RE, Vetter U, Nerlich A, Wörsdörfer O, Teller WM, Müller PK (1990) Altered collagen metabolism in osteogenesis imperfecta fibroblasts: a study on 33 patients with diverse forms. Eur J Clin Invest 20: 8–14

Brenner RE, Nerlich A, Mörike M, Terinde R, Teller WM (1992) Proliferation und Kollagenstoffwechsel von Osteoblasten und Chondrozyten bei einem Short-rib-Syndrom ohne Polydaktylie. In: Ittel TH, Sieberth HG, Matthiaß HH (Hrsg) Aktuelle Aspekte der Osteologie. Springer, Berlin Heidelberg New York Tokyo, S 59–63

Ellis RWB, van Creveld S (1940) A syndrome characterized by ectodermal dysplasia, polydactyly, chondrodysplasia and congenital morbus cordis. Report of 3 cases. Arch Dis Child 15: 65–84

Heine UI, Munoz EF, Fladers KC et al. (1987) Role of transforming growth factor-β in the development of the mouse embryo. J Cell Biol 195: 2861–2876

Sillence DO, Horton WA, Rimoin DL (1979) Morphologic studies in the skeletal dysplasias. Am J Pathol 96: 813–859

Vetter U, Zapf J, Heit W, Helbing G, Heinze E, Froesch RE, Teller WM (1986) Human fetal and adult chondrozytes. J Clin Invest 77: 1903–1908

Knochenlänge bei Osteogenesis imperfecta Typ II und III

F. R. Baumann[1], A. Nerlich[1] und R. E. Brenner[2]

[1] Pathologisches Institut der Universität München, Thalkirchner Str. 36, 80337 München
[2] Kinderklinik der Universität Ulm, Abt. I, Prittwitzstr. 43, 89075 Ulm

Einleitung

Die Osteogenesis imperfecta (OI) ist eine heterogene Gruppe von angeborenen Knochenerkrankungen mit dem Leitsymptom der erhöhten Knochenbrüchigkeit. Aufgrund klinischer, radiologischer und genetischer Unterschiede werden heute generell 4 Subtypen unterschieden (Sillence et al. 1979), von denen der Typ II als obligat letale Variante und der Typ III als schwer betroffene kongenitale, jedoch nicht-letale Form die stärksten klinischen Ausprägungsformen darstellen. Die hiervon betroffenen Patienten zeigen jeweils einen ausgeprägten Minderwuchs. Bis heute ist dabei noch nicht vollständig geklärt, inwieweit neben der frakturbedingten Verkürzung der Extremitäten auch primäre Wachstumsstörungen im Knorpel-Knochengewebe vorliegen, die diesen Minderwuchs mitbedingen könnten. Frühere klinische Studien haben beispielsweise gezeigt, daß Kinder mit OI Typ III nicht die typischen, physiologisch auftretenden Wachstumsphasen während des juvenilen Längenwachstums aufweisen (Vetter et al. 1988).

Material und Methodik

In der vorliegenden Studie wurde anhand von Röntgenbildern von 16 Feten mit OI Typ II [18.–40. SSW; 16 Feten mit OI Typ IIA, 2mal OI Typ IIB, kein Fall von OI Typ IIC (Sillence et al. 1984)] und 8 Kindern mit OI Typ III aus der Perinatalperiode (1 Tag–19 Wochen), die jeweils in der Standard a.-p.- und seitlichen Aufnahmetechnik angefertigt worden waren, folgende Parameter vermessen:

- biparietaler Kopfdurchmesser,
- Wirbelsäulen-Länge,
- max. Thoraxdurchmesser,
- knöcherne Femurlänge und
- Femurzylinder-Index (Länge/Breite).

Die Werte wurden mit denen eines altersentsprechenden Kollektivs normaler Feten bzw. Kinder (n = 28) verglichen.

Ergebnisse

Bei allen OI-Patienten (Typ II und III) beobachteten wir einen biparietalen Kopfdurchmesser, der innerhalb des Normbereiches lag. Der maximale Thoraxdurchmesser lag bei Fällen mit OI Typ II ebenso innerhalb der Norm, während bei OI Typ III der Thoraxdurchmesser knapp unter

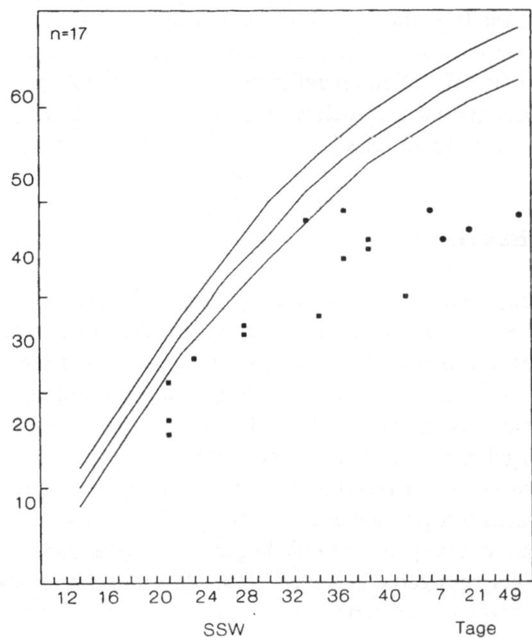

Abb. 1. Diagramm der Scheitel-Fersen-Länge bei Feten und Kindern mit Osteogenesis imperfecta (OI Typ II ■; OI Typ III ●) im Vergleich zur normalen fetalen und postnatalen Wachstumskurve

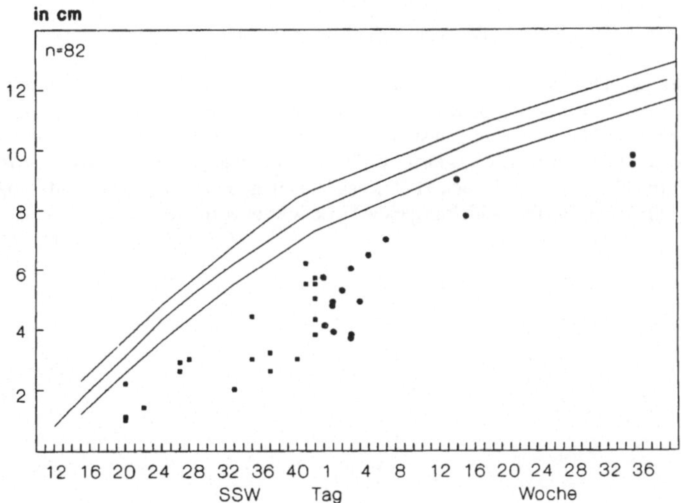

Abb. 2. Femurlängen bei Osteogenesis imperfecta (getrennt untersucht rechts/links; OI Typ II ■; OI Typ III ●)

den Normalwerten rangierte. Die Wirbelsäulenlänge von OI Typ II- und III-Patienten war altersentsprechend normal, die Scheitel-Steiß-Länge der OI-Patienten war ebenfalls im Normbereich. Demgegenüber lag die Scheitel-Fersen-Länge bei den OI-Patienten beider Typen unter den altersentsprechenden Kontrollen (Abb. 1). Insbesondere auch die knöcherne Femurlänge wich bei OI Typ II- und III-Patienten hochsignifikant von der Normalpopulation ab, wobei schon die Werte der Feten aus der 18. SSW signifikant unter denen des Normalkollektivs lagen (Abb. 2). Es ergaben sich keine signifikanten Unterschiede zwischen Patienten mit

OI Typ IIA und Typ IIB. Die Femurlänge von OI Typ III-Patienten in der unmittelbaren Perinatalperiode überlappte mit den Werten der peripartal verstorbenen OI Typ II-Fälle. „Ältere" OI Typ III-Patienten ließen zwar eine leichte Zunahme der Femurlänge erkennen; diese Werte lagen jedoch sämtlich weiter unter denen der altersentsprechenden Kontrollen. Der Femurzylinder-Index lag sowohl bei OI Typ II als auch bei Typ III signifikant unter denen der Norm.

Diskussion

Aufgrund der vorliegenden Daten kann eine (bei OI Typ II) bereits intrauterin feststellbare Verkürzung der Femurknochen im Vergleich zur Norm nachgewiesen werden, die am ehesten auf intrauterine Frakturen zurückgeführt werden kann. Eine generalisierte Knochenwachstumsstörung ist dagegen weniger wahrscheinlich, da sämtliche anderen knöchernen Maße, insbesondere die Wirbelsäulenlänge, altersentsprechend ausfallen. Außerdem zeigen unsere Ergebnisse eine weitgehende Überlappung in den Werten zwischen OI Typ II und III (ebenso zwischen den verschiedenen Subformen des OI Typ II), so daß auch aufgrund der Knochenwachstumsparameter diesen beiden OI-Typen möglicherweise gleiche formal-pathogenetische Veränderungen zugrunde liegen. Dies deckt sich mit früheren klinischen Beobachtungen und Überlegungen (Spranger 1984), daß zwischen diesen beiden Erkrankungsformen fließende Übergänge existieren und keine enge Grenzziehung vorgenommen werden kann.

Literatur

Sillence DO, Senn A, Danks DM (1979) Genetic heterogeneity in osteogenesis imperfecta. J Med Genet 16: 101–116

Sillence DO, Barlow KK, Garber AP, Hall G, Rimoin DL (1984) Osteogenesis imperfecta type II delineation of the phenotype with reference to genetic heterogeneity. Am J Med Genet 17: 407–423

Spranger J (1984) Osteogenesis imperfecta: a pasture for splitters and lumpers. Am J Med Genet 17: 425–428

Vetter U, Ermisch J, Wörsdörfer O, Teller WM (1988) Osteogenesis imperfecta: a longitudinal clinical study in childhood. In: Heuck HW, Keck K (Hrsg) Fortschritte der Osteologie in Diagnostik und Therapie. Springer, Berlin Heidelberg New York Tokyo, S 46–53

Osteopetrose – Erfahrung mit der symptomatischen Therapie in vier Fällen

G. Spreng[1], R. Djrupin[1], W. Rabl[1], D. Färber[1], H. Stöß[2] und B. F. Pontz[1]

[1] Kinderklinik und Kinderpoliklinik der Technischen Universität München, Kölner Platz 1, 80804 München

[2] Pathologisches Institut der Universität Erlangen, Krankenhausstr. 8–10, 91054 Erlangen

Einleitung

Die Osteopetrose, auch Marmorknochenkrankheit genannt, wurde zum ersten Mal 1904 von H. Albers-Schönberg beschrieben (1904). Sie wird in bis zu 5 Untergruppen mit unterschiedlichen Schweregraden und Vererbungsmodi eingeteilt (Buyse 1990) (Tab. 1). Es ist nicht geklärt, ob allen fünf Untergruppen ein einheitlicher Pathomechanismus zugrunde liegt. Deshalb lassen sich auch Therapieerfolge der einzelnen Gruppen nur schwer miteinander vergleichen.

Tabelle 1. Einteilung der Osteopetrose, mod. nach Buyse (1990)

	Vererbung	Manifestationsalter	Prognose
Benigne Form	AD[a]	Häufig Zufallsbefund im Erwachsenenalter	Gut
Milde Form	AR[b]	1. Lebensjahr	Gut
Maligne Form	AR	1. Lebensjahr	Tod in der 1. Dekade
Letale Form	AR	Intrauterin	Intrauteriner Tod
Auftreten in Verbindung mit renaler tubulärer Azidose	AR	Frühe Kindheit	Eingeschränkte Lebenserwartung

[a] AD autosomal-dominant
[b] AR autosomal-rezessiv

In den letzten Jahren wurden von uns vier Patienten betreut. In drei Fällen lag eine maligne autosomal-rezessive Form vor, in einem Fall diagnostizierten wir eine eher milde Form der Erkrankung.

Pathogenetisch handelt es sich bei der Osteopetrose um eine eingeschränkte Osteoklastenaktivität, und somit um einen gestörten Knochenum- und -abbau. Dadurch kommt es zum einen zu einer mangelnden Anpassungsfähigkeit des Skeletts an veränderte Belastungssituationen und zur erhöhten Brüchigkeit, zum anderen wird die Ausreifung des Knochenmarks unterdrückt mit der Folge der extramedullären Hämatopoese.

Tabelle 2. Klinische Symptome der Osteopetrose

Literaturangaben	Klinische Symptomatik			
	Patient I	Patient II	Patient III	Patient IV
Hepatosplenomegalie	+	+	+	+
Anämie	+	+	+	+
Thrombozytopenie	+	+	+	+
Pathol. Frakturen	+	+	–	–
Osteomyelitis	–	–	–	+
Makrozephalus	(+)	–	+	–
Hydrozephalus	–	–	–	–
Intrazerebr. Verkalkungen	–	–	–	–
Kompression der Hirn-Nerven I, III, VII, VIII				
– Optikusatrophie	(+)	+	–	–
– Taubheit	(+)	(+)	?	?
– Lähmung der mimischen Muskulatur	–	–	–	+
– Strabismus	+	+	+	–
Retardierte körperl. Entwicklung	+	+	+	–
Entwicklungsverz. der Zähne u. schwere Karies	?	–	+	?

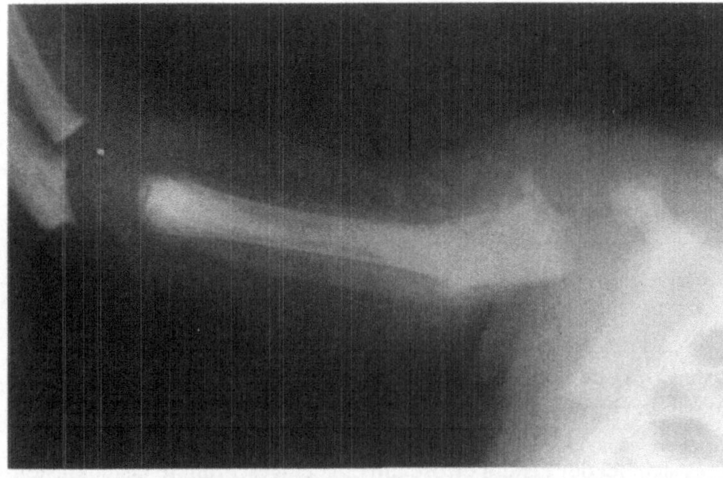

Abb. 1. Maligne frühinfantile Osteopetrose. Humerus eines 8 Wochen alten weiblichen Säuglings. Pathologische Fraktur und deutliches „Bone-in-bone"-Phänomen des hochgradig sklerosierten Knochens

Patienten und Therapieansätze

Bei unseren vier Patienten fanden wir zum Großteil die in der Literatur beschriebenen Symptome vor (Tab. 2). Abbildung 1 zeigt eine Humerusfraktur des Patienten I mit bereits gut sichtbarer Kallusbildung. Erkennbar ist auf diesem Bild außerdem das sogenannte „Bone in bone"-Phänomen, als Ausdruck der Sklerosierung des gesamten Skeletts, welches als diagnostisch wertvolles Kriterium beschrieben wird (Buyse 1990; Färber u. Heldrich 1980). Bei der Behandlung der frühinfantilen malignen Osteopetrose stellt die Knochenmarkstransplantation das Mittel der Wahl dar (Coccia 1980; Cremer 1982). Ein einheitliches konservatives Therapiekonzept gibt es nicht. Einige Autoren propagieren den Einsatz Ca-armer Diät in Verbindung mit Cellulosephosphat. Durch das verminderte Mineralsalzangebot soll ein mineralarmer Knochen gebildet werden, welcher zur Blutneubildung fähig ist (Cremer 1982; Dorantes et al. 1986).

Eine ergänzende Therapiemöglichkeit stellt Rocaltrol dar, welche auf der Basis der Osteoblastenstimulation wirkt. Der genaue Pathomechanismus ist zwar nicht bekannt, man konnte jedoch morphologisch nachweisen, daß sowohl Osteoklasten als auch Konozyten während der Therapie von einer inaktiven in eine aktive Form übergehen (Key et al. 1984).

Medikamente, welche in der Therapie der Osteopetrose bereits längere Tradition haben, sind Prednison und Parathormon. Mit einer Dosierung des Prednisons von 1–2 mg/kg/die kommt es zu einem Abfall der extramedullären und einem Anstieg der intramedullären Hämatopoese (Dorantes et al. 1986). Parathormon wirkt über die Freisetzung lysosomaler Enzyme, welche die Auflösung mineralisierten Knochengewebes bewirken, und fördert außerdem die Entstehung der Osteoklasten und Makrophagen (Glorieux 1982; Gupta 1986).

Ein neuer Therapieansatz ist das γ-Interferon, welches über eine allgemeine Zellstimulation wirkt. Angewandt in Kombination mit Rocaltrol und Ca-armer Kost kann es deren Wirksamkeit deutlich steigern (Elster et al. 1992).

Insgesamt ist festzustellen, daß die beschriebenen Therapieerfolge sehr unterschiedlich ausfallen. Man kann vermuten, daß dies an der Heterogenität des Krankheitsbildes liegt. Es ist offen, bei welchen Schweregraden und unter welchen Voraussetzungen welche Therapieerfolge erzielt werden können.

Bei unseren Kindern konnte aus verschiedenen Gründen keine Knochenmarkstransplantation durchgeführt werden. Es wurde lediglich konservativ behandelt. Bei den Patienten I, III und IV handelte es sich um Kinder mit frühinfantiler, maligner Form der Osteopetrose, bei Patient II hingegen lag eine eher milde Form der Erkrankung vor. Alle Kinder benötigten wegen einer ausgeprägten Anämie wiederholte Bluttransfusionen.

Die Patienten III und IV wurden therapeutisch lediglich regelmäßig auftransfundiert. Bei Patient III handelte es sich um ein vier Jahre altes Ausländerkind, welches vorzeitig in die Heimat zurückkehren mußte. Patient IV war ein drei Monate alter Säugling, der uns zuletzt im Alter von vier Jahren in sehr schlechtem Allgemeinzustand vorgestellt wurde und kurze Zeit später in einer auswärtigen Klinik verstarb. Patientin IV war ein acht Wochen alter Säugling, der uns zur Diagnostik und Betreuung zuverlegt wurde. Initial behandelten wir mit Rocaltrol in steigender Dosis und Ca-armer Kost. Darunter entwickelten sich jedoch massive wässrige Durchfälle, die im Zusammenhang mit der Rocaltroldosis standen. Wir mußten die Therapie daraufhin absetzen. Ein Behandlungserfolg hatte sich bis dahin weder klinisch noch laborchemisch gezeigt. Es wurde ein weiterer Therapieversuch mit Decortin H unternommen. Kurz darauf kam es jedoch zum Auftreten von Rippenserienfrakturen, das Kind mußte beatmet werden und verstarb im Alter von fünf Monaten.

Im Gegensatz dazu handelte es sich beim Patienten II um einen heute fünfjährigen Jungen, bei dem im Säuglingsalter primär die Diagnose einer frühinfantilen, malignen Osteopetrose gestellt wurde. Behandelt mit Rocaltrol und Prednison entwickelte er sich jedoch so gut, daß man davon ausgehen kann, daß es sich bei ihm doch eher um eine mildere Form der Erkrankung handelt. Sein Hauptproblem stellen heute die wiederholt auftretenden pathologischen Frakturen dar, hämatologische Komplikationen treten keine auf.

Zusammenfassung

Aufgrund unserer Erfahrungen und Literaturrecherchen kann man sagen, daß bei der frühinfantilen malignen Osteopetrose die Knochenmarktransplantation die Therapie der Wahl darstellt. Ist diese jedoch nicht möglich oder liegt eine leichtere Form der Erkrankung vor, so kann trotz der von uns beobachteten Nebenwirkung primär Rocaltrol in steigender Dosierung bis zu 16 micg/d zum Einsatz kommen. Unterstützend stehen Ca-arme Kost und seit neuestem auch γ-Interferon zur Verfügung. Führt dieses Konzept nicht zum Erfolg, so sollte mit Prednison oder Parathormon behandelt werden.

Literatur

Albers-Schönberg H (1904) Röntgenbilder einer seltenen Knochenerkrankung. MMW 51: 365–369

Buyse ML (1990) Osteopetrosis. In: Birth defects encyclopedia. Center for Birth Defects Informations Services, pp 1331–1334

Coccia BF (1980) Successful-bone marrow transplantation for infantile malignant osteopetrosis. N Engl J Med 302/13: 701–708

Cremer HJ (1982) Therapeutische Möglichkeiten bei der frühinfantilen malignen Form der Osteopetrose. Monatsschr Kinderheilkd 130: 857

Dorantes LM, Mejia AM, Dorantes S (1986) Juvenile osteopetrosis: effects on blood and bone of prednisone and a low calcium, high phosphate diet. Arch Dis Child 61/7: 666–670

Elster AD, Theros EG, Key L, Stanton C (1992) Autosomal recessive osteopetrosis: bone marrow imaging. Radiology 182: 507–514

Färber D, Heldrich A (1980) Osteopetrosis. Frühinfantile maligne Form. Pädiatr Prax 22: 493–497

Glorieux FH (1981) Induction of bone resorption by parathyroid hormone in congenital malignant osteopetrosis. Metab Bone Dis Relat Res 3/2: 143–150

Gupta D (1986) Endokrinologie der Kindheit und Adoleszenz. Thieme, Stuttgart

Koinzidenz von hereditärer Osteo-onycho-Dysplasie und rheumatoider Arthritis

W. Brückle

Rheumaklinik, Bahnhofstr. 9, 31542 Bad Nenndorf

Die hereditäre Osteo-onycho-Dysplasie (HOOD) wurde erstmals 1820 von de Chatelain beschrieben und von Little (1897) als vererbbare Erkrankung erkannt. Die seltene, autosomal-dominant vererbte Erkrankung manifestiert sich in unterschiedlich ausgeprägter Form in jeder Generation. Charakteristische Nagelanomalien führten zu der synonymen Bezeichnung Nagel-Patella-Syndrom. Als weitere Kardinalsymptome gelten Gelenkdysplasien, die vor allem an Knie-, Ellenbogen- und Handgelenken gefunden werden, Entwicklungsstörungen der Beckenanteile sowie Nierenfunktionsstörungen (Spörri 1990). Letztere sind für die Prognose des Patienten relevant, tritt doch bei etwa 13% der Patienten, teilweise schon im Kindesalter, eine progressive Niereninsuffizienz auf dem Boden einer unspezifischen chronischen Glumerulonephritis auf.

Kasuistik

Die Hospitalisation der 68jährigen Patientin erfolgt zur Abklärung eines „Polyarthritis-Verdachtes". Sie klagt seit mehreren Jahren über belastungsabhängige Kniegelenkschmerzen, die in den letzten Monaten mit deutlichen Schwellungen einhergegangen sind. Zudem bestehen seit längerer Zeit schmerzhafte Schwellungen in Handgelenken und Ellenbogen sowie eine ausgeprägte beidseitige Morgensteifigkeit der Finger für etwa 30 min. Familiär seien in der Familie seit mehreren Generationen deformierte Nägel bekannt sowie Kniegelenksprobleme bei Bruder und Sohn der Patientin.

Die allgemein-internistische Untersuchung zeigt keine Auffälligkeiten bis auf eine bilaterale, symmetrische Dystrophie der Daumennägel und fehlende Lunulae (Abb. 1).

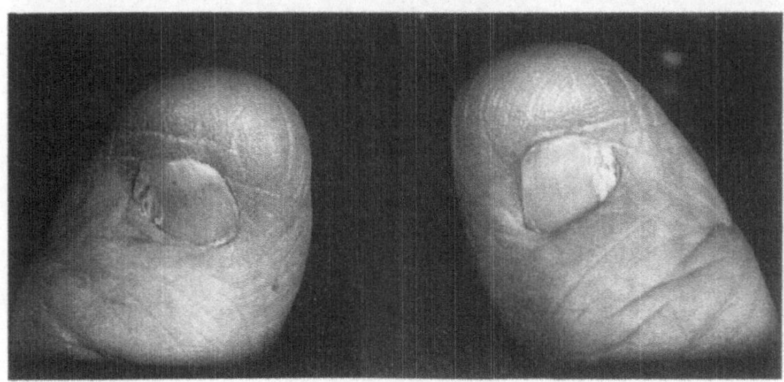

Abb. 1. Nageldysplasie bei HOOD

Die Kniegelenke stehen beidseits in Varusfehlstellung, zeigen abnorme Konturen und nach lateral subluxierte Patellae. Eine Synovialitis und ein deutlicher Gelenkerguß ist beidseits tastbar. Bei Bewegung wird ein deutliches Krepitieren hörbar. Die Beweglichkeit (Flexion/Extension) ist rechts auf 90/10/0 Grad, links auf 100/0/0 Grad eingeschränkt. Beide Ellenbogengelenke zeigen eine synovitische Schwellung, endgradigen Bewegungsschmerz mit Extensions- und Supinationsdefizit von 15 Grad. Im Bereich der rechten Ulna ist gelenknah ein derber Knoten palpabel. Beide Handgelenke zeigen rechts mehr als links eine deutliche synovitische Schwellung und Druckschmerzhaftigkeit. Synovitis und Druckschmerz finden sich auch im Bereich der Fingergrundgelenke 2 und 3 rechts, während im Bereich der Fingerendgelenke derbknotige Verdickungen tastbar sind. Der Faustschluß ist beidseits mit Mühe möglich, das Gänslen-Zeichen an beiden Händen positiv.

Druckschmerz und Schwellungen finden sich auch im Bereich der Zehengrundgelenke. Alle übrigen Gelenke sind altersgemäß beweglich und ohne Entzündungszeichen.

Die Laboruntersuchungen ergaben deutlich erhöhte Entzündungsparameter: BSR 54/90 mm/h, CRP 5,3 mg% (Norm bis 0,5). Im Blutbild diskrete Anämie, blutchemische Werte ohne Auffälligkeiten.

Rheumafaktor (Latexfixationstest) 1:10.240, Waaler-Rose 1:4096, antinukleäre Faktoren negativ, zirkulierende Immunkomplexe (Ci-q-Bindung) 41%, Complement C3 und C4 im Normbereich. HLA-B27 negativ.

Synoviaanalyse rechtes Knie: Leukozyten 6350 (77% Polymorphkernige, 23% Lymphozyten und Monozyten). 36% Rhagozyten. Viskosität deutlich vermindert.

Bildgebende Verfahren

Röntgen: Genua vara, Lateralisation hyperplastischer Patellae, ausgeprägte Femoropatellararthrose beidseits. Schwere, medial betonte Gonarthrose. An den Ellenbogen ebenfalls schwere degenerative Veränderungen links mehr als rechts sowie kleinzystische Aufhellungen. Das Capitulum humeri fehlt und die subluxierten Radiusköpfchen stellen sich deutlich hypoplastisch dar (Abb. 2).

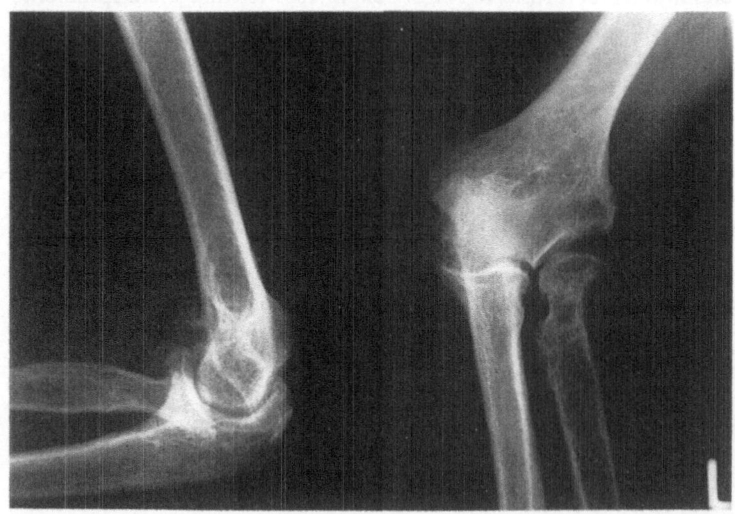

Abb. 2. Ellbogendysplasie bei HOOD

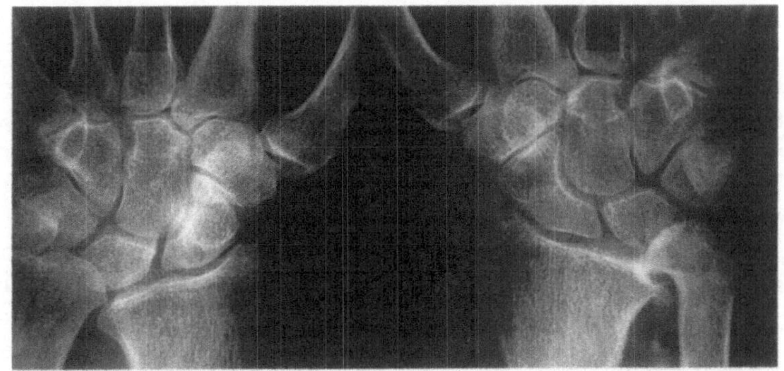

Abb. 3. Sekundäre Arthrose im Radio-Ulnargelenk bei HOOD

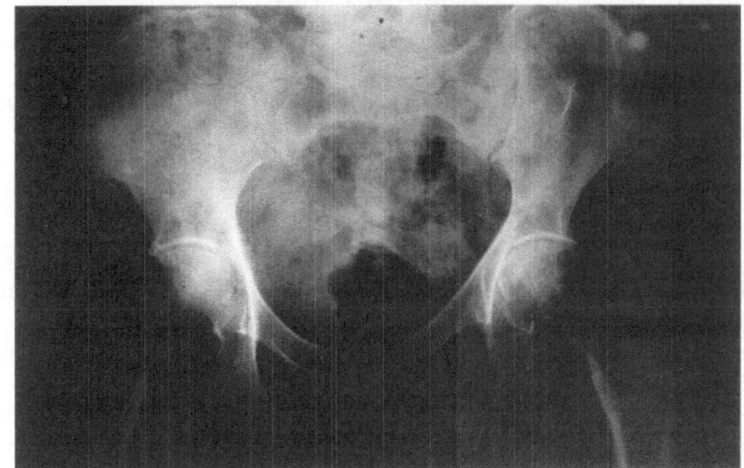

Abb. 4. Beckenasymmetrie bei HOOD

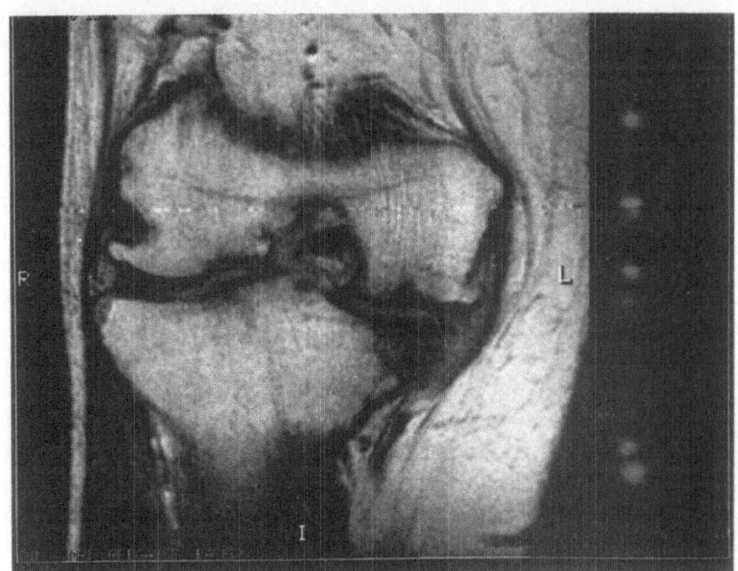

Abb. 5. Kernspintomographie: Knöcherne Usuren und Pannusformation bei fortgeschrittener chronischer Polyarthritis

An den Händen besteht eine schwere Arthrose des distalen Radioulnargelenks mit Ulna-plus-Variante und dorsaler Subluxation des Ulnaköpfchens beidseits (Abb. 3). Heberden- und Bouchardarthrose beidseits, keine sicheren entzündlichen Veränderungen. An den Füßen ebenfalls keine sicheren Entzündungszeichen. Im Bereich des Beckens asymmetrische Entwicklung mit Hypoplasie der linken Beckenschaufel und kompensatorischer Hyperplasie der linken Sakrumhälfte (Abb. 4). Deformität des kleinen Beckens. Angedeutete Iliakalhörner links mehr als rechts. Lumbosakrale Übergangsstörung.

Kernspintomographie linkes Kniegelenk: Ossäre Usurierungen, Pannusformation, degenerative Veränderungen des medialen, nur rudimentär entwickelten Meniskus (Abb. 5).

3-Phasen-Szintigraphie mit Tc 99m: Kombinierter Weichteil- und Knochenbefall, hauptsächlich der großen Gelenke. Intensive Mehranreicherung im Bereich beider Ellenbogen, der Knie- und Handgelenke, geringer ausgeprägt der Fingergrund- und Mittelgelenke, vereinbar mit einer chronisch entzündlichen Gelenkerkrankung.

Arthrosonographie der Kniegelenke: Deutlicher fibrinreicher Gelenkerguß und Synovialisverdickung beidseits, kleine Bakerzysten beidseits.

Histologisch läßt sich der Verdacht auf einen Rheumaknoten im Bereich des rechten Ellenbogens bestätigen.

Diskussion

Bei der beschriebenen Patientin läßt sich eine HOOD, die über 4 Generationen nachzuweisen ist, diagnostizieren. Eine Nierenmitbeteiligung ist nicht nachzuweisen. Zusätzlich besteht eine seropositive chronische Polyarthritis mit Rheumaknoten, die histologisch bestätigt werden können.

In der Literatur werden 3 Patienten mit einer entzündlichen Gelenkaffektion bei HOOD aufgeführt. Raman und Haslock (1983) berichten über eine Patientin mit „diffuser entzündlicher Polyarthropathie“, die einen „Tennisellenbogen“ aufwies, der auf eine Corticoid-Injektion gut ansprach. Die zweite Patientin der gleichen Autoren gab eine Morgensteifigkeit von 2 Stunden an, jedoch läßt sich weder anhand der Laborparameter noch der Röntgenuntersuchungen eine entzündlich-rheumatische Erkrankung nachvollziehen. Ein dritter Patient wird von Crook et al. (1987) beschrieben. Im 57. Lebensjahr trat zu einer HOOD eine nekrotisierende Vaskulitis mit seronegativer Polyarthritis. Eine Morgensteifigkeit von 4 Stunden wird beschrieben. Es bestand eine Nephropathie mit 2,2 g Eiweißausscheidung pro Tag, eine Niere war wegen glomerulosklerotisch bedingter Atrophie 3 Jahre zuvor entfernt worden. Die Blutsenkung betrug 100 mm in der 1. Stunde, Rheumafaktoren, antinukleäre Faktoren, Kryogloboline und verändertes Komplement sowie zirkulierende Immunkomplexe waren nicht nachweisbar. So ist auch hier die Diagnose einer gesicherten chronischen Polyarthritis wenig wahrscheinlich.

Bei elektronenmikroskopischen Untersuchungen nach Nierenbiopsien von HOOD-Patienten wurden Ablagerungen kollagenähnlicher Fibrillen in einer verdickten glomerulären Basalmembran entdeckt (Ben-Bassat et al. 1971; Taguchi et al. 1988), die als abnormes Kollagen interpretiert wurden. Ähnliche Befunde erhoben Browning et al. (1988) und fanden in den glomerulären Kapillarschlingen eine starke Immunfluoreszenzfärbung für IgM, schwächer für andere Immunglobuline. Als Erklärung wurde ein Autoimmunprozeß postuliert, welcher durch ein antigen wirkendes, abnormes Kollagen stimuliert wird und u.a. zur Nephropathie führt.

Somit ergaben sich für uns Überlegungen, ob die HOOD und die bei der gleichen Patientin aufgetretene entzündliche Gelenkerkrankung auf einer gemeinsamen Grundlage beruhen und ein genetisch bedingt anormales Protein als Antigen wirkt, wie wir es von mikrobiellen Bestandteilen bei den reaktiven Arthritiden kennen und wie es bei anderen entzündlich rheumatischen Erkrankungen, so auch der chronischen Polyarthritis, weiterhin vermutet wird.

Nach dem Stand der Erkenntnis muß dieser Zusammenhang verneint werden.

Literatur

Ben-Bassat M, Cohen L, Rosenfeld J (1971) The glomerular basement membrane in the nail-patella-syndrome. Arch Path 92: 350–355

Browning NC, Weidner N, Lorenth WB (1988) Renal histopathology of the nail-patella syndrome in a two-year old boy. Clin Nephrol 29: 210–213

Crook AD, Bashar-Kahaleh M, Powers JM (1987) Vasculitis and renal disease in nail-patella-syndrome. Case report and literature review. Ann Rheum Dis 46: 562–565

Little EM (1897) Congenital absence or delayed development of the patella. Lancet 2: 781–784

Raman D, Haslock I (1983) The nail-patella-syndrome. A report of two cases and a literature review. Br J Rheumatol 22: 41–46

Spörri PM (1990) Hereditäre Osteo-onycho-dysplasie (Nagel-Patella-Syndrom). Inauguraldissertation, Basel

Taguchi T, Takebayashi S, Nishimura M, Tsuru N (1988) Nephropathy of nail-patella syndrome. Ultrastruct Pathol 12: 175–183

III. Knochentransplantate und Knochenersatzstoffe

A. Knochentransplantate

Bedeutung der Knochentransplantation in der orthopädischen Chirurgie (Übersichtsreferat)

B.-D. Katthagen

Orthopädische Klinik, Städtische Kliniken, Beurhausstr. 40, 44137 Dortmund

Die *spontane Knochenregeneration* bei Knochendefekten ist begrenzt und abhängig von der Defektgröße, dem Alter des Patienten, der Lokalisation des Defektes im spongiösen oder diaphysären Bereich, der örtlichen Durchblutung und einem eventuell noch erhaltenen Periostschlauch, zusammengefaßt von der biologischen Qualität des Knochendefektes.

Die Bedeutung der Knochentransplantation in der orthopädischen Chirurgie ergibt sich aus ihrer Häufigkeit und vor allem ihrer Notwendigkeit bei fast allen größeren Operationen. Bei ca. 15% aller Operationen in der orthopädischen Chirurgie werden Knochentransplantate benötigt.

Hauptanwendungsgebiete sind Frakturen, Pseudarthrosen, Tumoren, Spondylodesen, Prothesenwechseloperationen, Knochennekrosen, die Behandlung der Hüftdysplasie, Knochendefekte bei rheumatischen Erkrankungen und z.T. Osteotomien und Arthrodesen.

Dabei stehen sowohl nach ihrer biologischen Wertigkeit als auch der Häufigkeit der Anwendung *autogene Knochentransplantate* ganz im Vordergrund. Sie werden meist vom Beckenkamm des Patienten entnommen. Mitunter können die bei der Operation resezierten Knochenanteile wiederverwendet werden, so z.B. bei der Prothesenimplantation, bei Osteotomien und Arthrodesen. Alternative Entnahmeorte sind der Tibiakopf, die Fibula, Rippe, ausnahmsweise der Trochanter major und bei Operationen an der oberen Extremität gelegentlich der Radius und das Olekranon. Die Gewinnung autologer Knochentransplantate ist meist chirurgisch einfach möglich, vergrößert aber den operativen Aufwand und ist mit oft unterschätzten Risiken und Komplikationsmöglichkeiten am Entnahmeort verbunden.

Die bei der *Knochentransplantation wirksamen Mechanismen* sind die vom Transplantat ausgehende *Osteogenese*, die *Osteoinduktion* und die *Osteokonduktion*. Nur autogene Spongiosatransplantate beinhalten eine osteogenetische Potenz. Das heißt, nur autogene Knochentransplantate können überleben und ausgehend vom Transplantat eine Knochenneubildung bewirken. Unter der Osteoinduktion versteht man den Umwandlungsprozeß unspezifischer ubiquitär vorhandener Mesenchymzellen in Osteoblasten vermittels eines spezifischen Stimulus. Unter Osteokonduktion wird die durch das Transplantat begünstigte, aber vom Lager ausgehende Knochenneubildung verstanden. Hierbei wandern aus dem Transplantatlager perivaskuläres Gewebe, Blutgefäße, Osteoblasten und Bindegewebe in das Transplantat ein. Dabei soll das Transplantat im Sinne eines „Leitschieneneffektes" die vom Lager ausgehende

Knochenregeneration fördern. Allogene Knochentransplantate können mit dem ortständigen Knochen eine direkte biologische Verbindung eingehen, sie werden von körpereigenem Gewebe umwachsen und im Zuge des sog. „schleichenden Ersatzes" vom Körper langsam ab- und durch körpereigenes Gewebe wieder aufgebaut.

Bei den autogenen Knochentransplantaten unterscheidet man die *freie Transplantation* spongiöser oder kortikospongiöser Knochenanteile von den gefäßgestielten oder mittels mikrovaskulärer Reanastomosierung vaskularisierten segmentalen oder ossär-musculocutanen Transplantaten. Die mikrovaskuläre Transplantation allogener Knochentransplantate hat aufgrund heftiger immunologischer Abwehrreaktionen mit baldiger Nekrose der transplantierten Blutgefäße, von einzelnen klinischen Versuchen abgesehen, bisher noch keine Bedeutung gewonnen. Die hier immer erforderliche Immunsuppression ist bei Tumoroperationen nicht möglich und bei anderen Indikationen in der orthopädischen Chirurgie kaum vertretbar.

Allogene Knochentransplantate werden deswegen in spongiöser, kortikospongiöser oder osteochondraler Form meist als freie Transplantate verwendet. Hauptindikationen für allogene Knochentransplantate sind v.a. die heute immer häufiger werdenden Prothesenwechseloperationen, besonders an der Hüfte, gelegentlich auch am Kniegelenk, Wiederherstellungsoperationen nach Knochentumoren und Gelenkdefekten, v.a. am Kniegelenk nach Unfall oder bei großen osteochondralen Dissekaten. Allogene Knochentransplantate werden meist im Tiefkühlschrank dreifach steril verpackt, am günstigsten bei −80°C in sog. Knochenbanken gelagert. Sie stammen meist vom Lebendspender in Form von bei der Hüftprothesenimplantation anfallenden Femurköpfen, gelegentlich in Form von Osteotomiekeilen und bei Knieprothesenimplantationen anfallenden Gelenkresekaten. Für größere Knochendefekte werden auch Knochen vom Organspender gewonnen (vor allem Femur, Tibia, Humerus und das Kniegelenk).

Allogene Knochentransplantate können die Transplantation nicht überleben; aufgrund immunologischer Abwehrreaktionen kommt es zur Nekrose der Transplantate. Erstaunlicherweise können aber die nekrotischen Knochenanteile einen direkten biologischen Anschluß zum körpereigenen Knochen bekommen und von körpereigenem Knochen umwachsen werden. Daher ist es möglich, daß auch diese nekrotischen Knochenanteile eine biomechanische Funktion übernehmen und eine Belastung der Extremität ermöglichen. Ein dauerhafter Erfolg ist nur bei langsamem Ersatz bzw. Durchwachsung mit körpereigenem Knochen möglich. Ansonsten kommt es zur Ermüdungsfraktur oder Resorption der Fremdknochentransplantate.

Hauptproblem der allogenen Knochentransplantate ist aber das Risiko der Übertragung bakterieller oder viraler Infektionen. Die *bakterielle Kontamination* spielt besonders bei allogenen Knochentransplantaten vom Organspender eine bedeutende Rolle. Je nach Sorgfalt der Untersuchung und Empfindlichkeit des Nachweisverfahrens können in einem sehr hohen Prozentsatz bei Knochentransplantaten vom Organspender bakterielle Kontaminationen nachgewiesen werden. Diese Kontaminationen führen bei Großtransplantaten tatsächlich auch zu einer erhöhten Infektrate und stellen daher ein schwerwiegendes Problem dar. Am gefürchtetsten ist heute das *Risiko der Übertragung einer viralen Infektion*, wobei neben der Hepatitis vor allem Aids eine große Rolle spielt. Da die vom Lebendspender verwendeten Femurköpfe meist jenseits des 60. Lebensjahres gewonnen werden und in dieser Altersgruppe aufgrund ausweislich epidemiologischer Daten die HIV-Durchseuchung sehr gering ist, spielt hier bei Verwendung dieser Transplantate und sorgfältiger Untersuchung der Spender mit Anamnese, klinischer Untersuchung und serologischer Testung die HIV-Infektion aber noch kaum eine Rolle. Anders ist die Situation bei Gewinnung von Transplantaten von jüngeren Lebendspendern und v.a. bei Knochentransplantaten vom Organspender. Hier versucht man, entweder durch Wärmebehandlung, Gammmasterilisation oder mittels chemischer Verfahren eine *Desinfektion der Knochentransplantate* zu erreichen. Die Wärmebehandlung mittels Autoklavierung führt zu einem biologisch und biomechanisch minderwertigen Material und kann deswegen allenfalls als Notbehelf dienen. Schonendere Wärmebehandlungsverfahren erhalten demgegenüber den Großteil der biomechanischen Eigenschaften und sollen auch die biologischen Eigenschaften nur gering beeinflussen. Unter der Gammasterilisation verlieren die Knochentransplantate ca. 50% ihrer mechanischen Festigkeit, und das chemische Desinfektionsverfahren ist sehr umstritten. Aus diesen Gründen ist die Häufigkeit der Anwendung allogener Knochentransplantate zurückgedrängt worden.

Aufgrund der Probleme allogener Knochentransplantate stehen heute auch *Knochenersatzmaterialien* in der Diskussion. Im Unterschied zum definitiven oder temporären Knochenersatz mittels Gelenkendoprothesen oder Knochenzement ist hier der sog. regenerative Knochenersatz mit künstlichen oder natürlichen Calciumphosphaten, dem sog. „bone morphogenetic protein", und autogener Knochenmarktransplantation gemeint. An der oberen Extremität kann oft auch eine Verkürzung in Kauf genommen werden. Bei größeren Segmentdefekten oder Extremitätenverkürzungen ist heute auch die Knochenneubildung im Rahmen des sog. *Kallusdistraktionsverfahrens* möglich. Es wird hier eine Osteotomie im metaphysären oder diaphysären Bereich durchgeführt und mittels externer Klammer- oder Ringfixateure nach einer Latenzzeit von etwa einer Woche dann eine Distraktion von ca. 1 mm pro Tag eine Knochenneubildung in dem entstehenden Defekt bewirkt. Durch einen „Segmenttransport" kann ein Knochenabschnitt in einen Knochendefekt verschoben werden, wobei sich der im Zuge des Transportes entstehende neue Knochendefekt mit Kallus füllt.

Seit Beginn der operativen Chirurgie steht die Knochentransplantation in der wissenschaftlichen Diskussion. Aktuell interessieren heute besonders folgende Problemkreise: die Sicherheit der Knochenbanken, Verfahren zur Desinfektion von Fremdknochentransplantaten, die Knorpelkonservierung osteochondraler Transplantate, die Beherrschung der immunologischen Abwehrreaktion gegen allogene Transplantate und die Beurteilung des biologischen Transplantateinbaues mit modernen bildgebenden Verfahren. Auf dem Gebiete der Knochenersatzmaterialien wurde in den vergangenen 15 Jahren viel Grundlagenarbeit geleistet. Vielerorts stehen diese Materialien in der klinischen Prüfung, und anhand der Behandlungsergebnisse wird man für die Zukunft die empfehlenswerten Anwendungsgebiete erarbeiten müssen. Auf dem Forschungsgebiet der Knocheninduktion mit dem „bone morphogenetic protein" warten wir auf ein klinisch anwendbares Präparat.

Die Knochentransplantation wird auch in Zukunft als „Schlüsseltechnik" für die meisten größeren Operationen der orthopädischen Wiederherstellungschirurgie sowohl in der klinischen als auch in der Grundlagenforschung eine zentrale Rolle spielen.

Einsatzmöglichkeiten allogener Spongiosatransplantate. Erfahrungen der Knochenbank der Orthopädischen Universitätsklinik Heidelberg

B. Fromm, R. Pauschert und F.-U. Niethard

Orthopädische Universitätsklinik Heidelberg, Schlierbacher Landstr. 200a, 69118 Heidelberg

Einleitung

Um die Wertigkeit allogener Spongiosatransplantationen festzustellen, haben wir im Krankengut der Orthopädischen Universitätsklinik Heidelberg die Fälle der Jahre 1980 bis 1990 nachuntersucht. Hierbei waren folgende Fragestellungen von besonderem Interesse:

- In welcher Anzahl und bei welchen Indikationen wurde in der orthopädischen Universitätsklinik Heidelberg allogene Spongiosa transplantiert?
- Ist diese Anzahl rückläufig?
- Wie hoch ist der Anteil nicht verwendungsfähiger Spongiosa und aus welchen Gründen?
- Welcher logistischen und technischen Voraussetzungen bedarf es heute, Knochen allogen zu transplantieren?
- Welchen Einfluß hat die Aids-Diskussion auf Art und Anzahl der allogenen Spongiosatransplantationen?

Material und Methode

Ausgewertet wurden die Protokolle der Jahre 1980 bis 1990, die in der Knochenbank der orthopädischen Universitätsklinik Heidelberg bei jeder Spongiosaentnahme und -implantation angelegt wurden. Im Rahmen der präoperativen Diagnostik wurden bei den Spongiosaspendern folgende Blutuntersuchungen durchgeführt: Hämoglobin, Leukozytenzahl, BKS, Differentialblutbild, Bilirubin, alkalische Phosphatase, Transaminasen, Hepatitisserologie und (seit 1987) HIV-Antikörper. Zu letzterem gibt der Patient schriftlich seine Zustimmung.

Intraoperativ werden stark osteoporotisch, zystisch oder nekrotisch durchsetzte Hüftköpfe ausgeschieden, ein Abstrich wird entnommen. Die Knochenspende wird von anhängenden Weichteilen befreit, steril in einen Glasbehälter mit eingeschliffenem Deckel gegeben und mit Heftpflaster verschlossen. Spülungen mit antibiotischen Zusätzen werden bei der Entnahme nicht durchgeführt.

Die Aufbewahrung der entnommenen Transplantate erfolgt in der Knochenbank bei einer konstanten Temperatur von −90° Celsius, die Lagertemperatur ist über ein Minimum-Maximum-Thermometer abgesichert. Die Knochenbank ist an ein Notstromaggregat angeschlossen, mit einer Alarmsicherung ausgestattet und verschlossen. Bei positivem intraoperativem Abstrichergebnis oder auffälliger Blutserologie des Spenders wird der Hüftkopf verworfen. Die maximale Lagerungsdauer der entnommenen Hüftköpfe in der Knochenbank wurde auf sechs Monate festgesetzt, gelangten die Knochenspenden bis dahin nicht zur Implantation, so wurden sie verworfen.

Vor der geplanten Spongiosatransplantation werden die ausgewählten Hüftköpfe im Operationssaal aufgetaut und in warme Ringerlösung unter Zusatz von 1 Mio. I.E. Penicillin gelegt. In Übereinstimmung mit der aktuellen Literatur werden Blutgruppen- oder Histokompatibilitätsunterschiede nicht berücksichtigt, auf die Rhesuskompatibilität wird bei Empfängerinnen im gebärfähigen Alter geachtet. Mittels oszillierender Säge wird nun die Kortikalis vom Hüftkopf entfernt, die gewonnene Spongiosa wird mechanisch zerkleinert und zur Reinigung von Blut- und Fettzellen erneut in warmer Ringerlösung gewaschen.

Ergebnisse

Alle Spongiosaspenden der orthopädischen Universitätsklinik Heidelberg stammen von Kopf- und Halsresektionen der Hüfte, die im Rahmen der Endoprothetik durchgeführt wurden. Zwischen 1.1.1980 und 31.12.1990 wurden 930 Hüftköpfe entnommen und als Spongiosatransplantate der Knochenbank zugeführt. Ursächlich für die Hüftkopfentnahme waren überwiegend Coxarthrosen und Schenkelhalsfrakturen. 58% der entnommenen Hüftköpfe konnten als Spongiosatransplantate wiederverwendet werden, entsprechend wurden 42% der in die Knochenbank eingebrachten Hüftköpfe verworfen. Ursächlich für die hohe Verlustrate ist in 21,6% der Fälle das Fehlen einer kompletten Blutserologie und in 11,5% ein positiver Keimnachweis bei Hüftkopfentnahme. In 6,8% wurde die Lagerungsdauer von sechs Monaten überschritten und die Spongiosaspende verworfen. Eine positive Blutserologie (Hepatitis, Lues) fand sich lediglich bei 14 von 930 Spendern (1,5%).

Die 539 Hüftköpfe, die im gleichen Zeitraum als Spongiosaspenden wiederverwendet wurden, gelangten überwiegend in der Wirbelsäulenchirurgie, beim künstlichen Gelenkersatz und in der Tumorchirurgie zum Einsatz. Vergleicht man die Anzahl der Spongiosatransplantationen vor und nach dem Einsetzen der Aids-Diskussion im Jahre 1987, so zeigt sich anhand unserer Transplantationszahlen eine Abnahme innerhalb der letzten Jahre von 21,6%.

Diskussion

Die Durchführung der Spongiosatransplantationen in der orthopädischen Universitätsklinik Heidelberg entspricht im wesentlichen den „Richtlinien zum Führen einer Knochenbank" des wissenschaftlichen Beirates der Bundesärztekammer vom 8.1.1990.

Hierin wird eine Lagerungstemperatur von mindestens −30° Celsius empfohlen. In unserer Klinik werden die Spongiosatransplantate jedoch bei wesentlich tieferen Temperaturen (−90° Celsius) aufbewahrt. In der Literatur gibt es hierzu widersprüchliche Angaben. Während Busch und Garber (1948) Temperaturen von −25° bis −40° Celsius empfehlen, konnte Bürkle de la Camp (1954) nachweisen, daß höhere Temperaturen durch Fettsäurebildung, Auftreten von Kristallen und Proteindenaturierung sich nachteilig auswirkten. Erst bei Temperaturen von −50° Celsius fand er alles Gewebswasser gefroren. Thakhavieva et al. (1974) und Thielemann et al. (1978) untersuchten die Stoffwechselvorgänge im gefrorenen Knochen mittels NMR und fanden aufgrund der Mobilität der Wassermoleküle den Knochenmetabolismus bei −25° Celsius nicht vollständig unterdrückt. Wellmitz et al. (1977) maß am kältekonservierten Knochen den Gehalt an Hydroxyprolin, welches mit 14% die häufigste Aminosäure des Kollagens darstellt, und fand eine Abnahme auf 73% des Frischwertes nach drei Monaten. Dabei zeigten sich Temperaturen von −70° Celsius geringfügig besser als −28°. Zusammenfassend läßt sich sagen, daß die Reduktion der osteoaktiven Substanz, die kollagengebunden ist (Urist et al. 1973), bei −70° Celsius langsamer abläuft als bei höheren Temperaturen. Da die kommerziell erhältlichen Tiefkühltruhen ohne größeren Mehraufwand eine Dauerbetriebstemperatur von −90° Celsius zulassen, lagern wir unsere Knochentransplantate bei dieser Temperatur.

Die Expertenkommission schreibt: „Ein HIV-Test sollte grundsätzlich drei Monate nach der Knochenentnahme durchgeführt werden, obgleich sich in der Praxis nicht unerhebliche Schwierigkeiten ergeben können". Da die Latenzzeit der zur Zeit erhältlichen HIV-Tests drei Monate beträgt, kann mit einer kurz vor der Operation bzw. vor der Hüftkopfentnahme durchgeführten HIV-Antikörpertestung eine Infektion nicht mit 100%iger Sicherheit ausgeschlossen werden. Weltweit ist bisher nur ein einziger sicher dokumentierter Fall einer Serumkonversion durch eine HIV-infizierte allogene Knochenspende bekannt. Das Wiedereinbestellen der Patienten drei Monate nach Spongiosaentnahme gestaltet sich aufgrund logistischer Probleme schwierig (Wohnortentfernung der Patienten zum Krankenhaus, Kuraufenthalte, fehlende Akzeptanz der Patienten). Eine Verbesserung der Rücklaufquoten kann durch eine entsprechende Information des Haus- bzw. des weiterbehandelnden Arztes erreicht werden, der dann die zweite Testung vornimmt und das Serumröhrchen zur Testauswertung an die Klinik weiterleitet. Diese aus virologischer Sicht notwendige zweite Testung führt jedoch im klinischen Alltag zu einer erheblichen Reduktion der zur Verfügung stehenden Spongiosa, wie wir anhand unserer Zahlen belegen können:

Vergleicht man die Anzahl der durchgeführten Spongiosatransplantationen der Jahre 1980–1987 und 1988–1990 – also vor und nach dem Einsetzen der Aids-Diskussion im Jahre 1987 –, so zeigt sich eine signifikante Abnahme innerhalb der letzten Jahre von 21,6% ($p < 0,05$). Schlüsselt man diese Zahlen weiter auf, so zeigt sich der prozentuale Anteil der keimbesiedelten Hüftköpfe der Jahre 1980–1987 und der Jahre 1988–1990 unverändert mit 27,6% bzw. 27,2%. Auch der Anteil derjenigen Hüftköpfe, die aufgrund positiver Blutserologie nicht transplantiert werden konnten (Lues, Hepatitis), liegt in den Vergleichszeiträumen nahezu identisch bei 4,0 bzw. 3,2%. Die Anzahl der Spongiosaspenden, die aufgrund fehlender bzw. inkomplett vorhandener Serologie verworfen werden mußten, hat innerhalb der letzten Jahre um knapp 14% zugenommen. Die Ursache hierfür ist in dem erheblich größeren diagnostischen Aufwand zu sehen, der betrieben werden muß, bevor die Spongiosaspenden zur Transplantation freigegeben werden können. Der sich aufdrängende Schluß, daß dies zu einer gleich großen Reduktion der Spongiosatransplantationen führte, ist jedoch nicht zulässig. Die vorhandene Spongiosa wurde intensiver genutzt; dies zeigt die erhebliche Verringerung der verfallenen Spongiosaspenden.

Insgesamt zeigt sich trotz eines komplexeren diagnostischen Aufwandes bei der Aufarbeitung der Spongiosaspenden weiterhin ein ungebrochener Trend zu deren Verwendung. Durch eine weitere Optimierung der Zusammenarbeit zwischen Labor, Klinik und Praxis – insbesondere in bezug auf die Durchführung des zweiten HIV-Tests – wäre dieser Trend noch zu steigern.

Literatur beim Verfasser

Mechanische Eigenschaften nativer und präparierter Spongiosa

R. Thull[1], A. Sturm[1] und H.-J. Pesch[2]

[1] Lehrstuhl und Abteilung für Experimentelle Zahnmedizin, Universität Würzburg, Pleicherwall 2, 97070 Würzburg

[2] Pathologisches Institut der Universität Erlangen-Nürnberg, Krankenhausstr. 8-10, 91054 Erlangen

Einleitung

Humane Spongiosa besitzt eine lamelläre Struktur. In Lamellenknochen besteht zwischen organischem Kollagen und anorganischem Hydroxylapatit ein nach funktionellen Anforderungen ausgerichtetes Verbundsystem (Benninghoff 1985). Um einen Gefäßkanal lagern sich konzentrische Knochenlamellen aus Kollagenfasern und eingelagerten Hydroxylapatitkristallen und bilden ein Osteon. Innerhalb eines Osteons ist der Faserverlauf parallel. Die Fibrillen benachbarter Osteone überkreuzen sich in verschiedenen Winkeln. Der unterschiedliche Faserverlauf zwischen den Osteonen und die Vorspannung der Faserbündel innerhalb der Osteone bedingen die mechanische Festigkeit des Knochens.

Zur mechanischen Charakterisierung humaner Spongiosa eignen sich die Dichte, die Bruchfestigkeit und der Elastizitätsmodul.

Auf Grund der porösen Struktur entspricht das Gesamtvolumen spongiösen Knochens nicht dem Volumen an Knochensubstanz. Neben der scheinbaren Dichte, definiert als Masse pro Volumen, muß deshalb die effektive Materialdichte als Quotient aus Masse und Trabekelvolumen bestimmt werden.

Das für humane Spongiosa gültige rheologische Modell (Cochran 1988; Dorrington 1980; Schoenfeld et al. 1974) beschreibt spongiösen Knochen als Parallelkombination von elastischen und viskösen Elementen (Kelvinscher Körper), ergänzt durch ein in Serie geschaltetes elastisches Element. Bei Kompressionsbelastung beschreibt das Kraft-Weg-Diagramm zunächst eine Gerade. In diesem Bereich ist das Materialverhalten elastisch. Es gilt das verallgemeinerte Hooksche Gesetz, wonach sich die Spannung eines ideal elastischen Körpers direkt proportional zu Dehnung verhält (Cochran 1988):

$$F / A \sim dl / l$$

Die Proportionalität geht in eine Gleichung über, wenn als Konstante der Elastizitätsmodul eingeführt wird. Der Elastizitätsmodul ist im allgemeinsten Fall ein Tensor. Mit einer Konstante läßt sich rechnen, wenn von einem isotropen Werkstoff und einer Belastung entlang der Symmetrieachse des Körpers ausgegangen wird. Der Elastizitätsmodul E ergibt sich als Quotient aus Spannung und Dehnung im linearen Teil des resultierenden Spannungs-Dehnungs-Diagramms. Er gilt als Maß für die Biegefestigkeit bei Normalbeanspruchung (Cochran 1988). Aufgrund des viskösen Elements ist der Elastizitätsmodul nicht nur von der Größe, sondern auch von der Geschwindigkeit der Kraftanwendung abhängig. Die Festlegung einer konstanten Belastungsgeschwindigkeit ist daher notwendig.

Die Bruchfestigkeit definiert die maximale Belastbarkeit bei Druckbeanspruchung.

Untersucht wurde die Beziehung zwischen dem Elastizitätsmodul trockener und der Bruchfestigkeit feuchter Spongiosa, mit dem Ziel, Aussagen über die erwartbare mechanische Festigkeit des Transplantats in-vivo machen zu können.

Material und Methode

Zur Verfügung standen Femurpräparate von 60 Verstorbenen beiderlei Geschlechts. 48 Präparate waren konserviert, 12 befanden sich im nativen Zustand. Die Konservierung erfolgte über eine Reinigung in wäßriger Salzlösung, über eine Spülung mit Wasserstoffperoxid zur Desantigenisierung und nachfolgendem Wasserentzug mit organischem Lösungsmittel. Nach Konservierung blieben 12 unsteril, die übrigen wurden mit unterschiedlichen Dosen γ-strahlsterilisiert. Die Dosen betrugen bei jeweils 12 Präparaten 15, 20 und 25 kGy.

Nach Schneiden des proximalen Femur parallel zur Frontalebene wurden jeweils 2 Proben aus der Mitte des Femurkopfes mit Hilfe eines Hohlfräsers parallel zur Sagittalebene herausgearbeitet. Zur Herstellung von 10 mm hohen Knochenzylindern mit planparallelen Stirnflächen erfolgte die Einspannung der Proben in ein scheibenförmiges Werkzeug aus Methylmethacrylat der Dicke 10 mm mit entsprechender Aufnahmebohrung und Fixierung mit drei Madenschrauben. Um den Kunststoff beim Beschleifen der großen Flächen nicht abzuarbeiten, waren in die Stirnflächen des Aufnahmewerkzeugs Keramikperlen hoher Abrasionsfestigkeit eingearbeitet. Als Schleifmedium diente Al_2O_3-Papier mittlerer Körnung.

Zur Simulation physiologischer Bedingungen wurde ein Teil der Spongiosapräparate 24 h bei einer Temperatur von 37 °C in physiologischer Kochsalzlösung gelagert (Bright u. Burchardt 1983; Bright u. Burnstein 1978).

Die Dichte p der Knochensubstanz wurde nach der Gesetzmäßigkeit

$$p = \mathrm{m} / \mathrm{V}$$

bestimmt. Hierin bedeuten m die Trockenmasse der Knochensubstanz, V deren Volumen. Während sich die Trockenmasse vor der Lagerung in physiologischer Kochsalzlösung durch Wägung der Proben bestimmen läßt, muß das Volumen indirekt ermittelt werden.

Das Volumen V_g aus den Geometriedaten stellt die Summe der Volumina der Knochensubstanz V und das Porenvolumen V_p dar. Das Porenvolumen wird aus der Wassermasse m_W bestimmt, die die Probe nach Lagerung in einem druckbeaufschlagten Flüssigkeitsvolumen (Drucktopf) maximal aufnimmt (CDC 1988). Es wird bei diesem Verfahren gerechtfertigt davon ausgegangen, daß die zunächst vorhandene Luft quantitativ durch Wasser ersetzt wird. Die Masse des aufgenommenen Wassers m_W beträgt:

$$m_W = m_{trocken} - m_{gelagert}$$

Bei einer Raumtemperatur von T = 18 °C beträgt die spezifische Dichte von Wasser p = 0,998597 g/cm³, das spezifische Volumen v = 1,001405 cm³/g (Choi et al. 1990). Damit entsprechen sich die Maßzahlen von Dichte und Masse mit einem vernachlässigbaren Fehler von $2 * 10^{-8}$, d.h. die Masse des Wassers in [g] entspricht dem Volumen in [cm³].

Aus den Wägungen für die Massen und der rechnerischen Bestimmung des Probenvolumens aus den Geometriedaten ergibt sich das Substanzvolumen V als:

$$V = V_g - V_W$$

Die Porosität wird in [%] ausgedrückt und ergibt sich zu:

$$P = V_W / V_g * 100 \, [\%]$$

Die Aufnahme des Spannungs-Dehnungsdiagramms erfolgt mittels einer computergestützten Universal-Werkstoff-Prüfmaschine des Typs 144503, Firma Zwick, Ulm. Die Probe wird auf der beweglichen Traverse montiert und gegen die Stirnfläche eines feststehenden V2A-Zylinders gefahren. Die Aufnahme des Spannungs-Dehnungsdiagramms beginnt nach Erreichen einer definierten Vorkraft von $F_S = 0{,}1$ N.

Während die Aufnahme des Spannungs-Dehnungs-Diagramms bis zur Zerstörung der Probe oder bis zu einer maximalen Kraft von F = 4000 N durchgeführt wird, erfolgt die zerstörungsfreie Prüfung nur im elastischen Bereich.

Zur Erhebung charakteristischer Werte werden jeweils Messungen an 6–10 Proben vorgenommen. Mittelwerte, Standardabweichungen und Standardfehler werden nach den üblichen Verfahren bestimmt. Die statistische Auswertung der Ergebnisse erfolgte für die Bruchfestigkeit und den Elastizitätsmodul nach Normierung auf die jeweilige Masse, die Knochensubstanzdichte und die Porosität. Die Korrelationskoeffizienten werden nach Pearson (Hartung 1987; Sachs 1984), die zur Feststellung von Zusammenhängen zwischen Variablen auf Intervallskalenniveau dient, wenn nicht normalverteilte Grundgesamtheiten vorliegen. Der Nachweis der Normalverteilung erfolgte mit Hilfe der X^2-Anpassung (Hartung 1987).

Meßzahl für den Zusammenhang zwischen zwei Variablen ist der Rangkorrelationskoeffizient $K_S \cdot K_S = O$ bedeutet, daß kein linearer Zusammenhang zwischen den Rängen besteht; je näher der Koeffizient an 1 bzw. −1 liegt, um so besser korrelieren die Ränge der beiden Variablen. Positive Korrelationen ergeben sich bei gleichem Trend der Variablen, negative Korrelationen bei entgegengesetztem Trend. Die Signifikanz wird mit einer Sternensymbolik gekennzeichnet.

*	< 0,05
**	< 0,01
***	< 0,001.

Ergebnisse

Die mittlere Substanzdichte und Porosität sind für Humanspongiosa innerhalb der Meßgenauigkeit unabhängig von der γ-Strahlendosis und betragen $p = 1{,}54$ g/cm³ bzw. P = 54,5%.

Abbildung 1 zeigt die E-Moduli von Humanspongiosa, trocken, Abbildung 2 die E-Moduli der 24 h in physiologischer Kochsalzlösung gelagerten Proben. Die Mittelwerte zeigen einen Anstieg nach Bestrahlung bei 15 kGy, bei einer Dosis von 20 kGy fällt der Elastizitätsmodul wieder ab. Der gleiche Trend läßt sich auch bei der in physiologischer Kochsalzlösung gelagerten Spongiosa erkennen. Da die gelagerten Proben im Vergleich zur nativen Spongiosa erhoben wurden, läßt sich der durch die Präparation entstandene Anstieg des E-Moduls entnehmen. Die mit Bestrahlung wieder zunehmende Versprödung geht auch aus dieser Abbildung hervor. Bei höherer Dosis weist der wieder abnehmende E-Modul auf eine einsetzende Strukturzerstörung hin.

Nahezu parallel zum E-Modul verläuft die Bruchfestigkeit des Knochens. Deutlichster Unterschied ist die beim Vergleich von Abbildung 3 und Abbildung 4 erkennbare Abnahme der Mittel nach Lagerung in physiologischer Kochsalzlösung. Erklärbar könnte dies mit der Lösung von im trockenen Zustand noch mechanisch tragenden Bindungen sein. Dieses Verhalten zeigt sich einsehbar erst bei der Bruchlast, nicht jedoch schon bei der elastischen Verformung im Hookschen Bereich bei der Ermittlung des Elastizitätsmoduls.

Für die Qualitätskontrolle bei der Auswahl des Materials für die Präparation hat sich der Zusammenhang zwischen E-Modul und Bruchfestigkeit als hoch signifikant herausgestellt:

$$K_S = 0{,}745,\ P = 0{,}000 \text{ (hoch signifikant), ***.}$$

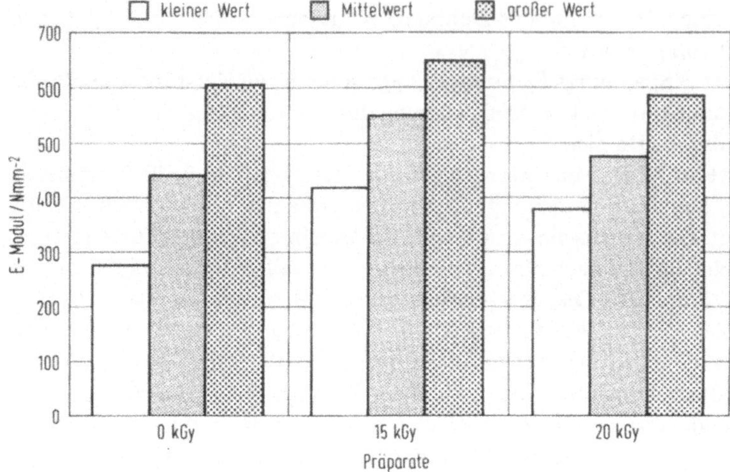

Abb. 1 E-Moduli von Humanspongiosa, trokken, in Abhängigkeit von der Bestrahlungsdosis zur Sterilisation

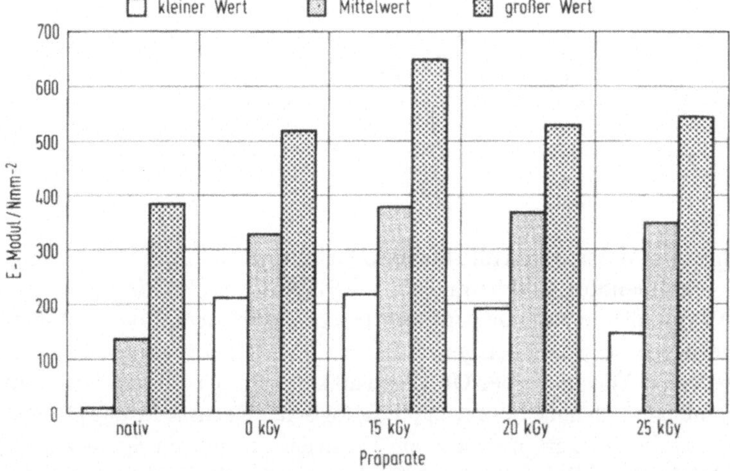

Abb. 2. E-Moduli von Humanspongiosa nach 24 h-Lagerung in physiologischer Kochsalzlösung in Abhängigkeit von der Bestrahlungsdosis zur Sterilisation

Die für die Qualitätssicherung des Endprodukts wichtige Korrelation zwischen Elastizitätsmodul im trockenen Zustand nach Präparation und Bruchfestigkeit nach 24 h-Lagerung weist ohne Sterilisation einen geringen Grad auf:

0 kGy: K_S= 0,143, P = 0,387 (gering signifikant).

Die Signifikanz nimmt jedoch mit zunehmender Strahlendosis zu:

15 kGy: K_S = 0,630, P = 0,014 (signifikant), *.
20 kGy: K_S = 0,660, P = 0,009 (signifikant), **.

Das Verhalten des sterilisierbaren Materials ist wahrscheinlich auf die Lösung elastischer, organischer Komponenten zurückführbar.

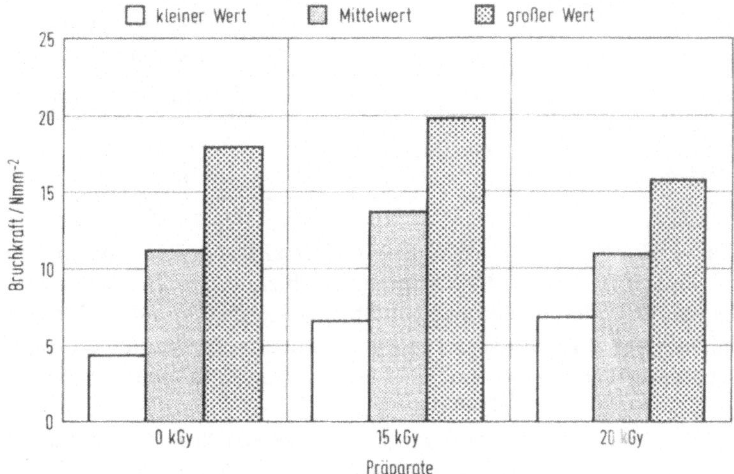

Abb. 3. Bruchfestigkeit von Humanspongiosa, trocken, in Abhängigkeit von der Bestrahlungsdosis zur Sterilisation

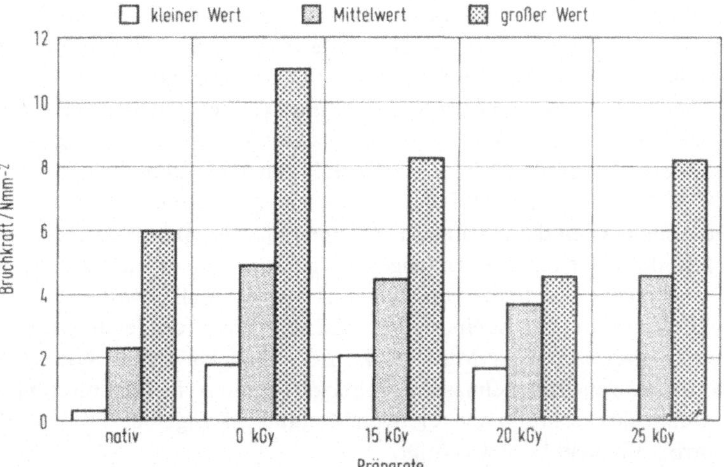

Abb. 4. Bruchfestigkeit von Humanspongiosa nach 24 h-Lagerung in physiologischer Kochsalzlösung in Abhängigkeit von der Bestrahlungsdosis zur Sterilisation

Die Korrelation von E-Modul und Bruchfestigkeit der gelagerten Proben ergibt erwartungsgemäß einen noch besseren Verwandtschaftsgrad mit höchster Signifikanz:

$$\begin{aligned} 0\,\text{kGy}: &\quad K_S = 1{,}000, \quad P = 0{,}000, \quad *** \\ 15\,\text{kGy}: &\quad K_S = 0{,}867, \quad P = 0{,}000, \quad *** \\ 20\,\text{kGy}: &\quad K_S = 0{,}958, \quad P = 0{,}000, \quad *** \end{aligned}$$

Die mechanische Prüfung konservierter nicht bestrahlter Proben nach Lagerung in simuliertem „physiologischem" Milieu ergab eine mittlere Bruchfestigkeit von 635 N und einen mittleren Elastizitätsmodul von 330 N/mm². Ein Vergleich des Ergebnisses mit Literaturwerten [24; 46] und frischer Spongiosa [60; 37] unter In-vivo-Bedingungen zeigt keine wesentliche Verschlechterung der mechanischen Eigenschaften nach Konservierung.

	Bruchfestigkeit [10^6 N/m^2]	**Elastizitätsmodul** [10^6 N/m^2]
Knese	11,4	57,0
Evans und King	7,16	581,0
Schoenfeld, Lautenschläger und Mayer	0,25–13,5	344,0
Martens	4,9	403,5

Ein Vergleich der mittleren Bruchkräfte und Elastizitätsmoduli in Abhängigkeit von der Strahlendosis zeigt, daß eine Erhöhung der Strahlendosis im Bereich von 0–25 kGy zu keiner signifikanten Veränderung der mechanischen Eigenschaften führt. Dies steht in Übereinstimmung mit den Ergebnissen anderer Autoren, wonach eine Verminderung der mechanischen Eigenschaften erst ab einer Gammastrahlendosis von 30 KGy zu erwarten ist (Pelker u. Friedlaender 1987; Triantafyllou et al. 1975).

Die großen Spannweiten der Ergebnisse lassen sich nicht auf die anisotrope Struktur (Cochran 1988; Martens 1983) humaner Spongiosa zurückführen, da Entnahme- und Belastungsrichtung bei allen Proben parallel zur Sagittalebene gewählt wurde. Spongiöser Knochen ist ein inhomogenes, poröses Material (Galante et al. 1970; Natali u. Meroi 1989). Seine mechanischen Eigenschaften werden u.a. von Alter und Geschlecht des Spenders (Pelker u. Friedlaender 1987), von der Osteoblastenaktivität (Natali u. Meroi 1989) und vom Mineralisationsgehalt (Pelker u. Friedlaender 1987; Weaver u. Chalmers 1966) bestimmt.

Häufig wird eine signifikante Beziehung zwischen den mechanischen Eigenschaften und der scheinbaren Materialdichte, definiert als Quotient aus Trockenmasse und Gesamtvolumen beschrieben. Die Bedeutung dieser Korrelation wird durch die Untersuchungen von Pugh et al. (1973), Townsend et al. (1976), Behrens et al. (1974) und Choi et al. (1973) in Frage gestellt, die die Abhängigkeit der mechanischen Eigenschaften spongiösen Knochens von der Mikroarchitektur des Trabekelwerkes nachgewiesen haben, um einen Normierungsparameter zu finden, der neben der Dichte die räumliche Struktur des Balkenwerkes berücksichtigt.

Die Trockenmasse ist ein Maß für den Mineralisationsgehalt der Knochenmatrix. Sie macht keine Aussage über die Mikrostruktur des Trabekelwerkes. Die effektive Materialdichte als Verhältnis von Trabekelmasse zu Trabekelvolumen ist eine Funktion der Knochenzusammensetzung. Sie beschreibt den relativen Mineralisationsgehalt. Die poröse Struktur der Knochenmatrix wird nicht berücksichtigt.

Die Porosität bringt das Verhältnis von Knochenvolumen und Hohlraumvolumen zum Ausdruck. Geringe Änderungen der Porosität haben eine deutliche Änderung der maximalen Bruchfestigkeit zur Folge. Die heterogene Struktur der Spongiosa wird durch die Porosität am genauesten beschrieben. Damit stellt eine Normierung auf die Porosität die einzig sinnvolle Normierung dar.

Literatur

Behrens JC, Walker PS, Shoje H (1974) Variations in strength and structure of cancelluos bone at the knee. J Biomech 7: 201

Benninghoff A (1985) Makroskopische und mikroskopische Anatomie des Menschen, 14. Aufl. Urban & Schwarzenberg, München

Bright RW, Burchardt H (1983) The biomechanical properties of preserved bone grafts. In: Friedlaender GE, Mankin HJ, Sell KW (eds) Osteochondral allografts. Biology, banking, and clinical applications. Little, Brown, Boston, pp 241–247

Bright RW, Burstein AH (1978) Material properies of preserved corical bone. Transact Orthop Res Soc 3: 210

CDC (Centers for Disease Control) (1988) Transmission of HIV through bone transplantation. JAMA 260: 2487

Choi K, Kuhn JL, Ciarelli MJ, Goldstein SA (1990) The elastic moduli of human subchondral, trabecular, and cortical bone tissue and the size-dependency of cortical bone modulus. J Biomech 23: 1103–1113

Cochran G (1988) Orthopädische Biomechanik. Enke, Stuttgart

Dorrington KL (1980) The theory of viscoelasticity in biomaterials. In: The mechanical properties of biological materials, Vol 1. Cambridge University Press, Cambridge

Evans FG, King A (1961) Regional differences in some physical properties of human spongy bone. In: Evans FG (ed) Biomechanical studies of the musculoskeletal system. Thomas, Springfield: pp 49–67

Galante J, Rostoker W, Ray RD (1970) Physical properties of trabecular bone. Calc Tissue Res 5: 236–246

Hartung J (1987) Statistik, 6. Aufl. Oldenbourg, München

Knese KH (1958) Knochenstruktur als Verbundbau. Versuch einer technischen Deutung der Materialstruktur des Knochens. In: Bergmann W, Doerr W (Hrsg) Zwanglose Abhandlungen aus dem Gebiet der normalen und pathologischen Anatomie. Thieme, Stuttgart

Martens M, Van Audekercke P, Delport P, De Meester P, Mulier JC (1983) The mechanical characteristics of cancellous bone at the upper femoral region. J Biomech 16: 971–983

Natali AN, Meroi EA (1989) A review of the biomechanical properties of bone as a material. J Biomed Eng 11.7: 266–275

Pelker RR, Friedlaender GE (1987) Biomechanical aspects of bone autografts and allografts. Orthop Clin North Am 18: 235–239

Pugh JW, Rose RM, Radin EL (1973) A structural model for the mechanical behaviour of trabecular bone. J Biomech 6: 657

Sachs L (1984) Angewandte Statistik, 6. Aufl. Springer, Berlin Heidelberg New York Tokyo

Schoenfeld CM, Lautenschlager EP, Meyer PR (1974) Mechanical properties of human cancellous bone in the femoral head. Med Biol Engineer 12: 313–317

Townsend PR, Miegel RE, Rose RM (1976) Structure and function of the human patella: the role of cancellous bone. Med Mater Res Symp 7: 605

Triantafyllou N, Sotiropoulos E, Triantafyllou JN (1975) The mechanical properites of the lyophylized and irradiated bone grafts. Acta Orthop Belg 41/1: 35–44

Weaver JK, Chalmers J (1966) Cancellous bone, its strength and changes with aging and an evaluation of some methods for measuring its mineral content. J Bone Joint Surg 48: 289

Biomechanische Eigenschaften von Knochentransplantaten – Auswirkungen von Konservierung und Sterilisation

G. Voggenreiter[1], R. Ascherl[2], H. J. Früh[2], M. A. Scherer[2], O. Balk[3] und G. Blümel[3]

[1] Institut für Experimentelle Chirurgie (Dir.: Univ. Prof. Dr. med. G. Blümel) der Technischen Universität München, Klinikum rechts der Isar, Ismaninger Str. 22, 81675 München

[2] Orthopädische Klinik und Poliklinik (Dir.: Univ. Prof. Dr. med. E. G. Hipp) der Technischen Universität München, Klinikum rechts der Isar, Ismaninger Str. 22, 81675 München

[3] Abteilung für Physik (Leiter: O. Balk), Gesellschaft für Strahlen- und Umweltforschung mbH, 85764 München-Neuherberg

Wie bei jeder Organtransplantation besteht auch bei der allogenen Knochentransplantation das Risiko einer Krankheitsübertragung. Dieses Problems müssen sich der behandelnde Arzt und der Patient bewußt sein. Auch bei Vorliegen negativer Blutkulturen findet sich bei bis zu 55% des postmortal unter aseptischen Operationsbedingungen entnommenen Knochens, der die Hauptquelle großer Knochenbanken darstellt, eine bakterielle Kontamination, die in etwa der Zusammensetzung der normalen Hautflora entspricht (Martinez et al. 1985). Ein großer Anteil des Spenderknochens muß somit verworfen werden. Ferner ist die Knochentransplantation im Zuge der aufgetretenen HIV-Problematik vermehrt Gegenstand der öffentlichen Diskussion geworden. Verschiedene Kliniken sind sogar dazu übergegangen, die allogene Knochentransplantation einzustellen. Bei entsprechendem, den Richtlinien der American Association of Tissue Banks entsprechendem Spenderscreening kann das Risiko einer HIV-Infektionsübertragung als beinahe vernachlässigbar gering angesehen werden. Um aber ein bestehendes Restrisiko für serologisch nicht erfaßbare Krankheiten, wie beispielsweise die Hepatitis NonA NonB auszuschließen, kann eine Sterilisation der Transplantate notwendig werden. Nachdem bereits eine Reihe von Untersuchungen zu den biomechanischen Eigenschaften konservierten oder sterilisierten Bankknochens vorliegen, war es das vorrangige Ziel dieser Arbeit, Kenntnisse über das strukturelle Verhalten von Knochen nach kombinierter Anwendung von Sterilisations- und Konservierungsverfahren zu gewinnen.

Material und Methode

Nach Opferung (Pentobarbital i.p.) der Versuchstiere (erwachsene männliche Wistar-Ratten 390 ± 30 g KG) wurden beide Tibiae von Weichteilen befreit und randomisiert den verschiedenen Gruppen zugeteilt (je n = 8). Die Konservierung erfolgte durch Tiefgefrierung (−60 °C, 28 d) oder Gefriertrocknung, die Sterilisation durch Co^{60}-Bestrahlung (25 kGy, 50 kGy) oder Autoklavierung (134 °C, 3 min oder 5 min). Im Hauptteil der Untersuchung wurde dann die Konservierung mit der Sterilisation kombiniert, d.h. der Knochen zuerst konserviert (Kältekonservierung bzw. Gefriertrocknung) und anschließend sterilisiert (25 kGy bzw. 134 °C, 3 min) oder in umgekehrter Reihenfolge sterilisierter Knochen nachfolgend konserviert. Frisch getesteter Knochen diente als Kontrolle. Für die biomechmechanische Prüfung fand das etablierte Modell des Drei-Punkt Biegeversuchs Verwendung, wobei die Distanz der Auflagepunkte 30 mm betrug und die Kraft mit einer Geschwindigkeit von 10 mm/min auf die ventrale Tibiakante eingeleitet wurde. Aus den aufgezeichneten Kraft-Weg-Diagrammen wurden Bruchkraft (N), Bruchenergie (N/mm^2), Steifigkeit (N/mm), Gesamtdurchbiegung (mm),

„yield point" od. elastisches Limit (prozentualer Anteil an der Gesamtbruchkraft) und die elastische Durchbiegung (prozentualer Anteil an der Gesamtdurchbiegung) ermittelt. Nach Berechnung von Mittelwerten und Standardabweichungen erfolgte die statistische Analyse mit dem One-way-Test. Unterschiede galten für $p < 0{,}05$ als signifikant, für $p < 0{,}01$ als hochsignifikant.

Ergebnisse

Nach Kältekonservierung ergaben sich im Vergleich zu frisch getesteten Knochen keine statistisch faßbaren Unterschiede. Im Gegensatz dazu führt Gefriertrocknung zu einer hochsignifikanten Abnahme der Bruchkraft auf 69% und des elastischen Limits auf 68% (frischer Knochen: 78%). Eine dreiminütige Autoklavierung bei 134°C erniedrigt die Bruchkraft und Steifigkeit auf 82%. Autoklaviert man fünf Minuten, so führt dies zu einer drastischen Reduktion der Bruchkraft auf 28%. Beide Autoklavierungsprogramme äußern sich in einer Abnahme der Elastizität bei gleichzeitiger Zunahme der Plastizität des Knochens. Dies stellt sich in der Abnahme des elastischen Limits auf 66% (3 min) bzw. 49% (5 min) dar. Die Bestrahlung des Knochens mit 25 kGy bzw. 50 kGy resultiert in einer hochsignifikant erniedrigten Bruchkraft von 75% bzw. 47% des Ausgangswerts. Im Gegensatz zur Autoklavierung führt die Bestrahlung zu einer vermehrt elastischen Deformierung des Knochens (elastisches Limit 99% bzw. 100%) (Abb. 1 und Abb. 2).

Die Gegenüberstellung der Versuchsgruppen Autoklavierung / Kältekonservierung und Kältekonservierung / Autoklavierung zeigt, daß die Autoklavierung nach der Kältekonservierung zu einer hochsignifikant niedrigeren Bruchkraft führt. Auch bei einem Vergleich der Gruppen Bestrahlung / Kältekonservierung und Kältekonservierung / Bestrahlung zeigen sich günstigere biomechanische Eigenschaften, wenn vor der Kältekonservierung bestrahlt wird. Ein nahezu identisches Bild ergibt sich bei der Verwendung der Gefriertrocknung zur Konservierung des Knochens. Auch hier wird durchwegs ein besseres biomechanisches Verhalten erreicht, wenn vor der Lyophilisierung sterilisiert, d.h autoklaviert oder bestrahlt wird. Nach

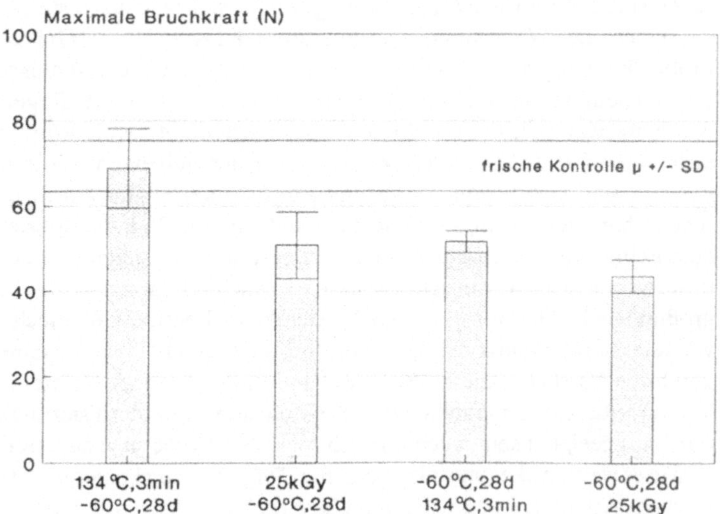

Abb. 1 Bruchkräfte bei Kältekonservierung und Sterilisation

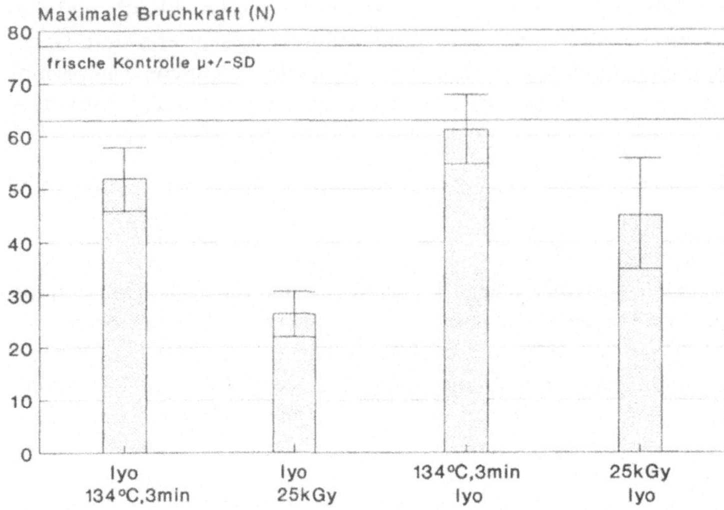

Abb. 2. Bruchkräfte bei Gefriertrocknung und Sterilisation

biomechanischen Gesichtspunkten ist die Autoklavierung in Kombination mit der Konservierung der Bestrahlung überlegen. Sowohl bei Tiefgefrierung als auch bei Gefriertrocknung ist der autoklavierte dem bestrahlten Knochen überlegen. Auch in Kombination mit einem Konservierungsverfahren zeigt autoklavierter Knochen die angesprochene Zunahme der Plastizität, wohingegen nach Bestrahlung eine nahezu ausschließlich elastische Verformung beobachtet wird.

Diskussion

Biegeversuche weisen gegenüber anderen Testverfahren eine Reihe von Vorteilen auf. Die Längenänderungen sind größer und daher im Vergleich zu den axialen Testverfahren leichter zu messen. Eine geringe Austrocknung, wie sie während der Testung auftreten kann, verändert die gemessenen Werte kaum. Es kann ferner der Knochen als Ganzes getestet werden, und die Proben können ohne zusätzliche Fixation auf ihren Unterstützungspunkten gelagert werden. Bei den häufig angewendeten Torsionsversuchen treten in der Regel relativ große Standardabweichungen auf, die das Beschreiben spezifischer Unterschiede oft schwierig gestalten (Pelker et al. 1984). Durch Anwendung des Biegeversuchs mit einem mittleren Variationskoeffizienten von 10,1 sind diese Probleme vermeidbar (Scherer et al. 1990). Eine Studie zur biomechanischen Charakterisierung des Knochens sollte im Idealfall, um speziesspezifische Unterschiede auszuschließen, die eine potentielle Fehlerquelle darstellen können, an humanen Knochenproben durchgeführt werden. Da eine enorme biologische Variabilität besteht, muß nun eine größtmögliche Übereinstimmung hinsichtlich Alter und Geschlecht vorliegen. Unterstrichen wird diese Problematik durch die von Jerosch et al. (1990) an humanen Knochenproben durchgeführten Versuche, die große intra- und interindividuelle Unterschiede aufdeckten. Somit kann eine tierexperimentelle Untersuchung durch Standardisierung der Versuchsbedingungen durchaus geeignet sein, auch klinisch relevante Ergebnisse zu liefern.

Wie es weithin akzeptiert ist, zeigt die Tiefgefrierung keinerlei Veränderungen im biomechanischen Verhalten von Kortikalis. Die Ergebnisse zeigen jedoch, daß die Lyophilisierung zu einer nicht unerheblichen Beeinträchtigung der Stabilität führt, wie es sich in der Reduzierung der Bruchkraft widerspiegelt, wobei auch Hinweise auf Verschiebungen im elastisch-plastischen Verhalten den Knochens vorliegen. Die Autoklavierung bei 134 °C über 3 min erweist sich als ein Sterilisationsverfahren, das die strukturellen Eigenschaften des Knochens zwar verändert, aber eine noch ausreichende Stabilität des Gewebes gewährleistet. Anders dürfte der über fünf Minuten autoklavierte Knochen für den klinischen Gebrauch sicherlich völlig wertlos sein. In beiden Fällen zeigt sich eine Zunahme der irreversiblen plastischen Verformung zu Lasten der linearen Phase. Dieses Phänomen dürfte auf Denaturierungsvorgänge zurückzuführen sein, die zu einer Verminderung der Quervernetzung des Kollagens führen (Burwell 1969). Auch bei der Strahlensterilisation kommt es dosisabhängig zu einer Reduzierung der Bruchkraft, wobei jedoch anders als bei der Autoklavierung eine fast ausschließlich elastische Deformierung des Knochens auftritt. Auch Bright u. Burchardt (1984) fanden nach Bestrahlung eine signifikante Zunahme des Plastizitätsmoduls, was auf einen Anstieg der intermolekularen Querverbindungen zwischen den Peptidketten zurückzuführen sein könnte (Bailey et al. 1964).

Bei Autoklavierung des Knochens vor der Kältekonservierung ergeben sich gegenüber der alleinigen Autoklavierung keine Unterschiede. Autoklaviert man Knochen aber nach der Kältekonservierung, so resultiert dies in einer deutlich geringeren Belastbarkeit. Ähnlich führt die Bestrahlung bereits kältekonservierter Kortikalis zu einer weiteren Verschlechterung des biomechanischen Verhaltens. Wird eines der Sterilisationsverfahren mit der Gefriertrocknung kombiniert, so werden auch hier bessere biomechanische Kennwerte erreicht, wenn vor der Konservierung sterilisiert wird, wobei auch hier identisch zur Kältekonservierung die Autoklavierung der Bestrahlung überlegen ist. Eine eindeutige Empfehlung hinsichtlich des günstigeren Konservierungsverfahrens kann nicht gegeben werden, wobei aber nicht zuletzt aus logistischen Gründen die Kältekonservierung zu favorisieren ist. Bei Autoklavierung muß jedoch vor einer zu langen Autoklavierungsdauer gewarnt werden, da dies zu einer nahezu vollständigen Zerstörung der Struktureigenschaften des Transplantats führt.

Literatur

Bailey AJ, Rhodes DN, Carter CW (1964) Irradiation-induced crosslinking of collagen. Radiat Res 22: 606–621

Bright RW, Burchardt H (1984) The biomechanical properties of preserved bone grafts. In: Friedlaender GE, Mankin HJ, Sell KW (eds) Osteochondral allografts. Little, Brown, Boston, pp 241–248

Burwell RG (1969) The fate of bone grafts. In: Apley AG (ed) Recent advances in orthopaedics. Churchill, London, pp 115–207

Jerosch J, Muchow H, Clahsen H (1990) Intra- und interindividuelle Unterschiede in der Biegefestigkeit von humanen Knochen. Biomed Technik 35: 10–14

Martinez OV, Malinin TI, Vella PH, Flores A (1985) Postmortem bacteriology of cadaver tissue donors: an evaluation of blood cultures as an index of tissue sterility. Diagn Microbiol Infect Dis 3: 193–200

Pelker RR, Friedlaender GE, Markham TC, Panjabi MM, Moen CJ (1984) Effects of freezing and freeze-drying on the biomechanical properties of rat bone. J Orthop Res 1: 405–411

Scherer MA, Ascherl R, Früh HJ, Voggenreiter G, Blümel G (1990) Zur Untersuchung biomechanischer Eigenschaften von Kortikalis. Acta Chir Austriaca 22: 158–159

Smith JW, Walsmley R (1959) Factors affecting the elasticity of bone. J Anat 93: 503–523

Aus Mitteln der DFG gefördert

Mechanische Eigenschaften thermisch behandelter Spongiosa

V. Jansson, J.-H. Kühne und S. Neufang

Orthopädische Klinik und Poliklinik der Ludwig-Maximilians-Universität München, Klinikum Großhadern (Dir.: Prof. Dr. med. H. J. Refior), Marchioninistr. 15, 81377 München

Einleitung

Die Deckung großer knöcherner Defekte stellt insbesondere bei Wechseloperationen nach fehlgeschlagener endoprothetischer Versorgung ein großes Problem dar. Insbesondere nach zementierten Hüftendoprothesen werden oft erhebliche Knochenarrosionen besonders im Bereich der Pfanne beobachtet. Da die zu überbrückenden Defekte oft mit autologem Knochen nicht gedeckt werden können, stellt sich die Frage nach alternativen Knochenmaterialien.

Homologer Knochen als Transplantatwerkstoff kann jedoch nur dann verwendet werden, wenn zunächst durch geeignete Sterilisationsverfahren die Übertragung von Infektionen (z.B. HIV-Infektion) verhindert werden kann. Bei den in Frage kommenden Sterilisationsverfahren stellt sich dabei jedoch die Frage, inwieweit durch das Verfahren nicht auch eine unerwünschte Beeinflussung der mechanischen Eigenschaften mit entsprechend negativen Folgen auf die Einheilung der Transplantate resultiert. Dieser Aspekt scheint insbesondere bei den Hitzesterilisationsverfahren wichtig zu sein.

In einer experimentellen Studie an spongiösem Knochen humaner Leichenfemora wurde der Einfluß zweier unterschiedlicher Hitzesterilisationsverfahren auf die Bruchfestigkeit und den E-Modul des Knochens gezeigt.

Material und Methode

Die Untersuchungen wurden an humanen Femora durchgeführt, die post mortem gewonnen worden waren und zunächst tiefgefroren wurden. Entsprechend der physiologischen Verlaufsrichtung der Trabekel wurden in einem Winkel von 60° zur Linie zwischen Fovea capitis femoris und dem Hüftkopfmittelpunkt zylindrische Proben von 12 mm Durchmesser und einer Länge von 20 mm mit Hilfe eines speziellen Hohlbohrers gewonnen.

Es wurden zwei Sterilisationsverfahren untersucht. Bei dem einen Verfahren wurde der Knochen mit 135°C über 1 h (Wasserdampfsterilisation), bei dem anderen Verfahren mit einer Temperatur von 65°C über 24 h (Wasserbad) behandelt. Dabei wurden die kompletten Hüftköpfe dieser Sterilisation unterzogen.

Die mechanische Prüfung der Knochenproben erfolgte mit Hilfe einer Universalprüfmaschine.[1] Dabei wurden die Proben mit einer konstanten Geschwindigkeit von 0,07 mm/s in Längsrichtung zusammengedrückt. E-Modul und maximale Bruchfestigkeit der Proben konnten dann aus den Spannungs- Dehnungsdiagrammen ermittelt werden.

---

[1] Fa. Zwick Typ 7025-3, Baujahr 1971, 89075 Ulm/Donau

Zum Ausgleich der erwarteten hohen intraindividuellen Streuung der Meßwerte wurden alle Versuche im autologen Rechts-links-Vergleich durchgeführt, wobei die Gegenseite jeweils als Kontrolle diente. Für jedes der beiden untersuchten Sterilisationsverfahren wurden 6 Versuche und entsprechend 6 Kontrollversuche durchgeführt. Die Untersuchung beider Femora derselben Leichen erlaubte die statistische Auswertung nach Wilcoxon für paarig verbundene Stichproben.

Ergebnisse

Maximale Bruchfestigkeit

Die mit 135 °C über 1 h behandelten Proben zeigen eine im Mittel um 19,1% verminderte maximale Druckspannung als Maß der maximalen Bruchfestigkeit im Vergleich zu der autologen Kontrollgruppe (Abb. 1). Die Verminderung der Bruchfestigkeit ist statistisch signifikant ($p < 0,05$).

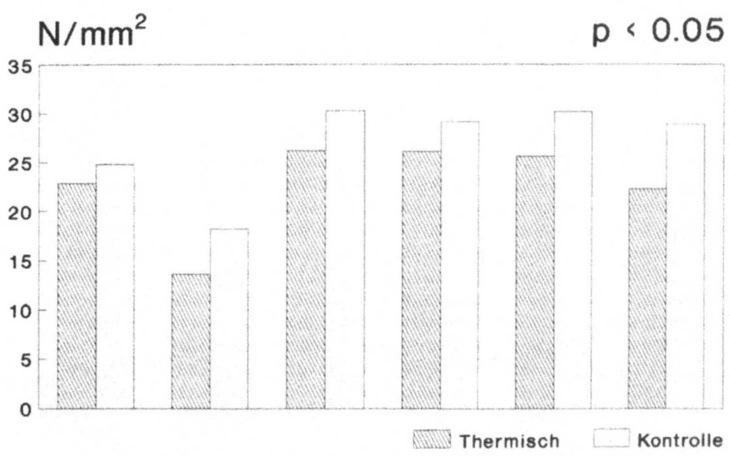

Abb. 1. Maximale ertragene Druckspannungen der thermisch bei 135 °C über 1 h sterilisierten Spongiosaproben als Maß ihrer Bruchfestigkeit im Vergleich zur unbehandelten autologen Kontrollgruppe

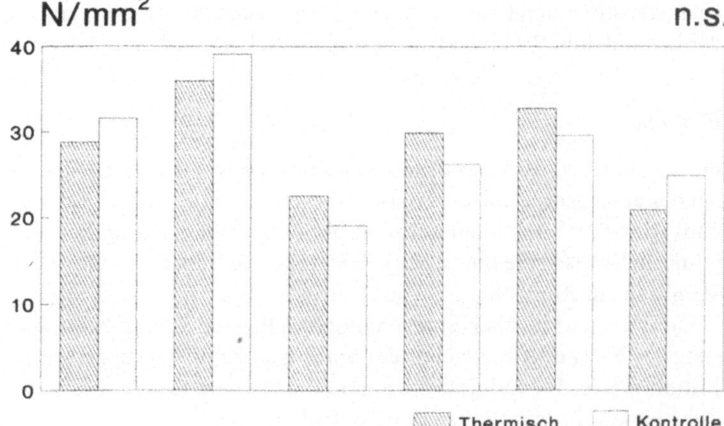

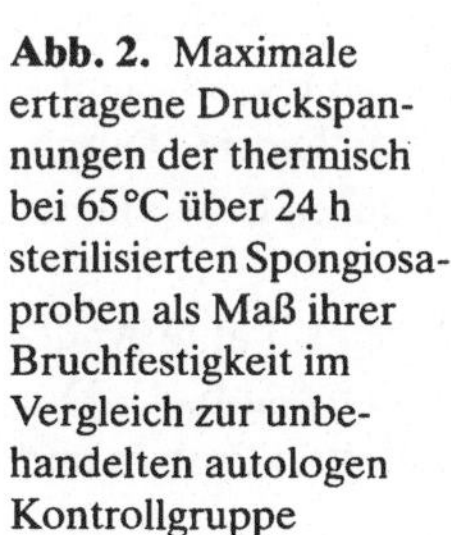

Abb. 2. Maximale ertragene Druckspannungen der thermisch bei 65 °C über 24 h sterilisierten Spongiosaproben als Maß ihrer Bruchfestigkeit im Vergleich zur unbehandelten autologen Kontrollgruppe

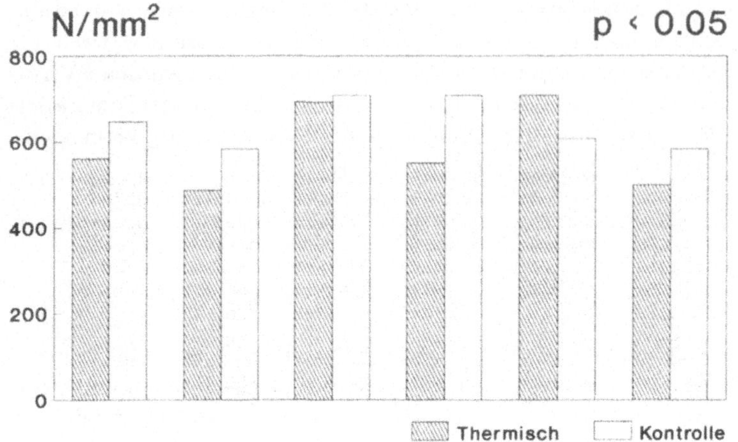

Abb. 3. E-Modul der thermisch bei 135 °C über 1 h sterilisierten Spongiosaproben als Maß ihrer mechanischen Steifigkeit im Vergleich zur unbehandelten autologen Kontrollgruppe

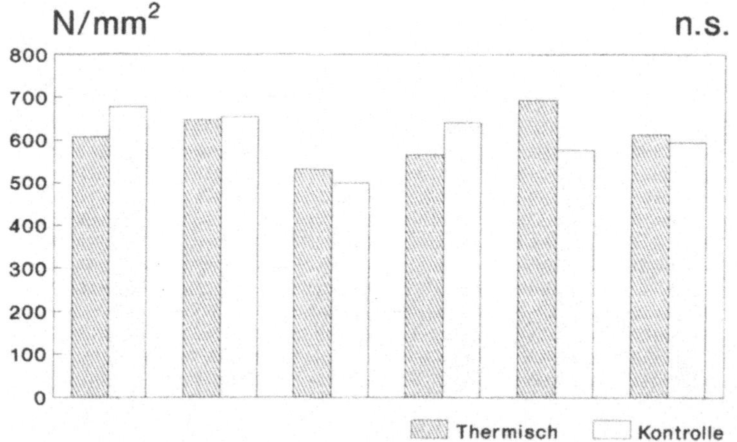

Abb. 4. E-Modul der thermisch bei 65 °C über 24 h sterilisierten Spongiosaproben als Maß ihrer mechanischen Steifigkeit im Vergleich zur unbehandelten autologen Kontrollgruppe

Dagegen zeigen die bei 65 °C über 24 h behandelten Proben bei großer intraindividueller Streuung *keine* statistisch signifikante Änderung der maximalen Druckspannung (Abb. 2). Die Meßwerte der behandelten Proben lagen hierbei um 0,4% unter denen der autologen Kontrollgruppe.

E-Modul

Für die mit 135 °C über 1 h behandelten Proben ergibt sich ein mittlerer E-Modul von 583,8 N/mm^2, bei der autologen Kontrollgruppe von 640,5 N/mm^2. Dieser Unterschied ist statistisch signifikant ($p < 0{,}05$). Abbildung 3 zeigt die Gegenüberstellung der einzelnen Meßwerte. Durchschnittlich wiesen die thermisch behandelten Proben einen um 11,5% niedrigeren E-Modul im Vergleich zur Kontrollgruppe auf.

Für die mit 65 °C über 24 h behandelten Proben konnte keine statistisch signifikante Änderung des E-Moduls gegenüber der autologen Kontrollgruppe ermittelt werden (Abb. 4). Der Mittelwert des E-Moduls betrug hier 607,7 N/mm^2 für die thermisch behandelten Proben und 610,1 N/mm^2 für die Proben der Kontrollgruppe.

Diskussion

Bei der Deckung von Knochendefekten kommt der mechanischen Stabilität des verwendeten Transplantates eine besondere Bedeutung zu. Von einem zu weichen Material ist eine nennenswerte Übertragung mechanischer Spannungen nicht zu erwarten, so daß der zur Einheilung erforderliche Druck nicht auf den Knochen ausgeübt werden kann.

Sterilisationsverfahren zur Vorbehandlung homologen Knochenmaterials müssen einerseits einen wirksamen Schutz vor Infektionsübertragung bieten, andererseits sollen sie jedoch die mechanischen Eigenschaften des Knochens möglichst wenig beeinträchtigen. Es wurde daher der Einfluß zweier Sterilisationsverfahren auf die mechanischen Eigenschaften humanen Knochens im Vergleich untersucht. Da der Spongiosa als Knochentransplantatwerkstoff eine herausragende Rolle zukommt, wurden die Untersuchungen an spongiösen humanen Femurpräparaten durchgeführt.

Da die Meßergebnisse eine hohe intraindividuelle Streuung erwarten ließen, wurden alle Versuche im autologen Rechts-links-Vergleich unter Verwendung des gegenseitigen Femurs durchgeführt. Änderungen der mechanischen Eigenschaften wurden auf diese autologen Kontrollgruppen bezogen. Bei jeweils 6 Versuchen pro Gruppe läßt sich dadurch eine statistische Auswertung nach Wilcoxon für paarig verbundene Stichproben durchführen, die sonst nicht möglich gewesen wäre.

Die Ergebnisse zeigen, daß die bei 135 °C über 1 h (Wasserdampfsterilisation) behandelten Proben eine deutlich verminderte mechanische Stabilität aufweisen. Sowohl die maximal von den Proben ertragene Druckspannung als auch der E-Modul sind im Vergleich zur autologen Kontrollgruppe statistisch signifikant vermindert, was sich ungünstig auf das Einwachsverhalten derartiger Transplantate auswirken könnte.

Dagegen zeigen die bei 65 °C über 24 h im Wasserbad behandelten Präparate trotz der relativ langen thermischen Behandlungszeit im Vergleich zur Kontrollgruppe unveränderte mechanische Eigenschaften. Sowohl die maximale Druckspannung als auch der E-Modul weisen keine signifikanten Unterschiede im Vergleich zur autologen Kontrollgruppe auf. Derartige Transplantate scheinen daher die günstigeren mechanischen Voraussetzungen zur Einheilung im Wirtslager zu bieten.

In beiden Gruppen entsprechen die für E-Modul und maximale Druckspannung gefundenen Werte der unbehandelten Kontrollen den in der Literatur gefundenen Werten.

An unserer Klinik werden bereits Transplantate zur Deckung knöcherner Defekte verwendet, die bei 65 °C über 24 h im Wasserbad thermisch behandelt worden waren. Die Transplantate wurden insbesondere bei Wechseloperationen nach fehlgeschlagenem endoprothetischem Gelenkersatz verwendet. Die dabei gewonnenen klinischen Ergebnisse zeigen ein gutes Einwachsverhalten des Fremdknochens im Wirtslager, was möglicherweise auf die mechanisch unveränderten Eigenschaften des Transplantatmaterials zurückzuführen ist.

Literatur bei den Verfassern

Vergleich von zwei Entnahmetechniken zur autologen Knochentransplantation

R. Steffen, R. H. Wittenberg und J. Möller

Orthopädische Universitätsklinik am St. Josef-Hospital, Gudrunstr. 56, 44791 Bochum

Einleitung

Die Knochenentnahme vom hinteren Beckenkamm ist bei Wirbelsäuleneingriffen, die mit einer Spondylodese einhergehen, wie z.B. bei Skoliosekorrekturen oder lumbalen Fusionen bei segmentaler Instabilität oder Spondylolisthese, grundsätzlich erforderlich. Vergleichende Untersuchung von autologem, homologem und heterologem Knochenmaterial zeigten eine eindeutige Überlegenheit des autologen Knochenmaterials bezüglich der Pseudoarthrosenraten.

Die Knochenentnahme vom hinteren Beckenkamm ist jedoch von zahlreichen postoperativen Problemen wie Hämatombildung und lokalen Kreuz- und Beinschmerzen begleitet. Zusätzlich zeigen Langzeituntersuchungen nach lumbalen Versteifungsoperationen eine beachtliche Rate an persistierenden Beschwerden im Bereich der Knochenentnahmestelle. Frymoyer et al. (1978) fanden bei einer Zehnjahres-Nachuntersuchung nach lumbalen Versteifungsoperationen (posteriore mediale Fusion) einen sog. „donor site pain" in 37% der Fälle. Für die Fusionsoperation wurden in 84% der Fälle ein sog. H-Span und 16% der Fälle ausschließlich Knochenchips entnommen. Die ursprünglich von Bosworth (1945) beschriebene Technik der lumbalen Fusion mit Hilfe eines H-Spans wurde von Krämer et al. (1984) modifiziert und weiter eingesetzt, so daß in unserem Patientengut zunächst eine ähnliche Knochenentnahmetechnik angenommen werden muß.

Die Möglichkeit einer zusätzlichen Primärstabilisierung durch einen Fixateur interne erlaubte den Verzicht auf den dazu bisher eingesetzten H-Span und somit eine Modifizierung der Knochenentnahmetechnik ohne Einbeziehung der Crista iliaca posterior.

Material und Methode

Aus den zwei verschiedenen Operationstechniken zur lumbosakralen Spondylodese, einmal als lumbosakrale Distraktionsspondylodese (LSDS) nach Krämer (Wittenberg u. Möller 1989) und andererseits als posterolaterale Fusion mit Fixateur interne, ergaben sich zwangsläufig zwei Patientengruppen mit verschiedenen Knochenentnahmetechniken vom hinteren Beckenkamm.

Einheitlich wurde der Knochen durch die für die Darstellung der unteren Lendenwirbelsäule erforderliche mediale Hautinzision entnommen. Die jeweilige Knochenentnahmeseite wurde in Absprache mit dem Patienten gewählt, indem auf möglicherweise persistierende Beschwerden in diesem Bereich hingewiesen wurde und der Patient, häufig in Abhängigkeit von seiner bevorzugten Schlafposition, sich für eine Seite entschied.

Über die vorhandene mediale Hautinzision wurde dann die Dorsolumbalfaszie über der festgelegten Crista iliaca posterior frei präpariert. Zur Entnahme des H-Spanes wurde die Faszie direkt über der Crista iliaca nach caudal über die Spina iliaca posterior superior hinaus gespalten und zu beiden Seiten mit dem scharfen Rasparatorium abgeschoben. Unter Einbeziehung der Spina iliaca posterior superior wurde dann die Crista iliaca bis zu einer Länge von 8 cm abgemeißelt und entsprechend den anatomischen Gegebenheiten der angestrebten Fusion H-förmig zugearbeitet. Zusätzlich wurde Spongiosamaterial aus dem eröffneten Os ilium entfernt. Dabei wurde die äußere und innere Lamina möglichst vollständig belassen. Bei der Verwendung eines Fixateur interne war ein H-Span zur Distraktion und Primärstabilisierung des Fusionsabschnittes nicht mehr erforderlich, lediglich Knochenchips für die posterolaterale Fusion mußten aus dem dorsalen Anteil des Os ilium gewonnen werden. Hierzu wurde die Dorsolumbalfaszie unmittelbar lateral der hinteren Crista iliaca inzidiert und die äußere Lamina des Os ilium subperiostal dargestellt. Diese Fensterung wurde in gleicher anatomischer Höhe des Beckens wie die zuvor beschriebene Spanentnahme vorgenommen. Die Corticalislamelle wurde komplett über eine Fläche von 6 x 4 cm entfernt und danach die darunterliegende Spongiosa ausgelöffelt. Auf eine Schonung der medialen Corticalis wurde bei beiden Entnahmetechniken streng geachtet, da hierdurch eine Verletzung des unmittelbar darunterliegenden Sakroiliakalgelenkes vermieden werden sollte. Im Vergleich zur Spanentnahme-Technik konnte der an der Spina iliaca posterior superior ansetzende Bandapparat komplett erhalten werden. Am Ende der Knochenentnahme wurden nach beiden Entnahmetechniken die spongiöse Knochenfläche mit einem blutstillenden Kollagenflies (Lyostypt) versiegelt und die Faszie über fortlaufende Naht verschlossen. Probleme beim Faszienverschluß ergaben sich häufig bei der Spanentnahmetechnik, da hier die Faszie durch das Rasparatorium stark aufgefasert war und ein echtes Wiederanheften bei fehlender Crista iliaca oft nicht möglich war.

Ergebnisse

Ausgewertet wurde das Nachuntersuchungsergebnis 12–24 Monate postoperativ von 83 lumbosakralen Distraktionsspondylodesen und 45 posterolateralen Fusionen mit Fixateur interne. Bezogen auf die Auswertung des sog. „Donor site pain" wurden folgende Untersuchungsparameter herangezogen: Druckschmerz an der Knochenentnahmestelle, Druckschmerz einseitig über dem Sakroiliakalgelenk der Entnahmeseite, Sensibilitätsprüfung im Bereich der Gesäßhälfte, Prüfung des Einbeinstandes (Trendelenburg-Zeichen), Beurteilung des Gangbildes. Sensibilitätsstörungen fanden sich ausschließlich in der Gruppe der LSDS im Versorgungsgebiet der Nn. clunium superiores in einer Rate von 5%, da immer ein möglichst langer Distraktionsspan entfernt wurde. Ein einseitig hinkendes Gangbild oder ein positives Trendelenburg-Zeichen wurde in beiden Gruppen nicht gefunden. Ein Druckschmerz über der Knochenentnahmestelle fand sich in 16% der Patienten nach LSDS und in 9% nach posterolateraler Fusion. Einseitige Druckschmerzen im Bereich des Sakroiliakalgelenkes fanden sich in einer Rate von 18% (LSDS) und 11% (posterol. Fusion).

Diskussion

Unsere Ergebnisse zeigen, daß die Knochenentnahme aus dem hinteren Beckenkamm für anhaltende Beschwerden verantwortlich sein kann und daß der Entnahmetechnik eine gewisse Bedeutung zukommt. Die Entnahme eines großvolumigen Beckenspanes, die nur bei Berücksichtigung des Verlaufs der Nn. clunium superiores unter Mitnahme der Spina iliaca posterior superior erfolgen kann, führt zu gehäuften Komplikationen. Diese äußern sich in einer vermehrten Druckschmerzhaftigkeit im Bereich der Entnahmestelle sowie in belastungsabhängigen seitenbetonten Schmerzen ausgehend vom Sakroiliakalgelenk. Zu erklären sind diese Phänomene durch eine Beeinträchtigung der proximalen Ansätze der kurzen und langen posterioren sakroiliakalen Ligamente bei Darstellung der dorsalen Spina. Zusätzlich ist für beide Entnahmetechniken eine direkte Irritation des Sakroiliakalgelenkspaltes bei Verletzung der inneren Kortikalislamelle des Ileum zu diskutieren (Abb. 1a u. 1b), da die Knochenentnahme in der Regel direkt gegenüber diesem Gelenk vorgenommen wird. Younger et al. (1989) untersuchten 54 Patienten, denen im Rahmen einer Wirbelsäulenversteifung durch den gleichen Zugang Knochen vom hinteren Beckenkamm entnommen wurde. Die Kontrollgruppe bildeten 87 Patienten, die sich lediglich in der Entnahme über eine separate Hautinzision unterschieden. Sie fanden hierbei eine signifikant höhere Komplikationsrate ($p = 0{,}002$) bei Entnahme über den gleichen Operationszugang. Als schwere Komplikationen wurden Sensibilitätsstörungen, starke Schmerzen, großer Knochendefekt und entstellende Narbenbildung

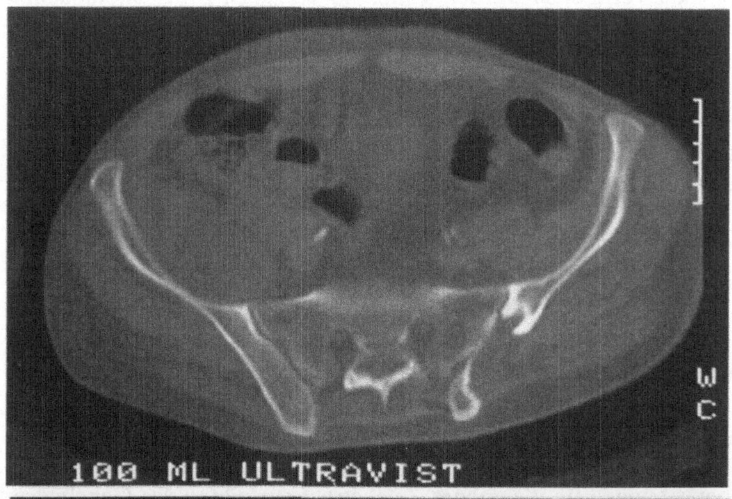

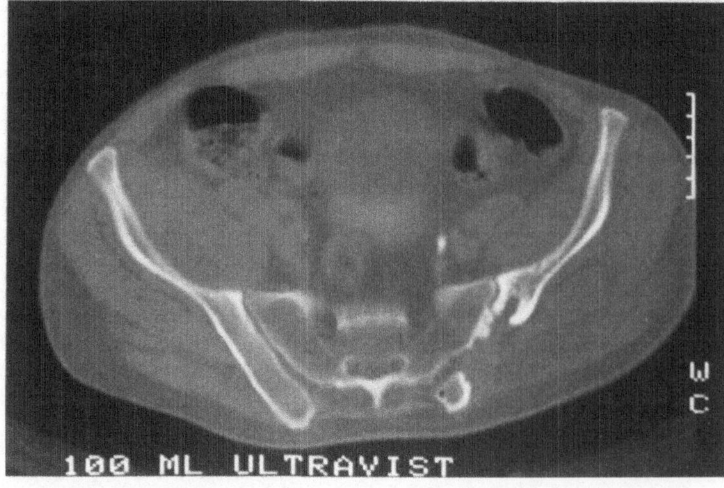

Abb. 1a u. 1b. Die CT-Schnitte zeigen eine Verletzung der inneren Kortikalis bis dicht an das Sakroiliakalgelenk auf der linken Seite.

in einer Rate von 20,4% und 5,7% ermittelt. Die Ursache wurde einerseits in der Verbindung der Operationsfelder mit dem möglichen Übertritt von Hämatomen und Infektionen aus dem primären Op-Gebiet gesehen, andererseits wurde die bessere Darstellbarkeit des Knochenentnahmefeldes bei separater und damit optimaler Hautinzision hervorgehoben.

Schlußfolgerungen

Die komplette Entfernung der Spina iliaca posterior mit ausgedehnten Anteilen der Crista iliaca sollte nur dann vorgenommen werden, wenn ein entsprechend großes Transplantat erforderlich ist. Bei der ausschließlichen Entnahme von Knochenchips ist der Beckenkamm und die Spina iliaca posterior zu belassen, da so die Dorsolumbalfaszie und wichtige Bandstrukturen des Sakroiliakalgelenks geschont werden. Der Zugang über eine zweite Hautinzision ist zu überdenken.

Literatur

Bosworth DM (1945) Clothesin graft of the spine for spondylolisthesis and laminal defects. Am J Surg 67: 61–69

Frymoyer JW, Hanley E, Hove J, Kuhlmann J, Mattery R (1978) Disc-excision and spine fusion in the management of lumbar disc disease. Spine 3: 1–6

Krämer J, Kolditz D, Schleberger R (1984) Lumbosacral distraction spondylodesis with autologous bone graft together with posterolateral fusion. Arch Orthop Trauma Surg 103: 107–111

Younger EM, Chapman MW (1989) Morbidity at bone graft donor sites. J Orthop Trauma 3: 192–195

Wittenberg RH, Möller J (1989) Lumbosakrale Distraktionsspondylodese beim Postdiskotomiesyndrom. Med Orthop Tech 109: 75–81

Vergleich knochendensiometrischer Meßwerte bei massiven Allograft-Transplantaten zwischen Dual-X-Ray-Absorptiometrie, Dualphoton-Absorptiometrie und dem Aluminiumstufenkeil

D. Bettin, W. J. Lindner und J. Steinbeck

Orthopädische Universitätsklinik Münster, Albert-Schweitzer-Str. 33, 48149 Münster

Einleitung

Massive Allografttransplantate zur Defektüberbrückung nach Knochentumoren oder mehrfachem Endoprothesenwechsel zeigen gute klinische Frühergebnisse bezüglich der Primärstabilität (Parrish 1973; Menkin et al. 1987). Durch den biologischen Transplantatumbau bei Revascularisation, Osteoinduktion und lokalem Knochenabbau kann es zu einer Schwächung des Transplantates kommen. Die klinischen Untersuchungen zeigen, daß das 1. bis 3. postoperative Jahr durch Frakturen (18,9%) und durch die Pseudarthrosenentwicklung (13,7%) gefährdet ist (Parish 1973; Mankin et al. 1987). Burchardt (1987) konnte zeigen, daß bei kortikalem Knochen schon bei einem Mineralverlust von 15% eine Schwächung von 50% der biomechanischen Materialeigenschaften auftritt.

Material und Methode

Das Untersuchungskollektiv der Orthopädischen Universitätsklinik Münster bestand aus 15 Pat. mit Allograft-Defektüberbrückung nach Tumor- (6mal) oder Prothesenwechseloperation (9mal). Die Osteodensiometrie wurde im Spender-, Empfängerknochen und in der Übergangszone mittels DXA (Dual X-Ray Absorptionsmetry), DPA (Dual Photon Absorptionsmetry) und dem parallel im Röntgenbild dargestellten Aluminiumstufenkeil mit 16 Dichtstufen in digitaler Durchleuchtungsbestimmung gemessen (Abb. 1–3). Folgende Meßparameter wurden verglichen: 1. Varianz der Knochendichte im Empfänger, Transplantat und an der Übergangszone an definierten Punkten, 2. Vergleichende Meßgenauigkeit der Methoden zueinander. Beim DPA und DXA wurde die Software im manuellen Modus eingesetzt.

Ergebnisse

Der Aluminiumstufenkeil ermöglichte nur eine grobquantitative Auswertung der Knochendichte. Die Meßwerte waren unabhängig von der Qualität und Bestrahlungsform der Röntgenbilder. Der apparative Aufwand durch das Hinzufügen des Alumiuniumstufenkeiles zur normalen Röntgenkontrolle ist gering. Es muß jedoch auf eine Positionierung des Keiles exakt auf Höhe der Knochenlage geachtet werden. Aufgrund der sehr groben Meßgenauigkeit können erst Dichteunterschiede von größerem Ausmaß erfaßt werden. Deshalb mußte diese Methode verworfen werden (Abb. 4).

Die DXA zeigte sowohl in der Auflösung, der Reproduzierbarkeit und in der Meßfeldgröße eine hohe Genauigkeit. Es lassen sich auch geringfügige Schwankungen noch exakt erfassen.

Abb. 1. 43jähriger Patient (Morbus Bechterew); proximaler Femurersatz mit Allograftknochen nach TEP-Wechsel, 16 Monate, post operationem

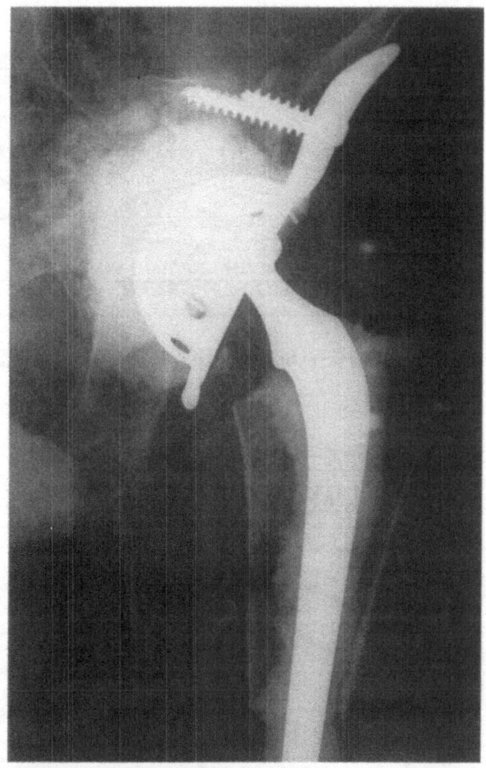

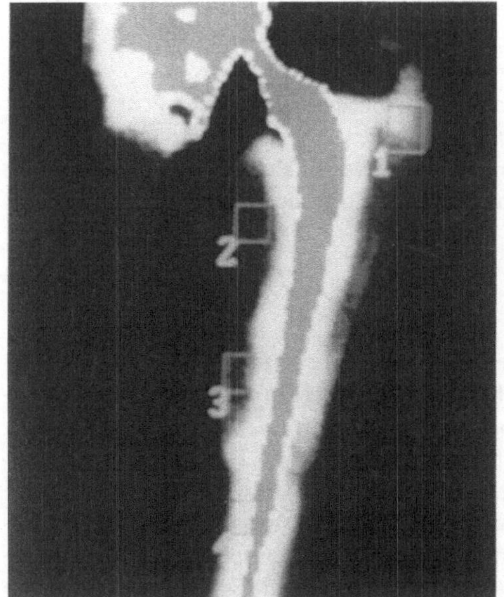

Abb. 2. DXA-Messung bei gleichem Patienten; Raster im Trochanter- und Kalkarbereich

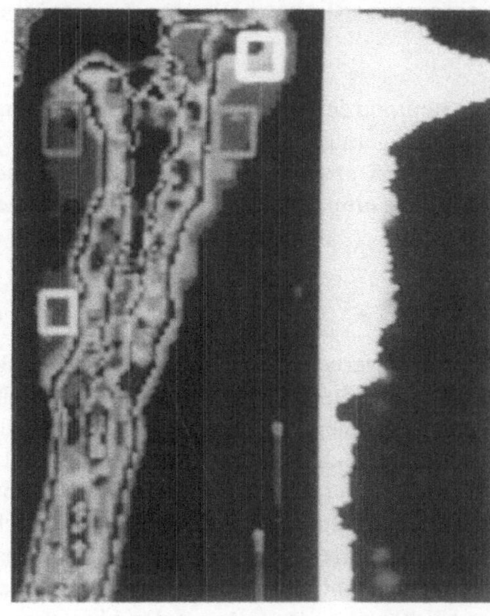

Abb. 3. Bild der DPA-Messung des Femurs; identische Rasterlage

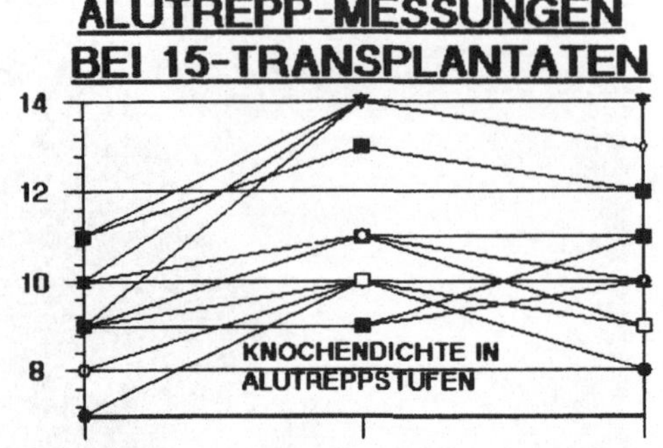

Abb. 4. Ergebnisse der Dichtemessung mit dem Aluminiumstufenkeil

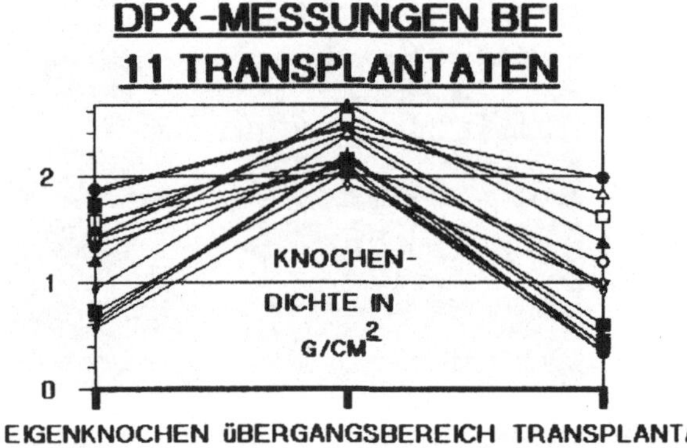

Abb. 5. Meßwerte mit der DXA-Messung bei gleicher Rasterposition

Die Reproduzierbarkeit war aufgrund der manchmal schwierigen identischen Positionierung der ROI's geringgradig beeinträchtigt. Eine Messung dauerte weniger als 3 Minuten (Abb. 5).

Die DPA ermöglichte ebenso eine genauere quantitative lokale Knochendichtebestimmung. Die ermittelte Meßgenauigkeit entspricht der DPX Untersuchung.

Diskussion

Durch die verbesserten Osteosynthesetechniken und die mögliche anatomische Anpassung der Allograft an einen Knochendefekt läßt sich bei vielen Patienten operativ eine gute Primärstabilität erzielen (Parrish 1973). Es fehlen jedoch exakte, objektive Kriterien, die es möglich machen, das Schicksal der Knochentransplantate auch postoperativ weiter zu beurteilen. Veränderungen der lokalen Knochendichte könnten frühzeitig einen Hinweis für eine mögliche Frakturgefährdung geben und somit die Entscheidung zu einer Reoperation mit lokaler Spongiosaplastik erleichtern oder durch eine Entlastung der Extremität diese Gefährdung vermindern. Die quantitative Computertomographie (QCT), die bislang mit Erfolg in der Therapie und Erkennung der Osteoporose klinischen Gebrauch findet, kann mangels artefaktfreier Darstellung bei dem Vorliegen von Metallen nicht eingesetzt werden (Graul 1990; Kalender 1991). Alle von uns verglichenen Knochendichtebestimmungen zeigten trotz liegender Implantate keine Artefakte. In Übereinstimmung mit unseren Ergebnissen wird auch in der Literatur der Aluminiumstufenkeil wegen der zu großen Meßungenauigkeit nicht als anwendbar angesehen (Devlin u. Horner). Die DPA hingegen wird von verschiedenen Autoren favorisiert (Fischer u. Kempers 1991; Fischer et al. 1990; Russell et al. 1991). Die Photonenstrahlen werden bei dieser Methode von den Geweben unterschiedlich stark geschwächt und gemessen (Fischer u. Kempers 1991). Nach der Einführung der DXA ist die DPA jedoch etwas in den Hintergrund getreten (Felsenberg et al. 1991; Foglemann et al. 1990; Reuther et al. 1991; Russell et al. 1991). Die DXA zeigt eine sehr hohe Reproduzierbarkeit (> 5%) bei einer sehr geringen Strahlenexposition von 1 mSV, verglichen mit der natürlichen Strahlenbelastung von 2400 mSV pro Jahr (Kalender 1991). Der Variationskoeffizient liegt deutlich unter 1%, wodurch auch bei geringen Knochenumbauraten aussagefähige Verlaufskontrollen in bestimmten Abständen erkannt werden können. Somit erscheint sie gerade für eine Verlaufsbeobachtung sehr geeignet und kann für die Anwendung bei Knochentransplantaten empfohlen werden. Aussagen über eine mögliche Frakturgefährdung der Allograft-Transplantate werden vermutlich erst bei längerfristigen Kontrolluntersuchungen zu erzielen sein.

Literatur

Burchardt H (1987) Biological and biomechanical difference between autogenous and allogenic bone grafts. Biology of bone transplantation in bone grafting. Orthop Clin North Am 4

Devlin H, Horner K. Measurement of mandibular bone mineral content using the dental panoramic topogramm. J Dent 19/2: 116–120

Fischer M, Kempers B (1991) Meßverfahren zur Knochendichtebestimmung. Sandorama 4: 4–10

Fischer M, Kempers B, Spitz J (1990) Knochendensiometrie-Wertigkeit und Grenzen der Methode. Nuklearmedizin 13: 77

Felsenberg D, Fischer M, Kempers B, Ringe JD, Ruegsegger P (1991) Osteodensitometrie – eine Standortbestimmung. Orthopäd Praxis: 393–404

Foglemann I, Rodin A, Blake G (1990) Impact of bone mineral measurement on osteoporosis. Eur J Nucl Med 16/1: 39–52

Graul HE (1990) Quantitative Knochendichtebestimmung zur Diagnose der Osteopenie. Dtsch Ärztebl 87/39: 1734

Kalender WA (1991) Abschätzung der effektiven Dosis bei Knochenmineralmessungen mit Photonenabsorptionsmetrie und Computertomographie. RÖFO

Mankin H, Gebhardt M, Tomford W (1987) The use of frozen cadaceric allografts in the management of patients with bone tumors of the extremities. Orthop Clin North Am 18/2: 275–289

Mazess R, Collick B, Trempe J (1989) Performance evaluation of dual-energy X-Ray bone densiometer. Calcif Tissue Int 44:228

Orwoll ES, Oviatt SK (1991) Longitudinal precision of dual-energy absorption in multicenter study. J Bone Miner Res 6/2: 191–1

Parrish FF (1973) Allograft replacement of all or part the end of a long bone following excision of a tumor. Report of twenty-one cases. J Bone and Joint Surg 55A: 1–22

Renken ML, Murano R, Drinkwater B, Chesnut L (1991) In vitro comparability of dual energy absorptiometry bone densiometers. Calc Tissue Int 48/4: 245–248

Reuther G, Dören M, Montag, Peters PE (1991) Aussagefähigkeit der Osteodensiometrie in der Osteoporosediagnostik. Dtsch Ärztebl 88/47: 2708

Russell AM, Wang J, Thornton J, Pierson RJ (1991) Comparison of dual-photon absorptiometry systems for total body bone and soft tissue measurement. J Bone Miner Res 6/4: 411

Die osteoinduktive Wirkung eines konservierten Knochentransplantates

V. Horn

Direktor der Gewebezentrale des Fakultätskrankenhauses, Pekařská 53, C-656 91 Brno

Die rekonstruktive sowie die stabilisierende Chirurgie des Skelettes verlangt relativ große Mengen von Knochenspänen, welche besonders bei Kindern nicht ohne Risiko vom eigenen Organismus zu beschaffen sind. Aus diesem Grund benutzt man immer häufiger allogene Knochenspäne, welche womöglich in einer Gewebebank durch eine geeignete Konservierung von ihren schädlichen Eigenschaften, z.B. von den inkompatiblen immunologischen Faktoren befreit werden bei gleichzeitiger Beibehaltung ihrer biologischen Aktivitäten, hauptsächlich der osteoinduktiven Wirkung.

Ein alloplastischer sowie ein autologer Knochenspan ist immer ein indirekter Span, das heißt, daß er sich nach primärer Einheilung nicht zu stürmisch umbaut. Dieser Knochenumbau, das sog. „bone remodelling", gehört zur normalen Physiologie eines Knochens und dient der Neuherstellung der Kontinuität von Haverschen Systemen und Knochentrajektorien. Bei allen erwähnten Voraussetzungen erfüllt die Aufgabe eines guten Knochentransplantates am besten ein autologer spongiöser Knochenspan, gefolgt von allogener, günstig präparierter Knochenspongiosa. Dagegen ist der allogene sowie autologe kortikale Knochen gerade wegen seiner erschwerten Vaskularisationsmöglichkeit als Knochenspan i. allg. nur sehr schwer verwendbar.

Die Einheilung des Knochenspanes erfolgt durch einen bindegewebigen, später knöchernen Kallus, welcher dann den Knochenspan resorbiert und durch neugebildetes Knochengewebe ersetzt. Dabei spielt die Induktionsfähigkeit des biologisch aktiven Spans eine wesentliche Rolle. Wie der Nachweis der unspezifischen Esterase beweist, verlaufen alle diese Vorgänge metabolisch sehr aktiv. Mittels dieses Enzymnachweises kann auch die Spaninkorporation sowie der Zusammenhang des Transplantates mit dem Spanbett gut verfolgt werden. Bei einem autologen sowie beim allogenen Span tritt nach der Spanvaskularisation die Osteoklasie sowie die Osteoplasie in Erscheinung. Im allgemeinen verlaufen diese Vorgänge bei beiden Spantypen qualitativ ähnlich und sind nur beim autologen Span etwas intensiver. Die knochenbildende Wirkung des Spanes während seines Kontaktes mit dem eindringenden Bindegewebe ist besonders in den Randpartien gut verfolgbar. Der Knochen entsteht vorwiegend auf der Oberfläche von meist schon degradierten Knochenlamellen, seien es autologe oder allogene. Auch nach Monaten und Jahren befindet sich der voll umgebaute Span immer wieder im weiteren, intensiven Knochenumbau, wobei die neugebildeten Knochenteile immer einen Teil vom nekrobiotischen, zellarmen Knochen enthalten. Auch nach 8 Jahren ist der Knochenumbau sehr aktiv, was die alkalische Phosphatase, bzw. die Laktikodehydrogenase, gut nachweisen können. Nach 25 Jahren sieht man ebenfalls einen aktiven, vitalen Knochen, manchmal stellen zahlreiche Zementlinien einen Beweis von durchgemachten Umbauprozessen dar.

Bei allen diesen Vorgängen ist es wichtig, daß das Bindegewebe des Empfängers im Rahmen der Osteoinduktion auch reife, funktionsfähige Osteoblasten erzeugt. Falls dies nicht möglich ist, z.B. bei einer Neurofibromatose, verläuft der Knochenumbau des Spanes atypisch und der neugebildete Knochen ist mehr oder weniger dystrophisch.

Der funktionelle Zustand der einzelnen Knochenzellen ist im Elektronenmikroskop gut verfolgbar. Ein knochenproduktiver Osteoblast enthält wie jede sekretorische Zelle zahlreiche Zisternen des endoplasmatischen Retikulums. Die anliegende Knochenmatrix zeigt eine deutliche Schichtenbildung von verschieden ausgereiften Partien, was eine periodische funktionelle Aktivität der Osteoblaste beweist. Ebenfalls ein junger Osteozyt nach seinem Eintauchen in die Knochenmatrix zeigt ein Bild einer aktiven sekretorischen Zelle mit reduzierter, nicht aber übersehbarer Kollagenbildung. Erst später ändert der Osteozyt seine organelloide Ausrüstung im Sinne einer metabolischen Zelle, enthält zahlreiche Mitochondrien und Glykogen, doch in dieser Phase ist sein Zytoplasma schon meist degradiert, was die Notwendigkeit des Knochenumbaues in diesem Knochenteil andeutet. An den verschieden ausgereiften, scharf voneinander abgegrenzten Matrixpartien sieht man, daß der Knochenumbau periodisch und immer nur in gewissen Knochenteilen verläuft, wobei die Grenzen dieser Partien den Zementlinien entsprechen.

Was bringen alle diese Befunde für die Klinik? Man kann einen spongiösen, alloplastischen, gut konservierten Knochenspan so gut wie einen frischen autologen spongiösen Knochen zur Knocheninduktion von massiven Blöcken in der orthopädischen, hauptsächlich spondylotischen Chirurgie verwenden, falls man gewisse technische Prinzipien einhält. Zu diesen gehören besonders die Vorbereitung eines breiten, gut vaskularisierten Spanbettes sowie eine relativ gute Immobilisation und eine womöglich kleine mechanische Beanspruchung des Spanes. Bei einem Allospan muß eine relativ nicht besonders längere Einheilungs- und Umbauzeit in Betracht genommen werden, dagegen aber entfällt die Entnahme von eigenen Knochenspänen, welche eine weitere Operation sui generis mit allen ihren Schwierigkeiten darstellt.

Ziemlich oft und vorteilhaft wird ein massiver spongiöser Allospan entweder allein oder in Kombination mit einem vaskularisierten Autospan zur Rekonstruktion eines resezierten Wirbelkörpers verwendet. Bei guter Immobilisation mittels Metallplatten oder Schrauben sieht man schon nach einem Jahr eine deutliche Inkorporation der Späne. Dagegen ist ein analog verwendeter kortikaler Span noch nach 6 Jahren ziemlich autonom, ohne wesentliche Einheilung. Selbstverständlich müssen hauptsächlich für einen massiven Knochenspan nicht nur alle biologischen, sondern auch biomechanischen Voraussetzungen erfüllt werden, sonst kann es zu diversen Komplikationen kommen, welche die Einheilungszeit sowie den gänzlichen Spanumbau wesentlich verlängern können. Es kann hier z.B. eine transversale Umbauzone, die sog. Looserzone, vorkommen, oder selbst ein autologer Knochenspan kann sich binnen 4 Monaten bei abnormaler mechanischer Belastung völlig auflösen.

Zusammenfassend kann gesagt werden, daß ein gut behandelter knöcherner Allospan sehr gute osteoinduktive Eigenschaften besitzt, welche mit denen eines analogen Autospanes vergleichbar sind. Neben der perfekten chirurgischen Durchführung müssen aber nicht nur zahlreiche biologische, sondern auch biomechanische Prinzipien in Betracht genommen werden, welche eine schnelle Einheilung und Inkorporation des Spanes ermöglichen und die bei autologen sowie bei alloplastischen Knochenspänen dieselben sind.

Einwachsverhalten thermisch vorbehandelter homologer Knochentransplantate im Kaninchen-Bohrlochmodell

J.-H. Kühne[1], R. Theermann[1], R. Bartl[2] und C. Hammer[3]

[1] Orthopädische Klinik der LMU München, Klinikum Großhadern (Dir. Prof. Dr. H. J. Refior), Marchioninistr. 15, 81377 München

[2] Abteilung für Knochenmarkdiagnostik, LMU München, Klinikum Großhadern (Prof. Dr. R. Bartl), Marchioninistr. 15, 81377 München

[3] Institut für Chirurgische Forschung der LMU München (Dir.: Prof. Dr. K. Meßmer), Marchioninistr. 15, 81377 München

Einleitung

Eine bedeutende Gefahr bei der homologen Knochentransplantation ist die Übertragung von Krankheiten. Daher ist ein exaktes Spenderscreening erforderlich (Wissenschaftlicher Beirat d. Bundesärztekammer 1990). Eine besondere Schwierigkeit stellt HIV dar, da auch ein negativer 3-Monatstest eine mögliche Viruskontamination nicht absolut ausschließt (CDC 1987). Verschiedene Verfahren zur Virusinaktivierung von Knochentransplantaten werden daher als zusätzliche Sicherheitsmaßnahmen bei der homologen Knochentransplantation diskutiert. Entscheidend ist dabei, daß die biologische Qualität dieser Transplantate durch die verwendeten Verfahren möglichst wenig beeinträchtigt wird. In Frage kommen Wärme (56 °C) (McDougal et al. 1985), Bestrahlung (Spire et al. 1985) und chemische Verfahren (Resnick et al. 1986), die jeweils mit verschiedenen Problemen behaftet sind (Ascherl et al. 1988; Mathys et al. 1990). In der vorliegenden Studie wird die Auswirkung einer Wärmebehandlung von 65 °C auf das knöcherne Einwachsverhalten untersucht.

Material und Methoden

Es wurden 12 Bohrlöcher von 6 mm Durchmesser im Kaninchen Femurcondylus mit konventionell tiefgekühlten Transplantaten aufgefüllt. Bei weiteren 12 Bohrlöchern kamen zusätzlich thermisch vorbehandelte Knochentransplantate zur Anwendung. Diese Präparate wurden nach steriler Folienverpackung über 24 Stunden einem 65 °C Wasserbad mit kontinuierlicher Strömung ausgesetzt und anschließend bei −70 °C tiefgekühlt. Als Kontrollen dienten 12 Leerlöcher. Die histologische Untersuchung der Präparate erfolgte nach 2, 6 und 12 Wochen.

Ergebnisse

Leerlöcher

Anfänglich imponiert ein zentrales Blutkoagel. Vom Rand des Defekts wandern mesenchymale Zellen ein. Nach zwei Wochen findet man zahlreiche Osteoblasten und Fibroblasten (Abb. 1). Nach 6 Wochen tritt vermehrt Osteoid auf, und neue Knochenbälkchen bilden sich am Rand. Im Verlauf von 8 bis 10 Wochen zeigt sich eine Defektfüllung durch neugebildeten Knochen vom Rand zur Mitte hin. Nach 12 Wochen weisen alle Präparate eine fast komplette knöcherne Auffüllung des Defektes.

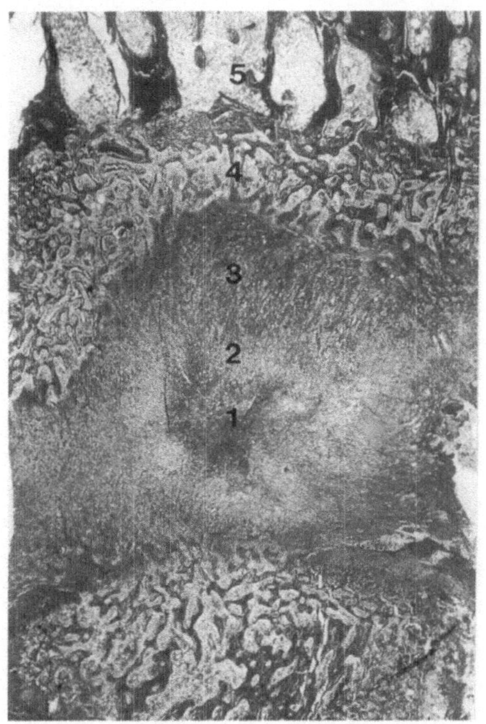

Abb. 1. Leerloch, 2 Wochen postoperativ; *1* zentrales Blutkoagel, *2* mesenchymale Zellreaktion, *3* fibrozytäre Reaktion, *4* Geflechtknochenneubildung, *5* Wirtsspongiosa (Gomori, x20)

Konventionelle homologe Transplantate

Zunächst erkennt man zwei Wochen postoperativ reichlich Osteoklasten und Fibroblasten am Interface zwischen Transplantat und Lager, wo die mechanische Schädigung durch den Bohrvorgang stattgefunden hat. Nach 6 Wochen liegt eine deutliche Osteoblastenaktivität vor, Osteoid wird gebildet, und man erkennt knöcherne Brückenbildungen zwischen Transplantat und Wirtsknochen (Abb. 2). Die vollständige knöcherne Integration ist in allen nach 12 Wochen untersuchten Präparaten eingetreten.

Thermisch vorbehandelte Transplantate

Die zusätzlich thermisch vorbehandelten Transplantate zeigen keinen Unterschied in der morphologischen Integration oder in der Geschwindigkeit des Einwachsverhaltens. Nach kräftiger anfänglicher osteoklastärer Reaktion findet man reichlich Osteoblasten- und Fibroblasten-Aktivität. Nach 6 Wochen liegen deutliche Brückenbildungen zwischen Lager und Transplantat vor (Abb. 3), die auf eine knöcherne Einheilung der Transplantate schließen lassen. Nach 12 Wochen sind die Transplantate in allen Präparaten vollständig integriert.

Diskussion

Spätestens seit den Untersuchungen von Katthagen (1987) darf das Kaninchen-Bohrlochmodell als geeignet für Knocheneinwachsstudien angesehen werden. Gelegentliche Einwände

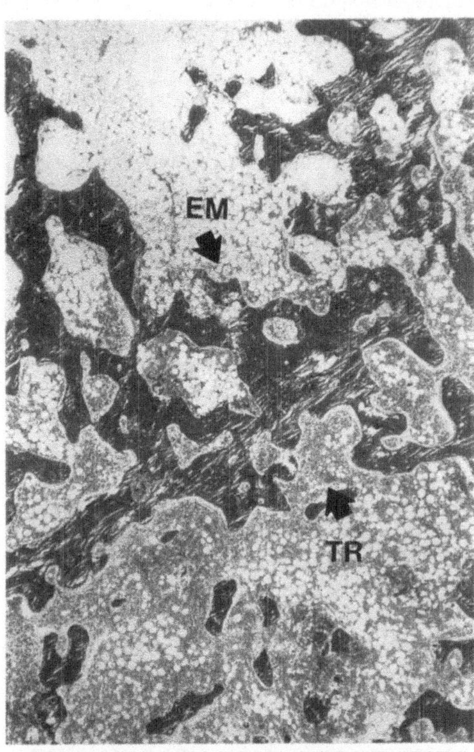

Abb. 2. Konventionelles tiefgekühltes Transplantat, 6 Wochen postoperativ; Knochenbrücken (*Pfeile*) zwischen Transplantat (*TR*) und Empfängerknochen (*EM*); beachte das normalisierte Knochenmarkzellbild im Transplantat (Gomori, x60)

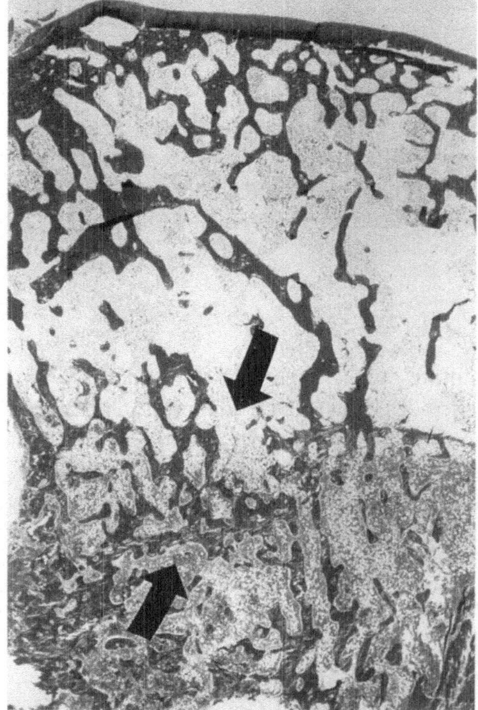

Abb. 3. Wärmebehandeltes Transplantat, 6 Wochen postoperativ; Ausbildung von Knochenbrücken (*Pfeile*) zwischen Transplantat und Wirtsknochen (Gomori, x30)

gegen dieses Modell beziehen sich lediglich auf die gute spontane Knochenneubildung bei heterotopen Implantationen (Axhausen 1950).

Die gewählte Temperatur von 65°C zielt insbesondere auf die Inaktivierung von HIV ab. Höhere Temperaturen lassen eine stärkere Beeinträchtigung der Qualität der Transplantate befürchten (Inokuchi et al. 1991). Obwohl gelegentlich über Ergebnisse mit autoklavierten Transplantaten berichtet wird (Johnston et al. 1986; Köhler et al. 1987; Wagner u. Pesch 1989), wurden deutliche Beeinträchtigungen der mechanischen Stabilität mit diesem Verfahren nachgewiesen (v. Garrel et al. 1991; Rübenacker et al. 1991). Auch über vermehrte Probleme bei der klinischen Anwendung wurde berichtet (Knaepler et al. 1992).

Die Behandlung im Wasserbad ermöglicht eine zuverlässige Durchdringung der Transplantate (Bettin u. Polster 1991), wie sie z.B. bei der Exposition im Wärmeschrank (Staudte u. Breickmann 1991) nicht zu erwarten ist.

Die Knochenneubildung in den Leerlöchern war zwar deutlich stärker als in den von Katthagen (1987) beschriebenen Experimenten. Unabhängig davon ist jedoch festzuhalten, daß die Beobachtungen an den Knochentransplantaten qualitativ von der spontanen Knochenneubildung eindeutig abzugrenzen waren. Während bei den Leerlöchern eine allmähliche Knochenneubildung von den Rändern her erfolgte, traten bei den Transplantaten nach anfänglich osteoklastärer Reaktion regelmäßig knöcherne Brückenbildungen zwischen Lager und Transplantat auf mit nachfolgender kompletter Integration. Qualitative Unterschiede oder Abweichungen im zeitlichen Verlauf konnten hier zwischen den konventionellen Transplantaten und den zusätzlich thermisch vorbehandelten Präparaten nicht beobachtet werden.

Die Ergebnisse erlauben die Folgerung, daß die zusätzlich zur Virusinaktivierung durchgeführte thermische Vorbehandlung von homologen Knochentransplantaten in dem vorliegenden Tiermodell die biologische Integration der Transplantate nicht beeinträchtigt.

Literatur

Ascherl R, Morgalla M, Knaepler H, Lechener F, Blümel G (1988) Strahlensterilisation von Bankspongiosa. Langenbecks Arch Chir [Suppl] II: 686

Axhausen W (1950) Experimentelle Untersuchungen zur Theorie der „induzierten“ Knochenneubildung (Levander). Langenbecks Arch Chir 266: 381–398

Bettin D, Polster J (1991) Temperature development in pasteurisation of osseous tissue. Abstract, 1st European conference on problems of tissue banking and clinical application, Berlin, p P2

CDC (1987) Survey of non U.S. hemophilia treatment centers for HIV sero-conversion following therapy with heat-treated factor concentrates. Morbidity Mortality Weekly Rep 36: 121–124

Garrel v. T, Knaepler H, Seipp HM, Ascherl R, Rath H, Sand D, Gotzen L (1991) Experimental and clinical experiences with autoclaved allogenic bone grafts. Abstract, 1st European conference on problems of tissue banking and clinical application, Berlin, p 36

Inokuchi T, Ninomiya H, Hironaka R, Yoshida S, Araki M, Sano K (1991) Studies on heat treatment for immediate reimplantation of resected bone. J Cranio Max Fac Surg 19: 31–39

Johnston JO, Harris TJ, Alexander CE, Alexander AH (1986) Limb salvage procedure for neoplasms about the knee by spherocentric total knee arthroplasty and autogenous autoclaved bone grafting. Clin Orthop 211: 180–214

Katthagen BD (1987) Bone regeneration with bone substitutes. Springer, Berlin Heidelberg New York Tokyo

Knaepler H, Garrel v. T, Seipp HM, Ascherl R, Gotzen L (1992) Autoklavierung von allogenen Knochentransplantaten als Alternative zur konventionellen Knochenbank? Orthop Prax 1: 18–22

Köhler P, Glas JE, Iawson S, Kreicbergs A (1987) Incorporation of non viable grafts. Acta Orthop Scand 58: 54–60

Mathys W, Junge E, Oelker W, Bettin D (1990) Untersuchungen zur Ethylenoxid-Sterilisation von Knochen-Implantaten. Kongreß-Bericht über Krankenhaushygiene – Kongreß Marburg 1990, S 367–374

McDougal JS, Martin LS, Cort SP, Mozen M, Heldebrant CM, Evatt BL (1985) Thermal inactivation of the acquired immunodeficiency syndrome virus, human T lymphotropic virus-III/lymphadenopathy-associated virus, with special reference to antihemophilic factor. J Clin Invest 76: 875–877

Resnick L, Veren K, Salahuddin Z, Tondreau S, Markham PD (1986) Stability and inactivation of HTLV-III/LAV under clinical and laboratory environments. JAMA 255: 1887–1891

Rübenacker S, Mutschler W, Claes L, Kinzl L (1991) Does thermal and radiation treatment of cancellous and cortical bone, for inactivation of HIV, change the biomechanical bone? Abstract, 1st European conference on problems of tissue banking and clinical application, Berlin, p 77

Spire B, Dormont D, Barré-Sinoussi F, Montagnier L, Chermann JC (1985) Inactivation of Lymphadenopathy-associated virus by heat, gamma rays, and ultraviolet light. Lancet: 188–189

Staudte HW, Breickmann B (1991) Die thermische Aufbereitung von homologen Knochentransplantaten für die Knochenbank als zusätzliche Sicherheit zur Aids-Prophylaxe. Z Orthop 129: 108–110

Wagner M, Pesch HJ (1989) Autoklavierte Knochenspäne beim Prothesenwechsel an der Hüfte. Orthopäde 18: 463–467

Wissenschaftlicher Beirat der Bundesärztekammer (1990) Richtlinien zum Führen einer Knochenbank. Dtsch Ärztebl 87: 41–44

Die vaskularisierte autogene Knochentransplantation in der Behandlung von Knochendefekten bei gestörtem Transplantatlager

H. Reichel und W. Hein

Klinik und Poliklinik für Orthopädie der Martin-Luther-Universität Halle-Wittenberg, Magdeburger Str. 22, 06112 Halle (Saale)

Einleitung

Der Erfolg einer Knochentransplantation wird maßgeblich durch die biologische Wertigkeit von Transplantat und Knochenwirtslager bestimmt (Jahn 1987).

Einheilung und spätere Funktion autogener Knochentransplantate lassen in Abhängigkeit von der Vaskularisation des Transplantats und den Zirkulationsbedingungen im Lager erhebliche Unterschiede erkennen (Barth 1893; Goldberg u. Stevenson 1987; Manktelow 1988; Welter u. Brown 1989):

- Avaskuläre autogene Transplantate werden selbst im ungestörten ersatzstarken Lager erst nach und nach durch vitalen Knochen ersetzt.
- Im gestörten Lager, d.h. wenn das Transplantatbett kontaminiert, vernarbt oder bestrahlt ist, wenn es aus nekrotischem Knochen besteht oder der Defekt mehr als 6–8 cm beträgt, ist ein Versagen avaskulärer Transplantate häufig vorhersehbar.
- Die Einheilung eines vaskularisierten autogenen Transplantates unterliegt im ungestörten Lager bei exakter Defektausfüllung und Stabilisierung den Gesetzmäßigkeiten der primären Knochenbruchheilung. Dieses Transplantat ist dann imstande, auf physikalische Belastungen wie normaler Knochen zu reagieren.
- Vaskularisierte autogene Knochentransplantate bleiben selbst im gestörten Lager vital. Experimentelle und klinische Untersuchungen zeigen, daß durch Gefäßaussprossung aus einem solchen Transplantat eine Revaskularisation des Lagers und damit eine vom Transplantat auf das Lager übergreifende Knochenneubildung erzielt werden kann (Gonzalez del Pino et al. 1990; Uchida u. Sugioka 1990).

Vaskularisierte autogene Knochentransplantation in der Orthopädie

Die Idee, Knochen vaskularisiert zu übertragen, ist nicht neu. Bereits 1891 berichtete Phelps über die fehlgeschlagene Interposition eines Hundeknochens in den Tibiadefekt eines Jungen, wobei der Hund zur Ernährung des Transplantates für 2 Wochen an den Jungen gefesselt wurde (Phelps 1891).

Doch erst in den sechziger Jahren unseres Jahrhunderts entstanden durch die rasante Entwicklung der Mikrochirurgie die apparativen und operativ-methodischen Voraussetzungen dafür, daß Knochen nicht nur vaskularisiert übertragen, sondern auch am Transplantationsort vital bleiben kann.

Heute versteht man unter vaskularisierter autogener Knochentransplantation die Verlagerung eines Knochens bzw. Knochenteiles mit seiner arteriovenösen Gefäßversorgung (Manktelow 1988). Dabei kann die Durchblutung sowohl über die originären Gefäßstiele als auch über

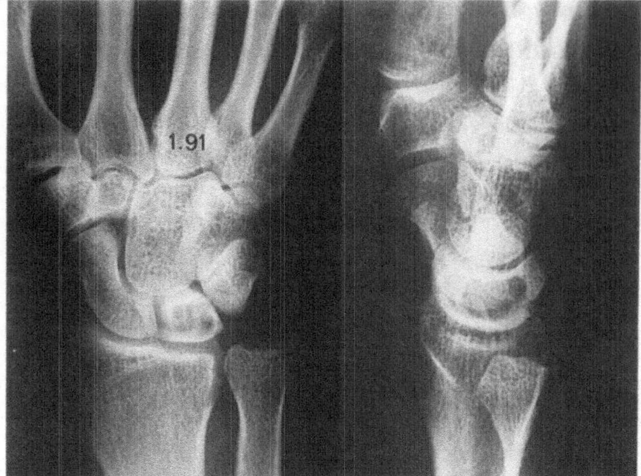

Abb. 1a–c. Fallbeispiel Os-pisiforme-Transfer, Pat. M. K., 30 Jahre, weiblich

a Lunatummalazie Stadium II nach Decoulx rechts

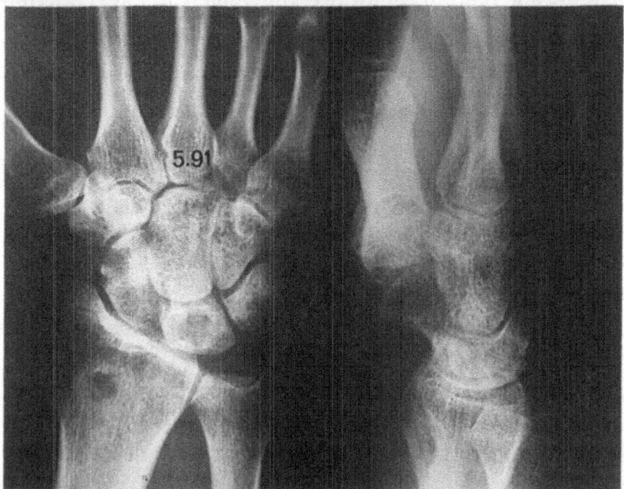

b 4 Wochen nach Os-pisiforme-Transfer

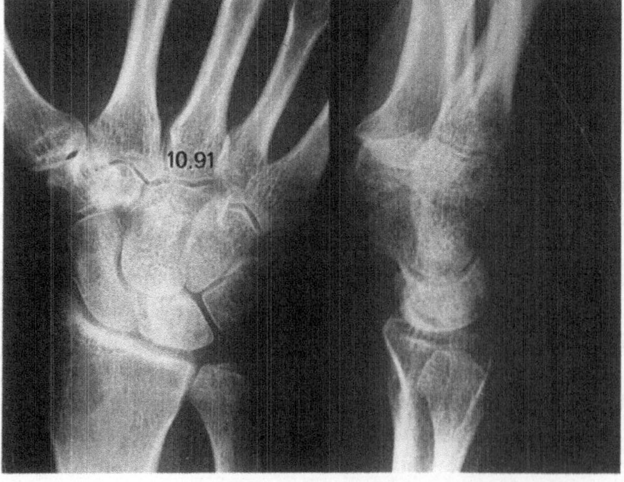

c 6 Monate postoperativ nahezu vollständige Normalisierung der knöchernen Struktur des Mondbeins bei äußerem Formerhalt, sehr gutes klinisches Ergebnis

mikrovaskuläre Anastomosen gewährleistet werden. Im ersten Fall sprechen wir von gefäßgestieltem Transfer, letzteres wird als freie mikrovaskuläre Transplantation bezeichnet.

An der Klinik für Orthopädie der Martin-Luther-Universität werden drei Operationsverfahren zur vaskularisierten autogenen Knochentransplantation praktisch angewendet. Zu jedem Operationsverfahren wird im folgenden ein röntgenologisches Fallbeispiel demonstriert.

Gefäßgestielter Os-pisiforme-Transfer

Die 1971 von Beck erstmals beschriebene Methode (Beck 1971) führen wir bei der Lunatummalazie im Stadium II bis IIIa nach Decoulx durch. Das Operationsprinzip besteht in der Excochleation des nekrotischen Knochens aus dem Mondbein und der anschließenden Auffüllung des Defektes mit dem Erbsenbein, das an Ästen der Vasa ulnaris gestielt transponiert wird (Beck 1986; Erbs u. Böhm 1984).

Fallbeispiel: Es wird der röntgenologische Verlauf einer 30jährigen Patientin demonstriert, die uns mit einer Lunatummalazie im Stadium II vorgestellt wurde (Abb. 1a). Vier Wochen nach Os-pisiforme-Transfer zeigt sich eine beginnende knöcherne Integration des Transplantates (Abb. 1b). Sechs Monate postoperativ hat sich die knöcherne Struktur des Mondbeines nahezu vollständig normalisiert (Abb. 1c). Die Patientin ist beschwerdefrei, das Handgelenk frei beweglich.

Gefäßgestielter Beckenspantransfer

Die gefäßgestielte Hebung des Spanes geht auf Taylor et al. (1979) zurück, die von uns durchgeführte Methode wurde erstmals von Ganz 1983 beschrieben (Ganz u. Büchler 1983). Wir führen die Operation nach Empfehlungen von Schwetlick bei der Hüftkopfnekrose des Erwachsenen im Stadium II bis IIIa nach Ficat durch. Das Prinzip der Operation beruht auf dem Transfer des an den Vasa circumflexa ilium profunda gestielten Beckenspanes in den zuvor ausgeräumten Nekrosebezirk des gleichseitigen Hüftkopfes (Schwetlick et al. 1987; Solonen et al. 1990). Das röntgenologische *Fallbeispiel* zeigt einen 37jährigen Patienten mit Hüftkopfnekrose im Stadium II links (Abb. 2a). Drei Monate postoperativ stellt sich im Vergleich zur präoperativen Angiographie (Abb. 2b), die mit dem Beckenspan in den Hüftkopf verlagerte A. circumflexa ilium profunda angiographisch frei durchgängig dar (Abb. 2c, siehe Pfeil). Sechs Monate postoperativ erkennt man eine vollständige knöcherne Integration des Spanes im ehemaligen Nekrosebezirk (Abb. 2d). Das Hüftgelenk ist frei beweglich, der Patient belastet das Gelenk wieder voll und ist beschwerdefrei.

Freie mikrovaskuläre Fibulatransplantation

Die Erstbeschreibung dieses Verfahrens erfolgte 1975 durch Taylor (Taylor et al. 1975). Die Fibula war damit der erste Knochen, der erfolgreich als freies mikrovaskuläres Transplantat beim Menschen eingesetzt wurde. Die Methode wird heute angewendet zur Überbrückung bzw. Abstützung großer diaphysärer Knochendefekte. Hierzu wird das Wadenbein in der benötigten Länge mit dem arteriovenösen peronealen Gefäßstiel entnommen und nach der osteosynthetischen Stabilisierung im Lager mikrochirurgisch anastomosiert (Manktelow 1988; O'Brien u. Morrison 1987).

Fallbeispiel: Demonstriert werden die Röntgenaufnahmen eines 11jährigen Jungen mit einer infizierten, siebenfach voroperierten, angeborenen Tibiapseudarthrose (Abb. 3a). Die

Abb. 2a–d. Fallbeispiel Beckenspantransfer, Pat. K. M., 37 Jahre, männlich;

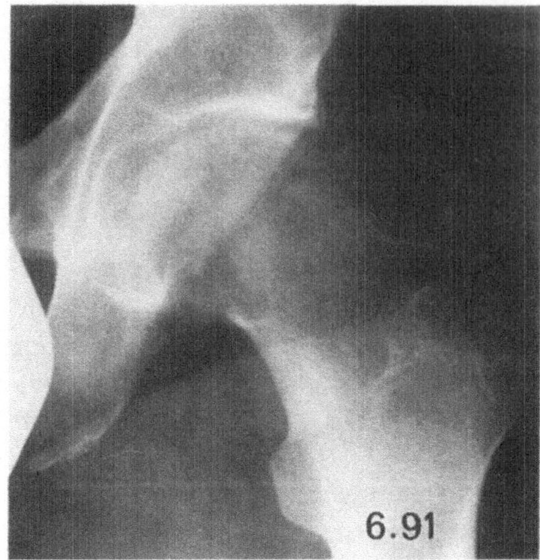

a Hüftkopfnekrose Stadium II nach Ficat links,

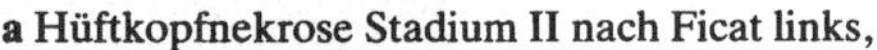

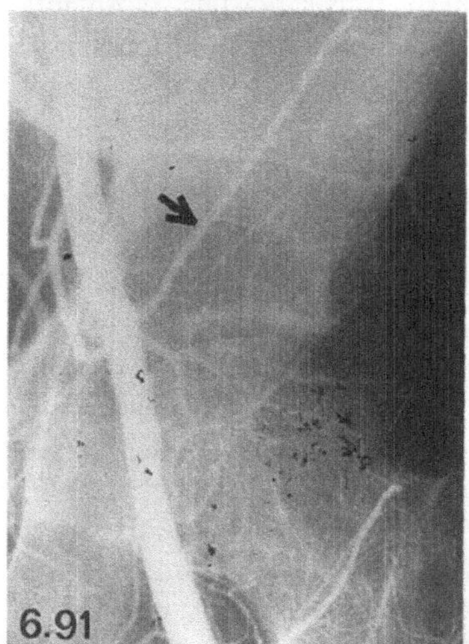

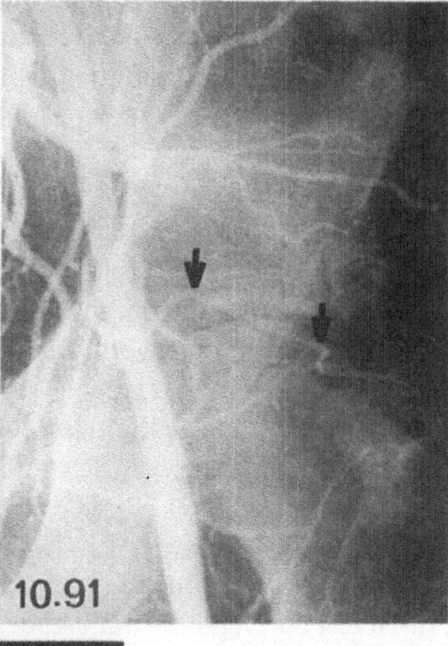

c 3 Monate postoperativ freie Durchgängigkeit der mit dem Span in den Hüftkopf verlagerten A. circumflexa ilium profunda [*Pfeil*[a], vgl. präoperative Angiographie (**b**)]

[a] Die Angiographien verdanken wir Frau Dr. M. Marzotko, Klinik und Poliklinik für Radiologie der MLU.

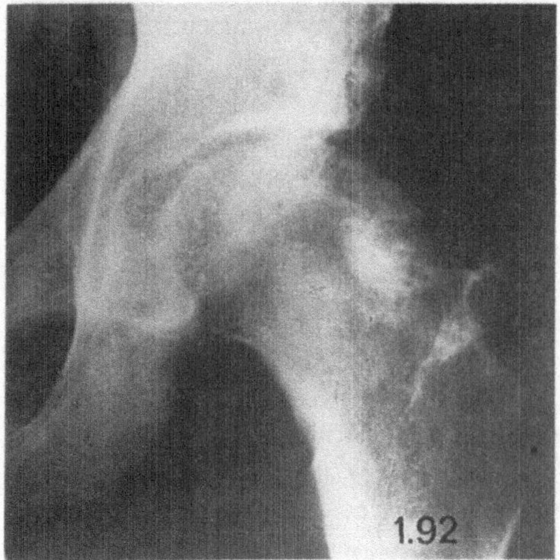

d 6 Monate postoperativ vollständige knöcherne Integration des Spans im ehemaligen Nekrosebezirk, klinisch vollkommen beschwerdefrei

Abb. 3a–c. Fallbeispiel freie mikrovaskuläre Fibulatransplantation, Pat. S. B., 11 Jahre, männlich;

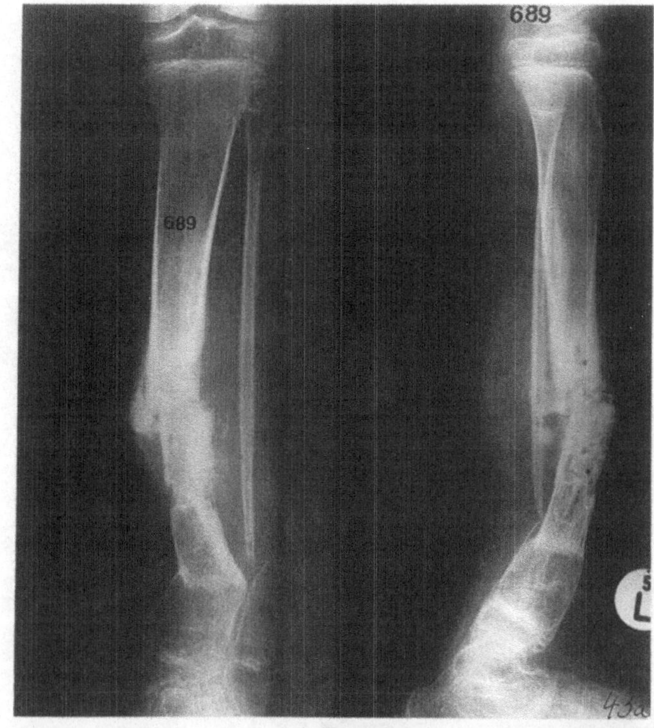

a angeborene Tibiapseudarthrose links, 7mal voroperiert, infiziert

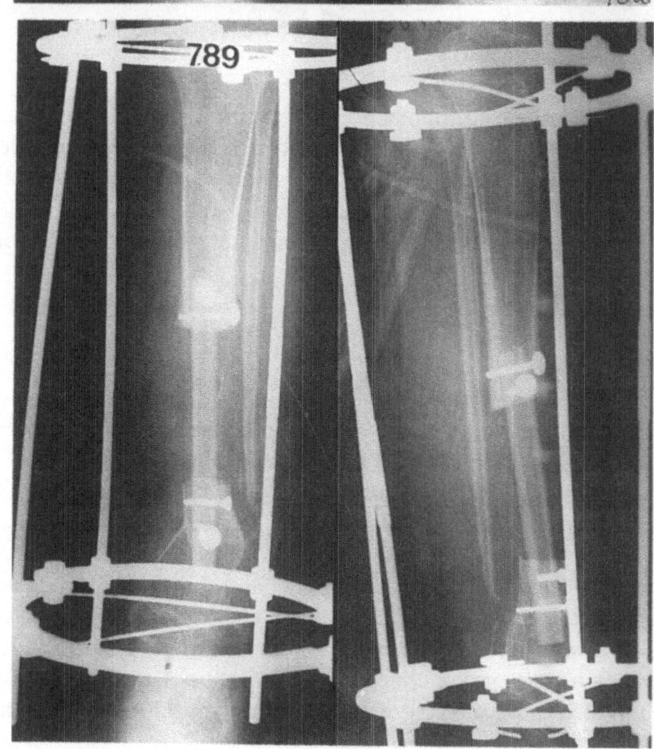

b Pseudarthrosenresektion, freie mikrovaskuläre Fibulatransplantation von der Gegenseite, Ilizarov-Apparat

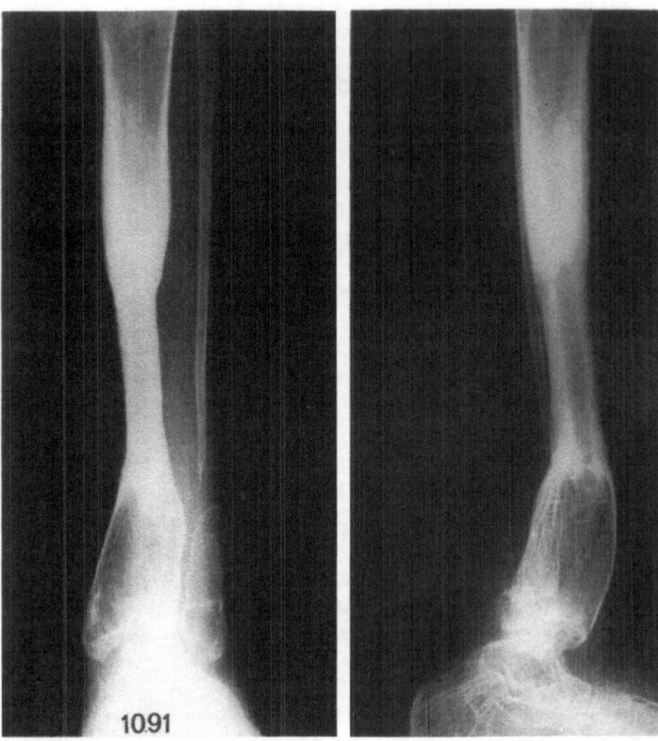

c 27 Monate postoperativ vollbelastbare Extremität, keine Refraktur

postoperativen Aufnahmen (Abb. 3b) zeigen die nach Pseudarthrosen-Resektion durchgeführte freie mikrovaskuläre Transplantation der kontralateralen Fibula. Die Stabilisierung erfolgte mit dem Ilizarov-System. 27 Monate postoperativ stellt sich ein komplett integriertes und hypertrophiertes Transplantat dar (Abb. 3c). Unter Vollbelastung des Beines trat keine Refraktur auf, die Antekurvatur des Unterschenkels hat im Beobachtungszeitraum nicht zugenommen.

Diskussion

Vaskularisierte autogene Knochenspäne beeinflussen direkt die Durchblutungssituation des Lagers. Diese nimmt in der Pathogenese der aseptischen Osteonekrosen eine Schlüsselstellung ein (Ficat 1980; Kerschbaumer u. Bauer 1986). Durch den Os-pisiforme-Transfer kann eine Revaskularisation des Mondbeines mit echter Knochenheilung und äußerem Formerhalt erzielt werden. Über gute Langzeitergebnisse dieser Methode berichten Eckardt (Lippuner et al. 1990) sowie Erbs und Böhm (1984). Letztere konnten auch die Durchblutung des transponierten Erbsenbeines histologisch nachweisen (Erbs u. Böhm 1984).

Schwetlick (Schwetlick et al. 1988) konnte eindrucksvoll darlegen, daß durch den gefäßgestielten Beckenspan eine Revaskularisation des Hüftkopfes erreicht werden kann. Dies unterscheidet die hier gezeigte Methode von anderen gelenkerhaltenden Eingriffen bei der Hüftkopfnekrose.

Zur Sicherung akzeptabler Langzeitergebnisse müssen revaskularisierende Eingriffe bei aseptischen Knochennekrosen in einem frühen Stadium angewendet werden, in dem die äußere Kontur des betreffenden Knochenabschnittes noch vollständig erhalten ist (Lippuner et al. 1990).

Die freie mikrovaskuläre Fibulatransplantation ist unserer Meinung nach indiziert, wenn bei diaphysären Segmentdefekten konventionelle Operationsverfahren versagt haben bzw. ein Versagen sehr wahrscheinlich und die Extremität amputationsbedroht ist. Bei angeborenen Tibiapseudarthrosen sollte nach Uchida (Uchida et al. 1991) die Indikation zur freien Fibulatransplantation großzügiger gestellt werden. Simonis (Simonis et al. 1991) meint, daß bei Tibiadefekten über 3 cm Länge bzw. hierdurch verursachten Beinverkürzungen von mehr als 5 cm diese Methode sogar als primäre definitive Versorgungsmöglichkeit der kongenitalen Tibiapseudarthrose erwogen werden sollte.

Vaskularisierte autogene Knochentransplantate stellen nach Eisenschenk, Sparmann und Weber in der extremitätenerhaltenden und -wiederherstellenden orthopädischen Chirurgie eine wesentliche Bereicherung dar. Bei avaskulären Knochennekrosen, ausgedehnten Knochendefekten infolge Trauma oder Tumorresektion sowie bestimmten kongenitalen Knochenfehl- oder -defektbildungen nehmen vaskularisierte Knochentransplantate mehr und mehr einen festen Platz im operativen Behandlungsspektrum ein (Eisenschenk et al. 1992).

Literatur

Barth A (1893) Über histologische Befunde nach Knochenimplantationen. Langenbecks Arch Klin Chir 46: 409–417

Beck E (1971) Die Verpflanzung des Os pisiforme am Gefäßstiel zur Behandlung der Lunatummalazie. Handchir 3: 64–67

Beck E (1986) Der Os pisiforme-Transfer. Orthopäde 15: 131–134

Eckardt K (1984) Spätergebnisse nach Pisiforme-Verpflanzung bei Lunatum-Malazie. Handchir 16: 90–92

Eisenschenk A, Sparmann M, Weber U (1992) Die Bedeutung der Mikrochirurgie in der orthopädischen Chirurgie. Dtsch Ärztebl 89: 376–381

Erbs G, Böhm E (1984) Langzeitergebnisse der Os pisiforme-Verlagerung bei Mondbeinnekrose. Handchir 16: 85–89

Ficat P (1980) Vaskuläre Besonderheiten der Osteonekrose. Orthopäde 9: 238–244

Ganz R, Büchler K (1983) Overview of attempts to revitalize the dead head in aseptic necrosis of the femoral head – osteotomy and revascularisation. In: Hungerford DS (ed) The hip. Proc. 11th open scientic meeting of the hip society. Mosby, St. Louis, pp 296–305

Goldberg VM, Stevenson S (1987) Natural history of autografts and allografts. Clin Orthop 225: 7–16

Gonzalez del Pino J, Knapp K, Gomez Castresana F, Benito M (1990) Revascularization of femoral head ischemic necrosis with vascularized bone graft: a CT scan experimental study. Skelet Radiol 19: 197–202

Jahn K (1987) Prinzipien zur Planung klinischer Osteoplastik. In: Endo-Klinik Hamburg (Hrsg) Primär- und Revisionsalloarthroplastik. Springer, Berlin Heidelberg New York Tokyo, S 203–206

Kerschbaumer F, Bauer R (1986) Aseptische Nekrosen im Carpalbereich. Orthopäde 15: 121–130

Lippuner K, Büchler U, Ganz R (1990) Die partielle Femurkopfnekrose des Erwachsenen – Ergebnisse mit intertrochantärer Osteotomie und Revaskularisation. Orthopäde 19: 224–230

Manktelow RT (1988) Mikrovaskuläre Wiederherstellungschirurgie. Springer, Berlin Heidelberg New York Tokyo

O'Brien BMcC, Morrison WA (1987) Reconstructive microsurgery. Churchill Livingstone, Edinburgh

Phelps AM (1891) Transplantation of tissue from lower animals to man. Med Records 39: 221

Schwetlick G, Weber U, Klingmüller V (1987) Die Hüftkopfnekrose des Erwachsenen: Übersicht und neue Therapiekonzepte. Med Welt 38: 1475–1480

Schwetlick G, Rettig H, Klingmüller V (1988) Der gefäßgestielte Beckenspan zur Therapie der Hüftkopfnekrose des Erwachsenen: klinische und angiographische Ergebnisse. Z Orthop 126: 500–507

Simonis RB, Shirali HR, Mayou B (1991) Free vascularised fibular grafts for congenital pseudarthrotis of the tibia. J Bone Joint Surg 73-B: 211–215

Solonen KA, Rindell K, Paavilainen T (1990) Vascularized pedicled bone graft into the femoral head – treatment of aseptic necrosis of the femoral head. Arch Orthop Trauma Surg 109: 160–163

Taylor GI, Miller DH, Ham FJ (1975) The free vascularized bone graft: a clinical extension of microvascular techniques. Plast Reconstr Surg 55: 533–544

Taylor GI, Townsend P, Corlett R (1979) Superiority of the deep circumflex iliac vessels as the supply for free groin flaps. Clinical work. Plast Reconstr Surg 64: 745–759

Uchida Y, Sugioka Y (1990) Effects of vascularized bone graft on surrounding necrotic bone: an experimental study. J Reconstr Microsurg 6: 101–107

Uchida Y, Kojima T, Sugioka Y (1991) Vascularised fibular graft for the congenital pseudarthrosis of the tibia: long-term results. J Bone Joint Surg 73-B: 846–850

Welter JF, Brown KLB (1989) A comparison of vascularized and conventional bone grafts for large defects in weight-bearing bones. In: Aebi M, Regazzoni P (eds) Bone transplantation. Springer, Berlin Heidelberg New York Tokyo, pp 86–87

Frühergebnisse nach homologer kortikaler Transplantation bei Femurdefekten

U. F. Schipp

Oberarzt Franziskus-Hospital, Hohenzollernring 72, 48145 Münster

Einleitung

Hauptsächlich biomechanische Ursachen führen zum Knochenverlust infolge Nekrose, Osteolyse und Resorption, ferner zur Kortikalisschwächung in Form der Rarefizierung und Spongiosierung. Die herkömmlichen Therapiemöglichkeiten umfassen Spongiosaplastik und eine Vielzahl von Spezialprothesen. Häufig tritt eine Problemverlagerung in das distale Femur auf. Ein Circulus vitiosus beginnt.

Patienten

7 Fälle sind nachuntersucht. Hierbei handelt es sich um 6 Patienten, fünf Frauen und einen Mann. 4 Patienten kamen zur stationären Aufnahme wegen einer Lockerungssymptomatik bei Zustand nach Alloarthroplastik mit erheblichen Knochensubstanzverlusten. In 3 Fällen war die Ursache der stationären Aufnahme eine Fraktur unterhalb der Prothesenspitze. Im Fall III lag sowohl ein ausgedehnter Knochenverlust in mehreren Segmentabschnitten des Femur als auch eine drohende Fraktur bei Lateralauswanderung der Prothesenspitze vor.

Anwendungsmethode

Plakativ und exemplarisch werden zwei Fälle geschildert. Einmal der Fall eines 69jährigen Patienten mit dem Bild einer Komplettlockerung einer Langschaftprothese mit erheblichem Knochenverlust im Bereich des proximalen und mittleren Drittels des Femur und gleichzeitiger Lateraldislokation und drohender Fraktur unterhalb der Prothesenspitze. Beim Fall VII handelt es sich um eine 70jährige Patientin bei Zustand nach TEP-Wechsel und Frakturierung unterhalb der Langschaftprothese 4 Monate nach TEP-Wechsel. Die knöcherne Verlustsituation des Falles III umfaßt in erster Linie den proximalen Bereich mit Trochanter und metaphysärem Anteil, ferner die laterale und anteriore Seite im mittleren Femurdrittel. Hier betrug die Kortikalisdicke 1 mm. Die Prothesenspitze war am Übergang vom distalen zum mittleren Drittel lateral ausgewandert und drohte zu perforieren.

Ein kompletter homologer Femur von der Knochenbank Eurotransplant in Leiden, Niederlande, wurde in folgender Weise als Alloimplantat zugeschnitten. Typische Kopfresektion im Schenkelhalsbereich, Belassung der proximalen Metaphyse, stufenförmige Resektion unterhalb der Metaphyse im proximalen Drittelbereich unter Belassung des lateralen Drittels bis zum distalen Metaphysenbereich. Aus dem diaphysären Resektat werden 2 kortikale Streifen geschnitten. Das knöcherne Alloimplantat wird als Einsteckhülse für eine zementfreie metall-

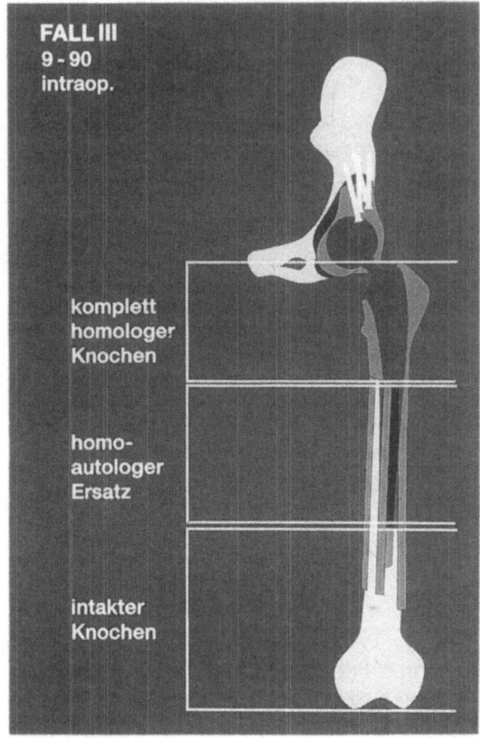

Abb. 1.

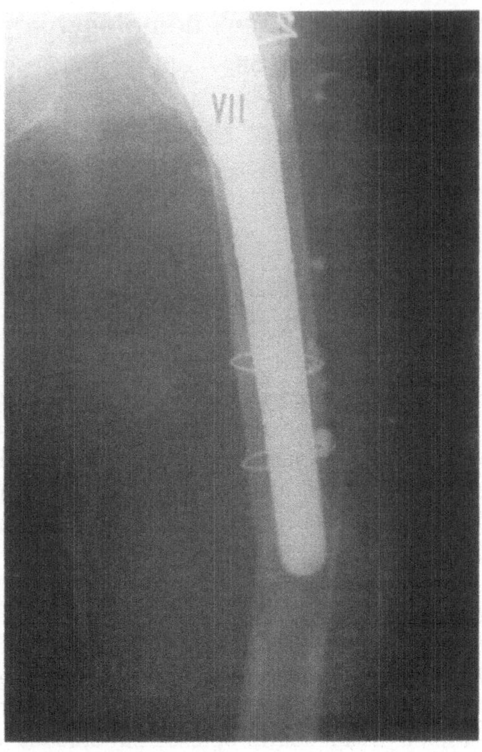

Abb. 2.

spongiöse Endoprothese verwandt. Das Alloimplantat mit eingestielter Prothese wird mit den zusätzlichen kortikalen Streifen an das Restfemur cerclagiert. Die Zwischenräume werden mit einer autologen Spongiosaplastik geschlossen (Abb. 1).

Der Fall VII zeigt eine Femurquerfraktur unterhalb der Prothesenspitze. Die Problematik des Falls liegt in der festen Implantation der langstieligen zementfreien Prothese bei gleichzeitigem Vorliegen einer dünnen Kortikaliswand in der Diaphyse, die eine Plazierung von Schrauben im Sinne der Plattenosteosynthese nicht zuläßt (Abb. 2). Ebenfalls verbietet sich eine Explantation der fest eingewachsenen zementfreien Prothese, die erfahrungsgemäß nur mit erheblichen knöchernen Verlusten zu entfernen und durch eine noch längere zu ersetzen ist. Zwei laterale Segmente eines gegenseitigen rechten homologen Femurs wurden verwandt. Die Korrektur der Varusfehlstellung erfolgte durch Inversion der Segmente des gegenseitigen rechten Femurs, was zu einer Valgusvorspannung links führte. Der Segmentzwischenraum wurde mit Spongiosachips gefüllt, die Alloimplantate wurden mit Cerclagen befestigt. Auf eine Plattenosteosynthese konnte verzichtet werden.

Ergebnisse

Im Fall III besteht ein Jahr nach Einbringung des Implantats eine Resorption des Trochanter major bei ansonsten sicherem knöchernem Einbau der Implantate. Das Computertomogramm unterhalb der Prothesenspitze zeigt einen kompletten Einbau der Segmente (Abb. 3),

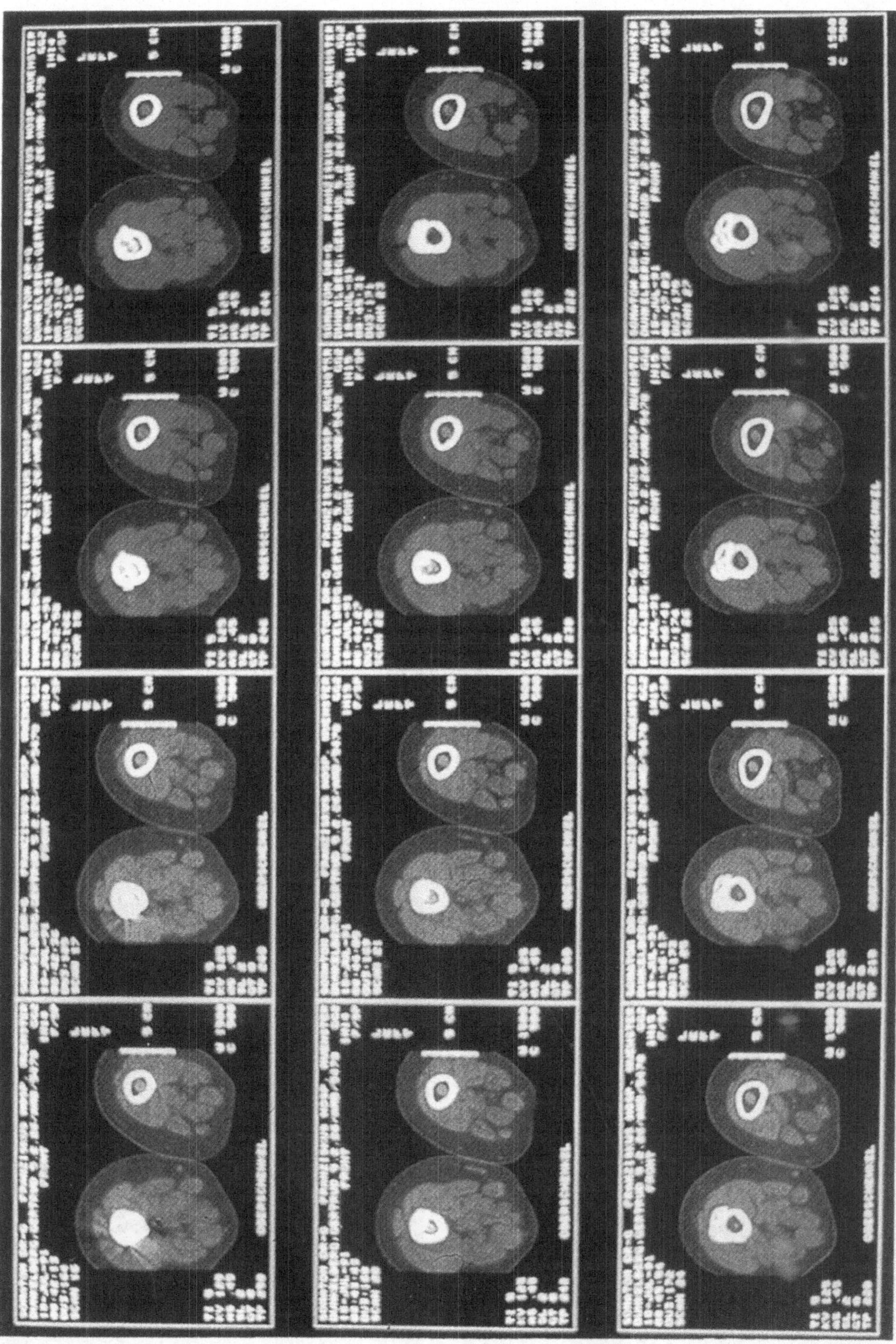

Abb. 3.

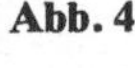
Abb. 4.

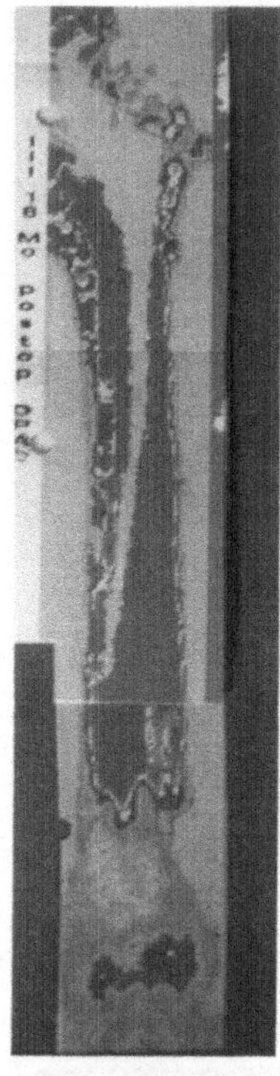

Abb. 5.

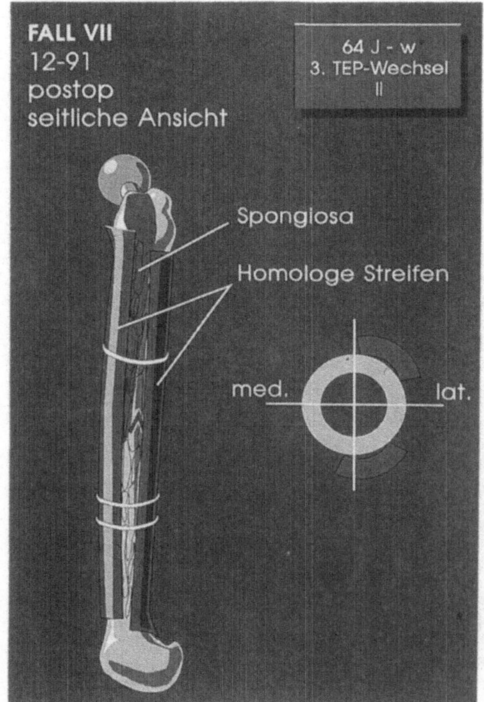

Abb. 6.

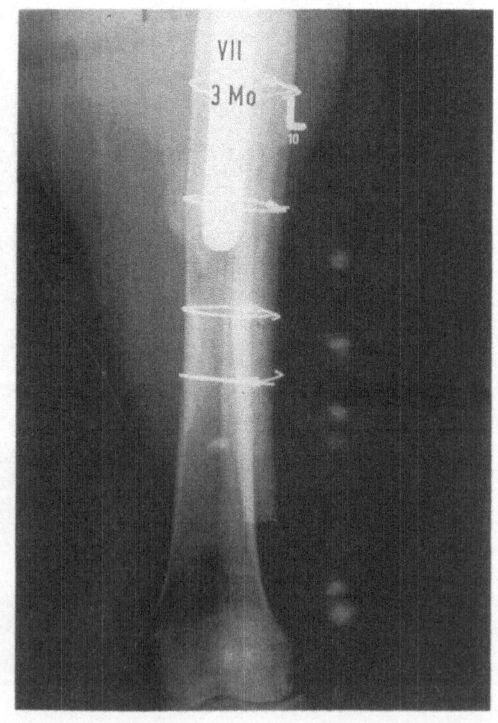

ferner zeigt die Dualphotonenabsorptionsdosimetrie eine submaximale bis maximale Knochendichte diaphysär und eine Minderung bis Atrophie im Trochanterbereich (Abb. 4). 1 1/2 Jahre postop. zeigt die Knochenszintigraphie eine rege Aktivität auch im ehemals homologen proximativen Femurbereich. Nach zwischenzeitlicher Innenmeniskusoperation ipsilateral ist der Patient wieder voll mobilisiert mit einer Unterarmgehstütze. Im Fall VII sieht man radiologisch eine exakte Reposition. Die knöcherne Osteosynthese mittels Alloimplantat ist übungs- und teilbelastungsstabil. Die Patientin läuft beschwerdefrei mit 2 Unterarmgehstützen bei freier Beweglichkeit in Hüfte und Knie (Abb. 5 und 6).

Alle 6 Patienten laufen beschwerdefrei, 2 sind vollkommen abgeschult von Gehhilfen, drei gebrauchen eine Gehhilfe und eine Patientin zwei Unterarmgehstützen. Alle Patienten versorgen sich selbst und bedürfen keiner Pflegeeinrichtung. Eine Reoperation erfolgte 6 Monate postoperativ wegen einer Ermüdungsschaftfraktur. Es gab bisher keine Wundheilungsstörung, keine Infektion, keine neurologischen und internistischen Komplikationen.

Diskussion

Im Bereich der rekonstruktiven Tumorchirurgie haben massive Alloimplantate in den letzten Jahren auch in Europa ihren festen Platz im Rahmen der rekonstruktiven Chirurgie der Knochenverluste. Im Rahmen der Alloarthroplastik gibt es im europäischen Schrifttum kaum Arbeiten. Vorbildlich sind hier die Arbeiten der Gruppe um Chandler, die neben einer exakten Methodenbeschreibung eine konsequente Nachuntersuchung ihrer Fälle zeigt.

Der Nachteil der Alloimplantattechnik liegt einmal in dem Fehlen von Langzeitergebnissen, in der aufwendigeren Operationstechnik, in knochenbankimmanenten Problemen und in der Nachbehandlungszeit. Erfahrung und Zeit dürften die Nachteile des femoralen Allografting reduzieren.

Die Vorteile des femoralen Allograftings liegen

- im Einsatz kürzerer und kleinvolumigerer Langschaftprothesen,
- in der Schonung der Markraumdurchblutung,
- der Besserung des Querschnittsverhaltens,
- in der Unterstützung der Zugkraftlinien lateral und
- in der Alternative zur Plattenosteosynthese bei älteren Patienten.

Ob die Problemverlagerung in das distale Femur auch langfristig ausbleibt und damit eine definitive Unterbrechung des Circulus vitiosus eintritt, ist heute noch nicht zu sagen.

Aufgrund der eigenen Ergebnisse und der in der Literatur beschriebenen darf man heute mit der gebotenen Vorsicht behaupten,

- daß eine vitale Reinsertion der Muskel-Sehnen-Einheit an das Allograft eintreten kann,
- daß eine Prophylaxe der Frakturdisposition unterhalb der Prothesenspitze besteht
- und daß erstmals wieder eine positive Bilanz des knöchernen Bestandes eintritt.

Literatur

Chandler HP, Penenberg BL (1984) Autografts and allografts in total hip replacement. Sci exhibit, AAOS

Chandler HP, Penenberg BL (1989) Bone stock-deficiency in total hip replacement. Slack

Gross AE, Lavoie MV, McDermott P et al. (1985) The use of allograft bone in revision of total hip arthroplasty. 197: 115–122

Head WC, Malinin TI, Berlacich F (1987) Freeze-dried proximal femur allografts in revision total hip arthroplasty. Clin Orthop 215: 109–120

Makley JT (1985) The use of allografts to reconstruct intercalary defects of long bones. Clin Orthop 197: 58–75

Mankin HJ, Gebhardt MC, Tomford WW (1987) The use of frozen cadaveric allografts in the management of patients with bone tumors of the extremities. Orthop Clin North Am 18: 275–289

Mankin HJ, Doppelt S, Tanford W (1983) Clinical experience with allograft implantation. Clin Orthop 174: 69–86

McGann W, Mankin HJ, Harris WH (1986) Massive allografting for severe failed total hip replacement. J Bone Joint Surg 68A: 1–12

Poitout D, Novakowitch G (1987) Utilisation des allogreffes en oncologie et en traumatologic. International orthopaedics II. Sicot, pp 169–178

Schipp UF (1991) Komplette homologe Femurtransplantation bei schwerstem Knochenverlust des Femurs und des Beckens bei Zustand nach mehrfachem TEP-Wechsel. Orthop Prax: 808–814

Schipp UF (1992) Therapy of bone loss and weak bone tissues by using cortical homologous segments of the femur. Eur Assoc of musculo-skeletal transplantation, First meeting, Brussels 1992

Scott RD, Turner RH, Leitzes SN et al. (1975) Femoral fractures in conjunction with a total hip replacement. J Bone Joint Surg 57A: 494–501

Sim FH, Chao EYS (1981) Hip salvage by proximal femoral replacement. J Bone Joint Surg 63A: 1228–1239

Rekonstruktion großer Acetabulum-Defekte mit Hilfe kompakter Allograft-Transplantation

D. Bettin, J. Polster und A. Karbowski

Klinik und Poliklinik für Allgemeine Orthopädie, Albert-Schweitzer-Str. 33, 48149 Münster

Einleitung

Die Lockerung zementierter TEP hat häufig eine ausgedehnte Zerstörung der knöchernen Acatabulumstruktur zur Folge (Emerson et al. 1989; Paprosky et al. 1989; Harris et al. 1977). Durch die große Höhlenbildung und Beckeninstabilitäten wird das knöcherne Widerlager für einen TEP-Wechsel verschlechert (Trancik et al. 1986). Durch ein Allograft läßt sich eine Defektfüllung mit einem biologischen Ersatz erzielen (Gross et al. 1985). Die Untersuchungen von Mankin zeigten, daß bei knöcherner Integration des Allografts im Empfänger gute Langzeitresultate erwartet werden können (McGann et al. 1986).

Material und Methode

Das Untersuchungskollektiv der Orthopädischen Universitätsklinik Münster von Jan. 1990 – März 1992 bestand aus 14 Pat. mit einem mittleren Alter von 65,7 Jahren (42 J–86 J). Der Nachuntersuchungszeitraum betrug 13,9 Mon (1–48 Mon). Alle Patienten konnten der Defekttypklassifikation III nach Paprosky zugeordnet werden, mit begleitender Beckeninstabilität (Paprosky et al. 1989) (Abb. 1). Sämtliche Allografts wurden gemäß den Empfehlungen der American Association of Tissue Banks aufbereitet. Als Transplantattyp kam 7mal Tibiakondylus, 1mal Femurkondylus, 8mal Hüftkopf und 2mal Patella zur Anwendung (Abb. 2). Die Transplantate wurden mit Stützringrekonstruktionen kombiniert (5mal Münsterstützpfanne, 2mal Schneiderstützpfanne, 2mal Müllerstützpfanne, 1mal Judetpfanne) oder es erfolgte 5mal die direkte Implantation einer TEP-Pfanne in das Allograft. Die Verankerung erfolgte bei den Stützpfannen zementfrei, während in allen anderen Fällen die TEP-Pfanne mit Knochenzement fixiert wurde.

Ergebnisse

Bei allen Patienten ließen sich durch den intraoperativen Gebrauch einer sterilen Werkbank alle Transplantate exakt auf die benötigte Form zuschneiden (s. Abb. 2). Durch Verblockung im Defektbereich konnte immer eine gute Primärstabilität erzielt werden. Die zusätzliche Verankerung erfolgte mit Osteosyntheseplatten oder durch Spongiosaschrauben zu dem angrenzenden Scham- oder Sitzbeinast (Abb. 3). Bei 10 Pat. lag eine Übungsstabilität vor. Die Immobilisationszeit betrug 4 Wo. Bei 4 Pat. kam ein Beckenbeingips zur Anwendung. Der durchschnittliche Beginn der Teilbelastung lag bei 10,1 Wochen (2–16 Wo). Eine Vollbelastung wurde in 15,1 Wochen (1–20 Wo) erreicht. Die klinischen Funktionsparameter wurden gemäß dem Enneking-Schema ausgewertet. Am auffälligsten ändert sich die Bewertung des Schmerzes,

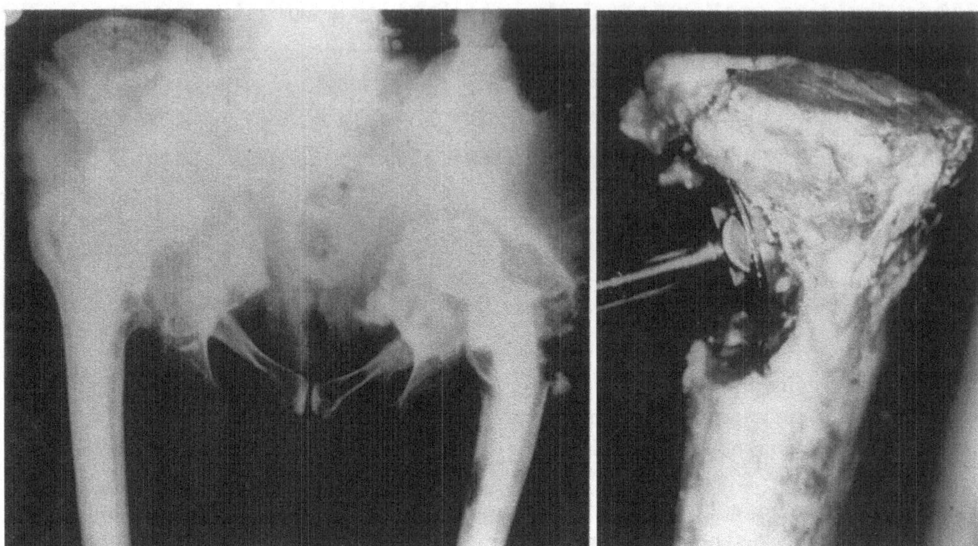

Abb. 1. Zentrale TEP-Luxation mit Beckeninstabilität bei 42jähriger Rheumatikerin; Bettlägerigkeit; Harris Hip Score 39

Abb. 2. Fräsung eines neuen Acetabulumwiderlagers im Tibiaallograft. Die dorsale Kante dient als Pfannenwiderlager; das Tibiaallograft wurde zugeschnitten und im Defekt verblockt; Fixation durch dorsale und ventrale Osteosyntheseplatten sowie Verschraubung zum Sitzbein

der Beinlängenveränderung und der Aktivität. Glutealkraft, Kontrakturen sowie das Trendelenburg-Zeichen bleiben unbeeinflußt (s. Abb. 4 und 5).

12 Pat. zeigten eine primäre Wundheilung, 2 Pat. wiesen postoperativ ein Hämatom auf. Bei den Spätkomplikationen zeigte 1 Pat. eine Schraubenlockerung (1 Mon) ohne Transplantatdislokation. 1mal fand sich eine Transplantatfraktur (4 Mon), die auf eine insuffiziente Osteosynthesetechnik zurückgeführt werden konnte. 1 Pat. mit sehr schlechter Weichteilsituation zeigte eine TEP-Luxation (1 Mon). Eine Allograftinfektion trat nach einer Hämatomrevision auf. Als Grundkrankheit litt der Patient unter einer Gerinnungsstörung bei Nephropathie. Das Allograft wurde explantiert und durch eine Girdelstonesituation ersetzt.

Diskussion

Die Rekonstruktion großer Acetabulumdefekte mit Allografttransplantationen zeigte bei allen Patienten mit suffizienter Osteosynthese eine gute Primärstabilität. Kortikospongiöse Transplantaten erfordern hingegen eine langfristige Entlastung bis zur Einheilung nach 62 Wochen (Bettin et al. 1991; Emerson et al. 1989). Die Hauptursache für ein Allograftversagen war eine mangelhafte Osteosynthese oder eine Infektion. Das Auftreten der Infektion in der frühpostoperativen Phase wird auch in den Untersuchungen von Trancik und McGann mit 4,7–15% bestätigt (McGann et al. 1986; Trancik et al. 1986). Lysezonen vom Implantat zum Allograft wurden in unserer Studie nicht beobachtet. Die Langzeitresultate mit Frakturgefährdung bei möglichem Transplantatumbau bleiben abzuwarten.

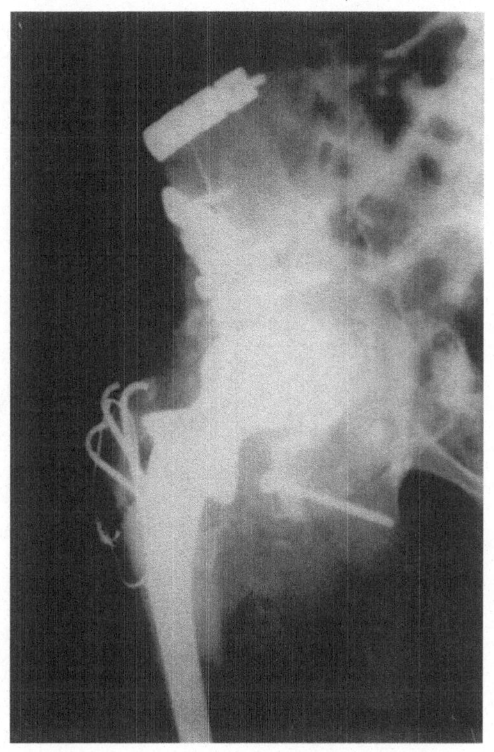

Abb. 3. 20 Mon postoperativ. Das Transplantat ist unverändert; bei Schmerzfreiheit Vollbelastung der Patientin; keine Lysezonen vom Implantat zum Allograft, Harris Hip Score 79

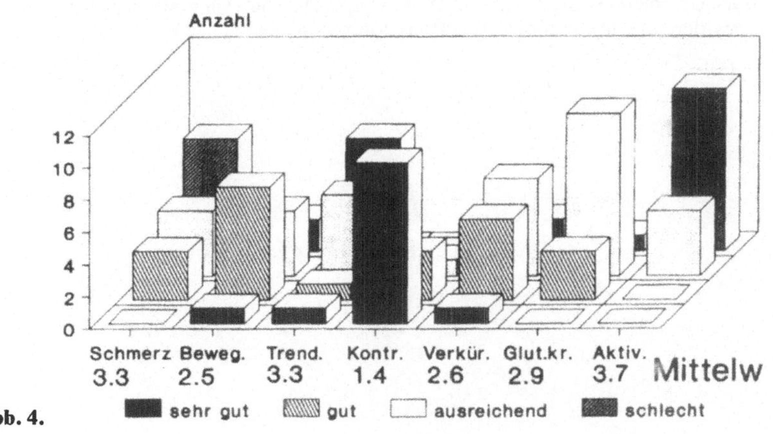

Abb. 4.

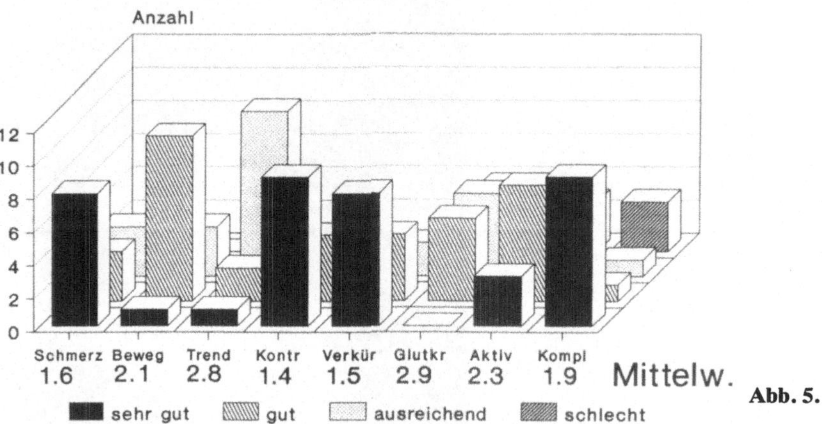

Abb. 5.

Literatur

Bettin D, Luyck, Karbowski A, Polster J (1991) Knochentransplantationen bei TEP-Revisionen. In: Ittel TH, Sieberth HG (Hrsg) Aktuelle Aspekte der Osteologie. S 336–341

Emerson R, Head W, Berklacich F, Malinin T (1989) Noncemented acetabular revision arthroplasty using allograft bone. Clin Orthop Rel Res 249: 30–37

Paprosky W, Lawrence J, Schwarzt C, Cameron H (1989) Methodes of allografting in deficient acetabulum – an eight year clinical experiment. In: 57th annual meeting of the American academy of orthopaedic surgeons, New Orleans/LA

Gross A, Lavoie M, McDermott P, Marks P (1985) The use of allograft bone in revision of total hip arthroplasty. Clin Orthop Rel Res 197: 115–122

Harris W, Crothers O, Indong O (1977) Total hip replacement and femoral head bone grafting for severe acetabular deficiency in adults. J Bone Joint Surg 59A/6: 752–759

McGann W, Mankin H, Harris W (1986) Massive allografting for severe failed total hip replacement. J Bone Joint Surg 68A/1: 4–12

Trancik T, Toledo B, Stulberg B, Wilde A, Feiglin D (1986) Allograft reconstruction of the acetabulum during revision total hip arthroplasty. J Bone Joint Surg 68A: 527–533

Autoklavierte allogene Knochentransplantate – experimentelle und klinische Untersuchungen

T. v. Garrel[1], H. Knaepler[1], R. Ascherl[2] und L. Gotzen[1]

[1] Klinik für Unfallchirurgie, Philipps-Universität, Baldingerstraße, 35043 Marburg
[2] Orthopädische Klinik, Technische Universität München, Ismaninger Str. 22, 81675 München

Einleitung

Die Gefahr der Übertragung von Krankheitserregern mit dem allogenen Knochentransplantat ist seit langem bekannt (Doppelt et al. 1981; Malinin et al. 1985). Auch unter Berücksichtigung der Richtlinien zur Führung einer Knochenbank (American Assoc. Tissue Banks 1990; Wissenschaftlicher Beirat Bundesärztekammer 1990) ist trotz genauer Spenderanamnese und Untersuchung sowie der Durchführung der serologischen Tests und der bakteriologischen Abstriche vom Transplantat die Möglichkeit der Infektion des Empfängers mit bakteriellen oder viralen Erregern des Spenders nicht sicher auszuschließen. Dies trifft insbesondere auf eine mögliche HIV-Übertragung zu (CDC 1988). Bereits sehr früh wurden daher Versuche unternommen, das allogene Knochentransplantat zu desinfizieren oder zu sterilisieren. Dabei wurde die Autoklavierung als eine in der klinischen Sterilisation routinemäßig eingesetzte Methode häufiger angewandt (Ewers u. Wangerin 1986; Harrington et al. 1986; Wagner u. Pesch 1989).

Trotz guter oder befriedigender klinischer Erfolge blieben die Autoren jedoch den Nachweis schuldig, inwieweit die autoklavierten Transplantate wirklich steril waren und welche Auswirkungen die Erhitzung auf die biologische Wertigkeit des Transplantats hatte. Die folgenden Untersuchungen sollen einige Aspekte dieser Überlegungen darstellen, um so differenziertere Indikationen zum Einsatz autoklavierter Transplantate aufzuzeigen.

Material und Methode

1. Nachweis der Sterilisation autoklavierter Knochentransplantate

Aus humanen Schenkelhälsen wurden spongiöse Zylinder mit einer Länge von 55 mm und einem Durchmesser von 30 mm entnommen (n = 10) und eine zentrale Bohrung mit einem Durchmesser von 4 mm angelegt. In diese Bohrkanäle wurden als Testkeime Staphylococcus aureus (ATCC 6538) und Streptococcus faecalis (ATCC 6057) eingebracht, der Bohrkanal mit Bohrmehl gefüllt und mit einer thermolabilen Kunststoffkappe verschlossen. Nach Autoklavierung unter klinikühlichen Bedingungen (120 °C 20 min und 134 °C 5 min, 2,5 atü) wurden die infizierten Läppchen steril entnommenen und in Thioglycolatbouillon über 72 Stunden bei 37 °C inkubiert. Bei Trübung wurden entsprechende Keimdifferenzierungen über Blutnähragar und API-Biotypisierungen durchgeführt.

2. Untersuchungen zur biomechanischen Stabilität autoklavierter Spongiosablöcke

Aus den Schenkelhälsen von 6 Monate alten Jungschweinen wurden 18 mm runde und 10 mm hohe Spongiosazylinder gewonnen. Nach Messung der Dichte wurden diese Blöcke im Wasserbad bzw. Autoklaven erhitzt und danach in einem Kompressionsversuch nach DIN 50106 in

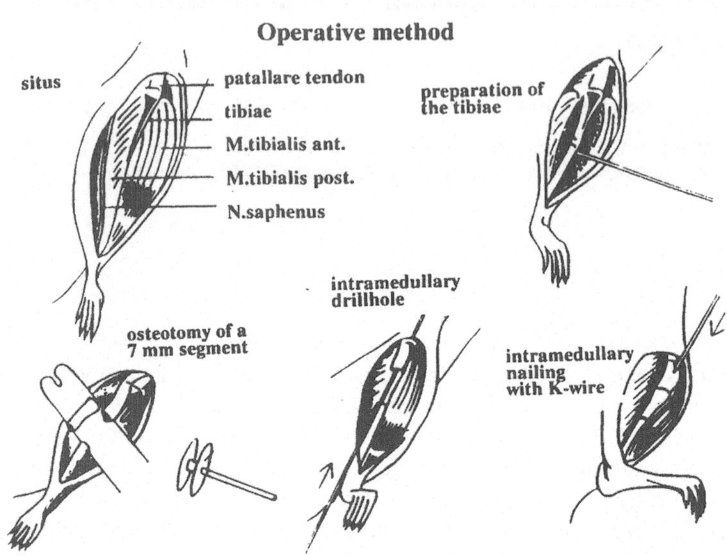

Abb. 1. Komplikationen bei Anwendung autoklavierter allogener Knochentransplantate

einem Universalprüfgerät (Shimadzu Autograph AG-2000) komprimiert. Die erhaltenen strain-stress-Kurven wurden auf das Elastizitätsmodul, den Yield-point, die Energie und die Maximalspannung untersucht und statistisch ausgewertet.

In einem Zugversuch wurden AO-Spongiosaschrauben mit einer Gewindelänge von 32 mm in 50 mm lange und 25 mm breite porcine und humane Spongiosazylinder, die zuvor mit Temperaturen von 60 °C, 80 °C, 100 °C und 121 °C behandelt worden waren, eingebracht und mittels einer Universalprüfmaschine ausgerissen. Die Zugkraftkurven wurden aufgezeichnet und daraus die Maximalkraftwerte ermittelt.

3. Untersuchungen zum Einbauverhalten autoklavierter Tibiasegmente im Tierversuch
Als Versuchsmodell dienten 60 Lewis-Inzuchtratten, denen in Vollnarkose ein 7 mm langes Tibiasegment entnommen wurde. Nach Erhitzung der explantierten Segmente bei 80 °C, 100 °C oder Autoklavierung wurden diese replantiert und durch einen Kirschnerdraht entsprechend der Marknageltechnik osteosynthetisch versorgt (Abb. 1). Nach polychromer Sequenzmarkierung wurden die Tiere nach 12 Wochen geopfert und die Tibiae radiologisch, histologisch sowie fluoreszenzmikroskopisch durch zwei Untersucher unter Anonymisierung der Präparate nach einem Punktescoringsystem semiquantitativ ausgewertet.

4. Klinische Anwendung autoklavierter Knochentransplantate
Auf der Grundlage der experimentellen Untersuchungen wurden in unserer Klinik in der Zeit von Januar 1988 bis Dezember 1990 n = 71 autoklavierte Knochentransplantate klinisch eingesetzt. Die Präparate wurden vornehmlich von Multiorganspendern entnommen, wobei hauptsächlich Wirbelkörper (Th10 bis L5) aufbereitet wurden. Die Knochenblöcke wurden von Weichteilen gesäubert, wie oben aufgeführt autoklaviert und dann bei −80 °C in unserer Knochenbank bis zu ihrem Einsatz konserviert.

Ergebnisse

1. Nachweis der Sterilisation autoklavierter Knochenblöcke
Nach Autoklavierung der 10 spongiösen Knochenblöcke bei 121 °C für 20 min und bei 134 °C für 5 min ließ sich keiner der Testkeime mehr reisolieren.

2. Untersuchungen zur Druckstabilität autoklavierter Spongiosablöcke
Ab einer Behandlungstemperatur von 80 °C zeigte sich sowohl im Zug- als auch im Druckversuch eine signifikante Abnahme der Stabilität aller ausgewerteten Parameter. Der Stabilitätsverlust nach Autoklavierung betrug dabei zwischen 80% bis 90%.

3. Einbauverhalten autoklavierter Diaphysensegmente im Rattenmodell
Die Quantifizierung der makro- und mikromorphologischen Befunde zeigte ab einer Behandlungstemperatur von 80 °C eine deutliche Abnahme des Einbauverhaltens.

4. Klinische Anwendung autoklavierter Knochentransplantate
Die Analyse der klinischen Anwendungen zeigte eine hohe Rate an tiefen Infektionen sowie auffällig viele Refrakturen, Implantatlockerungen und -brüche (Tab. 1). Eine quantifizierbare Auswertung war aufgrund des inhomogenen Patientengutes nicht möglich.

Tabelle 1. Komplikationen bei Anwendung autoklavierter allogener Knochentransplantate

Knocheninfekt	4	5,6%
Weichteilinfekt	2	2,8%
Refraktur	4	5,6%
Metallockerung/Bruch	3	4,2%
Fehlstellung	2	2,8%
Pseudarthrose	2	2,8%

Diskussion

Die Autoklavierung allogener Knochentransplantate bietet den Vorteil, daß dieses Verfahren in jeder Klinik einsetzbar ist und eine nachweisbare Sterilität auch für größere Knochenblöcke erreichbar ist. Allerdings führt diese Behandlung zu einer erheblichen Schädigung des Transplantates. Wie andere Autoren konnten auch wir eine starke Abnahme der Stabilität nachweisen (Köhler et al. 1986). Diese biomechanische Schädigung muß bei der Implantation von Knochenblöcken berücksichtigt werden.

Auch im Tierversuch zeigte sich ein deutlich schlechteres Einbauverhalten der über 100 °C erhitzten Tibiasegmente. Im histologischen Bild fanden sich gehäuft avaskuläre Zonen im Interface zwischen Wirt und Transplantat mit verlangsamter Resorption und verzögertem Transplantatumbau. Dies ist einerseits auf die völlige Denaturierung der osteoinduktiven Proteine, andererseits auf eine zusätzliche Schädigung der osteokonduktiven Knochengerüststruktur zurückzuführen.

Die kritische Auswertung der klinischen Fälle macht deutlich, daß die Indikation zum Einsatz autoklavierter Knochentransplantate nur im ersatzstarken Lager gestellt werden darf. Eine Metallentfernung, insbesondere nach Einsatz autoklavierter Blocktransplantate, sollte nur verzögert, d.h. nach frühestens 2 Jahren erfolgen, da die Vaskularisierung bzw. Revitalisierung des Knochenblockes bis hin zur belastungsstabilen Inkorporation in das Wirtslager deutlich länger dauert als bei unbehandelten Präparaten. Eine gute Indikation sehen wir beim Auffüllen von Hebedefekten allogener Transplantate wie beispielsweise beim Beckenkamm.

Das autoklavierte allogene Knochentransplantat ist daher nur mit Einschränkung und unter genauer Abwägung der Nachteile als eine Alternative zum kryokonservierten allogenen Knochentransplantat zu sehen.

Literatur

American Association of Tissue Banks (1990) Standards for tissue banking. Am Assoc Tissue Banks

CDC (1988) Transmission of HIV through boney transplantation: case report and public health recommendations. MMWR 37: 597–599

Doppelt SH, Tomford WW, Lucas AD, Mankin HJ (1981) Operational and financial aspects of a hospital bone bank. J Bone Joint Surg A53: 1472–1481

Ewers R, Wangerin K (1986) The autoclaved reimplant, an immediately replaced mineral frame. J Max Fac Surg 14: 138–142

Harrington KD, Johnston JC, Kaufer H, Luck JV, Moore TM (1986) Limb salvage and prosthetic joint reconstruction for low-grade and selected high-grade sarcomas of bone after wide resection and replacement by autoclaved autogenic grafts. Gen Orthop 211: 180–214

Köhler P, Kreicbergs A, Strömberg L (1986) Physical properties of autoclaved bone. Acta Orthop Scand 58: 141–145

Malinin TI, Martinez OV, Brown MD (1985) Banking of massive osteoarticular and intercalary bone allografts - 12 years experience. Clin Orthop Rel Res 197: 44–57

Wagner M, Pesch HJ (1989) Autoklavierte Knochenspäne beim Prothesenwechsel an der Hüfte. Orthopädie 18: 463-467

Wissenschaftlicher Beirat der Bundesärztekammer (1990) Richtlinien zum Führen einer Knochenbank. Dtsch Ärztebl 87: 41–45

Hüftprothesenwechsel unter Verwendung autoklavierter Spongiosa – Radiologische Ergebnisse

M. Matsubara[1], T. Schoch[1], R. Ascherl[2], I. Kutschka[1], F. Lechner[3] und G. Blümel[1]

[1] Institut für Experimentelle Chirurgie der Technischen Universität München, Ismaninger Str. 22, 81675 München

[2] Orthopädische Klinik und Poliklinik der Technischen Universität München, Anschrift wie oben

[3] Chirurgische Abteilung des Kreiskrankenhauses Garmisch-Partenkirchen, 83467 Garmisch-Partenkirchen

Einleitung

Große Knochendefekte im Bereich des Acetabulums stellen bei der Hüftprothesenrevision ein großes Problem dar. Es muß oft eine große Menge von allogenen Knochentransplantaten zur Defektsanierung eingesetzt werden (Dartee et al. 1988). Da die Transplantation von allogenem Knochen stets das Risiko einer Infektionsübertragung (z.B. HIV, HBV, CMV) mit sich bringt (Leads 1988), werden in letzter Zeit vermehrt Sterilisationsmaßnahmen zur Erhöhung der Transplantatsicherheit angewendet. Im Kreiskrankenhaus in Garmisch-Partenkirchen wird zu diesem Zweck seit 1988 die Autoklavierung durchgeführt. In dieser Studie sollte die Heilungstendenz derartig behandelter Transplantate untersucht werden.

Material und Methoden

Die Untersuchungsgruppe bestand aus 24 Patienten (Geschlecht: m=9, w=15) mit einem Durchschnittsalter von 69 Jahren (22–81 Jahre). Die durchschnittliche Beobachtungszeit betrug 12 Monate (4–24 Monate). Allen Patienten war die Erstdiagnose Osteoarthritis gemeinsam, die Erstbehandlung war stets eine zementierte Hüftendoprothese. Anläßlich einer TEP-Revision (in einem Fall 3 Revisionen) erhielten die Patienten je nach Bedarf (in einem Fall 5 Transplantate) im Pfannenbereich autoklavierte allogene Spongiosatransplantate. Die Transplantate wurden zuvor in folgender Weise gewonnen und zubereitet:

Alle Transplantate wurden anläßlich einer erstmaligen TEP-Implantation entnommen, nachdem zuvor maligne Erkrankungen, Infektionen, eine Hepatitis, eine Knochennekrose und eine Osteoporose beim Patienten ausgeschlossen worden waren. Knorpel und subchondraler Knochen wurden anschließend entfernt. Der übriggebliebene spongiöse Knochen wurde dann in 1 cm starke Scheiben geschnitten und bei 134 °C 5 Minuten lang autoklaviert. Die Lagerung erfolgte bei −70 °C. Zur Transplantation bei den Revisionseingriffen wurde der gelagerte spongiöse Knochen bei Raumtemperatur in physiologischer Kochsalzlösung aufgetaut und dem Defekt entsprechend zubereitet. Nach den Revisionseingriffen war es den Patienten am 2. oder 3. postoperativen Tag erlaubt, mit Krücken zu gehen und mit 10–20% ihres Körpergewichtes teilzubelasten. Es wurde den Patienten empfohlen, die Krücken mindestens 3 Monate lang zu benutzen.

Die durchgeführten Transplantationen wurden radiologisch verfolgt und in Anlehnung an Oakeshott et al. (1987), Wilson et al. (1989), Samuelson et al. (1988) und Nunn et al. (1989) nach einem modifizierten Schema ausgewertet. Bei der Beurteilung der Röntgenaufnahmen fanden sowohl die Implantatverankerung als auch die Transplantatintegration Berücksichtigung. Als Parameter dienten hierbei: Pfannendachwinkel, Pfannenwanderung, Tx-Inkor-

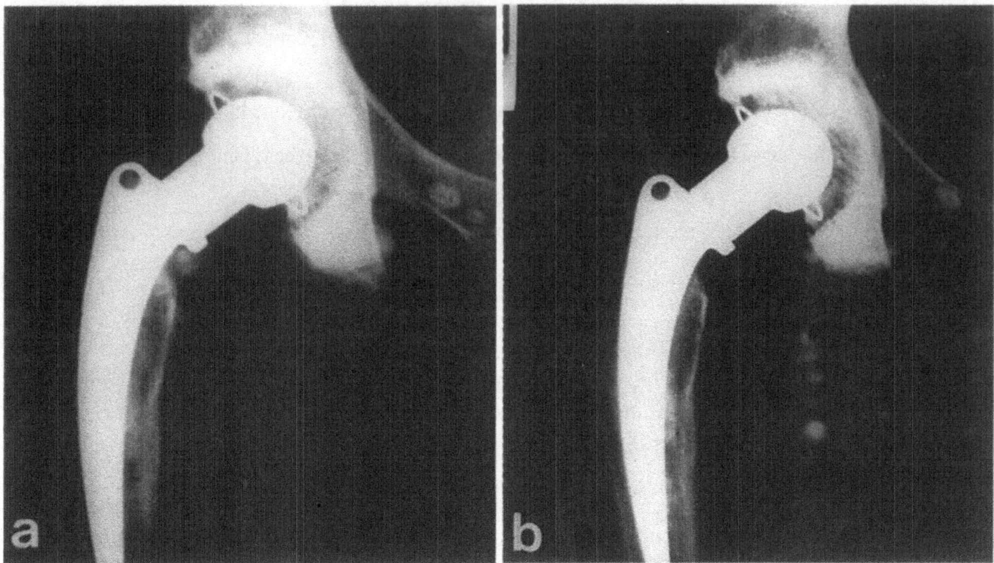

Abb. 1a, b. Sehr guter Verlauf einer Transplantation anläßlich einer Revision; **a** 3 Monate postoperativ, **b** 19 Monate postoperativ

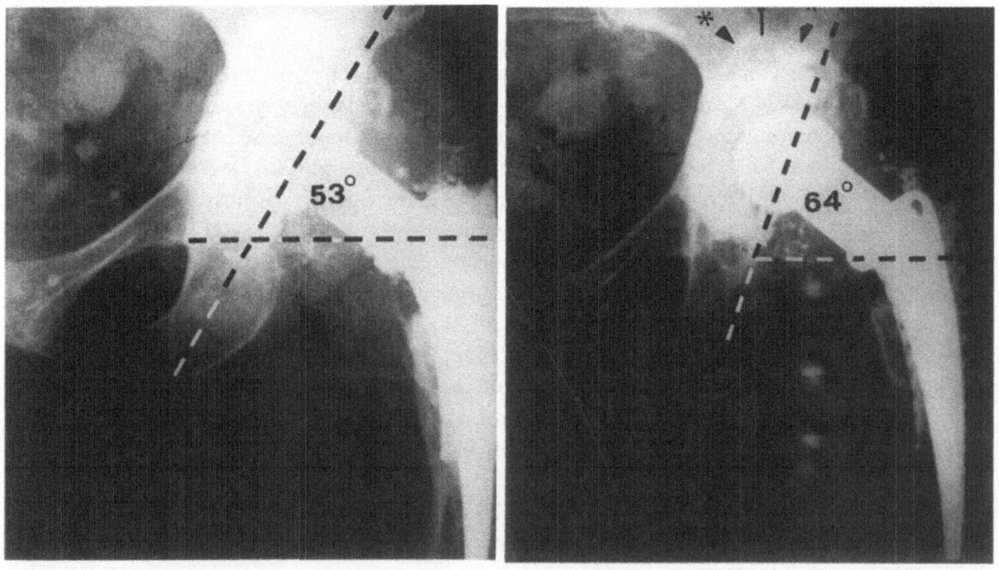

Abb. 2a, b. Schlechter Verlauf einer Revision mit Spongiosatransplantat; **a** 3 Wochen postoperativ, **b** 18 Monate postoperativ

poration und Tx-Resorption. Anhand dieser Kriterien wurden die Ergebnisse anschließend in 4 Stufen (sehr gut, gut, befriedigend, schlecht) eingeteilt.

Ergebnisse

Bei den 26 beobachteten Transplantationen ergaben sich in 7 Fällen exzellente Ergebnisse (Abb. 1a und 1b) und 6 gute Verläufe.

In 3 Fällen war das Ergebnis befriedigend, 10 Verläufe zeigten jedoch schlechte Ergebnisse (Abb. 2a und 2b).

Eine Korrelation zwischen dem Ergebnis und der Anzahl der Voroperationen war nicht festzustellen. Allerdings zeigte sich eine ungünstigere Heilungstendenz, je mehr Transplantate in einer Sitzung verabreicht wurden. Die größte Anzahl negativer Fälle lag in der Altersgruppe über 71 Jahren. Obwohl in den ersten 4 Monaten postoperativ fast alle Fälle einen günstigen Verlauf zu nehmen schienen, zeichnete sich ab dem 6. Monat postoperativ ein Abwärtstrend ab, so daß 1 Jahr postoperativ 10 schlechte Ergebnisse verzeichnet werden mußten. Im weiteren Beobachtungszeitraum ergaben sich jedoch keine Veränderungen mehr, 2 Jahre postoperativ bestand das gleiche Verhältnis.

Diskussion

Beim Einsatz autoklavierter Spongiosa ist mit einem relativ hohen Anteil ungünstiger Verläufe zu rechnen. Insbesondere bei zunehmender Transplantatmasse, d.h. bei ausgedehntem Lagerdefekt, zeigt sich eine deutliche Tendenz zu schlechten Ergebnissen. Die besten Resultate waren bei Patienten jüngeren Alters zu beobachten. Um eine Aussage über das Gelingen einer Transplantation treffen zu können, ist eine Beobachtungszeit von mindestens einem Jahr notwendig (Jasty et al. 1987). Im Vergleich zu kältekonservierten Allotransplantaten (Ascherl et al. 1986) schneiden autoklavierte Transplantate schlechter ab, wobei letztere jedoch ebenfalls gute Ergebnisse ermöglichen können. Da ein derartig sterilisiertes Transplantat gerade im Hinblick auf eine mögliche Infektionsübertragung eine hohe Sicherheit bietet, sollte es als mögliche Alternative Beachtung finden.

Literatur

Ascherl R et al. (1986) Experimentelle Untersuchungen und klinische Aspekte zur Kältekonservierung allogener Spongiosa. Orthopäde 15: 22–29

Dartee DA, Huij J, Tonino AJ (1988) Bank bone grafts in revision hip arthroplasty for acetabular protrusion. Acta Orthop Scand 59: 513–515

Jasty M et al. (1987) Total hip reconstruction using frozen femoral head allografts in patients with acetabular bone loss. Orthop Clin North Am 18: 291–299

Leads from the MMWR (1988) Transmission of HIV through bone transplantation: case report and public health recommendations. JAMA 260: 2487–2488

Nunn D et al. (1989) The measurement of migration of the acetabular component of hip protheses. J Bone Joint Surg 71B: 629–631

Oakeshott RD et al. (1987) Revision total hip arthroplasty with osseus allograft reconstruction. Clin Orthop 225: 37–61

Samuelson KM et al. (1988) Homograft bone in revision acetabular arthroplasty. J Bone Joint Surg 70B: 367–372

Wilson MG et al. (1989) The fate of acetabular allografts after bipolar revision arthroplasty of the hip. J Bone Joint Surg 71B: 1469–1479

Die Knochentransplantation bei der endoprothetischen Versorgung von Protrusionshüften – spannungsoptische Untersuchungen und klinische Resultate[1]

G. Mayer, D. Höchel und H. Seidlein

Klinik für Orthopädie der Ernst-Moritz-Arndt-Universität, Goethestr. 2, 17489 Greifswald

Der künstliche Gelenkersatz ist bei Protrusionshüften mit stark ausgedünntem, fragmentiertem oder bereits völlig zerstörtem Pfannenboden problematisch, da das unzureichende oder völlig fehlende Knochenlager eine stabile Verankerung der Pfannenprothese in Frage stellt. Das gilt speziell für Protrusionshüften, die als Folge einer zentralen Luxationsfraktur, einer ausgedehnten entzündlichen Erkrankung oder durch instabil gewordene Pfannenimplantate sekundär entstanden sind. Häufig sind hier nicht nur die zentralen, sondern auch die tragenden Azetabulumstrukturen destruiert. Massive, bis zur Instabilität des Beckenrings führende Pfannenosteolysen werden vor allem durch ausgelockerte zementierte Pfannenprothesen provoziert, während instabile zementfreie Pfannenimplantate das Azetabulum weniger aggressiv aufweiten. Bei solchen Ausgangssituationen gilt die Azetabulumrekonstruktion als entscheidende Voraussetzung für eine zuverlässige Implantation oder Reimplantation der Pfannenprothese. Als Methode der Wahl hat sich die Defektauffüllung mit autogener oder allogener Spongiosa bewährt (Hirst et al. 1987). Bei Instabilität des Beckenrings wird eine zusätzliche Pfannenarmierung emfohlen (Mayer u. Hartseil 1986). Im Hinblick auf diese implantationstechnischen Konsequenzen haben wir mit Hilfe der Spannungsoptik die festigkeitsmechanischen Verhältnisse am protrusionsdeformierten Azetabulum modellmäßig untersucht. Mit diesem elastizimetrischen Verfahren sollten die Beziehungen zwischen Größe der lastaufnehmenden Defektfläche und Implantatstabilität dargestellt und semiquantitativ aufgeklärt werden.

Material und Methode

Unseren spannungsoptischen Untersuchungen lag die von Pauwels (1965) gegebene biomechanische Analyse des belasteten Hüftgelenkes zugrunde. Sie erfolgten anhand eines 8 mm dicken ebenen Beckenmodells, das einschließlich des Hüftkopfes nach einer a.p.-Standardröntgenaufnahme eines anatomisch intakten Beckens geometrisch exakt aus Epoxidharz nachgebildet wurde. Die Reduzierung der natürlichen Beckenanatomie auf ein solches zweidimensionales Beckenmodell war zulässig, da sich die auf das Hüftgelenk einfallenden Kräfte mit einem nur geringen, vernachlässigbaren Fehler in die Frontalebene projizieren lassen (Kummer 1968). Der transparente, im spannungsfreien Zustand optisch isotope Kunststoffkörper besaß die Eigenschaft, im belasteten Zustand mit hoher Empfindlichkeit doppelbrechend zu werden. Dadurch konnten die erzeugten Spannungen bei Durchleuchtung im polarisierten Licht als Isochromaten, den Linien gleicher Hauptspannungsdifferenz sichtbar

[1] Wir danken Herrn Dr. sc. tech. K. Fethke, Leiter des spannungsoptischen Labors der Sektion Schiffstechnik der Universität Rostock, für die Unterstützung bei der Durchführung unserer Untersuchungen.

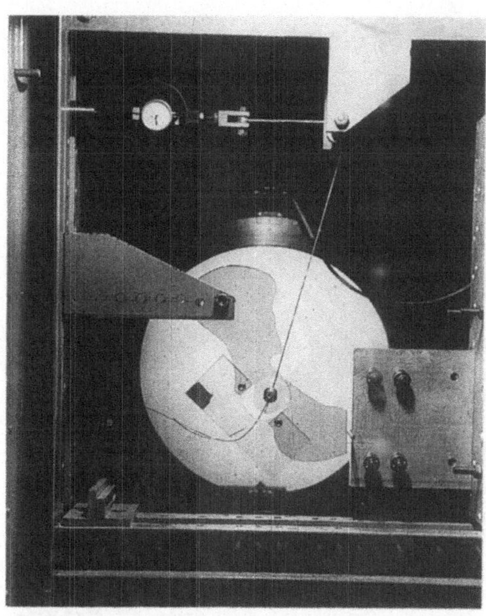

Abb. 1. Spannungsoptische Versuchsanordnung

gemacht und fotografisch dokumentiert werden (Bludszuweit u. Fethke 1976). Zur Simulierung unterschiedlicher Schweregrade einer Protrusio acetabuli wurde das Kunststoffbecken durch teilschrittweises Abtragen am Pfannenboden so präpariert, daß für die Versuche je ein Beckenmodell mit einer Pfannenbodendicke von 25, 20, 15, 10, 5 und 3 mm zur Verfügung stand. Analog dem Vorgehen in der Technik wurde die Pfanneneingangsebene mit einer Versteifungslasche stabilisiert. Jede der 6 Beckenmodellformen wurde vertikal in eine Rahmenkonstruktion fixiert und in der spannungsoptischen Apparatur separat getestet. Die axial exzentrische Belastung erfolgte unter Berücksichtigung des von Pauwels (1965) ermittelten Neigungswinkels von 16° mit 150 Newton, indem die mit einem Seilzug auf den Modellhüftkopf eingeleitete Kraft als Druckkraft in die Pfanne übertragen wurde (Abb. 1). Die im azetabulären Beckenbereich erzeugten Spannungen konnten durch die Verwendung von monochromatischem Licht als Isochromaten registriert werden.

Ergebnisse

Bei allen Versuchen zeigten die Isochromatenbilder einen Verlauf über dem Pfannenboden, dem eine Querkraft-Biegebeanspruchung zuzuordnen war. Die Belastung der Beckenmodelle mit einer Pfannenbodendicke von 25, 20, 15 und 10 mm ergab nur eine geringfügige Zunahme der Randisochromatenordnung. Trotz schrittweiser Verdünnung der medialen Azetabulumwand bis auf 10 mm blieben die Spannungen über die gesamte Kontaktfläche nahezu gleichmäßig verteilt, so daß eine wesentliche Materialveränderung, insbesondere eine lokalisierte Überbeanspruchung innerhalb der zentralen Beckenkontaktzone auszuschließen war (Abb. 2). Ein kritischer Spannungszustand entwickelte sich erst am Beckenmodell mit einer Pfannenbodendicke von 5 mm (Abb. 3). Er war durch einen sprunghaften Anstieg der Isochromatenordnung gekennzeichnet als Folge der abrupt im Pfannenboden einsetzenden

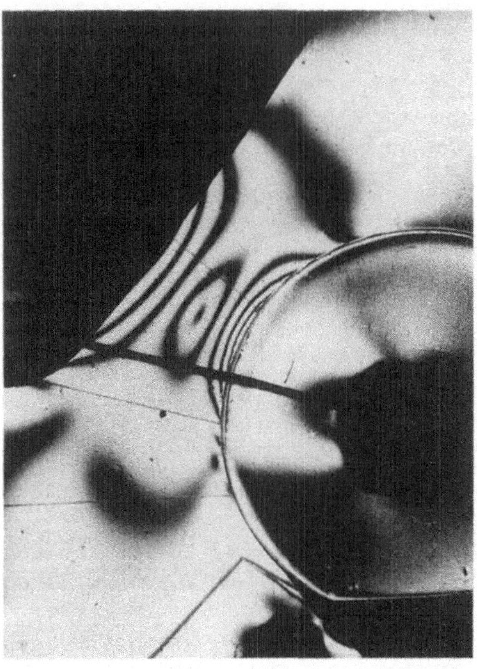

Abb. 2. Isochromatenordnung bei 25 mm Pfannenbodendicke

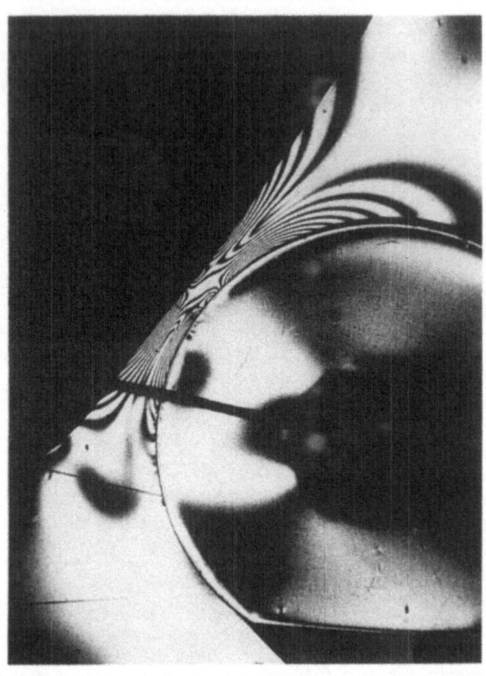

Abb. 3. Isochromatenordnung bei 5 mm Pfannenbodendicke

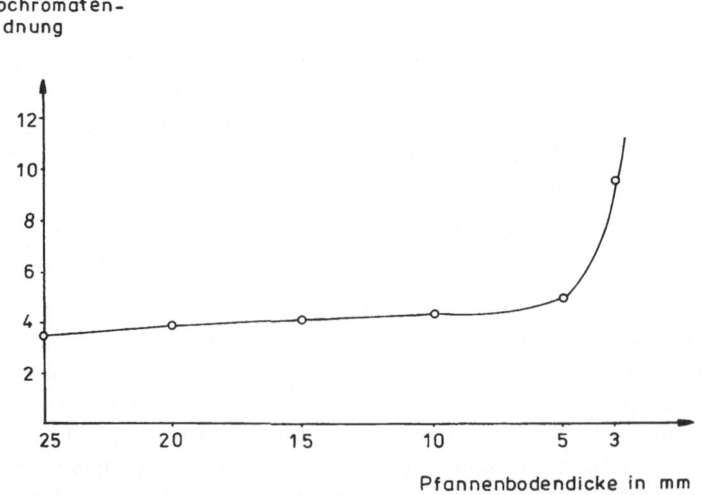

Abb. 4. Isochromatenordnung in Abhängigkeit von der Pfannenbodendicke

Konzentration von unzulässigen Spannungsspitzen. Sie signalisierten die rasch einsetzende Materialzerstörung, die unter gleichbleibender Druckbelastung am Beckenmodell mit einer Pfannenbodendicke von 3 mm die azetabuläre Ermüdungsfraktur auslöste (Abb. 4).

Diskussion

Spannungsoptische Untersuchungen am protrusionsdeformierten Beckenmodell können die am lebenden Knochen tatsächlich existierenden Spannungszustände nur in sehr grober Annäherung veranschaulichen. Trotz dieser Einschränkung geben unsere elastizimetrischen Ergebnisse wichtige Hinweise für das implantationstechnische Vorgehen bei massiven azetabulären Destruktionen. So erwies sich eine modellhafte Pfannenbodendicke von 5 mm bereits als kritische Beanspruchungsgröße gegenüber pfannenseitigen Druckkräften. Sie markiert wegen der damit verbundenen erheblichen Materialschwächung eine relativ zuverlässige mechanische Randbedingung für den endoprothetischen Pfannenersatz. Eine festigkeitssichernde ossäre Azetabulumrekonstruktion ist deshalb nicht nur bei Protrusionshüften mit partieller oder totaler Pfannenbodenzerstörung, sondern schon bei Protrusionshüften mit einem stark ausgedünnten Pfannenboden zwingend notwendig. Anderenfalls können aus der Druckbelastung der geschwächten inneren Beckenkortikalis, die physiologischerweise vorwiegend auf Zug beansprucht wird, Ermüdungsfrakturen mit nachfolgender Implantatlockerung resultieren. Darüber hinaus droht ein intrapelviner Implantateinbruch, da bei einer Protrusionsposition der Hüftprothese mit einer Zunahme der nach innen auf den Pfannenboden gerichteten Druckkräfte zu rechnen ist. Ferner erscheint es auf Grund der Modellbetrachtung zweckmäßig, den Pfannenboden in jedem Fall mindestens bis zu einer Gesamtdicke von 15 mm mit Spongiosatransplantaten aufzubauen. Da am protrusionsdeformierten Beckenmodell bis zu einer Pfannenbodendicke von 10 mm eine nahezu gleichmäßige Spannungsverteilung erhalten blieb, kann durch die Einhaltung dieses grob orientierenden rekonstruktiven Sicherheitsbetrages das Risiko einer lokalisierten Überbeanspruchung am neu geschaffenen knöchernen Implantatlager vermieden werden. Die Nachuntersuchungen von 124 Protrusionshüften, bei denen der konventionelle Pfannenersatz wegen massiver Azetabulumdefekte in Kombination mit einer Spongiosaplastik erfolgte, unterstrichen die klinische Relevanz der am spannungsoptischen Modell abgeleiteten Implantationskriterien. Nach einer durchschnittlichen postoperativen Kontrollzeit von 4 Jahren zeigten die Röntgenaufnahmen, daß die Spongiosatransplantate in allen Fällen komplikationslos eingeheilt und eine solide knöcherne Verstärkung der medialen Azetabulumwand gelungen war. Die mechanische Qualität des durchschnittlich um 15 mm rekonstruierten Pfannenbodens wurde durch das Ausbleiben von Protrusionsrezidiven und die Erhaltung der funktionell wichtigen Lateroposition der Prothesen bestätigt. Die klinisch funktionellen Resultate waren insgesamt zufriedenstellend und unterschieden sich nicht wesentlich von den endoprothetisch versorgten Hüftgelenken, bei denen die Pfannenimplantation in ein anatomisch weitgehend normal konfiguriertes Azetabulum erfolgte.

Literatur

Bludszuweit S, Fethke KD (1976) Mechanische, optische und thermische Eigenschaften einiger Modellwerkstoffe für die Spannungsoptik. Schiffbauforschung 15: 111–120

Hirst P, Esser M, Murphy I, Hardinge K (1987) Bone grafting for protrusio acetabuli during total hip replacement. J Bone Joint Surg [B] 69: 229–233

Kummer B (1968) Die Beanspruchung des menschlichen Hüftgelenkes I. Allgemeine Problematik. Z Anat Entw Gesch 127: 277–285

Mayer G, Hartseil K (1986) Acetabular reinforcement in total hip replacement. Arch Orthop Trauma Surg 105: 227–231

Pauwels F (1965) Gesammelte Abhandlungen zur funktionellen Anatomie des Bewegungsapparates. Springer, Berlin Heidelberg New York

Heilungsergebnisse nach Transplantation autoklavierter Spongiosa. Experimentelle Untersuchungen*

T. Schoch[1], J. L. Spypa[1], R. Ascherl[2], I. Kutschka[1], M. Portzky[1], G. Blümel[1] und H. Langhammer[3]

[1] Institut für Experimentelle Chirurgie der Technischen Universität München, Ismaninger Str. 22, 81675 München

[2] Orthopädische Klinik und Poliklinik der Technischen Universität München, Anschrift wie oben

[3] Nuklearmedizinische Klinik und Poliklinik der Technischen Universität München, Anschrift wie oben

Einleitung

Die klassischen Indikationen für den Einsatz von Knochentransplantaten sind die Defektüberbrückung nach Tumorresektion, die Prothesenrevision und große posttraumatische Knochendefekte (Schweiberer et al. 1989). Zur Reduktion des Übertragungsrisikos von Infektionskrankheiten (HIV, HBV, Lues u.a.) bei der Transplantation allogenen Knochens (Leads 1988; Buck et al. 1990) wäre die Sterilisation ossären Gewebes vorteilhaft. Inwiefern sich zu diesem Zweck eine Autoklavierung eignet sowie welche Zeitdauer und Temperatur hierbei nötig sind, ohne einen allzu hohen Qualitätsverlust zu verursachen, sollte in einer tierexperimentellen Studie untersucht werden.

Material und Methoden

Unter aseptischen Operationsbedingungen und in Allgemeinanästhesie mit Ketamin und Xylazin wurde 400 mg Spongiosa aus dem rechten lateralen Femurcondylus des Kaninchens entnommen. Die gewonnene Spongiosa wurde dann zu zwei gleichen Portionen je 200 mg aufgeteilt und bei 134 °C 3 bzw. 6 Minuten (n=14) autoklaviert. Nach dem Setzen von standardisierten Bohrlochdefekten (6 mm Durchmesser) im metaphysären Bereich beider Tibiae erfolgte die Transplantation der Spongiosa in die Defekte. Als Kontrolle diente die autogen frische (n = 7) und die allogen frische (n = 7) Transplantation nach dem bereits beschriebenen Modell. Für die autogene Transplantation wurden White-New-Zealand-, für die Kreuztransplantation Bastard- und White-New-Zealand-Kaninchen verwendet. Die Beobachtungszeit lag bei 2 und 4 Wochen.

Am 14. postoperativen Tag wurde bei den Kaninchen, die eine allogene Transplantation erhalten hatten, eine szintigraphische Untersuchung durchgeführt und mit der „regions of interest"-Methode ausgewertet. Nach einer Beobachtungszeit von 2 und 4 Wochen wurde eine Kontaktröntgenaufnahme in 2 Ebenen von jedem Tx angefertigt und nach einem radiologischen Score ausgewertet. Anschließend erfolgte die histologische Aufarbeitung der Präparate. Die Auswertung erfolgte nach einem Schema, das die Callusbildung über dem Bohrlochdefekt, die Spongiosa im Implantatlager, die Defektüberbrückung im Bereich der Corticalis und das Knochenmark berücksichtigte.

---

* aus Mitteln der DFG gefördert

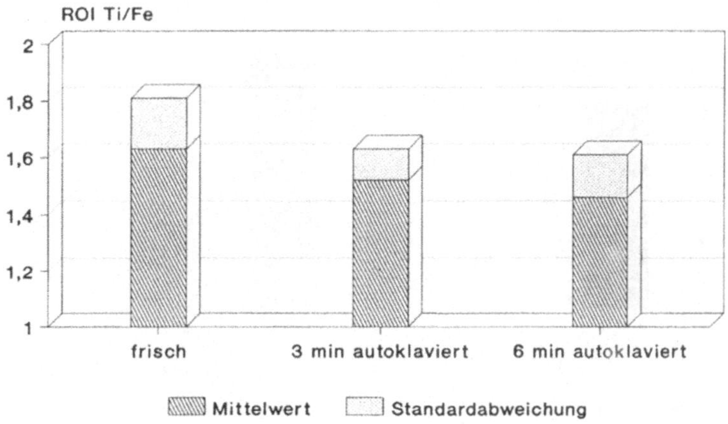

Abb. 1. Szintigraphische Ergebnisse

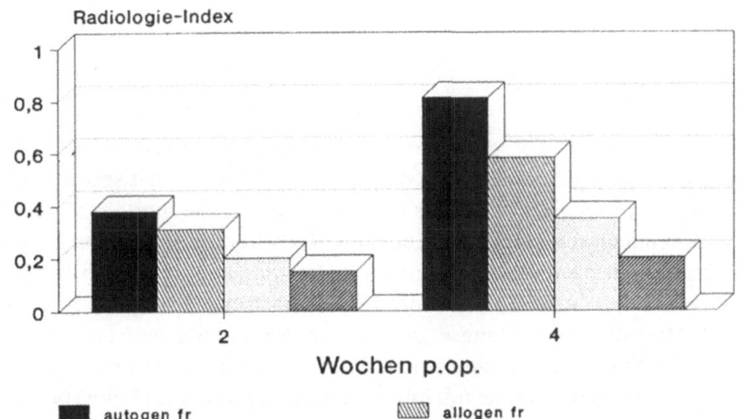

Abb. 2. Radiologische Ergebnisse

Ergebnisse

Szintigraphisch boten die allogen frischen Transplantationen die höchsten Quotienten aus ROI Tx/ROI Kontrollfemur. Beim autoklavierten Knochen war mit zunehmender Sterilisationszeit eine Abnahme der Quotienten zu verzeichnen. Die allogen frische Transplantation unterschied sich von der autoklavierten bei 6 Minuten auf dem 5%-Niveau signifikant (Abb. 1).

Bei der radiologischen Auswertung zeigten die autogen frischen Transplantate die besten Heilungsergebnisse. Für die allogenen Transplantate war ein deutlich verzögerter Heilungsablauf festzustellen, wobei mit längerer Sterilisationsdauer (6 min) und nach der 4wöchigen Beobachtungszeit die Ergebnisse besonders schlecht waren (Abb. 2).

Diese Tendenz aus der radiologischen und szintigraphischen Beurteilung wurde durch die Histologie bestätigt. Die schnellsten und besten Heilungsergebnisse erreichten die autogenen Transplantate, gefolgt von den allogenen frischen, bei denen aber regelmäßig eine Rundzellinfiltration beobachtet wurde und auf das Vorhandensein von immunologischen Faktoren schließen läßt. Die Transplantate mit kürzerer Sterilisationszeit (3 Minuten) zeigten zu Beginn eine deutlich bessere Heilungstendenz als die mit längerer Sterilisationszeit (Abb. 3).

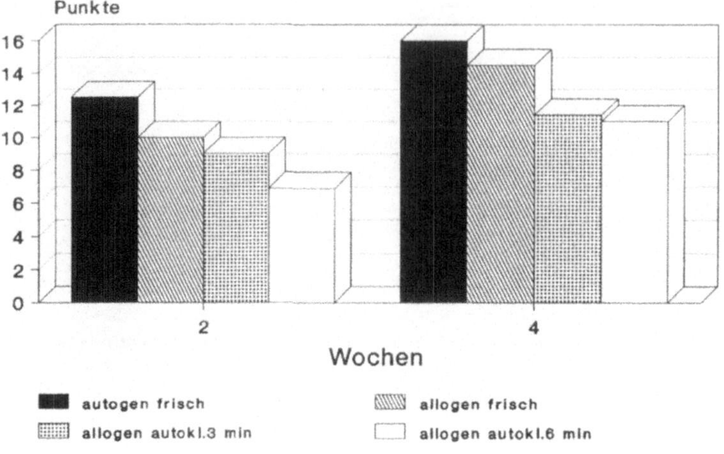

Abb. 3. Histologische Ergebnisse

Diskussion

Wie in der Literatur beschrieben (Friedlaender 1978; Saur et al. 1978; Schwarz et al. 1991), heilt autogene Spongiosa am besten ein, während bei allogener sowohl in frischer als auch in autoklavierter (Kreicberg u. Köhler 1989) Form die Einheilung verzögert erscheint. Da bei großen Knochendefekten autogener Knochen oft nicht ausreichend zur Verfügung steht und die Entnahme einen zusätzlichen Eingriff mit Risiken bedeutet (Grob 1986), ist die Anwendung von allogener und durch Autoklavieren infektionsfreier Spongiosa eine überlegenswerte Möglichkeit. Die guten Einheilungsergebnisse der kältekonservierten, allogenen Spongiosa (Ascherl et al. 1986) können von den autoklavierten Transplantaten nicht erreicht werden, jedoch können v.a. die Transplantate mit kürzerer Sterilisationszeit (3 min) bei günstigem Verlauf ähnlich gute Resultate erzielen. Der Einsatz von kurzzeitig autoklavierten Transplantaten ist bei der Defektsanierung z.B. bei Prothesenrevisionen (Wagner u. Pesch 1989) durchaus denkbar und sollte aufgrund seiner hohen Sicherheit Anwendung finden.

Literatur

Ascherl R, Morgalla M, Geissdörfer K, Schmeller ML, Langhammer H, Lechner F, Blümel G (1986) Experimentelle Untersuchungen und klinische Aspekte zur Kältekonservierung allogener Spongiosa. Orthopäde 15: 22–29

Buck BE, Resnick L, Shah SM, Malinin TI (1990) Human immunodeficiency virus cultured from bone. Clin Orthop 251: 249–253

Friedlaender GE (1978) Current concepts review. Bone grafts. J Bone Joint Surg 69A:786–790

Grob D (1986) Probleme an der Entnahmestelle bei autologer Knochentransplantation. Unfallchirurg 89: 339–345

Kreicberg A, Köhler P (1989) Reconstruction of large diaphyseal bone defects by autoclaved reimplanted bone: an experimental study in the rabbit. In: Aebi M, Regazzoni P (eds) Bone transplantation. Springer, Berlin Heidelberg New York Tokyo, pp 198–208

Leads from the MMWR (1988) Transmission of HIV through bone transplantation: case report and public health recommendations. JAMA 260: 2487–2488

Saur K, Dambe LT, Schweiberer L (1978) Experimentelle Untersuchungen zum Einbau autologer Spongiosa in die Compacta des Röhrenknochens. Arch Orthop Trauma Surg 92: 211–219

Schwarz N, Schlag G, Thurnher M, Eschberger J, Dinges HP, Redl H (1991) Fresh autogeneic, frozen allogeneic, and decalcified allogeneic bone grafts in dogs. J Bone Joint Surg 73B: 787–790
Schweiberer L, Stützle H, Mandelkow HK (1989) Bone transplantation. Arch Orthop Trauma Surg 109: 1–8
Wagner M, Pesch HJ (1989) Autoklavierte Knochenspäne beim Prothesenwechsel an der Hüfte. Orthopäde 18: 463–467

Rekonstruktionsmöglichkeiten mit massivem Osteo(chondralem) Allograft nach Resektion von Tumoren im Bereich der Extremitäten und des Beckens

P. Wuisman[1], W. Winkelmann[1], D. Bettin[1], A. Roessner[1] und S. Blasius[2]

[1] Klinik und Poliklinik für Allgemeine Orthopädie, Albert-Schweitzer-Str. 33, 48149 Münster
[2] Domagk-Institut für Pathologie, Westfälische Wilhelms-Universität, Domagkstr. 17, 48149 Münster

Einleitung

Die Lebensprognose von Patienten mit primären malignen Knochen- und Weichteiltumoren hat in dem vergangenen Dezennium durch den Einsatz von Polychemotherapie deutlich zugenommen. So haben Patienten mit einem Osteosarkom bzw. mit einem Ewing-Sarkom durch die Kombination einer Chemotherapie und Chirurgie eine Prognose von etwa 70%. Die zugenommene Lebenserwartung bedeutet, daß die rekonstruktive Chirurgie nach der Resektion eines Tumors an Bedeutung gewinnt. Zur Rekonstruktion stehen den onkologisch tätigen Orthopäden biologische (Eigen-, Fremdknochen) und nicht-biologische (Prothesen, Implantate) Materialien zur Verfügung. Berichtet wird über den Einsatz von massiven Allografts nach Resektion von Tumoren im Bereich der Extremitäten und des Beckens.

Material

Von 1988 bis 1992 wurden in der orthopädischen Universitätsklinik Münster 22 Allografts zur Rekonstruktion nach Resektion eines malignen Primärtumors angewendet. 14 der 22 Patienten waren männlich und 8 weiblich. Das Alter lag zwischen 7 und 60 Jahren (im Durchschnitt bei 22 Jahren). Die häufigste Tumorlokalisation war in unserem Kollektiv mit 14/22 Läsionen in den unteren Extremitäten; in 6 Fällen war das distale Femurende, in je 3 Fällen waren die Tibia- bzw. Femurdiaphyse befallen. Einmal das proximale Femur bzw. die proximale Tibia. In den übrigen Fällen war 2mal der proximale Humerus und 7mal das Becken betroffen. Der häufigste Primärtumor war ein Ewing-Sarkom (9mal), gefolgt vom Osteosarkom (8mal), Chondrosarkom (3mal), und je einmal ein MFH und ein Synovialsarkom. 18mal lag ein Stadium-IIB-Tumor und je 2mal ein Stadium-IIIB- bzw. ein Stadium-IB-Tumor vor. 20/22 Patienten erhielten eine adjuvante Chemo- und/oder Radiatiotherapie.

Ergebnisse

Die primär chirurgische Behandlung bestand in 77% der Fälle aus einer weiten (n = 17) Exzision, in 14% aus einer marginalen (n = 3) Resektion und 2mal (9%) in kontaminierter (1mal weit, 1mal marginal) Therapie. 21/22 Patienten konnten 3 Monate bis 2,5 Jahre nach Behandlung untersucht werden. 1 Patient ist an der Erkrankung verstorben; eine Komplikation durch den Allograft ist nicht aufgetreten. Perioperativ traten keine Komplikationen auf. Ein Intercalary-Allograft (Abb. 1–3) wurde bei 15 Patienten (6mal Becken, 11mal Extremitäten) durchgeführt. Bei 7 weiteren Patienten wurde ein osteochondraler Allograft (Abb. 4; 2mal

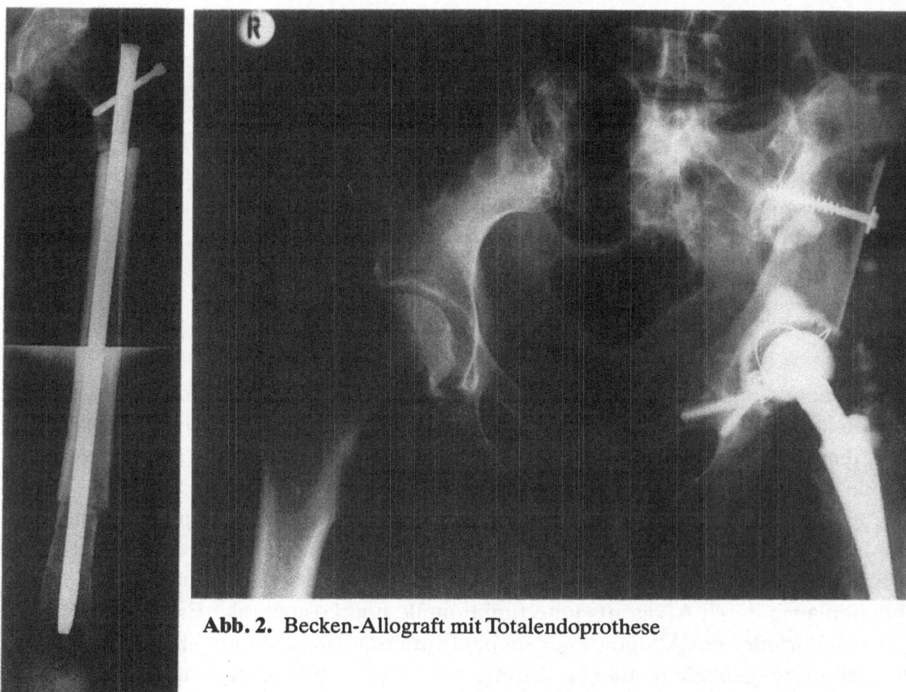

Abb. 2. Becken-Allograft mit Totalendoprothese

Abb. 1. Intercalary-Allograft der Femurdiaphyse mit Verriegelungsnagel

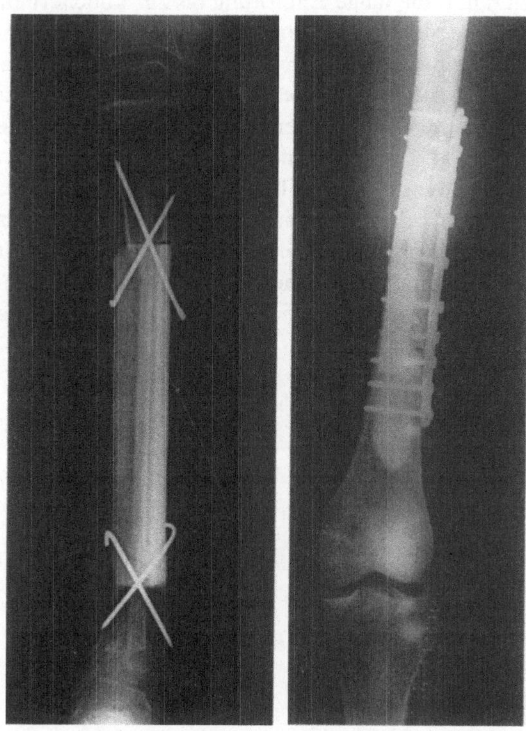

Abb. 3. Kombiniertes allogenes und homologes Transplantat der Tibiadiaphyse

Abb. 4. Distaler osteochondraler Femur-Allograft

prox. Humerus, 1mal prox. Femur, 4mal dist. Femur) implantiert. In der postoperativen Phase wurde bei 3 Patienten eine Wundrandnekrose operativ saniert. 3mal wurde ein Allograft wegen Infektion entfernt und das infizierte Gebiet erfolgreich saniert. Danach erfolgte eine erneute Implantation eines Allograft (2mal) bzw. einer Sattlekprothese (1mal). Bei einem weiteren Patienten wurde eine Spongiosaplastik bei Pseudarthrosenbildung eines Intercalarygrafts mit Erfolg durchgeführt. Das kurze Follow-up (durchschnittlich 5 Monate) erlaubt jedoch noch keine weitere Aussage bezüglich Pseudarthrosenbildung, Frakturierung und andererer Komplikationen.

Diskussion

Die operative Behandlung von malignen primären Knochen- und Weichteiltumoren fordert ein Höchstmaß an individuellen Therapieverfahren. Im interdisziplinären Arbeitskreis sollen die Weichen für die operative Therapie gestellt werden. Ist die Prognose infaust, sind extremitätenerhaltende Operationsverfahren mit Implantaten oder Prothesen den ablativen vorzuziehen. Bei guter Prognose muß bei Anwendung von Prothesen und/oder Implantaten auf die Gefahr der Infektion und Lockerung hingewiesen werden. Materialverschleiß kann Reoperationen erforderlich machen. Durch die ständigen Fortschritte der Aufbereitung und Konservierung können auch durch Allografts gute funktionelle und kosmetische Ergebnisse erzielt werden. Zu den Vorteilen der Allografts gegenüber Prothesen/Implantaten zählen die perioperativen Korrekturmöglichkeiten (Länge, Form), die knöcherne Überbrückung (Eigen- und Fremdknochen) und die Anheftung von Weichteilen (Muskulatur). Nachteile dieser Methode sind u.a. die lange Entlastung bis zur knöchernen Einheilung, die aufwendige Aufbereitung und die Möglichkeit der Infektionsübertragung. Auch bei Allografts kann Materialverschleiß auftreten, aber die Korrekturmöglichkeiten sind variabler. Die ersten Ergebnisse unserer Fälle zeigen, daß die perioperativen und frühen postoperativen Komplikationen mit Eingriffen zu vergleichen sind, bei denen Implantate bzw. Prothesen angewendet wurden. Negative Einflüsse von angewandten (neo)adjuvanten Therapien (Radio- und/oder Polychemotherapie) auf den Allograft konnten bisher nicht festgestellt werden. Die Indikation zur Anwendung eines Allografts darf aber nicht von dem technisch Machbaren abhängen, sondern soll mit dem Patienten eingehend besprochen werden. Dignität, intra- und extrakompartimentelle Tumorausdehnung, Ansprechen der adjuvanten Therapie, Regional- und Fernmetastasierung und Akzeptanz des Operationsverfahren durch den Patienten sind die theoretischen Grundlagen der Therapie.

Autoklavierte Knochenspäne, ein Notbehelf bei Operationen am Bewegungsapparat

M. Wagner

Orthopädische Klinik Wichernhaus Rummelsberg (Chefarzt Prof. Dr. H. Wagner), Postfach 60, 90592 Schwarzenbruck/Nürnberg

Einleitung

Bei zahlreichen Operationen am Bewegungsapparat müssen knöcherne Defekte geschlossen werden. Vor allem die Knochenresorption bei der aseptischen Lockerung von Totalendoprothesen der Hüfte bereitet große Probleme. Es muß versucht werden, die entstandenen Defekte wieder mit Knochen zu füllen. Dafür steht meistens nicht genügend autogenes Material zur Verfügung. Andererseits wirft die Verwendung von allogenem Knochen Probleme auf: Bis zum Auftreten der Immunschwächekrankheit Aids war die Handhabung kryokonservierter Transplantate relativ problemlos (Bürkle de la Camp 1954; Friedlaender 1982; Kuner u. Hendrich 1984). Durch diese Art der Konservierung tritt keine sichere Schädigung des Aids-Virus ein, sodaß der Knochen möglicherweise infektiös ist.

Die Richtlinien der DGOT zum Führen einer Knochenbank sehen gründliche Untersuchungen des Spenders vor (Katthagen 1989). Aber auch die HIV-Untersuchung 3 Monate nach der Knochenentnahme kann eine Infektiosität des Transplantates nicht sicher ausschließen. Diese Richtlinien erfordern außerdem einen hohen Zeit-, Personal- und Kostenaufwand, den nicht jede Klinik aufbringen kann.

Es muß daher nach Möglichkeiten gesucht werden, biomechanisch wertvolle und nicht infektiöse Transplantate zu gewinnen.

Material und Methode

Seit 1986 werden an der Orthopädischen Klinik Wichernhaus Rummelsberg autoklavierte Knochenspäne zum Auffüllen knöcherner Defekte benutzt, wenn nicht ausreichendes autogenes Material zur Verfügung steht. Durch das Autoklavieren wird die Übertragung von Infektionskrankheiten und eine immunologische Abstoßungsreaktion ausgeschlossen. Da keine kostenintensiven Untersuchungen notwendig sind, kann man auch geringe Knochenmengen aufbereiten.

Verwendet werden Hüftköpfe, die anläßlich der Implantation einer Totalendoprothese anfallen. Der zu verarbeitende Knochen wird nach makroskopischer Prüfung von den umgebenden Weichteilen befreit. Osteoporotische oder nekrotische Knochen werden verworfen. Es werden Scheiben von ca. 3–4 mm Dicke mit der oszillierenden Säge hergestellt. Der Knochen wird im Wasserbad gesäubert, anhaftende Blut- und Knochenmarkreste werden mit einer Bürste und dem Hochdruck-Wasserstrahl sorgfältig entfernt. Bei ungenügender Säuberung ist der Knochen nach der Sterilisation sehr unansehnlich und die Verpackung stark mit Fett verunreinigt. Der Knochen wird anschließend auf eine ausgezogene Kompresse gelegt, doppelt in einer autoklavierbaren Folie eingeschweißt und bei 120 Grad für 20 Minuten autoklaviert. Der

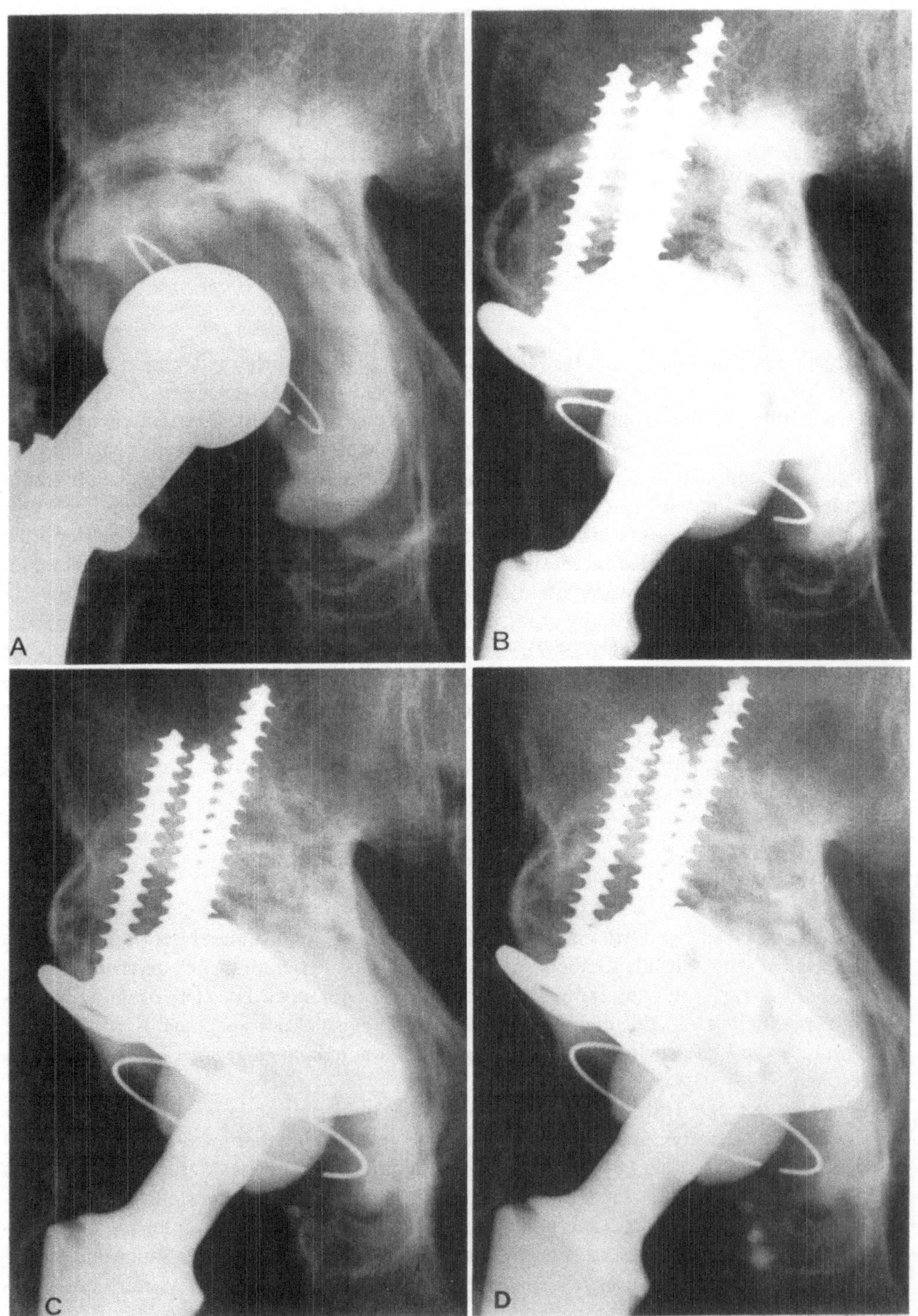

Abb. 1a–d. 59jähriger Mann, Lockerung einer Hüfttotalprothese mit ausgedehntem Knochenverlust am ▶

autoklavierte Knochen wird bei Raumtemperatur aufbewahrt. Wurde das Transplantat nicht innerhalb von 6 Monaten nach der Autoklavierung verwendet, wird es verworfen.

Eine Dokumentation der Personalien des Spenders wird nicht durchgeführt, es wird lediglich das Datum der Sterilisation auf dem Beutel notiert. Die durchsichtige Folie ermöglicht intraoperativ die rasche Auswahl eines geeigneten Spans durch den Operateur, ohne daß die Verpackung geöffnet werden muß. Die mechanische Qualität des Knochens wird durch die Eiweißdenaturierung beim Autoklavieren erheblich gemindert. Die mechanischen Eigenschaften eines autoklavierten spongiösen Spans ähneln denen eines Zwiebacks.

Die autoklavierten Späne wurden vorzugsweise bei Prothesenlockerungen am Azetabulum verwendet, nach Entfernung der gelockerten Implantate und der Granulome wird das neue Pfannenimplantat stabil in vitalem Knochen verankert. Anschließend werden die autoklavierten Späne in die verbleibenden Defekte eingebracht. Nach Möglichkeit werden die autoklavierten Späne mit intraoperativ gewonnenem autogenem Spanmaterial gemischt. Die Verankerung eines Pfannenimplantates darf nicht auf einem autoklavierten und sollte nach Möglichkeit nicht auf einem kryokonservierten allogenen Span ruhen, die Primärstabilität des Implantates sollte durch die Verankerung in vitalen Knochen erreicht werden.

Ergebnisse

Seit 1986 wurden bei 352 Patienten autoklavierte Späne verwendet. Bei 198 Patienten wurden Späne zum Auffüllen von Defekten am Azetabulum verwendet. In einzelnen Fällen wurden autoklavierte Späne bei Tibiakopftrümmerfrakturen und bei Adaptationsosteosynthesen nach Verlängerungsosteotomien eingesetzt. Die Verwendung von autoklavierten Knochenspänen bei Adaptationsosteosynthesen nach diaphysärer Verlängerungsosteotomie kann nach den vorliegenden Erfahrungen nicht empfohlen werden, es zeigte sich bei der Metallentfernung, daß die eingebrachten autoklavierten Späne makroskopisch keinen schlüssigen Kontakt zur Verlängerungsstrecke gefunden hatten.

Die Verlaufskontrolle kann im allgemeinen nur klinisch und radiologisch erfolgen. Durch große Metallimplantate wird die Auswertung zusätzlich erschwert. Probleme und Komplikationen, die auf die Verwendung der autoklavierten Späne zurückzuführen sind, wurden nicht beobachtet. Eine Sequesterbildung, eine Infektion oder eine verzögerte Wundheilung traten nicht auf.

Röntgenologisch kann nach 4–6 Monaten beobachtet werden (Wagner u. Pesch 1989), wie die autoklavierten Knochenspäne in den aufgefüllten Defekten sich umstrukturieren und in ihrer röntgenologischen Darstellung dem umgebenden Knochen immer ähnlicher werden (Abb. 1). Eine Aufhellungslinie an der Grenze zwischen Implantat und den ehemaligen autoklavierten Spänen oder Veränderungen des benachbarten vitalen Knochens konnten nicht beobachtet werden.

Becken. **a** 12 Jahre nach Totalprothesenwechsel; **b** 3 Wochen nach Totalprothesenwechsel und Auffüllen der Defekte mit autoklavierten Spongiosaspänen; **c** 4 Jahre nach dem Totalprothesenwechsel ist eine weitgehende Normalisierung der Knochenstruktur zu beobachten; **d** 5 1/2 Jahre postoperativ zeigt sich eine unveränderte Lage des Implantats, der Patient ist beschwerdefrei

Diskussion

Nach den vorliegenden Ergebnissen ist autoklavierter allogener spongiöser Knochen gut geeignet, Knochendefekte, die am Azetabulum bei der Lockerung von Totalprothesen entstanden sind, zu füllen. Gegenüber den kryokonservierten Spänen besteht eine wesentlich vereinfachte Handhabung. Durch das Autoklavieren besteht keine Infektionsgefahr, daher entfallen Laboruntersuchungen des Spenders und eine umfangreiche Buchführung.

Die intraoperative Handhabung ist einfach, durch die transparente Verpackung kann der Operateur rasch einen geeigneten Span auswählen. Röntgenkontrollen zeigen eine Umstrukturierung der aufgefüllten Defekte. Von einem autoklavierten Span kann nicht erwartet werden, daß er revitalisiert wird, er soll nur als Leitschiene für den neueinsprossenden Knochen dienen und Defekte auffüllen. Daher sollte das autoklavierte Spanmaterial nicht für die Stabilisierung eines Implantates herangezogen werden.

Literatur

Bürkle de la Camp H (1954) Über die Kältekonservierung von Knochengewebe und dessen Verwendung zur homoisoplastischen Verpflanzung. Zentralbl Chir 79: 163

Friedlaender GE (1982) Current concepts review bone banking. J Bone Joint Surg [Am] 64: 307–311

Katthagen BD (1989) Protokoll 2. Sitzung des Arbeitskreises „Knochentransplantation und Knochenersatz" der DGOT. Mitteilungsblatt der DGOT 1/89: 24–28

Kuner EH, Hendrich V (1984) Die allogene Knochentransplantation. Indikation – Konservierung – Ergebnisse. Chirurg 55: 704–709

Wagner M, Pesch HJ (1989) Autoklavierte Knochenspäne beim Prothesenwechsel an der Hüfte. Orthopäde 18: 463–467

Einflüsse der Dampfautoklavierungs-Zeit und Temperatur (121 °C und 134 °C) auf die biochemische Stabilität von Spongiosa-Transplantaten – Möglichkeiten der Prozeß-Optimierung

H. M. Seipp[1], N. Günther[1], T. v. Garrel[2] und B.-D. Katthagen[3]

[1] Hygiene-Institut der Justus-Liebig-Universität Giessen, Friederichstr. 16, 35392 Giessen
[2] Unfallchirurgische Klinik der Philipps-Universität Marburg, Baldingerstraße, 35043 Marburg/Lahn
[3] Orthopädische Klinik der Justus-Liebig-Universität Giessen, Paul-Meimberg-Straße 3, 35392 Giessen

Einführung

Im Gegensatz zu anderen, chemischen oder physikalischen Behandlungsmethoden verbleiben nach thermischer Behandlung keine toxischen oder carzinogenen Restprodukte im allogenen Transplantat. Anlaß unserer Untersuchungen zum Einfluß der verschiedenen Autoklavierungs-Temperaturen und -Zeiten auf die biomechanische Stabilität von Spongiosatransplataten war der Nachweis extremer Stabilitäts-Streuungen des Hüftkopfmaterials nach Autoklavierung bei 121 °C (Seipp 1991). Extreme Streuungen der biomechanischen Festigkeit standen bei unseren Untersuchungsergebnissen im Widerspruch zur ausgeprägten Homogenität der thermischen, thermodynamischen als auch der biomechanischen Parameter von nativer, als auch im Vergleich zu 80 °C behandeltem Hüftkopfspongiosa-Material (Seipp et al. 1990; Seipp 1991). Untersucht werden sollte daher der Einfluß der einzelnen zeitlichen Phasen des Autoklavierungsprozesses (121 °C und 134 °C) auf makroskopische Veränderungen der Epiphysenfuge sowie die biomechanische Zugfestigkeit des allogenen Hüftkopf-Spongiosamaterials.

Material und Methode

Die Temperaturentwicklung des Sterilisationsgutes während des Aufheizvorganges folgt zeitlich verzögert der Temperatur im Autoklaven. In Tabelle 1 sind die einzelnen zeitlichen Phasen des für unsere Untersuchungen verwendeten Dampfautoklaven wiedergegeben.

Tabelle 1. Einzelne Zeitanteile des Dampfautoklavierungsprozesses des verwendeten Geräts

Autoklavierungs-Phase	121 °C		Temperatur	134 °C
	Zeit (min)			
	x	s	x	s
Aufheizungs-Beginn mit:				
– kaltem Autoklav	5,2	0,18	6,4	0,08
– auf 80 °C vorgeheizt	1,6	0,33	2,8	0,48
Sterilisation	20,0	0,10	5,0	0,10
Transplantatentnahme				
– nach Druckabfall im Gerät auf PO (Athmosphärendruck)	7,9	1,76	14,0	0,69
– Druck-Schnell-Ablaß sofort nach Beendigung der Sterilisationszeit	1,3	0,21	2,0	0,36

Zur exakten Bewertung der thermischen Wirkung der einzelnen Autoklavierungsphasen auf die biomechanische Zugfestigkeit wurden folgende zeitliche Definitionen zugrunde gelegt:

Maximalzeit

tmax:
* Aufheizungszeit, beginnend mit einem Autoklaven bei Raumtemperatur,
* effektive Sterilisationszeit,
* Druckabnahme durch Abkühlung des Autoklaven bei RT, Materialentnahme, nachdem Geräteinnendruck den atmosphärischen Druck po erreicht hatte.

Minimalzeit

tmin:
* Aufheizungszeit, beginnend mit einem Autoklaven bei einer Temperatur von 80 °C,
* effektive Sterilisationszeit,
* Druck-Schnell-Ablaß und sofortige Abkühlung bei RT.

Mittels eines Zapfenschneiders wurden standardisierte Spongiosazylinder (Länge 50 mm, Durchmesser 25 mm) nach einer bereits publizierten Methode geschnitten (Seipp, 1991) und in Versuchsgruppen (Tabelle 2) den verschiedenen Autoklavierungsprozeduren unterzogen. Anschließend wurde in einer biomechanischen Universalprüfmaschine die verbliebene Zugfestigkeit ermittelt.

Die Ergebnisse der Festigkeitsuntersuchungen wurden mittels zweifacher Varianzanalyse statistisch überprüft. Gruppenvariablen waren die thermische Behandlungstemperatur (80 °C, 100 °C, 121 °C und 134 °C) und die Behandlungszeit (tmin, tmax); beobachtetes Merkmal war die Zugkraft.

Tabelle 2. Anzahl der bei 121 °C und 134 °C über minimale und maximale Autoklavierungszeiträume thermisch behandelten Spongiosazylinder

Temperatur [°C]	Zeit (min) Sterilisation effektiv		Gesamtzeit	Anzahl Testkörper	Druck [bar]
121	20	tmin	23	14	1,96
		tmax	33	11	1,96
		tpraxis	> 40	21	1,96
134	5	tmin	10	11	3,04
		tmax	25	11	3,04

Bei jeweils 10 Spongiosazylindern wurden für tmin und tmax Bioindikatoren (Bacillus stearotherophilus) in den (3,2 mm-)Bohrkanal eingebracht, der Bohrkanal verschlossen und nach erfolgter Dampfsterilisation reisoliert, bei einer Temperatur von 56 °C über einen Zeitraum von 7 Tagen bebrütet und auf Keimwachstum kontrolliert.

Ergebnisse

Zwischen den minimalen und maximalen Autoklavierungs-Zeiten (tmin, tmax) war sowohl bei 121 °C mit 45% als auch bei 134 °C mit 159% ein signifikanter Unterschied nachweisbar. In Tabelle 3 sind die Mittelwerte (x), Standardabweichungen (s) und prozentualen Variationskoeffizienten (s/x·100) der maximalen Zugbelastbarkeit autoklavierter Schweinespongiosa nach unterschiedlichen thermischen Behandlungen aufgeführt. Der Stabilitätsverlust ist prozentual gegenüber Nativmaterial angegeben.

Tabelle 3. Maximalkräfte der Belastbarkeit von Hüftkopfspongiosa (Spezies Schwein) nach definierten thermischen Behandlungen (x = Mittelwert in Kilonewton, s = Standardabweichung)

Thermische Belastung	n	Zugversuch x[kN]	s	$\frac{s \cdot 100\%}{x}$	Reduktion der Stabilität [%]
Nativmaterial[2]	15	2,565	0,357	13,9	---
Inkubation					
80 °C[a]	12	2,387	0,203	8,5	6,94
100 °C[a]	15	1,899	0,409	21,5	25,96
Autoklavierungs-temperatur/-zeit:					
121 °C minimal	14	1,601	0,386	24,1	37,58
maximal	11	1,239	0,386	31,1	51,70
Praxis[a]	21	0,701	0,451	64,3	72,67
134 °C minimal	11	1,636	0,260	15,9	36,22
maximal	11	1,086	0,319	29,4	57,66

[a] Werte entnommen aus Seipp (1990)

Bei einer Autoklavierungstemperatur von 121 °C konnte eine Tendenz, aber kein signifikanter Festigkeitsunterschied zwischen minimaler und maximaler Autoklavierungszeit festgestellt werden. Dagegen ist bei 134 °C ein signifikanter Festigkeitsunterschied zwischen den minimalen und maximalen Behandlungszeiten nachweisbar. Aus den mitgeführten Bioindikatoren waren weder unter den Behandlungsbedingungen tmin noch tmax Testkeime anzüchtbar.

Diskussion

Die Differenzierung der einzelnen Autoklavierungs-Zeiten mittels biomechanischer Zugbelastungen in der vorliegenden Untersuchung an Hüftkopfspongiosa zeigt, daß bei einer Temperatur von 121 °C eine Zugkraft-Reduktion um minimal 37% (tmin) und maximal 51% (tmax) gegenüber Nativmaterial auftritt.

Unabhängig von der Gesamtbehandlungsdauer (tmin, tmax) wurden bei der Autoklavierungstemperatur von 121 °C geringere Verluste der biomechanischen Festigkeit festgestellt als bei 134 °C. Danach ist bei den Autoklavierungszeiten zwischen minimalem und maximalem Zeitbedarf ein signifikanter biomechanischer Festigkeits-Unterschied sowohl für 121 °C als auch bei 134 °C nachweisbar.

Aufgrund der ermittelten biomechanischen Festigkeit empfiehlt es sich, in der unfallchirurgischen und orthopädischen Praxis die Behandlungstemperatur von 121 °C zu verwenden. Dabei sollten die Transplantate nur in den auf mindestens 80 °C vorgeheizten Autoklav eingebracht und nach Ablauf der effektiven Sterilisationszeit von 20 Minuten sofort mittels Druck-Sofort-Ablaß der thermische Behandlungsprozeß durch Abkühlung bei Raumluft beendet werden. Die minimale, effektive Sterilisationszeit sollte mittels Bioindikatoren in Spongiosazylinder praxisrelevanter Durchmesser validiert werden. Der Autoklav sollte vor Sterilisationsbeginn bereits auf eine Temperatur von 80–90 °C vorgeheizt werden. Der Autoklavierungsprozeß sollte sofort nach Ablauf der effektiven Sterilisationszeit durch Dampf-Schnell-Ablaß unterbrochen und das Transplantat aus dem Milieu des heißen Wasserdampfes entnommen werden. Der Sterilisationsvorgang sollte dazu dezentral und direkt im OP-Bereich unter unmittelbarer Kontrolle des Operateurs erfolgen.

Literatur

Groves EWH (1917) Methods and results of transplantation of bone in the repair of defects caused by injury or disease. J Surg 5-B: 185

Hopkins WB, Penrose CB (1890) On the organisation and absorption of sterilized dead bone dowels. JAMA 14: 505

Ray RD, Holloway JA (1957) Bone implants. J Bone Joint Surg 39A: 1119

Richtlinienkommission des BGA und der Deutschen Ärztekammer (1990) Richtlinien zum Führen einer Knochenbank. Dtsch Ärztebl 87: 41–44

Seipp HM (1991) Zur Hygiene in Knochenbanken: (III) Biomechanische und thermodynamische Untersuchungen an wärmebehandelten Spongiosa-Blocktransplantaten. Hyg Med 16: 299–316

Seipp HM, Knaepler H (1990) Zur Hygiene in Knochenbanken: (I) Stand und Zukunft der allogenen Knochentransplantation unter besonderer Berücksichtigung nosokomialer Infektionspotentiale. Hyg Med 15: 409–416

Seipp HM, Dreilich B, Leib R (1990) Zur Hygiene in Knochenbanken: (II) Thermische und thermodynamische Grundlagen der Desinfektion von Spongiosa-Blocktransplantaten. Hyg Med 15: 512–526

Wallhäuser KH (1988) Praxis der Sterilisation – Desinfektion – Konservierung. 4. Aufl. Thieme, Stuttgart

Physikalische, mikrobiologische, biomechanische und biologische Untersuchungen zur Desinfektion allogener Knochentransplantate durch Thermoinkubation bei 80 °C

T. v. Garrel[1], H. Knaepler[1], H. M. Seipp[2], R. Ascherl[3] und L. Gotzen[1]

[1] Klinik für Unfallchirurgie, Philipps-Universität, Baldingerstraße, 35043 Marburg
[2] Institut für Hygiene, Justus-Liebig-Universität Giessen, Friedrichstr. 16, 35392 Giessen
[3] Orthopädische Klinik, Technische Universität München, Ismaninger Str. 22, 81675 München

Einleitung

Die allogene Knochentransplantation ist eine weltweit verbreitete Operationsmethode zur Füllung ossärer Defekte. Nach eigenen Erhebungen werden in der Bundesrepublik Deutschland ohne Berücksichtigung der neuen Bundesländer pro Jahr ca. 15 000 derartige Transplantationen durchgeführt (Knaepler et al. 1990a).

Durch die Möglichkeit der Übertragung bakterieller und viraler Krankheitserreger mit dem allogenen Transplantat, trotz korrekter Spender- bzw. Transplantatuntersuchungen, ist die Logistik des bone-banking deutlich erschwert (Am. Assoc. Tissue Banks 1990). Insbesondere die zunehmende HIV-Inzidenz und die sich daraus ergebenden medizinischen wie juristischen Probleme in der Transplantationschirurgie führen zu einer verstärkten Suche nach Alternativen zur allogenen Knochentransplantation.

Die im Folgenden beschriebenen Untersuchungen sollen prüfen, inwieweit thermisch desinfizierter Knochen im Experiment wie in der klinischen Anwendung eine Möglichkeit darstellt, allogenen Knochen ohne die damit verbundenen Risiken der Übertragung von Krankheitserregern als biologisches Transplantat einzusetzen.

Material und Methode

1. Untersuchungen zur Wärmeübertragung im spongiösen Knochen:
Zur Überprüfung der homogenen Erhitzung des Transplantates bis zum Knochenkern ist die Kenntnis der thermischen Relaxationszeit notwendig. Zur Ermittlung dieser Erwärmungskurven wurden 20 Spongiosazylinder mit 4 Durchmessern von 10 bis 30 mm auf 60 °C bzw. 80 °C erhitzt und die Kerntemperatur durch einen zentralen Thermofühler gemessen.

2. Nachweis der thermischen Erregerinaktivierung im Knochen:
Unter der Kenntnis der Thermolabilität vegetativer Erreger (Wallhäuser 1987) wurden als Bioindikatoren in 55 mm lange und 30 mm breite humane Spongiosazylinder in eine 4 mm Bohrung Staphylococcus aureus (ATCC 6538) und Streptococcus faecalis (ATCC 6057) eingebracht und der Bohrkanal danach verschlossen. Entsprechend der Versuchsanordnung unter 1. wurden diese inkubiert und danach die Reisolierungsversuche durchgeführt.

3. Untersuchungen zur biomechanischen Festigkeit der Spongiosatransplantate im Kompressions- und Ausreißversuch:
Untersucht wurden die biomechanischen Auswirkungen unterschiedlicher thermischer Behandlungsverfahren auf den Knochen durch Druck- und Zugversuche mittels einer Universal-

prüfmaschine. Im Zugversuch wurden 6 mm Spongiosaschrauben (32 mm Länge) in Spongiosablöcke (32 x 50 x 25 mm) eingeschraubt und unter Aufzeichnung der Maximalkraftwerte ausgerissen.

4. Untersuchungen zum Einbauverhalten thermisch behandelter Tibiasegmente im Tierversuch: Als Versuchsmodell dienten 60 Lewisratten, denen ein 7 mm langes Tibiasegment entnommen wurde. Nach Durchführung der thermischen Behandlung wurden diese orthotop replantiert und durch intramedulläre K-Drahtosteosynthese stabilisiert. Nach 3 Monaten wurden die Tiere geopfert und die Replantate makroskopisch und mikroskopisch durch zwei Untersucher semiquantitativ ausgewertet.

5. Übertragung der experimentellen Untersuchungen für die klinische Anwendung (Knochenbanktechnik)
Zur Umsetzung der thermischen Knochendesinfektion für die klinische Anwendung wurde auf der Grundlage der experimentellen Ergebnisse eine Meß- und Regeleinheit konstruiert, die eine genau kontrollierbare Inkubation auch größerer Knochenblöcke ermöglichte. Zur Überprüfung wurden mit Staphylokokken kontaminierte Hüftköpfe mit 80 °C thermoinkubiert und danach das Wasserbad mikrobiologisch auf bakterielle Erreger untersucht.

Ergebnisse

1. Wärmeübertragung im spongiösen Knochen
Der zeitabhängige Wärmedurchgang im spongiösen Menschenknochen zeigte eine exponentielle Funktion (Abb. 1). Aus den Wertepaaren wurde eine Funktionsgleichung erstellt, mit der auch für größere Durchmesser die Erwärmungszeiten approximierbar sind:

$$Y = 4{,}22 \cdot x^{1{,}87}$$

(Y = Zeit in Sekunden, x = Durchmesser in mm)

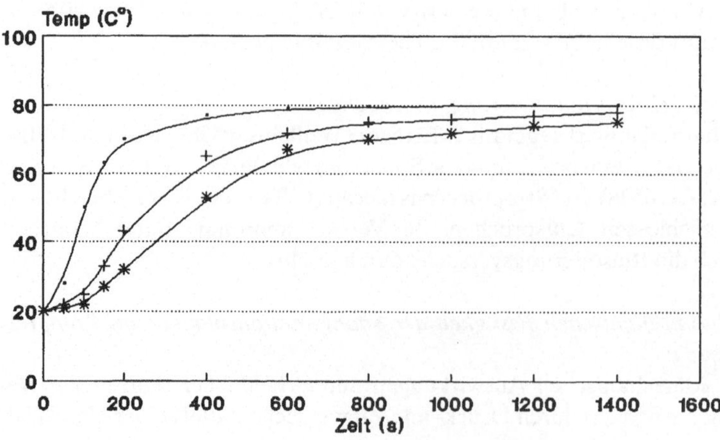

Abb. 1. Wärmedurchgangskurven für humane Spongiosablöcke bei 80 °C in Abhängigkeit von der Schichtdicke

2. Desinfektion spongiöser Knochenblöcke durch Erwärmung:
Nach der Erhitzung der Spongiosablöcke auf 80 °C ließ sich in keinem der entnommenen Läppchen mit Bioindikatoren ein positiver Keimnachweis führen. Eine Erwärmung auf 70 °C zeigte hingegen bei allen 20 Kontrollen eine Reisolierung der Keime.

3. Druck-und Ausreißversuche thermisch behandelter Spongiosablöcke
Bei Temperaturen über 80°C zeigte sich eine signifikante Abnahme der Stabilität der Knochenblöcke, die bei den autoklavierten Präparaten am stärksten war (Abb. 2).

4. Untersuchungen zum Einbauverhalten thermisch behandelter Tibiasegmente im Rattenmodell:
Es zeigten sich deutliche Qualitätsunterschiede im Einbauverhalten der verschiedenen Gruppen, wobei die gekochten und autoklavierten Transplantate die schlechteste Biodynamik zeigten (Abb. 3).

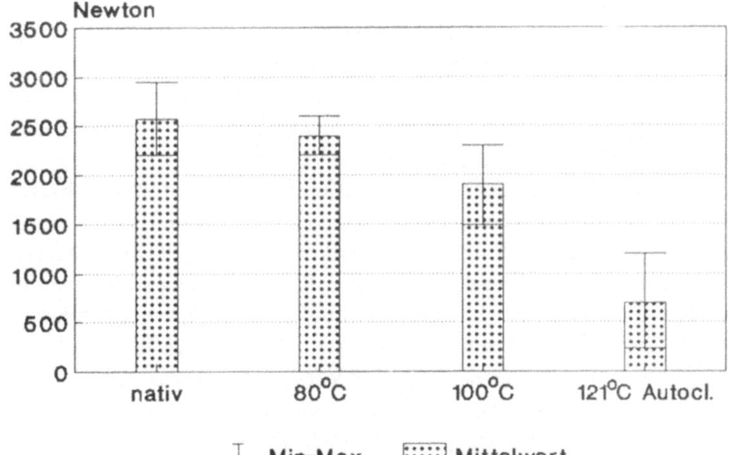

Abb. 2. Ergebnisse des Schraubenausreißversuchs an thermisch behandelten Spongiosazylindern (Maximalkraftwerte)

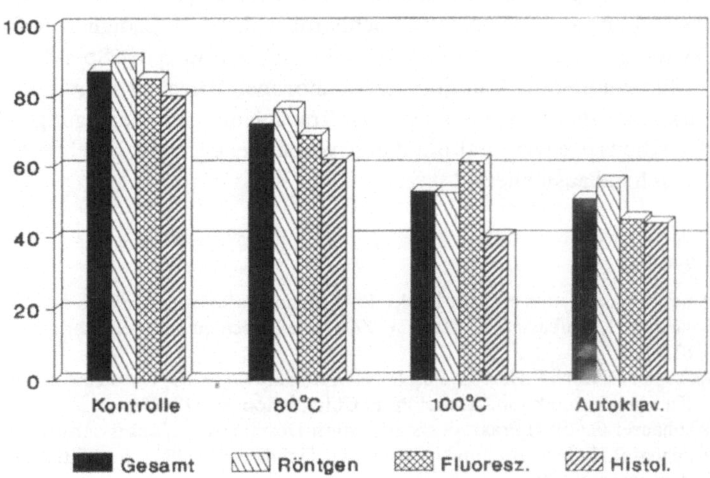

Abb. 3. Quantifizierung der makro- und mikromorphologischen Befunde der Transplantateinheilung im Tierversuch

5. Klinische Übertragung der experimentellen Ergebnisse (bone banking):
Von 6/91 bis 3/92 wurden bei 32 Patienten allogene Knochentransplantate nach Desinfektion mit dem neu entwickelten Thermoinkubator transplantiert. Obwohl bisher keine Komplikationen auftraten, ist der Beobachtungszeitraum zu kurz und die Fallzahl zu niedrig, um eine Beurteilung abgeben zu können.

Bei den mit vegetativen Keimen kontaminierten Hüftköpfen konnte nach Desinfektion im Thermoinkubator kein Keim mehr angezüchtet werden.

Diskussion

Zur Vermeidung der Krankheitserregerübertragung mit dem allogenen Knochentransplantat stehen prinzipiell chemische oder physikalische Desinfektions- bzw. Sterilisationsmethoden zur Verfügung.

Bei der chemischen Behandlung besteht einerseits das Problem der mangelnden Diffusion des Agens durch den Knochen, andererseits darf das Desinfektionsmittel nicht toxisch oder kanzerogen sein. In eigenen Versuchen konnten wir nachweisen, daß beispielsweise Äthanol bei Spongiosascheiben über 3 mm Schichtdicke bei 24stündiger Einwirkzeit zu keiner HIV-Inaktivierung führt (Knaepler et al. 1990b).

Die Knochensterilisation durch ionisierende Strahlen ist erst ab einer Dosis von 25 kGy möglich. Diese hohen Strahlendosen sind jedoch nur in Industrieanlagen zu erzeugen, sodaß die Logistik des bone-banking unter Erhalt der Kühlkette sehr schwierig umsetzbar ist.

Die thermische Behandlung allogener Knochentransplantate beschränkte sich bisher im wesentlichen auf die Autoklavierung. Einbußen in der Biomechanik und der biologischen Qualität des Transplantates mußten dabei jedoch, wie auch hier experimentell gezeigt wurde, in Kauf genommen werden. Unter der Voraussetzung der „sterilen" Entnahme der Knochentransplantate im Operationssaal ist jedoch eine Sterilisation des Transplantates nicht notwendig, da nur vegetative Erreger in Betracht kommen. Diese haben eine Abtötungstemperatur von 80 °C (Wallhäuser 1987). Die hier vorgelegten Ergebnisse zeigen eine deutliche Überlegenheit des mit 80 °C desinfizierten Transplantates gegenüber dem autoklavierten sterilisierten Knochen. Bei der bekannten Wärmelabilität von HIV, das bei einer Temperatur von 60 °C innerhalb weniger Sekunden inaktiviert wird, ist auch eine Aids-Übertragung nach der Thermodesinfektion ausgeschlossen (Zeichhardt et al. 1987). Lediglich die hitzebeständigeren Hepatitisviren müssen durch die serologische Untersuchung des Spenders ausgeschlossen werden.

Mit dem thermisch desinfizierten allogenen Knochen steht demnach eine Alternative zum herkömmlichen kryokonservierten Transplantat zur Verfügung, das die Übertragung von Krankheitserregern und die damit verbundenen medizinischen wie forensischen Probleme weitgehend ausschließt.

Literatur

American Association of Tissue Banks (1990) Standards for tissue banking. Am Assoc Tissue Banks, Arlington/VA

Knaepler H, Laubach S, Gotzen L (1990a) Die Knochenbank – ein standardisiertes Verfahren? Chirurg 61: 833–836

Knaepler H, Koch F, Haas H, Püschel HU, Bugany H (1990b) Untersuchungen zur Knochensterilisation und Knochendesinfektion. Aktuel Probl Chir Orthop 34: 127–131

Wallhäuser G (1987) Praxis der Sterilisation-Desinfektion-Konservierung. Thieme, Stuttgart

Zeichhardt H, Scheiermann N, Spicher G, Deinhardt D (1987) Stabilität und Inaktivierung des HIV. Bundesgesundhtbl 30: 172–177

Experimentelle Untersuchungen zur chemischen Sterilisation allogener Knochentransplantate

T. v. Garrel, M. Hoffmann, F. Morgenthal und H. Knaepler

Klinik für Unfallchirurgie, Philipps-Universität, Baldingerstraße, 35043 Marburg

Einleitung

Um das Risiko der Übertragung bakterieller oder vitaler Infektionen durch eine allogene Knochentransplantation auszuschließen, wurden in der Vergangenheit eine Vielzahl unterschiedlicher chemischer Sterilisations- bzw. Desinfektionsverfahren erprobt (Cloward 1980; Lo Grippo et al. 1957; v. Versen 1974).

Das Hauptproblem bei jeder chemischen Behandlung von nichtdekalzifizierten Knochen ist die Fähigkeit des chemischen Agens, in den Knochen zu diffundieren. Es muß sichergestellt sein, daß in einem bestimmten Zeitraum alle Anteile eines Knochenblockes gleichmäßig und in ausreichend hoher Konzentration von der einwirkenden Chemikalie durchdrungen werden. Weiterhin sollte das Agens keine toxischen, kanzerogenen oder mutagenen Nebenwirkungen aufweisen. Diese Forderungen können bei der Behandlung von Knochentransplantaten mit Formaldehyd, Glutaraldehyd oder Ethylenoxid nicht sicher erfüllt werden (Bruch 1973). Daher verwendeten wir für unsere Untersuchungen Substanzen, für die bisher keine Kanzerogenität oder Mutagenität beschrieben wurde. Quantitativ-chemisch-analytische und mikrobiologische Testverfahren wurden entwickelt, um das Diffusions- sowie Desinfektionsverhalten von Äthanol, Peressigsäure und Wasserstoffperoxidplasma zu untersuchen.

Material und Methode

In allen unten genannten Versuchen wurden Knochenspongiosazylinder verwendet, die mit dem Cloward-Instrumentarium (22 mm Durchmesser) aus humanen Schenkelhälsen gewonnen wurden. Es erfolgte eine Entfettung nach Urist (Methanol-Chloroformgemisch 1:1) (Urist et al. 1974). Für die Zylinder, die dem NTP-Sterilisationsverfahren zugeführt wurden, schloß sich eine Lyophilisation an, um die in diesem Verfahren störende Hydrierung zu beseitigen.

Alkohol

Bestimmung der Penetrationsfähigkeit von Alkohol durch Spongiosa. Aus humanen Schenkelhälsen wurden Spongiosascheiben mit einem Durchmesser von 22 mm und einer Schichtdicke von 3 mm und 6 mm gewonnen. Diese wurden als Diffusionsbarrieren in ein Zweikammersystem plaziert und an den Rändern mit Silasoft-Kunststoffmasse abgedichtet. Eine Kammer wurde mit Alkohol in einer Konzentration von 70% beschickt, in das zweite Kompartement wurde 2 ml H_2O pipettiert. Anschließend wurde eine quantitative Bestimmung der Alkoholkonzentration nach einer Diffusionszeit von 2, 6, 12 und 24 Stunden mittels Gaschromatographie vorgenommen.

HIV-Inaktivierungsversuch am Diffusionsmodell. Ziel dieser Untersuchungen sollte sein, die HIV-Inaktivierung nach Äthanoldiffusion durch eine Spongiosascheibe in Abhängigkeit zur Zeit zu überprüfen. Die Diffusionsversuche wurden in dem oben beschriebenen Zweikammersystem durchgeführt. Die in der einen Kammer sich befindende HIV-Suspension (HIV-Isolat 171, Dr. Rübsam-Weigmann, Frankfurt) wurde nach 24stündiger Diffusion abpipettiert. Die Restinfektiösität wurde durch Anzüchten des Virus auf T-Lymphozyten und Makrophagen festgestellt. Es wurden sowohl typische zytopathische Effekte beobachtet als auch ein direkter Viruspartikelnachweis mittels des Abbott-HIV-Antigen-EIA geführt.

Peressigsäure

Die Diffusion von Peressigsäure durch Spongiosascheiben der Schichtdicke 6 mm und 12 mm wurde ebenfalls im Zweikammerdiffusionssystem untersucht. Die Versuchsbedingungen orientierten sich an der von der Zentralen Gewebebank der Charité (Humboldt-Universität Berlin) routinemäßig benutzten Methode zur Sterilisation allogener Knochentransplantate (Peressigsäurekonzentration 1%, Behandlungsdauer 4 Stunden, Unterdruck von 0,2 bar). Die Bestimmung der diffundierten Peressigsäurekonzentration erfolgte nach 1, 2, 3 und 4 Stunden mittels Flüssigkeitschromatographie.

Niedrigtemperatur-Plasmasterilisation mit Wasserstoffperoxid (NTP)

Die Versuche wurden mit dem Sterrad Sterilisationssystem der Firma Johnson & Johnson durchgeführt. Das Niedrigtemperatur-Plasma-Sterilisationsverfahren gliedert sich in vier Phasen:

1. Vakuumphase: Es wird im Sterilisator ein sehr hohes Vakuum von 0,226 mbar gezogen.
2. Verdampfungsphase: Wäßrige 50%-Wasserstoffperoxidlösung wird injiziert und während 40 Minuten zum Verdampfen gebracht.
3. Plasmaphase: Durch Anlegen eines Hochfrequenzfeldes wird das Wasserstoffperoxid für 10 Minuten in den vierten Aggregatzustand Plasma versetzt.
4. Belüftung: Es erfolgt eine kurze Belüftung, die das Verfahren nach etwa 1 h beendet.

Qualitative Bestimmung der Penetrationsfähigkeit am Diffusionsmodell. In einem Zweikammersystem, dessen Kammern wiederum durch einen Spongiosablock voneinander getrennt waren, wurde in eine Kammer Indikatorpapier eingebracht, während die andere mit dem Sterrad-Sterilisator in offener Verbindung stand.

Mikrobiologische Untersuchungen. Knochenzylinder von 6 mm Kantenlänge wurden mit Bazillus subtilis inkubiert und nach Lyophilisation mit dem NTP-Verfahren behandelt. Anschließend wurde der Reisolierungsversuch der Keime vorgenommen.

Biomechanische Untersuchungen. Die nach dem NTP-Sterilisationsverfahren nach Moseklide (Moseklide et al. 1987) mit einer Universaltestmaschine (Autograph AG-2000, Shimadzu Japan) unterzogen.

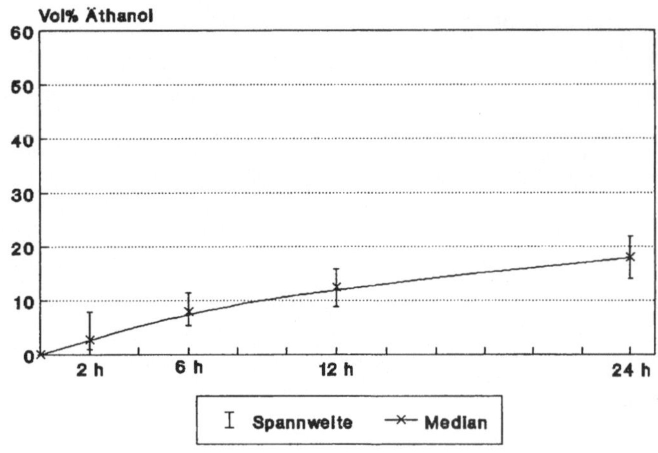

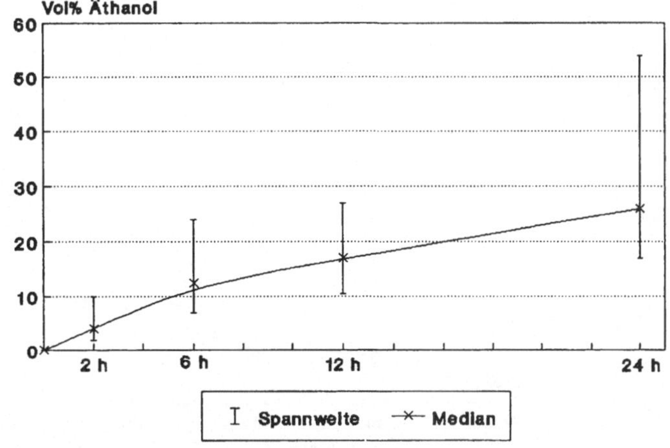

Abb. 1a, b. Zeitabhängiger Verlauf der Ethanolkonzentration nach Diffusion einer 70%igen Ethanollösung durch Spongiosascheiben von 3 mm (**a**) und 6 mm (**b**) Schichtdicke

Ergebnisse

1a. Bei der quantitativen Analyse der diffundierten Äthanolmenge zeigten sich im Median die in den beiden folgenden Grafiken dargestellten Konzentrationen (Abb. 1a, 1b).

1b. Nach 24stündiger Diffusion von 70%igem Äthanol gegen eine HIV-Suspension durch 3 mm und 6 mm dicke Spongiosascheiben war eine Inaktivierung von HIV nicht nachweisbar. Sowohl die zytopathischen Effekte als auch der direkte Antigennachweis fielen positiv aus.

2. Die beiden folgenden Graphiken zeigen die in Abhängigkeit zur Zeit durch 6 mm und 12 mm dicke Spongiosascheiben diffundierte Peressigsäure. Obwohl schon bei Konzentrationen von 0,005% Peressigsäure eine sporozide Wirkung verzeichnet werden kann, wird selbst diese geringe Konzentration nach Diffusion durch eine 12 mm Scheibe nicht sicher erreicht (Abb. 2a, 2b).

3a. Bei den Diffusionsversuchen im Zweikammersystem zeigte sich nach NTP-Behandlung von 6 mm (n = 10) und 9 mm (n = 10) Spongiosascheiben in allen Fällen ein Indikatorumschlag.

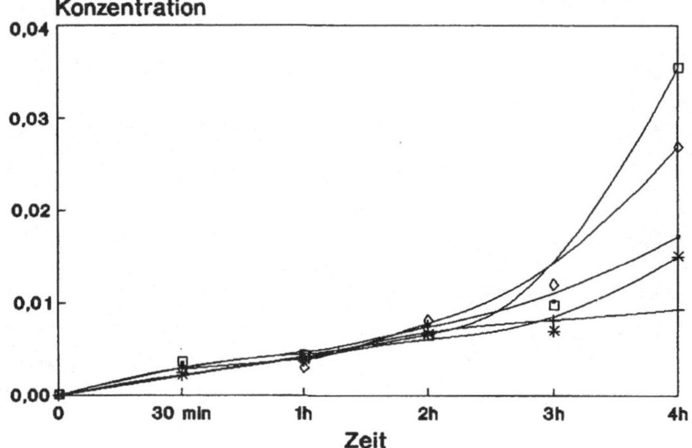

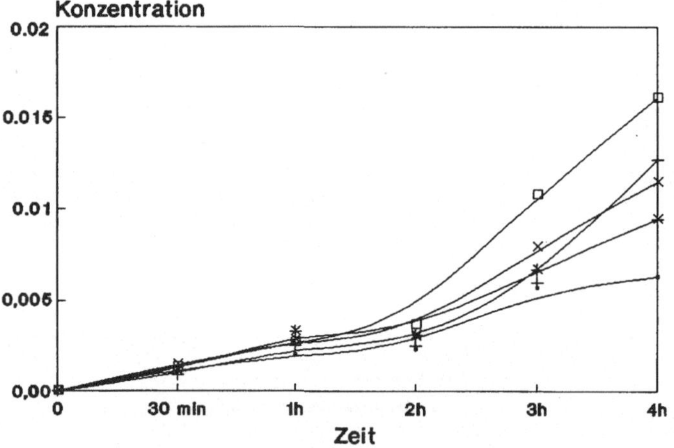

Abb. 2a, b. Zeitabhängiger Verlauf der Peressigsäurekonzentration nach Diffusion einer 1%igen Peressigsäurelösung durch Spongiosascheiben von 6 mm (**a**) und 12 mm (**b**) Schichtdicke

3b. In den mikrobiologischen Untersuchungen mit Bazillus subtilis war nach NTP-Behandlung zwar eine Keimreduktion von 95–99% festzustellen, eine vollständige Sterilisation konnte aber bei einmaligem Prozeßablauf nicht erzielt werden.

3c. Im biomechanischen Kompressionsversuch ergab sich im Vergleich zur unbehandelten Kontrollgruppe kein signifikanter Abfall der Festigkeit.

Diskussion

Die Behandlung allogener Knochentransplantate mit Alkohol ist aufgrund seines begrenzten Wirkspektrums und seiner geringen Diffusionsfähigkeit zur Sterilisation nicht geeignet (Knaepler et al. 1992). Von anderen organischen Desinfektionsmitteln (z.B. Beta-propriolakton) ist aufgrund der größeren Molekülstrukturen kein günstigeres Diffusionsverhalten zu erwarten. Die Verwendung von Peressigsäure erscheint aufgrund der niedrigen benötigten Konzentration (sporeninaktivierende Konzentration: 0,005%) eher möglich. Jedoch zeigen die hier vorgelegten Ergebnisse, daß eine sichere Sterilisation für voluminöse Transplantate, wie z.B. ganze Knochen mit größeren Kortikalisanteilen, nicht gegeben ist. Hier sind weitere Untersuchungen zur Verbesserung der Behandlungsmethode erforderlich.

Die Niedrigtemperatur-Plasmasterilisation (NTP) mit Wasserstoffperoxid als „chemischer Vorläufer" ist ein relativ neues Verfahren, welches für den routinemäßigen Einsatz noch nicht zur Verfügung steht. Vorteile des NTP-Verfahrens sind die kurze Behandlungszeit von ca. 1 Stunde. Es bietet gegenüber anderen Verfahren weiterhin den Vorteil der geringen Schädigung des Transplantates aufgrund der niedrigen Arbeitstemperatur (Jordy 1991). Außerdem verbleiben keine toxischen oder mutagenen Rückstände im Transplantat. Wie die Versuche jedoch zeigen, läßt sich eine sichere Tiefenwirkung nur begrenzt erzielen. Daher sind weitere Versuche zur Optimierung der Methode erforderlich.

Literatur

Bruch CW (1973) Industrial sterilization. Duke University Press, Durham

Cloward RB (1980) Gas-sterilized cadeaver bone grafts for spinal fusion operations. A simplified bone bank. Spine 5: 4–10

Jordy A (1991) Gas-Sterilisationsverfahren im Krankenhausbereich (Ethylenoxid-(EO-), Formaldehyd-(FO-), Niedrig-Temperatur Plasma- (NTP-) Sterilisation). Hyg Med 16: 512–518

Knaepler H, Koch F, Bugany H (1992) Untersuchungen zur HIV-Inaktivierung in allogenen Knochentransplantaten durch chemische Desinfektion und radioaktive Bestrahlung. Unfallchirurgie 18: 1–6

Lo Grippo GA, Burgess B, Theodoro R, Flemming IL (1957) Procedure for bone sterilization with beta-propionolactone. J Bone Joint Surg A39: 1356–1364

Moseklide LI, Moseklide LE, Danielson CC (1987) Biomechanical competence of vertebrale trabecular bone in relation to ash density and age in normal individuals. Bone 8: 79–85

Urist MR, Mikulski A, Boyd SD (1974) Chemosterilized antigen extracted autodigested alloimplant for bone banks. Arch Surg 110: 416–428

v. Versen R (1974) Experimentelle Untersuchungen zur Entkeimung von Transplantationsmaterial mit Peressigsäure. Z Exp Chir Transplant Künstliche Organe 17: 254–258

Die Schädelkalotte als autogenes Knochentransplantat in der Mund-Kiefer-Gesichtschirurgie – klinische und histologische Untersuchungen

E. Palluck, M. Farmand und A. Koch

Klinik und Poliklinik für Mund-Kiefer-Gesichtschirurgie der Universität Erlangen-Nürnberg, Glückstr. 11, 91054 Erlangen

Einleitung

Die autogene Knochentransplantation stellt innerhalb der Mund-, Kiefer-, Gesichtschirurgie eine bewährte Behandlungsmethode dar, um ein vorhandenes oder erworbenes Knochendefizit des Gesichtsskelettes zu korrigieren. Zur Auswahl stehen Spenderknochen aus den verschiedensten Körperregionen, wobei bisher das Beckenkamm- und Rippentransplantat am häufigsten verwendet werden. Für umfangreiche Rekonstruktionen ist sicherlich das Beckenkammtransplantat der Transplantatknochen der Wahl.

Postoperativ wird leider in vielen Fällen durch eine nicht unerhebliche Resorption des Transplantatknochens das anfänglich gute Ergebnis zunichte gemacht.

Seit Anfang der 80er Jahre wird die Schädelkalotte routinemäßig im Gesichtsbereich als Transplantatknochen verwendet, obwohl diese bereits Ende des vorigen Jahrhunderts als Spenderknochen angegeben wird (Müller 1890).

Neuere klinische und experimentelle Untersuchungen (Wilkes et al. 1985; Smith u. Abramson 1974; Zins u. Whitaker 1983; Hardesty u. Marsh 1990) zeigen eine deutlich geringere Resorptionsrate des aufgelagerten Schädelkalottentransplantats im Vergleich zu Rippe oder Beckenkamm.

Material und Methode

Postmortale Untersuchung

An 16 Leichen beiderlei Geschlechts wurde die übliche Schädelkalottentransplantat-Entnahmeregion, das Os parietale rechts systematisch vermessen. Die ausgewählten Leichen waren über alle Altersgruppen des Erwachsenenalters gleichmäßig verteilt.

Die Kalottendicke wurde an 81 definierten Punkten nach dargestelltem Schema (Abb. 1) vermessen. Zusätzlich wurden an 5 definierten Bezirken Knochenzylinder von 8 mm Durchmesser entnommen.

Zum intraindividuellen Vergleich erfolgte gleichzeitig die Entnahme eines Beckenkammstückes 2 cm dorsal der Crista iliaca ant. sup. und eines Anteils der 4. re. Rippe im Bereich der Medioclavicularlinie. Von den Knochenproben wurden unentkalkte Trenn-Dünnschliffe von ca. 10–20 μm Dicke angefertigt (Donath 1987) und nach Kossa und Ladewig gefärbt. Die histologischen Präparate wurden digitalisiert und mit Hilfe des computerunterstützten Bildanalysesystems OPTIMAS 3.0 quantitativ histomorphometrisch ausgewertet.

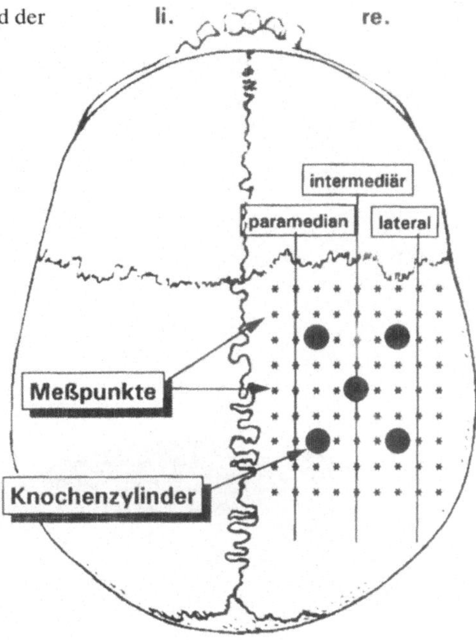

Abb. 1. Schematische Darstellung der Meßpunkte und der Entnahmestellen der Knochenzylinder

Klinische Untersuchung

Seit 1988 bis jetzt wurde in unserer Klinik bei 72 Patienten autogener Schädelkalottenknochen im Rahmen verschiedener Operationsmethoden transplantiert. Hierbei kam das Schädelkalottentransplantat im wesentlichen bei der Schädeldachrekonstruktion, der Osteoplastik bei Lippen-, Kiefer-, Gaumenspalten sowie seit 1990 zum Aufbau des atrophierten Unterkiefers (Farmand 1992) zur Anwendung.

Die Beurteilung der Transplantateinheilung erfolgte sowohl durch klinische wie auch durch histologische Untersuchungen, indem bei einzelnen Fällen anläßlich der Metallentfernung oder bei Einsetzen von Zahnimplantaten Biopsien genommen wurden.

Ergebnisse

Postmortale Untersuchung

Das Os parietale weist eine typische Sandwichbauweise mit zwei kompakten Deckschichten, der Tabula externa und der Tabula interna sowie einer spongiösen Zwischenschicht, der Diploe auf. Die Gesamtdicke der parietalen Kalotte schwankt durchschnittlich zwischen 5,5 und 8 mm (Abb. 2).

Im Bereich der intermediären Linie (Abb. 1) finden sich im posterioren Anteil des Os parietale die höchsten Werte. Hierbei ist zu betonen, daß es sich um gemittelte Werte handelt, wobei teilweise starke Schwankungen auf engstem Raume vorhanden sein können.

Die Tabula interna zeigt sich durchschnittlich etwas dünner als die Tabula externa, wobei die Diploe-Spongiosa ca. 2/3 der Gesamtdicke einnimmt (Abb. 3). Eine geringfügige Gesamtdickenzunahme nach posterior, sowie die höheren Dickewerte bei männlichem Geschlecht sind auf einen vermehrten Anteil der Diploe zurückzuführen.

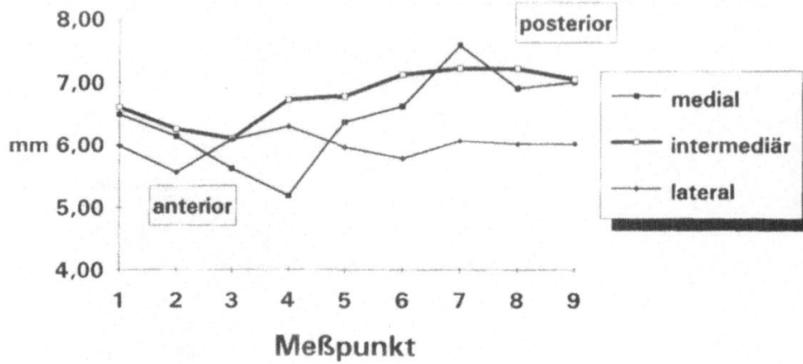

Abb. 2. Dicke der Schädelkalotte in Abhängigkeit vom Meßort

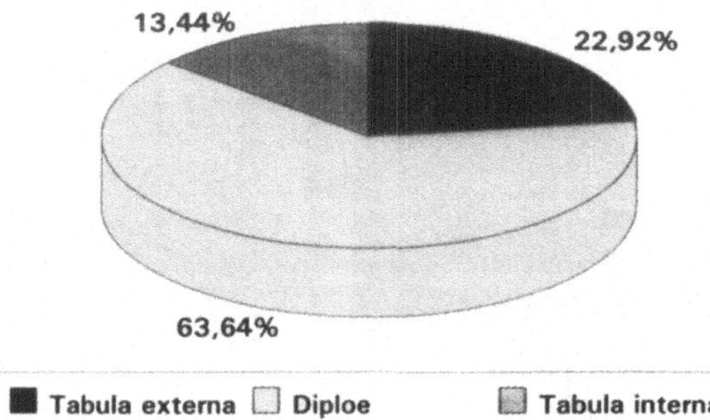

Abb. 3. Schichtung der parietalen Schädelkalotte

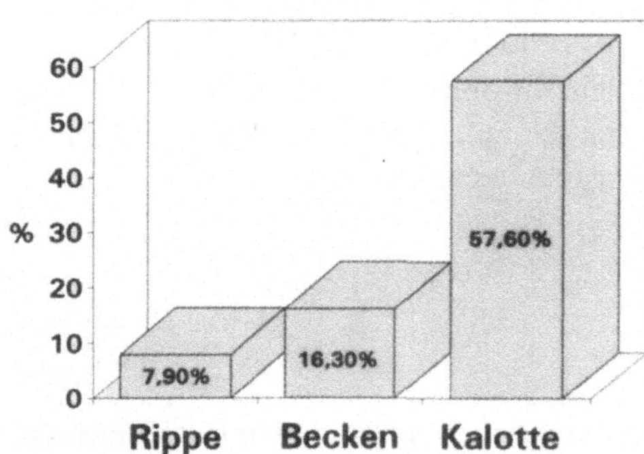

Abb. 4. Vergleich der volumetrischen Spongiosadichte

Beim Strukturvergleich der drei Transplantatknochenarten ergeben sich deutliche Unterschiede. Die Gerüststruktur der Diploe verfügt über eine eindeutig höhere volumetrische Dichte, definiert durch das Verhältnis der Knochenbälkchen zum Gesamtknochenvolumen, als die Spongiosa des Beckenkamms oder der Rippe. Die Diploe zeigt eine mehr als 3mal so hohe Dichte als die Spongiosa des Beckenkamms und ca. sieben mal so hohe Dichte als die der Rippe (Abb. 4). Im Gegensatz zur Rippe und zum Beckenkamm besitzt die Diploe relativ dicke, massive Bälkchen. Die Markräume zeigen sich verhältnismäßig eng (Abb. 5). Innerhalb der Tabula externa und interna liegt die volumetrische Dichte extrem hoch bei ca. 90%.

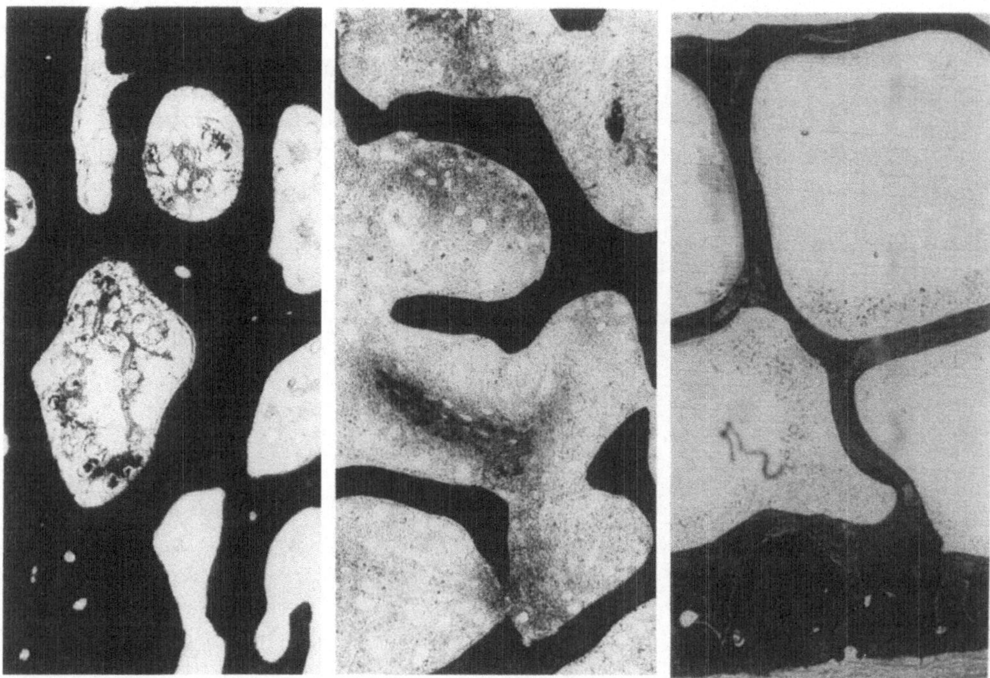

Abb. 5. Vergleich der Spongiosaarchitektur zwischen Schädelkalotte (links), Beckenkamm (Mitte) und Rippe (rechts)

Klinische Untersuchung

Die Einheilung der Schädelkalottentransplantate vollzog sich in dem bis jetzt vorliegenden Untersuchungszeitraum größtenteils störungsfrei. Lediglich in 2 Fällen kam es infolge einer postoperativ aufgetretenen Wunddehiszenz zum Teilverlust des eingebrachten Transplantatknochens.

Drei Monate nach Transplantation ist die Ausbildung erster knöcherner Brückenbildung zwischen Transplantat und Lagerknochen zu erkennen. Nach 6 Monaten besteht ein fester knöcherner Verbund, wobei der Transplantatknochen vitale Strukturen (Haverssche Systeme im lamellären Umbau) aufweist (Abb. 6). Hierbei ist über den bis jetzt vorliegenden Untersuchungszeitraum ein annähernd konstantes Dimensionsverhalten des transplantierten Schädelkalottenknochens festzustellen.

Diskussion

Die Entnahme des Schädelkalottentransplantates, welches in den meisten Fällen aus der Tabula externa und der Diploe besteht, ist unter Berücksichtigung anatomischer Gegebenheiten relativ einfach und risikoarm durchzuführen.

Nach unseren Untersuchungen ist das Os parietale in seinem intermediären, posterioren Anteil die geeignete Entnahmestelle (Abb. 7). Hier verfügt die Kalotte über ihren dicksten Durchmesser, wobei der Anteil der Diploe-Spongiosa am größten ist.

Die Tabula interna ist meist immer etwas dünner als die Tabula externa. Dies sollte bei der Transplantatentnahme stets berücksichtigt werden. Im Einzelfall können jedoch relativ starke

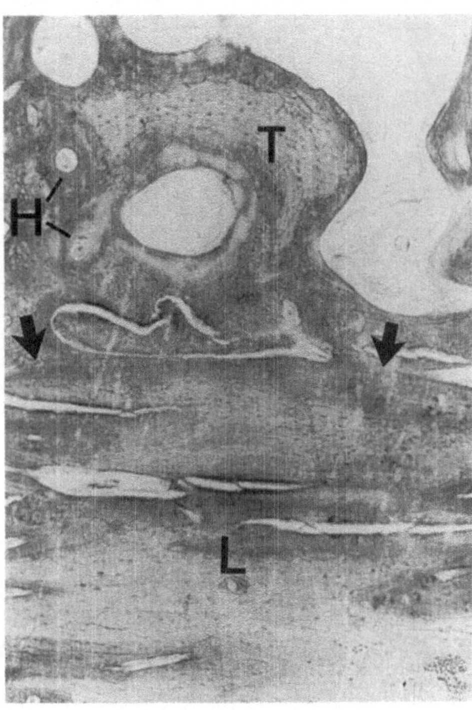

Abb. 6. Verbundzone zwischen Lagerknochen (*L*) und Schädelkalottentransplantat (*T*) 6 Monate post transplantationem. Knöcherne Brückenbildung zwischen Lager- und Transplantatknochen (→). Haversche Systeme im Transplantatknochen (*H*). 25fache Vergrößerung

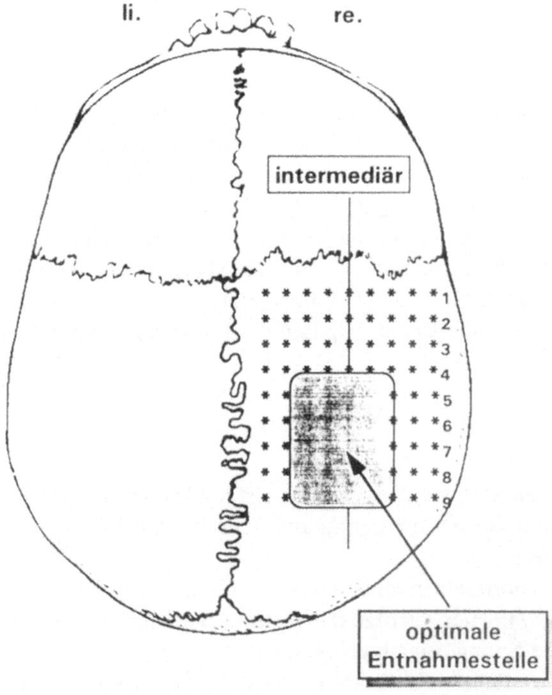

Abb. 7. Schematische Darstellung der optimalen Transplantatentnahmestelle im Bereich der parietalen Schädelkalotte

Variationen vorliegen. Ein präoperativ angefertigtes seitliches Fernröntgenbild sollte deshalb vor jeder Transplantatentnahme vorliegen, um intraoperative Überraschungen zu vermeiden.

Das autologe Schädelkalottentransplantat weist in dem von uns beobachteteten klinischen Untersuchungszeitraum von bis zu 3 Jahren ein annähernd konstantes Volumenverhalten mit wesentlich geringerer Resorptionstendenz als das Rippen- oder Beckenkammtransplantat auf. Seit 1990 verwenden wir deshalb die Schädelkalotte anstatt Rippen oder Beckenkamm auch als Augmentationsmaterial in der präprothetischen Chirurgie. Die durchgeführten Biopsien aus den Transplantatgebieten während der ersten neun postoperativen Monate beweisen einen vitalen Einbau mit festem Verbund zwischen Transplantat und Lagerknochen, wobei der Transplantatknochen sein ursprüngliches Volumen im Gegensatz zu den anderen Transplantatknochen nahezu beibehält.

Die Ursache des in der Literatur beschriebenen und durch eigene Untersuchungen bestätigten unterschiedlichen Einheilmusters darf unserer Meinung nach nicht mit der embryonalen Herkunft des Transplantatknochens per se begründet werden. Das Resorptionsverhalten des Transplantatknochens wird sicherlich durch eine Reihe verschiedener Faktoren beeinflußt.

1985 konnte Kusiak et al. tierexperimentell nachweisen, daß die architektonische Struktur des Transplantatknochens die frühe Gefäßeinsprossung beeinflußt. Auch wir gehen davon aus, daß die Struktur des Transplantatknochens einen wesentlichen Einflußfaktor darstellt.

Wir folgern aus unseren Untersuchungen, daß es bei dem relativ lockeren, weitmaschigen Spongiosagerüst der Rippe und des Beckenkamms frühzeitig zu einem Zusammensintern des Grundgerüstes kommt. Die stabile Architektur des Schädelkalottentransplantates gewährleistet dagegen eine langdauernde Volumenpersistenz. Diese scheint Voraussetzung zu sein, damit die Umbauvorgänge des Transplantatknochens nach Einsprossung der Gefäße ungestört und vollständig ablaufen können.

Literatur

Donath K (1987) Die Trenn-Dünnschliff-Technik zur Herstellung histologischer Präparate von nicht schneidbaren Geweben und Materialien. EXAKT-/Kulzer-Druckschrift, Norderstedt

Farmand M (1992) Mandibular augmentation with split calvarial graft and simultaneous endosseous implants.

Hardesty RA, Marsh JL (1990) Craniofacial onlay bone grafting: a prospective evaluation of graft morphology, orientation, and embryonic origin. Plast Reconstr Surg 85: 5–14

Kusiak JF, Zins JE, Whitaker LA (1985) The early revascularization of membranous bone. Plast Reconstr Surg 76: 510–514

Müller W (1890) Zur Frage der temporären Schädelresektion an Stelle der Trepanation. Zentralbl Chirurgie 4: 65–66

Smith JD, Abramson M (1974) Membranous vs endochondral bone autografts. Arch Otolaryngol 99: 203–205

Wilkes GH, Kernahan DA, Christenson M (1985) The long term survival of onlay bone grafts. A comparative study in mature and immature animals. Ann Plast Surg 15: 374

Zins JE, Whitaker LA (1983) Membranous versus endochondral bone: implications for craniofacial reconstruction. Plast Reconstr Surg 72: 778–785

Die klinische Anwendung von autolysiertem, Antigen-extrahiertem, allogenem Knochen in der Mund-, Kiefer- und Gesichtschirurgie

N. Kübler[1], J. Reuther[1], J. Mühling[1], H. Steveling[1], W. Sebald[2] und M. R. Urist[3]

[1] Klinik und Poliklinik für Mund-, Kiefer- und Gesichtschirurgie, Bayerische Julius-Maximilians-Universität, Pleicherwall 2, 97070 Würzburg

[2] Physiologisch-Chemisches Institut II, Bayerische Julius-Maximilians-Universität, Am Hubland, 97074 Würzburg

[3] Bone Research Laboratory, University of California at Los Angeles, Rehabiliation Center, RM A3-34, 1000 Veteran Avenue, Los Angeles, CA 90024, USA

Einleitung

Die intramuskuläre Implantation von allogener und xenogener demineralisierter Knochenmatrix (DBM) induziert eine heterotope Ossikelbildung mit intramedullärer Knochenmarksformation im Tiermodell (Urist 1965).

Die orthotope Implantation von allogener DBM führt zu einer beschleunigten Knochenregeneration im Tierexperiment und bei der klinischen Anwendung (Glowacki et al. 1981).

Die Umwandlung von DBM in unlösliche Knochenmatrixgelatine (BMG) mittels sequentieller chemischer Extraktion und Gelatinisierung führt zu einer Steigerung der osteoinduktiven Potenz der Implantate (Urist et al. 1973).

Für die Herstellung von autolysiertem, Antigen-extrahiertem, allogenem Knochen (AAA-Bone) wird dieser analog zur BMG Herstellung sequentiell extrahiert. Die Entfernung der zellgebundenen Antigenität erfolgt durch Autolyse (Urist 1983).
Wir berichten im folgenden über unsere klinischen Erfahrungen mit 97 Implantationen von allogenem AAA-Bone im Kiefer- und Gesichtsbereich.

Material und Methode

Allogene Knochen (Femur, Tibia, Humerus, Ilium) wurden von Multiorganspendern entsprechend den Richtlinien der Bundesärztekammer entnommen und bei −80 °C gelagert. Die Kortikalis wurde in Knochenchips gewünschter Größe zersägt oder zu Knochenpulver mit einem maximalen Partikeldurchmesser von 0,9 oder 1,8 mm in flüssigem Stickstoff zermahlen. Danach wurden die Knochenchips oberflächlich (1–1,5 mm tief) und die Partikel vollständig bei 4 °C in 0,64 mol/l HCl demineralisiert. Die anschließende Autolyse der zellulären Bestandteile erfolgte in 0,1 mol/l Phosphatpuffer, pH 7,4, 3 mmol/l N-Ethylmaleinimid und 10 mmol/l Na-azid bei 37 °C über 3 Tage. Es schloß sich die sequentielle Extraktion in 6 mol/l LiCl, 0,3 mol/l $CaCl_2$ bei 4 °C und in Chloroform/Methanol 1:1 bei RT jeweils über 24 h an. Nach der Lyophilisation erfolgte die Sterilisation des AAA-Bone mittels Ethylenoxid.

Die qualitative Auswertung der Knochenregeneration bei Hohlraumdefekten erfolgte radiologisch, wobei benachbarte Knochenstrukturen sowie eine eingeblendete Kupferleiter als Referenzpunkte dienten.

Mit Unterstützung der Deutschen Forschungsgemeinschaft (Ku 655/1-1, Ku 655/2-1, Se 435/3-1)

Für die klinische Beurteilung der Implantatintegration und Reossifikation eignete sich häufig die Entfernung von Osteosynthesematerial bei vorausgegangener Osteosynthese. Vereinzelt wurden hierbei Probebiopsien aus den eingeheilten Knochenimplantaten entnommen.

Ergebnisse

Insgesamt wurde AAA-Bone in 97 Fällen im Kiefer- und Gesichtsbereich implantiert (40 Zystenauffüllungen, 10 Augmentationen und Rekonstruktionen der fazialen Kieferhöhlenwand, 9 Augmentationen und partielle Rekonstruktionen des Unterkiefers, 8 Orbitarekonstruktionen, 7 Schädeldachplastiken, 6 Kinnplastiken (Abb. 1–3), 17 andere).

In 6 Fällen (davon 5 z.T. infizierte Zysten), d.h. in 6,2%, mußte der implantierte AAA-Bone wegen Infektionen wieder entfernt werden.

Sowohl die Wahl der präoperativen antibiotischen Resuspensionlösung für den lyophilisierten AAA-Bone (Nebacetin: n = 29, Refobacin: n = 20, andere: n = 12, keine: n = 36) als auch des postoperativen systemischen Antibiotikums (Claforan: n = 53, Isocillin: n = 25, Rocephin: n = 18, anderes: n = 1) zeigten keinen Einfluß auf den Heilungsverlauf oder das postoperative Ergebnis. Die radiologische Auswertung von mit vollständig demineralisiertem und daher nicht röntgendichtem AAA-Bone Pulver aufgefüllten Hohlraumdefekten ergab eine kontinuierliche Steigerung der Knochendichte innerhalb weniger Monate bis zum Erreichen der ursprünglichen Knochendichte.

Bei der Entfernung von Osteosynthesematerial 6 bis 18 Monate post operationem waren alle osteosynthetisch fixierten bzw. in der näheren Umgebung von Osteosynthesen lokalisierten AAA-Bone Implantate ausnahmslos knöchern integriert (s. Abb. 2 und 3).

Entnommene Probebiopsien zeigten eine, von der Oberfläche ausgehende, Reossifikation ohne Anzeichen entzündlicher Veränderungen oder einer Immunreaktion (s. Abb. 3).

Diskussion

Knochenregeneration kann prinzipiell durch unterschiedliche Mechanismen erfolgen: Transplantation von vitalen knochenbildenden Zellen, Osteokonduktion und Osteoinduktion. Unter Osteoinduktion versteht man die Differenzierung von perivaskulären, pluripotenten Mesenchymzellen des Transplantatlagers in knochenbildende Vorläuferzellen durch bestimmte Knochenmatrixproteine, welche als Bone Morphogenetic Proteins (BMPO) bezeichnet werden.

Folgende Gründe sprechen dafür, daß die beschleunigte Knochenregeneration nach Implantation von AAA-Bone überwiegend durch die Konservierung von osteoinduktiven BMP im AAA-Bone und deren spätere Freisetzung im Transplantatlager hervorgerufen wird:

1. Die Inkubation von neonatalem Muskelgewebe auf AAA-Bone führt in vitro zur Knorpelinduktion.
2. Die intramuskuläre Implantation von AAA-Bone führt im Tierexperiment zur heterotopen Ossikelbildung.
3. Die radiologischen Verlaufsbeobachtungen nach Implantation von AAA-Bone Pulver in Knochenhohlräume bei Patienten zeigten, daß die Knochenneubildung nicht randständig, sondern homogen erfolgte.

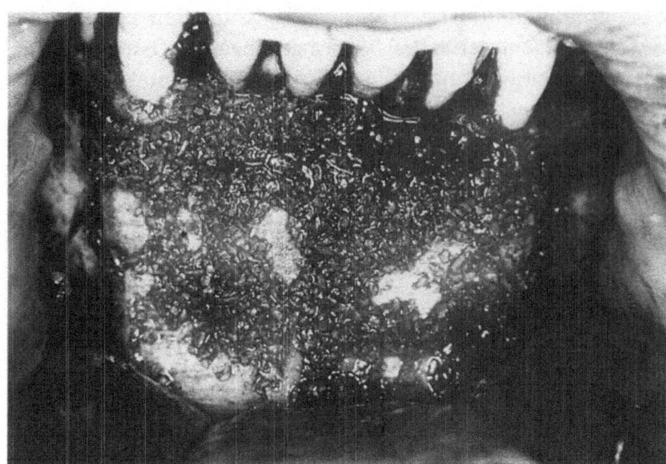

Abb. 1. Kinnplastik im Sinne einer Auflagerungsplastik durch 2 AAA-Bone-Chips und Ausmodellierung mittels AAA-Bone-Pulver bei einer 32jährigen Patientin

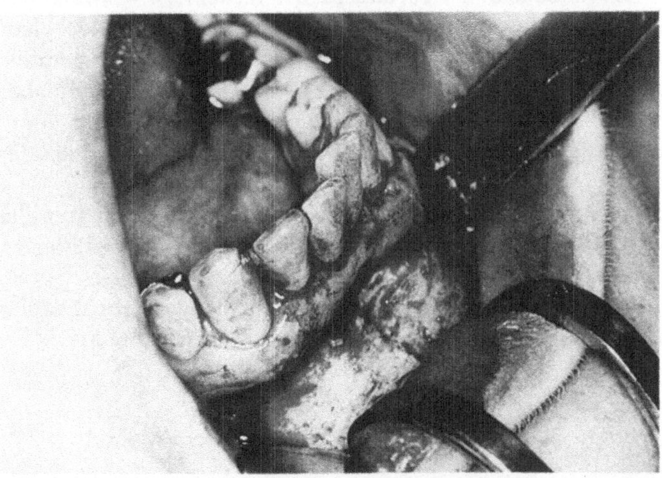

Abb. 2. Zustand bei der Entfernung der Osteosyntheseschrauben 6 Monate nach Kinnplastik bei der Patientin aus *Abb. 1*. Der implantierte AAA-Bone zeigte einen oberflächlichen Umbau und Blutungen

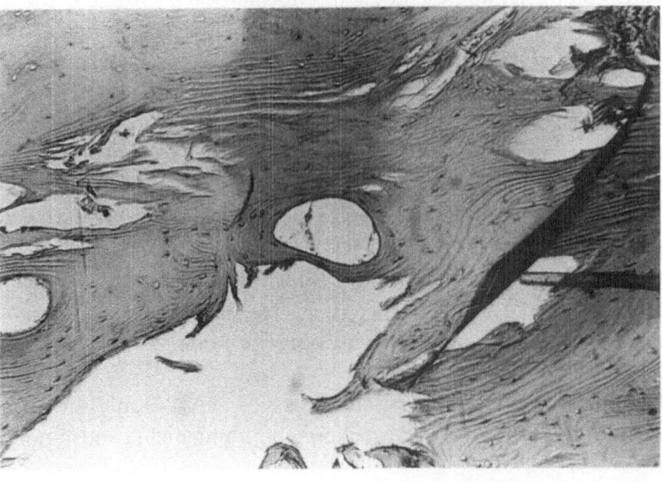

Abb. 3. Histologisches Bild einer entnommenen Probebiopsie im Bereich der Kinnplastik aus *Abb. 2*. Deutlich erkennbare Substitution des eingebrachten AAA-Bones 6 Monate nach der Implantation durch neugebildeten Knochen ohne erkennbare Entzündungszeichen

4. Bei Auflagerungsplastiken zeigte sich, daß die Knochenregeneration in gleichem Maße von der dem Knochen abgewandten Seite, welche mit dem bedeckenden Periost oder der umgebenden Muskulatur in Kontakt war, erfolgte (vgl. Abb. 1–3).
5. Osteoinduktive Matrixproteine können aus AAA-Bone in ihrer aktiven Form isoliert werden.

Während alloplastische Knochenersatzmaterialien keine osteoinduktive Komponente besitzen, muß diese bei xenogenen Knochenimplantaten aufgrund ihrer Affinität zur organischen Knochenmatrix und der damit verbundenen Antigenität extrahiert werden. Allogene Knochenimplantate weisen hingegen bevorzugt eine zellgebundene Antigenität auf, welche durch die hier beschriebene Aufbereitung von AAA-Bone weitgehend eliminiert wird und sowohl klinisch als auch histologisch nicht mehr nachweisbar ist.

Aufgrund unserer positiven Erfahrungen innerhalb der letzten 2 Jahre mit AAA-Bone konnten wir in diesem Zeitraum auf Hydroxylapatit vollständig, auf allogene, Cialit-konservierte Knorpelimplantate weitestgehend und in zunehmendem Maße auch auf autogene Knochentransplantate verzichten.

Durch eine Kombination von AAA-Bone mit zukünftig verfügbaren rekombinanten hBMPs kann möglicherweise dessen Osteoinduktivität weiter gesteigert werden.

Literatur

Glowacki J, Kaban LB, Murray JE, Folkman J, Mulliken JB (1981) Application of biological principle of induced osteogenesis for craniofacial defects. Lancet 1: 959–963

Guglielmotti MB, Alonso C, Itoiz ME, Cabrini RL (1990) Increased osteogenesis in alveolar wound healing elicited by demineralized bone powder. J Oral Maxillofac Surg 48: 487–490

Urist MR (1965) Bone: formation by autoinduction. Science 150: 893–899

Urist MR (1983) Chemosterilized antigen-extracted surface-demineralized autolysed allogeneic (AAA) bone for arthrodesis. In: Friedlaender GE, Mankin H, Sell KW (eds) Osteochondral allografts. Little Brown, Boston, p 193

Knochendichtemessungen am Unterkiefer nach mikrochirurgischer und freier Transplantation von Beckenkammsegmenten

R. Weiske[1], H. Feifel[2] und D. Riediger[3]

[1] Chefarzt des Radiologischen Instituts, Kreiskrankenhaus Leonberg, Rutesheimer Straße 50, 71229 Leonberg

[2] Oberarzt der Klinik für Zahn-, Mund-, Kiefer- und Plastische Gesichtschirurgie, Rheinisch-Westfälische Technische Hochschule Aachen, Pauwelsstraße, 52074 Aachen

[3] Ärztlicher Direktor der Klinik für Kiefer- und Gesichtschirurgie, Plastische Operationen, Katharinenhospital Stuttgart, Kriegsbergstraße 60, 70174 Stuttgart

Einleitung

Mikrochirurgisch revaskularisierte Beckenkammsegmente werden in der Mund-Kiefer-Gesichtschirurgie zunehmend zur Rekonstruktion des Ober- und Unterkiefers bei ausgedehnten Defekten im Rahmen der Tumorchirurgie eingesetzt. Dabei haben sich die revaskularisierten Knochentransplantate bei wiederherstellenden Maßnahmen in biologisch minderwertigem Transplantatlager, wie nach Strahlentherapie oder ausgedehnten Vernarbungen, besonders bewährt, da sie hinsichtlich ihrer Ernährung von der Qualität des umgebenden Gewebes nahezu unabhängig sind (Riediger 1988). Diese Transplantationstechnik ist aber auch in der präprothetischen Chirurgie zur Augmentationsosteoplastik bei ausgeprägter Atrophie des Unterkieferalveolarfortsatzes indiziert. Das weitgehend volumenkonstante Transplantat eignet sich besonders gut für die kaufunktionelle Rehabilitation mit enossalen Implantaten ((Riediger 1988). Von wesentlichem Interesse ist, in welcher Weise der transplantierte Knochen makromorphologisch und densitometrisch in den Unterkiefer eingebaut wird und inwieweit er, insbesondere bei funktioneller Belastung, Umbauvorgängen unterworfen ist. Als nichtinvasive Untersuchungsmethode eignet sich hierfür die Quantitative Computertomographie (QCT) (Kalender et al. 1987), die wir erstmals bei dieser Fragestellung angewendet haben (Feifel et al. 1992).

Methode

Zum Einsatz kam die QTC, mit der der Kalziumhydroxylapatit-Äquivalentwert (HA-Ä) getrennt an Kompakta und Spongiosa bestimmt werden kann. Sie ermöglicht zudem die makromorphologische Beurteilung des Knochens am Meßort. Mit der Zwei-Energien-Methode bleibt das Meßergebnis weitgehend unbeeinflußt von angrenzenden Weichteilen und der Zusammensetzung des Knochenmarks, speziell bei Fetteinlagerung (Kalender et al. 1987; Weiske 1990). An einem Ganzkörper-CT Somatom DRH (Siemens) erstellten wir Schichten im Dual-Energy-Mode von 4 mm Dicke durch den Unterkieferkörper mit Transplantat (Abb. 1 und 2) und die Beckenkämme sowie eine mittvertebrale Schicht von 8 mm durch den 2. Lendenwirbelkörper. Simultan wurde ein Festkörperreferenzsystem mit bekannten Konzentrationen an Kalziumhydroxylapatit aufgenommen. Nach „Materialzerlegung" der Schichten mittels eines speziellen Softwareprogramms wurden aus dem sogenannten Kalziumbild zunächst Eichkurven aus den Meßwerten des Referenzsystems erstellt. Dann erfolgte die Bestimmung der HA-Ä aus frei eingezeichneten Regions of Interest am vergrößerten Bild getrennt für

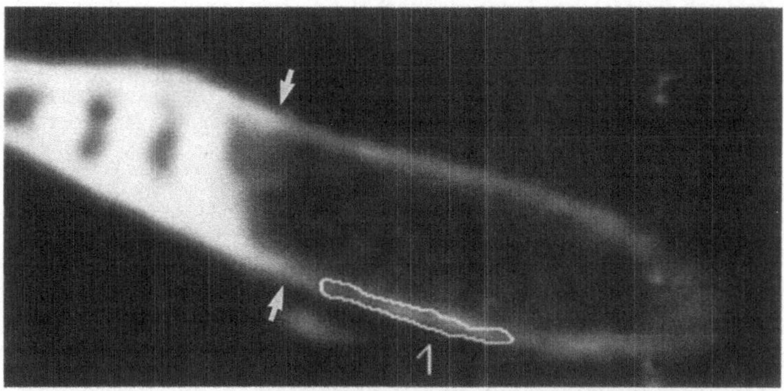

Abb. 1. In die Kompakta eines mikrochirurgisch transplantierten Beckenkammsegments eingezeichnete „region of interest". Übergang zum originären Unterkiefer (→) ohne Stufenbildung. Deutliche Differenzierung in Spongiosa und Kompakta

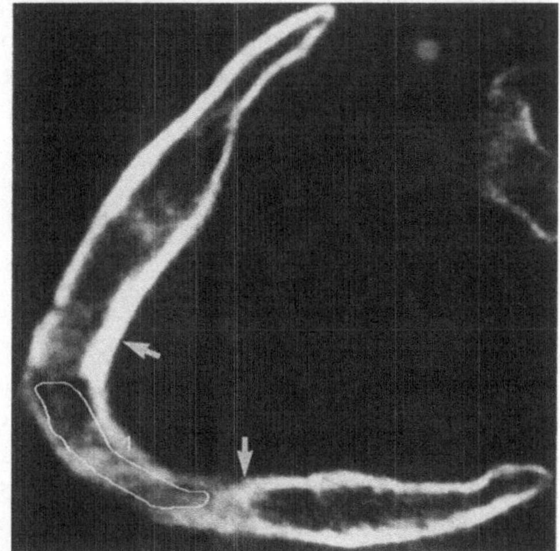

Abb. 2. In die Spongiosa eines frei transplantierten Beckenkammsegments (→) eingezeichnete „region of interest". Unregelmäßige und unscharf begrenzte Sklerosen bei weitgehend „fließendem" Übergang in die Kompakta

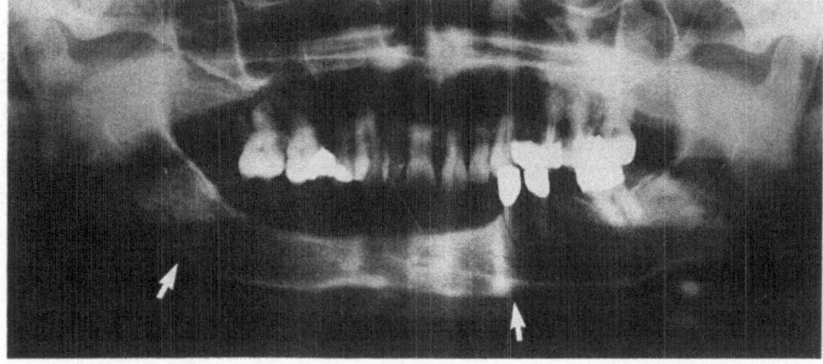

Abb. 3. Darstellung des Transplantats des Patienten der *Abb. 2* im Orthopantomogramm (→)

Spongiosa (Abb. 2) und Kompakta (Abb. 1) von Unterkiefer und Beckenkamm. Für die Beckenkammspongiosa wurde der Mittelwert einer anterior und dorsal gelegenen Region of Interest an der zur Entnahme kontralateral gelegenen Seite errechnet. Bei der sehr dünnen Kompakta von Beckenkamm und Unterkiefer waren geringe Meßwertverfälschungen durch Teilvolumeneffekte und Streuartefakte trotz geringer Schichtdicke nicht zu vermeiden. Zum

Vergleich wurde der 2. Lendenwirbel herangezogen, an dem mittels automatisierter Auswertung exakte HA-Ä an Wirbelspongiosa und -kortikalis bestimmt werden können. Der Knochenmineralgehalt der mechanisch hoch beanspruchten, tragenden Lendenwirbelsäule gilt als repräsentativ für das jeweilige Individuum.

Patientenkollektiv

Wir untersuchten 20 Patienten frühestens 1 Jahr bis maximal 6 Jahre und 2 Monate nach Osteoplastik, so daß die Integration der Transplantate nach ausreichender funktioneller Belastung als abgeschlossen angesehen werden kann. Bei 1 Patienten war eine Augmentation bei Unterkieferatrophie vorgenommen worden. 19 Patienten waren wegen maligner Tumoren, Zysten oder Osteomyelitiden mit einer Unterkieferkontinuitätsresektion therapiert worden. Bei 11 Patienten war der Unterkiefer mit einem freien, bei 8 mit einem mikrochirurgisch revaskularisierten Beckenkammsegment rekonstruiert worden (Tabelle 1). Von der Untersuchung ausgeschlossen wurden Kranke, die eine Strahlentherapie erhalten hatten, mit einer weiteren Osteoplastik versorgt worden waren oder bei denen sich noch Osteosynthesematerial in situ befand.

Ergebnisse

Die HA-Ä aller Patienten sind in der Tabelle dargestellt. Nach Unterkieferkontinuitätsresektion und Rekonstruktion mit mikrochirurgisch revaskularisierten Beckenkammsegmenten (n = 6) lagen die mittleren HA-Ä der Transplantatspongiosa 13% unter, die der Kompakta 18% über der des Beckenkamms. Im Vergleich zum originären Unterkiefer waren die Mittelwerte des Transplantats für Spongiosa um 30% und für Kompakta um 43% niedriger. Die Spongiosa freier Transplantate (n = 9) wies im Mittel in Relation zum Beckenkamm um 133% und im Vergleich zum originären Unterkiefer um 5% höhere HA-Ä auf. Die entsprechenden Werte der Kompakta lagen um 129% über dem des Beckenkamms bzw. 11% unter dem des originären Unterkiefers.

Tabelle 1. Kalziumhydroxylapatit-Äquivalentwerte in mg Kalziumhydroxylapatit/ml (n = 20, Stuttgart, 1992) (UK = Unterkiefer, mikro = Zustand nach mikrochirurgischer Beckenkammtransplantation, frei = Zustand nach freier Beckenkammtransplantation, S = Spongiosa, K = Kompakta, „Funktion –, Lager +, Lager –" werden unter „Ergebnisse" erläutert)

		UK-Augmentation (mikro, n = 1)	Unterkieferrekonstruktion nach Kontinuitätsresektion					
			MIKRO (n = 6) Mittelwerte	FREI (n = 9) Mittelwerte	Osteomyelitits (mikro, n = 1)	Funktion– (mikro, n = 1)	Lager + (frei, n = 1)	Lager – „Narben" (frei, n = 1)
UK	S	300	187	269	791	262	128	475
originär	K	750	613	716	981	663	660	594
Trans-	S	119	131	282	109	16	203	501
plantat	K	402	352	637	327	244	656	631
Becken-	S	89	150	121	234	65	180	177
kamm	K	330	299	278	567	281	317	335
LWK 2	S	141	108	98	158	79	147	104
	K	317	288	314	315	257	274	418

Die Tabelle gibt außerdem die HA-Ä für die folgenden speziellen Fälle wieder: Zustand nach Unterkieferosteomyelitis, mangelnde funktionelle Belastung des mikrochirurgischen Transplantats infolge Kontinuitätsunterbrechung im Bereich des Ramus ascendens (Lager –), Transplantation in ein suffizientes (Lager +) und insuffizientes (Lager –) Transplantatlager.

Röntgenmorphologisch und computertomographisch fand sich nach mikrochirurgischer Transplantation charakteristischerweise ein homogen strukturiertes Transplantat mit guter Differenzierung in Spongiosa und Kompakta, das ohne Stufen in den originären Unterkiefer überging (Abb. 1). Dagegen zeigte die Spongiosa der freien Transplantate unregelmäßige und unscharf begrenzte Sklerosen bei weitgehend „fließendem" Übergang in die Kompakta (Abb. 2 und 3).

Diskussion

Makromorphologisch war die Kompakta der transferierten Beckenkammsegmente entsprechend der Morphologie am Entnahmeort dünner als im originären Unterkiefer, die Spongiosa dagegen breiter. Densitometrisch ließ sich bei Fehlen systemischer oder lokaler Einflußfaktoren eine gute Mineralisation der Beckenkammtransplantate nachweisen. Nach mikrochirurgischer Transplantation kam es zu einer guten Differenzierung in homogene Spongiosa und glatt abgrenzbare Kompakta. Nach freier Transplantation traten reaktive Sklerosen als Ausdruck unregelmäßiger reparativer Umbauvorgänge und Mineralisation auf.

Wir führen die Mineralisationsunterschiede zwischen freiem und mikrochirurgisch revaskularisiertem Transplantat auf die folgenden tierexperimentell nachgewiesenen Unterschiede im Einbauverhalten zurück: Fluoreszenzmikroskopisch zeigt sich direkt postoperativ eine intakte Osteoblastenfunktion und damit erhaltene Vitalität bei revaskularisierten Beckenkammsegmenten, während der Markierungsfarbstoff in freie Segmente nicht eingebaut wird (Riediger u. Ehrenfeld 1987). Szintigraphisch nimmt das revaskularisierte Transplantat schon am 3. postoperativen Tag Aktivität auf, während das freie Transplantat erst nach 7 Wochen Nuklid speichert (Riediger et al. 1987). Die Größe 3 bis 9 Monate postoperativ entnommener replantierter gefäßgestielter Beckenkammsegmente ist unverändert, ihre Oberfläche glatt konturiert. Dagegen weist das freie Replantat dreidimensional eine deutliche Atrophie bei zerklüfteter Oberfläche auf (Ehrenfeld et al. 1987). Die mit der QCT gefundene makromorphologische Inhomogenität der freien Beckenkammsegmente wird bei Kenntnis der von Spiessl (1976) beschriebenen Grundlagen des Transplantateinbaus verständlich. So wird nach Einlagerung eines frischen autologen Transplantats die Frühosteogenese von überlebenden Knochenzellen geleistet und nicht vom Transplantatlager. Es handelt sich hierbei um die autochthone oder osteoblastische Phase. Parallel dazu läuft die induktive Phase ab, bei der im Rahmen des osteoklastischen Abbaus der transplantateigenen Knochengrundsubstanz undifferenzierte Mesenchymzellen des einsprossenden Lagerbindegewebes zu Osteoblasten induziert werden (Schweiberer 1970). Diese inhomogene Art der Transplantateinheilung könnte die Ursache für die im Sinne einer Sklerosierung erhöhten HA-Ä der frei transferierten Beckenkammsegmente sein.

Wie oben beschrieben, bleiben die Osteoblasten nach mikrochirurgischer Revaskularisation in allen Transplantatabschnitten vital, wodurch resorptive Umbauvorgänge ausbleiben. Dies erklärt die homogene makromorphologische Darstellung in der QCT und die im Vergleich zum kontralateralen Beckenkamm nur unwesentlich veränderten HA-Ä.

Literatur

Ehrenfeld M, Riediger D, Müller-Schauenburg W (1987) Experimentelle Befunde an gefäßgestielt und frei replantierten Beckenkammsegmenten bei Schafen. Z Zahnärztl Implantol III: 72–75

Feifel H, Riediger D, Weiske R et al. (1992) Messung der Knochendichte nach mikrochirurgischer Transplantation vaskularisierter Beckenspäne. In: Schwenzer N, Ehrenfeld M (Hrsg) Angeborene Fehlbildungen, Entwicklungsstörungen nach Verletzungen im Wachstumsalter. Freie Vorträge. Thieme, Stuttgart, S 147–150

Kalender W, Klotz E, Suess C (1987) Vertebral bone mineral analysis: an integrated approach with CT. Radiology 164: 419–423

Riediger D (1988) Restoration of masticatory function by microsurgically revascularized iliac crest bone grafts using enosseous implants. Plast Reconstr Surg 81: 861–876

Riediger D, Ehrenfeld M (1987) Der vaskularisierte Knochenspan. Experimentelle Grundlagen und klinische Anwendung. In: Kastenbauer E, Wilmes E, Mees K (Hrsg) Das Transplantat in der Plastischen Chirurgie. Sasse, Rotenburg/Wümme, S 4–7

Riediger D, Ehrenfeld M, Müller-Schauenburg W (1987) Das Knochenszintigramm als Nachweis für die Durchblutung des mikrochirurgisch revaskularisierten Knochenspanes. Fortschr Kiefer Gesichtschir 32: 167–169

Schweiberer L (1970) Experimentelle Untersuchungen von Knochentransplantaten mit unveränderter und mit denaturierter Knochengrundsubstanz. Ein Beitrag zur kausalen Osteogenese. Hefte zur Unfallheilkunde. Beihefte zur Monatsschrift für Unfallheilkunde, Versicherungs-, Versorgungs- und Verkehrsmedizin 103: 1–70

Spiessl B (1976) Grundsätzliches zur Knochentransplantation. Fortschr Kiefer Gesichtschir 20: 14–17

Weiske R (1990) Knochenmineralbestimmungen ohne CT-Morphologie? In: Schneider GH, Vogler E, Kocever K (Hrsg). Digitale Bildgebung. Interventionelle Radiologie. Integrierte digitale Radiologie. 6. Grazer Radiologisches Symposium 1989. Blackwell Ueberreuter Wissenschaft, Berlin, S 479–484

Morphometrische Untersuchung von Mikroradiographien der Spongiosatransplantation im Vergleich zur teildemineralisierten Knochenmatrix

K. Wolf, M. Puhlmann, W. Stock, H. Mandelkow, S. Kessler und L. Schweiberer

Klinikum Innenstadt, Chir. Klinik und Chir. Poliklinik, Ludwig-Maximilians-Universität München, Nußbaumstraße 20, 80336 München

Einleitung

Die experimentelle Charakterisierung einer teildemineralisierten Knochenmatrix erfordert die morphometrische Quantifizierung (Wolf et al. 1991). Die teildemineralisierte Knochenmatrix, welche unterschiedlichen Sterilisationsverfahren entstammte, wurde in standardisiert angelegten Tibia-Bohrlöchern am Schaf eingebracht. Das Ziel der Untersuchung war es, den transplantierten und den neugebildeten Knochen in Mikroradiographien mit Hilfe der Videodensitometrie zu analysieren und zu quantifizieren. Zudem sollte ein Vergleich der DKM mit einer Spongiosatransplantation durchgeführt werden.

Fragestellung

1. Wie groß ist die Flächendichte einer transplantierten Knochenmatrix und des neugebildeten Knochens bei unterschiedlichen Verfahren der Sterilisation?
2. Wie verhält sich die Dichte der transplantierten Knochenmatrix bzw. des neugebildeten Knochens im Vergleich zum gesunden normalen Knochen?

Methodik

Die Videodensitometrie basiert auf der Messung der Lichttransmission eines beleuchteten Bildes (Kälebo et al. 1988; Kawai u. Urist), wodurch die Abgrenzung von Knochen unterschiedlicher Dichtegrade gegen nichtmineralisiertes Bindegewebe möglich ist (Wolf et al. 1990). Die mikroskopischen Bilder von Mikroradiographien wurden mit einer Schwarz-Weiß-Kamera aufgezeichnet und mit einer Digitalisierungskarte im Hostrechner digitalisiert. Im Hostrechner (ACER) befand sich eine Digitalisierungskarte (PC-VISION-PLUS), wobei Software vom Labor für Optische Bildverarbeitung OPTO-TECH (Dr. Breuckmann, Meersburg) verwendet wurde.

Sterilisationsverfahren und Untersuchungsmaterial

Verschiedene Sterilisationsverfahren einer teildemineralisierten Knochenmatrix wurden in Bohrlochdefekten am Schafsknochen untersucht. Zusätzlich erfolgte ein Vergleich von einer Gruppe mit autogener bzw. allogener Spongiosatransplantation. Jede Gruppe bestand aus insgesamt 8 Tieren. Die Knochenentnahme geschah 6 Wochen nach der Transplantation:

- Ethylenoxid-Sterilisation 55° Celsius, 40 Minuten,
- Autoklavierung 120° Celsius, 40 Minuten,
- Gamma-Bestrahlung 25 kGy,
- Alkohol-Sterilisation 80° Celsius, 24 Stunden,
- Mikrowellen-Sterilisation 1000 Watt, 30 Minuten.

Meßvorgang

Im ersten Teil der Untersuchung wurden die Flächenareale des teildemineralisierten transplantierten Knochens, des neugebildeten Knochens und des nicht demineralisierten Weichgewebes digitalisiert. Die Flächenbereichnung auf dem Arbeitsbildschirm geschah bei einer 40fachen Vergrößerung.

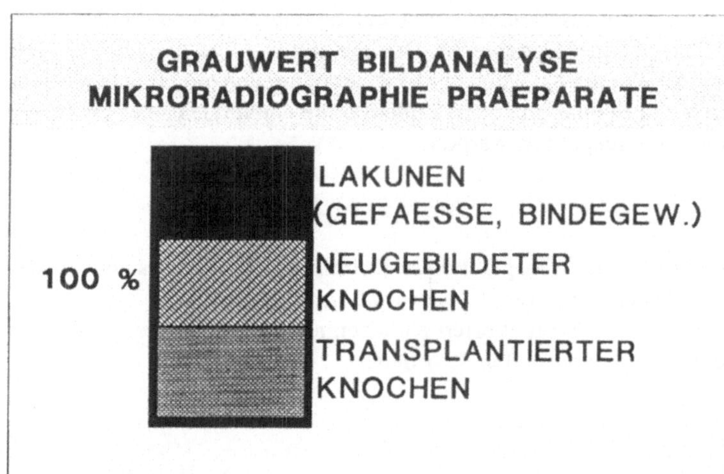

Abb. 1. Die Flächenanteile der teildemineralisierten Knochenmatrix, des neugebildeten Knochens und des nichtmineralisierten Weichgewebes ergaben zusammen jeweils 100%

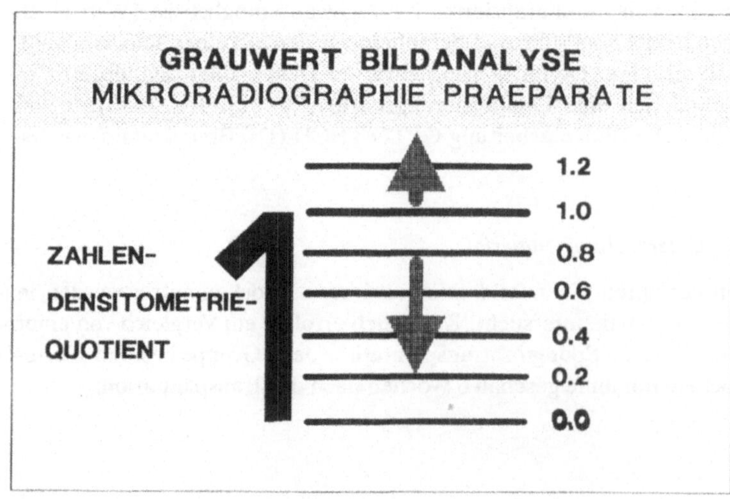

Abb. 2. Ein Quotientenwert > 1 bedeutet höhere Mineralisationsdichte als die umgebende normale Lagerkortikalis. Ein Quotientenwert < 1 bezeichnet eine geringere Dichte als die Lagerkortikalis

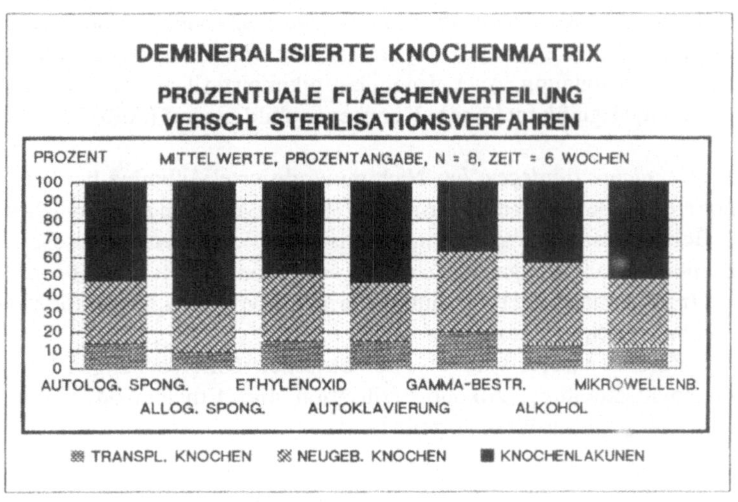

Abb. 3. Darstellung der Flächendichte im Histogramm

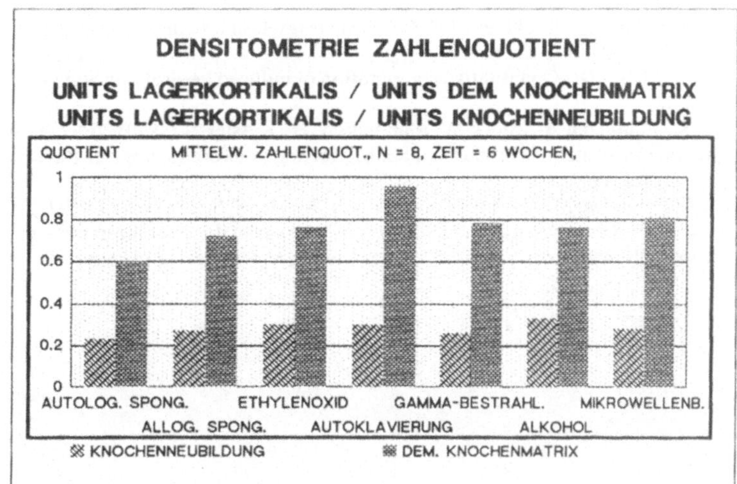

Abb. 4. Darstellung der numerischen Densitometriquotienten

Im 2. Teil der Untersuchung wurde ein numerischer Densitometriequotient gebildet. Er gab das Dichteverhältnis von transplantiertem bzw. neugebildetem Knochen im Vergleich zur Lagerkortikalis an (Abb. 2). Die Grauwert-Dichteberechnung erfolgte am Arbeitsbildschirm der Bildanalyseanlage. Der Meßvorgang wurde bei 100facher Vergrößerung durchgeführt.

Ergebnisse und Diskussion

Bei der Bestimmung der Flächenareale fanden sich z.T. signifikante Unterschiede zwischen den verschiedenen Sterilisationsverfahren.

Flächendichte transplantierte Knochenmatrix: Die Spongiosa wies im Vergleich zur Gammastrahlensterilisation einen signifikanten Unterschied auf. Die transplantierte Spongiosa wurde vermehrt einem Internal Remodeling unterzogen. Auch die Mikrowellensterilisation zeigte im Vergleich zur Gammastrahlensterilisation einen signifikant höheren Umbau (Abb. 3).

Flächendichte Knochenneubildung: Im Vergleich der Flächendichte von gammabestrahlter DKM mit autoklavierter DKM fand sich bei der Gammabestrahlung eine signifikant höhere Knochenneubildung. Auch gegenüber alkoholsterilisierter DKM wies die gammabestrahlte DKM eine signifikant höhere Knochenneubildung auf (Abb. 3).

Flächendichte Bindegewebe: Nichtmineralisierte Volumina fanden sich in einem signifikant höheren Maße bei der autoklavierten DKM im Vergleich zur gammabestrahlten DKM (Abb. 3).

Bei der Bestimmung der Zahlendensitometriequotienten zwischen den verschiedenen Sterilisationsverfahren ergaben sich keine signifikanten Unterschiede im neugebildeten Knochen. Im Transplantat behielt die autoklavierte DKM ihre Mineralisationsdichte als Zeichen fehlenden biologischen Umbaus bei.

Aufgrund unserer videodensitometrischen Untersuchungen können wir feststellen, daß Gammabestrahlung, Alkoholsterilisation und Ethylenoxidbehandlung im Gegensatz zur Autoklavierung größere Vorteile bieten.

Literatur

Kälebo P, Buck F, Albrektsson T (1988) Bone formation rate in osseointegrated titanium implants. Scand J Plast Reconstr Surg 22: 53–60

Kawai T, Urist MR. Quantitative computation of induced heterotopic bone formation by an image analysis system.

Wolf K, Puhlmann M, Stock W, Mandelkow H, Kessler S (1990) Videodensitometrie von Mikroradiographiepräparaten. Abstraktband der 67. Tagung der Vereinigung der Bayerischen Chirurgen, Würzburg 19.–21. Juli 1990

Wolf K, Puhlmann M, Stock W, Mandelkow H, Kessler S, Schweiberer L (1991) Videodensitometrical evaluation of different preparation techniques of the partial demineralized bone matrix. Abstracts of 1st European conference on problems of tissue banking and clinical application, Berlin, October 24–26, 1991

B. Knochenersatzstoffe

Biomaterialien in menschlichen Knochenzellkulturen – eine Studie der Biokompatibilität verschiedener Implantatmaterialien

A. Battmann[1], M. Hofmann[1], B.-D. Katthagen[2] und A. Schulz[1]

[1] Zentrum für Orthopädie, Justus-Liebig-Universität, Langhansstr. 10, 35392 Giessen
[2] Orthopädische Klinik, Städtische Kliniken, Beurhausstr. 40, 44137 Dortmund

Einleitung

Für die Füllung von Knochendefekten wird zumeist autologe Spongiosa eingesetzt. Wegen der begrenzten Verfügbarkeit dieses Materials einerseits sowie der möglichen Defektgröße andererseits wurde die Entwicklung anderer Implantatmaterialien erforderlich. Hierbei handelt es sich um homologe, heterologe sowie xenologe Implantatmaterialien verschiedener Herkunft. Ebenso vielfältig sind die entsprechenden Aufbereitungsmethoden für diese Materialien.

Eine Testung erfolgte zumeist im Tierversuch, wobei die Materialien sowohl im Weichteilgewebe als auch innerhalb des Skelettsystems implantiert wurden. Hierbei konnten je nach verwendeter Spezies und Implantatlokalisation unterschiedliche Reaktionen beobachtet werden. Erste In-vitro-Versuche wurden mit Zellkulturen tierischen Ursprungs durchgeführt; es wurden sowohl Osteosarkomzellen als auch normale osteoblastäre Zellen verwendet.

Die Übertragung der im Tierversuch und an Zellkulturen tierischen Ursprungs gewonnenen Ergebnisse auf den Menschen ist nur eingeschränkt möglich. Ziel dieser Studie sollte deshalb die Untersuchung verschiedener Implantatmaterialien in menschlichen osteoblastären Zellkulturen sein; hierbei wurden eine humane Osteosarkomzellinie sowie normale, aus menschlicher Spongiosa gewonnene Knochenzellen verwendet.

Material und Methoden

Zur Untersuchung der jeweiligen Implantatmaterialien wurden 2 verschiedene Zellkultursysteme benutzt: Einerseits wurde die in unserem Labor als Zellinie etablierte humane Osteosarkomkultur HOS 58 verwendet, andererseits wurden aus normalem menschlichem Knochen gewonnene Osteozytenkulturen eingesetzt. Die Isolierung dieser Zellen erfolgte durch Zerkleinerung von Spongiosa, welche zahlreichen Spülvorgängen unterzogen wurde. Zur Entfernung des restlichen anhaftenden Gewebes schloß sich über 2 1/2 h eine Kollagenasebehandlung an. Die so behandelten Fragmente wurden dann nach weiteren Spülungen in Zellkulturschalen ausgesät, die Zellen nach dem Auswachsen abtrypsinisiert und ohne die Knochenfragmente weiterkultiviert. Als Zellkulturmedium wurde für die Osteosarkomzellinie Iscove's, für die normalen Osteozyten kalziumfreies HAM's F12k Medium mit jeweils 10% fetalem Kälberserum verwendet.

Die Charakterisierung beider Zellarten erfolgte durch immunhistologischen Nachweis von Kollagen Typ I sowie der nichtkollagenen Knochenproteine wie Osteocalcin, Osteonectin, Biglycan, Decorin und Bone-Sialoprotein. Ferner wurde die Produktion alkalischer Phosphatase sowie die Calcitriol induzierbare Osteocalcinproduktion nachgewiesen.

Zur Versuchsdurchführung wurden die Zellen in gleicher Konzentration in Sechslochplatten ausgebracht, bei Subkonfluenz wurden die jeweiligen Materialien in Form mehrerer kleiner Würfel (Kantenlänge 3–5 mm) in die einzelnen Vertiefungen zugegeben. Die Versuche erfolgten in Parallelansätzen, zwei Vertiefungen blieben als Kontrolle leer. Die Kulturen wurden für Bestimmungen der Zelldichte regelmäßig mittels Phasenkontrastmikroskopie untersucht und fotodokumentiert, Proben der Materialien entnommen und für lichtmikroskopische Untersuchungen in Methylmetacrylat eingebettet. Die Untersuchungsintervalle richteten sich hierbei nach der Wachstumskinetik der jeweiligen Kultur: Die schnellwachsenden Osteosarkomzellen wurden in entsprechend kürzeren Intervallen untersucht als die langsamer wachsenden normalen Knochenzellen.

Es wurden verschiedene Materialien untersucht: bei −70° Celsius gefrorener humaner Explantatknochen, eine vorwiegend aus Kollagen Typ I bestehende demineralisierte bovine Knochenmatrix, eine thermisch deproteinierte Schafsknochenmatrix sowie ein korallines Hydroxylapatit. Die letztgenannten drei kommerziell erwerblichen Materialien mußten zunächst über eine Woche in entsprechendem Kulturmedium equilibriert werden, da die hohe Alkalität der Materialien bei direkter Einbringung in die Zellkulturen einen sofortigen Zelltod bei beiden verwendeten Zellarten auslöste.

Ergebnisse

Die Materialien können aufgrund ihrer Materialeigenschaften in 2 Gruppen eingeteilt werden: Zum einen in die Gruppe der proteinhaltigen Materialien menschlicher Explantatknochen und Kollagenmatrix, zu anderen in die Gruppe der proteinfreien Materialien Schafsknochenmatrix und korallines Hydroxylapatit.

Bei den proteinhaltigen Materialien führte der humane Explantatknochen zu einer Hemmung der Zellproliferation. Die reine Kollagenmatrix führte zum fast vollständigen Zelluntergang. Die proteinfreien Materialien zeigten sich hingegen nach einer kurzen Adaptationsphase gegenüber den Kontrollkulturen als biologisch inert; es war kein Einfluß auf die Zellproliferation zu beobachten, weder im Sinne einer Proliferationshemmung noch im Sinne einer Proliferationssteigerung.

Die beobachteten Effekte waren in beiden verwendeten Kulturmodellen, Osteosarkomzellen und normalen Knochenzellen, gleich. Die zeitlichen Unterschiede der Wirkung der Materialien auf die Zellproliferation erklären sich aus der unterschiedlichen Wachstumskinetik der Zellen.

Innerhalb der Osteosarkomkultur konnte eine Neubesiedlung der Materialoberflächen bei der korallinen Hydroxylapatitmatrix sowie dem humanen Explantatknochen beobachtet werden. Da die Zellen vom Boden der Sechslochplatten aus die Materialien besiedelten, kann eine aktive Migration der Zellen auf die Materialoberfläche angenommen werden. Die Neubesiedlung stellte sich beim Hydroxylapatit nach 60, beim humanen Explantatknochen jedoch erst nach 90 Tagen ein.

Diskussion

Die hier vorgestellte Untersuchung zeigt eine Möglichkeit zur speziesspezifischen Testung verschiedener Implantatmaterialien in vitro auf. Sowohl Osteosarkomzellen als auch normale Knochenzellen menschlicher Spender reagierten auf die getesteten Materialien in gleicher Art und Weise. Es konnte ein inertes Verhalten proteinfreier Materialien demonstriert werden. Humaner Gefrierexplantknochen verminderte die Zellproliferation. Eine reine Kollagenmatrix besaß zytotoxische Eigenschaften. In-vivo-Testungen in verschiedenen Tiermodellen zeigten hier unterschiedliche Ergebnisse. Die bei menschlichen Knochenzellen in vitro toxische Kollagenmatrix kann bei von Mäusen isolierten Zellen als Differenzierungsmodell eingesetzt werden.

Der Einsatz der hier vorgestellten Zellkultursysteme zeigt eine differenzierte Reaktionsweise der Zellen auf die eingebrachten Implantatmaterialien. Die Reaktionen der Zellen unterscheiden sich teils erheblich von den In-vivo-Studien oder Ergebnissen an Zellkulturen anderer Spezies im Hinblick auf die Biotoleranz und die Biointegration der Implantate. Das Verhalten humaner Knochenzellen in vitro stellt somit möglicherweise ein neues speziesspezifisches Indikatorsystem für die mögliche Biointegration von Implantatmaterialien in das menschliche Skelettsystem dar.

Literatur

Hofmann M, Battmann A, Katthagen BD, Berghäuser KH, Schulz A (1992) Human bone cell cultures and biomaterials – different biocompatibility of implantation materials in vitro. Calcif Tissue Int 50 [Suppl]: 41

Einsatz von Knochenersatzmaterial im Zuge von Austauschoperationen aseptisch ausgelockerter Hüftenprothesen

J. Heisel, E. Fritsch und H. Mittelmeier

Orthopädische Universitätsklinik, 66424 Homburg/Saar (Direktor: Prof. Dr. med. H. Mittelmeier)

Einleitung

Im Laufe der letzten Jahre nimmt sowohl die relative als auch die absolute Anzahl von Austauschoperationen aseptisch ausgelockerter Hüftendoprothesen stetig zu; derartige Eingriffe machen zwischenzeitlich mehr als 20% aller Hüftalloarthroplastiken aus (jährliche Operationsfrequenz etwa 300; Heisel et al. 1992). Aufgrund der Abriebpartikel des Biomaterials Polyäthylen sowie des PMMA-Knochenzements bei den früher favorisierten konventionellen zementierten Alloarthroplastiken mit Metall-PE-Gelenkpaarung kommt es mit zunehmender Standzeit zur Ausbildung von Fremdkörper-Separationsgranulomen mit sekundärer aggressiver Zerstörung des Knochenlagers. Die erneute Verwendung zementierter Endoprothesen im Zuge des Revisionseingriffes erscheint bei derartigen Veränderungen längerfristig noch ungünstiger als bei primärer Operation, weswegen wir seit 1986 weitgehend auf zementfreie Alloplastiken vom Typ Autophor zurückgreifen (Heisel et al. 1987).

Während früher zur Defektdeckung des azetabulären und femoralen Knochenlagers meist autologe kortikospongiöse Spanplastiken verwendet wurden, steht seit 1984 hier das Knochenersatzmaterial Pyrost ganz wesentlich im Vordergrund (Heisel et al. 1991). Bei diesem handelt es sich um eine rein organische, völlig enteiweißte und damit absolut immunogenfreie Substanz, die aus spongiösen Rinderkondylenknochen gewonnen und durch Schnittformung, Verbrennungsmazeration und keramischer Sinterung präpariert wird. Die gerüstartige Struktur dieses spröden mineralischen Materials (90% Hydroxylapatit, kleine Trikalziumphosphatmengen) verfügt nur über eine eingeschränkte Biegefestigkeit, ist jedoch ausreichend formstabil und kompressionsfest. Eine durchschnittliche Porengröße von etwa 350 mm erlaubt im ersatzstarken Lager eine zügige knöcherne Integration, die durch eine autologe Markbeimpfung weiter gefördert wird (Mittelmeier et al. 1987).

Bisherige eigene klinische Erfahrungen

Im 4jährigen Zeitraum von 1987 bis 1990 wurde das formstabile Knochenersatzmaterial Pyrost an der Orthopädischen Universitätsklinik Homburg/Saar in 1.013 Einzeloperationen bei 910 Patienten implantiert. Deren durchschnittliches Operationsalter errechnete sich auf etwa 39 Jahre; die Geschlechtsverteilung war ausgeglichen.

In 181 Fällen (17,9%) erfolgte die Verwendung zur Auffüllung knöcherner Destruktionen im Zuge eines Hüftendoprothesenaustauscheingriffes. Hier lag das mittlere Alter zum Zeitpunkt des operativen Eingriffes bei 65 Jahren, mehr als die Hälfte der Patienten war über 60 Jahre alt. Das weibliche Geschlecht war nahezu doppelt häufig betroffen wie das männliche.

Bei 162 Eingriffen (89,5%) wurde eine Knochenplastik im Bereich des zerstörten azetabulären Grundes, 91mal (50,3%) am Calcar femoris (Stielaufsatz) bzw. im Femurschaftbereich durchgeführt (Abb. 1). War der knöcherne Pfannenring erhalten, so wurde in früheren Jahren meist auf die *konische Keramik*-Schraubpfanne Autophor zurückgegriffen, seit 1987 jedoch bevorzugt auf die *CST-Schraubpfanne aus Titan*. Letztere garantiert aufgrund ihrer selbstschneidenden höheren und längeren Gewindezüge im defekten Knochenlager eine weitaus bessere Primärverankerung (verbesserte Auskippsicherung).

Bei fehlender Stabilität aufgrund eines zerstörten knöchernen Azetabularringes wurde auf einen anschraubbaren metallischen Stützring nach Burch-Schneider zurückgegriffen, nachdem auch hier der Pfannengrund mit Pyrost aufgefüllt worden war. Die Pfannenfixierung erfolgte dann meist mit PMMA-Knochenzement. Als *Stielkomponente* kam bis Mitte 1964 der Typ Autophor II, seither der oberflächenvergrößerte feinpartikulär substrukturierte Typ 900 S zur Anwendung.

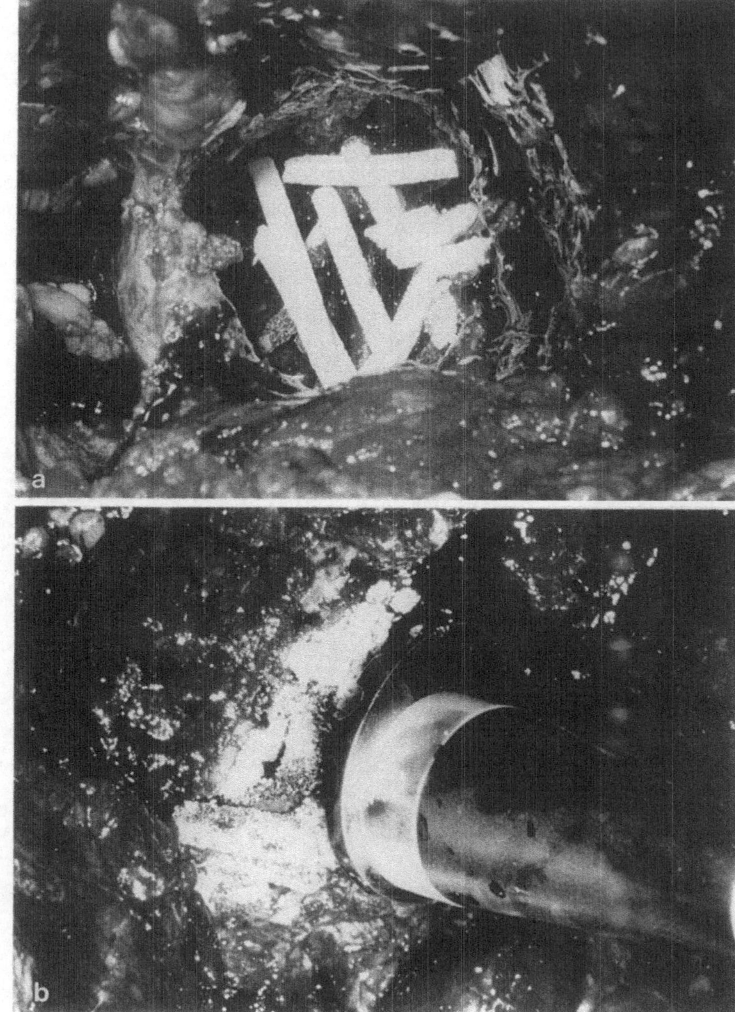

Abb. 1a, b. Intraoperativer Situs. **a** azetabulärer Bereich nach Einbringen von Pyrost-Material vor Einschrauben einer zementfreien Pfanne; **b** zerstörter Calcar femoris mit Pyrost aufgefüttert, zementfreier Prothesenstiel wird eingeschlagen

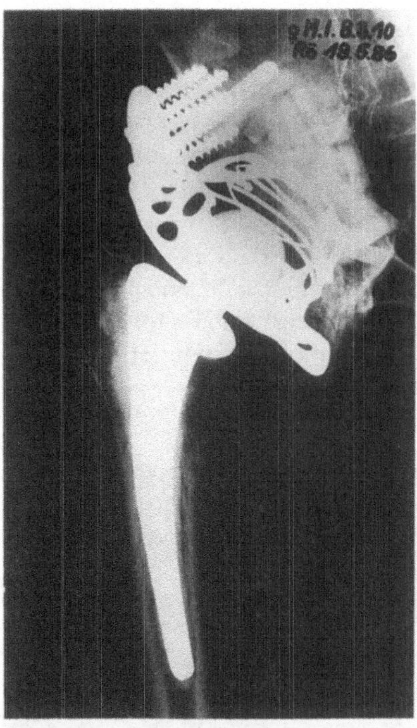

Abb. 2. Röntgenverlaufsbeobachtung über 1 Jahr nach isoliertem Pfannenaustausch und Einbringen einer zementfreien Stützringkonstruktion. Das erheblich ausgeweitete und zerstörte Knochenlager wurde mit Pyrost (immer noch deutlich abgrenzbar) aufgefüllt

Abb. 3. Röntgenverlaufsbeobachtung eines seinerzeit 40jährigen Mannes mit aseptisch ausgelockerter konventioneller Metall-PE-Hüftendoprothese 11 Jahre nach Erstimplantation mit deutlichen Zerstörungen im azetabulären und femoralen Bereich (*links*). 6 Monate (*Mitte*) sowie 1,5 Jahre (*rechts*) nach kompletter Endoprothesenaustauschoperation unter Verwendung einer zementfreien Keramikpfanne sowie selbsthaftenden Stielkomponente Autophor-900 S mit fester knöcherner Integration der Implantate. Als Knochenplastik wurde ausschließlich Pyrost verwendet, welches vollständig inkorporiert wurde

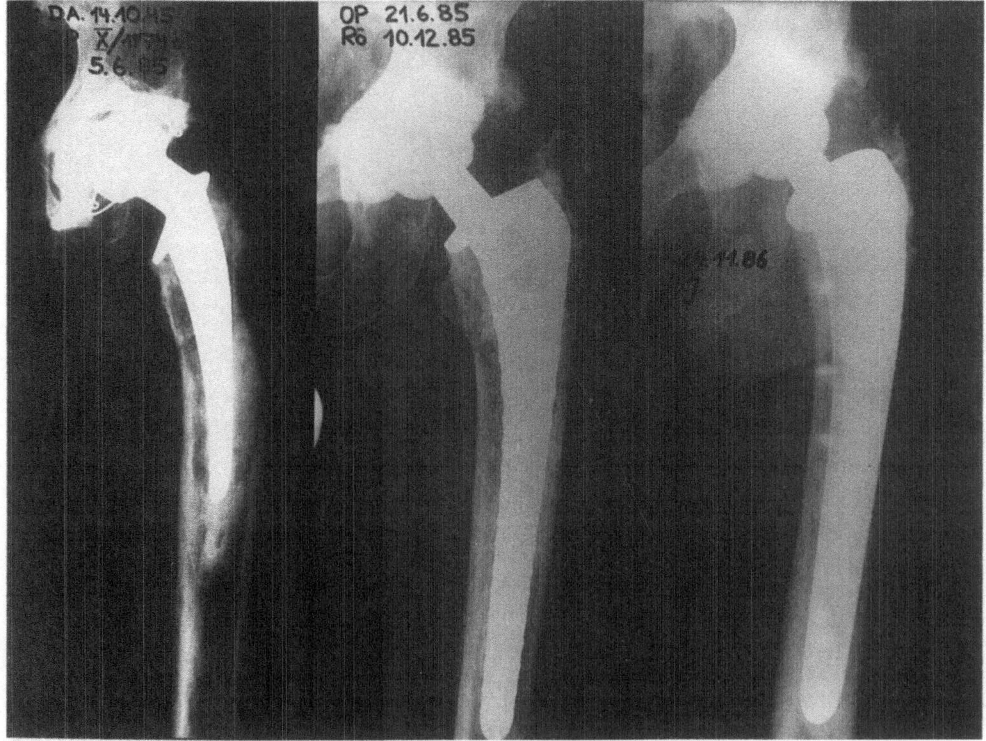

An wesentlichen *Komplikationen* sind 6 (3,3%) tiefe Wundinfektionen anzuführen, die in 3 Fällen nach operativer Revision mit Instillation einer Spül-Saug-Drainage sowie gezielter antibiotischer Abdeckung zur Ausheilung gebracht werden konnten. In den übrigen 3 Fällen war bei Persistenz der Eiterung ein Prothesenausbau mit Rückzug auf die Resektionshüfte erforderlich, wobei hier gleichzeitig auch das gesamte Knochenersatzmaterial mitentfernt werden mußte.

Röntgenologische Verlaufsbeobachtungen belegten in den allermeisten Fällen eine zunehmende knöcherne Integration des allogenen Knochenersatzmaterials, wobei jedoch häufig hypersklerotische Areale auch noch über Jahre hin nachweisbar waren (Abb. 2 und 3).

Schlußfolgerungen

Insgesamt hat sich in unseren Augen das *Knochenersatzmaterial Pyrost* zur Defektauffüllung bei Wechseloperationen aseptisch ausgelockerter Hüftendoprothesen hervorragend bewährt. Ein zusätzlicher, den Patienten oft belastender Zweiteingriff (zur Gewinnung von autologem Knochen) konnte so in vielen Fällen vermieden werden. Bei der zunehmenden Aids-Problematik sowie dem oft zu beobachtenden verzögerten knöchernen Einbau verzichten wir darüberhinaus seit Jahren auf *homologen Bankknochen*.

Wegen der Gefahr der Sequestrierung verbietet sich jedoch eine Pyrost-Implantation bei Revisionseingriffen *septisch* gelockerter Alloplastiken. Hier stellen antibiotikagetränkte Vliese auf Kollagenbasis (Collapat) eine überlegenswerte Alternative dar.

Literatur

Heisel J, Schmitt E, Mittelmeier H (1987) Operative knochenplastische Verfahren bei primärer Hüftalloarthroplastik und bei Wechseleingriffen. In: Kastenbauer E, Wilmes E, Mees K (Hrsg) Das Transplantat in der plastischen Chirurgie. Sasse, Rotenburg/Wümme, S 291

Heisel J, Frisch E, Schmitt E, Mittelmeier H (1991) Knöcherne Defektauffüllung und Überbrückung mit dem Knochenersatzmaterial Pyrost. Klinischer Erfahrungsbericht. Vortrag 29. Jahrestagung der Deutschen Gesellschaft für Plastische und Wiederherstellungschirurgie, Berlin

Heisel J, Schmitt E, Mittelmeier H (1992) 17 Jahre Erfahrungen mit zementfreien Keramik-Hüftendoprothesen. Orthop Prax 28

Mittelmeier H, Katthagen BD, Mittelmeier W (1987) Knochenregeneration mit aufbereitetem semisynthetischen und nativem Knochenersatzmaterial (Collapat® und Pyrost®). Springer, Berlin Heidelberg New York (Hefte zur Unfallheilkunde, Bd 179)

Beobachtungen zum Einwachsverhalten eines Knochenersatzmaterials aus corallinem Hydroxylapatit mit zwei verschiedenen Porengrößen im Kaninchen-Bohrlochmodell

J.-H. Kühne[1], V. Jansson[1], C. Hammer[2] und R. Bartl[3]

[1] Orthopädische Klinik und Poliklinik der LMU München, Klinikum Großhadern, Marchioninistr. 15, 81377 München

[2] Institut für Chirurgische Forschung der LMU München, Klinikum Großhadern, Marchioninistr. 15, 81377 München

[3] Med. Klinik III der LMU München, Klinikum Großhadern, Marchioninistr. 15, 81377 München

Einleitung

Gegenwärtig bestehen in vielen Kliniken, die orthopädische Chirurgie betreiben, erhebliche Probleme mit der Verfügbarkeit von homologen Knochentransplantaten. Die Gründe liegen v.a. in dem umfangreichen Spenderscreening und hier insbesondere in dem geforderten 3-Monats-HIV-Test, ohne den nach den Knochenbankrichtlinien (Wissenschaftl. Beirat der Bundesärztekammer 1990) ein Transplantat nicht freigegeben werden soll. Infolgedessen werden verschiedene Verfahren diskutiert, die ohne Beeinträchtigung der Qualität der Allografts eine sichere HIV-Inaktivierung in den Knochentransplantaten gewährleisten sollen (Aspenberg et al. 1990; v. Garrel et al. 1991; Staudle u. Breickmann 1991; Wagner u. Pesch 1989; Kühne et al. 1991; Knaepler et al. 1992a, b). Gleichzeitig wächst naturgemäß das Interesse an synthetischen Knochenersatzmaterialien, die wesentliche Vorteile gegenüber Knochentransplantaten aufweisen: gute Verfügbarkeit, keine Entnahmeoperation erforderlich, keine verlängerte Op-Zeit und Narbenbildung (autologe Transplantate) bzw. keine Präparation und kein Spenderscreening erforderlich (homologe Transplantate), sicherer Ausschluß der Übertragung von Krankheitserregern durch Sterilisierbarkeit. Obwohl gegenwärtig in der Bundesrepublik über 30 verschiedene synthetische Knochenersatzmaterialien erhältlich sind, kann von einer weiten Verbreitung dieser Materialien jedoch keine Rede sein. Gegenstand dieser Untersuchung ist die Prüfung des Einwachsverhaltens eines korallinen Hydroxylapatits, das in zwei Porositätsstufen angeboten wird, im metaphysären Lager des Kaninchen Femurcondylus.

Material und Methoden

Im Kaninchen Femurcondylus wurden Bohrlöcher von 6 mm Durchmesser angelegt. Die Defekte wurden paßgerecht aufgefüllt mit speziell angefertigten zylindrischen Hydroxylapatitimplantaten mit einer durchschnittlichen Porengröße von 200 μm (Interpore 200) bzw. 500 μm (Interpore 500) (Fa. Interpore International, Irvine, CA, USA) in jeweils 8 Fällen. Die histologische Untersuchung von je 2 Präparaten pro Gruppe erfolgte nach 2, 6 und 12 und 26 Wochen. Nach Einbettung in Methylmethacrylat wurden 3 μm Serienschnitte angefertigt, Färbungen erfolgten nach Giemsa, Gomori und Ladewig.

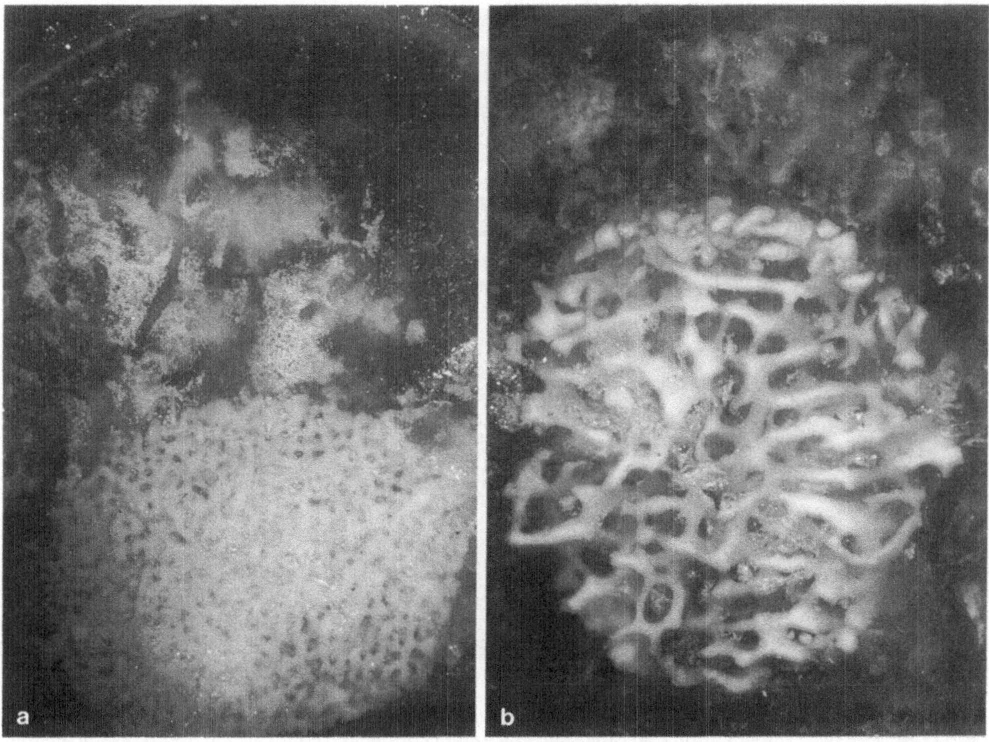

Abb. 1. a. HA 200, 12 Wochen nach Implantation; Makrophotographie, x16. **b.** HA 500, 12 Wochen nach Implantation, Makrophotographie, x20

Ergebnisse

Nach 2 Wochen findet man in beiden Implantaten nur geringe Einsprossung von mesenchymalen Zellen am Rand der Implantate.

Die Präparate nach 6 Wochen zeigen bereits deutliche Unterschiede: Das 200 μm-Material läßt weiter nur geringes Eindringen von Zellen am Randbereich erkennen, es beginnt nach Verschwinden der anfangs am Bohrkanalrand erkennbaren Blutkoagel eine Sklerosierungsreaktion um das Implantat herum. Bei dem 500 μm-Material dagegen zeigt sich, daß Gewebe weiter in das Implantat eingewachsen ist, wo erste Osteoidsäume erkennbar werden.

In den 12-Wochen-Kontrollen zeigt die Makrophotographie, daß offenbar kaum Gewebe in das 200 μm-Material eingewachsen ist, es ist weiter gut abgrenzbar gegenüber dem Lager (Abb. 1a). Die Röntgenaufnahme zeigt das Implantat, das eine radiologisch höhere Dichte als der Knochen aufweist, ohne Zeichen der Kontinuität mit der Umgebung, im Gegenteil scheinen Resorptionszonen um das Transplantat erkennbar (Abb. 2a). Die histologische Aufarbeitung der 200 μm-Implantate zeigt weiter eine Sklerosierungsreaktion um das Material herum, ein nennenswerter knöcherner Einbau findet nicht statt (Abb. 3a). In den 500 μm-Hydroxylapatitimplantaten dagegen zeigt die Makrophotographie eine innige Verzahnung des Implantats mit dem umgebenden spongiösen Knochen (Abb. 1b). Die röntgenologische Darstellung des in der Dichte etwa dem umgebenden Knochen entsprechenden Materials läßt eine scharfe Ab-

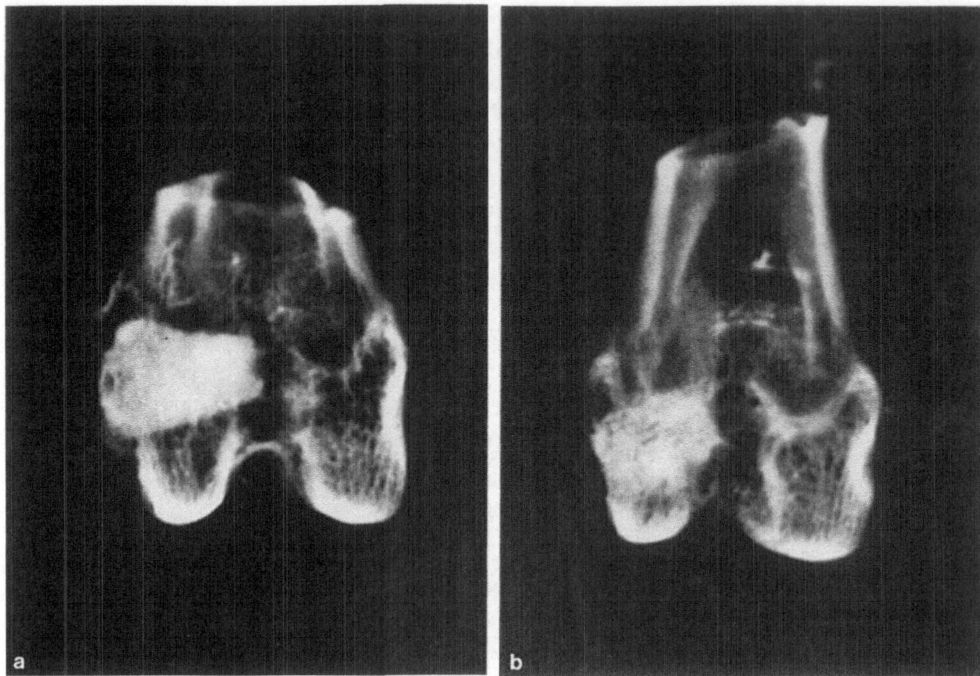

Abb. 2. **a.** HA 200, 12 Wochen nach Implantation; radiologische Darstellung des Femurkondylus a.p. **b.** HA 500, 12 Wochen nach Implantation; radiologische Darstellung des Femurkondylus a.p. (Abb. 2a und 2b mit Dank an PD Dr. U. Fink, Radiologische Klinik der LMU, Klinikum Großhadern)

grenzung gegenüber dem Lager nicht erkennen und deutet damit auf einen knöchernen Einbau hin (Abb. 2b). Die histologischen Präparate bestätigen das geflechtartige Einwachsen von mesenchymalem Gewebe in die Hohlräume des Implantats, und zu diesem Zeitpunkt sind breite Bezirke mit osteoblastärer Aktivität (Osteoblastensäume) und deutlicher Knochenneubildung erkennbar (Abb.3b). Die nach 26 Wochen gewonnenen Proben zeigen bei dem 200 μm-Knochenersatzmaterial weiter scharfe Abgrenzbarkeit vom Lager, Sklerosereaktion am Rand und keine Integration. Das Implantat mit der 500 μm-Porengröße läßt zunehmende Durchflechtung mit neugebildetem, mineralisiertem Knochen erkennen.

Diskussion

Bislang finden Knochenersatzmaterialien aus Hydroxylapatit vornehmlich in der Kieferchirurgie Anwendung (Boyne 1986). Für Anwendungen in der orthopädischen Chirurgie waren v.a. die Untersuchungen von Katthagen hilfreich, der die Eignung verschiedener angebotener Ersatzmaterialien tierexperimentell ebenfalls im Kaninchen Femurcondylus mit je nach verwendetem Material unterschiedlichen Ergebnissen untersuchte (Katthagen 1986). Andere Autoren führten Untersuchungen im corticalen Lager durch (Mandelkow et al. 1990) mit durchweg schlechten Ergebnissen. Dem hier untersuchten, durch hydrothermale Umwandlung des aus Calciumcarbonat bestehenden Skeletts einer Korallenart gewonnenen Material

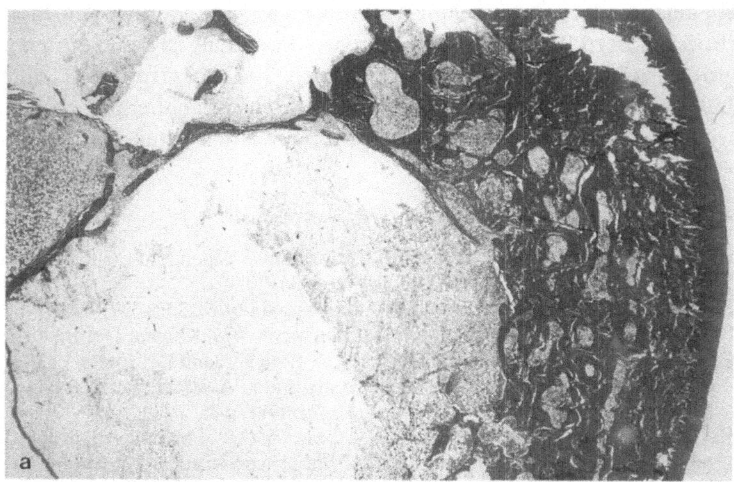

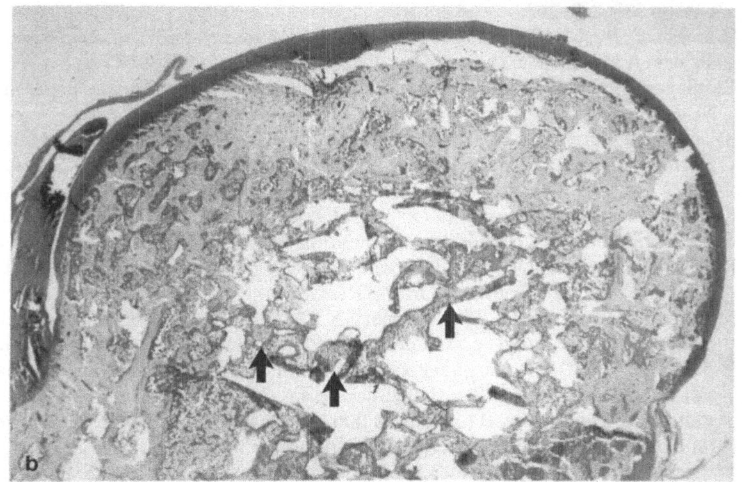

Abb. 3. a. HA 200, 12 Wochen nach Implantation, kein wesentlicher knöcherner Einbau; ausgeprägte knöcherne Randreaktion um das Implantat; kein Nachweis von Knochenneubildung innerhalb des Transplantats. Beachte: Das Hydroxylapatit Implantat ist spröde und geht bei dem Schneideprozeß verloren, es stellt sich daher im Präparat als leeres Areal dar; Gomori, x20. **b.** HA 500, 12 Wochen nach Implantation, deutliche Gewebeeinsprossung mit Knochenneubildung (*Pfeile*) in den Poren des Knochenersatzmaterials; Giemsa, x12

(Holmes et al. 1984) wird v.a. eine gute Permeabilität zugeschrieben aufgrund der hohen natürlichen Interkonnektivität der Poren (Weber u. White 1973). Die vorgestellten qualitativen Untersuchungen erlauben selbstverständlich nur limitierte Interpretationen. Vergleiche mit anderen Untersuchungen sind wegen unterschiedlicher Versuchsbedingungen problematisch. Die Knochenregeneration im Leerloch sowie nach homologer Knochentransplantation wird an anderer Stelle beschrieben. Festzuhalten ist, daß in diesem Modell mit hoher Lagerqualität das Einwachsen von Knochen in das Knochenersatzmaterial bei einer Porengröße von 200 μm nicht nachgewiesen worden ist. Dagegen findet man bei dem bisher wenig untersuchten Material mit einer Porengröße von 500 μm, das auch im heterotopen Lager bei Primaten zur Knochenneubildung führen soll (Ripamonti 1991), regelmäßig eine deutliche knöcherne Integration. Es scheint also eine untere Grenze der Porosität zu bestehen, ab welcher diese knöcherne Integration nicht mehr stattfindet. Der Anteil von solidem Hydroxylapatit am gesamten Materialvolumen ist bei dem untersuchten Interpore 500 mit 35% (Homes et al. 1983;

Ripamonti 1991) ähnlich dem Anteil von ca. 25% solidem Knochen in humaner Spongiosa (Frisch u. Bartl 1990). Für eine klinische Anwendung ist daher darauf zu achten, daß die Porengröße des Materials in etwa derjenigen des Lagers entsprechen sollte, wenn eine knöcherne Integration erreicht werden soll. Zu beachten sind dabei jedoch die anderen Materialeigenschaften des höhergradig porösen Materials (Homes et al. 1983).

Literatur

Aspenberg P, Johnsson E, Thorngren KG (1990) Dose-dependent reduction of bone inductive properties by ethylene oxide. J Bone Joint Surg [Br] 72: 1036–1037

Boyne PJ (1986) Design and methods. J Oral Implantol 12: 333–337

Frisch B, Bartl R (1990) Atlas of bone marrow pathology. Kluwer, Dordrecht

Garrel v. T, Knaepler H, Seipp HM, Aschen R, Rath H, Sand D, Gotzen L (1991) Experimental and clinical experiences with autoclaved allogenic bone grafts. Abstract, 1st European conference on problems of tissue banking and clinical application, Berlin 1991, p 36

Holmes RE, Tencer AF, Carmichael TW, Mooney V (1983) Mechanical properties of synthetic hydroxyapatite for cancellous bone grafting. Trans Orthop Res Soc 8: 61

Holmes R, Mooney V, Bucholz R, Tencer A (1984) A coralline hydroxyapatite bone graft substitute. Clin Orthop 188: 252–262

Holmes RE, Bucholz RW, Money V (1986) Porous hydroxyapatite as a bone-graft substitute in metaphyseal defects. A histometric study. J Bone Joint Surg [Am] 68: 904–911

Katthagen BD (1986) Knochenregeneration mit Knochenersatzmaterialien. Springer, Berlin Heidelberg New York

Knaepler H, Garrel v T, Seipp HM, Ascherl R (1992a) Experimentelle und klinische Untersuchungen zur thermischen Desinfektion allogener Knochentransplantate und deren Einbauverhalten. Orthop Prax 1: 23–27

Knaepler H, Koch F, Bugany H (1992b) Untersuchungen zur HIV-Inaktivierung in allogenen Knochentransplantaten durch chemische Desinfektion und radioaktive Bestrahlung. Unfallchirurgie 18: 1–6

Kühne JH, Theermann R, Bartl R, Hammer C (1991) Osteointegration of heat treated bone allografts – an experimental study. Trans Eur Orthop Res Soc 1: 40

Mandelkow HK, Hallfeldt KKJ, Kessler SB, Gayk M, Siebeck M, Schweiberer L (1990) Knochenneubildung nach Implantation verschiedener Hydroxylapatitkeramiken. Unfallchirurg 93: 376–379

Ripamonti U (1991) The morphogenesis of bone in replicas of porous hydroxyapatite obtained from conversion of calcium carbonate exoskeletons of coral. J Bone Joint Surg [Am] 373: 692–703

Staudte HW, Breickmann B (1991) Die thermische Aufbereitung von homologen Knochentransplantaten für die Knochenbank als zusätzliche Sicherheit zur Aids-Prophylaxe. Z Orthop 129: 108–110

Wagner M, Pesch HJ (1989) Autoklavierte Knochenspäne beim Prothesenwechsel an der Hüfte. Orthopäde 18: 463–467

Weber JN, White EW (1973) Carbonate minerals as precursors of new ceramic, metal, and polymer materials for biomedical applications. Miner Sci Engineer 5: 151–165

Wissenschaftlicher Beirat der Bundesärztekammer (1990) Richtlinien zum Führen einer Knochenbank. Dtsch Ärztebl 87: 41–44

Hydroxylapatitkeramik zum subchondralen Knochenersatz großer Gelenke – Eine tierexperimentelle polarisationsoptische Studie

N. M. Meenen, W. Flosdorff, M. Dallek, K. Donath und K. H. Jungbluth

Abt. Unfall- und Wiederherstellungschirurgie (Dir. Prof. Dr. K. H. Jungbluth), Universitätskrankenhaus Hamburg-Eppendorf (UKE), Martinistraße 52, 20251 Hamburg

Einleitung

Ein hoher Verlust an Knochensubstanz entsteht bei Impressionsfrakturen, Tumorresektionen und Infekten an metaphysären gelenkflächennahen Bereichen langer Röhrenknochen. Die spezielle biomechanische Situation dieses subchondralen Areals stellt an ein biologisches oder synthetisches Material zur Knochendefektfüllung schwer zu erfüllende Anforderungen: Das subchondrale Trabekelwerk muß die auf den Gelenkknorpel und die subchondrale Knochenlamelle wirkende Wechseldruckbelastung wie ein Kissen auffangen und weiterverarbeiten. Fehlt dem entstehenden Regenerat die mechanische Kompatibilität, kommt es zur Entwicklung einer Arthrose.

Die tierexperimentelle enossale Implantation von Hydroxylapatit-Keramik wurde neben kiefer-gesichtschirurgischen Einsatzgebieten bisher vorwiegend mit Formkörpern in den Diaphysen von Femur (Osborn 1985; Niwa et al. 1980), Tibia (Werhahn et al. 1982), Ulna (Rueger et al. 1985) und im Beckenkamm durchgeführt. Hierbei lassen sich die mechanischen Einflußgrößen bei der substantiellen Integration nicht validieren. Niwa (Niwa et al. 1980) weist in diesem Zusammenhang auf den negativen Einfluß hin, den mechanische Belastung auf das Ergebnis von Integrationsstudien hat. Karbe (Karbe et al. 1975) zeigt eine bindegewebige Einscheidung beim Einbau (oxid-) keramischer Implantate, Blencke (1978) besonders unter dem Einfluß von Vollbelastung.

Wir haben ein dynamisches Tierversuchsmodell entwickelt, um unterschiedliche Materialien auf ihre Verwendbarkeit in der mechanischen Situation der subchondralen Knochendefektfüllung im Rahmen der reparativen Osteogenese überprüfen zu können. Die Ergebnisse zur integrativen Bestimmung der elastischen Eigenschaften des Keramik-Knochenverbundes mit Hilfe unseres Modells wurden bereits mitgeteilt (Meenen et al. 1987).

Voruntersuchungen zur Standardisierung unseres Modells zeigten bei Auffüllung mit autologer Spongiosa nach Abschluß des Remodeling einen Durchbau der Defektregion mit unauffälligem Trabekelwerk. In keinem Fall kam es zum Versagen des Transplantates und folgendem Einbruch der Gelenkflächen, was jedoch bei unaufgefüllt gelassenem Defekt und bei mit homologer kältekonservierter Spongiosa unterfütterten Gelenkflächen regelhaft innerhalb von 8–12 Wochen auftrat (Meenen et al. 1985).

Material und Methoden

Mit einer speziell entwickelten stereotaktischen Bohrvorrichtung (Abb. 1) setzen wir reproduzierbare subchondrale Knochendefekte im Bereich der Hauptbelastungszone des modialen Femurkondylus bei 30 ausgewachsenen Kaninchen.

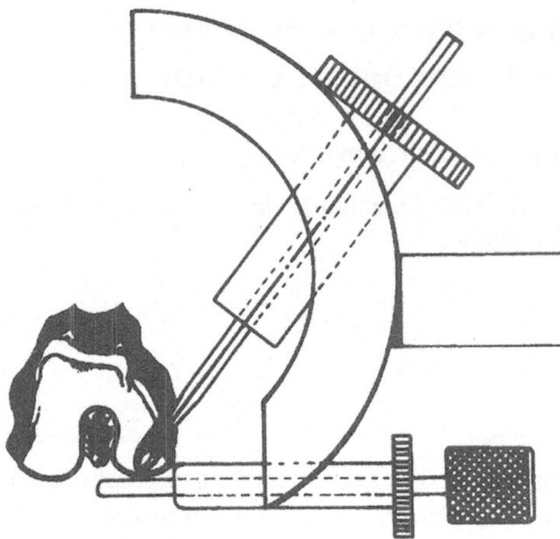

Abb. 1. Mit der Bohrvorrichtung wird nach Freilegung des medialen Femurepicondylus und inframeniscaler Gelenkeröffnung für den Dorn als Widerlager ein 3,1 mm durchmessender normierter Defekt von extraarticulär unter die subchondrale Lamelle gesetzt. Die reproduzierbar verbleibende Knorpel-Knochenlamelle mißt 0,5 mm, damit kommt es unter funktioneller Beanspruchung zum Lasteintrag auf die Defektzone

Der Durchmesser der Fräse beträgt 3,1 mm, somit nimmt der Defekt mehr als 1/3 einer Condylenbreite ein. Es verbleibt eine coplanare Knorpel-Knochenlamelle von 0,5 mm Dicke. Der Defekt wird mit blutdurchtränktem Granulat von gering poröser Hydroxylapatitkeramik unter leichtem Druck aufgefüllt. Der Partikeldurchmesser des von uns verwendeten Osprovit beträgt 0,8 mm. Um die symmetrische Belastung der Extremitäten sicherzustellen, wird beidseits operiert.

Die Tiere können sofort nach dem Eingriff die operierten Gelenke belasten. Unter der physiologischen Wechseldruckbelastung dient somit die Gelenkoberfläche als sensibles Prüfareal für die Kompatibilität der Keramik und des mit ihr entstehenden keramoossären Regenerates.

Das biomechanische Verhalten von Hartgewebe ist wesentlich durch die Ausrichtung seiner Strukturen bestimmt. (Holmstrand 1957)

So gibt die polarisationsoptische Beurteilung der unentkalkten Säge-Schliff-Präparate, die nach 10 Tagen, 2, 12, 24 und 36 Wochen gewonnen wurden, wesentliche Hinweise auf den Verlauf von Kollagenfaserdomänen des Knochens (Ortmann 1975; Schmidt 1934). Das Maß der Orientierung läßt auf Organisation und den Reifegrad des knöchernen Regenerates schließen.

Ergebnisse

Makroskopisch kann über den gesamten Studienverlauf die Integrität der Gelenkfläche bei der Implantation von Hydroxylapatitkeramik zur Defektfüllung gezeigt werden.

Die polarisationsmikroskopische Untersuchung zeigt, daß bereits *10 Tage* nach Defektfüllung vom Lagerknochen her zartes Kollagenfaserflechtwerk die Bohrkanalwände auskleidet. Auch ein Teil der Oberflächen der Hydroxylapatit-Keramikpartikel wird in direktem Kontakt mit feinen Fibrillen überzogen.

Der gesamte Raum zwischen den locker eingebrachten Granula und der subchondralen Knochenlamelle ist polarisationsoptisch mit Netzen vergleichsweise geringer Lichtintensität durchzogen.

Nach *14 Tagen* zeigt sich eine Zunahme der Intensität der polarisationsoptischen Darstellbarkeit durch vermehrte Orientierung und Breite der Faserbündel. An der Schliff-Fläche der Keramikgranula zeigen sich wechselnd doppelbrechend die durch Sinterung verbundenen HA-Kristallite.

Das synthetische Material ist im formschlüssigen Kontakt mit den tangential und senkrecht auftreffenden doppelbrechenden Kollagenfibrillen.

Nach *12 Wochen* weitere Zunahme der absoluten Masse des Reparationsgewebes: Alle Keramikpartikel sind fast vollständig von Faserknochen mit intensiver Lichtreflexion bedeckt.

Die Grenzen des Bohrkanals sind nicht mehr abgrenzbar, die Trabekel ziehen vom Lagerknochen bis auf die Implantatoberfläche. Der Gelenkknorpel und der darunterliegende Lamellenknochen ist unverändert in der Anordnung seiner interzellulären Kollagentextur gegenüber Kontrolltieren.

24 Wochen nach HAK-Implantation wird an breiten parallel-homogenen Reflexverläufen mit scharfem Wechsel der Ausrichtung das Remodeling zu Lamellen- und osteonalem Knochen mit trajektoriellem Aufbau nachweisbar. Als Schaltlamellen existieren wenig ausgerichtete schmale Lamellen fort (Abb. 2).

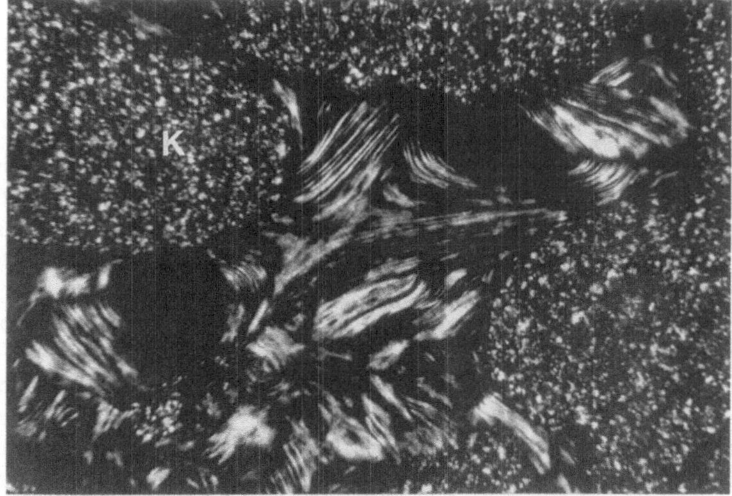

Abb. 2. Nach 24 Wochen der reparativen Osteogenese zeigt das Polarisationsmikroskop das Ergebnis eines physiologischen Remodeling mit kräftigen Trabekeln zwischen den Keramikgranula (*K*). Das Maß der Orientierung der parallel verlaufenden Kollagenfasern und damit der Reife des Knochens wird an der Leuchtkraft der Darstellung ablesbar. (Unentkalktes Säge-Schliff-Präparat, Vergrößerung 50x)

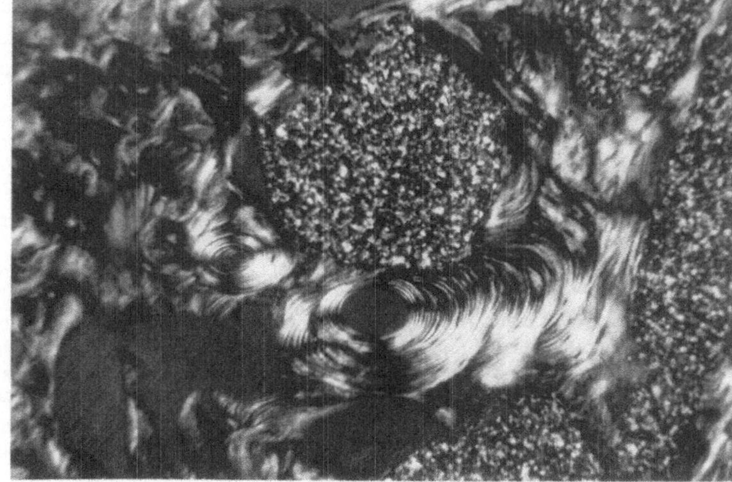

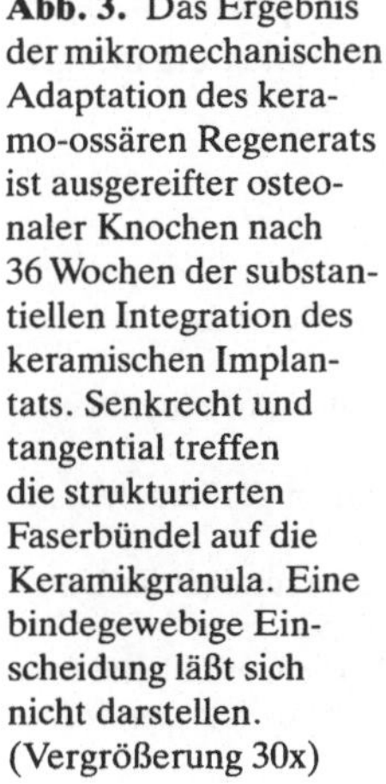

Abb. 3. Das Ergebnis der mikromechanischen Adaptation des keramo-ossären Regenerats ist ausgereifter osteonaler Knochen nach 36 Wochen der substantiellen Integration des keramischen Implantats. Senkrecht und tangential treffen die strukturierten Faserbündel auf die Keramikgranula. Eine bindegewebige Einscheidung läßt sich nicht darstellen. (Vergrößerung 30x)

Nach *36 Wochen* ist die substantielle Integration der Keramikgranula in Lamellenknochen abgeschlossen: Die Kollagenfaserdomänen des osteonalen Knochens enden senkrecht oder in spitzem Winkel direkt auf der Oberläche des Implantats. Eine bindegewebige Einscheidung des osteotropen Keramikmaterials kann in keinem Fall dargestellt werden. An ihrer Doppelbrechung erkennbare freie Keramikkristallite, die durch ostezytäre Degradation oder Keramolyse aus dem Verbund gelöst wurden, können während des gesamten Untersuchungszeitraums nur sehr vereinzelt gefunden werden.

Im Rahmen der trajektoriellen Ausrichtung des Keramik-Knochen-Verbundes entstehen jetzt Markräume auch in direktem Kontakt mit dem synthetischen Hydroxylapatit (Abb. 3). Nach Adaptation an die lokale juxtaartikuläre biomechanische Konstellation sind die Faserverläufe des gelenkflächennahen Trabekelsystems nicht um den keramoossären Regeneratkomplex geleitet, sondern ziehen zwischen und auf die Granula.

Unverändert stellt sich als Hinweis auf ungestörte Funktion im polarisationsoptischen Bild zu Beginn wie auch zum Abschluß der Untersuchung die Ausrichtung der Fasertextur und Breite von Gelenkknorpel und subchondraler Kortikalislamelle dar.

Diskussion

In unserem dynamischen Tierversuchsmodell beim Kaninchen kommt es während der gesamten substantiellen Integration der HAK zur Krafteinleitung über den Gelenkknorpel und die subchondrale Knochenlamelle auf den Keramik-Knochen-Verbund. Dies wird nur ermöglicht durch den hier nachgewiesenen formschlüssigen Kontakt des Knochenkollagens mit dem osteotropen keramischen Implantat; wir nennen diesen Vorgang Verbundosteogenese. Die mechanische Ankopplung erfolgt durch das physiologische Remodeling des Knochengewebes im keramo-ossären Regenerationskomplex.

Die funktionelle Belastung stellt den formativen Reiz für die Ausrichtung der Kollagenfaserdomänen zwischen den HAK-Granula dar. Das voll entwickelte Verbundsystem aus spongiösem Knochen und dem kraftschlüssig integrierten keramischen Implantat ist hochgradig funktional orientiert und damit mikromechanisch adaptiert, es verarbeitet zuverlässig die auf das Gelenk einwirkenden Kräfte. Es zeigt sich, daß sich die von uns verwendete Hydroxylapatit-Keramik nicht nur wegen der bekannt guten Histokompatibilität und seiner osteotropen Eigenschaften als Knochenersatzmaterial eignet. Auch unter funktionellen Aspekten ist sie im Tierexpedment für die gelenknahe Füllung großer subchondraler Knochendefekte ein integrativer Bestandteil des lebenden Knochengewebes.

Literatur

Blencke BA (1978) Derzeitiger Stand der klinischen Anwendung von klinischen Keramiken für den Knochen- und Gelenkersatz. Orthopäde 7: 43–54

Holmstrand K (1957) Biophysical investigations of bone transplants and bone implants – An experimental study. Acta Orthop Scand [Suppl] 26

Karbe E, Köster K, Kramer H, Heide H, Kling G, König R (1975) Knochenwachstum in porösen, keramischen Implantaten beim Hund. Langenbecks Arch Chir 338: 109–116

Meenen NM Mommsen U, Osborn JF, Flosdorff W, Jungbluth KH (1985) Hydroxylapatitkeramik zur Unterfütterung in subchondral gelegenen Knochendefekten. Hefte Unfallheilkd 174: 50–53

Meenen NM, Dallek M, Jungbluth KH, Weh L (1987) Elastic properties of the hydroxylapatite-bone compound in rabbits. In: Bergmann G, Kölbel R, Rohlmann A (eds) Biomechanics: basic and applied research. Nijhoff, Doordrecht, pp 733–738

Niwa S, Sawai K, Takahashi S, Tagai H, Ono M, Fukuda Y (1980) Experimental studies on the implantation of hydroxyapatite in the medullary canal of rabbits. First World Biomaterials Congress, Baden near Vienna

Ortmann R (1975) Use of polarized light for quantitative determination of the adjustment of the tangential fibres in articular cartilage. Anat Embryol 148: 109–210

Osborn JF (1985) Implantatstoff Hydroxylapatitkeramik. Quintessenz, Berlin

Rueger JM, Seibert HR, Pannike A (1985) Abheilung segmentaler Knochendefekte nach Auffüllung mit biologischen und synthetischen Knochenersatzmitteln im Tierexperiment. In: Stelzner F (Hrsg) Chirurgisches Forum '85. Springer, Berlin Heidelberg New York

Schmidt WJ (1934) Polarisationsoptische Analyse des submikroskopischen Baues von Zellen und Geweben. In: Abderhalten E (Hrsg) Handbuch der biologischen Arbeitsmethoden. Urban & Schwarzenberg, Berlin

Werhahn C, Osborn JF, Newesely H (1982) Poröse Hydroxylapatitkeramik – ein osteotroper Werkstoff für den Knochenersatz. Springer, Berlin Heidelberg New York Tokyo (Hefte zur Unfallheilkunde 158)

Einsatzmöglichkeiten und Einheilverhalten gesinterter allogener Knochenersatzmaterialien

G. Zeiler[1], H. Stöß[2] und G. Manolikakis[1]

[1] Orthopädische Klinik Wichernhaus II/Krankenhaus Rummelsberg, 90592 Schwarzenbruck/Nbg.
[2] Pathologisches Institut der Universität Erlangen-Nürnberg, Krankenhausstr. 8–10, 91054 Erlangen

Einleitung

Die autologe Knochentransplantation ist mit einem zusätzlichen operativen Aufwand und dem Nachteil des begrenzten Angebotes behaftet. Daher haben neben anderen Knochenersatzmaterialien synthetische, mineralische oder heterogene Knochenmaterialien, deren organische Struktur durch Verbrennung eliminiert und deren Mineralanteil zur Verbesserung der mechanischen Festigkeit einem Keramisierungsprozeß unterzogen wurde, in den letzten Jahren an Bedeutung gewonnen (Bereiter et al. 1987; Mittermeier u. Katthagen 1984).

Ziel jeder Methode eines arteffiziell angeregten regenerativen Knochenersatzes muß die Wiederherstellung eines natürlich strukturierten und tragfähigen Knochens sein.

Material und Methode

Nach den Ergebnissen Schweiberers (1970) mit dem Kieler Knochenspan, der als antigenhaltiges, festes Knochenderivat eine weite klinische Verbreitung gefunden hatte, obwohl er nur bindegewebig eingebaut und abgegrenzt wird und einer knöchernen Defektauffüllung eher hinderlich im Wege steht, haben wir bei der klinischen Prüfung eines heterogenen Mineralknochens mitgewirkt, der uns in 3 Qualitäten zur Verfügung stand. Der Knochenersatz sollte von Resteiweißbestandteilen vollständig frei sein. Antigene Qualitäten des Materials hofften wir damit sicher zu vermeiden (Abb. 1).

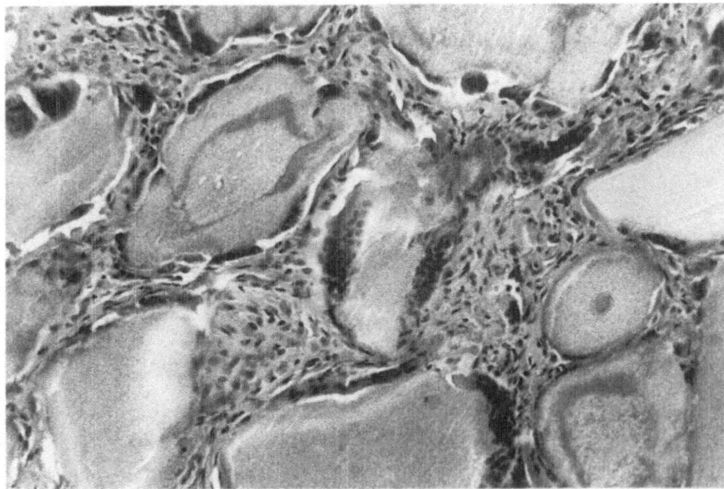

Abb. 1. Unter den instabilen Verhältnissen in der Distraktionsstrecke einer Oberschenkelverlängerungsosteotomie sind die Sinterknochenblöcke von einem zellreichen Bindegewebe eingemauert. Die Sinterbröckel weisen eine zirkuläre Demarkation durch große Fremdkörperriesenzellen auf. Keine Hinweise auf eine Knochenneubildung oder eine Kontaktaufnahme zu ortsständigem Knochen (HE-Färbung, Vergrößerung 50fach)

Als Ausgangsmaterial wurde Rinderknochen gewählt, um eine problemlose Verfügbarkeit zu gewährleisten. Dem Vorgang der Entfernung der organischen Knochenbestandteile in Form einer Verbrennung schließt sich eine keramische Sinterung an. Sie ist einerseits erforderlich, um den Verlust an Formstabilität des resultierenden Mineralknochens durch den Sinterungsvorgang teilweise auszugleichen. Andererseits erhält dieser Sinterungsprozeß zwar die spongiöse Formgebung des Knochens, läßt aber durch die Verdichtung des Materials eine reduzierte biologische Zugriffsmöglichkeit erwarten.

Wir haben deswegen die Sintertemperaturen und die Sinterdauer variiert und die unterschiedlichen Mineralknochenqualitäten entsprechend der resultierenden Formfestigkeit für geeignete klinische Indikationen eingesetzt.

Ergebnisse

Einheilverhalten

In sehr unterschiedlichen klinischen Anwendungen, die uns eine längerfristige klinische, radiologische und in zahlreichen Fällen auch eine histologische Überprüfung des Verhaltens des untersuchten Mineralknochens ermöglichten, haben wir niemals Hinweise für eine osteoinduktive Wirkung des Ersatzmaterials gefunden.

Der Mineralknochen wird aber sehr rasch bindegewebig integriert. Schon nach wenigen Wochen ist eine durchgängige Erschließung auch der zentralen Transplantathohlräume nachweisbar. Im ersatzstarken Knochenlager werden Integrationsabläufe im Sinne der Osteokonduktion nachweisbar. Die Knochenneubildung beginnt an der Implantatknochengrenzfläche und erschließt in unterschiedlichem Umfang die Rand- und die Zentralbereiche des Implantates. Die Beobachtung einzelner klinischer Verläufe mit Beachtung der Lagerqualität, der operativ erzielten primären Stabilität und der Einbindung der Implantate in den lokalen Lastfluß des Knochens lassen die biologischen und biomechanischen Regeln des Einheilverhaltens ableiten. Dabei soll ausschließlich die Applikation in ein ersatzstarkes knöchernes Lager beschrieben werden.

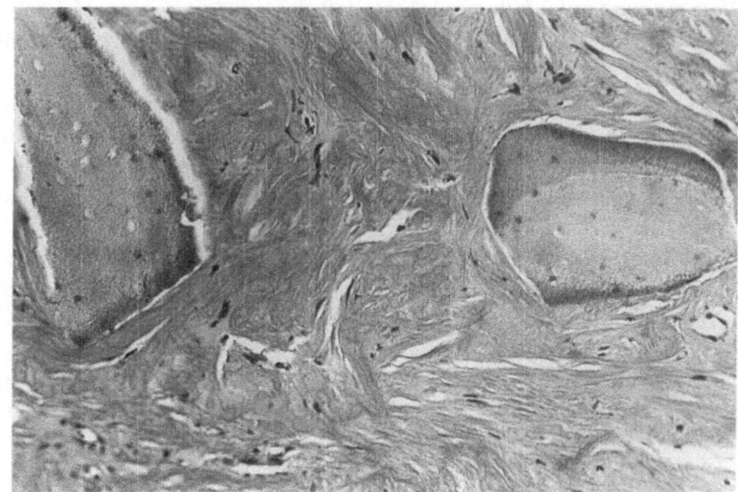

Abb. 2. In einem Resektionsdefekt wegen eines Knochentumors liegt ein Jahr nach dem Wiederaufbau mit Mineralknochen und einer Hülle aus patienteneigener Spongiosa sowie unter dem Schutz einer Osteosynthese das zentrale Sinterknochenmaterial in einer bindegewebigen Schwiele ohne Hinweise auf Knochenneubildung (HE-Färbung, Vergrößerung 5fach)

Bedeutung von Stabilität und Belastung

Instabilität. Im Distraktionsfeld einer diaphysären Verlängerungsosteotomie, etwa am Oberschenkel, wird der Mineralknochenspan, der über eine flexible Anbindung an ein Bohrloch des proximalen Fragmentes flexibel mit diesem verbunden ist und sich während der Distraktionsphase synchron mit dem proximalen Fragment verlagert, ausschließlich bindegewebig integriert. Dabei ist die Distraktionsstrecke in den beobachteten Fällen als ersatzstarkes Lager dadurch ausgewiesen, daß sich jeweils spontan eine vollflächige Kallusbildung radiologisch und klinisch nachweisen ließ. Die instabile Einbindung und der mangelnde Kraftfluß im Transplantat während der Distraktion sind für die ausschließlich bindegewebige Integration im ersatzstarken Lager verantwortlich.

Stabile Bedingungen. Defektzonen von Röhrenknochen nach Verlängerungsosteotomien oder nach Segmentresektionen von Tumoren werden unter dem Schutz einer Plattenosteosynthese oder einer externen Fixation wieder zur knöchernen Kontinuität aufgebaut. Die erreichte Stabilität läßt den mineralischen Ersatzknochen problemlos einheilen. Im ersatzstarken Lager mit zusätzlich ummantelnder Spongiosaanlagerung sieht man das Bild der Osteokonduktion und den peripherwärts zunehmenden Verbund von Implantat und neugebildeten Knochenlamellen.

Das Gesamtregenerat ist jedoch, dank der stabilen Osteosynthese, weitgehend vom Lastfluß ausgenommen und der Umbau in körpereigene Strukturen durch die verzögerte Resorption behindert und damit die mechanische Gesamtstabilität des Regenerates zweifelhaft.

Stabilität und Lastfluß. In der operativen Orthopädie werden in verschiedenen Situationen mit Hilfe mineralischer Knochenersatzstoffe operationstechnisch geschaffene Defekte aufgefüllt und gleichzeitig eine primäre Stabilität und lokaler Lastfluß gewährleistet. Dies gilt etwa für die Anhebung des Pfannenrandes am Schultergelenk bei habitueller Luxation, die ebenso problemlos mit dem Mineralknochen unterfüttert werden kann, wie epimetaphysäre Knochendefekte nach der Anhebung von Depressionsbrüchen, etwa am Schienbeinkopf. Große Defekte werden bei der Ummeißelung des Pfannendaches bei Hüftdysplasien geschaffen. Die keilförmigen Knochendefekte können dann mit keilförmigen Knochenersatzmitteln unter Vorspannung aufgefüllt werden, so daß sich ein primär guter Klemmsitz und durch den Anpreßdruck des Hüftkopfes auch eine sofortige Belastung der Implantatknochengrenzen bei guter Stabilität ergibt. Auch hier findet sich das Bild der knöchernen Einheilung des Implantates, wobei die Kontaktaufnahme der spongiösen Mineralstrukturen mit neugebildetem Knochen im Randbereich durch breitere Knochenanlagerungen, im Zentrum durch dünnere Knochenlamellen gekennzeichnet ist. Die primär hohe Stabilität und die großflächige Druckverteilung und Abstützung des Osteotomiebereiches kennzeichnen die mechanische Situation.

Primäre mechanische Stabilität und Belastung sind auch bei der extraartikulären Arthrodese nach Grice gewährleistet. Hier hat der Span im wesentlichen die Funktion eines Platzhalters zu erfüllen. In seinen Grenzbereichen nimmt er zum Talus und zum Calcaneus in angefrischten Knochennuten einen osteokonduktiven Kontakt auf, wird nach der Erfahrung an über 40 so korrigierten Füßen über lange Zeit nicht resorbiert, behält seine Stabilität und damit seinen korrigierenden Einfluß auf das untere Sprunggelenk, und verhindert durch die fehlende osteoinduktive Wirkung eine Fusion der talocalcanearen Verbindung.

Diskussion

Das Einheilverhalten heterogener, eiweißfreier und keramisierter Ersatzknochen wird durch die Qualität und die herrschende mechanische Situation des Ersatzlagers festgelegt. Wenn an der Implantatlagergrenze die Bedingungen der Instabilität herrschen, erfolgt die bindegewebige Implantation des Implantates.

Im ersatzstarken Knochenlager, z.B. einer spongiösen Osteotomiefläche, oder in einer Transplantathülle aus patienteneigener Spongiosa, ist die Osteokonduktion, also die knöcherne Integration des Implantates gewährleistet. Die Art und der Umfang des Verbundes zwischen dem Transplantat und dem vorhandenen bzw. neugebildeten Knochen ist neben der Stabilität an der Grenzfläche vom Einbund des Gesamtsystems in den lokalen Lastfluß abhängig. Bei der Rekonstruktion von Röhrenknochen wird unter dem Schutz einer Plattenosteosynthese, überwiegend eine lastaufnehmende Knochenrinde aufgebaut und dort mineralische Ersatzknochen von breiten neugebildeten Lamellenstrukturen überzogen, während im Zentrum das Mineralknochenmaterial ohne wirksame Verbundosteosynthese mit neuem Knochen liegen bleibt. Im Falle der Pfannendachplastik am Hüftgelenk werden bei großen Mineralknochenkeilen mit Kantenlängen bis zu 2 cm die randständigen Mineralstrukturen von breiten neugebildeten Knochenlamellen überzogen, während im Zentrum bei der weniger ausgeprägten mechanischen Beanspruchungen nur schmale neugebildete Knochenauflagerungen nachweisbar sind (Abb. 3 und 4).

Die von vielen Seiten gewünschte oder angenommene osteoinduktive Wirkung mineralischer Knochenersatzmaterialien war in keinem Fall zu beobachten.

Die Einsatzmöglichkeiten gesinterter Knochenersatzmaterialien müssen differenziert beurteilt werden. Für die Auffüllung von knöchernen Defektzonen, wie sie nach Verlängerungsosteotomien oder traumatischen, entzündlichen oder tumorösen Knochendefekten auftreten, kommt ihnen nur eine sehr begrenzte Bedeutung zu. Bei der Rekonstruktion hochbelasteter diaphysärer Röhrenknochen erwarten wir die rasche Entwicklung eigener Knochenstrukturen und deren uneingeschränkte Belastungsfähigkeit auf Biegung und Torsion. Dem gegenüber fehlt den mineralischen Ersatzstoffen nicht nur jede osteoinduktive Wirkung, ihre Resorption und ihr Umbau in körpereigene Strukturen ist zeitlich nicht hinreichend exakt abzuschätzen und nimmt offensichtlich überwiegend lange Zeitperioden in Anspruch. Die mechanische Qualität des Verbundes dieser Implantate mit neugebildetem vitalem Knochen ist nicht hinreichend sicher abzuschätzen, so daß sich für die kleinen Querschnitte des Röhrenknochens ein erhöhtes Risiko des Ermüdungsbruches ergibt (s. Abb. 2).

Ungeeignet ist das Material für alle Formen einer kontinuierlichen Knochendistraktion. Die lokale Instabilität führt hier ausschließlich zur bindegewebigen Einheilung des Implantates, und die spontane Kallusauffüllung wird durch die Anwesenheit des Spans eher behindert als gefördert (s. Abb. 1).

Pfannennahe Osteotomien an Hüft- oder an Schultergelenken schaffen großflächige vitale spongiöse Begrenzungen der keilförmigen Defekte. Die grenzflächigen Knochenstrukturen bleiben in einem mechanisch stabilen Verbund und ermöglichen eine stabile Verklemmung der Implantate. Das vitale Transplantatlager, die erreichbare hohe Stabilität und die sofortige funktionelle Belastung fördern den Ablauf der Osteokonduktion des Implantates in besonderer Weise, und führen zu einer raschen Integration der Mineralknochenstruktur. Die großflächige Verteilung lokaler Kraftflüsse und die Formgebung der betroffenen Knochenabschnitte erlauben eine zeitliche Verzögerung der Heilungsperiode. Die Gefahr eines Ermüdungsbruches, etwa im Pfannendach, ist nach der klinischen Erfahrung vernachlässigbar klein, und

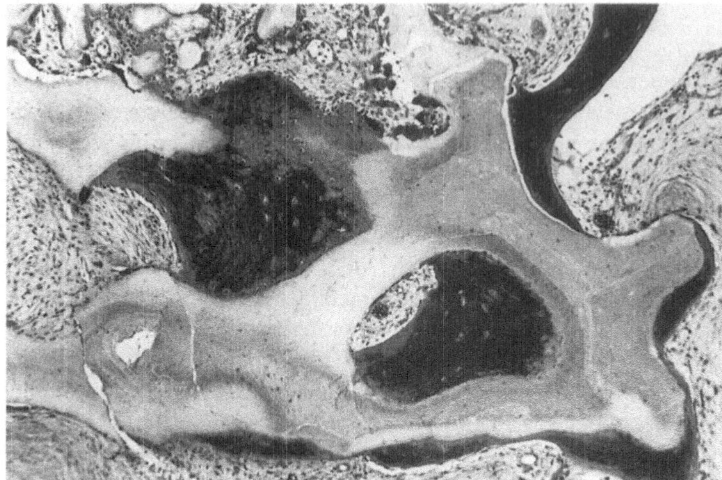

Abb. 3. Unter den Bedingungen lokaler Stabilität und kraftschlüssigen Einbaus des Mineralknochens besteht ein überwiegend schlüssiger Verbund zwischen dem Sinterknochen und neugebildetem Lamellenknochen (Goldnerfärbung, Vergrößerung 20fach)

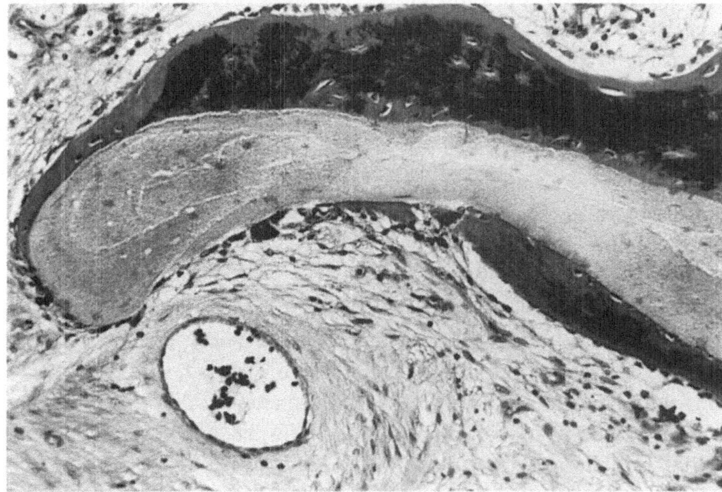

Abb. 4. Bei stärkerer Vergrößerung kommt unter den gleichen biologischen Bedingungen der schlüssige Verbund zwischen den avitalen Bälkchen des Sinterknochens und dem neugebildeten Knochen zur Darstellung (Goldnerfärbung, Vergrößerung 50fach)

wenn weitere Korrekturen im Laufe der Jahre am Implantationsort notwendig werden, werden sie durch den lokalen Implantatknochenverbund weder erschwert noch behindert. Damit wird auch die zeitlich schwer abschätzbare Resorptionsdauer des Implantates, die sich offensichtlich über mehrere Jahre erstreckt, zu einem zweitrangigen Problem.

Eine gute Indikation sehen wir dort, wo die Funktion der Osteokonduktion mit der des Platzhalters kombiniert werden kann. Dies gilt für die extraartikuläre Arthrodese nach Grice. Zur Korrektur der instabilen Valgusfehlstellung des Rückfußes führen wir hierbei in den geöffneten Sinus tarsi am unteren Sprunggelenk in zwei extraartikuläre Verankerungsnute am Calcaneus und Talus einen überbrückenden Knochenspan ein und stabilisieren ihn mittels Kirschnerdrähten bis zur knöchernen Einheilung.

An den Berührungsflächen des Knochenspans mit den Anfrischzonen von Calcaneus und Talus bildet sich im Sinne der Osteokonduktion ein knöcherner Verbund mit dem Implantat, der dessen stabile Integration gewährleistet.

Die fehlende osteoinduktive Wirkung verhindert gleichzeitig eine Überbrückung des Sinus tarsi durch eine vitale Knochenstruktur. So kann der Span offensichtlich über mehrere Jahre seine Funktion als Platzhalter erfüllen, ohne daß eine dauerhaft extraartikuläre Arthrodese knöcherner Überbrückungsqualität resultiert. Über die langfristige Resorption des Spanes im mittleren Drittel und dessen bindegewebigen Ersatz erwarten wir mit dem Abschluß des Knochenwachstums des Patienten die Wiedergewinnung einer Teilfunktion im unteren Sprunggelenk.

Zusammenfassung

Einsatzmöglichkeiten für gesinterte allogene Knochenersatzmaterialien in der orthopädischen Chirurgie ergeben sich nach unseren Erfahrungen vor allem dort, wo im ersatzstarken Knochenlager eine primär stabile Verbindung zwischen dem Implantat und dem Knochen mit einer sofortigen funktionellen Belastung verbunden werden kann. Dort führt die Osteokonduktion zu einer raschen Integration des Implantates. Nach Osteotomien im Bereich des Hüftpfannendaches, nach umschriebener Anhebung des Schulterpfannenrandes oder der Rekonstruktion von Depressionsfrakturen am Tibiakopf ergibt sich deswegen, ggf. auch unter dem Schutz einer Osteosynthese, ein guter Einsatzbereich für die genannten Ersatzmaterialien.

Lokale Lastflüsse werden in diesem Areal dank der inneren Struktur des Knochens großflächig verteilt. Extreme Torsions- und Biegebeanspruchungen auf kleinen Knochenquerschnitten werden vermieden.

Eine gute Indikation besteht bei der extraartikulären Arthrodese nach Grice. Dort verbindet das Implantat die partielle Osteointegration mit der einer Platzhalterfunktion.

Für die Rekonstruktion hochbelasteter Diaphysen von Röhrenknochen ist der gesinterte Mineralknochen nicht zu empfehlen, weil die mechanische Wertigkeit des Implantatknochenverbundes nicht mit hinreichender Sicherheit beurteilt werden kann, und die Zeitdauer der vollständigen Resorption des Mineralknochens und Ersatz durch patienteneigene Knochenstruktur nach der jetzigen Erfahrung Jahre in Anspruch nimmt.

Das Einheilverhalten der gesinterten Knochenersatzmaterialien ist von den lokalen mechanischen Bedingungen abhängig. Stabilität gewährleistet die Integration des Knochenersatzes durch Osteokonduktion. Lokale Instabilität verhindert die knöcherne Integration und führt zur ausschließlich bindegewebigen Einheilung. Ideale mechanische Bedingungen für das Einheilverhalten bestehen dort, wo operationstechnisch eine primäre Stabilität an der Implantatknochengrenze mit einem sofortigen funktionellen Lastfluß verbunden werden kann. Auch im ersatzstarken Knochenlager sind osteoinduktive Wirkungen des beschriebenen Mineralknochens nicht nachweisbar.

Literatur

Bereiter H, Kita K, Rivin M, Spector M (1987) Histological response to natural bone mineral and mineral and synthetic hydroxyapatite. Vortrag, Symp bone transplantation, Bern

Bereiter H, Schlickewei W, Huggler AH, Kuner EH (1992) Klinische Erfahrungen mit BIO-OSS bei verschiedenen Indikationen. Kongreßband der 7. Jahrestagung der DGO, S 8

Katthagen BD (1986) Knochenregenerationen mit Knochenersatzmaterialien. Springer, Berlin Heidelberg New York (Hefte zur Unfallheilkunde, Bd 178)

Mittelmeier W (1991) Knochenneubildung im ersatzschwachen Lager mit spongiösem mineralischen Knochenersatzmittel und autologer Markinokulation. Demeter

Mittelmeier H, Katthagen BD (1984) Neue Wege des Knochenersatzes. Orthop Praxis 20: 389

Schweiberer L (1970) Experimentelle Untersuchungen von Knochentransplantaten mit unveränderter und mit denaturierter Knochengrundsubstanz. Springer, Berlin Heidelberg New York (Hefte zur Unfallheilkunde, Bd 103)

Zeiler G, Manolikakis G (1992) Erfahrungen bei der extraartikulären Arthrodese nach Grice mit allogenem Knochenmaterial. Kongreßband der 7. Jahrestagung der DGO, S 49

Zeiler G, Stöß H (1991) Der Einfluß von Stabilität und Lastfluß auf das Einbauverhalten sogenannter osteoinduktiver Knochenersatzstoffe. In: Ittel TH, Sieberth HG (Hrsg) Aktuelle Aspekte der Osteologie. Springer, Berlin Heidelberg New York Tokyo, S 534

Erfahrungen bei der extraartikulären Arthrodese nach Grice mit allogenem Knochenmaterial

G. Manolikakis und G. Zeiler

Orthopädische Klinik Wichernhaus II/Krankenhaus Rummelsberg, 90592 Schwarzenbruck/Nürnberg

Einleitung

Durch die muskuläre Dysbalance zwischen Agonisten und Antagonisten entwickeln sich beim cerebralparetischen Kind, abhängig von der klinischen Manifestationsform der Schädigung, typische Fehlstellungen und Deformitäten an den Extremitäten.

Der Fuß ist neben der häufigen Verkürzung des M. triceps surae häufig von einer Valgusabweichung des Rückfußes betroffen. Der Taluskopf disloziert zunehmend nach medial und caudal und nimmt eine vertikale Position ein.

Im frühen Kindesalter ist zunächst ein konservativer Therapieversuch der spastischen Valgusdeformität angezeigt. Versagen konservative Behandlungsmaßnahmen und kündigen sich beginnende Kontrakturen an, sollte die operative Korrektur und Stabilisierung erfolgen.

Arthrodesen am wachsenden Kinderfuß sind wegen der zu erwartenden Wachstumsstörungen weitgehend verlassen.

Grice (Grice 1952, 1954, 1959) hat 1952 eine Operationsmethode beschrieben, bei der das untere Sprunggelenk in Korrekturstellung dadurch verblockt wird, daß ein Knochenspan extraartikulär in den Sinus tarsi eingefügt wird. Diese Methode läßt am kindlichen Fußskelett Wachstumsstörungen nicht beobachten.

Seit der Erstveröffentlichung von Grice wurden zahlreiche Modifikationen der Methode beschrieben. Alle beruhen darauf, eine stabile Retention der Korrekturstellung durch einen patienteneigenen Knochenspan aus der Fibula oder der Tibia oder mittels Osteosynthesemittel (Kirschnerdrähte, Schrauben oder Klammern) zu erreichen (Hsu et al. 1986; McCall et al. 1985; Thom 1982; Thonen et al. 1969).

Die Veröffentlichungen berichten über unterschiedlich hohe Raten an Früh- und Spätkomplikationen bei den Modifikationen der Korrektur nach Grice. Die häufigst genannten Probleme sind Überkorrekturen und Rezidive, das verzögerte Einheilen, die Instabilität, die Resorption oder der Bruch der Späne sowie nachteilige Folgen der zeitlich ausgedehnten Immobilisationsphase durch Gipsverbände (Hsu et al. 1986; McCall et al. 1985; Thom 1982; Thonen et al. 1969).

Ein wesentlicher Nachteil des Einsatzes eines autologen Knochenspans liegt im zusätzlichen operativen Eingriff und den damit verbundenen Gefahren.

Methode

Die folgenden klinischen Fragestellungen haben die Entwicklung der eigenen Modifikation für das cerebralparetische Kind bestimmt.

1. Wie kann die Verwendung autologen Knochenmaterials und damit der Zweiteingriff an Tibia bzw. Fibula vermieden werden?

2. Wie kann der Anteil an Fehlergebnissen, also Überkorrekturen, Rezidive oder Spankomplikationen, verringert werden?
3. Läßt sich die postoperative Immobilisationsphase im Gipsverband verkürzen?

Unser Lösungsvorschlag besteht in der Kombination einer regelmäßig durchgeführten Verlängerungstenotomie der Peronaealsehnen mit der Verwendung eines eiweißfreien, keramisierten, bovinen Spongiosaspans und dessen temporärer Fixation mit einem Kirschnerdraht.

Operationstechnisch werden über eine leicht bogenförmige Inzision am lateralen Rückfuß die Peronaealsehnen dargestellt und verlängert.

Anschließend wird der Sinus tarsi eröffnet und Teile des Ligamentum talo-calcaneum interosseum und des Ligamentum talo-calcaneum laterale durchtrennt. Die Valgusfehlstellung des Rückfußes kann dann problemlos ausgeglichen werden.

Ohne die freien Gelenkräume zu eröffnen bzw. die Gelenkflächen des unteren Sprunggelenkes zu tangieren, wird in Korrekturstellung des Rückfußes in nutartig angefrischte Knochenflächen am Sulcus tali und am Sulcus calcanei ein längengerecht zugeschnittener Mineralknochenspan eingeklemmt. Der fest eingebrachte Span wird zusätzlich mit einem transcutan eingebohrten Kirschnerdraht für 3 Wochen gesichert und der operativ korrigierte Fuß in einem Unterschenkelgipsverband gelagert.

Nur das Erreichen einer guten Stabilität des Knochenspans in den Verankerungslagern von Talus und Calcaneus gewährleistet bei dem besonders gefährdeten Krankengut der Cerebralparetiker ein gutes Resultat.

Material

Seit 1988 wurden 44 Füße mit Valgusfehlstellung des Rückfußes bei 26 cerebralparetischen Kindern mit der beschriebenen Methode unter Verwendung eines allogenen, keramisierten Spongiosaspanes operativ korrigiert. Das entscheidende Kriterium für die Operationsindikation war die passive Korrigierbarkeit der Valgusfehlstellung. Eine begleitende Äquinusfehlstellung wurde immer in derselben Sitzung operativ mit ausgeglichen. Sämtliche operierten Kinder waren steh- oder gehfähig. Bei allen war eine Progredienz der Valgusfehlstellung trotz korrekter Einlagenversorgung und korrigierender Orthesen festzustellen (Tab. 1 und 2).

Tabelle 1. Operation nach Grice 1988 – 1991

6 – 12 Jahre	20 (77%)
12 – 18 Jahre	6 (23%)

Tabelle 2. Operation nach Grice 1975 – 1991

Gesamtzahl	71
Mit Tibiaeigenspan	27 (38%)
Mit gesintertem allogenem Span	44 (62%)

Ergebnisse

Alle nach dem beschriebenen Verfahren operierten Kinder konnten nachuntersucht werden. Der derzeitige Nachuntersuchungszeitraum beträgt 1–3 Jahre. Von den 44 operierten Füßen waren 43 klinisch stabil und ohne Beschwerden. Als Hilfsmittel waren Einlagen erforderlich. Ein Tetraparetiker mit ausgeprägter Athetose wies einen klinisch instabilen Fuß mit einem Rezidiv der Fehlstellung auf. Radiologisch war es zu einer fast vollständigen Resorption des Spanes gekommen. Bei 10 Füßen resultierte eine geringe Unterkorrektur mit verbliebenen Valgusfehlstellungen von maximal 10°. In all diesen Fällen war mittels Metallrandeinlagen eine Idealkorrektur problemlos einzustellen. Radiologisch erkennt man bei 42 Spänen eine Integration in den knöchernen Verankerungsflächen. Bei einem Span ist es zu einer Teilresorption gekommen, ohne daß ein Korrekturverlust erkennbar wird. Ein Span war offensichtlich in Folge einer Instabilität bei dem Tetraparetiker mit ausgeprägter Athetose weitgehend resorbiert (Tab. 3).

Tabelle 3. Operation nach Grice 1988 – 1991

Ergebnisse		
Klinisch	Stabil	43
	Instabil	1
Spanintegration		42
Resorption		2
Unterkorrektur		10
Ideale Korrektur		34
Überkorrektur		0

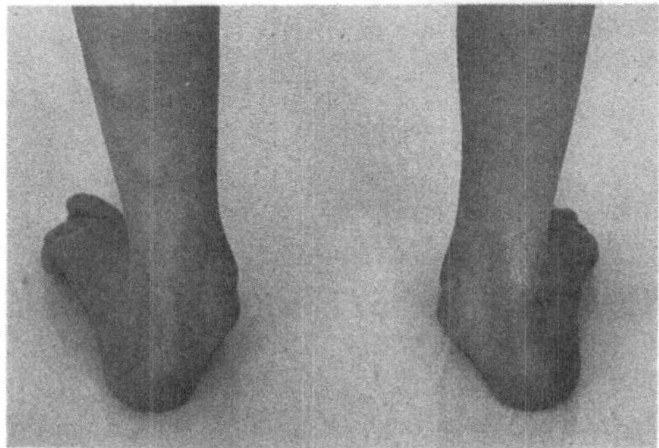

Abb. 1. Ausgeprägte Valgusfehlstellung beider Rückfüße bei einem 8jährigen Jungen mit einer spastischen Diparese; passiv ist die Fehlstellung ausgleichbar

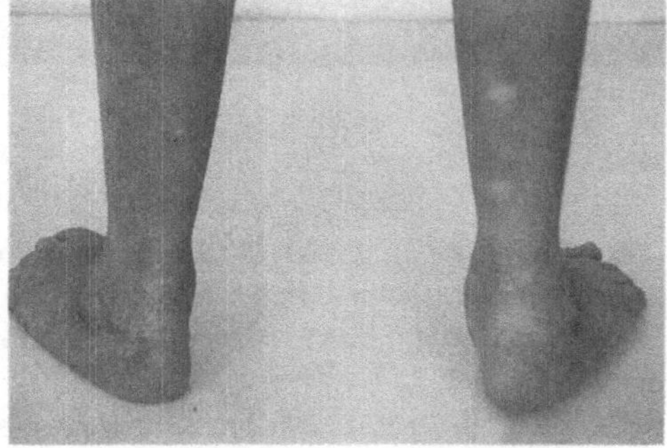

Abb. 2. Klinischer Befund des 8jährigen Jungen 3 Monate nach der extraartikulären Arthrodese; im Stand ohne Hilfsmittel ist eine ideale Korrektur der Fehlstellung erreicht

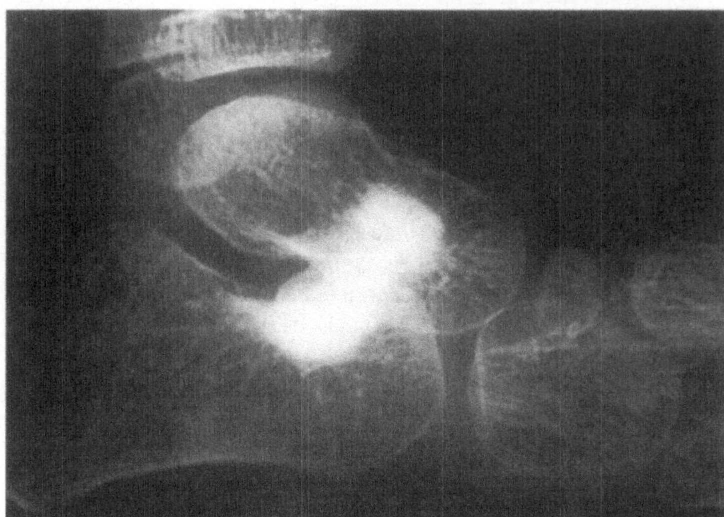

Abb. 3. Die postoperative seitliche Röntgenaufnahme des Rückfußes zeigt die Öffnung des Sinus tarsi und den eingefalzten Knochenspan 3 Monate nach der extraartikulären Arthrodese

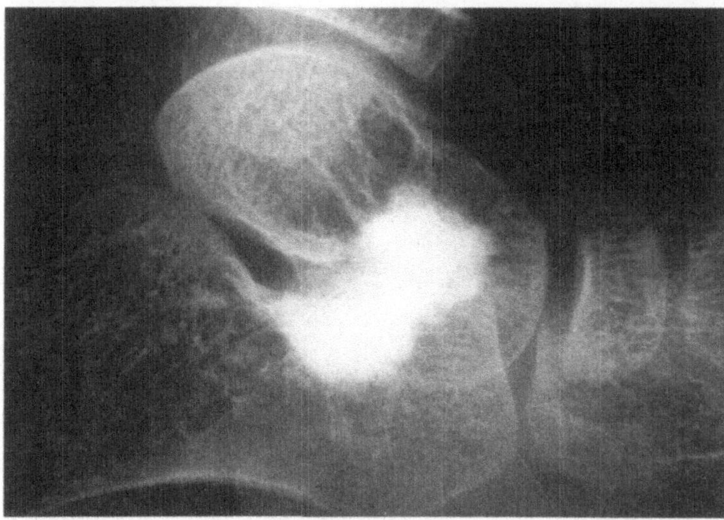

Abb. 4. Röntgenaufnahme des gleichen Fußes 2 Jahre nach der Arthrodese; der allogene Span ist knöchern integriert, die Fehlstellungskorrektur des unteren Sprunggelenks gewährleistet

Diskussion

Die bisher beschriebenen Modifikationen der extraartikulären Arthrodese des unteren Sprunggelenkes nach Grice zur Korrektur der spastisch bedingten Valgusfehlstellung des Rückfußes sind mit einem hohen Anteil an Fehlentwicklungen und unbefriedigenden Ergebnissen verbunden.

Die Komplikationsrate konnte durch die hier beschriebene Modifikation unter Verwendung eines keramisierten, bovinen Knochenspans erheblich verringert werden.

Die unter den Bedingungen der Stabilität osteokonduktive Qualität des keramisierten Fremdspanes ist für die dargestellte Indikation erwünscht, weil sie die Einheilung des Knochenspanes fördert und damit die Korrektur zuverlässig gewährleistet. Eine osteoinduktive

Wirkung, welche die extraartikuläre Arthrodese sabotiert und die knöcherne Fusion des unteren Sprunggelenkes einleiten würde, fehlt dem keramisierten Mineralknochen, der sich deswegen besonders gut als bindegewebig integrierter Platzhalter bewährt. Die osteokonduktive Qualität kann nur gewährleistet sein, wenn im ersatzstarken Lager an Calcaneus und Talus die Bedingungen der Stabilität im Grenzbereich herrschen.

Inwieweit durch eine Langzeitstabilität des Spans die Korrektur über mehrere Jahre, etwa auch bis zum Ende des Knochenwachstums des Patienten, gewährleistet werden kann, oder ob durch eine fortschreitende Resorption des Spanmaterials Korrekturverluste auftreten, wird die weitere klinische Beobachtung zeigen.

Literatur

Grice DS (1952) An extra-articular-arthrodesis of the subabstragler joint for correcting of paralytic flat feet in children. J Bone Joint Surg 34A: 927–940

Grice DS (1955) Further experience with the extra-articular-arthrodesis of the subtalar joint. J Bone Joint Surg 37A: 246–259

Grice DS (1959) The role of subtalar fusion in the treatment of the valgus deformities of the feet. Am Arbow 16: 127–150

Hsu LCS, Jaffrey D, Leong JCY (1986) The Batchellor-Grice extraarticular subtalar arthrodesis. J Bone Joint Surg 68B: 223–233

Manolikakis G (1990) Arthrodesen im Fußbereich bei spastischen Fußdeformitäten im Wachstumsalter. In: Stahl Chr, Maaz B (Hrsg) Die Arthrodese an den unteren Extremitäten. Ecomed, 167–175

McCall RE, Lillich JS, Johnston FA (1985) The Grice extraarticular subtalar arthrodesis: a clinical review. J Pediatr Orthop 5: 442–445

Thom H (1982) Die infantilen Zerebralparesen. Thieme, Stuttgart

Thonen JC, Chow L, Rosas J (1969) Extra-articular subtalar arthrodesis. J Bone Joint Surg 51B: 42–52

Bovines Apatit – Wertigkeit beim Knochenersatz

Ch. Paul[1], W. Schlickewei[1], E. H. Kuner[1] und R. K. Schenk[2]

[1] Abteilung Unfallchirurgie, Chirurgische Universitätsklinik Freiburg, Hugstetter Str. 55, 79106 Freiburg
[2] Pathophysiologisches Institut, Universität Bern, Murtenstr. 25, CH-3010 Bern/Schweiz

Ärzte verschiedener operativer Disziplinen, wie auch Zahnärzte werden immer häufiger mit dem Problem des Knochendefektes, erworbener oder angeborener Art, konfrontiert.

Zur Deckung oder Auffüllung dieses Defektes stehen verschiedene Materialien zur Verfügung:

Als beste Substanz gilt der autogene Knochen. Dieser steht als Spongiosa, Kortikalis oder als kortikospongiöser Span zur Verfügung. Die Nachteile des autogenen Knochens liegen in der geringen verfügbaren Menge und in dem Risiko des notwendigen Zweiteingriffes, welches gerade beim Schwerverletzten nicht zu unterschätzen ist. Alternativ sind Knochentransplantate allogener, xenogener, synthetischer, pyrolisierter und demineralisierter Herkunft untersucht worden und zum Teil im klinischen Gebrauch.

Die Anforderungen an ein Knochenersatzmaterial sind vor allem die spenderunabhängige Verfügbarkeit, die Sterilität, ein geringes Transplantationsrisiko, mechanische Eigenschaften entsprechend der Lokalisation und eine hohe biologische Wertigkeit, d.h. Osteogenität und/oder eine hohe osteoin-/konduktive Leistungsfähigkeit. Kein zur Zeit erhältliches Knochenersatzmaterial erfüllt diese Voraussetzungen in allen Punkten.

In unserer tierexperimentellen Studie ist das natürliche, anorganische und bovine Hydroxilapatit BIO-OSS (Fa. Geistlich Pharma, Wolhusen, Schweiz) auf die oben geforderten Kriterien untersucht worden.

Material

Das anorganische bovine Hydroxilapatit BIO-OSS gehört zu den Materialien xenogener Herkunft und ist damit ein natürliches Knochenersatzmaterial. Es wurde durch die Aufbereitung so verändert, daß eine Reduktion auf die eigentliche Knochensubstanz, die der des Menschen weitgehend entspricht, erfolgt ist. Alle organischen Bestandteile sind durch Reinigung, Entfettung und Kollageneluation aus dem Knochen entfernt (Analysedaten: Tabelle 1).

BIO-OSS ist in drei verschiedenen Formen, als Spongiosa-Partikel mit einer Größe von 1–2 mm, als Spongiosa-Block mit einem Volumen von etwa 2 cm^3 und als Kortikalis-Granulat, ebenfalls mit einer Größe von 1–2 mm, erhältlich.

Ein wesentlicher Unterschied der vorliegenden Substanz im Vergleich zu den erhältlichen xenogenen Knochenersatzmaterialien besteht in der geringeren Erhitzung im Rahmen der Herstellung. In Kombination mit den Reinigungsverfahren ist es gelungen, die organischen Bestandteile zu eliminieren, ohne die feinkristallite Struktur zu verändern. Die für Bindegewebe als Nachweis dienende Aminosäure Hydroxiprolin liegt bei 23 ppm.

Tabelle 1. Aufbau und Zusammensetzung von BIO-OSS

Feinkristallines natürliches Hydroxilapatit Kristallitedicke von < 100 Angström, plättchenförmig	Kalciumanteil bei 38% Schwermetalle unter 10 ppm Hydroxiprolin unter 23 ppm
Kristallabmessungen ca. 400 x 100 Angström	Gesamtproteingeh. unter 135 ppm (Methode nach Lowry)
Innere Oberfläche ca. 50 m^2/g	

Methode

BIO-OSS wurde in den drei verschiedenen Aufbereitungsformen in die Femora und Tibiae von Bastardkaninchen mit einem Durchschnittsalter von ca. 1 Jahr implantiert. Die Lokalisation wurde jeweils gewechselt, so daß jedes Material an jedem Ort mindestens zweimal implantiert wurde. Das verbleibende vierte Bohrloch ist als Leerkontrolle belassen worden, um individuelle Unterschiede mitzuerfassen.

Die Bohrlöcher hatten einen Durchmesser von 5 mm. Vor der Implantation wurde jedes Bohrloch ausgiebig mit Ringerlösung gespült, damit ein Verbleib von Bohrmehl im Loch ausgeschlossen werden konnte.

Zusätzlich wurden BIO-OSS Spongiosa-Partikel in die Bauchdeckenmuskulatur implantiert, um die osteoinduktive Leistungsfähigkeit zu überprüfen. Die Versuchsdauer erstreckte sich über 1 Monat, 6 Monate und 12 Monate. Während des Versuches wurden den Tieren polychrome Fluoreszenzfarbstoffe nach der Methode von Rahn intravenös injiziert, um die Knochenanbauraten zeitlich zu erfassen.

Zusätzlich wurde den Tieren nach der Implantation und kurz vor der Explantation Blut abgenommen und ein Suchtest auf Antikörper gegen BIO-OSS durchgeführt (ELISA, Nachweis über peroxidasekonjugierte Anti-Kaninchenantikörper mittels Extinktionsveränderung).

Die Lage der Bohrkanäle wurde jeweils postoperativ radiologisch kontrolliert. Eine weitere Röntgenkontrolle ist nach Entnahme der Präparate erfolgt, um Frakturen und Gelenkveränderungen nachzuweisen und auszuschließen.

Nach Ablauf der Versuchszeit wurden die Knochenanteile entnommen, in 4% Formalin fixiert und bis zur Weiterverarbeitung gekühlt.

Die Aufarbeitung der histologischen Präparate zu Dünnschichtschliffen erfolgte durch Prof. Schenk, Pathophysiologisches Institut der Universität Bern. Als Färbung wurde eine McNeal-Tetrachromfärbung angewandt, die Einbettung erfolgte in Methylacrylat. Die qualitative Auswertung erfolgte über eine Fotodokumentation aller Präparategruppen in mindestens drei Vergrößerungen. Die histomorphometrisch quantitative Auswertung ist auf der Basis einer stereologischen Untersuchung im anatomischen Institut der Universität Freiburg (Prof. Leder) erfolgt.

Ergebnisse

Im Leerversuch wurde das Bohrloch nicht spontan überbrückt. Es war festzustellen, daß mit zunehmender Zeit eine Sklerosierung der Spongiosafläche auftrat, eine knöcherne Durchbauung wurde in keinem Falle beobachtet. Die Kortikalis war nach Ablauf eines Jahres wieder durchgehend ersetzt.

Die im gleichen Zeitraum entnommenen Präparate mit den verschiedenen Implantationsformen zeigen im Gegensatz dazu eine gute Leitschienenfunktion der Substanz.

Nach 6 Monaten Versuchsdauer ist eine Zunahme von neugebildetem Knochen festzustellen. Nach 1 Monat liegt der angebaute Knochen als Faserknochen vor, im Verlauf von sechs Monaten ist aber die lamelläre Umschichtung bei allen implantierten Formen zu sehen.

Über die neugebildeten Knochenlamellen steht die eingebrachte Substanz nach diesem Zeitraum bereits in engem, netzartigem Kontakt. Die Umscheidung der eingebrachten BIO-OSS Formen ist weitgehend komplett.

Nach einem Jahr ist bei allen Formen von BIO-OSS diese netzartige Verknüpfung über den neugebildeten Knochen zu sehen, die sehr an die eigentliche Spongiosastruktur erinnert. Freie Oberflächen von den implantierten Materialien sind nur noch die Ausnahme.

Eine gewisse zeitliche Differenz bei der Um- bzw. Durchbauung des Bohrlochdefektes in Abhängigkeit von der implantierten Materialaufbereitungsform ist festzustellen. Je größer die Partikel sind und je dichter die Defektauffüllung vorgenommen worden ist, desto langsamer ist die Knochenneubildung bzw. die Durchbauung vorangeschritten.

Eine Abstoßung des Implantates durch den Organismus ist nicht festzustellen gewesen. Eine Resorption oder ein Umbau von BIO-OSS ist während der beobachteten Zeiträume nicht nachzuweisen. Vereinzelt sichtbare Osteoklasten in Knochenlakunen lassen aber bereits einen physiologischen Umbau des neugebildeten Knochens vermuten.

Die Ergebnisse des ELISA-Tests zeigen keine Antigenität auf BIO-OSS, auch histologisch ist eine Abstoßungsreaktion nicht nachweisbar gewesen.

Die zum Nachweis einer etwaigen osteoinduktiven Potenz der Substanz in die Bauchmuskulatur implantierten Hydroxilapatite waren nach sechs Monaten bereits komplett bindegewebig eingescheidet, neugebildeter Knochen war in keinem Fall zu finden.

Zusammenfassung

Mit BIO-OSS steht ein Knochenersatzmaterial mit einer hohen osteokonduktiven Potenz zur Verfügung. Diese Wirkung ist vor allem im ersatzstarken spongiösen Lager zu erwarten.

Durch die spenderunabhängige Verfügbarkeit ist die Menge unbegrenzt.

Da BIO-OSS bereits in einer sterilen Verpackung vom Hersteller angeboten wird, ist die Gefahr einer Krankheitsübertragung bei Berücksichtigung der Sterilitätsregeln praktisch ausgeschlossen.

Nebenwirkungen sind keine zu beobachten und da BIO-OSS ein natürliches Knochenersatzmaterial ist, auch nicht zu erwarten.

Die biologische Wertigkeit von bovinem Hydroxilapatit besteht in der guten Verträglichkeit und der hervorragenden Leitschienenfunktion (Osteokonduktivität). Eine osteogene oder eine osteoinduktive Wirkung konnte nicht festgestellt werden.

Die mechanische Belastbarkeit von BIO-OSS entspricht etwa der von autogener Spongiosa. Damit ist es nur unter dem Schutz einer Osteosynthese oder in mechanisch wenig beanspruchten Regionen einsetzbar.

Bei Einhaltung dieser Bedingungen in bezug auf die Indikationstellung und Anwendung als Knochenersatz und bei Berücksichtigung der bekannten Leistungen der Substanz kann eine klinische Anwendung von bovinem Apatit (BIO-OSS) im sogenannten ersatzstarken Lager empfohlen werden.

Literatur

Huggler HA, Kuner EH (1991) Aktueller Stand beim Knochenersatz. Springer, Berlin Heidelberg New York Tokyo (Hefte zur Unfallheilkunde, Bd 216)

Katthagen BD (1986) Knochenregeneration mit Knochenersatzmaterialien. Springer, Berlin Heidelberg New York Tokyo (Hefte zur Unfallheilkunde, Bd 178)

Rahn (1976) Die polychrome Sequenzmarkierung. Habilitationsschrift, Med. Fakultät der Universität Freiburg

Schenk R, Willenegger HR (1977) Zur Histologie der primären Knochenbruchheilung. Unfallheilkunde 81: 219

Erfahrungen mit pyrolisiertem xenogenen Knochen im Kieferbereich

E. A. Bender[1], J. Dumbach[2] und W. J. Spitzer[1]

[1] Klinik und Poliklinik für Mund-, Kiefer-, Gesichtschirurgie der Universität Erlangen-Nürnberg, Glückstr. 11, 91054 Erlangen

[2] Klinik für Mund-, Kiefer- und Gesichtschirurgie, Städtische Kliniken, Theodor-Heuss-Str. 125, 66119 Saarbrücken

Einleitung

Zum Knochenersatz im Kieferbereich stehen prothetische und alloplastische Ersatzmaterialien und vor allem Knochen zur Verfügung (Lentrodt 1988). Neben dem bevorzugten autogenen Knochen kann bei bestimmten Indikationen auch allogenes Knochenmaterial verwendet werden (Farmand 1990; Kübler et al. 1991). Von Mittelmeier u. Katthagen (1984) wurde ein durch Pyrolisierung und Sinterung gewonnenes xenogenes Knochenersatzmaterial bovinen Ursprungs (Pyrost) vorgestellt. Mittelmeier u. Mittelmeier (1988) berichteten über die erfolgreiche Anwendung von Pyrost zum Knochenersatz im ersatzstarken Lager und von der Kombination aus Pyrost mit autogenem Knochenmark unter ersatzschwachen Lagerbedingungen.

Patienten

Pyrolisierter Knochen (Pyrost)* wurde bei 69 Patienten im Kieferbereich eingesetzt. Bei 60 Patienten lagen zystische Hohlräume vor, deren Durchmesser mehr als 2 cm betrug (Abb. 1, 2). Bei 4 Patienten wurde pyrolisierter Knochen zur Auffüllung von Osteotomiespalten im Rahmen kieferorthopädischer Operationen verwendet. Bei einem Patienten mit Lippen-Kiefer-Gaumenspalte wurde der Defekt im Alveolarfortsatz aufgefüllt, und bei vier Patienten wurde pyrolisierter Knochen zur autogenen Spongiosa im Rahmen der Unterkieferrekonstruktion beigemengt.

Ergebnisse

Bei 5 Patienten, bei welchen zystische Hohlräume aufgefüllt wurden, kam es zur Wundheilungsstörung. Bei diesen Patienten mußte das Implantatmaterial entfernt werden, und es erfolgte bei ihnen eine offene Nachbehandlung des Knochenhohlraumes. Bei einem der vier Patienten mit Unterkieferrekonstruktion entwickelte sich am rechten Unterkieferstumpf eine Pseudarthrose. Bei den übrigen Patienten war der Wundheilungsverlauf unauffällig, und nach einer Liegedauer bis zu 43 Monaten zeigten sich klinisch reizlos eingeheilte Implantate. Auch röntgenologisch war eine gute Einheilung der Implantate im Knochenlager zu beobachten, wobei sich auch nach einer längeren Beobachtungszeit die Strahlendurchlässigkeit im Bereich der Implantate nicht wesentlich veränderte (Abb. 3, 4).

---

* Fa. Osteo Deutschland GmbH, 7800 Freiburg i. Br.

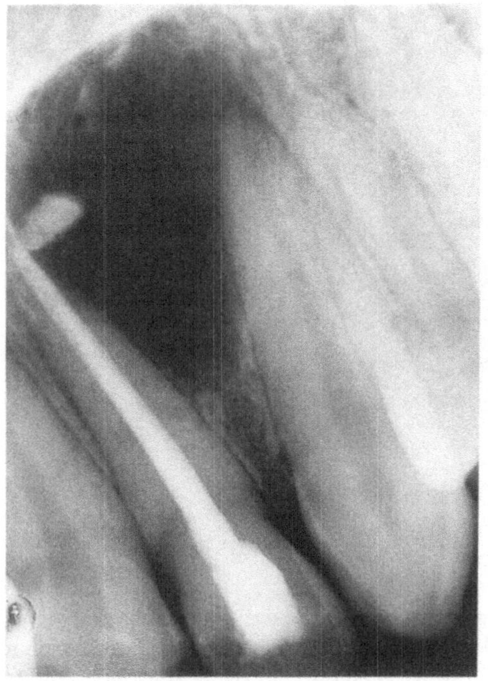

Abb. 1. Präoperatives Röntgenbild mit radikulärer Zyste

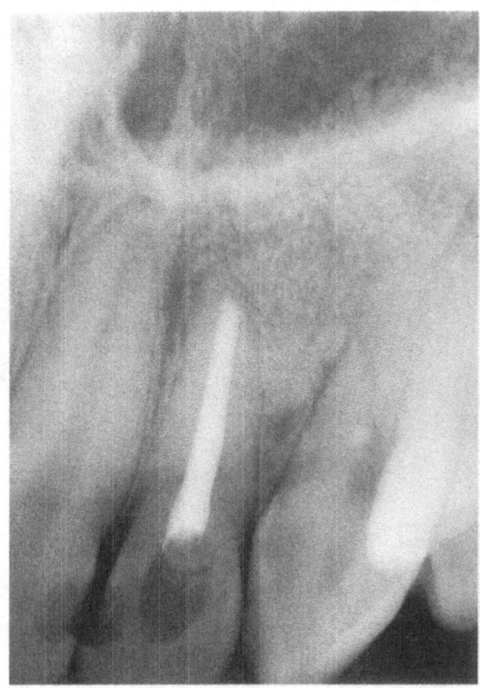

Abb. 2. Postoperatives Röntgenbild mit Zustand nach Wurzelspitzenresektion, Zystektomie und Auffüllung des Knochenhohlraumes mit pyrolisiertem Knochen

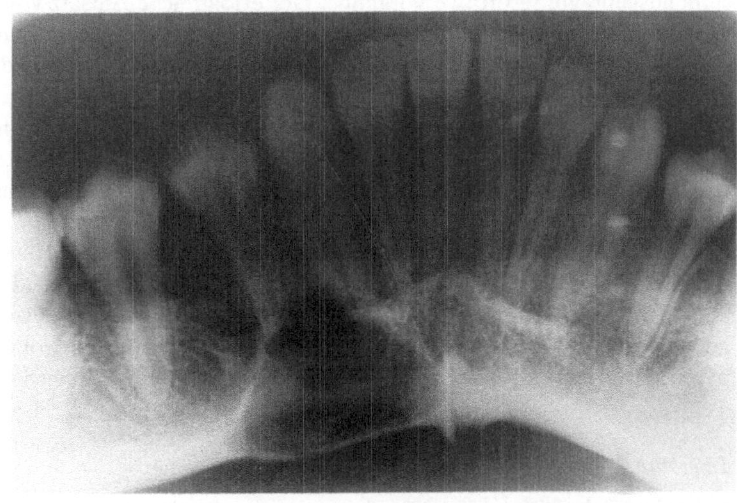

Abb. 3. Präoperatives Röntgenbild mit zystischem Hohlraum im Unterkiefer

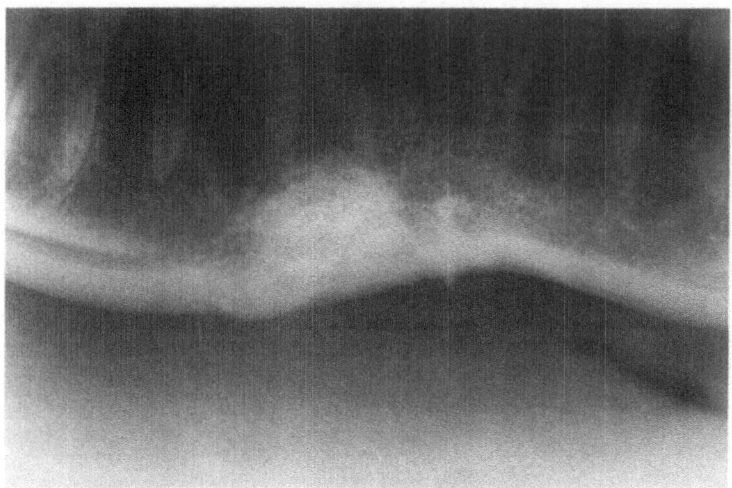

Abb. 4. Röntgenbefund 14 Monate nach Auffüllung des zystischen Hohlraumes (juvenile Knochenzyste) mit pyrolisiertem Knochen

Diskussion

Pyrolisierter Knochen ist identisch mit dem anorganischen Anteil des natürlichen Knochens. Er ist vollständig enteiweißt, er besteht aus dem ganzen Spektrum der Kalzium-Phosphat-Salze und Spurenelemente des Knochens und er weist auch die natürliche Bälkchenstruktur auf. Durch zusätzliche Sinterung sind die Bälkchen relativ verschmächtigt, und die Maschenräume erweitert. Diese dünnen Bälkchen gewährleisten Formstabilität und erleichtern das Einwachsen von Knochengewebe und dessen Remodellierung (Katthagen u. Mittelmeier 1984). Histologisch konnte Donath (1988) eine Revaskularisierung des Kanälchensystems nachweisen. Weiterhin beobachtete er in Abhängigkeit vom Implantationsort unterschiedlich stark ausgeprägte resorptive Vorgänge. Der erfolgreiche Einsatz von pyrolisiertem Knochen im Kieferbereich setzt ein ersatzstarkes Transplantatlager und mechanische Stabilität am Implantationsort voraus. Eine mögliche Anwendung ergibt sich bei der Auffüllung größerer knöcherner Hohlräume, die primär verschlossen werden sollen. Hierbei hat das Implantatmaterial vor allem die Aufgabe, das Blutkoagulum zu stabilisieren und dessen Retraktion zu verhindern. Eine vollständige Durchbauung des Hohlraumes mit körpereigenem Knochen wird angestrebt. Wesentliche Voraussetzungen für eine komplikationslose Wundheilung sind Entzündungsfreiheit und ein sicherer Weichteilverschluß. Im Gegensatz zu Dehen u. Niederdellmann (1989) konnte bei den eigenen Patienten keine erhöhte Rate an entzündlichen Reaktionen mit Abstoßung der Implantate auch nach längerer Liegezeit beobachtet werden. Eine andere Möglichkeit des Einsatzes von pyrolisiertem Knochen ist dessen Beimengung zur autogenen Spongiosa im Rahmen der Unterkieferrekonstruktion, wobei jedoch der Anteil des pyrolisierten Knochens auf 50% oder weniger beschränkt werden sollte.

Literatur

Dehen M, Niederdellmann H (1989) Einlagerung von pyrolisiertem Knochenersatzmaterial im ersatzstarken Knochenlager. Dtsch Zahnärztl Z 44: 695–697

Donath K (1988) Der Einbau von Knochenersatzmaterialien im Kieferknochen – Morphologische Befunde. Dtsch Zahnärztl Z 43: 16–21

Farmand M (1990) Der tiefgefrorene Bankknochen als Rekonstruktionsmaterial im Kiefer-Gesichtsbereich. Dtsch Z Mund Kiefer Gesichtschir 14: 39–45

Katthagen B-D, Mittelmeier H (1984) Vergleichende tierexperimentelle Untersuchungen über die induktive Knochenregeneration mit pyrolisiertem enteiweißten Knochenimplantat. In: Rettig H (Hrsg) Biomaterialien und Nahtmaterial. Springer, Berlin Heidelberg New York Tokyo, S 177–183

Kübler N, Steveling H, Reuther J, Krist MR (1991) Chemosterilisierter, autolysierter, antigenextrahierter allogener Knochen (AAA-Bone) zur Hohlraumauffüllung, Knochenaugmentation und Rekonstruktion im Gesichtsschädel. Vortrag 41. Kongreß der Deutschen Gesellschaft für Mund-, Kiefer- und Gesichts-Chirurgie, Würzburg, 21.–25. Mai 1991

Lentrodt J (1988) Geschichtliche Entwicklung der Knochenersatzmaterialien am Kiefer. Dtsch Zahnärztl Z 43: 9–15

Mittelmeier H, Katthagen B-D (1984) Neue Wege des Knochenersatzes. Orthop Prax 20: 389–398

Mittelmeier W, Mittelmeier H (1988) Knochenbildung im ersatzschwachen Lager mit eiweißfreiem Mineralknochen (Pyrost) und autologer Markbeimpfung. In: Mittelmeier H, Heisel J (Hrsg) Homologe (Allogene) Transplantationen in der Plastischen und Wiederherstellungschirurgie. Sasse, Rotenburg (Wümme), S 542–547

Tierexperimentell-histologische Ergebnisse nach Unterkiefer-rekonstruktion mit Titangitter, autogener Spongiosa und Hydroxylapatit

J. Dumbach[1], W. J. Spitzer[2] und H.-J. Pesch[3]

[1] Klinik für Mund-, Kiefer- und Gesichtschirurgie, Städtische Kliniken, Theodor-Heuss-Str. 125, 66119 Saarbrücken

[2] Klinik und Poliklinik für Mund-, Kiefer-, Gesichtschirurgie der Universität Erlangen-Nürnberg, Glückstraße 11, 91054 Erlangen

[3] Pathologisches Institut der Universität Erlangen-Nürnberg, Krankenhausstraße 8–10, 91054 Erlangen

Einleitung

Die osteoplastische Rekonstruktion der Kontinuität des Unterkiefers hat eine lange Tradition. Das Thema ist jedoch nach wie vor aktuell und stellt eine besondere Herausforderung für den Mund-, Kiefer- und Gesichtschirurgen dar, denn die knöcherne Kontinuität des Unterkiefers ist eine wesentliche Voraussetzung für die Wiederherstellung der Kaufunktion und der Ästhetik (Dumbach 1987).

Material und Methode

Bei 9 Beagle-Hunden wurde die knöcherne Kontinuität des Unterkiefers mit einem Titangitter rekonstruiert. Dreimal wurde ausschließlich autogene Beckenkammspongiosa in das Gitter transplantiert. Bei den 6 übrigen Hunden wurde ein Gemisch aus gleichen Teilen Spongiosa und dichtem Hydroxylapatitgranulat verwendet.

Ergebnisse

Bei 5 von 6 Hunden konnten wir die knöcherne Kontinuität des Unterkiefers mit dem Gemisch erfolgreich wieder herstellen (Abb. 1). Die Heilung war jedoch dreimal durch Schleimhauteinrisse und lokale Entzündungen kompliziert, einmal entwickelte sich eine osteomyelitische Pseudarthrose. Die Heilung bei den 3 Tieren der Kontrollgruppe mit reiner autogener Spongiosa verlief dagegen primär komplikationslos. Auch bei den mikroradiographischen und histologischen Untersuchungen bot die reine autogene Spongiosa gegenüber dem Gemisch mit Hydroxylapatit die primär beste Ossifikation.

Hierbei waren bereits nach 10 Wochen keine Umbauvorgänge mehr nachweisbar, und der Defekt war durchweg knöchern durchbaut. Die Ossifikation im Bereich von transplantierter Spongiosa und implantiertem Hydroxylapatit dagegen war unregelmäßiger (Abb. 2a, b). Je nach Dichte der Spongiosa bzw. des Hydroxylapatitimplantates überwogen stärkere Ossifikationszonen oder aber knochenfreie Bezirke. Es kam zwar auch hier zu einer Durchbauung des knöchernen Defektes, der jedoch als ausgesprochen irregulär zu bezeichnen war. Diese Irregularität war auch nach 31 Wochen noch zu erkennen. Insbesondere im Bereich von dichter liegenden Hydroxylapatitkristallen war offensichtlich eine knöcherne Durchbauung nicht möglich, sondern nur ein bindegewebiger Verbund (Abb. 3).

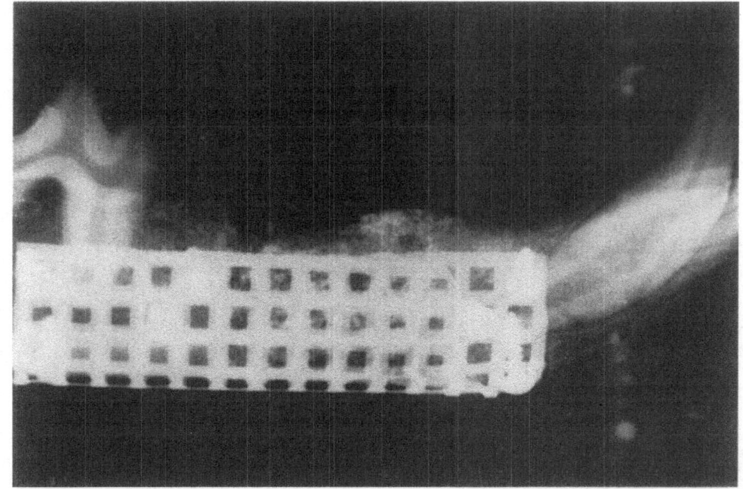

Abb. 1. Rö.-Befund des exartikulierten Unterkiefers mit Titangitter; knöchern durchbauter Defekt mit integriertem Hydroxylapatit 12 Wochen post op.

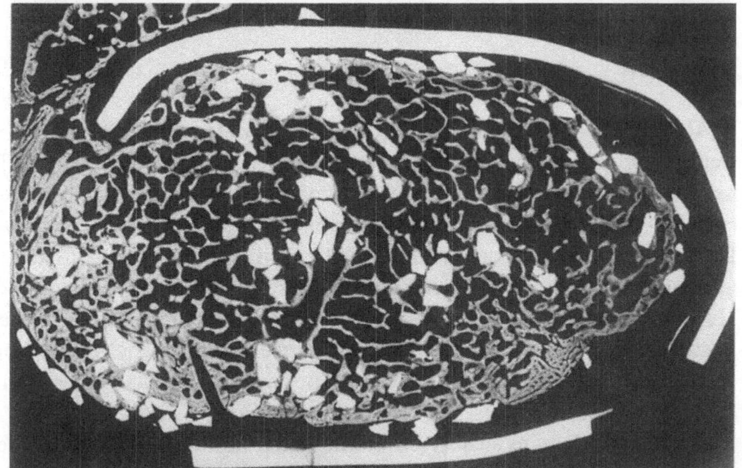

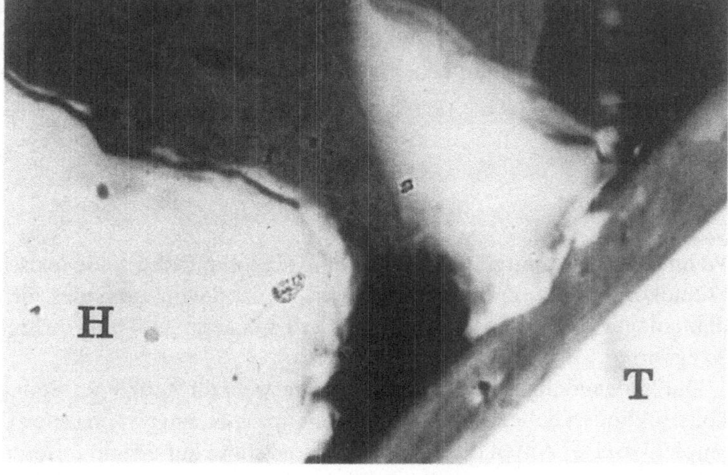

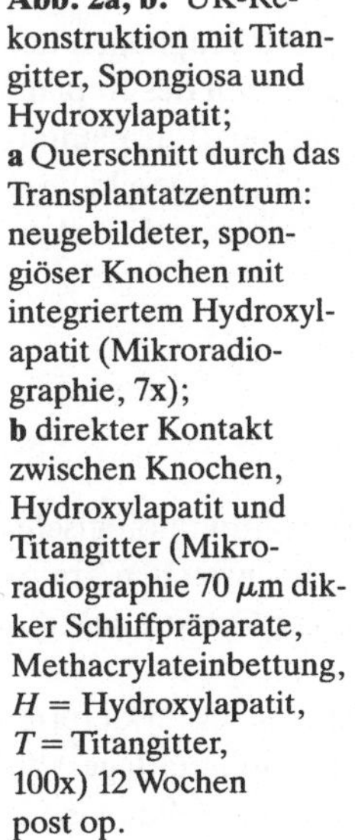

Abb. 2a, b. UK-Rekonstruktion mit Titangitter, Spongiosa und Hydroxylapatit; **a** Querschnitt durch das Transplantatzentrum: neugebildeter, spongiöser Knochen mit integriertem Hydroxylapatit (Mikroradiographie, 7x); **b** direkter Kontakt zwischen Knochen, Hydroxylapatit und Titangitter (Mikroradiographie 70 μm dicker Schliffpräparate, Methacrylateinbettung, *H* = Hydroxylapatit, *T* = Titangitter, 100x) 12 Wochen post op.

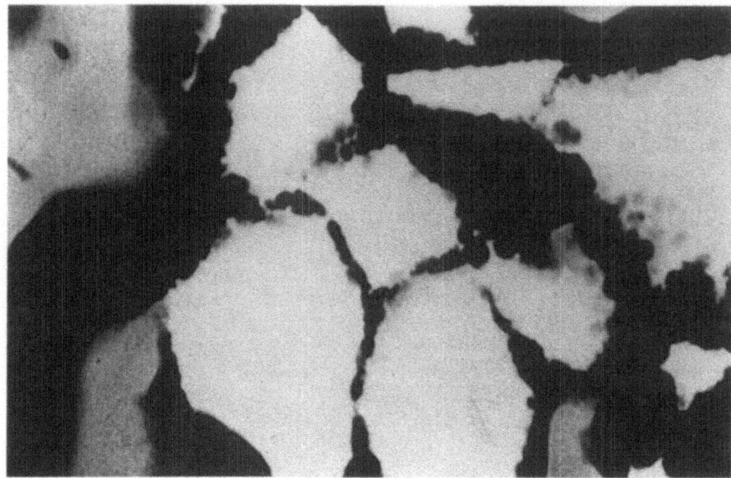

Abb. 3. Dichtliegende Hydroxylapatitpartikel, die von Weichgewebe umgeben und deren Oberflächen durch resorptive Vorgänge usurenähnlich verändert sind (Mikroradiographie, 40x)

Diskussion

In Abhängigkeit von der Durchmischung beider Materialien kommt es also zu einer mehr oder weniger günstigen knöchernen Durchbauung. Da die Spongiosabälkchen als Leitschiene dienen, verlief die Ossifikation dort schneller, wo reichlich Spongiosabälkchen anzutreffen waren, langsamer dagegen dort, wo sie fehlten bzw. wo dichte Depots von Hydroxylapatit lagen. Die Umbau- und Abbauvorgänge des knöchernen Transplantates dürften nicht den Abschluß der gesamten knöchernen Konsolidierung darstellen. Ein langsam fortschreitender Abbau der Hydroxylapatitpartikel über Jahre erscheint wahrscheinlich. In Abhängigkeit von der Beobachtungsdauer ließ sich eine weitgehende wellige, usurenähnliche Veränderung der Kristalloberfläche erkennen (Dumbach 1987). In deren Nachbarschaft waren herausgelöste Kristallfragmente anzutreffen.

Hierbei handelte es sich in Zusammenhang mit den fragmentbeladenen Makrophagen um eine resorptive Fremdkörperreaktion, bei der es langsam zu einem Aufbrauchen des Implantatmaterials kommt (Dumbach et al. 1983). Mit zunehmender Verweildauer des Transplantat-Implantat-Gemisches kam es aber auch zu einer innigeren Verbindung von neu gebildetem spongiösem Knochen und dem Hydroxylapatit, das teilweise in den neu gebildeten Knochen eingescheidet wurde.

Schlußfolgerung

Wenn Hydroxylapatitgranulat auch völlig reizlos und ohne jede toxische oder immunologische Fremdkörperreaktion inkorporiert wird, so ist davon zumindest im ersatzschwachen Transplantatlager keine aktive Leistung bei der Knochenneubildung im Sinne einer Osteoinduktion zu erwarten.

Die Verwendung mit Hydroxylapatit gestreckter autogener Spongiosa zur Unterkieferrekonstruktion ist daher nur bei günstigen Voraussetzungen von seiten des Transplantatlagers zu empfehlen. Der Anteil des Hydroxylapatits sollte auf Grund unserer experimentellen Untersuchungsergebnisse auf 50% oder weniger begrenzt werden. In kritischen Fällen mit sehr ersatzschwachem Transplantatlager ist die absolute Überlegenheit vitaler autogener Spongiosa nach wie vor unumstritten.

Literatur

Dumbach J (1987) Unterkieferrekonstruktion mit Titangitter, autogener Spongiosa und Hydroxylapatit: Biomechanische, tierexperimentell-histologische und klinische Untersuchungen. Hanser, München

Dumbach J, Spitzer W, Pesch H-J (1983) Klinische und histologische Befunde nach Unterkieferrekonstruktion mit Beckenkammspongiosa und einem Titangitter. Dtsch Zahnärztl Z 38: 152–154

Klinische Erfahrung mit BIO-OSS bei verschiedenen Induktionen

H. Bereiter[1], W. Schlickewei[2], A. H. Huggler[1] und E. H. Kuner[2]

[1] Orthopädische Abteilung, Rätisches Kantons- und Regionalspital, CH-7000 Chur
[2] Chirurgische Universitätsklinik, Abteilung Unfallchirurgie, Albert-Ludwigs-Universität, Hugstetter Straße 55, 79106 Freiburg i. Br.

Einleitung

Werden angeborene oder erworbene Substanzdefekte am Skelett in der Orthopädie und Unfallchirurgie durch homologe Knochentransplantation behoben, bestehen in der Praxis vor allem durch die Situation des HIV-Virus erhebliche logistische Probleme, so daß eine korrekte Führung einer Knochenbank fraglich scheint. Autologe Spongiosa bietet die besten biologischen Voraussetzungen zur Defektfüllung, hat aber den Nachteil eines Zweiteingriffes und einer beschränkten Verfügbarkeit. Aus diesem Grunde besteht ein großes Bedürfnis an einem geeigneten heterologen Knochenersatzmaterial. Bovine anorganische Apatite, die in den letzten Jahrzehnten in die Klinik eingeführt wurden, weisen eine große Ähnlichkeit in der Struktur wie biologisches Knochenmineral auf. Synthetische Calciumphospatkeramiken dagegen können Abweichungen im strukturellen Aufbau aufweisen, welche durch die Herstellung bedingt sind (Aebi u. Regazzoni 1989).

Material und Methode

Seit 1985 wurde das bovine Apatit BIO-OSS an der orthopädisch-traumatologischen Abteilung des Kantonsspitals Chur sowie an der Abteilung für Unfallchirurgie der Chirurgischen Universitätsklinik Freiburg i.Br. als Knochenersatzmaterial bei ausgewählten Indikationen verwendet. In dieser Pilotstudie wurde die Frage nach Biokompatibilität, Verwendbarkeit und spezifischen Indikationen gestellt. Deshalb sind die Patienten dergestalt ausgewählt worden, daß in einigen Fällen histologische Untersuchungen und klinische sowie röntgenologische Verlaufskontrollen möglich waren. Gleichzeitig wurde in einem Tierexperiment am Kaninchen das biologische Verhalten vom BIO-OSS getestet.

BIO-OSS: Ein bovines Apatit

BIO-OSS ist der anorganische Teil des Knochens, der in weitgehendst unveränderter und reiner Form isoliert wird. Zur Herstellung werden schlachtfrische Rinderknochen einer Reihe schonender und wirksamer Extraktionen unterworfen. BIO-OSS besteht aus feinem kristallinen Apatit, was sich sowohl chemisch-analytisch als auch röntgen-diffraktographisch nachweisen läßt. Unter dem Elektronenmikroskop werden blättchenförmige Kristallite in einer Dicke von höchstens 100 Å mit Längen und Breiten von weniger als 100 Å beobachtet. Alle Untersuchungen weisen auf eine große Ähnlichkeit der Struktur vom BIO-OSS mit derjenigen des humanen Knochenminerals hin. Durch die Extraktionen ist BIO-OSS weitgehend frei von organischem Material, vor allem von Proteinen, was sich ebenfalls in verschiedenen Tests nachweisen ließ (Huggler u. Kuner 1991).

Resultate

Tierversuch

Im Tierexperiment wurde im standardisierten Lochtest beim Kaninchen die Leitschienenfunktion des Apatites überprüft. Hierbei zeigte sich nach 4 Wochen und 6 Monaten sehr hohe osteokonduktive Leistung dieser Substanz BIO-OSS, welche in diesem Zeitpunkt nur gering resorbiert wird und offensichtlich einem physiologischen Remodelling unterworfen wird. Bei sehr guter Verträglichkeit und fehlender Antigenität des bovinen Apatits wurde die Anwendung im klinischen Alltag im ersatzstarken Lager empfohlen (Huggler u. Kuner 1991).

Klinischer Pilotversuch

In der klinischen Pilotstudie haben wir BIO-OSS bei 52 Patienten als Knochensubstitut angewendet. Eine systematische Auswahl erfolgte dabei nicht, die Anwendung richtete sich nach der eingangs erwähnten Fragestellung (Tabelle 1). Bei den 52 operierten Patienten, bei welchen BIO-OSS verwendet wurde, ist es zu keinen objektivierbaren klinischen und laborchemischen Reaktionen im Sinne von Fremdkörperreaktionen wie Entzündungen oder Unverträglichkeiten gekommen.

Tabelle 1. BIO-OSS als Knochensubstitut

Klinische Anwendung N = 52		Histologien N = 8	
Wirbelfrakturen	14	1:	11 Mte postop
Dors. Spondylodese	1		
TP-Wechsel	5		
Beckenkammdefekte	4		
Metaphysäre Frakturen	18	3:	8/12/22 Mte postop
Arthrodesen USG	3	3:	6/ 9/39 Mte postop
Benigne Tumoren	3		
Verlängerungsosteotomien	3	1:	21 Mte postop
Knochendefekt nach ME	1		

Röntgen

In allen röntgenologisch nachuntersuchten Fällen wurde BIO-OSS in den Knochen reizlos integriert. Röntgenologisch ist in den einzelenen Fällen auch eine Umstrukturierung des bovinen Apatites sichtbar.

Histologie

In der klinischen Studie war es möglich, bei 8 Patienten Material zur histologischen Untersuchung zu verwerten (s. Tabelle 1). In allen Fällen konnte dabei eine sehr gute Integration der BIO-OSS-Partikel in den umgebenden Wirtknochen beobachtet werden, wobei ein direkter Kontakt mit dem Wirtknochen zustande gekommen ist. BIO-OSS funktioniert im Sinne einer Leitstruktur für den neugebildeten Knochen und wirkt demzufolge vorwiegend osteokonduktiv (Abb. 1). An einzelnen Stellen können aber auch Osteoklasten an den BIO-OSS-Partikeln beobachtet werden, die als Anzeichen für Abbauvorgänge von BIO-OSS gewertet werden könnten.

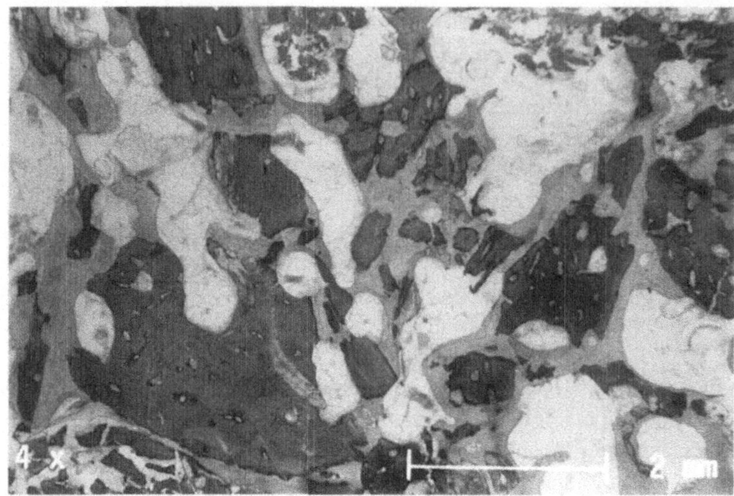

Abb. 1. S. H., männlich, geb. 1947: Histologie im Rahmen der Metallentfernung 39 Monate postoperativ bei Subtalar-Arthrodese; Inkorporation von Spongiosagranulat (dunkel) in neuen Knochen (hellgrau)

Diskussion

Die nachweisbaren röntgenologischen und histologischen Resultate zeigen, daß das bovine Apatit BIO-OSS in den verwendeten Indikationen eine gute osteokonduktive Wirkung aufweist. Vereinzelt an der BIO-OSS-Oberfläche zu beobachtende Osteoklasten weisen auf eine gewisse wünschenswerte Biodegradation hin. Dieser Vorgang scheint aber qualitativ in geringem Ausmaß und zeitlich nur sehr langsam stattzufinden.

Histologisch wird BIO-OSS derart reizlos in das sich neubildende Knochengerüst integriert, daß eine vollständige Resorption dieses Knochenersatzmaterials nicht absolut notwendig erscheint. Die Anwendung des bovinen Apatites bei der operativen Behandlung von Wirbelfrakturen (transpedikuläre Defektfüllung) lassen auf eine mechanisch belastbare Inkorporation schließen.

In unserem klinischen Anwendungsgebiet wurde kein ersatzschwaches Knochenlager und kein großer Diaphysendefekt berücksichtigt. Derartige Bedingungen beinhalten unsere Erachtens eine völlig andere Problematik, die auch auf einer anderen Basis gelöst werden muß z.B. mit Hilfe der Distraktionsosteogenese nach Ilizarov. Durch die Verwendung von BIO-OSS als Knochenersatzmaterial konnte in allen Fällen die Operationszeit durch nicht notwendige zusätzliche Eigenspongiosaentnahme verkürzt werden, die entsprechenden Komplikationen am Spendeort wurden ebenfalls umgangen, was sich hauptsächlich bei der Anwendung an der Wirbelsäule nachweisen ließ (Aebi u. Regazzoni 1989; Huggler u. Kuner 1991).

Literatur

Aebi M, Regazzoni P (eds) (1989) Bone Transplantation. Springer, Berlin Heidelberg New York Tokyo

Huggler AH, Kuner EH (Hrsg) (1991) Aktueller Stand beim Knochenersatz. Springer, Berlin Heidelberg New York Tokyo (Hefte zur Unfallheilkunde)

Entwicklung und klinische Erfahrungen mit dem Knochenersatzmaterial Algipore

R. Ewers[1], B. Schumann[1], M. Rasse[1] und M. Salzer-Kuntschik[2]

[1] Universitätsklinik für Kiefer- und Gesichtschirurgie Wien, Alser Straße 4, A-1090 Wien
[2] Institut für klinische Pathologie Wien, Währinger Gürtel 18–20, A-1090 Wien

Einleitung

In dem letzten Jahrzehnt hat das Hydroxylapatit (HA) große Aufmerksamkeit durch seine Biokompatibilität erhalten. Das Hydroxylapatit kann von unterschiedlichen Ausgangsmaterialien entweder als Granulat unterschiedlicher Durchmesser oder als Blöcke unterschiedlicher Größe hergestellt werden. Die Verwendung von Hydroxylapatit als Implantationswerkstoff gewährleistet eine reizlose Einheilung (Kent et al. 1987). Dies wurde im experimentellen und klinischen Einsatz unter Beweis gestellt (Margano C, Venini G 1985; Steegmann u. Pape 1985; Strassl u. Lintner 1983). Trotz des komplikationslosen klinischen Verhaltens konventioneller solider Hydroxylapatitmaterialien gibt es Hinweise auf eine nur unvollständige, knöcherne Einheilung gesinterter Hydroxylapatitgranulate (Hjoerting-Hansen u. Wordsaae 1979; Kasparek u. Ewers 1986; Wangerin et al. 1987). Neuere Untersuchungen haben auch gezeigt, daß trotz entzündungsfreier Einheilung die soliden Granula und Blöcke von Bindegewebe umschlossen sind, wenn sie in Knochenhöhlen implantiert wurden.

Material und Eigenschaften

Ziel der Knochenimplantologie ist es, ein Knochenersatzmaterial herzustellen, welches den biologischen Eigenschaften des natürlichen Knochens sehr nahe ist. Die Morphologie und die Eigenschaften des natürlichen Knochen sollten als Vorbild dienen, die vom Knochenersatzmaterial in idealer Weise erreicht werden sollten. Im Jahre 1985 haben wir ein Knochenersatzmaterial entwickelt, welches dem natürlichen Knochen sehr ähnlich ist, indem wir Meeresalgen (Abb. 1) als ein Mineralgerüst verwenden, welches in reines Hydroxylapatit umgewandelt wird. Wir nennen dieses Material Algipore und seit nunmehr vier Jahren wird dieses Material klinisch verwendet.

Auf die Bedeutung der Oberfläche von implantierten Materialien wurde bereits vielfach hingewiesen (Donath et al. 1984; Ewers et al. 1989; Hoedt u. Büsing 1985; Krekeler u. Schilli 1984; Schroeder et al. 1978; Strunz et al. 1983). Algipore wird in Granula in den Größen zwischen 0,5 und 1,5 mm im Durchmesser und in einer Länge von 3 bis 7 mm hergestellt. Es besitzt im Gegensatz zu anderen Hydroxylapatiten eine interkonnektierende Intermediärporosität (Hotz 1992) (Abb. 2) und eine spezifische Oberfläche von 32 bis 50 qm/g (natürlicher Knochen 50 bis 100 qm/g) (Ewers et al. 1987; Kasparek u. Ewers 1986). Es erfüllt die bekannten (Denissen et al. 1980; Donath et al. 1985; Winter et al. 1981) Implantateigenschaften für Biokeramiken: reizfreie Einheilung, Fähigkeit zur Verbundosteogenese, sogenannte osteotrope Wirkung, ossäre Substitution (Hotz 1992) und problemlose Anwendung.

Aufgrund seiner enormen Porosität ist das Material mechanisch nicht so stabil wie solides

Hydroxylapatit, wird aber sehr schnell vom umgebenden Bindegewebe stabilisiert und kann dadurch klinisch sehr gut in unbelasteten Arealen eingesetzt werden.

Indikation

An der Universitätsklinik für Kiefer- und Gesichtschirurgie in Wien wird die Indikation zur Anwendung dieses Hydroxylapatites als Implantationsmaterial wie folgt gestellt:

- Parodontaler Knochenabbau
- Präprothetische Chirurgie zur Augmentation in Verbindung mit Zahnimplantaten
- Auffüllen von Knochentaschen
- Auffüllen von Hohlräumen und Defekten im Knochen

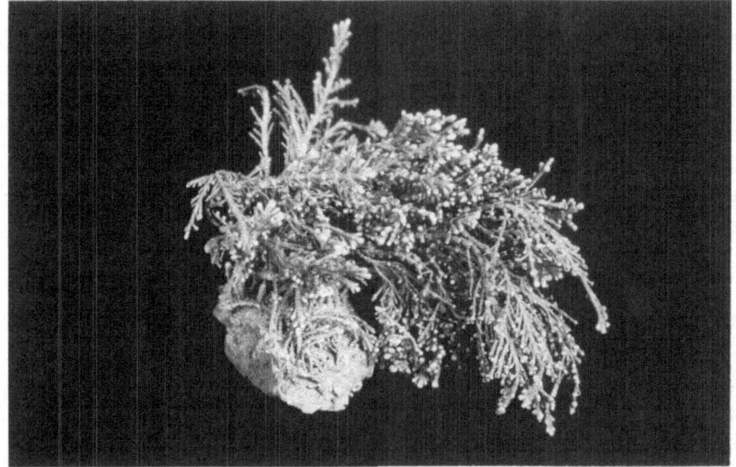

Abb. 1. Rohmaterial für die Implantatgewinnung: kalkinkrustierende Rotalgen

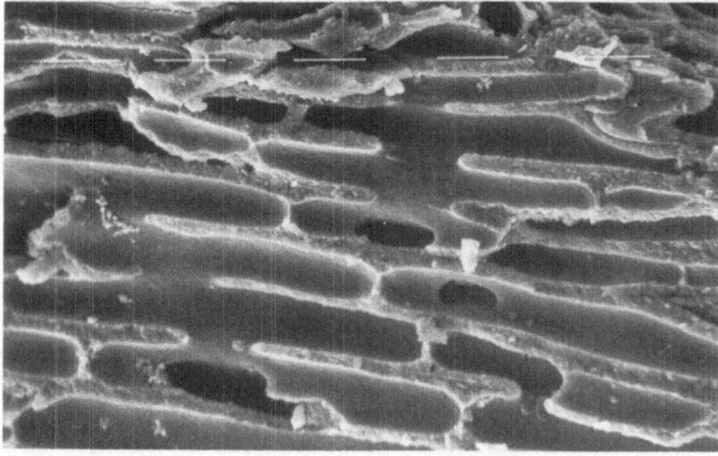

Abb. 2. Rasterelektronenmikroskopische Aufnahme (320fach vergrößert): Die Kammerstruktur des Algenskelettes besitzt eine interkonnektierende Intermediärporosität

Kasuistik und Ergebnisse

Im Zeitraum zwischen Oktober 1989 und Februar 1990 wurde an unserer Klinik das Knochenersatzmaterial Algipore bei insgesammt 150 Patienten angewendet. Bei Nachkontrollen und einem jährlichen Recall wurden klinische, radiologische und in einigen Fällen auch histologische Befunde erhoben.

Wundheilungsstörungen traten nur in bereits vorinfizierten Operationsgebieten auf und konnten mit einer üblichen Lokaltherapie beherrscht werden.

Die radiologische Auswertung zeigte in allen Fällen eine bleibende, optimale Defektfüllung mit einer guten Knocheninterposition. Ein Beispiel zeigt die Abbildung 3a bis 3c: Hier wurde ein dystoper Prämolar im Unterkiefer extrahiert und die Alveole anschließend mit Algipore aufgefüllt. Das Kontrollröntgen nach acht Monaten zeigt kein nennenswertes Absinken des Alveolarkammes (Pfeil).

Histologisch sieht man nach einer Implantationszeit von 16 Wochen die Algenkörperchen mit einem Osteoidsaum, welcher teilweise in das Innere hineinragt (Abb. 4). Bereits zu diesem

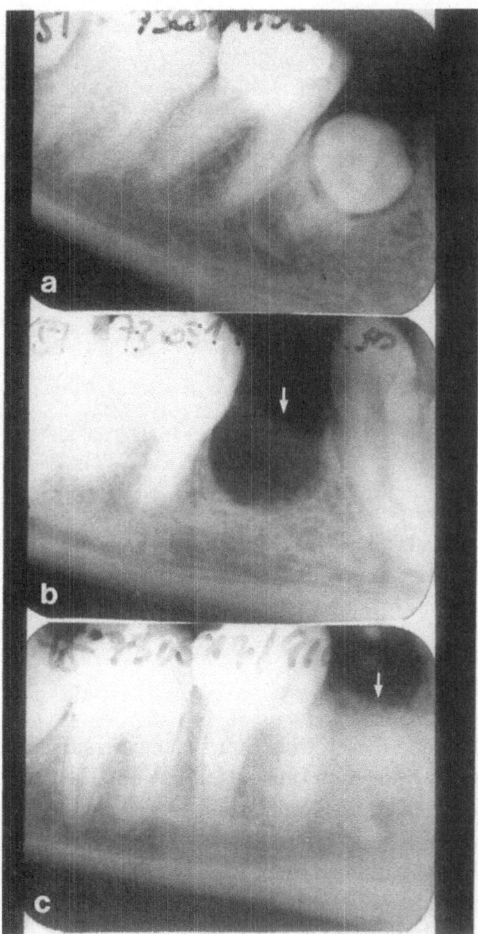

Abb. 3. **a** Zahnröntgen eines retinierten, dystopen Prämolaren im Unterkiefer; **b** Zustand nach der Extraktion; **c** Zustand 8 Monate nach Defektfüllung mit Algipore (↓ Aveolarkamm)

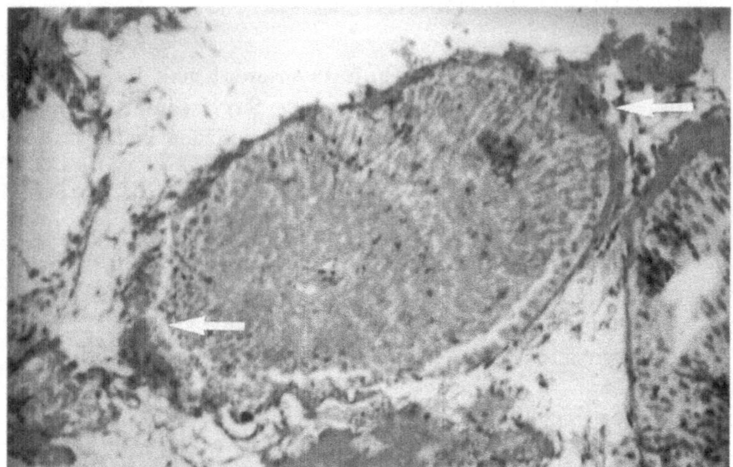

Abb. 4. Hartschnitt, Giemsafärbung (100fach vergrößert): Querschnitt durch ein Algenkörperchen mit eingelagertem Osteoid, umgeben von Riesenzellen vom Osteoklastentyp (*Pfeile*), 16 Wochen nach Implantation

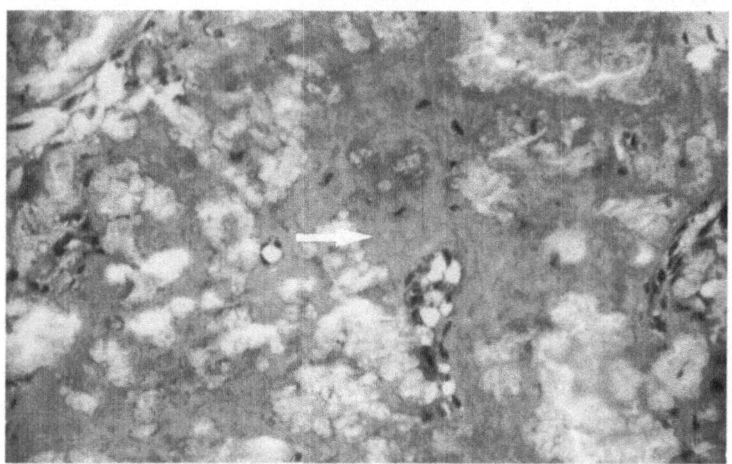

Abb. 5. Hartschnitt, Giemsafärbung (100fach vergrößert): Dichtes Osteoidbälkchenwerk (*Pfeil*) mit eingeschlossenen Konglomeraten aus Hydroxylapatit, 12 Monate nach Implantation

Zeitpunkt sieht man neben lockerem, fibrösem Gewebe auch mehrkernige Riesenzellen vom osteoklastischen Typ, fallweise auch in zirkulärer Anordnung um Resorptionslakunen. Nach einer Implantationszeit von 12 Monaten finden sich neben den osteoiden Bälkchen auch neugebildete Knochenbälkchen mit dazwischengelagerten Konglomeraten aus Hydroxylapatit (Abb. 5).

Diskussion

Anhand dieser klinischen Nachuntersuchungen können wir die erfolgreiche Applikation dieses phykogenen (aus Algen gewonnenen) Hydroxylapatites demonstrieren. Diese Erfahrungen zeigen, daß eine große spezifische Oberfläche, die Osteogenese und die Zellausbreitung um und im Implantat einen wichtigen Faktor darstellt, sodaß nicht mehr von einer Implantat-Knochengrenze gesprochen werden kann. Dieses Knochenersatzmaterial wird komplett vom umgebenden Gewebe und vom Knochen integriert und zeigt innerhalb von ein bis zwei Jahren eine komplette Resorption auf dem Wege der Ersatzresorption.

Literatur

Denissen HW, de Groot K, Makbes PCH (1980) Tissue response to dense apatite implants in rat. Biomed Mat Res 14: 713

Donath K, Kirsch A, Osborn JF (1984) Zelluläre Dynamik um enossale Titanimplantate. Fortschr Zahnärztl Implantol 1: 55

Donath K, Hörmann K, Kirsch A (1985) Welchen Einfluß hat die Hydroxylapatitkeramik auf die Knochenbildung? Dtsch Z Mund Kiefer Gesichtschir 9: 438

Ewers R, Kasparek C, Simons B (1987) Biologisches Knochenimplantat aus Meeresalgen. Zahnärztl Prax 9: 318

Ewers R, Henßge EJ, Kasparek C, Simons B (1989) Erhöhung der Prothesenverankerung durch Auffüllen spongiöser Metallimplantatkörper mit interkonnektierend porösem Hydroxylapatitgranula aus Meeresalgen (Algipore). In: Willert HG, Heuck FHW (Hrsg) Neuere Ergebnisse in der Osteologie. Springer, Berlin Heidelberg New York Tokyo, S 365

Hjoerting-Hansen E, Worsdaae N (1979) Histological reactions after implantation of Interpore 200 in humans. Sec Int Congr Preprosthetic Surg 63: 626

Hoedt B Büsing CM (1985) Die Einheilung von Al203-Keramik am Beispiel des Tübinger Implantates (Frialit). Fortschr Zahnärztl Implantol 1: 150

Hotz G (1992) Degradationsstabile Trägersysteme für osteoinduktive Biomaterialien. Vortrag 7. Jahrestagung Deutsche Gesellschaft für Osteologie Erlangen 26.–28.3.1992

Kasparek C, Ewers R (1986) Tierexperimentelle Untersuchungen zur Einheilungstendenz synthetischer, koralliner und aus Algen gewonnener (phykogener) Hydroxylapatitmaterialien. Fortschr Zahnärztl Implantol 2: 242

Kent JN, Zide MF, Kay JF , Jarcho M (1987) Hydroxylapatite blocks and particles as bone graft substitutes in orthopedic and reconstructive surgery. J Oral Maxillofac Surg 44: 597

Krekeler G, Schilli W (1984) Die Reaktion des periimplantären Gewebes bei belasteten Titanimplantaten. Quintessenz 35: 343

Mangano C, Venini G (1985) Dichtgesintertes C.H.A. als Träger und zur Unterstützung des Knochenwachstums. Zahnärztl Prax 36: 50

Osborn JF (1985) Implantatwerkstoff Hydroxylapatitkeramik. Quintessenz, Berlin

Schroeder A, Stich H, Straumann F, Sutter F (1978) Über die Anlagerung von Osteozement an einen belasteten Implantatkörper. Schweiz Monatsschr Zahnheilkd 88: 1051

Steegmann B, Pape HD (1985) Hydroxylapatit – Knochenersatzmaterial im Kieferbereich. Zahnärztl Mittl 75: 1933

Strassl H, Lintner F (1983) Kann Hydroxylapatit bei bestimmten kieferchirurgischen Indikationen autologen Knochen ersetzen? Dtsch Z Mund Kiefer Gesichtschir 28: 37

Strunz U, Gross U, Nickel S (1983) Morphometrische Untersuchungen über den Knochenkontakt an titanplasmabeschichteten Implantaten. Fortschr Kiefer Gesichtschir 28: 47

Wangerin K, Ewers R, Büll I, Thomsen K (1987) Vergleich der Osteogenese bei Knochenersatzgemischen: Synthetisches Hydroxylapatit-Kollagen versus biologisches Knochenmineral-Kollagen. Jahrestagung der Arbeitsgemeinschaft Kieferchirurgie, Bad Homburg

Winter M, Griss P, de Groot K, Tagai H, Heimke G, Dijk H, Sawai K (1981) Comparative histocompatibility testing of seven calciumphosphate ceramics. Biomaterials 2: 159

Knochengel: Ein neuartiger demineralisierter allogener Knochen in Tierversuchen und klinischer Anwendung

H. A. Tjabbes[1], D. C. Rietveld[1], M. R. Veen[1], A. B. Prewett[2] und C. J. Damien[3]

[1] Bio Implant Services Foundation, Postfach 2304, 2301 CH Leiden, Niederlande
[2] Osteotech. Inc., Shrewsbury, NJ, USA
[3] UMDNJ, Newark, NJ, USA

Einleitung

1965 beschrieb Urist das induktive Vermögen demineralisierter Knochenmatrix („Demineralized Bone Matrix" = DBM) (Urist 1965). Osteoinduktion ist ein Verfahren, bei dem die in der Matrix des implantierten Knochens vorhandenen Proteine Mesenchymzellen des Rezipienten anregen, sich zu Chondroblasten umzuwandeln. Der gebildete Knorpel verkalkt zunächst und wird dann durch Knochen ersetzt. Dieser Ablauf erfolgt analog zur normalen endochondralen Knochenbildung (Glowacki u. Mulliken 1983). DBM wurde kürzlich in sehr unterschiedlichen Anwendungsbereichen verwendet, besonders in der oralen und maxillofazialen Chirurgie (Glowacki et al. 1981; Kaban et al. 1982), der plastischen Chirurgie (Glowacki u. Mulliken 1983), jedoch auch in der orthopädischen Chirurgie (Covey u. Albright 1989; Urist u. Dawson 1981).

Vor kurzem wurde eine neue Form des demineralisierten Knochens vorgestellt. Durch die Vermischung demineralisierten Corticalstaubs (75–500 Mikron) mit Glycerol (50% v/v) wird ein Knochengel (Grafton™) gebildet. Glycerol ist eine nontoxische Substanz, die in diesem System die Funktion eines Konservierungsmittels übernimmt. Glycerol hat zudem bakteriostatische Eigenschaften. Das Knochengel zeigt sich gegenüber der Abwanderung von Teilchen resistent und hat hervorragende Verwendungseigenschaften. Außerdem braucht das Gel vor Gebrauch nicht rehydriert zu werden.

Zur Untersuchung der Wirksamkeit der Kombination wurden mehrere Tierversuche durchgeführt. In diesem Artikel sollen die Ergebnisse einer Untersuchung an Kaninchen diskutiert werden, die in den Labors für orthopädische Forschung an der medizinischen Hochschule New Jersey durchgeführt wurde (Damien et al. 1992). Außerdem werden frühere Ergebnisse eines klinischen Versuchs der Verwendung von Knochengel in der oralen Chirurgie aufgeführt (Levine u. Prewett).

Erforschung eines organischen Systems zur Gewinnung demineralisierter Knochenmatrix (Damien et al. 1992)

Materialien und Methoden

Es wurden vierzig neuseeländische weiße (NZW) Kaninchen verwendet, um die Heilungsreaktion auf das Material beidseitig zwei und acht Wochen zu testen. In den parietalen Knochen wurden kreisförmige Defekte angebracht, die Dura wurde intakt gelassen. Die Defekte wurden mit DBM, vermischt mit Glycerol zu 50% v/v (DBM/G-50, GRAFTON™), DBM/G-40, granularem DBM (DBM/G-0) oder zerkleinertem Autotransplantat gefüllt. Die Kontrolldefekte wurden nicht gefüllt. Jedes Tier der zweiwöchigen Versuchsreihe wurde zehn bis vierzehn

Tage lang mit Oxytetrazyklin und DCAF markiert, während die Tiere aus der achtwöchigen Reihe diese Dosis 5–7 Wochen lang erhielten. Die Histologie erfolgte unter Verwendung von Stevenels Blau und Van Gieson Pikro-Fuchsin. Die Analyse beinhaltet u.a. die lineare Messung vom Umfang der Einwachsung und Flächenmessung des neues Knochens und Knochenmarks als Prozentsatz der gesamten defekten Fläche.

Ergebnisse

Ungefüllte Defekte. Wie erwartet, wiesen die ungefüllten Defekte nach zwei Wochen eine Neubildung trabekularen Knochens nur in minimalem Umfang auf (Abb. 1). Messungen des Ausmaßes der Knocheneinwachsungen ergaben einen linearen Anstieg. Die Gesamtmenge neu gebildeten Knochens betrug im prozentualen Verhältnis zum Gesamtbereich nach zwei Wochen 15% und war nach acht Wochen nur auf 33% angestiegen.

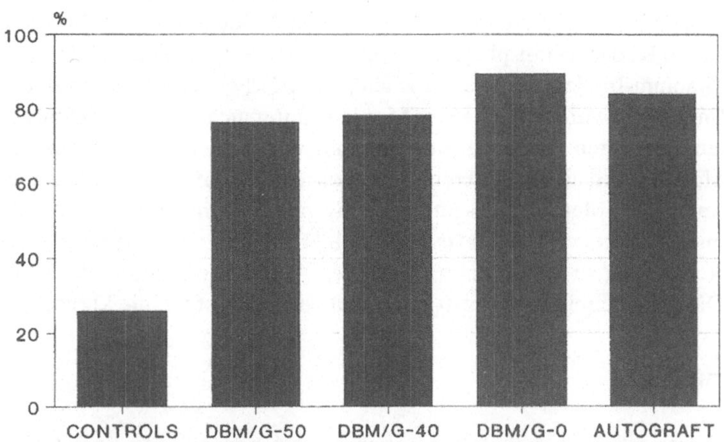

Abb. 1. Veranschaulichung des Ausmaßes einer linearen Einwachsung in Prozenten des Durchmessers des Defekts nach 2 Wochen. Die demineralisierten Materialien konnten bezüglich der Heilungsrate mit dem Autotransplantat verglichen werden, während die Einwachsung der ungefüllten Defekte statistisch langsamer verlief

Defekte mit Füllungen aus DBM/G-50, DBM/G-40 oder DBM/G-0. Das Ergebnis des zweiwöchigen Tests aller Defekte, die mit DBM-Präparaten gefüllt wurden, waren ähnlich. In vielen der Proben erfolgte eine Überbrückung oder annähernde Überbrückung nach zwei Wochen. Nicht resorbierte Partikel in der Mitte des Defekts waren häufig von neuem Knochengewebe umgeben, was aus der Degeneration und Kalzifizierung des eingeschlossenen Knochenmarks resultierte. Am Rande des Defekts dominierten Osteokonduktion sowie eine graduelle Remineralisierung der DBM. Ausgehend von einer Markierungsanalyse mittels Fluoreszenz zeigte der Prozentsatz der linearen Einwachsung, daß nach 10 Tagen, zwei Wochen (s. Abb. 1) und acht Wochen das gesamte DBM-Material statistisch gleichartige Prozentsätze von Knocheneinwachsungen aufwies. Nach acht Wochen hatte der Anteil der Knocheneinwachsung einen Wert erreicht, der sich bei allen DBM-Materialien einer 100%igen Überbrückung annäherte. Die Ergebnisse der Flächenmessungen des trabekularen Knochens und des Knochenmarks ergaben, daß DBM/G-50 und DBM/G-40 nach sowohl zwei (51,3% und 51,6%) als auch nach 8 Wochen (73,8% und 63,1 %) ähnlich abschnitten. Bei DBM/G-0 zeigte sich mehr Knochen nach beiden Zeiträumen (70,5% und 80,8%), während dies bei Paartests nicht signifikant von DBM/G-50 unterschieden werden kann.

Defekte mit Füllungen aus autogenem Knochen. Knochen bildet sich an den Rändern des Defekts und am Ende der Auto-Transplantatpartikel, welche sogar nach acht Wochen nicht resorbiert wurden. Nach zwei Wochen betrug die Flächenmessung des neuen Knochens 70%, und die lineare Einwachsung in den Defekt betrug über 80% der gesamten Defektbreite (s. Abb. 1). Nach acht Wochen hat es doch keine weitere Knocheinwachsung gegeben.

Die Verwendung eines neuartigen Fremdknochentransplantats bei der Implantation knochenintegrierter Dentalimplantate (Levine u. Prewett)

Die gängigsten Verfahren zur Anbringung knochenintegrierter Zahnimplantate zum Wiederaufbau zahnloser Kiefer umfassen eine bis zu neunmonatige Wartezeit auf Heilung und Kalzifizierung der Extraktionshöhlen, bevor das Implantat eingesetzt werden kann. Eine sofortige Anbringung der Implantate nach der Extraktion hat mehrere Vorteile und steigert die Akzeptanz. Auf jeden Fall kann die Verpflanzung von Implantaten in Höhlen ohne ausreichenden Knochen wegen der Bildung von Bindegewebe die Knochenintegration gefährden. Eine Methode zur Verhinderung der Bildung von Bindegewebe ist die Füllung der Aushöhlung mit einem Knochentransplantat. Levine ist zur Zeit mit einer Untersuchung beschäftigt, bei der Titanium-Implantate und Knochengel in frische Extraktionshöhlen eingepflanzt werden. Die Implantate wurden nach sechs Monaten untersucht und einer klinischen Beurteilung unterworfen. Die ersten Ergebnisse von drei Patienten zeigen, daß sich der Implantationsort nach sechs Monaten mit neugebildetem Knochen gefüllt hatte und daß die Implantate klinisch stabil waren. Das Material wies intraoperativ gute Handhabungseigenschaften auf. Es konnte gut damit gearbeitet werden und es blieb stabil an seinem Ort. Es waren keine örtlichen entzündlichen Reaktionen zu verzeichnen. Außerdem verlief die Heilung des weichen Gewebes ungestört. Die Knochenbildung schritt rasch und vollständig fort, die klinischen Ergebnisse waren gut.

Diskussion

Angesichts der Ergebnisse der oben beschriebenen Studie kann folgendes angemerkt werden:

1. Die nicht gefüllten Defekte im Kaninchenversuch entsprachen der Beschreibung von Kramer (Kramer et al. 1968).
2. DBM hat eine positive Wirkung auf die Einwachsung von Knochen in dem verwendeten Modell. Das DBM-Granulat zeigte die besten Heilerfolge. Es war jedoch nicht rehydriert. Dadurch wurde die Einführung einer größeren Menge demineralisierten Knochens ermöglicht, als bei Defekten, die mit Knochengel behandelt wurden.
3. Aus der Tatsache, daß sich in der Mitte des Defekts neuer Knochen bildete, kann geschlossen werden, daß die Wirkung von DBM zumindest teilweise auf Osteoinduktion beruht.
4. Die Hinzufügung von Glycerol zu DBM scheint die osteoinduktive Kapazität nicht zu verringern.
5. Es gibt noch immer keine eindeutige Antwort auf die Frage, ob DBM auch eine osteoinduktive Wirkung bei großen Tieren und Menschen hat. Zur Zeit werden die Ergebnisse einer Untersuchung der Verwendung des Gels in einem Spinalfusionsmodell an Hunden ausgewertet. Die ersten Ergebnisse sind vielversprechend.
5. Die klinischen Ergebnisse sind vielversprechend. Obwohl eine weitere Auswertung wünschenswert ist, ist dieser Knochen wahrscheinlich ebenso effektiv wie demineralisiertes Knochenpulver.

In der Zwischenzeit haben Hunderte spezialisierter Zahnärzte und Kieferchirurgen und einige orthopädische Chirurgen begonnen, das Knochengel in Routineoperationen zu verwenden. Die Ergebnisse der berichteten Fälle sind überwiegend günstig. Die Anwendungen umfassen die orale Chirurgie, die Rückenmarkschirurgie, Hüftkorrekturen und Pseudoarthrose.

Literatur

Covey DC, Albright JA (1989) Clinical induction of bone repair with demineralized bone matrix or a bone morphogenetic protein. Orthop Rev 18/8: 857

Damien CJ, Parsons JR, Prewett AB, O'Leary RK, Rietveld DC (1992) Investigation of an organic delivery system for demineralized bone matrix in a delayed-healing cranial defect model. Presented at Orthopaedic Research Society Annual Meeting. Washington, DC, February 1992

Glowacki J, Mulliken JB (1983) Demineralized bone implants. Clin Plast Surg 12: 233

Glowacki J et al. (1981) Application of the biological principle of induced osteogenesis for craniofacial defects. Lancet I: 959

Kaban LB et al. (1982) Treatment of jaw defects with demineralized bone implants. J Oral Maxillofac Surg 40: 623

Kramer IHR, Kiley HC, Wright HC (1968) A histological and radiological comparison of the healing of defects in the rabbit calvarium with and without implanted heterogenous anorganic bone. Arch Oral Biol 13: 1095–1106

Levine SS, Prewett AB: The use of a new form of allograft bone in implantation of osseo-integrated dental protheses. A preliminary report.

Urist MR (1965) Bone formation by autoinduction. Science 150: 893

Urist MR, Dawson E (1981) Transverse process fusion with the aid of chemosterilized autolysed allogenic (AAA) bone. Clin Orthop 154: 97

Einfluß von Huminat auf Calciumapatit-Implantate

W. Schlickewei[1], U. N. Riede[2], G. Zeck-Kapp[2], E. H. Kuner[1], G. Seubert[2] und W. Ziechmann[3]

[1] Abteilung Unfallchirurgie, Chirurgische Universitätsklinik (Ärztl. Direktor: Prof. Dr. E. H. Kuner), Hugstetter Str. 55, 79106 Freiburg

[2] Abteilung Allgemeine Pathologie der Universitäts-Klinik Freiburg (Ärztl. Direktor: Prof. Dr. H. E. Schäfer), Albertstr. 19, Freiburg

[3] Interfakultatives Lehrgebiet Chemie (Abteilung: Bodenchemie) der Universität Göttingen, Am Vogelsang 6, 37075 Göttingen

Einleitung

Die Knochentransplantation ist bei etwa 15% aller operativen Maßnahmen im Rahmen der Wiederherstellungschirurgie der Bewegungsorgane indiziert. Die Defektauffüllung gelingt zum einen durch Transplantation autogener Spongiosa, zum anderen durch allogene und in letzter Zeit auch durch speziell vorbehandelte xenogene Spongiosa (d.h. Gewebsspender Tier). Die autogene Spongiosa (Axhausen 1909; Matti 1932) hat den Vorteil, osteoinduktiv zu wirken, hat aber den Nachteil, nur in beschränktem Umfang dem körpereigenen Reservoir entnommen werden zu können. Zugleich ist ein weiterer operativer Eingriff erforderlich. Die allogene Spongiosatransplantation (Kuner u. Hendrich 1984) ist infolge der Gefahr einer Hepatitis- und HIV-Virus-Übertragung heute im klinischen Alltag kaum mehr durchführbar. Die einzigen Knochenersatzmaterialien, die derzeit auch klinisch Anwendung finden, sind anorganische Calciumverbindungen in Form von Hydroxiapatit und Tricalciumphosphat. Beide sind osteokonduktiv im Sinne einer Leitschienenfunktion. Sie unterscheiden sich in Resorbierbarkeit und Druckstabilität (Osborn 1985; Pochon 1990).

Auf der Suche nach wundheilungsfördernden Wirkstoffen stießen wir auf Huminsäuren. Sie kommen natürlicherweise im Moor vor, können aber auch durch Oxidation und Polymerisation mehrwertiger Phenole synthetisiert werden und sind dem Melanin strukturell verwandt (Seubert et al. 1988; Ziechmann 1980). Wie aus Vorversuchen bekannt, beschleunigen Huminstoffe die Wundheilung (Seubert et al. 1988) und stimulieren neutrophile Granulozyten und Makrophagen (Ried et al. 1991). Ferner haben sie die Fähigkeit, sich mit Calciumverbindungen umzusetzen. In der vorliegenden Arbeit wurde deshalb die Fragestellung überprüft, ob durch Bindung eines niedermolekularen Huminats an Apatit – möglicherweise durch Stimulation der Leukozyten – seine Resorption gefördert wird, ohne seine osteokonduktive Wirkung zu beeinträchtigen.

Material und Methodik

Humanit-Apatit-Interaktion

Je 1000 mg bovines Hydroxiapatit (BIO-OSS®, Geistlich, CH-Wolhusen) wurde mit 10 ml Huminat (HS-1500, 5% bzw. 0,1%, Weyl-Chemicals, Mannheim) 24 bzw. 120 Stunden bei pH 6,1 geschüttelt. In beiden Fällen wurde das Reaktionsgemisch abgenutscht und mehrfach gewaschen. Es blieb ein braungefärbtes Reaktionsprodukt zurück, welches durch seine Farbe bereits eine Umsetzung erkennen ließ. Von den Festkörpern wurden IR-Spektren aufgenommen. Der Rückstand wurde in 0,1 N-Salzsäure gelöst und ein UV-Spektrum gemessen. Schließlich wurde der Aschegehalt analysiert.

Tierversuche

Als Versuchstiere dienten 6 Bastardkaninchen. Als Implantatmaterial stand bovines Hydroxiapatit (Bio-Oss) in Form von Spongiosapartikeln und -block zur Verfügung. Dieses Apatit wurde am distalen Femur der Kaninchen in einen standardisierten Bohrlochdefekt von 5 mm Durchmesser implantiert. 3 Kaninchen erhielten bovines Apatit (Bio-Oss) ohne Huminat; bei 3 weiteren wurde das Huminat-Apatitkomplexon eingebracht. Als Huminat diente synthetisches niedermolekulares Huminat (HS-1500) (Seubert et al. 1988). Die postoperative Röntgenkontrolle zeigte den Bohrlochdefekt komplett mit Apatit aufgefüllt. Die histologische Gewebsaufarbeitung der Leerversuche 4 Wochen und 6 Monate nach dem Eingriff bestätigte, daß der gesetzte Knochendefekt groß genug war, so daß keine spontane knöcherne Überbrückung eintreten konnte. Die Wertigkeit dieser Bohrlochdefektversuche beim Kaninchen wurde durch Schenk und Willenegger (1977) und Katthagen (1986) bereits bestätigt. Nach Ablauf der Versuchszeit wurde mit McNeal-Tetrachrom gefärbt und in Kunstharz (Schenk 1965) eingebettet. Von diesem unentkalkten Material wurden Mikrosägeschnitte angefertigt.

Schließlich wurde das bovine Apatit mit und ohne Huminatbindung nach kritischer Punkttrocknung mit Gold besputtert und in einem Rasterelektronenmikroskop Typ Jeol Ism-35 CF analysiert.

Resultate

Das IR-Spektrum des Huminat-Apatit-Reaktionsproduktes weist gegenüber dem des unbehandelten Apatits keine wesentlichen Veränderungen auf. Lediglich bei einer Wellenlänge von 1600 cm^{-1} kann eine Aufweitung der Bande gegenüber dem Apatit-Vergleichspräparat beobachtet werden, die auf die sehr breiten Bande des Huminstoffs selbst zurückzuführen ist. Im UV-Spektrum des Reaktionsproduktes zeigt sich, daß an der anorganischen Matrix ein Huminstoff fixiert ist. Dieser zeigt gegenüber dem eingesetzten Huminstoff deutliche Veränderungen: Das Maximum bei ca. 262 nm fällt weg, dafür tritt eine Schulter bei 255 nm auf. Die Analyse der Asche des Apatit-Huminat-Komplexons gibt einen Anhaltspunkt der fixierten Huminatmenge: Für das unbehandelte Apatit ergab sich ein Aschegehalt von 94,2%, also knapp 6% flüchtige Anteile, während das Huminat-Reaktionsprodukt nur 90,25% Asche enthält. Somit beträgt der Gehalt des bovinen Apatits an fixierten Huminstoffen 4%.

Die rasterelektronenmikroskopische Analyse des Apatits zeigt ein spongiöses Gebilde mit an den Bruchkanten lamellärer Schichtung. Bei Vergrößerung lassen sich die parallel ausgerichteten Apatitkristalle erkennen, welche die einzelnen leeren Osteocyten-Höhlen umgeben. Die Huminatbeschichtung verändert die Apatitkristalle weder in Form noch Anordnung. Im Bereich der ehemaligen Bohrlöcher zeigt das devitalisierte Apatit-Implantat eine Ummantelung mit neugebildetem lamellären Knochengewebe. Dabei fällt auf, daß die osteoklastären Resorptionslakunen nur auf dem neugebildeten Knochen, aber nicht auf der Oberfläche des devitalisierten Knochens gefunden werden können. Die Osteoklasten sind dachziegelartig auf dem Apatit ausgebreitet, ohne eine Resorptionslakune zu erzeugen. Zwischen den Apatit-Partikeln und den neugebildeten Knochentrabekeln finden sich einzelne Histiozyten, die zum Teil ein fein granuliertes Material gespeichert haben.

Auch das mit Huminat behandelte Apatit wird von neugebildetem Knochengewebe umgeben. Die osteoklastären Resorptionslakunen treten auch auf der Implantatoberfläche auf. Stellenweise ist das Implantat morphologisch faßbar vermindert oder in Resorption begriffen, so daß gelegentlich ein seidenpapierartiger geknitterter Aspekt des Apatits entsteht. Dazu paßt die reichliche Ansammlung von Histiozyten zwischen den Knochentrabekeln, die bräunliches, granuläres Material phagozytiert haben.

Diskussion

Das unbehandelte bovine Apatit zeigt im Bereich der ehemaligen Bohrlöcher histologisch und rasterelektronenmikroskopisch die Charakteristiken devitalisierten lamellären Knochengewebes. Es ist mit neugebildetem Faserknochen umgeben, der offenbar wenige Wochen nach der Implantation in lamelläres Knochengewebe unter Vermittlung einer lebhaften Osteoklastentätigkeit umgebaut worden ist. Dies ist bemerkenswert, da das verwendete Apatit entproteinisiert ist und keine organische Matrixkomponente und somit auch keine Morphogene mehr enthält, die für eine Knochenneubildung geltend gemacht werden (Canalis et al. 1988). Nennenswerte Infiltrate aus Lymphozyten oder Granulozyten lassen sich in den ehemaligen Bohrlöchern der unbehandelten Kontrollen nicht nachweisen, so daß davon ausgegangen werden kann, daß das bovine Apatit eine gute Gewebeverträglichkeit besitzt. Ferner zeigen vorliegende Untersuchungen, daß das bovine Apatit größtenteils von neugebildetem Knochengewebe ummantelt wird, und somit eine osteokonduktive Wirkung auf das reparative Wirtsgewebe ausübt (Schlickewei u. Paul 1991). Allerdings wird es kaum resorbiert, und somit auch keinem bone-remodelling unterworfen, was wiederum für seine Gewebsverträglichkeit spricht (Spector 1991). Dementsprechend bilden die Osteoklasten an der Oberfläche der implantierten Apatitpartikel keine Resorptionslakunen aus.

Betrachtet man die Bohrlöcher, die mit Huminat-Apatitkomplexon ausgefüllt wurden, so läßt sich bereits nach 4 Wochen zeigen, daß das implantierte Apatit von neugebildetem Faserknochen ummantelt wird und folglich seine osteokonduktive Wirkung trotz Huminatinteraktion nicht verloren hat.

Die Experimente zeigen deutlich, daß das implantierte Hydroxiapatit mit Huminat mottenfraßartig durch eine lebhafte Makrophagenaktivität in Auflösung begriffen ist. Folgerichtig finden sich an der Grenzzone zwischen Apatit und ummantelndem neugebildeten Knochengewebe als Zeichen einer vermehrten Knochenaktivität zahlreiche Howship'sche Resorptionslakunen, und das Apatitimplantat bekommt einen seidenpapierartig zerknitterten Aspekt. Die Apatitauflösung ist besonders bei der Implantation von Spongiosa-Granulat ausgeprägt, so daß teilweise das Substrat für die Osteokonduktivität vermindert ist.

Die Huminat-induzierte Resorption des devitalisierten Apatits läßt sich möglicherweise dadurch erklären, daß niedermolekuläre Huminstoffe in der Lage sind, bestimmte Partialfunktionen der Granulozyten, aber auch der Makrophagen zu stimulieren, was offenbar die Abheilung von Hautwunden (Seubert et al. 1988) begünstigt.

Die Tatsache, daß das niedermolekulare Huminat seine osteoresorptiven Einflüsse offenbar längere Zeit nach der Apatit-Implantation beibehalten hat, liegt höchstwahrscheinlich daran, daß sich die Huminstoffe physikalisch-chemisch nachweisbar an Calciumapatite binden, ohne selbst in bezug auf die Leukozytenstimulation inaktiviert zu werden.

Zusammenfassung

Bovines Apatit besitzt eine hohe osteokonduktive Wirkung. Es ist gut verträglich, aber schwer resorbierbar. Durch Bindung von Huminat an Apatit wird offenbar die Resorption des implantierten Apatits gefördert. Dies ist am ehesten durch Huminat-induzierte Aktivierung der Leukozyten zu erklären. Die teilweise überschießende Apatitresorption dürfte zum einen von der Implantatzubereitung, zum anderen von der Huminatkonzentration abhängen.

Literatur

Axhausen G (1909) Die histologischen- und klinischen Gesetze der freien Osteoplastik aufgrund von Tierversuchen. Arch Klin Chir 88: 23–139

Canalis E, McCarthy T, Centrella M (1988) Growth factors and the regulation of bone remodelling. J Clin Invest 81: 277–281

Katthagen BD (1986) Knochenregeneration mit Knochenersatzmaterialien. Springer, Berlin Heidelberg New York (Hefte zur Unfallheilkunde 178)

Kuner EH, Hendrich V (1984) Die allogene Knochentransplantation. Chirurg 55: 704–709

Matti H (1932) Über freie Transplantation von Knochenspongiosa. Langenbecks Arch Chir 168: 236–258

Osborn JF (1985) Implantatwerkstoff Hydroxylapatitkeramik. Quintessenz, Berlin

Pochon JP (1990) Knochenersatzplastiken mit Tricalciumphosphat im Kindesalter. Aktuel Probl Chir Orthop Huber, Bern

Riede UN, Zeck-Kapp G, Freudenberg N, Keller HU, Seubert B (1991) Humate-induced activation of human granulocytes. Virchows Arch B Cell Pathol 60: 27–34

Schenk RK (1965) Zur histologischen Verarbeitung von unentkalktem Knochen. Acta Anat 60: 3

Schenk RK, Willenegger HR (1977) Zur Histologie Knochenheilung. Springer, Berlin Heidelberg New York (Hefte zur Unfallheilkunde 80)

Schlickewei W, Paul C (1991) Experimentelle Untersuchungen zum Knochenersatz mit bovinem Apatit. Springer, Berlin Heidelberg New York Tokyo (Hefte zur Unfallheilkunde 216, S 59–69)

Seubert B, Tickert W, Spitaler U (1988) Europ. Patentamt Pat. Nr. 0313718–AZ.

Spector M (1991) Charakterisierung biokeramischer Kalziumphosphatimplantate. Springer, Berlin Heidelberg New York Tokyo (Hefte zur Unfallheilkunde 216, S 11–22)

Ziechmann W (1980) Huminstoffe. Chemie, Weinheim

Degradationsstabile Trägersysteme für osteoinduktive Biomaterialien

G. Hotz

Klinik für Mund-Kiefer-Gesichtschirurgie der Universität, Im Neuenheimer Feld 400, W-69120 Heidelberg

Einleitung

Demineralisierte Knochenmatrix besitzt die Fähigkeit, nach heterotoper Implantation die Bildung eines voll ausdifferenzierten Knochengewebes zu induzieren (Urist 1968). Über Extraktion und weitere biochemische Aufreinigung lassen sich aus der Knochenmatrix proteinhaltige Fraktionen – Bone Morphogenetic Protein (BMP) – mit hoher spezifischer Aktivität gewinnen (Wang et al. 1990). Die induktiven nichtkollagenen Proteinfraktionen sind wasserlöslich. Da ihre Wirkung wesentlich von der Raum-Zeit-Charakteristik ihres Auftretens bestimmt wird, hat die Entwicklung von geeigneten Applikationsformen wesentlichen Anteil an der erreichbaren spezifischen Aktivität (Tab. 1).

Tabelle 1. Trägersysteme für induktive Proteine

Anorganische Trägersysteme:	
β-Tricalciumphosphat (β-TCP)	Urist et al. 1984
Polyglykolsäure Polymere	Urist et al. 1984
Hydroxylapatit (HA)	Kawamura et al. 1988
	Glass et al. 1989
Kalziumsulfat (CS)	Yamazaki et al. 1988
HA + CS	Damien et al. 1990
Organische Trägersysteme:	
Inaktive Knochenmatrix	Glass et al. 1989
Kollagen	Deatherage u. Miller 1987
Fibrinklebung (FK)	Kawamura u. Urist 1988
	Schwarz et al. 1989
Anorganische / Organische Trägersysteme:	
HA / Kollagen	Takaoka et al. 1988
HA + FK	Hotz 1991

Die bisher verwendeten Trägermaterialien wie inaktive Matrix, Kollagen oder Fibrin ermöglichen die Diffusion der eingebrachten Proteine, weisen für viele denkbare Anwendungen aber eine zu geringe Eigenfestigkeit auf.

Für die Rekonstruktion von Kontinuitäts- oder Konturdefekten muß ein Träger- und Füllmaterial gewählt werden, das einerseits eine protektive Wirkung gegenüber proteolytischen Aktivitäten aufweist, als Substrat für Zelladhäsion und Proliferation dient, immunologisch inaktiv ist und andererseits eine ausreichende Eigenfestigkeit aufweist.

Von den seit Beginn der 70er Jahre erprobten Kalzium-Phosphat-Keramiken findet die Hydroxylapatitkeramik, die weitgehend der mineralischen Phase des Knochens entspricht, als alloplastisches Knochenersatzmaterial eine breite klinische Anwendung (Jarcho 1981; Kent et al. 1982; Osborn 1987; Hotz et al. 1989).

Es war das Ziel der vorliegenden Untersuchungen, den Einfluß von Hydroxylapatit-Granulat unterschiedlicher Dichte und Porosität (Tab. 2) auf die Knochenneubildungsrate sowie den Keramik-Knochenverbund zu untersuchen.

Tabelle 2. Produktbeschreibung der als Verbundstoff für die induzierte Osteogenese benutzten Hydroxylapatit-Granulate

Handelsname	Frialit	Interpore	Algipore
Hersteller	Friedrichsfeld Mannheim, BRD	Interpore Int. Irvine, USA	Friedrichsfeld Mannheim, BRD
Herkunft	Synthetisch	Meereskorallen	Meeresalgen
Strukturgröße (mm)	0,5–1,0	0,4–1,0	0,2–1,8
Porosität	Dicht	Makroporös	„Interkonnektierend"-porös
Gesamtporenvolumen (%)	3–5	50–65	> 75
Porengröße (μ/m)	3–5	190–230	ca. 10
Schüttdichte (g/cm^3)	1,7	1,1	0,5–0,7
Spez. Oberfläche (m^2/g)	0,3–0,5	1,22	25–30
Löslichkeit (mg Ca/100 ml Aqua dest.)	0,2	0,4	0,05–0,5
Röntgenographie (%)			
HA	>98	94	>95
TCP	<2	2	<2
Sonstiges	–	3	>3

Material und Methode

Wir haben 50 mg Bone Morphogenetic Gelatine (Urist et al. 1973) allein sowie zusammen mit 100 mg eines dicht gesinterten Granulates (Frialit), einem makroporösen korallinen Hydroxylapatit (Interpore) und einem Algenhydroxylapatit (Algipore) in paravertebrale Muskeltaschen von 12 adulten Ratten implantiert. Zur Beantwortung der Frage, inwieweit die Porosität der Keramik einen Einfluß auf die Knochenneubildung hat, haben wir nach einer Nachbeobachtungsdauer von 3 und 6 Wochen eine histologische Auswertung an plastinierten Sägedünnschliff-Präparaten (Hotz et al. 1991) vorgenommen. Bei der nach 6 Wochen durchgeführten morphometrischen Auswertung der zylindrischen 11 mm langen Verbundimplantate BMG/HA wurden pro Präparat 10 Sägedünnschliffe bei einer Vergrößerung von 100:1 ausgewertet. Hierzu wurde ein Zeiss Okular mit 100 Meßpunkten ($z = 9{,}2\ \mu m$) und 10 Meßlinien benutzt. Bei einer Irrtumswahrscheinlichkeit von 5% ($p < 0{,}05$) lag die Signifikanzgrenze bei $F > 5{,}14$ bzw. auf dem 10% Niveau ($p < 0{,}1$) bei $F > 3{,}46$.

Ergebnisse

Das im Bioassay überprüfte BMG induziert konstant eine enchondrale Ossifikation im muskulären Implantatlager. Nach einer Woche kommt es zur Bildung von hyalinen Knorpelinseln. Ab der 2. Woche beobachtet man eine beginnende Kalzifikation und appositionelles Knochenwachstum durch Osteoblasten. In der 3. Woche findet ein Remodeling des neugebildeten Knochens mit Auflösung der implantierten Matrix statt. Nach 4 Wochen finden sich Ossikel mit einem schmalen Saum einer neugebildeten Kortikalis aus reifem Geflechtknochen sowie einem weitmaschigen Markraum, der von Fettmark und Hämatopoeseherden ausgefüllt ist (Abb. 1).

Durch die Zugabe von Hydroxylapatitgranulat als Carrier wird die zeitliche Abfolge der kaskadenförmig ablaufenden enchondralen Ossifikation nicht behindert. Nach 3 Wochen sehen wir bei allen untersuchten Präparationen das erste Stadium eines Ossikels (Abb. 2).

Nach 6 Wochen finden sich auch hier Ossikel mit einer Kortikalis aus reifem Geflechtknochen. Den Markraum bilden Fettmark und darin eingestreut kleine Hämatopoeseherde. Die innerhalb der Ossikel liegenden Granula sind über Knochentrabekel verbunden. Der Knochen lagert sich flächenhaft der Keramik an und wächst beim makroporösem Granulat in die Poren vor (Abb. 3a und b).

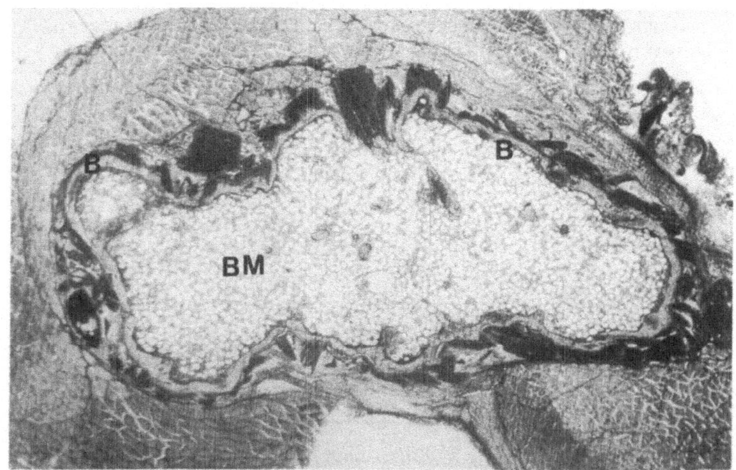

Abb. 1. Ossikel im muskulären Implantatlager mit einer Kortikalis aus reifem Geflechtknochen (*B*). Der Ossikel ist ausgefüllt mit kleinen Hämatopoeseherden (*BM*) und Fettmark. (BMG, 4 Wochen, plastinierter Sägedünnschliff, Toluidinblau, x 4 Orig.)

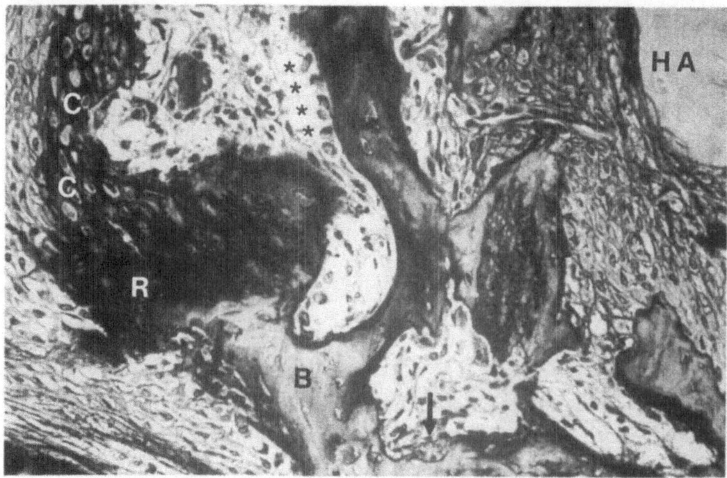

Abb. 2. Nach 3 Wochen finden sich zwischen den Granula (HA) Reste der implantierten Knochengelatine (*R*), daran angrenzend Knorpelinseln (*C*) und Geflechtknochen (*B*) mit aktiven Remodelingvorgängen mit Osteoblasten (*) und Osteoklasten (→) in den neugebildeten Resorptionshöhlen (BMG/Interpore, 3 Wochen, Toluidinblau, x 40 Orig.)

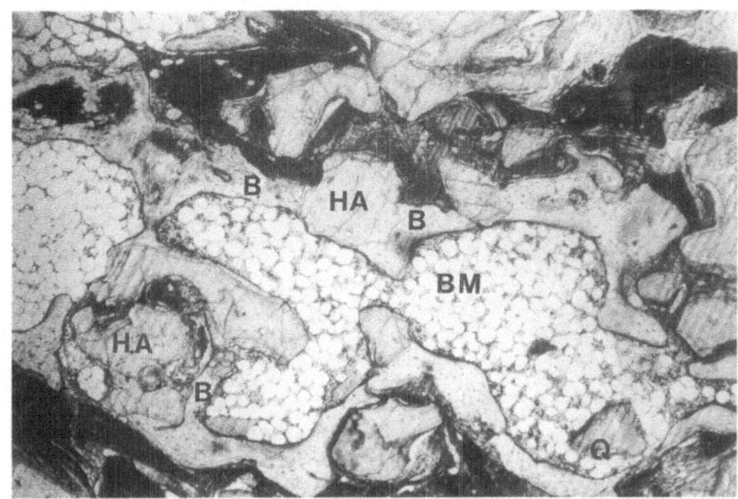

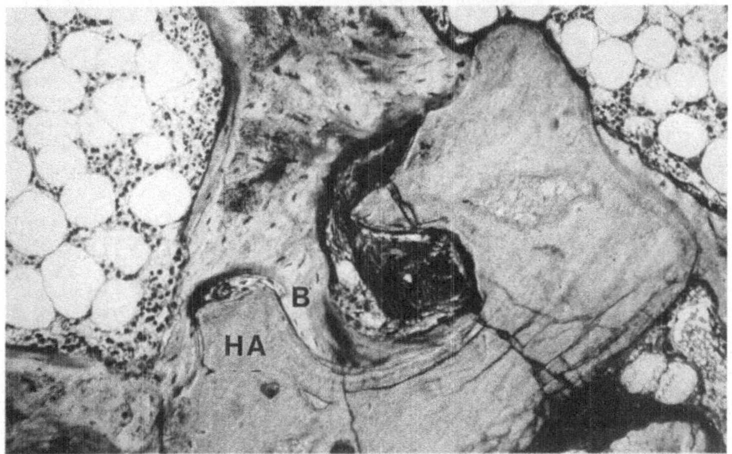

Abb. 3. a Ossikel mit einem Saum aus reifem Geflechtknochen (*B*); im Markraum (*BM*) finden sich Fettmark, kleine Blutbildungsherde sowie Knochentrabekel, die sich dem Granulat (*HA*) anlagern (BMG/Interpore, 6 Wochen, Toluidinblau, x 16 Orig.); **b** die Poren des makroporösen Korallenhydroxylapatit dienen dem einwachsenden Knochen als Leitschiene (BMG/Interpore, 6 Wochen, Toluidinblau, x 40 Orig.)

Insbesondere das Algengranulat zeigt diese flächenhaften keramo-ossären Verbindungen (Abb. 4a). Die elektronenmikroskopische Darstellung läßt deutliche Auflösungszonen in den Korngrenzen des Algenmaterials im Bereich der Knochenanlagerung erkennen, was zu einer intensiven physiko-chemischen Verbindung zwischen Hydroxylapatit und neugebildetem Knochen führt (Abb. 4b).

Unsere histomorphometrischen Ergebnisse lassen sich wie folgt zusammenfassen (Tab. 3):

1. Algipore weist bei kleiner Masse ein um 50% größeres Granulatvolumen (HA) als Frialit oder Interpore auf.
2. Das poröse Algen- und Korallenhydroxylapatit weist eine doppelt so große Oberfläche (HA-O) auf als die dichte Keramik.
3. Das Volumen des neugebildeten Geflechtknochens liegt für alle drei untersuchten Granulatformen in derselben Größenordnung: nämlich 0,97 mm^3 für Algipore, 1,20 mm^3 für Frialit und 1,30 mm^3 für Interpore.

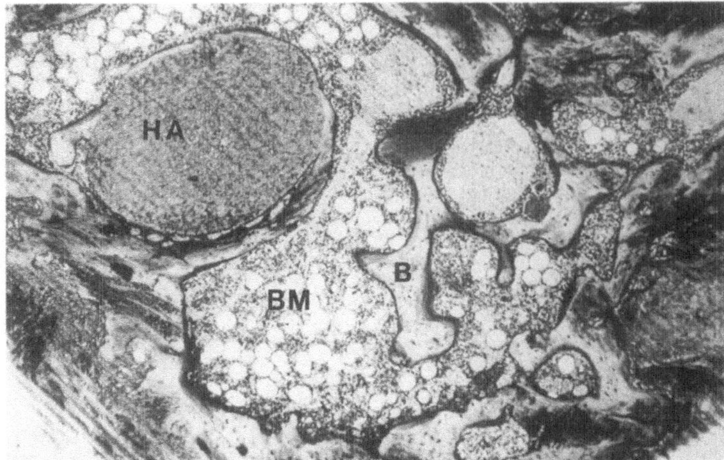

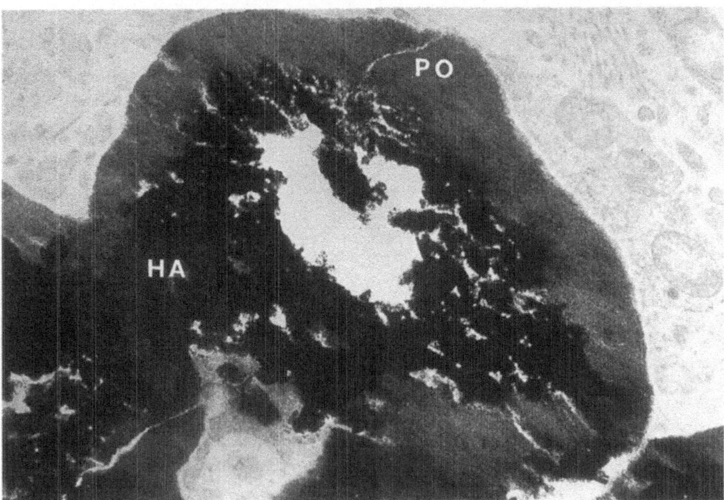

Abb. 4. a Ossikel mit keramo-ossär integriertem Algengranulat (HA) (BMG/Algipore, 6 Wochen, Toluidinblau, x 16 Orig.); **b** algipore Kristallstruktur (HA), umgeben von Präosteoid (PO), das sich als breiter Saum einer granulären nichtfaserigen Matrix darstellt (BMG/Algipore, 6 Wochen, EM x 6200 Orig.)

4. Der höchste Anteil an Knochenmark (KM) mit einem Volumen von 3,76 mm^3 findet sich bei Verwendung der dichten Keramik.
   Im Vergleich der porösen Granulate weist Algipore mit 0,82 mm^3 einen deutlich niedrigeren Anteil an Markgewebe auf als Interpore mit 2,71 mm^3 ($p < 0,1$).
5. Die Knochenanlagerung (HA-K), d.h. der direkte Kontakt zwischen Knochen und Hydroxylapatit, liegt mit 26,22 mm^2 bei Algipore am höchsten ($p < 0,1$).

Diskussion

Die Porengröße und Porosität von Hydroxylapatitgranulat hat in unseren Untersuchungen wenig Einfluß auf das Volumen der matrixinduzierten heterotopen Knochenneubildung. Diese Befunde werden von Kawamura et al. (1988) bestätigt. Bei intraossärer Anwendung finden sie

Tabelle 3. Histomorphometrische Auswertung osteoinduktiver Verbundimplantate (BMG/HA) nach sechswöchiger Liegedauer in der Muskeltasche der Ratte

*	HA (mm^3)	HA-O (mm^2)	Knochen (mm^3)	KM (mm^3)	HA-K (mm^2)
Algipore/BMG					
MW	3,26	303,70	0,97	0,82	26,22
± SD	± 0,56	± 77,56	± 0,50	± 0,98	± 10,81
Frialit/BMG					
MW	2,05	152,84	1,20	3,76	8,56
± SD	± 0,18	± 14,23	± 0,29	± 1,74	± 13,87
Interpore/BMG					
MW	2,01	299,10	1,30	2,71	5,98
± SD	± 0,32	± 56,92	± 0,08	± 0,16	± 0,16
F**	10,09	7,00	0,74	4,97	3,53
BMG					
MW			1,38	5,71	
± SD			± 0,20	± 0,15	

* HA = Hydroxylapatit
KM = Knochenmark
BG = Bindegewebe
HA-K = HA-Knochenkontakt
HA-O = HA-Oberfläche

** Signifikanzgrenze $F \geq 5{,}14$ für $p < 0{,}05$ ($F \geq 3{,}46$ für $p < 0{,}1$)

interessanterweise jedoch eine signifikant gesteigerte Knochenneubildung bei Porendurchmessern zwischen 90 und 200 μm gegenüber Poren kleiner 75 μm oder größer 200 μm. Nach Ansicht der Autoren beschleunigt das makroporöse Hydroxylapatit der Gradation 90–200 μm als Carrier die Osteogenese im Sinne einer Osteoinduktion. Nach unserer Auffassung ist dieser Effekt der osteokonduktiven Leitschienenfunktion der makroporösen Keramik im intraossären Lagergewebe zuzuordnen.

Von Jarcho wurde bereits 1981 der Begriff der Osteokonduktion für die Hydroxylapatitkeramik benutzt. Die Poren der HAK spielen die Rolle eines Leitgerüstes für die Knochenneubildung, ohne selbst osteogenetische Eigenschaften zu besitzen. Holmes (1979) spricht von einer „osteokonduktiven Architektur" der Hydroxylapatitkeramik. Die HAK überträgt jedoch weder osteogenetische Zellen, noch einen induktiven Stimulus, sondern erleichtert im Sinne eine Leitschiene das Einwachsen von Gefäßen und neuem Knochen für den Fall, daß osteogenetische Stammzellen im Transplantat vorhanden sind.

Das interkonnektierend poröse Algenhydroxylapatit weist die größten Knochenkontaktzonen auf, was auf die hohe Porosität von Algipore mit einer spezifischen Oberfläche von 25–30 mm^2/a zurückzuführen sein dürfte. Das Interface des Algengranulates weist in der elektronenmikroskopischen Aufarbeitung deutliche Auflösungszonen in den Korngrenzen auf, was zu einer über eine rein mechanische Verzahnung hinausgehenden physiko-chemischen Verbindung zwischen dem appositionell gebildeten Knochen und Granulat führt.

Die Quantität und Qualität von neugebildetem Knochen ist nach Urist et al. (1983) abhängig von:

1. Der verwendeten Spezies; die Inzidenz und das Ausmaß der Induktion ist bei Nagern hoch
2. Der Qualität der implantierten Proteine
3. Es bestehen speziesspezifische Unterschiede; bovines BMP wirkt induktiver als humanes BMP
4. Dem Alter des Spenders und des Empfängers, d.h. je älter im Tierexperiment das Empfängertier ist, desto geringer ist die induzierte Reaktion auf das implantierte BMP hin
5. Dem Implantationsort; intramuskuläre Implantate zeigen die höchste Aktivität
6. Immunologische Reaktionen; die osteogenetische Aktivität wird von spezifischen und unspezifischen immunologischen Reaktionen des Empfängers beeinflußt.

Die vorliegenden Tierexperimente erlauben somit keine Aussage über die biologische und mechanische Qualität induktiver Biomaterialien unter funktioneller Belastung. Hierzu liegen uns erste Erfahrungen vor, über die wir an anderer Stelle berichtet haben (Hotz 1991).

Durch die Kombination osteoinduktiver Matrix mit Hydroxylapatitgranulat gelingt es nach unseren bisherigen Erfahrungen sowohl im Tierexperiment als auch in der klinischen Anwendung, einen keramo-ossären Knochenersatz mit verbesserten biologischen und mechanischen Eigenschaften zu schaffen.

Da Spenderknochen für die aufwendige biochemische Aufreinigung nur begrenzt zur Verfügung steht – zum Ausschluß von infektiösem Material kommen nur Multiorganspender in Betracht –, wird in Zukunft der gentechnologischen Synthese des BMP verstärktes Interesse zukommen.

Es wird sich in Zukunft dann auch zeigen, ob es *ein* Bone Morphogenetic Protein gibt.

Literatur

Damien CJ, Parson JR, Benedict JJ, Weisman DS (1990) Investigation of a hydroxyapatite and calcium sulfate composite supplemented with an osteoinductive factor. 16th Annual Meeting of the Society for Biomaterials, Charleston, SC, May 20–23, 1990

Deatherage JR, Miller EJ (1987) Packaging and delivery of bone induction factors in an collagenous implant. Coll Rel Res 7: 225

Glass DA, Melloning JT, Towle HJ (1989) Histologic evaluation of bone inductive proteins complexed with coralline hydroxylapatite in an extraskeletal site of the rat. J Periodontol 60/3: 121

Holmes RE (1979) Bone regeneration within a coralline hydroxylapatite implant. Plast Reconstr Surg 63: 626

Hotz G (1991) Knochenersatz mit osteoplastischen und osteoinduktiven Biomaterialien unter Verwendung des Fibrinklebesystems. Ellipse 29: 435

Hotz G: Formstabile Trägersysteme für die extraossäre Knochenbildung. In: Draf W (Hrsg) Möglichkeiten der interdisziplinären Zusammenarbeit in der Plastischen und Wiederherstellungschirurgie. Thieme, Stuttgart

Hotz G, Kristen K, Fritz P (1989) Alveolarkammaufbau mit formbaren Implantaten aus Hydroxylapatit-Granulat und Fibrinkleber. Dtsch Z Mund Kiefer Gesichtschir 13: 363

Jarcho M (1981) Calcium phosphate ceramics as hard tissue prosthetics. Clin Orthop 157: 259

Kawamura M, Iwata H, Sato K, Miura T (1988) Chondroosteogenetic response to crude bone matrix proteins bound to hydroxylapatite. Clin Orthop 217: 281

Kawamura M, Urist MR (1988) Human fibrin is a physiologic delivery system for bone morphogenetic protein. Clin Orthop 235: 302

Kent JN, Quinn JH, Zide MF, Finger JM, Jarcho M, Rothstein SS (1982) Correction of alveolar ridge deficiencies with nonresponsable hydroxylapatite. J Am Dent Assoc 105: 993

Osborn JF (1987) Hydroxalapatitkeramik – Granulate und ihre Systematik. Zahnärztl Mitt 77: 840

Schwarz N, Redl H, Schlag G, Schiesser A, Lintner F, Dinges HP, Thurnher M (1989) The influence of fibrin sealant on demineralized bone matrix-dependent osteoinduction. Clin Orthop 238: 282

Takaoka K, Nakahara H, Yoshikawa H, Masuhara K, Tsuda T, Ono K (1988) Ectopic bone induction on and in porous hydroxylapatite combined with collagen and bone morphogenetic protein. Clin Orthop 234: 250
Urist MR (1968) Surface-decalcified allogenic bone (SDAB) implants. Clin Orthop 56: 37
Urist MR, Iwata H, Ceccotti PC, Dorfman RL, Boyd SD, McDowell RM, Chien C (1973) Bone morphogenesis in implants of insoluble bone gelatine. Proc Natl Acad Sci 70: 3511
Urist MR, Lietze A, Mizutani H et al. (1983) A bovine low molecular weight bone morphogenetic protein (BMP) fraction. Clin Orthop 162: 219
Urist MR, Lietze A, Dawson E (1984) β-tricalcium phosphate delivery system for bone morphogenetic protein. Clin Orthop 187: 277
Wang EA, Rosen V, D'Allessandro JS et al. (1990) Recombinant human bone morphogenetic protein induces bone formation. Proc Natl Acad Sci (USA) 87: 2220
Yamazaki Y, Oida S, Akimoto Y, Shioda S (1988) Response of the mouse femoral muscle to an implant of a composite of bone morphogenetic protein and plaster of paris. Clin Orthop 234: 240

Knochen- und Knorpelneubildung durch Bone Morphogenetic Protein (BMP/NCP) aus humanem Osteosarkomgewebe in vivo und in vitro*

N. Kübler[1] und M. R. Urist[2]

[1] Klinik und Poliklinik für Mund-, Kiefer- und Gesichtschirurgie, Bayerische Julius-Maximilians-Universität, Pleicherwall 2, 97070 Würzburg

[2] Bone Research Laboratory, University of California at Los Angeles, Rehabilitation Center, RM A3–34, 1000 Veteran Avenue, Los Angeles, CA 90024, USA.

Einleitung

Osteosarkome sind mit einem Anteil von von 30% die häufigsten malignen humanen Knochentumoren. Pathohistologische Kriterien sind Tumorknochen, Tumorosteoid und zellreiches, sarkomatöses Stroma. Es wurden sowohl osteoblastische als auch osteoklastische und weitere Subtypen beschrieben.

Die intramuskuläre Implantation von Diffusionskammern mit frischem Osteosarkomgewebe führte im Tierexperiment zu einer tumorfreien Knochenbildung an der Membranaußenseite der Kammern (Heiple et al. 1968). Analoge Resultate ergaben sich nach der direkten heterotopen Implantation von frischem, lyophilisiertem und kultiviertem Osteosarkomgewebe (Hanamure u. Urist 1977).

Wir berichten im folgenden über die Induktion von nicht tumorösem Knochen durch Proteinextrakte (BMP/NCP; Bone Morphogenetic Protein/nicht kollagene Proteine) aus der Matrix eines humanen Osteosarkoms.

Material und Methode

Das Gewebe eines osteoblastisch-fibroblastischen Osteosarkoms entstammte dem Resektat des linken Beines einer 15jährigen Patientin, welche bereits multiple Lungenfiliae mit Osteoidbildung aufwies.

Nach Entfernung des anhängenden Weichgewebes wurde der Tumor zersägt und in flüssigem Stickstoff zermahlen. Die sequentielle Extraktion von BMP/NCP aus der Tumormatrix erfolgte analog zur Gewinnung von BMP/NCP aus kortikalem Knochen (Urist et al. 1987). Insgesamt gelang es dadurch, 199,0 mg wasserunlösliches, Triton X-100-unlösliches Osteosarkom BMP/NCP zu extrahieren, von welchem 166,0 mg in 1 mol/l Zitronensäure weiter extrahiert wurde. Der Überstand wurde gegen destilliertes Wasser dialysiert und ergab nach der Lyophilisation 54,3 mg wasserlösliches, zitronensäurelösliches Osteosarkom BMP/NCP.

SDS-PAGEs wurden bei 30 mA mit einem 12,8% Gel und einem 3%igen Sammelgel durchgeführt.

Proben mit 5 und 10 mg BMP/NCP wurden für 21 Tage in den M. quadriceps femoris von Swiss-Webster-Mäusen implantiert.

Neonatales Muskelgewebe von Sprague-Dawley-Ratten wurde in Gewebekultur auf inaktiver Knochenmatrix bei koninuierlicher, 14tägiger Perfusion mit 0,05 μg/ml, 0,5 μg/ml und

* Mit Unterstützung der Deutschen Forschungsgemeinschaft (Ku 655/1-1), des USPHS, des NIH, des NIDR, der Max Factor Family Foundation, der Mary Pickford Foundation und der Solo Cup Foundation

5,0 μg/ml wasserlöslichem Osteosarkom BMP/NCP oder nach 4stündiger Präinkubation mit 200 μg wasserunlöslichem BMP/NCP gefolgt von einer 14tägigen Inkubation in BMP-freiem Inkubationsmedium (CMRL 1066) bei 37°C in 5% CO_2 inkubiert. Die Glykosaminoglykansynthese und die DNA-Synthese wurden durch die Inkorporation von ^{35}S-sulfat bzw. ^{3}H-Thymidin bestimmt und auf den DNA-Gehalt des Gewebes bezogen (Kawamura u. Urist 1988).

Die Färbung der histologischen Präparate erfolgte mit Haematoxylin-Eosin-Azur II.

Ergebnisse

Die elektrophoretische Untersuchung von wasserunlöslichem, Trition X-100 unlöslichem Osteosarkom BMP/NCP zeigte im SDS-PAGE Proteinbanden mit einem Molekulargewicht von 18 kD, 22 kD, 25 kD, 28 kD, 34 kD, 36 kD und 42 kD. Durch die Extraktion mit Zitronensäure konnten die höhermolekularen Proteinanteile entfernt werden, so daß das wasserlösliche, zitronensäurelösliche Osteosarkom BMP/NCP nur noch Proteinbanden mit einem Molekulargewicht von 14 kD und 18 kD aufwies.

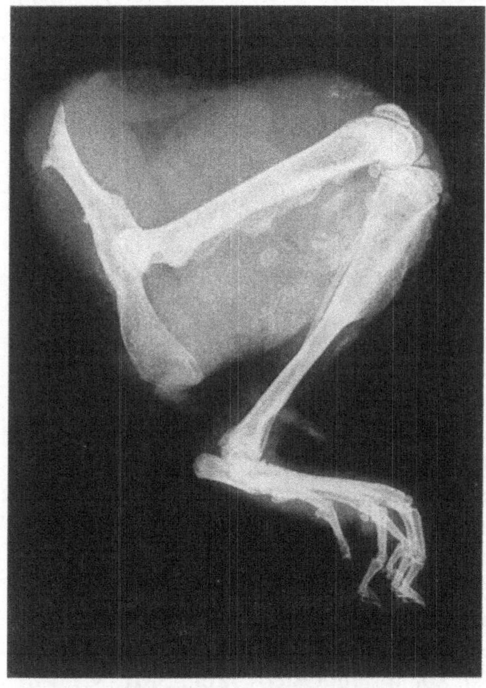

Abb. 1. Intramuskuläre und subperiostale Knochenneubildung 21 Tage nach Implantation von 10 mg wasserlöslichem, zitronensäurelöslichem Osteosarkom BMP/NCP in den M. quadriceps femoris einer Swiss-Webster-Maus

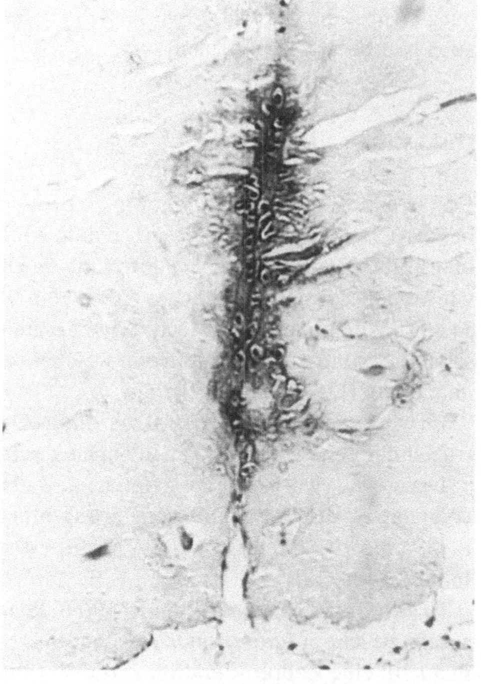

Abb. 2. Knorpelinduktion nach 4stündiger Präinkubation von neonatalem Rattenmuskelgewebe mit 200 μg wasserunlöslichem, Triton X-100 unlöslichem Osteosarkom BMP/NCP, gefolgt von einer 14tägigen Inkubation auf inaktiver Knochenmatrix in BMP-freiem Medium (Haematoxylin-Eosin-Azur II, Verg. 1:65)

In vivo führte die intramuskuläre Implantation von 5 mg und 10 mg wasserunlöslichem, Triton X-100 unlöslichem Osteosarkom BMP/NCP in Swiss-Webster-Mäusen zu einer geringfügigen heterotopen Osteoinduktion bei der 10 mg-Probe nach 21 Tagen. Die Implantation von zwei 5 mg-Proben mit wasserlöslichem, zitronenesäurelöslichem Osteosarkom BMP/NCP führten bei der einen Probe zu einer geringgradigen heterotopen und bei der anderen Probe zu einer orthotopen (subperiostalen) Osteoinduktion. Im Gegensatz dazu zeigte eine 10 mg-Probe sowohl intramuskuläre als auch subperiostale Knochenneubildung (Abb. 1). Die histologische Untersuchung ergab keinen Anhalt auf eine entzündliche Reaktion des umgebenden Muskelgewebes. Die Bildung von tumorösem Knochen oder sarkomatösem Gewebe wurde nicht beobachtet.

In vitro führte die 4stündige Inkubation von neonatalem Muskelgewebe von Sprague-Dawley-Ratten mit wasserunlöslichem, Triton X-100 unlöslichem Osteosarkom BMP/NCP, gefolgt von einer 14tägigen Inkubation in BMP-freiem Medium, zu einem signifikanten Anstieg der Glykosaminoglykansyntheserate ($p < 0{,}02$), während die DNA-Syntheserate unverändert blieb. Als morphologisches Korrelat hierfür wurde eine Knorpelinduktion histologisch beobachtet (Abb. 2).

Wurde neonatales Muskelgewebe kontinuierlich über 14 Tage mit wasserlöslichem, zitronensäurelöslichem Osteosarkom BMP/NCP in vitro perfundiert, zeigte sich eine signifikante Erhöhung der Glykosaminoglykansyntheserate ab einer Konzentration von 5 μg/ml ($p < 0{,}06$) bei gleichbleibender DNA-Syntheserate. Eine Chondroneogenese ohne Tumorgenese konnte auch hier beobachtet werden.

Diskussion

Die Isolation osteoinduktiver Matrixproteine aus Osteosarkomgeweben durch andere Arbeitsgruppen ergab Proteine mit einem Molekulargewicht von 22 kD und 63 kD (Takaoka et al. 1981; Hanamura et al. 1980). Unsere Untersuchungen ergaben, daß Osteosarkom BMP, wie humanes BMP aus Knochenmatrix, ein Molekulargewicht von ungefähr 18 kD besitzt. Die 14 kD Proteinbande des hochaktiven wasserlöslichen Osteosarkom BMP/NCP stellt wahrscheinlich Matrix-Gla-Protein dar, welches selbst nicht osteoinduktiv ist, aber mit BMP Aggregate bildet (Urist et al. 1987).

Es wird angenommen, daß BMP durch Osteosarkomzellen produziert wird und danach intrazellulär gespeichert und auch nach extrazellulär sezerniert wird.

Unsere In-vivo-Resultate zeigten, daß Osteosarkom BMP/NCP, wie BMP/NCP aus Knochenmatrix, durch die Differenzierung pluripotenter, perivaskulärer Mesenchymzellen eine nicht tumoröse heterotope und orthotope Ossikelbildung mit intramedullärer Knochenmarksbildung induziert.

In vitro führte Osteosarkom BMP/NCP zu einer Erhöhung der Glykosaminoglykansyntheserate, welche aufgrund einer konstanten DNA-Syntheserate auf eine Zelldifferenzierung und nicht auf eine Zellproliferation zurückzuführen ist. Somit stellt Osteosarkom BMP, wie BMP aus Knochenmatrix oder Dentin, ein Morphogen mit Differenzierungsaktivität und nicht einen mitogenen Wachstumsfaktor dar. Dies konnte histologisch durch die Osteosarkom BMP-induzierte Knorpelneubildung in vitro ohne gleichzeitige Bildung von tumorösem Gewebe bestätigt werden.

Frühere Untersuchungen zeigten, daß nicht alle Osteosarkome osteoinduktive Potenz besitzen (Hanamura u. Urist 1977; Yoshikawa et al. 1985). Die Implantation von Osteosarkomgewebe in Diffusionskammern, von lyophilisiertem oder kultiviertem Osteosarkomgewebe als auch von osteoinduktiven Osteosarkomextrakten mit nachfolgender Osteoinduktion führte auch bei anderen Arbeitsgruppen niemals zu einer Tumorinduktion. Dies wird durch unsere In-vivo- und In-vitro-Untersuchungen bestätigt. Es scheint deshalb wahrscheinlich, daß die Tumorgenese von der Morphogenese bei Osteosarkomen unabhängig ist, wobei letztere BMP-vermittelt zu sein scheint.

Literatur

Hanamura H, Urist MR (1977) Osteogenesis in transplants of mouse osteosarcoma. Min Tissue Commun 3: 16–18

Hanamura H, Higuchi Y, Nakagawa M, Iwata H, Nogami H, Urist MR (1980) Solubilized bone morphogenetic protein (BMP) from mouse osteosarcoma and rat demineralized bone matrix. Clin Orthop 148: 281–290

Heiple KG, Herndon CH, Chase SW, Wattleworth A (1968) Osteogenetic induction by osteosarcoma and normal bone in mice. J Bone Joint Surg 50A: 311–325

Kawamura M, Urist MR (1988) Growth factors, mitogens, cytokines, and bone morphogenetic protein in induced chondrogenesis in tissue culture. Dev Biol 130: 435–442

Takaoka K, Yoshikawa H, Shimizu N, Ono K, Amitani K, Nakata Y, Sakamoto Y (1981) Purification of a bone-inducing substance (osteogenic factor) from a murine osteosarcoma. Biomed Res 2: 466–471

Urist MR, Chang JJ, Lietze A, Huo YK, Brownell AG, Delange RJ (1987) Preparation and bioassay of bone morphogenetic protein and polypeptide fragments. Methods Enzymol 146: 294–312

Yoshikawa H, Takaoka K, Hamada H, Ono K (1985) Clinical significance of bone morphogenetic activity in osteosarcoma. Cancer 56: 1682–1687

Anwendung von Knochenersatzmaterialien bei der Spondylodese von Skoliosen

F. W. Koch[1], O. Schmitt[1] und H. Mittelmeier[2]

[1] Orthopädische Universitätsklinik Bonn, Sigmund-Freud-Str., 53127 Bonn
[2] Orthopädische Universitätsklinik und Poliklinik, 66424 Homburg/Saar

Einleitung

Langzeitstabilität und Erfolgsrate korrigierender und stabilisierender Skolioseoperationen sind, unabhängig vom verwendeten Verfahren, in enger Korrelation mit einer Osteointegration des verwendeten Knochens oder Knochenersatzmaterials zu sehen. Erst das Zusammenspiel mehrerer Faktoren, die insbesondere bei langstreckigen dorsalen Spondylodesen im extraskelettären Lager eine Rolle spielen, bestimmen den Erfolg solcher Operationen.

Material und Methode

107 Patienten wurden wegen einer idiopathischen Skoliose an der orthopädischen Universitätsklinik Hamburg unter Verwendung des Harrington-Instrumentariums operiert und die Spondylodesestrecke mit einer rein autologen Spongiosaplastik durchgeführt (Abb. 1). Bei 46 meist weiblichen Patienten erfolgte im Zeitraum von 1981 bis 1991 die operative Versorgung der Skoliose mittels einer Mischung von autologer Spongiosa und dem Knochenersatzmaterial Pyrost, bestehend aus einem gesinterten Mineralknochen mit 90% Hydroxylapatit und 7% Beta-TriCalciumphosphatanteil (Fa. Osteo). Dabei wurde die bei der Präparation der Skoliosestrecke verfügbare Spongiosa mit dem Knochenersatzmaterial im Verhältnis von.annähernd 1:1 vermischt und im Bereich der thorakalen Spondylodesestrecke angelagert. Zur instrumentellen korrigierenden Stabilisierung kam in den letzten Jahren ein modifiziertes Luque-Verfahren mit rotationsstabil verankertem Distraktionsstab zur weitgehenden Wiederherstellung des natürlichen Wirbelsäulenprofils zur Anwendung. Bei der ventralen Korrektur der Lumbalskoliose wurde das Dwyer-Instrumentarium eingesetzt. Hier wurde Pyrost, ebenfalls mit körpereigener Spongiosa durchmischt, interkorporell eingebracht.

Ergebnisse

Patienten mit Spondylodesestrecke aus rein autologer Spongiosa zeigten im Laufe der ersten 5 postoperativen Jahre einen Korrekturverlust von durchschnittlich 26 Grad. Dieser Korrekturverlust war umso ausgeprägter, je geringer die zu korrigierende Ausgangskrümmung war (Abb. 1).

46 Patienten, die mittels des Harrington-Instrumentariums und der Modifikation nach Luque korrigiert und unter Verwendung einer Mischung aus Biokeramik und autologer Spongiosa im Verhältnis von etwa 1:1 stabilisiert worden waren, zeigten im Beobachtungszeitraum der ersten beiden postoperativen Jahre einen nur geringfügigen Anstieg des Korrekturverlustes, der im Durchschnitt unter 10 Grad lag (Abb. 2).

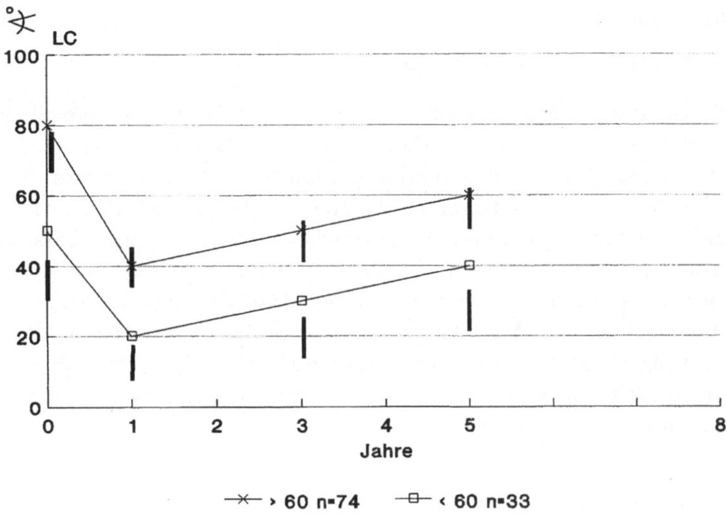

Abb. 1. Korrekturverlust nach operativer Korrektur der idiopathischen Skoliose mit dem Harrington-Instrumentarium und autologer Spongiosa

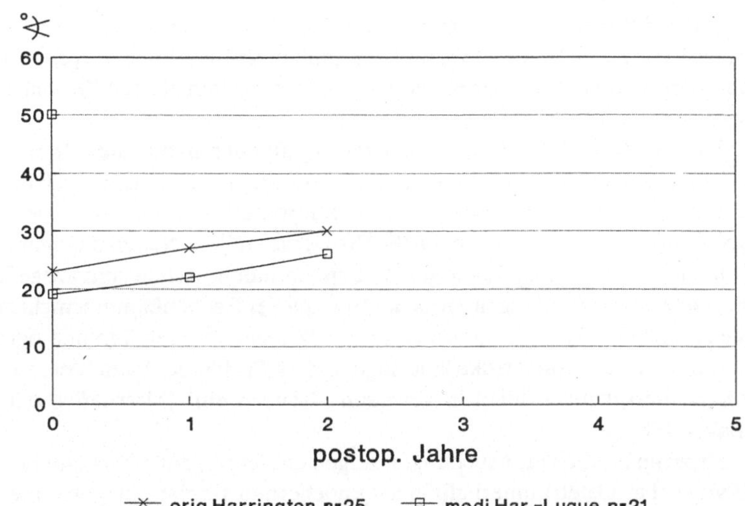

Abb. 2. Postoperative Skolioseentwicklung nach Spondylodese mit Knochenersatz und Mischspongiosa

Obwohl die dargestellten Korrekturverluste wegen der unterschiedlichen primären Ausgangskrümmungen, der erzielten Korrektur und der Beobachtungszeit keinen direkten Vergleich zulassen, so deutet doch die bisher nur geringe Ausprägung des Korrekturverlustes der mit einer Biokeramik-Mischspongiosa versorgten Patientengruppe darauf hin, daß die additive Verwendung von Biokeramiken zumindest im kurzfristigen Beobachtungszeitraum von 2 Jahren keine auffällige Schwächung des Knochenverbundes hervorruft.

Diskussion

Die Beschaffenheit des Wirtslagers

Die Vitalität und Proliferationsfähigkeit des Wirtslagers, hier die mit dem Spondylodesematerial in Kontakt stehenden Wirbelsäulenanteile, bestimmen ganz erheblich die nachfolgende Knochenneubildung. Sieht man einmal von den ventralen interkorporellen Spondylodesen ab, so handelt es sich bei den hier vorgestellten Operationsergebnissen im wesentlichen um die ektope Knochenneubildung einer extraskelettär zu erzeugenden Spondylodesestrecke, die aus Gründen der Geometrie und Größendimensionierung ihre vaskuläre Erschließung mit Invasion von Osteoprogenitorzellen vorwiegend von der muskelbindegewebigen Seite der Paravertebralmuskulatur erfährt. Die eigentliche proliferative Leistung des Wirtslagers, welches in Form angerauhter Wirbelbögen, Quer- und Dornfortsätze vorliegt, kann nur in unmittelbarem Kontakt mit dem Spondylodesematerial zum Tragen kommen und ist rein mengenmäßig von nachrangiger Bedeutung.

Die Beschaffenheit des Transplantates

Die Transplantation frischer autologer Spongiosa gilt allgemein als zuverlässigste Methode zur Schaffung einer festen Knochenverbundstrecke, wenngleich über die Vitalität und osteogenetische Aktivität transplantierter Knochenmarkszellen unterschiedliche Ergebnisse vorliegen (Matti 1932; Ham u. Gordon 1951; Chalmers 1959; Schweiberer 1970; Bassett 1972; Gray u. Elves 1981; Faupel et al. 1987) und der Umbau des avaskulär verpflanzten Knochens teilweise über den von Urist beschriebenen Weg der bmp-induzierten Wirtslageraktivierung erfolgen wird (Urist et al. 1967).

Entscheidet sich der Wirbelsäulenchirurg für ein rein dorsales Operationsverfahren zur Korrektur und Stabilisierung einer Skoliose, so kann ihn die naturgemäß begrenzte Menge der zur Verfügung stehenden, autolog transplantierbaren Knochenmasse bei ausgedehnter dorsaler Spondylodesestrecke vor erhebliche Probleme stellen. Neben unangenehmen Schmerzzuständen und lokalen Komplikationen an den Entnahmestellen sind ausgedehnte und kosmetisch störende Narbenbildungen, meist im Bereich der Beckenkämme, nicht zu vermeiden. Wird auf die zusätzliche Transplantation von Fremdknochen wegen immunologisch bedingter Abwehrreaktionen, Infektionsrisiko und logistischer Probleme verzichtet, so stellt der Einsatz von Knochenersatzmaterialien in gewissen Grenzen eine Alternative dar (Mittelmeier u. Katthagen 1984).

Experimentelle Untersuchungen zeigen eindeutig, daß völlig enteiweißter Mineralknochen (Pyrost, Fa. Osteo) innerhalb eines knöchernen Implantatlagers eine vollständige Erschließung mit Gefäßbindegewebe und Knochenneubildung in engem Kontakt mit den ehemaligen Knochenbälkchen des gesinterten Mineralknochens zuläßt (Katthagen 1986). Der Erfolg in der breiten klinischen Anwendung von Biokeramiken scheint die experimentellen Ergebnisse zu bestätigen. Solche Modelle jedoch, welche unilaterale kortikospongiöse Stanzdefekte als Wirtslager benutzen, sind weit entfernt von den knochenbiologischen Anforderungen, die an langstreckige Spondylodesestrecken mit vorwiegend ektopem Wirtslager gestellt werden.

Das als formstabil geltende, spongiöse Material mit gut erschließbaren Maschenräumen ist nach ossärer Integration in der Lage, den biomechanischen Anforderungen standzuhalten. Im ektopen Lager, wie es beispielsweise die den Dorn- und Querfortsätzen aufliegende Paravertebralmuskulatur darstellt, findet eine Knochenneubildung nach Implantation des reinen Mineralknochens ohne zusätzliche Beladung mit Spongiosa oder Knochenmark nicht statt.

Die Knochenneubildung auf diesen sogenannten osteokonduktiven Biokeramiken im ektopen Lager, also entfernt von einem lastaufnehmenden orthotopen Knochenverbund, kann wegen des fehlenden funktionellen Reizes der mechanischen Belastung das Ausmaß einer physiologischen Knochenneubildung vermutlich nicht erreichen.

Das lokale Milieu von Biokeramiken läßt jedoch grundsätzlich die beiden Möglichkeiten einer osteogenetischen Aktivierung, nämlich die Beimpfung mit determinierten Knochenvorläuferzellen (DOPC) als auch die Belegung mit den nahezu unbegrenzt vorhandenen induzierbaren Osteoprogenitorzellen des Muskelbindegewebes (IOPC) zu.

Tierexperimentelle Untersuchungen weisen eindeutig auf die Möglichkeit der ektopen Knochenerzeugung auf Biokeramiken durch reine Knochenmarkbeimpfung des Mineralknochens im ektopen Muskellager hin (Mittelmeier 1991, 1992). Bekanntlich ist eine Übertragung dieser tierexperimentellen Ergebnisse wegen des in knochenbiologischer Hinsicht äußerst unterschiedlichen „metabolic activity index" (MAI) der verschiedenen Organismen nur bedingt auf den Menschen übertragbar (Urist 1980, 1989). Neuere Beobachtungen deuten jedoch auf ähnliche Ergebnisse auch im humanen Bereich hin.

Die äußerst schonende Methode der Knochenmarkbeimpfung, die lediglich pluripotente Stammzellen, determinierte Knochenvorläuferzellen (DOPC) sowie die Zellen der Hämatopoese auf den Mineralknochen überträgt und die tragende Knochenstruktur an den Entnahmestellen völlig intakt läßt, erscheint beim Menschen im ektopen Lager anwendbar. So zeigen die anläßlich von zweizeitig versorgten Wirbelsäulenverletzungen durchgeführten Transplantationen knochenmarkbeimpfter und in Rektusmuskel subfascial gezüchteter Pyrostimplantate 6–9 Wochen nach Implantation eine gefäßbindegewebige Erschließung mit einer randständigen Knochenentwicklung (Koch u. Schmitt 1992). Werden diese in der Bauchwand gelagerten markbeimpften Biokeramiken im Intervall in die ventrale Wirbelsäule transplantiert, so wird der im Gehäuse der Biokeramik bereits neugebildete autologe Knochen mitverpflanzt.

Auffällig ist hier jedoch die in den Randzonen auftretende Umscheidung der gesinterten Trabekel mit einer dünnen und mit den üblichen Färbetechniken kaum nachweisbaren Gewebsschicht, in der das vermutlich an Lysosomen gebundene Antigen CD 68 mit dem monoklonalen Makrophagen-Antikörper Kp1 (Fa. Dakopatts) darstellbar ist. Es handelt sich somit um das breitflächig aufliegende Zytoplasma von Zellen aus der Monozyten-Makrophagenlinie (Pulford et al. 1989; Micklem et al.). Trotz der histogenetischen Nähe dieser Zellen zu Osteoklasten sind letztere mit diesem Antikörper nicht markierbar, so daß der Nachweis des CD 68-Antigens neben der tartratresistenten sauren Phosphatase als ein gültiges Kriterium zur Unterscheidung von Osteoklasten und Makrophagen in unmittelbarem Kontakt mit dem künstlichen Transplantat gilt. An der Grenzzone zur Biokeramik im ektopen Lager des Menschen ließ sich eine Osteoklastentätigkeit bisher nicht nachweisen. Aus ethischen und auch forensischen Gründen konnten beim Menschen verständlicherweise nur kleine Pyrostimplantatpartikel aus Randzonen zur histologischen Untersuchung herangezogen werden.

Über 90% des beimpften Implantatmaterials wurde zur ventralen Spondylodese eingesetzt, so daß die bisherigen Beobachtungen keinerlei statistisch relevante Aussagen zulassen. Wird gesinterter Mineralknochen als Implantat in Verbindung mit autologer Markbeimpfung für eine dorsale Spondylodese in einem vorwiegend ektopen Wirtslager verwendet, so können diese Beobachtungen zumindest ansatzweise mit in die Beurteilung der Wertigkeit eines markbeimpften Biokeramik-Implantates im menschlichen ektopen Muskellager eingehen.

Der Einsatz von induzierbaren Osteoprogenitorzellen (IOPC), die im Körper nahezu unbegrenzt im Muskelbindegewebe zur Verfügung stehen und für die ektopen paraartikulären

Ossifikationen nach Hüftprothetik im Rahmen der neurogenen Paraosteoarthropathien und vermutlich auch für die postfetale heterotope Osteogenese durch osteoinduktive Knochenmatrixextrakte verantwortlich sind, ist grundsätzlich auch in Verbindung mit Biokeramiken möglich und wegen des formsteuernden Einflusses dieser Leitgerüste auch sinnvoll. Die operative Traumatisierung der Paravertebralmuskulatur bei der Präparation der dorsalen Spondylodesestrecke wird kaum eine Aktivierung der dort ortsständigen oder mobilen induzierbaren Knochenvorläuferzellen hervorrufen. Sie werden vielmehr beim Abbau mitverpflanzter Spongiosa durch freiwerdende osteogenetisch aktive Matrixbestandteile, meist über eine chondrogene Stufe, zu Osteoblasten transformiert.

Werden induzierbare Osteoprogenitorzellen auf Biokeramiken mit einem geeigneten (hohe Resistenz gegen alkalisches Milieu!) Stimulus zu Osteoblasten transformiert (Koch u. Schmitt 1992), so zeigen sie innerhalb von 6–9 Wochen im mechanisch nicht belasteten Lager ein begrenztes Einwachsen entlang der spongiösen Strukturen und füllen zumindest randständig bereits die Poren der Hydroxiapatitkeramik völlig aus. Häufig ähnelt die Knochenneubildung sogar derjenigen, die auf nicht osteokonduktiven Leitstrukturen durch Osteoblastentransformation ortsständiger oder mobiler Knochenvorläuferzellen erreicht werden kann (Koch et al. 1992). Grundsätzlich ist die Verwendung von Biokeramiken auch als Träger des „bone morphogenetic protein" zur Stimulierung von IOPC möglich (Herr et al. 1992). Ebenso lassen Biokeramiken die in-vivo-Kultivierung von vitalen zellulären Induktoren der Osteogenese zu. So könnte die genetische Aufarbeitung der sogenannten epithelinduzierten Osteogenese wegen der leichten Kultivierbarkeit und Beständigkeit der basalen Epithelzellen eine Alternative zur bmp-induzierten Knochenbildung auch auf Biokeramiken darstellen (Urist 1991, persönliche Mitteilung).

Die Ausdehnung der Spondylodesestrecke

Die Dauer des Um- und Einbaues eines Transplantates ist in fast proportionaler Abhängigkeit von der Größe der zu überbrückenden Spondylodesestrecke zu sehen. Steigt die Ausdehnung des zu versorgenden knöchernen Wirtslagers an, so verschiebt sich das Größenverhältnis dieses Lagers im Vergleich zum umzubauenden Transplantat oder Implantat zuungunsten des Wirtslagers. Eine langstreckige Spondylodese verlangt bis zu ihrer vollständigen Inkorporation und Belastungsstabilität eine langdauernde interne Fixation. Das transplantierte Material, insbesondere das in der vorliegenden Arbeit beschriebenene, weitgehend degradationsstabile biokeramische Trägersystem, wird im Rahmen eines Lebensalters fast nie vollständig resorbiert. Oft kommt es nur zu lokalen Resorptionen des transplantierten nicht vitalen Knochens mit nachfolgendem bindegewebigen, aber nicht knöchernen Ersatz. An diesen Übergangszonen finden dann die „Ermüdungsbrüche" des Transplantates statt.

Im Bereich dorsaler Spondylodesen werden zwangsläufig vergleichsweise große Mengen der Biokeramik eingebracht. Dieser Umstand läßt die Frage nach etwaigen pharmakologischen Nebenerscheinungen entstehen (Huggler u. Kuner 1991). Die immer wieder beschriebenen histoplasmazellulären Infiltrationen, das Auftreten von Fremdkörperriesenzellen und Makrophagen mit Abtransport und Speicherung von gelösten Kalziumphosphatpartikeln in den regionären Lymphknoten sowie die Entstehung aggressiver Fremdkörpergranulome oder gar eine Blockierung des RES sind wegen der hohen Degradationsstabilität mit nur geringer Löslichkeit der Biokeramik unwahrscheinlich. Immerhin läßt das innere Milieu der Keramik in vivo eine nahezu ungestörte Transformation der induzierbaren Knochenvorläuferzellen hin zum Osteoblasten mit nachfolgender Matrixsynthese zu. Auch nach subfascialer Implantation von knochenmarkbeimpften Biokeramikkörpern in die menschliche Bauchmuskulatur zeigt das umgebende Bindegewebe um Biokeramiken keine besonders auffälligen Reaktionen.

Die Ganzkörperbelastung steht zwar im Zusammenhang mit der implantierten Biokeramikmenge, sie ist aber vielmehr abhängig von der jeweiligen, pro Zeiteinheit gelösten Dosis. Bei der nur äußerst geringen Löslichkeit des Hydroxilapatits ist auch bei Verwendung in ausgedehnten dorsalen Spondylodesestrecken eine unphysiologische Beeinflussung des Körpers durch die ohnehin physiologische Substanz Kalziumphosphat nicht zu erwarten.

Die Problematik der radiologischen Beurteilung der knöchernen Integration des Mineralknochens

Der aus tierischen Spongiosastreifen durch Pyrolysierung und Sinterung hergestellte „Mineralknochen" bewahrt trotz einer geringen Schrumpfung seine ursprüngliche Struktur und fällt im Röntgenbild durch seine enorme Kontraststärke auf. Die spongiöse Struktur ist trotz der naturgemäß uneinheitlichen Anordnung gut erkennbar, die in vivo vorhandenen Unterschiede in der trabekulären Dichte und Maschenweite haben auch im Röntgenbild ihr radiologisches Korrelat in Form der unterschiedlichen Strahlentransparenz und Strukturdichte. Bereits geringe Unterschiede in der Positionierung zum Röntgenstrahl sowie Überlagerungen mit dem Wirtslagerknochen erschweren eine sichere Beurteilung der Osteointegration im Zentrum des Mineralknochens, während die Knochenregeneration in den Randzonen des Implantates wegen seiner scharfen Konturierung erleichtert wird.

Eine dorsale Spondylodesestrecke aus einer Mischung von autologer Spongiosa, Knochenmarkszellen und biokeramischem Knochenersatz ist hinsichtlich ihrer knöchernen „Durchbauung" aus den oben genannten Gründen radiologisch nur schwer erfaßbar. Zwangsläufig muß sich die weitere Beurteilung der Solidität des Verbundsystemes zunächst auf die klinische und radiologische Feststellung des Korrekturverlustes beschränken. Er kann in bestimmten Grenzen einen indirekten Hinweis auf die Festigkeit einer langstreckigen Spondylodese geben. Der Beitrag systemimmanenter Faktoren des hier mit zwangsläufig stärkerem Korrekturverlust (siehe Abb. 1) – und der eigentlichen Knochenverbundstrecke zur Tragfähigkeit der Spondylodese sind bei der Beurteilung des postoperativen Verlaufes nicht mehr voneinander abgrenzbar. Folglich ist die Bestimmung des postoperativen Korrekturverlustes Ausdruck der Gesamtstabilität sämtlicher in der Spondylodesestrecke verwendeter Elemente.

Zusammenfassung

Bei der Herstellung großer dorsaler Spondylodesestrecken mit zwangsläufig erforderlicher ektoper Knochenbildung bedarf die Verwendung von Kalziumphosphatkeramiken biologischen Ursprungs wegen der unklaren Wechselwirkung von biologischem Verhalten und mechanischer Belastbarkeit einer differenzierten Indikationsstellung. Die mechanischen Eigenschaften des eigenen Knochens werden durch Biokeramiken nicht erreicht, so daß diese sich für eine mechanisch beanspruchte dorsale Spondylodesestrecke nur unter dem Schutz von Stabilisierungssystemen eignen.

Biokeramiken erfüllen hier die Funktion osteokonduktiver Leitstrukturen, ihr Abbau verläuft sehr träge über knochenunphysiologische Zellreaktionen. Wenn eine primäre lokale Stabilität verbunden mit einem fortgesetzten Lastfluß die idealen mechanischen Bedingungen für die knöcherne Integration einer Biokeramik darstellt, so können langstreckige Spondylodesen diese Anforderung nur schwer erfüllen.

Die mittelfristigen Ergebnisse der Röntgenverlaufskontrollen von Patienten mit und ohne Anwendung der Biokeramik beim Aufbau der Spondylodese zeigen hinsichtlich des Korrekturverlustes in dem oben angegebenen Zeitraum bei zusätzlicher Verwendung einer Biokeramik keine nachteiligen Folgen. Der Beitrag der einzelnen Komponenten zur Stabilität der Fusionsstrecke ist naturgemäß nicht abgrenzbar. Der radiologisch und klinisch beurteilbare Korrekturverlust muß als indirektes Maß für die Stabilität der Knochenverbundstrecke angesehen werden. Sie ist letztendlich das summative Ergebnis von Instrumentarium, durchbauter autologer Spongiosa und integrierter Biokeramik.

Literatur

Bassett C (1972) Clinical implications of cell function in bone grafting. Clin Orthop 87: 49–83

Chalmers J (1959) Transplantation immunity in bone homografting. J Bone Joint Surg B41: 160–174

Faupel L, Kunze A, Schulz A, Kafurke H (1987) Die Durchblutung autologer korticospongiöser Transplantate. Springer, Berlin Heidelberg New York Tokyo (Hefte zur Unfallheilkunde 185, S 65–68)

Gray JC, Elves MW (1981) Osteogenesis in bone grafts after short-term storage and topical antibiotic treatment. An experimental study in rats. J Bone Joint Surg B63: 441–455

Ham A, Gordon S (1951) The origin of bone that forms in association with cancellous chips transplanted into muscle. Brit J Plast Surg 5: 154–161

Herr G, Wahl D, Reis HJ, Küsswetter W (1992) Hydroxylapatitkeramiken als BMP-Carrier. Osteologie 1 [Suppl] 1 : 30

Huggler AH, Kuner EH (1991) Aktueller Stand beim Knochenersatz. Springer, Berlin Heidelberg New York Tokyo (Hefte zur Unfallheilkunde 216)

Katthagen BD (1986) Knochenregeneration mit Knochenersatzmaterialien. Springer, Berlin Heidelberg New York (Hefte zur Unfallheilkunde 178)

Koch FW, Deimling v U, Messler HH, Wagner U (1992) Das Verhalten des Knochens auf künstlicher Matrix ohne biomechanischen Einfluß. Osteologie 1 [Suppl] 1 : 42

Koch FW, Schmitt O (1992) Die Osteoblastentransformation der induzierbaren Osteoprogenitorzelle auf einer Biokeramik (unveröffentliche Ergebnisse)

Matti H (1932) Über freie Transplantation von Knochenspongiosa. Langenbecks Arch Chir 168: 236

Micklem K, Rigney E, Cordell J: A human macrophage associated antigen detected by five different monoclonal antibodies (submitted for publication). In: Dakopatts Specification Sheet, M814/MKB/14.09.89. 1989

Mittelmeier W (1991) Erweiterung der Anwendung mineralischer Knochenersatzmaterialien im ersatzschwachen Lager durch autologe Markbeimpfung. Vortrag anläßlich der 39. Jahrestagung der Vereinigung Süddeutscher Orthopäden, Baden-Baden 1991

Mittelmeier W (1992) Knochenneubildung im ersatzschwachen Lager mit spongiösem mineralischen Knochenersatzmaterial und autologer Markinokulation. Demeter

Mittelmeier H, Katthagen BD (1984) Neue Wege des Knochenersatzes. Orthop Prax 20: 389

Pulford KAF, Rigney EM, Micklem KJ (1989) KP1 – a new monoclonal antibody that detects a monocyte/macrophage associated antigen in routinely processed tissue sections. J Clin Pathol 42: 424–421

Schweiberer L (1970) Experimentelle Untersuchungen von Knochentransplantaten mit unveränderter und mit denaturierter Knochengrundsubstanz. Springer, Berlin Heidelberg New York (Hefte zur Unfallheilkunde)

Urist MR (1980) Fundamental and clinical bone physiology. Lippincott, Philadelphia

Urist MR (1989) Introduction to update on osteochondral allograft surgery. In: Aebi M, Regazzoni P (eds) Bone transplantation. Springer, Berlin Heidelberg New York Tokyo

Urist MR, Silverman BF, Buring K, Dubec FL, Rosenberg JM (1967) The bone induction principle. Clin Orthop 53: 243–283

C. Prothesen

Quantifizierung von Knochenreaktionen des Femurs nach Hüftendoprothesen

H. Hirschfelder[1] und E. Klotz[2]

[1] Orthopädische Universitätsklinik Erlangen, Waldkrankenhaus, Rathsberger Str. 57, 91054 Erlangen
[2] Siemens AG, UB-Med Erlangen, 91054 Erlangen

Einleitung

Ein künstlicher Hüftgelenkersatz ist inzwischen bei Patienten mit Arthrose oder Arthritis zur Routine geworden. Der Langzeiterfolg dieser Maßnahme hängt zum Teil von technischen Faktoren (Prothesenmaterial, Prothesendesign, Operationstechnik), zum Teil von der einwirkenden Belastung (Aktivität, Körpergewicht), aber auch von der biologischen Reaktion des Knochens ab. So zeigt sich bei spannungsoptischen Messungen, histologischen Beurteilungen und röntgenologischen Befundungen des Femurs nach Alloarthroplastik an biomechanisch wenig beanspruchten Arealen eine lokale Knochenatrophie, an verstärkt beanspruchten Knochenarealen eine Verdickung und Sklerosierung des kortikalen Knochens.

Die Bestimmung dieser Knochenveränderung war bisher am Patienten nur im Summationsbild der konventionellen Röntgenaufnahme zu bestimmen. Eine Auswertung ist dabei nur qualitativ möglich, zusätzlich bleiben Großteile von Knochenstrukturen im Schatten der Prothese verborgen. Für eine quantitative Auswertung ist eine überlagerungsfreie reproduzierbare Darstellung der Prothese und des Femurschaftes wünschenswert.

Hierfür wäre die computertomographische Untersuchungstechnik prinzipiell hervorragend geeignet, allerdings stören Metallteile durch Artefakte. So waren bei den ersten CT-Scannern diese Artefakte bei den damals üblichen Stahlprothesen so stark, daß eine sinnvolle Auswertung der Schnittbilder nicht mehr möglich war. Heute ist die Bildqualität für die Beurteilung von Prothesen wesentlich besser, bedingt durch verbesserte Gerätetechnik und angepaßte Untersuchungstechnik, entscheidend aber auch durch den Einsatz von Prothesen aus Titan.

Das Ziel der vorliegenden „work-in-progress"-Studie ist es zu untersuchen, unter welchen Voraussetzungen und Einschränkungen die Computertomographie trotz der vorhandenen Artefakte zur quantitativen Beurteilung sowohl der Geometrie als auch der Knochenmineraldichte des Femurs verwendet werden kann.

Auswertemethodik

Rekonstruktion von Bildern mit einer erweiterten CT-Skala

Die normalerweise verwendete CT-Skala ist auf die Darstellung biologischer Gewebe ausgerichtet und beschränkt sich auf CT-Werte kleiner als 3000 Hounsfieldeinheiten (HU). Metalle haben wesentlich höhere Schwächungswerte und werden deshalb im CT-Bild nur unvollständig dargestellt. Titan z.B. weist einen CT-Wert von ca. 9000 HU, Eisen einen von ca. 20 000 HU auf. Relativ starke niederfrequente Artefakte wirken sich vor allem in der Nahumgebung eines Implantates aus und können zu einer Verfälschung der Implantatgrenzen führen. Dies kann durch eine Spreizung der CT-Skala vermieden werden. Eine Spreizung um den Faktor 10 z.B. erlaubt die Darstellung von CT-Werten bis 30 000 HU und somit eine korrekte Abbildung des Implantates (Klotz et al. 1990).

Definition eines Prothesen-verbundenen Koordinatensystems

Zur reproduzierbaren Lokalisation des anatomischen Meßortes muß ein geeignetes Koordinatensystem definiert werden. Hierfür bietet sich bei der Fragestellung der Hüftprothesen das Implantat selbst an. Zur longitudinalen Festlegung werden Schaftspitze und Schaftorientierung benutzt. Für jeden Scan wird ein Polarkoordinatensystem mit Ursprung im Prothesenschwerpunkt verwendet, dessen Winkelnullpunkt durch die Symmetrieachse der proximalsten Prothesenkontur definiert wird (Klotz et al. 1991a).

Automatisierte und artefaktadaptierte Extraktion der kortikalen Knochenkonturen

An den speziell rekonstruierten CT-Bildern ist trotz der Artefaktstörung mittels geeigneter Algorithmen eine weitgehend automatisierte Extraktion der Kanteninformation möglich: äußere Kortikalis, innere Kortikalis und Prothesenoberfläche (Klotz et al. 1991a). Dadurch wird der Bedienereinfluß reduziert, kortikaler Knochen und trabekulärer Knochen können reproduzierbar quantitativ für jede Schicht erfaßt werden.

Untersuchungsprotokoll

Zunächst unsystematische Untersuchungen machten schnell klar, daß ein intraindividueller (Langzeit-)Vergleich oder ein interindividueller Vergleich kaum möglich ist. So war das Hauptaugenmerk zunächst auf eine möglichst weitgehende Schematisierung der Untersuchung und ihrer Auswertung gelegen. Als Untersuchungsgerät verwenden wir das SOMATOM PLUS der Firma SIEMENS. Der Patient wird auf dem Rücken gelagert, der Femur wird senkrecht zur Frontal- und Sagittalebene eingestellt. Zur Gewinnung artefaktfreier Bilder kommen dünne Schichten (2 mm), hohe kVp (137 kVp) und relativ hohe Dosis (590 mAs) zum Einsatz. Die Untersuchung beginnt 20 mm unterhalb der Prothese und wird nach kranial in 10-mm-Schritten bis zum Schenkelhals durchgeführt. Die Gegenseite wird im gleichen Untersuchungsgang regelmäßig miterfaßt. Zusätzlich wird als Kalibrierungsnormal ein eigens entwickeltes Phantom mitgemessen, welches geometrisch und osteodensitometrisch der Becken- und Femuranatomie angepaßt ist.

Genauigkeit und Reproduzierbarkeit

Die Beurteilung der räumlichen Beziehung zwischen kortikalem Knochen und Implantat ist trotz der Artefakte gut möglich. Mit speziellen Phantomen durchgeführte Untersuchungen ergaben eine Genauigkeit der Bestimmung der kortikalen Geometrie von besser als 0,3 mm. Der absolute Fehler bei der Bestimmung der totalen Knochenmineraldichte war kleiner als 5%. Dadurch ist auch ein direkter Seitenvergleich am Patienten möglich.

Für die longitudinale Beurteilung von Knochenmineralveränderungen ist eine ausreichende Reproduzierbarkeit von größerer Bedeutung als die absolute Genauigkeit. Sie hängt von der gewählten Größe der im Polarkoordinatensystem als Sektoren definierten Auswerteareale ab. Hier ergab sich im Phantomexperiment eine Reproduzierbarkeit 1% für Sektoren nicht kleiner als 90 Grad. Die durch die Wiederholungsuntersuchung abgeschätzte in-vivo-Reproduzierbarkeit für die Dichte betrug 2% in 360- und 190-Grad Sektoren und 3% für 90-Grad Sektoren (Klotz et al. 1991a, b).

Erste klinische Ergebnisse

Unter den Bedingungen des Untersuchungsprotokolles wurden bisher 19 Prothesen untersucht. Hierfür wurde ein einheitlicher Prothesentyp (SPOTORNO-Prothese zementfrei aus Titanlegierung) gewählt.

Mit Hilfe der erweiterten CT-Skala erhalten wir Schnittbilder, die allein auf Grund der visuellen Beurteilung der räumlichen Lagebeziehung eine Abschätzung des Paßsitzes der Prothese und ihres Kontaktes zu festen Knochenanteilen zulassen. Für den einzelnen Patienten können damit wichtige Fragen wie die Frühbelastung einer zementfreien Endoprothese geklärt werden. Aber auch die Frage des Prothesendesigns, wichtig für die Langzeitprognose, können beurteilt werden und somit die Entscheidung von Klinikern sowie von industriellen Anbietern unterstützen. Die einzelnen axialen Schnittbilder sind nicht nur geometrisch, sondern auch osteodensitometrisch auswertbar. Zunächst wurden fünf Prothesen mehrfach ausgewertet, um die Leistungsfähigkeit der Methode aufzuzeigen. Als erste Ergebnisse wurden repräsentativ als Meßparameter die mittlere Kortikalisdicke und die Kortikalisdichte ausgewertet:

Bei der Kortikalisdicke fand sich bei allen ausgewerteten Fällen eine Kortikalisminderung im Gegensatz zur nicht betroffenen Gegenseite. Ausgeprägt fand sich dies bei einer Prothese mit einer Standzeit von einem Jahr (15%) sowie bei einem Patienten mit postoperativer Entzündung (16%), nach einem TEP-Wechsel sogar 42%.

Die Kortikalisdichte – als Zeichen der Knochenqualität – war weniger stark verändert als die Kortikalisdicke. Die Minderung betrug zur nicht betroffenen Gegenseite jeweils unter 10%, selbst bei dem Patienten mit Wechseloperation, d.h. schon lange bestehender ungünstiger mechanischer Belastung der Kortikalis zeigt ein Unterschied von 18% noch eine genügende Belastbarkeit des Knochens, so daß trotz der verdünnten Kortikalis eine frühzeitige Teilbelastung der Prothese erlaubt werden konnte. Wie aus histologischen Untersuchungen bekannt, bestätigte sich bei einjähriger Standzeit der Prothese eine Resorption des Knochens mit Verminderung der Kortikalisdichte im mittleren Prothesenbereich, während an der Spitze der Prothese eine Verdichtung des Knochens auftritt.

Diskussion

Für quantitative geometrische und osteodensitometrische Auswertungen des Femurs bei liegender Titanendoprothese kann ein aussagekräftiges Verfahren vorgestellt werden. Kurzfristig sind Ergebnisse über Paßsitz der Prothese sowie das biologische Knochenverhalten durch Angabe von Knochendicke, -dichte und -volumen möglich. Diese Auswertemöglichkeit läßt auch im Langzeitverlauf Aussagen über das weitere Knochenverhalten erwarten, so daß das biologische Verhalten des Knochens auf verschiedene Prothesentypen untersucht werden kann.

Was zum heutigen Zeitpunkt nicht möglich erscheint, ist die Darstellung der direkten Grenzschicht (unter 1 mm) von Prothese zu Knochen. Das Einwachsverhalten des Knochens an den verschiedenen Oberflächenstrukturen oder die Entstehung einer dünnen Weichteil-Zwischenschicht entziehen sich der radiologischen und computertomographischen Kontrolle, so daß hierfür nach wie vor histologische Untersuchungen die sichersten Aussagen erbringen. Somit zeigt die Computertomographie auch keine Möglichkeit, eine Lockerung der Prothese im Frühstadium sicher zu erkennen. Abzuwarten bleibt, ob wir osteodensitometrische Konstellationen finden, die den Verdacht auf eine Frühlockerung ergeben; hierfür sind Ergebnisse allerdings erst in einigen Jahren zu erwarten. Eine entsprechende prospektive Studie wurde inzwischen in unserer Klinik begonnen.

Literatur

Klotz E, Kalender W, Sokiranski R, Felsenberg D (1990) Algorithms for the reduction of CT artefacts caused by metallic implants. SPIE Medical Imaging 1234: 642–650

Klotz E, Hirschfelder H, Kalender W (1991a) Morphologische und osteodensitometrische Untersuchung des Femurschaftes bei implantierten Titanendoprothesen mit Hilfe der CT. In: Jordan K (Hrsg) Medizinische Physik 1991, S 200–201

Klotz E, Hirschfelder H, Kalender W (1991b) Bone densitometry and morphological assessment of the proximal femur in total hip arthroplasty (THA) by CT. Radiology 181: 207

Die SHEP – eine Neuentwicklung der Hüftendoprothetik mit Verbundimplantation von spongiösem Knochen und Prothesenhohlkörpern

K. H. Träger

Facharzt für Orthopädie, Bäckerstr. 3, 81241 München

Mit der zunehmenden Anwendung von zementfreien Endoprothesen hat sich auch die Zahl der verschiedenen Prothesenmodelle so vervielfacht, daß es bei den verschiedenen Spielarten der Formgebung kaum möglich ist, wesentliche Unterschiede zu erkennen.

Allenfalls unterscheiden sie sich noch durch die Oberflächenbeschaffenheit, wo von feiner Rauhigkeit bis sogenannten Spongiosastrukturen Unterschiede bestehen. Alle bisherigen Implantate sind jedoch massive Körper, die praktisch je nach Größe das Implantatlager bis zur Corticalis hin ausfüllen und damit den Stoffwechsel des Markraumes in diesem Bereich unterbinden.

Die neue SPONGIOSA-HÜFTGELENKS-ENDO-PROTHESE SHEP (Abb. 1) ist dahingegen als Hohlkörper mit nach biomechanischen Kriterien angeordneten und möglichst großen Öffnungen – die Pfanne als doppelwandiges Implantat – konzipiert (Abb. 2).

Der Hohlraum von Schaft und Pfanne wird bei Erstoperationen mit autogener Spongiosa aus Kopf, Hals und Trochanterbereich und bei Wechseloperationen mit homogener Bankspongiosa dicht aufgefüttert (Abb. 3 u. 4). Auf diese Weise wird angestrebt, durch Einwachsen des Knochens in die Prothese eine biologische Fixierung des Implantates mit gleichzeitig erhalten bleibendem Knochenstoffwechsel zu erzielen.

Dieses Prothesensystem wurde weltweit erstmalig im Oktober 1987 implantiert, bisher liegen die laufend überwachten Ergebnisse von etwa 400 Prothesen vor.

Die Indikation umfaßt das gesamte Spektrum der Coxarthrose, das System ist für junge wie für alte Menschen anwendbar, ein hoher Prozentsatz betrifft Prothesenwechseloperationen oder vorhergegangene Ein- und Mehrfacheingriffe an dem Hüftgelenk.

Szintigraphische Verlaufsuntersuchungen (Abb. 5), die informativ durchgeführt wurden, zeigen einen anfangs erhöhten Impulsratenquotienten, der sich im Laufe von Monaten und Jahren absenkt, eine gewisse Differenz zur nichtoperierten Seite bleibt jedoch als Ausdruck der Auseinandersetzung des Implantates mit dem Knochen über sehr lange Zeit erhalten, ohne daß daraus eine Prothesenlockerung abgeleitet werden dürfte.

Es war mehrfach möglich, das Implantatlager im Femur zu beurteilen. Dabei zeigte sich ein Wachstum von Knochenzapfen (Abb. 6) zur Prothese hin, die eine knöcherne Verbindungsbrücke zur transplantierten Spongiosa im Inneren der Prothese herstellen. Die mikroskopische Untersuchung dieser Zapfen (Abb. 7) ergibt ein offensichtlich nach Belastung ausgerichtetes feintrabekuläres Netz von neugebildetem spongiösen Knochen, der mit reifen Osteozyten, lamellärer Schichtung und Osteoblastensäumen alle Kriterien eines gesunden Knochens erfüllt.

Ein aus dem Inneren einer Prothese in vivo entnommener Knochenzylinder (Abb. 8) stellt sich röntgenologisch als dichter Knochen dar, makroskopisch als stabile Substanz mit den

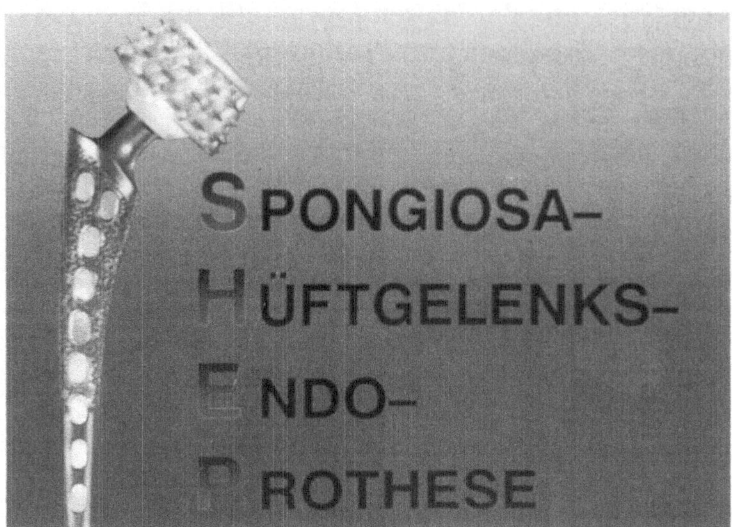

Abb. 1. Prothesensystem SHEP

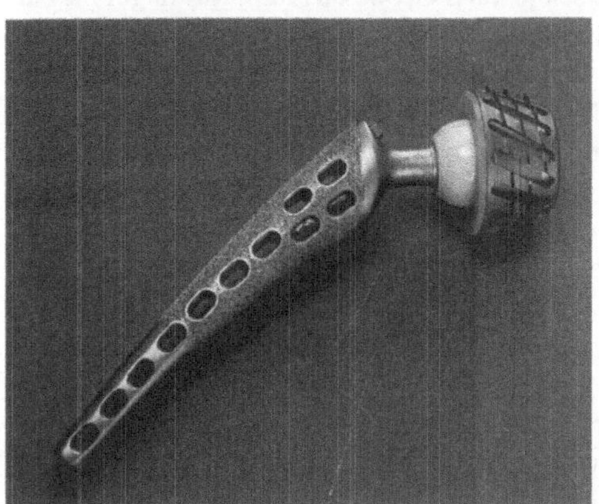

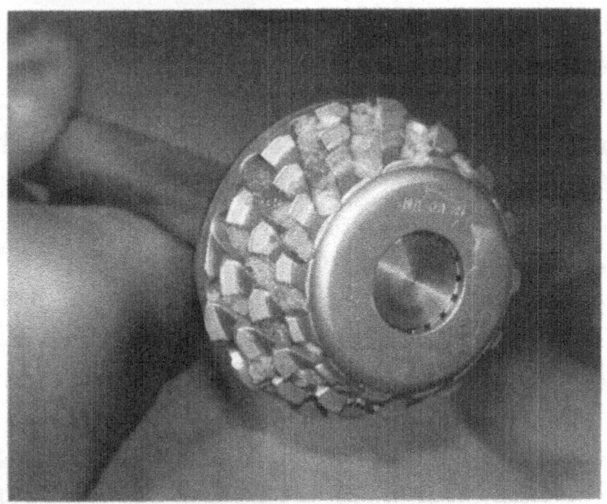

Abb. 2. Prothesenkörper, Pfanne und Schaft leer

Abb. 3. Pfannenkörper gefüllt mit homogener Spongiosa vor Implantation

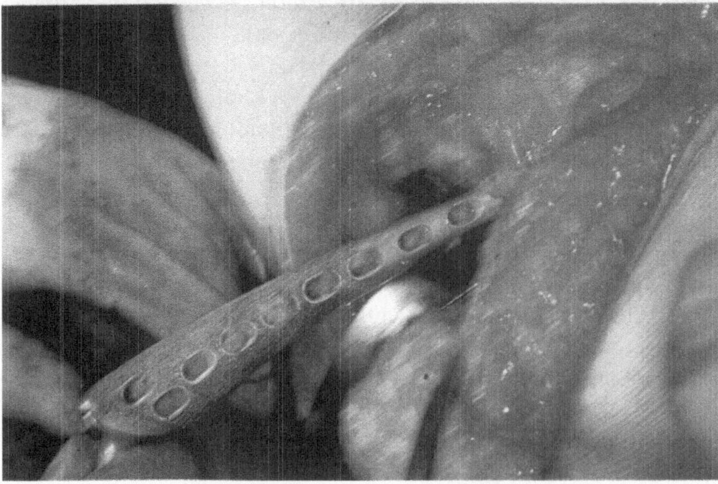

Abb. 4. Prothesenschaft gefüllt mit autogener Spongiosa vor Implantation

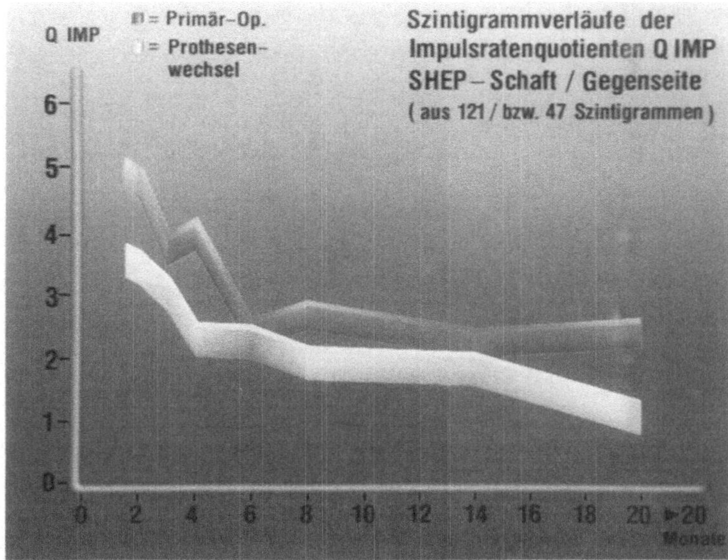

Abb. 5. Informatorischer Verlauf von szintigraphischen Untersuchungen

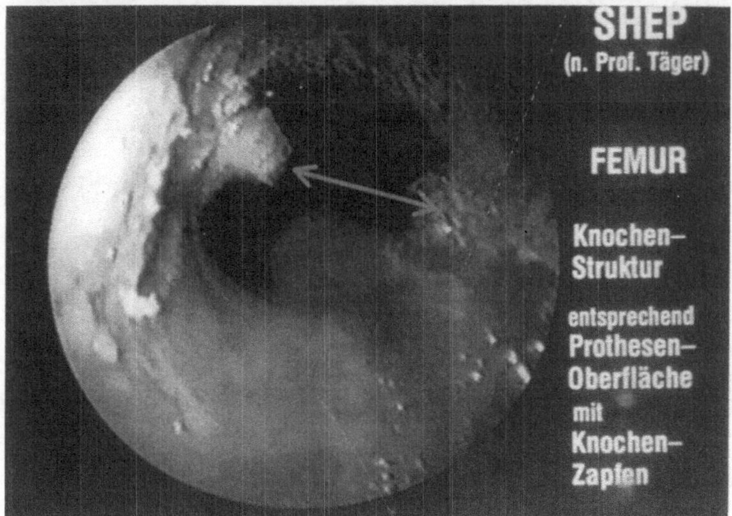

Abb. 6. Endoskopische Videoaufnahme Lager Femur: Knochenzapfen (durchgemeißelt), die zur Prothese hingewachsen sind

makroskopischen Zeichen einer guten Durchblutung (Abb. 9). Neben Resten alten transplantierten Knochens reichlich neugebildeter Knochen, der reaktionslos (Abb. 10) bei der Operation transplantierten Knochen ersetzt. Im Mikrogramm läßt sich der neugebildete Knochen als dunkler Bezirk gut erkennen (Abb. 11).

Die Ausleuchtung eines Bohrkanals in das Protheseninnere (Abb. 12) mit dem Endoskop läßt ein fein verzweigtes Netz von trabekulärem Knochen mit guter Durchblutung erkennen.

Das Prinzip, mit dieser Hüftendoprothetik eine möglichst günstige Vitalerhaltung des Implantatlagers anzustreben, bietet vor allem auch bei Wechseloperationen, die wegen Prothesen-

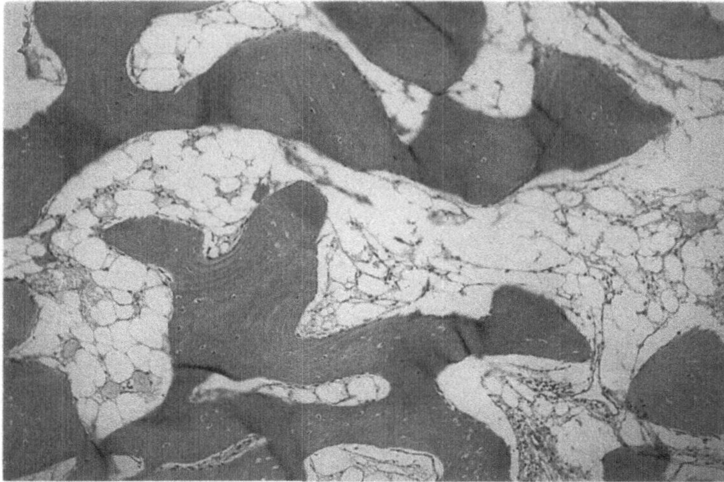

Abb. 7. Stärkere Vergrößerung eines Spongiosabälkchens eines neugebildeten Knochenzapfens: lamelläre Schichtung, Osteozyten, Osteoblasten

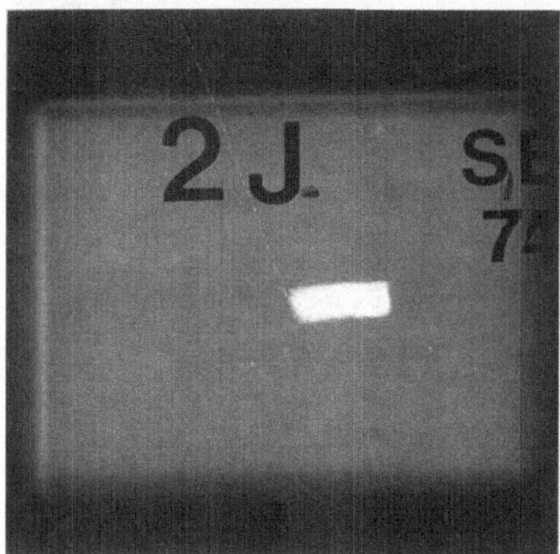

Abb. 8. Röntgenogramm des Knochenzylinders aus der Prothese

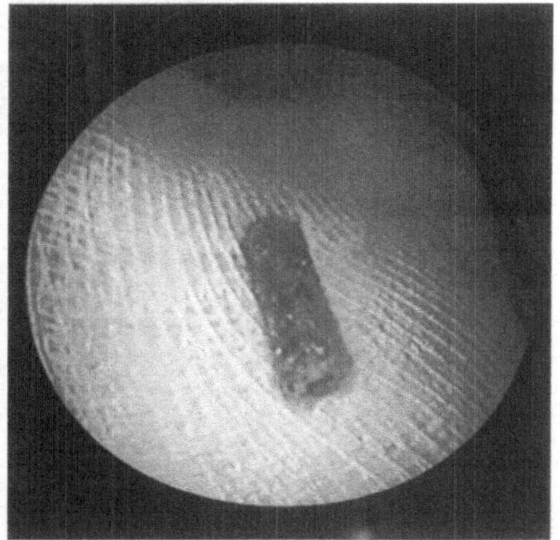

Abb. 9. Knochenzylinder aus Protheseninnerem

lockerungen – zum Teil mit erheblichen Knochendefekten – einhergehen, einen neuen Weg für die Behandlung solcher ungünstiger Ausgangssituationen (Abb. 13a bis d).

Mit der Auffüllung der Defekte mit homogener, kältekonservierter Bankspongiosa erhält der Knochen die Chance, seine durch Osteolysen schwer geschädigte Substanz wieder aufzubauen. Unter Umständen müssen solche Eingriffe zweizeitig ausgeführt werden. Auch im höheren Alter läßt sich eine weitgehend beschwerdefreie Gebrauchsfähigkeit des betroffenen Hüftgelenkes wieder erreichen.

Gerade bei jungen Menschen – durch Erkrankungen, operative Eingriffe oder Verletzungen von schwerer Arthrose betroffen – ist die Spongiosa-Hüftgelenks-Endo-Prothese einsetzbar, weil sie die nachgewiesene biologische Aktivität des Knochenstoffwechsels erhält (Abb. 14).

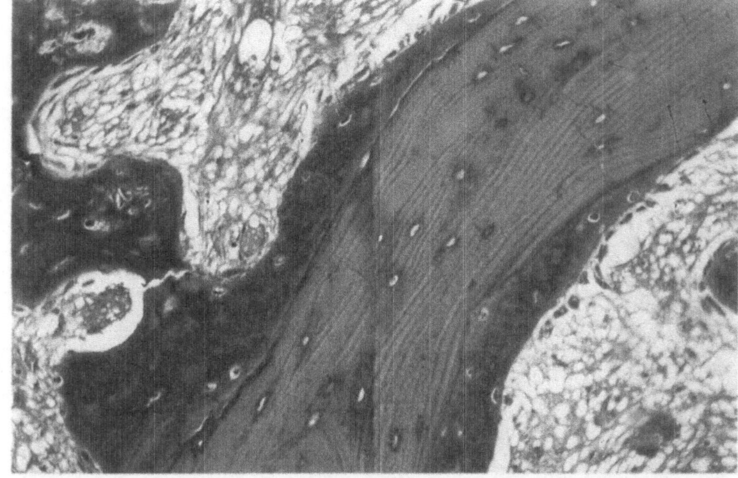

Abb. 10. Reichlich neugebildeter, teilweise schon ausgereifter Knochen aus dem Protheseninneren (Färbung Goldner)

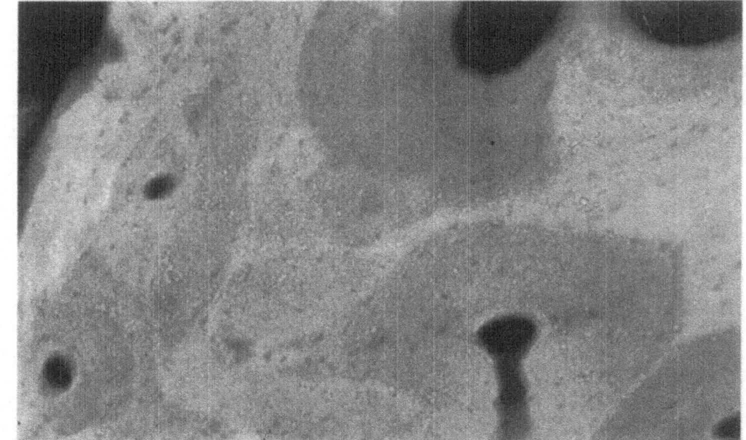

Abb. 11. Mikroradiographische Aufnahme aus einem Knochenzylinder in vivo: dunkle Bezirke = neugebildeter Knochen

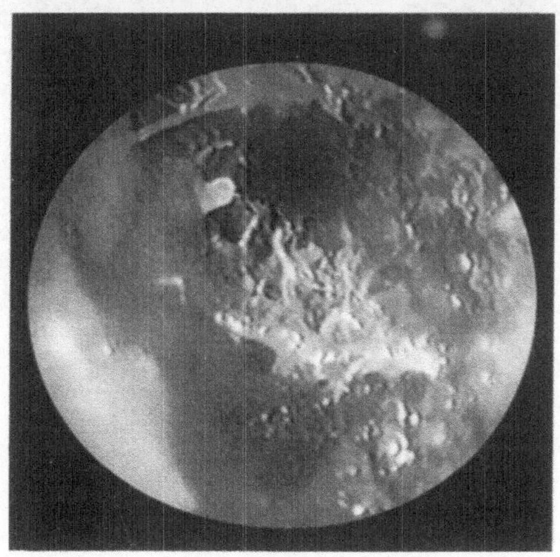

Abb. 12. Endoskopische Videoaufnahme: Inneres eines Bohrkanales im Prothesenschaft; feiner, netzartig angeordneter trabekulärer, gut durchbluteter Knochen

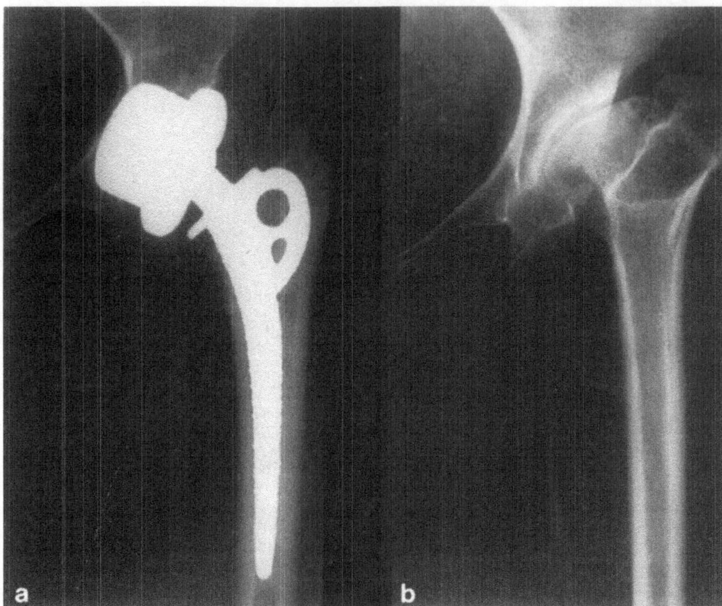

Abb. 13. 52jährige Frau mit Dysplasiecoxarthrose **(a)**; bei Judet-Endoprothese **(b)**; Lockerung, Schmerzen, Wechsel auf zementierten Langschaft

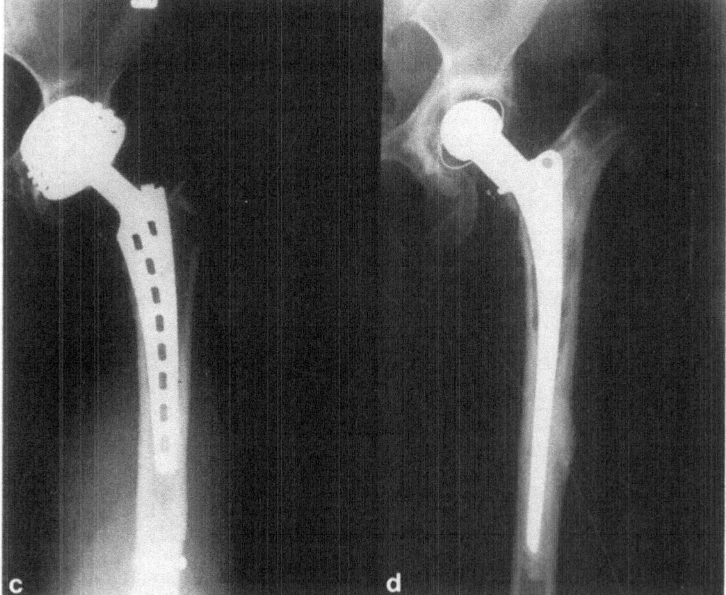

(c); Lockerung, Osteolysen; Wechsel mit Implantation von SHEP **(d)**; beschwerdefrei, arbeitsfähig

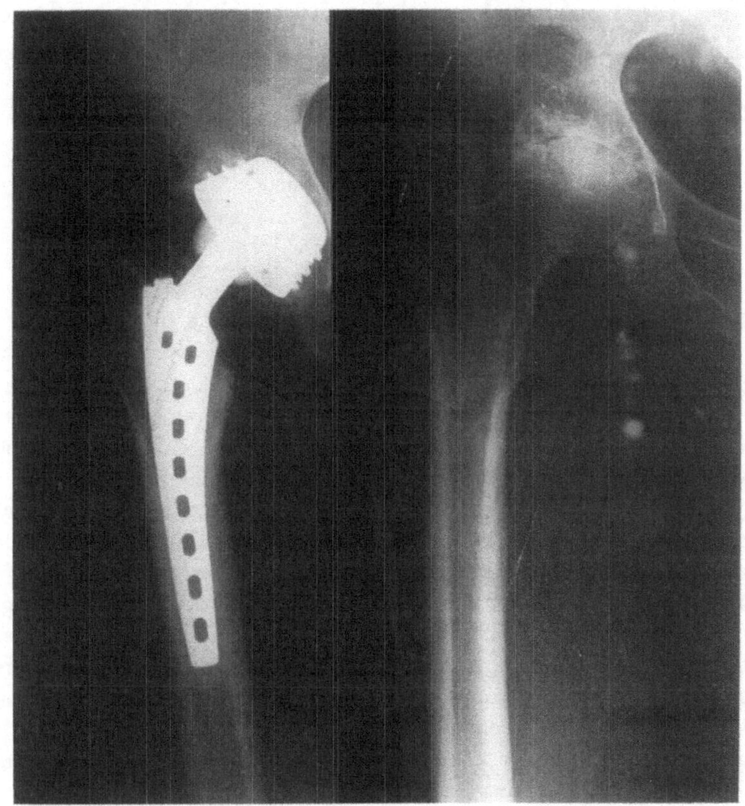

Abb. 14. 38jährige Frau: Coxarthrose III°: SHEP

Je länger der Beobachtungszeitraum wird, über den die Prothesen beobachtet werden können, um so deutlicher stellt sich heraus, daß auch in das Innere der Prothese Last übertragen wird, ein Umstand, der für die Bildung von lamellärem Knochen wichtig ist.

In zahlreichen Röntgenbildern werden den Öffnungen der Prothese entsprechend Konturlinien beobachtet, die offensichtlich eine Verdichtung des Mineralsalzgehaltes als Ursache haben und die darauf hinweisen, daß hier über die knöchernen Zapfen als Verbindung zum Protheseninneren Belastung übertragen wird.

Während alle bisherigen zementfreien Prothesensysteme durch unterschiedliche Oberflächenbeschaffenheit allenfalls ein Anwachsen an die mehr oder weniger aufgerauhte Oberfläche oder ein Einwachsen in die mehr oder weniger strukturierte Oberfläche des Prothesenkörpers erlauben, kommt es bei der Spongiosa-Hüftgelenks-Endo-Prothese nun erstmals zu einem Anwachsen, Einwachsen und zu einem Durchwachsen des ganzen Prothesenkörpers und damit erstmals zu einem echten biologischen Verbund.

Histomorphologische und densitometrische Befunde an der Pfanne des Hüftgelenks nach dessen hemiprothetischer Versorgung

G. M. Sprinzl[1], R. T. Müller[2] und J. Koebke[1]

[1] Institut II für Anatomie der Universität zu Köln, Joseph-Stelzmann-Str. 9, 50931 Köln
[2] Orthopädische Universitätsklinik Essen, Hufelandstr. 55, 45147 Essen

Einleitung

Sowohl klinische und funktionelle Ergebnisse als auch die Indikation zur Implantation von nicht zementierten Hemiprothesen werden seit längerer Zeit kontrovers diskutiert (Broos et al. 1987a, b; Suominen 1989). Gesichert scheint zum gegenwärtigen Zeitpunkt lediglich die Indikation zur Implantation bei alten Patienten mit medialer (subkapsulärer) Schenkelhalsfraktur (Bochner et al. 1988; Broos et al. 1987b; Frisch u. Kaiser 1990; Kwasny et al. 1986; Mosheim et al. 1990; Niebur et al. 1984; Schuckmann u. Schuckmann 1989; Wetherell u. Hives 1990). Bis zum heutigen Zeitpunkt existiert keine befriedigende Analyse bezüglich morphologischer Veränderungen an der Pfanne des Hüftgelenks nach prothetischer Versorgung.

Zielsetzung vorliegender Untersuchung ist es, Veränderungen an der Pfanne des hemiprothetisch versorgten Hüftgelenks im Tierversuchsmodell zu dokumentieren und der Frage nachzugehen, ob eine Hüftkopfprothese ein zeitweise suffizienter Ersatz eines Femurkopfes sein kann. Besonderes Augenmerk soll auf den densitometrischen Untersuchungen liegen, die eine genaue Analyse der Knochendichte im Bereich des Acetabulums ermöglichen (Oberländer 1973). Basierend auf den Erkenntnissen von Pauwels (1965, 1973) werden die Befunde diskutiert.

Material und Methoden

Es werden 14 Schäferhunde an beiden Hüftgelenken mit nicht zementierten Hemiprothesen versorgt. Intraoperativ werden Lage und Funktion der Prothesen durch a.p. Röntgenaufnahmen kontrolliert. Nach definierter Implantatliegezeit (3, 6, 12, 18 und 24 Monate) werden die Hüftpfannen den Tieren entnommen und der makroskopischen Untersuchung unterzogen. Vor der densitometrischen und histologischen Analyse wird von jedem Präparat ein Röntgenbild (Strahlengang: senkrecht zur Pfanneneingangsebene) angefertigt, um die mögliche Ausbildung eines doppelten Pfannenbodens zu erfassen.

Die densitometrische Analyse erfolgte bei allen Präparaten anhand einer 2 mm dicken Knochenscheibe, die aus dem Bereich des Pfannendaches herausgesägt wird. Zwei Sägeschnitte aus Hüftpfannen eines unbehandelten gleichaltrigen Versuchstieres dienen als Kontrollpräparate. Radiär zum Pfannenmittelpunkt werden in einem Abstand von etwa 20° weitere Schnittpräparate erstellt.

Anschließend wird jede Knochenscheibe mit einem feinen Schleifpapier (800er Körnung) planparallel geschliffen. Die Schliffpräparate werden geröntgt (Materialprüffilm Cronex Dupont, 65kv, 6 sec.) und einer densitometrischen Untersuchung mit einem computergestützten Bildanalysesystem (Mockenhaupt, Atari, Köln) unterzogen. Niedrigen Dichtestufen wird

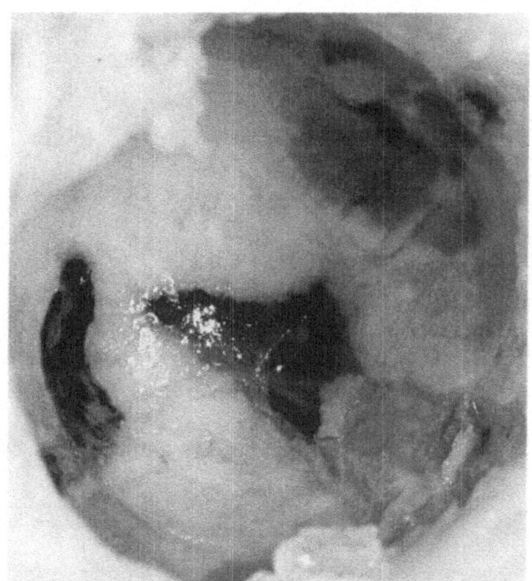

Abb. 1. Hüftgelenkspfanne eines Schäferhundes. Implantatliegezeit 12 Monate

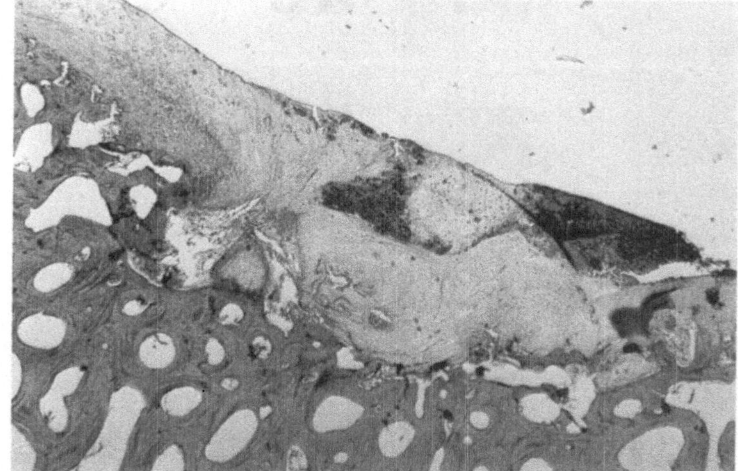

Abb. 2. Histologie aus der Region der Inzisura acetabuli. Auffallend sind die Chondrozytennester und die Auffaserung des Gelenkknorpels. Implantatliegezeit 9 Monate

die Farbe Hellgrau, hohen Dichtestufen die Farbe Dunkelgrau zugeordnet. Die mit dem Bildanalysesystem erzeugten Bilder werden vom Monitor des Computers mit einer Spiegelreflexkamera (Minolta-OM) fotografiert.

Makroskopisch besonders auffällige Präparate werden zur histologischen Aufbereitung in Aethylendiamintetraessigsäure (AeDTA) entkalkt und über Alkohol und Xylol in Paraffin eingebettet.

Ergebnisse

Makroskopische (Abb. 1) und histologische Ergebnisse (Abb. 2, 3) weisen auf eine starke Knochendestruktion an der Pfanne des Hüftgelenks hin. Nach einer Implantatliegezeit von teilweise nur 6 Monaten liegen schwere arthrotische Deformitäten, wie z.B. Knochenglatzen auf

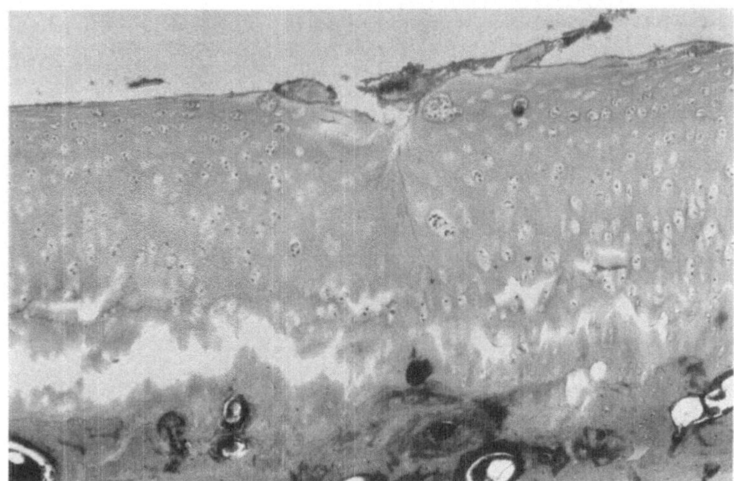

Abb. 3. Histologie aus der Facies lunata. Implantatliegezeit lediglich 6 Monate

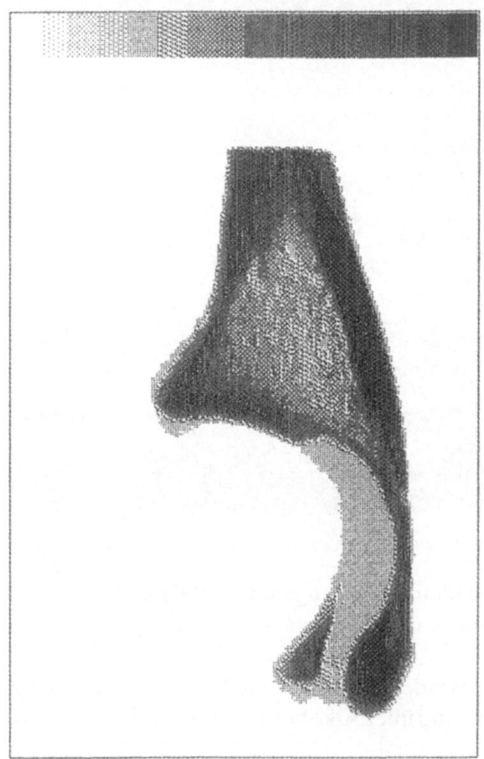

Abb. 4. Densitogramm einer 2 mm dicken Knochenscheibe aus dem Bereich des Pfannendaches des Hüftgelenks. Das Knochendichteverteilungsmuster läßt auf pathologische Vorgänge an der Facies lunata schließen

der Facies lunata, Einrisse und Einblutungen in das Knorpelgewebe, vor. Histologisch werden Auffaserungen des Gelenkknorpels und Chondrozytennester beobachtet. Die Übersichtsröntgenaufnahmen weisen in 12 von 14 Fällen auf die Ausbildung eines doppelten Pfannenbodens hin (Tillmann 1978).

Die densitometrischen Ergebnisse (Knochendichtemaxima (dunkelgrau) in der Region des lateralen Pfannenrandes) lassen auf eine belastungsbedingte Kalksalzeinlagerung und eine subchondrale Sklerosierung schließen (Abb. 4).

Diskussion

Die im typischen Fall beim prothetisch versorgten Hundehüftgelenk zu beobachtende, keilförmige Sklerose (s. Abb. 4) im Pfannendach weist auf eine ungleichmäßige Spannungsverteilung hin. Diese wird am ehesten ihre Ursache in einer mangelhaften Kongruenz zwischen Prothesenkopf und Pfanne haben. Durch Inkongruenz ist die kraftaufnehmende Fläche reduziert und zum Pfannenrand hin konzentriert.

Die histologischen Befunde belegen eine mehrstufige Knorpeldestruktion, wie sie für die mechanisch bedingte Gelenkarthrose typisch ist.

Die im Tierversuch ermittelten Befunde sind wenig ermutigend für eine Indikation zum hemiprothetischen Ersatz des Hüftgelenks beim Menschen.

Literatur

Bochner RM, Pellicci PM, Lyden SP (1988) Bipolar hemiarthroplasty for fracture of the femoral neck. J Bone Joint Surg [Am] 70: 1001–1010

Broos PL, Stappaerts KH, Gruwez JA (1987a) The use of Müller hip prostheses for post-traumatic injuries. Acta Chir Belg 87: 343–349

Broos PL, Stappaerts KH, Luiten EJ, Gruwez JA (1987b) Endoprosthesis. Unfallchirurg 90: 347–350

Delamarter RM, Moreland JR (1987) Treatment of acute femoral neck fractures with total hip arthroplasty. Clin Orthop 218: 68–74

Frisch W, Kaiser N (1990) Die Variokopfprothese. Erfahrungsbericht über die Versorgung medialer Schenkelhalsfrakturen beim alten Menschen mit dem alleinigen Hüftkopfersatz. Chir Praxis 42: 85–91

Kummer B (1985) Einführung in die Biomechanik des Hüftgelenks. Springer, Berlin Heidelberg New York Tokyo

Kwasny O, Scharf W, Hertz H, Trojan E (1986) Versorgung der Schenkelhalsfrakturen mit Hüftkopfprothesen. Unfallchirurg 89: 369–374

Mosheim J, Alter AH, Elconin KB, Adams WW, Isaacson (1990) Transcervical fractures of the hip treated with the Bateman bipolar prosthesis. Clin Orthop 251: 48–53

Niebuhr H, Hartmann V, Dehn V, Wening V (1984) Über Variokopfendoprothesen bei Schenkelhals- und schenkelhalsnahen Frakturen. Unfallheilkunde 87: 331–337

Oberländer W (1973) Die Beanspruchung des menschlichen Hüftgelenks. V. Die Verteilung der Knochendichte im Acetabulum. Z Anat Entwickl-Gesch 140: 367–384

Pauwels F (1965) Gesammelte Abhandlungen zur funktionellen Anatomie des Bewegungsapparates. Springer, Berlin Heidelberg

Pauwels F (1973) Atlas zur Biomechanik der gesunden und kranken Hüfte. Springer, Berlin Heidelberg New York

Schuckmann P, Schuckmann W (1989) Indikation zur endoprothetischen Versorgung pertrochantärer Frakturen. Beitr Orthop Traumatol 33: 279–282

Suominen S (1989) Total hip replacement. Ann Chir Gynaecol 78: 309–315

Tillmann B (1978) A contribution to the functional morphology of articular surfaces. In: Bargmann W, Doerr W (eds) Normal and pathological anatomy

Wetherell RG, Hinves BL (1990) The Hastings bipolar hemiarthroplasty for subcapital fractures of femoral neck. J Bone Joint Surg [Br] 72-B: 789–793

Die knöcherne Regeneration des Femurschaftes beim Totalprothesenwechsel der Hüfte ohne Knochentransplantate

M. Wagner

Orthopädische Klinik Wichernhaus Rummelsberg (Chefarzt Prof. Dr. H. Wagner), Postfach, 90592 Schwarzenbruck/Nürnberg

Einleitung

Die aseptische Lockerung einer Hüftendoprothese geht mit einem kontinuierlichen Knochenverlust einher. Die abgeriebenen Polyäthylen-Partikel und die Zerrüttungsprodukte des Knochenzementes bei zementierten Endoprothesen lösen Fremdkörperreaktionen aus, die entstehenden Granulome führen an der Grenzfläche zwischen Implantat und Knochen zu einer Osteolyse (Willert et al. 1978), die die erneute belastungsstabile Versorgung mit einer Femurprothese technisch sehr schwierig gestaltet. Der Knochenverlust mit teilweise papierdünnem Knochen am Femur macht den Einsatz von Standardimplantaten beim wiederholten Prothesenwechsel oft unmöglich, da eine stabile Verankerung nicht zu erzielen ist. Bei den häufig älteren Patienten muß aber eine hohe Primärstabilität erreicht werden, da nur so die dringend notwendige Frühmobilisation möglich ist. In den zurückliegenden Jahren wurden daher große, hauptsächlich zementierte Prothesen implantiert und der Knochendefekt mit allogenen Knochentransplantaten oder Knochenzement aufgefüllt. Eine gute Regeneration des geschädigten Knochens kann bei diesen distal fixierten, starren Femurprothesen meistens nicht beobachtet werden. Vielmehr tritt in vielen Fällen eine weitere Atrophie des Knochens proximal der Verankerung auf.

Material und Methode

Mit dem seit 1986 implantierten unzementierten Revisionsprothesensystem[1] werden die genannten Nachteile weitgehend umgangen. Die unzementierte Implantation erlaubt bei Problemen einen Austausch oder Ausbau des Prothesenschaftes ohne Knochenzerstörung.

Die Femurprothese überbrückt den geschädigten Knochen wie ein Marknagel (Abb. 1) und wird distal in mechanisch stabilem Knochen verankert. Die Prothese ist im Verankerungsteil in allen Elementen konisch konfiguriert, der Konuswinkel beträgt 2°. Mit konischen Reibahlen wird das Femur für die Implantation des Prothesenschaftes vorbereitet. Die Rotationsstabilität wird durch acht längsverlaufende Rippen gewährleistet. Je nach Länge des geschädigten Knochens können Revisionsschäfte von 190 bis 385 mm Länge verwendet werden. Die Femurprothese wird aus der grob gestrahlten Titan-Aluminium-Niob Legierung PROTASUL 100 hergestellt. Bei sehr ausgedehnten Knochenverlusten hat sich die Prothesenauswechselung über den transfemoralen Zugang sehr bewährt (Wagner 1989; Wagner u. Wagner 1991). In diesen Fällen ist es über einen hinteren oder seitlichen Zugang meistens nicht möglich, die Schaftprothese ohne Fraktur des Prothesenlagers zu entfernen. Das proximale Femur wird so osteotomiert, daß zwei Halbschalen entstehen, die in Verbindung mit den ernährenden Gefäßen stehen.

---

[1] Hersteller: Protek AG Bern

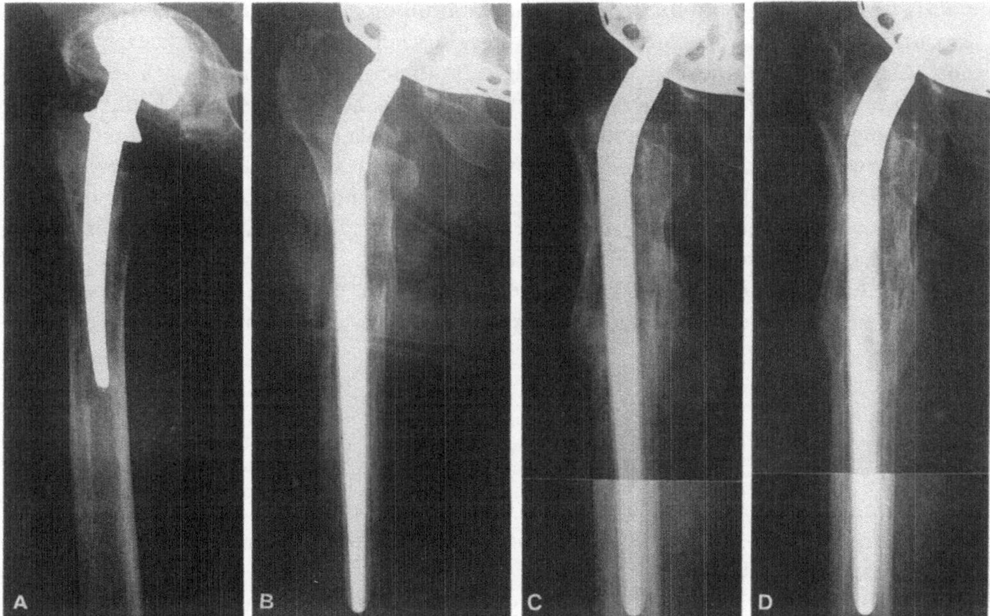

Abb. 1. a 67jährige Frau, Lockerung einer zementierten Hüftendoprothese mit ausgedehntem Knochenverlust am Femur 15 Jahre nach Erstimplantation; **b** 2 Wochen nach Prothesenwechsel über einen transfemoralen Zugang ohne Verwendung von Knochenspänen; **c** 3 Monate nach dem Prothesenwechsel ist eine deutliche Erholung der Knochenstruktur zu beobachten; **d** nach 6 Monaten sind die Osteotomien nach transfemoralem Zugang konsolidiert, die Knochenstruktur hat sich weiter normalisiert

Ergebnisse

An der Orthopädischen Klinik Wichernhaus Rummelsberg wurden von 1986 bis 1990 177 Revisonsschäfte implantiert. Das Durchschnittsalter der mit einem Revisionsschaft versorgten Patienten betrug 64 Jahre, der jüngste Patient, bei dem eine Prothese gewechselt wurde, war 27, der älteste 87 Jahre alt.

Nach der Implantation des Revisionsschaftes ist regelmäßig eine eindrucksvolle Knochen-Regeneration im ehemaligen Prothesenlager zu beobachten. Nach den bisherigen Erfahrungen mit Hüftendoprothesen wäre bei distaler Krafteinleitung eine weitere Atrophie des Knochens proximal der Verankerung zu erwarten. Es läßt sich jedoch beobachten, daß in sehr kurzer Zeit eine Regeneration des Femurschafts ohne Knochentransplantate erfolgt.

Zwischen den Verankerungsrippen und der Kortikalis werden Knochenbrücken gebildet (Schenk u. Wehrli 1989). Diese von anderen Prothesen bisher nicht bekannte Knochenneubildung ist durch zahlreiche Faktoren bedingt.

Die Schaftprothese ist durch ihre äußere Formgebung elastisch, Titan hat sich als sehr gewebefreundliches Implantatmaterial bewährt und die Grobstrahlung der Prothese ermöglicht dem Knochen das Anwachsen auf der Oberfläche des Implantates. Durch die Operationstechnik werden die Gefäße, die den Knochen versorgen, nicht verletzt. Wahrscheinlich spielt auch die Knochenheilung nach transfemoralem Zugang und die konische Verankerung mit einer langstreckigen druckübertragenden Fläche eine wichtige Rolle.

Nach wenigen Wochen ist im Bereich des alten Prothesenlagers röntgenologisch eine rege Knochenneubildung zu beobachten, die zu einer raschen Auffüllung der früheren Defekte führt. Auch der dünne Knochen des ehemaligen Prothesenlagers, über den nach dem Prothesenwechsel keine Kraft übertragen wurde, erholt sich zusehends. Diese Knochenneubildung ist unabhängig vom Alter des Patienten und kann auch bei über 80jährigen beobachtet werden. Auf die Verwendung von homologen Knochentransplantaten kann daher fast immer verzichtet werden. Gelegentlich berichten die Patienten nach transfemoralem Zugang postoperativ für 2–3 Wochen über eine leichte Krepitation im Oberschenkel. Nach beginnender Kallusbildung an der Osteotomie verschwindet dieses Phänomen.

In allen Fällen war eine rasche knöcherne Regeneration des ehemaligen Prothesenlagers festzustellen. Eine erneute Atrophie des proximalen Femurs war in keinem einzigen Fall zu beobachten.

Diskussion

Der unzementierte Revisionsschaft hat sich bei der Auswechslung der Hüfttotalprothese bewährt. Kurz nach der Implantation tritt eine bisher nicht bekannte Knochenneubildung im ehemaligen Prothesenlager auf.

Die Auffüllung der Defekte mit allogenen oder autogenen Knochentransplantaten ist daher kaum notwendig. Durch die stabile Verankerung in gesundem Knochen kann der Patient sofort mobilisiert werden. Durch die zementlose Verankerung bestehen bei Problemen sehr gute Rückzugsmöglichkeiten. Die bisherige Nachbeobachtungszeit von maximal 5 Jahren ist zu kurz, um Spätkomplikationen zu erfassen.

Literatur

Schenk RK, Wehrli U (1989) Zur Reaktion des Knochens auf eine zementfreie SL-Femur-Revisionsprothese. Orthopädie 18: 454–462

Wagner H (1989) Revisionsprothese für das Hüftgelenk. Orthopädie 18: 438–453

Wagner H, Wagner M (1991) Femoral revision prosthesis in severe bone loss. In: Küsswetter W et al. (eds) Non cemented total hip replacement. Thieme, Stuttgart

Willert HG, Semlitsch M, Buchhorn G, Kriete U (1978) Materialverschleiß und Gewebereaktion bei künstlichen Gelenken. Orthopädie 7: 62–83

Pulvermetallurgisch hergestellte Titanimplantate – Knochenersatzstoffe nach Maß

U. Holzwarth

Universität Erlangen-Nürnberg, Lehrstuhl Werkstoffwissenschaften 2, Metalle, Martensstr. 5, 91058 Erlangen

Einleitung

Ein biokompatibler Werkstoff für Implantate sollte idealerweise mit dem Knochen isoelastisch sein, das An- bzw. Einwachsen des Knochengewebes ermöglichen und eine den Knochen übertreffende Festigkeit aufweisen. Aufgrund dieser Anforderungen bietet sich die Implantatherstellung aus biokompatiblen Legierungen auf pulvermetallurgischem Wege an.

Pulverherstellung

Die am Lehrstuhl Werkstoffkunde und Technologie der Metalle vorhandene REP-Anlage erlaubt, nach dem Verfahren des Rotating Electrode Process (REP) (Champagne u. Angers 1984) kugeliges Pulver aus Titanlegierungsstangen herzustellen. Dabei wird der Werkstoff unter Schutzgasatmosphäre (Argon) im Lichtbogen bei sehr hoher Drehzahl (10 000min^{-1}, I = 170A) (Etzhold 1985) geschmolzen und erstarrt durch das radiale Schleudern nach außen kugelig. In Abhängigkeit von der Umdrehungszahl, der Stromstärke und dem Schutzgas ergibt sich ein Maximum der Pulververteilung (ca. 80%) für den Kugeldurchmesserbereich von 355–500 μm wie in Abbildung 1 für die in dieser Arbeit verwendeten Titanlegierungspulver dargestellt.

Implantatherstellung

Mit dem kugeligen Titanlegierungspulver des Durchmesserbereiches 355–500 μm lassen sich poröse Implantate mit einer Porengröße von etwa 100–150 μm, dem für das Einwachsen für Knochengewebe als ideal geltenden Bereich, über den Sinterprozeß oder über den Prozeß des Heißisostatpressens herstellen (Seilstorfer u. Moser 1980).

Beim Sintern werden poröse Implantatkörper (Abb. 2) unter Normaldruck in evakuierten, verschweißten Hüllkörpern, die unter Argon eingequarzt wurden, bei 1100 °C/65 h gesintert.

Das Heißisostatpressen verfügt mit dem Parameter Preßdruck über eine zusätzliche Größe, mit der sich neben der Porosität auch die mechanischen Eigenschaften stark variieren und damit den medizinischen Anforderungen anpassen lassen. So werden je nach geforderter Porosität, Festigkeit und Elastizitätsmodul die Preßtemperatur und der Preßdruck bei einer Preßdauer von 0,5 h in Abhängigkeit des Titanlegierungspulvers eingestellt.

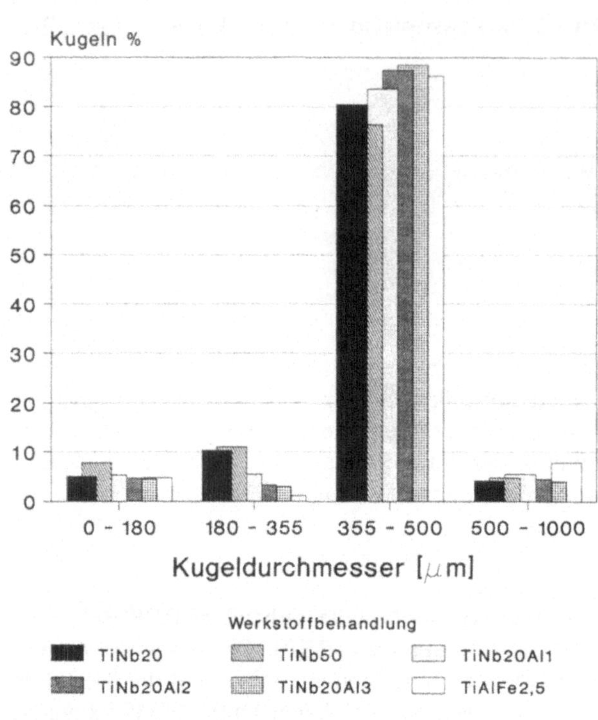

Abb. 1. Pulververteilung für Titanlegierungspulver, im REP-Verfahren hergestellt

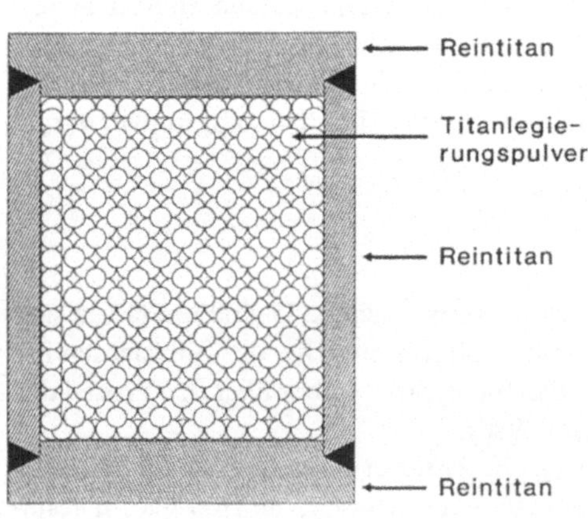

Abb. 2. Querschnitt durch ein Implantat vor dem Heißisostatpressen

Ergebnisse und Diskussion

Die Eigenschaften der gesinterten und heißisostatisch gepreßten Probekörper sind in Tabelle 1 und in Abbildung 3 zusammengestellt. Für die gesinterten Werkstoffe läßt sich ein sehr niedriger, an der Untergrenze des Wertes für menschlichen Knochen liegender Wert des Elastizitätsmoduls erreichen. Da jedoch die Festigkeit mit Werten zwischen 10 und 50 N/mm^2 zu geringe

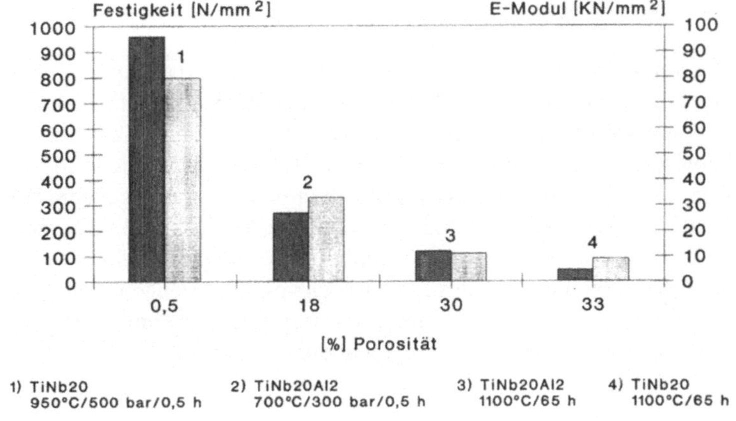

Abb. 3. Festigkeit über der Porosität

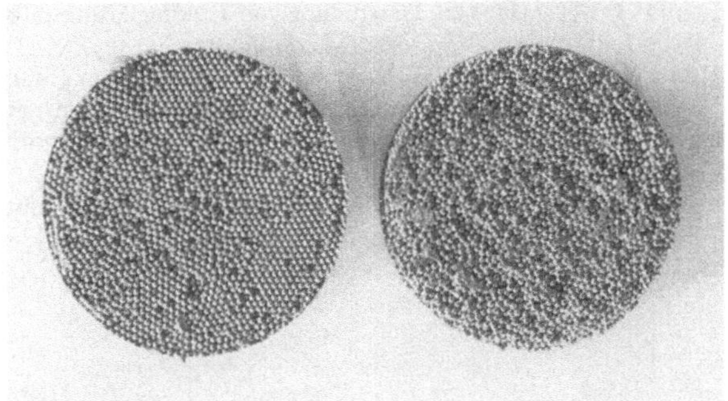

Abb. 4. Wirbelkörperimplantat (Hohmann et al.; unveröffentl. Bericht)

Werte aufweist, können in der klinischen Anwendung nur heißisostatisch gepreßte Implantate eingesetzt werden. Diese porösen Körper erreichen bei Preßtemperaturen von 700 bis 950 °C und Preßdrücken von 300 bis 500 bar Festigkeitswerte von mehr als 260 N/mm², E-Moduln von ≥ 33 KN/mm² bei Porosität von 18% (vgl. Tab. 1). Mit diesen Werten sind Anwendungen als Abstandhalter z.B. im Bereich von Wirbelknochen durchaus denkbar.

Tabelle 1. Mechanische Eigenschaften pulvermetallurgisch hergestellter Implantate

Sinter-Werkstoff	Druck [bar]	Temp. [°C]	Zeit [h]	R_m [N/mm²]	σ_D [N/mm²]	E [KN/mm²]	A [%]
TiNb20	1	1100	65	19	44	9	n.b.
TiAl5Fe2,5	1	1100	4	18	n.b.	10	n.b.
TiNb20Al2	1	1100	65	n.b.	119	11	n.b.
TiNb20Al2	300	700	0,5	60	268	33	0,3
TiNb50	500	950	0,5	500	n.b.	73	18,5
TiNb20	500	950	0,5	960	n.b.	80	17,0
TiAl5Fe2,5	500	950	0,5	930	n.b.	120	3,0
TiAl5Fe2,5	1000	1100	1,0	1000	n.b.	120	20,0
TiAl5Fe2,5	geschmiedet	[4]		1270	n.b.	115	8,0

Zusammenfassung

Die vorliegenden Untersuchungen haben gezeigt, daß pulvermetallurgische Implantate mit einem E-Modul in der Größenordnung des Wertes von Kortikalisknochen (10–20 KN/mm^2), bzw. mit wesentlich niedrigerem E-Modul (33 KN/mm^2) als der von konventionellen Titanimplantatwerkstoffen, hergestellt werden können. Wird eine Festigkeit im Bereich des menschlichen Knochens benötigt, so lassen sich Implantate aus kugeligem TiNb20Al2-Pulver mit einer Druckfestigkeit von 260 N/mm^2 bei einem E-Modul von 33 KN/mm^2 und einer Porosität von 18% herstellen. Solche porösen Implantate ermöglichen ein individuelles Anpassen während der Operation und ein gutes Einwachsen von Knochengewebe.

Pulvermetallurgische Knochenersatzstoffe können somit vom porösen bis zum porenfreien Implantat je nach Vorgabe maßgeschneidert werden.

Literatur

Champagne B, Angers R (1984) REP atomization mechanisms. Powder Metallurgy Int 16, 3: 125–128

Etzold U (1985) Über die Herstellung von Titanlegierungspulvern mit Hilfe des REP-Verfahrens. Diplomarbeit am Lehrstuhl Werkstoffwissenschaften 2, Metalle, Universität Erlangen-Nürnberg

Hohmann D, Biwank H, Holzwarth U: Herstellung von gesinterten Halswirbelimplantaten aus Titanlegierungspulver mit und ohne Eisen als Legierungselement. (Unveröffentl. Bericht) Lehrstuhl für Orthopädie im Waldkrankenhaus St. Marien – Lehrstuhl Werkstoffwissenschaften 2, Metalle, Universität Erlangen – Nürnberg

Seilstorfer H, Moser G (1980) Die heißisostatische Preßtechnik (HIP), Teil I. Metall 10: 925–929

Zwicker U (1977) Metallkundliche Untersuchungen an der Implantatlegierung TiAl5Fe2,5. Z Metallkunde 11: 714–718

D. Sonstiges

Die Spontanregeneration des Unterkiefers – Eine Alternative zur Knochentransplantation bei Kindern? Eine tierexperimentelle Untersuchung[1]

M. Farmand

Klinik und Poliklinik für Mund-Kiefer-Gesichtschirurgie, Universität Erlangen-Nürnberg, Glückstr. 11, 91054 Erlangen

Einleitung

Regelmäßige Spontanregenerationen beim Menschen beschränken sich nur auf wenige Teilbereiche, wie z.B. die Erneuerung der Haut oder der Nägel.

Knöcherne Spontanregenerationen werden bei Kindern sporadisch beschrieben, und da vor allem bei Vorliegen des Periostes, dem im Kindesalter eine starke osteogene Potenz zugeschrieben wird (Byars u. Schatten 1960; Haym 1961; Nwoku 1980; Shuker 1985). Tierexperimentell ist diese Art der Spontanregeneration bei erhaltenem Periost bereits untersucht worden (Weiss 1969).

1983 publizierte Boyne (Boyne 1983) auch 5 Fälle einer Spontanregeneration des kindlichen Unterkiefers, bei denen teilweise sogar das Periost fehlte. Er vermutete eine Neubildung des Periostes und eine davon ausgehende Knochenregeneration. Tierexperimentell wurde dies jedoch nicht nachgewiesen.

Eine Spontanregeneration unter reproduzierbaren Bedingungen mit oder ohne Erhaltung des Periostes würde von enormer Bedeutung sein, da sie in bestimmten Fällen eine Alternative zur knöchernen Rekonstruktion darstellen könnte (Farmand 1989).

Wir haben versucht, im Bereich des Unterkiefers tierexperimentell einige theoretische Grundlagen der Spontanregeneration ohne Periost zu erarbeiten (Farmand 1986).

Material und Methode

Die Reaktion des zurückgelassenen Gewebes nach einer Resektion des Unterkiefers wurde an 19 jungen Hunden untersucht. Dabei wurde ein 3 cm langes Stück des Horizontalastes des Unterkiefers mit dem bedeckenden Periost und der Gingiva propria kurz vor oder während des Zahnwechsels entfernt. In Anlehnung an die klinischen Fälle wurde der Defekt mittels eines Titangitters gehalten. Ein Kollaps der lingualen und der buccalen Weichteile wurde dadurch vermieden. So wurde entgegen der allgemeinen Lehrmeinung bewußt ein Hohlraum erhalten (Abb. 1).

[1] Die Untersuchungen wurden an der Universität Zürich mit freundlicher Unterstützung der Hartmann Müller Stiftung und des Kantons Zürich durchgeführt.

Um die Bedeutung des Hohlraumes für die Spontanregeneration zu ermessen, wurde an kleineren Gruppen der Hohlraum durch eine Faltung des Gitters verkleinert bzw. durch die Verwendung einer AO-Platte vollständig eliminiert.

Der Beobachtungszeitraum umfaßte 6 bis 44 Wochen. Um den zeitlichen Ablauf der Spontanregeneration zu erfassen, wurden jeweils 3 Tiere alle 6 Wochen operiert.

Zur histologischen Beurteilung wurden unentkalkte 3 μm Serienschnitte vom Defektbereich und den angrenzenden Stümpfen nach dem Schema auf der Abbildung 2 hergestellt. Neben mehreren histologischen Färbungen (HE, Kossa, Dahl, Alcian blau) wurde die Färbung nach Ladewig als Standard-Färbung verwendet.

Im Defektbereich und in den angrenzenden Weichteilen erfolgte der histochemische Nachweis der osteogenen Potenz der einzelnen Zellelemente mit der Reaktion der alkalischen Phosphatase. Außerdem wurden monatlich Röntgenbilder vom Defektbereich und den Unterkieferstümpfen angefertigt.

Ergebnisse

Nur bei den Hunden mit einer Hohlraumerhaltung kam es zu einer wesentlichen knöchernen Spontanregeneration, obwohl die Umgebungsreaktion des Gewebes anfangs bei allen Hunden ähnlich verlief.

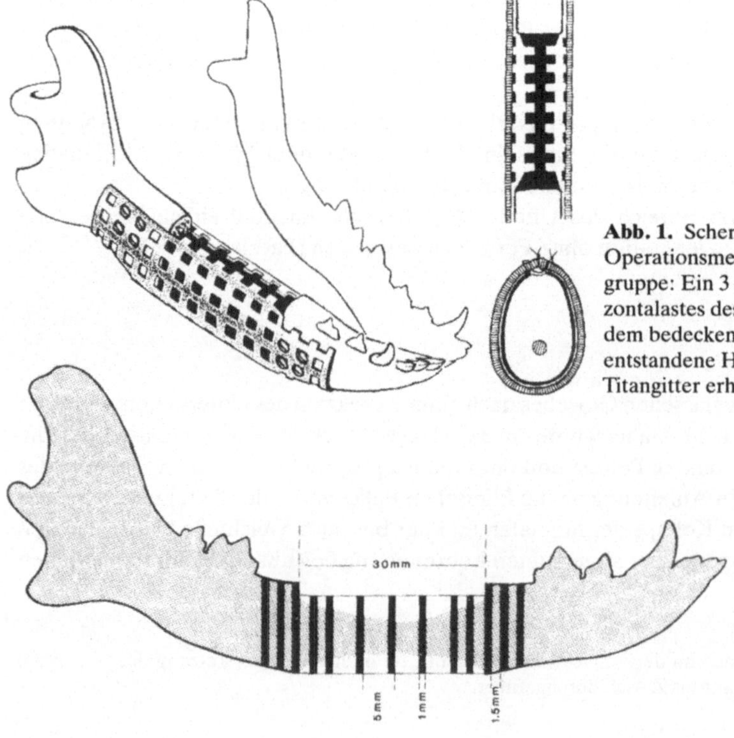

Abb. 1. Schematische Darstellung der Operationsmethode bei der Hohlraumgruppe: Ein 3 cm langes Stück des Horizontalastes des Unterkiefers wird mit dem bedeckenden Periost reseziert. Der entstandene Hohlraum wird mit einem Titangitter erhalten

Abb. 2. Schematische Darstellung der Serienschnitte: von jeder der 1 mm dicken Gewebsstufen wurden unentkalkte 3 μm Serienschnitte hergestellt

Bei den Hunden mit der AO-Plattenüberbrückung, also mit völliger Hohlraum-Eliminierung, kam es nur zur Modellierung der Resektionsstümpfe ohne knöcherne Regeneration.

Bei den Hunden mit dem gefalteten Gitter kam es nur im angrenzenden Stumpfbereich, in dem ein Minihohlraum vorhanden war, zur knöchernen Regeneration. In keinem Fall waren in der Mitte des ehemaligen Defektbereiches knöcherne Spontanregenerate vorhanden.

Bei den anderen 19 Tieren mit der Hohlraumerhaltung konnten wir röntgenologisch knochendichte Areale unterschiedlicher Ausprägung in der Mitte des Defektes finden (Abb. 3, 4). In Einzelfällen konnte eine vollständige Regeneration nachgewiesen werden.

Anhand der histologischen Schnitte wurde in dem Hohlraum die Potenz zur Mesenchym-

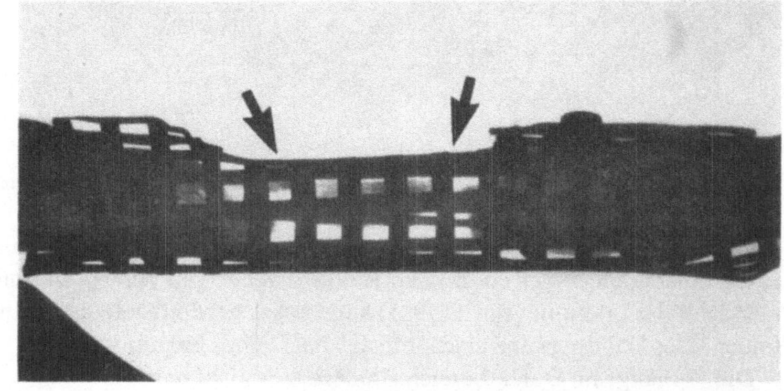

Abb. 3. Makro-Aufbißaufnahme des explantierten Unterkiefers 12 Wochen postoperativ: In der Mitte des ehemaligen Resektionsbereichs ist eine röntgendichte Verschattung sichtbar. In der Mitte ist diese dicker als an den Seitenteilen (*Pfeile*)

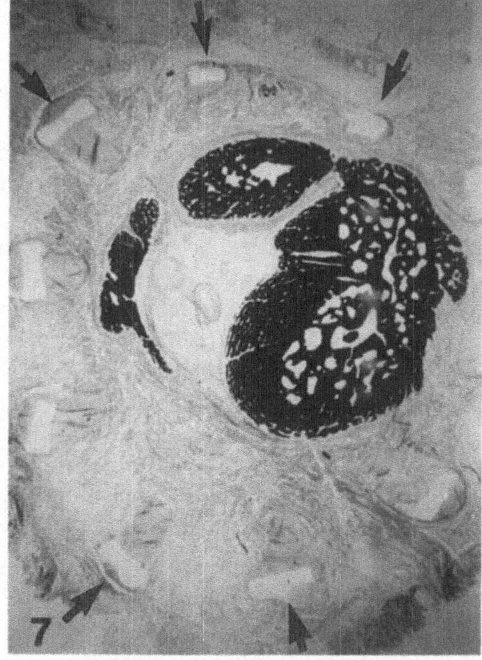

Abb. 4. Histologischer Schnitt durch ein Spontanregenerat in der Mitte des Defektbereichs. Die *Pfeile* markieren die Begrenzung des Titangitters und damit des erhaltenen Hohlraums

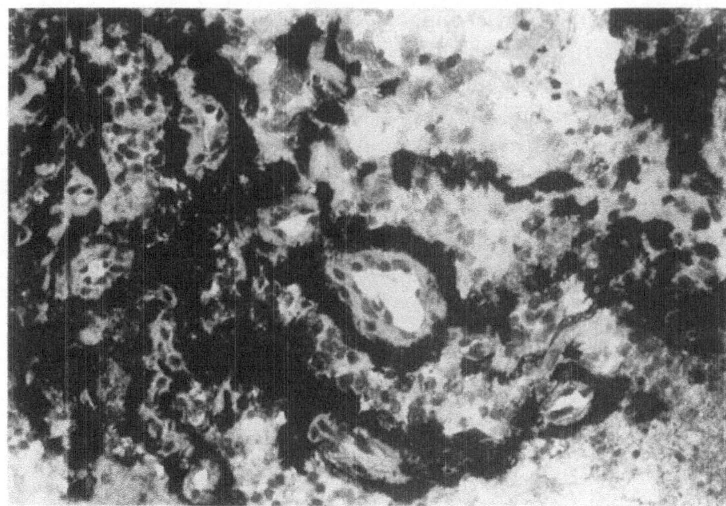

Abb. 5. Histochemischer Befund der buccalen Weichteile 36 Wochen post operationem: Es ist eine starke Aktivität der alkalischen Phosphatase vorhanden. Zur Darstellung kommen mehrere kleinere Gefäße mit deutlich positiven perivaskulären Zellen

aktivierung mit späterer Ossifikation festgestellt und nachgewiesen. Diese Vorgänge sollen zusammenfassend beschrieben werden:

Es gibt zwei unterschiedliche Wege zur Auffüllung des gesetzten Defektes. Natürlich kommt es zur Ausbildung eines endostalen Kallusgewebes von den Resektionsenden. Übereinstimmend mit der Literatur (Boyne 1985) kann bei so großen Defekten keine Überbrückung stattfinden. Das Kallusgewebe erschöpft sich nach einer kurzen Strecke.

Die Vorgänge im Defektbereich gliedern sich in 3 Phasen.

In der *Hohlraumphase* füllt sich zunächst das gesamte Defektareal mit einem Hämatom und später mit einem eiweißreichen Exsudat. Von der angrenzenden Wand sprießen dann einzelne Kapillarsprossen in den Hohlraum.

In der sich anschließenden *Substitutionsphase* wird der gesamte Defektbereich von einem zellreichen mesenchymalen Proliferationsgewebe durchsetzt. Dieses gefäßreiche Gewebe kommt durch die Gitterperforationen in den ehemaligen Hohlraum. Sowohl im Defekt wie außen am Gitter in dem belassenen Gewebe kann man anhand der Reaktion der alkalischen Phosphatase Zellelemente mit einer latenten osteogenen Potenz zeigen. Im Laufe der Zeit kommt es zu einer Differenzierung dieser Zellelemente, wobei eine Anordnung um Kapillaren vorhanden ist.

Die Endothelzellen der Kapillaren zeigen eine deutlich negative und die perivaskulären Zellen eine positive Reaktion (Abb. 5). In seiner Gesamtheit erinnert das Gewebe an ein Osteoblastem. Nachdem der Hohlraum vollständig ausgefüllt ist, manifestiert sich in der *Ossifikationsphase* die osteogene Potenz des aktivierten Mesenchyms. Dann entstehen nämlich isolierte autochthone Knochenkerne im Innenraum des Gitters.

Die Art der Osteogenese erinnert an die einer desmalen Osteogenese. Areale mit einer enchondralen Osteogenese sind äußerst selten zu finden. Ebenso sind anfangs kaum Osteoklasten vorhanden. Es kommt allmählich zur Vergrößerung der Knochenkerne und zur Konfluenz mit dem Kallusgewebe. Der Defekt kann so vollständig aufgefüllt werden, obwohl das Periost fehlt. Nach einer gewissen Zeit, die im Experiment nicht festgelegt werden konnte, beginnt die Modellierung des Spontanregenerats. Zu diesem Zeitpunkt tauchen auch Osteoklasten auf.

Die beschriebenen Vorgänge laufen gesetzmäßig in allen Tieren der Hohlraumgruppe ab, jedoch in unterschiedlicher Ausprägung.

Diskussion

Spontanregenerationen nach *subperiostalen* Unterkieferresektionen sind bekannt, und die Vorgänge sind tierexperimentell nachgewiesen. Dagegen sind die Vorgänge, die zu einer Spontanregeneration nach *epiperiostaler* Resektion führen, bis jetzt experimentell noch nicht untersucht worden.

Die Annahme, daß nach einer *epiperiostalen* Resektion ein neues Periost entsteht und die Knochenregeneration davon ihren Ausgang nimmt, konnte in unserer tierexperimentellen Untersuchung nicht bestätigt werden.

Bei der Evaluierung unserer Untersuchungsergebnisse entsteht eher der Eindruck, als ob eine Art desmale Osteogenese nachvollzogen wird. Das belassene, nicht vernarbte Gewebe um den Defektbereich leistet einen entscheidenden Beitrag zu dieser Osteogenese. Die Zellelemente, die mit den Kapillaren in den erhaltenen Hohlraum eingebracht werden, stammen nämlich von dem Weichgewebe um den Defektbereich ab. Wir nehmen an, daß es sich dabei um indifferenzierte Mesenchymzellen handelt, die auf einen Reiz hin zu Knochenzellen umgewandelt werden. Es muß angenommen werden, daß entsprechende induktive Faktoren freigesetzt werden.

Dem Hohlraum muß bei dieser Art der induzierten Regeneration eine besondere Rolle zugesprochen werden, da eine echte knöcherne Regeneration nur in dieser Untersuchungsgruppe vorhanden war. Zur Hohlraumerhaltung können verschiedene Methoden angewendet werden, wie wir es bei einem anderen therapeutischen Tierexperiment gezeigt haben (Farmand u. Strohler 1990).

Das Alter spielt sicherlich bei dieser Art der Spontanregeneration eine wichtige Rolle. Die ausgezeichnete und schnelle Reaktionsfähigkeit des kindlichen und jugendlichen Organismus ermöglicht eine knöcherne Regeneration von großen Defekten. Bei kleineren Defekten kann nach unserer klinischen Erfahrung aber durchaus auch bei älteren Individuen durch Hohlraumerhaltung eine knöcherne Regeneration erzeugt werden. Wir glauben auch, daß die Vorgänge bei der sogenannten „guided tissue regeneration" in der Paradontologie auf einer Hohlraumerhaltung beruhen (Dahlin et al. 1988; Buser et al. 1990).

Auf Grund der tierexperimentellen Untersuchungen kann diese Art der induzierten Regeneration in geeigneten Fällen bei kleinen Kindern als Alternative zu einer Knochenrekonstruktion im Bereich des Unterkiefers diskutiert werden. Von großem Interesse wäre, ob unsere Ergebnisse auf die Chirurgie der Extremitäten zu übertragen sind.

Literatur

Boyne PJ (1983) The restoration of resected mandibles in children without the use of bone grafts. Head Neck Surg 6: 626–631

Boyne PJ (1985) Possibilities of stimulating bone reconstruction and regeneration by use of graft materials. In: Hjörting-Hansen (ed) Oral and maxillofacial surgery. Quintessence, Berlin, pp 584–587

Buser D, Brägger U, Lang NP, Nyman S (1990) Regeneration and enlargement of jaw bone using guided tissue regeneration. Clin Oral Impl Res 1: 22–32

Byars LT, Schatten WE (1960) Subperiosteal segmental resection of the mandible. Plast Reconstr Surg 25: 142–145

Dahlin CH, Linde A, Gottlow J, Nyman S (1988) Healing of bone defects by guided tissue regeneration. Plast Reconstr Surg 81: 672–676

Farmand M (1986) Im Tierexperiment erzeugte Spontanregeneration des Unterkiefers nach epiperiostaler Resektion, induziert durch Hohlraumerhaltung im Defektbereich. Med Habilschrift, Zürich

Farmand M (1989) Die Unterkieferrekonstruktion, eine kontinuierliche Herausforderung in der Kiefer-Gesichtschirurgie. Swiss Med 11: 7–21

Farmand M, Strohler T (1990) The median cleft of the lower lip and mandible and its surgical correction in a donkey. Equine Veterinary J 22: 298–301

Haym J (1961) Zur Therapie des Kieferadamantinoms. Dtsch Zahnärztl Z 16: 281–284

Nwoku AL (1980) Unusually rapid bone regeneration following mandibular resection. J Maxillofac Surg 8: 309–315

Shuker S (1985) Spontaneous regeneration of the mandible in a child. J Maxillofac Surg 13: 70–73

Weiss P (1969) Unterkiefer- und Kiefergelenkregeneration nach subperiostaler Unterkiefer-Exartikulation an jungen Hunden. Dtsch Zahnärztl Z 24: 355–360

Das Verhalten des Knochens auf künstlicher Matrix ohne biomechanischen Einfluß

F. W. Koch[1], M. Naegele[2], U. v. Deimling[1], H. H. Meßler[3] und U. Wagner[1]

[1] Orthopädische Universitätsklinik Bonn, Sigmund-Freud-Str., 53127 Bonn
[2] Radiologische Universitätsklinik Bonn, Sigmund-Freud-Str., 53127 Bonn
[3] Orthopädische Abteilung, Krankenhaus Neuwerk, 41065 Mönchengladbach

Einleitung

Unter normalen Wachstumsvoraussetzungen und im Rahmen des physiologischen Knochenumbaues kann sich Knochengewebe nur an genetisch determinierter Lokalisation bilden.

Die extraskelettäre Knochenbildung hingegen stellt eine normale Osteogenese an pathologischer Stelle im Weichgewebe dar und setzt in Analogie zum physiologischen Prozeß der Ossifikation in einer genetisch festgelegten Region im Skelettsystem die Funktion reifer Bindegewebszellen mit der Produktion einer Matrix voraus, welche nach dem Prinzip der biogenen Mineralisation mit Kalksalzen beladen wird.

Als Zellen der ektopen Ossifikation sind die induzierbaren Knochenvorläuferzellen an der Formbewahrung des Skelettes nicht beteiligt und offensichtlich in ihrer Wachstumsform weitgehend unbeeinflußt. Sie tragen also nicht zum Formerhalt eines Skelettstückes während des Wachstums und des späteren „bone remodellings" des adulten Knochens bei. Diese Zellen transformieren erst auf einen Stimulus – hier die proliferierenden Basalzellen des Übergangsepithels – zu Osteoblasten. Bedingt durch die experimentelle Anordnung sind sie keinen direkten Druck- und Zugkräften, wie etwa die periartikulären Verknöcherungen im Glutaeus medius des Menschen nach Hüftprothesenimplantation, ausgesetzt.

Die Erzeugung von Knochen auf einer künstlichen Leitstruktur sollte zwei Fragen beantworten.

1. Kann an einer vorgegebenen Leitstruktur, die weder osteokonduktive noch osteoinduktive Eigenschaften besitzt, eine Knochenbildung erreicht werden, die bereits durch ihre Formgebung den praktischen Erfordernissen einer beispielsweise späteren Überbrückung von Extremitätendefekten entgegenkommt?
2. Welche Konfiguration nimmt ein von mechanischen Einflüssen weitgehend unbeeinflußter neugebildeter Knochen in vivo ein, dessen Knochenvorläuferzellen im Gegensatz zum Knochenstammzelläquivalent des Skelettsystems als induzierbare Osteoprogenitorzellen keiner Differenzierungsbewahrung unterliegen?

Material und Methode

Zur konstanten und zuverlässigen ektopen Knochenbildung bei einheitlich gewählter Tierspezies wurde das Modell der epithelinduzierten Osteogenese herangezogen. Der Knochen wurde hier durch direkte Transformation von mobilen induzierbaren Knochenvorläuferzellen in Osteoblasten erzeugt. Die histomorphologische Abfolge der Knochenbildung ist seit längerem bekannt (Friedenstein 1960; Huggins 1929; Koch et al. 1992), die molekularbiologischen Vorgänge zwischen osteoinduzierender basaler Epithelzelle und reagierender Mesenchymzelle sind derzeit Gegenstand intensiver Untersuchungen (Urist 1991; persönl. Mitteilung). 6 Cellulosemischestermembranen (Fa. Millipore), bestehend aus einer reinen, inerten Mischung von Celluloseazetat und Cellulosenitrat mit einem Durchmesser von 13 mm, wurden mit einem Plexiglasring gleichen Durchmessers einseitig armiert (MF-Kleber, Fa. Millipore) und in Ringerlösung gespült. Diese so geschaffenen, halbseitig offenen Diffusionskammern wurden mit einer Mischung von kleinen, ausgestanzten Epithelzellverbänden und zerkleinerten Bindegewebsstreifen der Rektusscheide des jeweils gleichen Tieres belegt und intraperitoneal implantiert.

Die zuvor ultraschallbehandelten Stanzpräparate der Meerschweinchenharnblasen wurden einer kurzzeitigen Trypsinierung (Trypsin, Fa. Sigma, 1 mg/ml Lösung) in einer Hepes-Ringer-Mischlösung (Hepes, Fa. Sigma, 0,480 Gr/ltr) unterzogen, deren Temperatur konstant auf 37 Grad gehalten wurde. Bereits nach einer Mindesteinwirkzeit von 4 Minuten kam es zu einer beginnenden Zellablösung von Deck- und Intermediärzellen, während die Basalzellschicht weiterhin fest mit der Basalmembran verhaftet war.

In verschiedenen zeitlichen Intervallen nach Implantation erfolgte die Entnahme und histologische Untersuchung.

Ergebnis

Nach Infiltration von basalen Epithelzellen in die Bindegewebsschicht, welche die Membranen einscheidet, erfolgt die Transformation von dort befindlichen, mobilen induzierbaren Osteoprogenitorzellen zu Osteoblasten (Abb. 1).

Bereits 3 Wochen nach Implantation eines Gemisches aus vorbehandeltem autologem Epithelgewebe und Fibrozyten aus der Rektusscheide in halboffene Kammern läßt sich an der

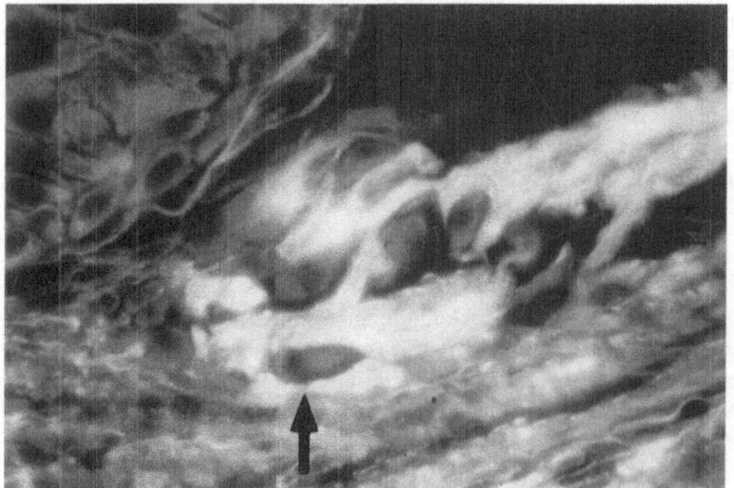

Abb. 1. In den diffus verteilten Nukleationszonen in der Nähe der Neoblase läßt sich die Mineralisation durch die Tetracyclin-Kalziumchelatbildung mit nachfolgender Fluoreszenz nachweisen. Appositionszonen sind nicht abgrenzbar, da das mineralisationsfähige Kollagen als reifes Matrixprodukt der transformierten Bindegewebszellen (Osteoblasten, Pfeil) zunächst ungeordnet angelegt ist (ungefärbtes Präparat; Fluoreszenzaufnahme mit Hochleistungs-Breitbandfilter-Blauviolettanregung 390–440 nm und Sperrfilter-Langpaßfilter 470 nm –, Vergr. 40fach)

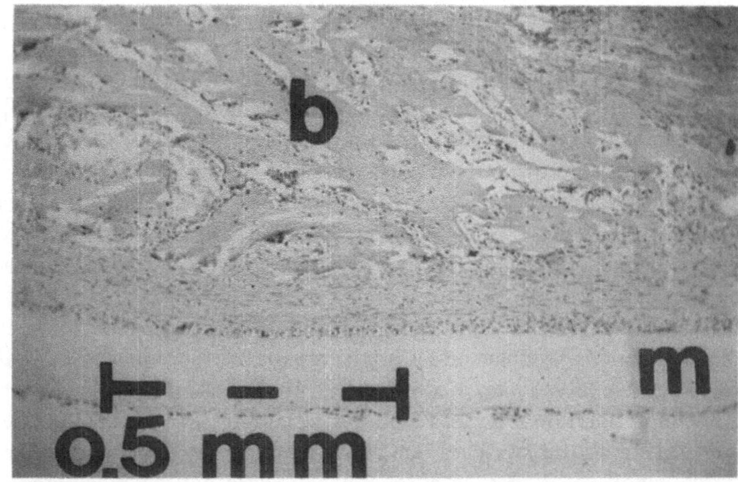

Abb. 2. Kontinuierlich aus einer Bindegewebsschicht aufgewachsener, epithelinduzierter Knochen (*b*). Die dichten Zellagen der Fibrozyten haben die Cellulosemischestermembran (*m*) vollständig eingescheidet. Färbung Hämatoxylin-Eosin, Vergr. 10fach

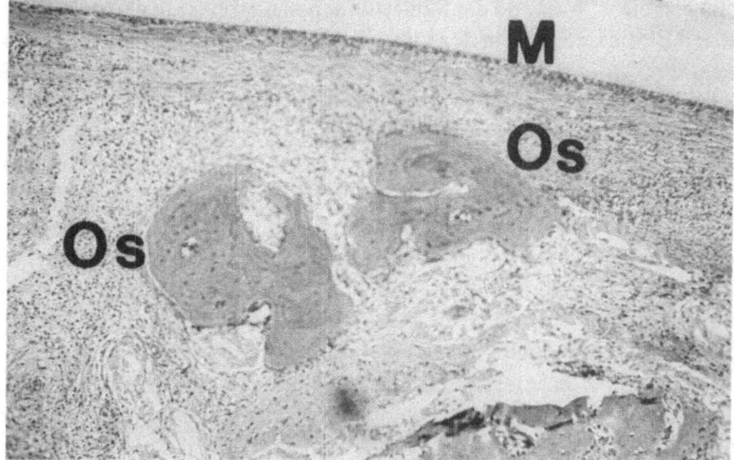

Abb. 3. Rundlich-ovaläre Ossikel (Os) an einer Cellulosemischestermembran (M), 6 Wochen nach Implantation. Die Knocheninseln sind bindegewebig eingescheidet und bereits voneinander getrennt. Färbung: Trichromfärbung nach Goldner, Vergr. 2,5fach

Cellulosemischestermembran entlang der Bindegewebsschicht eine meist kontinuierliche Knochenneubildung nachweisen (Abb. 2). Nach 6 Wochen ändert sich das histologische Bild. Der Knochen hat während des weiteren Umbaues die bindegewebige Leitstruktur um die Membran verlassen und separiert sich in voneinander getrennte kleine Ossikel, die allmählich eine rundlich ovaläre Form annehmen. Die kugelförmigen Knocheninseln werden von einer dünnen Bindegewebsschicht umgeben und haben zueinander keinen unmittelbaren Kontakt mehr (Abb. 3). Nach 8 Wochen unterliegen die rundlichen Ossikel der allmählichen Resorption.

Die kontinuierlich durch den Versuchsaufbau erzwungene epithelinduzierte Osteogenese entlang der durch die Membran vorgegebenen Bindegewebsschicht läßt nur anfänglich einen ganzheitlichen Knochenverbund entstehen. Nach 6 Wochen haben sich einzelne Knochenanteile bereits voneinander separiert und nehmen bei Fehlen einer osteokonduktiven Leitstruktur eine kugelförmige Gestalt an. Nach 8 Wochen kommt es zur allmählichen Resorption. Ein zielgerichtetes Wachstum ist nicht zu beobachten.

Diskussion

Die in dieser Arbeit untersuchte Methode der Knocheninduktion durch Epithelien setzt die Kenntnis der Vor- und Nachteile anderer derzeitiger experimenteller Modelle der Osteoinduktion voraus und legt den Vergleich mit der embryonalen Skelettentwicklung sowie mit der Induktion der osteogenen Differenzierung im adulten Knochen nahe.

Ektope Ossifikationen ahmen in der histomorphologischen Abfolge ihrer Entstehung unabhängig vom Induktionsmechanismus allenfalls die frühembryonale Differenzierung nach, während eine typische Skelettformation mit nachfolgender Differenzierungsbewahrung nicht auftritt.

Die während der frühembryonalen Knochenbildung zeitlich voneinander getrennten Stadien der chondroosteogenen Differenzierung sind hier nicht erkennbar. Das Stadium der Differenzierungsgenese, welches die embryonalen Vorgänge bis zur Erlangung der typischen Knochenzellmorphologie und Funktion beinhaltet und das Stadium der postnatalen Differenzierungsbewahrung, welches den ausdifferenzierten Zustand der Skelettformation offenbar durch genetische Kontrolle aufrechterhält, wird bei der hier erzeugten Knochenformation nicht erreicht. Während der Skelettknochen unabhängig von der Umgebung und den mechanischen Einflüssen auch in der Organkultur seine charakteristische Konfiguration bewahrt und sie während des weiteren Wachstums aufrechterhält, gilt dies nicht für den hier ektop erzeugten Knochen. Gelingt es, durch die Verwendung halboffener Kammern eine ausreichende Gefäßversorgung des neugebildeten Knochens zu gewährleisten, so sind das Wachstum limitierende oder formsteuernde Einflüsse, sieht man einmal von der Schwerkraft ab, weitgehend ausgeschlossen.

Der Differenzierungsschritt der Umwandlung von der Mesenchymzelle zum Osteoblasten im hier verwendeten Modell der epithelinduzierten Osteogenese (vitaler Induktor Basalzelle) vollzieht sich aus bisher ungeklärten Gründen nicht über eine chondrogene Zwischenstufe. Es kommt vielmehr zu einer direkten Umschaltung von der Mesenchymzelle zu einer knochenmatrixbildenden Zelle ohne vorherige Knorpelbildung.

Die matrixinduzierte, ektope Osteogenese (avitaler Induktor bmp) hingegen vollzieht sich nach der Genaktivierung der ubiquitär vorhandenen induzierbaren Vorläuferzelle (IOPC) in mehreren, voneinander offensichtlich unabhängigen Teilschritten. Der chondrogenen Differenzierung dieser Mesenchymzelle in der ersten Woche folgt die weitere Knochenentwicklung in Form der enchondralen Ossifikation. Dieser Umstand ist für den hier erzeugten Knochen unerheblich, er deutet lediglich auf die Variabilität der Genaktivierung in dieser Phase der Induktion durch vitale und avitale Induktoren hin.

Die Ergebnisse nach Anzüchtung von Knochen auf einer künstlichen Leitstruktur ohne osteokonduktive Eigenschaften, in deren Nähe keine biomechanischen Kräfte zum Tragen kamen, konnten zwei Fragen klar beantworten.

In Abhängigkeit von der Versuchsanordnung, die eine möglichst homogene Verteilung von Induktor (Epithel) und reagierender Bindegewebszelle (induzierbare Osteoprogenitorzelle) auf einer inerten Leitstruktur (Cellulosemischestermembran) gewährleistete, war es *in der Frühphase* der Osteogenese möglich, eine homogene Knochenbildung zu erzeugen, die durchaus Verwendung in Form der freien Knochentransplantation finden könnte. In Einzelfällen wurden tellerförmige Knochenstücke hergestellt, die etwa der Größe einer Patella des Tieres entsprachen. Grundsätzlich stellt also die epithelinduzierte Osteogenese ein Verfahren zur Gewinnung eines transplantationsfähigen Ersatzknochens dar, welcher aufgrund seiner Beschaffenheit ähnlich einem freien Spongiosatransplantat in Knochendefekte eingesetzt und als autologer Knochen in üblicher Weise im Verbund des Skelettknochens umgebaut werden könnte. Ohne Nachweis immunreaktiver Vorgänge kommt es nach etwa 2 Monaten zu einer allmählichen Aufgabe der kontinuierlichen, recht homogenen Knochenbildung. Das Übergangsepithel als primärer Induktor der Osteogenese scheint in der Phase der fortgeschrittenen Knochenneubildung keine wesentliche Rolle mehr zu spielen. In vielen kontinuierlich geschnittenen histologischen Präparaten, in welchen der Vorgang des „bone remodelings" in Analogie zum natürlichen Knochenumbau von Osteoklasten und Osteoblasten bewerkstelligt wird, sind Epithelzellen als vermutete permanente Induktoren nicht mehr nachzuweisen. Einzelne Knochenstücke werden durch separierendes Bindegewebe umscheidet und voneinander getrennt. Schließlich nehmen die Knocheninseln eine rundlich ovaläre Form mit anschließender osteoklastärer Resorption an. Der Schluß liegt nahe, daß sich ein weder biomechanisch belasteter noch im Skelettsystem eingebundener Knochen ohne osteokonduktive Leitstruktur auf Dauer unter Annahme einer kugelförmigen Gestalt verkleinert und auflöst.

Ohne Einbindung in einen tragenden Knochenverbund stellt der epithelinduzierte Knochen aufgrund der hier dargestellten Ergebnisse im tierexperimentellen Bereich daher keinen für einen längeren Zeitraum beständigen extraskelettären Ersatzknochen dar.

Literatur

Friedenstein AY (1960) Histogenetic activity of substances secreted by the transitional epithelium. Bull Exp Bio Med 50: 82–85

Huggins CB (1929) Influence of urinary tract mucosa on the experimental formation of bone. Proc Soc Exp Biol Med 27: 349–350

Koch FW, Messler H, Rüther W, Münzenberg KJ (1992) Die Bestimmung der induzierbaren Osteoprogenitorzellen der Hüft- und Knieregion mit der Methode der epithelinduzierten Osteogenese. Z Orthop

Urist M (1991) Persönliche Mitteilung

Osteogenese durch demineralisierte Knochenmatrix im Experiment

H. Stützle, S. Keßler, K. Hallfeldt und L. Schweiberer

Chirurgische Klinik und Poliklinik, Klinikum Innenstadt, Ludwig-Maximilians-Universität, Nußbaumstr. 20, 80336 München

Einleitung

Knochendefekte wie z.B. nach Tumorausräumungen, Frakturen oder in der Endoprothetik zu überbrücken, stellte schon immer eine Herausforderung für die rekonstruktive Medizin dar. Die Transplantation von autogenem bzw. allogenem Knochen ist hierfür Methode der Wahl. Trotzdem sie als Standardverfahren gelten, sind beide mit schwerwiegenden Problemen behaftet. Begrenzte Verfügbarkeit und zusätzliche operative Eingriffe für autogenen Knochen; Infektionsübertragung, immunologische Abstoßungsreaktionen, aufwendiges Handling und ebenfalls reduzierte Verfügbarkeit für allogenen Knochen lassen Knochenersatzmaterialien an Bedeutung gewinnen, die neben Keim- und Antigenfreiheit über eine knochenbildende Wirkung verfügen.

Demineralisierte Knochenmatrix (DKM), ein mittels verschiedener physikalischer und chemischer Behandlungsverfahren hergestellter, azellulärer Knochenextrakt, ist ein solches Ersatzmaterial. Aus allogenem, kortikalem Knochen gefertigt, ist sie unbegrenzt verfügbar und infektsicher, wenn eine Abschlußsterilisation die Keimfreiheit gewährleistet. Anhand zweier Versuchsmodelle an erwachsenen Merinoschafen soll ihre Fähigkeit zur Knochenneubildung untersucht werden.

Material und Methode

Zuerst erfolgte die Untersuchung am kleinen Knochendefekt. Hierbei soll gleichzeitig der Einfluß verschiedener Sterilisationsverfahren auf die knochenbildenden Eigenschaften geklärt werden. An der Tibiadiaphyse wurden jeweils acht standardisierte Bohrlochdefekte von 6 mm Durchmesser gesetzt und mit gamma-bestrahlter (25 kGy), autoklavierter, Ethylenoxid- bzw. Äthanol 80%-behandelter (24 h) DKM aufgefüllt. Als Referenz dienten Implantationen mit auto- bzw. allogener Spongiosa sowie Leerlöcher. Die Auswertung erfolgte 6 Wochen p. op. sowohl morphologisch als auch morphometrisch anhand von mikroradiographischen und histologischen Schnitten aus der Defektmitte.

Im zweiten Modell sollten die knochenbildenden Eigenschaften unter Extrembedingungen überprüft werden. An der Tibia wurde ein 5 cm langer Kontinuitätsdefekt der Diaphyse geschaffen und durch einen Verriegelungsnagel mit einer Rotationsinstabilität von 10° überbrückt. Mittels Faszienvernähung wurde eine Tasche um den Defekt gebildet und mit DKM bzw. DKM mit autogenem, rotem Knochenmark kombiniert aufgefüllt. Als Referenz diente der Leerdefekt. Unmittelbar p.op. sowie alle 2 Wochen wurden Röntgenaufnahmen des Unterschenkels in zwei Ebenen angefertigt. Die Auswertung erfolgte zusätzlich 12 bzw. 20 Wochen p. op. anhand von mikroradiographischen und histologischen Schnitten.

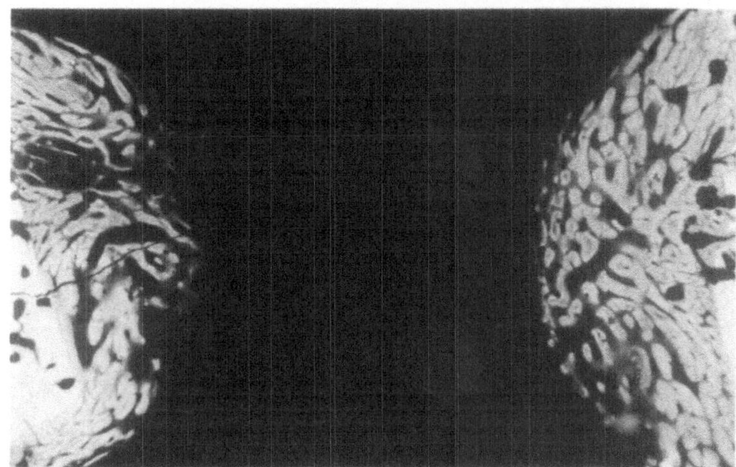

Abb. 1. Knochenneubildung im Leerloch: (Mikroradiographie, 12x); am Schnitt durch die Defektmitte ist die spontane Knochenneubildung des Lagers zu erkennen; neuer Knochen stellt sich in dunkleren, Defektränder in helleren Grautönen dar; eine spontane Durchbauung findet nie statt

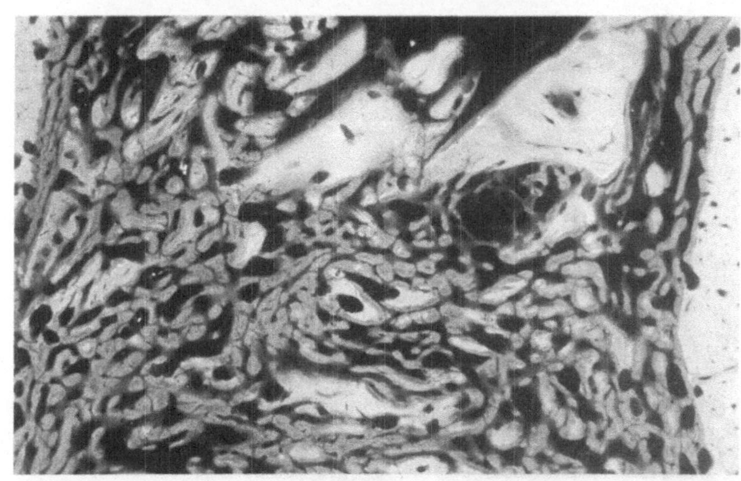

Abb. 2. Knochenneubildung nach Implantation von autogener Spongiosa: (Mikroradiographie, 12x); der Defekt ist vollständig durchbaut; in helleren Grautönen sind Spongiosabälkchen mit appositionellem Knochenwachstum (dunklere Grautöne) zu erkennen

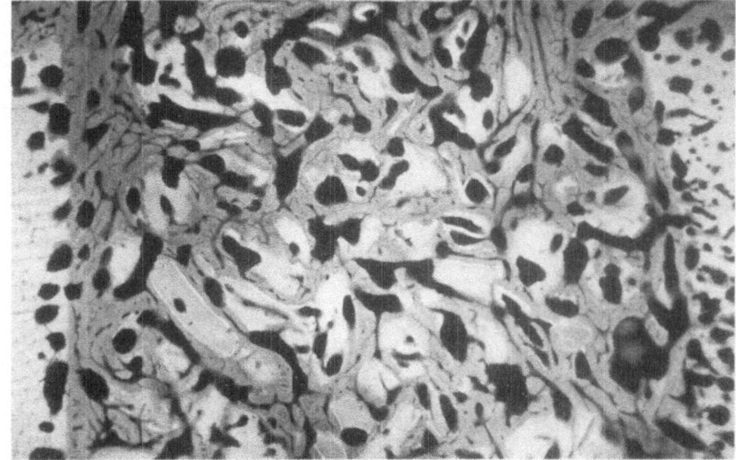

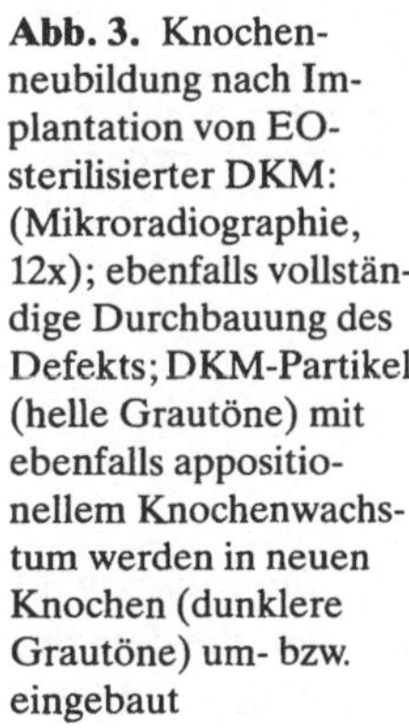

Abb. 3. Knochenneubildung nach Implantation von EO-sterilisierter DKM: (Mikroradiographie, 12x); ebenfalls vollständige Durchbauung des Defekts; DKM-Partikel (helle Grautöne) mit ebenfalls appositionellem Knochenwachstum werden in neuen Knochen (dunklere Grautöne) um- bzw. eingebaut

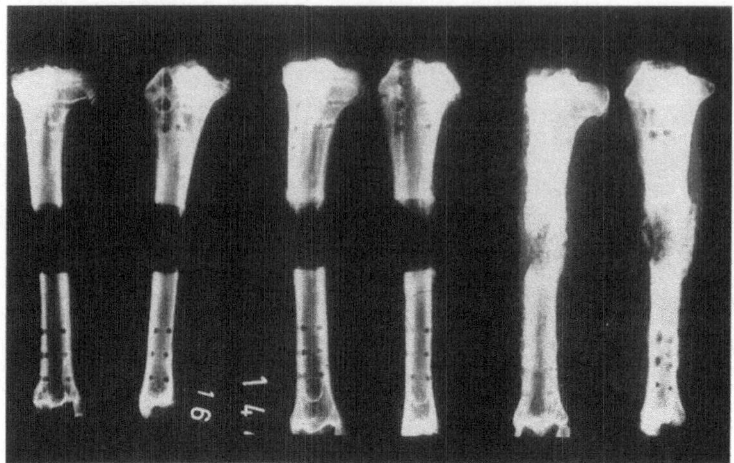

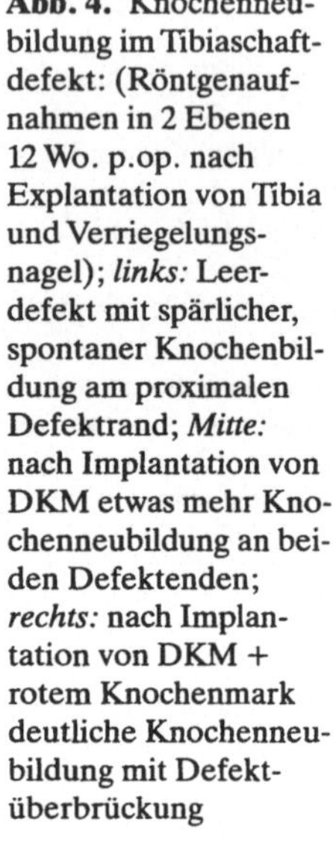

Abb. 4. Knochenneubildung im Tibiaschaftdefekt: (Röntgenaufnahmen in 2 Ebenen 12 Wo. p.op. nach Explantation von Tibia und Verriegelungsnagel); *links:* Leerdefekt mit spärlicher, spontaner Knochenbildung am proximalen Defektrand; *Mitte:* nach Implantation von DKM etwas mehr Knochenneubildung an beiden Defektenden; *rechts:* nach Implantation von DKM + rotem Knochenmark deutliche Knochenneubildung mit Defektüberbrückung

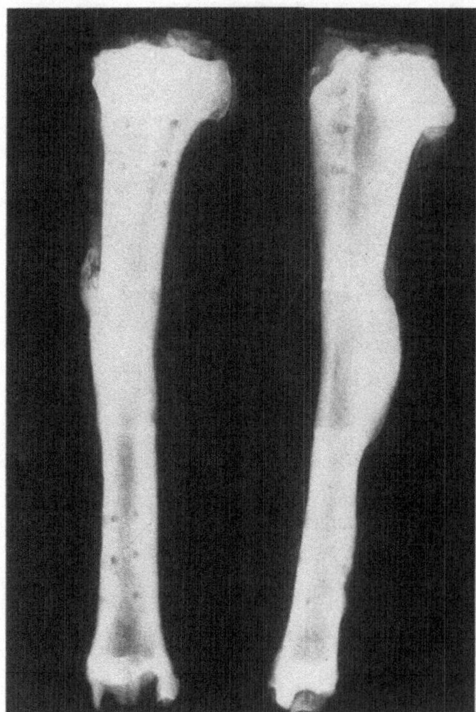

Abb. 5. Knochenneubildung im Tibiaschaftdefekt: (Röntgenaufnahme in 2 Ebenen 20 Wo. p. op. nach Explantation von Tibia und Verriegelungsnagel); nach Implantation von DKM + rotem Knochenmark ist der Defekt vollkommen knöchern durchbaut und stabilisiert. Die Kontur der Tibia beginnt sich zu remodelieren

Ergebnisse

6-mm-Lochdefekte der Diaphyse werden innerhalb von 6 Wochen nie spontan durchbaut (Abb. 1). Durch DKM können diese jedoch in einem Maße überbrückt werden, die dem der autogenen Spongiosa entsprechen, obwohl DKM zuvor entweder durch Bestrahlung, Ethylenoxid oder Alkohol sterilisiert worden war (Abb. 2, 3). Selbst autoklavierte DKM zeigte noch geringe Knochenneubildung.

Im 5 cm langen Kontinuitätsdefekt des Tibiaschaftes erfolgt durch DKM allein nur eine mäßige Knochenneubildung, jedoch etwas mehr als im Leerdefekt (Abb. 4). Bei der Kombination von DKM mit Knochenmark kommt es zu einer regen Knochenneubildung im Defekt bis zur knöchernen Überbrückung und Konsolidierung des Defekts nach 12 (Abb. 4) bzw. 20 (Abb. 5) Wochen.

Diskussion

Es konnte gezeigt werden, daß DKM gute knochenneubildende Eigenschaften selbst nach Sterilisation besitzt. Daß dabei Ergebnisse vergleichbar der autogener Spongiosa erzielt werden können, liegt einerseits an ihrer besseren Aufschlüsselbarkeit nach Demineralisation (Somerman et al. 1983), an der vergrößerten Oberfläche und damit gesteigerten Freisetzung osteogenetischer Substanzen (Reddi 1981; Weiss u. Reddi 1980) und an ihrer reduzierten Antigenität durch Extraktion von zellulären und substratgebundenen Antigenen (Urist et al. 1975; Tuli u. Gupta 1981). Bestätigen ließ sich hierbei, daß es durch Autoklavierung zur Zerstörung der osteogenetischen Eigenschaften von Knochen bzw. -derivaten kommt (Urist 1965).

Unter den Extrembedingungen des großen Schaftdefekts mit mechanischer Unruhe durch eine rotationsinstabile Osteosynthese als auch mit deutlich verminderten Durchblutungsverhältnissen im Transplantatlager ist durch DKM allein nur wenig Knochenbildung zu erreichen. In vergleichbaren Untersuchungen wurde allogene Spongiosa ebenso resorbiert und führte gleichfalls zu einer nur geringen Knochenbildung. Nur durch autogene Spongiosa konnte eine Überbrückung des Defektes erzielt werden (Brunner et al. 1988).

Im kleinen Defekt können undifferenzierte Stammzellen die DKM schnell erreichen. Im großen Defekt erfolgt die Resorption der DKM schneller als die Einwanderung potenter Stammzellen, die zu Osteoblasten differenzieren können und die Knochenneubildung unterhalten. Friedenstein (1973) unterscheidet im roten Knochenmark solche Zellen, welche Präosteoblasten bzw. differenzierte Knochenzellen sind, und solchen Zellen („Osteogenic Precursor Cells"), die weniger differenziert, aber hochempfindlich auf Knochenmatrix bzw. darin gelösten Mediatoren (z.B. BMP) sind. Gerade letztere sind für das unerläßliche Zusammenspiel von osteogenetischen Mediatoren (DKM) und osteogenetischen Stammzellen von besonderer Wichtigkeit.

Somit steht unter Berücksichtigung des Wirkprinzips ein geeignetes Knochenersatzmaterial für den klinischen Einsatz zur Verfügung. Klinische Implantationen zeigen hierfür ermutigende Resultate.

Literatur

Brunner U, Kessler SB, Mandelkow H, Deiler S, Schweiberer L (1988) Die Überbrückung langstreckiger Tibiaschaftdefekte am Verriegelungsnagel durch Spongiosaplastik. Springer, Berlin Heidelberg New York Tokyo (Hefte zur Unfallheilkunde 200, S 75–76)

Friedenstein A (1973) Determined and inducible osteogenic precursor cells. In: Hard tissue growth. Repair and remineralization. Ciba Foundation Symposium II. Elsevier, New York, pp 169–181

Reddi AH (1981) Biology and biochemistry of endochondral bone development. Collagen Res 1: 209–226

Somerman M, Hewitt AT, Varner HH, Schiffmann E, Termine J, Reddi AH (1983) Identification of a bone matrix-derived chemotactic factor. Calcif Tissue Int 35: 481–485

Tuli SM, Gupta KB (1981) Bridging of large osteoperiosteal gaps by allogenic decalcified bone matrix implants in rabbit. J Trauma 21: 894–898

Urist MR (1965) Bone: formation by autoinduction. Science 150: 893–899

Urist MR, Mikulski A, Boyd SD (1975) A chemosterilized antigen-extracted autodigested alloimplant for bone banks. Arch Surg 110: 416–428

Weiss RE, Reddi AH (1980) Synthesis and localization of fibronectin during collagenous matrix-mesenchymal cell interaction and differentiation of cartilage and bone in vivo. Proc Natl Acad Sci USA 77: 2074–2078

Die Beeinflussung der epithelinduzierten Osteogenese durch Tetracycline

F. W. Koch[1], U. v. Deimling[1], H. H. Meßler[2] und K. J. Münzenberg[1]

[1] Orthopädische Universitätsklinik Bonn, Sigmund-Freud-Str., 53127 Bonn
[2] Orthopädische Abteilung, Krankenhaus Neuwerk, 41065 Mönchengladbach

Einleitung

Ektope Ossifikationen können zur Invalidisierung mit teils lebensbedrohlichen Funktionseinschränkungen führen. Die therapeutische Beeinflußbarkeit erscheint zum heutigen Zeitpunkt fraglich, da das Ausmaß der Knochenneubildung, ihr zeitliches Auftreten und ihre spätere Lokalisation meist nicht vorhersagbar sind.

Mit dem Modell der epithelinduzierten Osteogenese ist die Induktion der ektopen Ossifikation an einem definierten Ort und zu einem vorbestimmten Zeitpunkt möglich (Friedenstein 1960; Huggins 1929; Koch et al. 1992).

Der medikamentöse Einfluß der Tetracycline, welche in der Literatur immer wieder als Inhibitoren der frühembryonalen Osteogenese, der Mineralisation und des weiteren Knochenwachstums beschrieben werden (Bevelander et al. 1960; Bevelander u. Cohlan 1962; Carter u. Wilson 1962; Chu et al. 1963; Cohlan et al. 1963; Fillipi u. Mela 1957; Gibbons u. Reichelderfer 1960; Harris et al. 1968; Rolle u. Bevelander 1960; Saxen 1965; Simmons et al. 1983; Yen u. Shaw 1973, 1974), sollte an diesem Modell überprüft werden.

Material und Methode

In 8 männliche Meerschweinchen wurden jeweils 4 weitgehend genormte und entsprechend vorbehandelte Epithelstreifen subfaszial unter die abdominelle Rektusscheide transplantiert und an insgesamt 32 Lokalisationen Knochenherde erzeugt (Koch et al. 1992).

Diese 8 nicht medikamentös behandelten Kontrolltiere mit insgesamt 32 gewonnenen Präparaten dienten zur Bestimmung der durchschnittlich zu erwartenden Mineralmenge. Sie ließen interindividuelle Unterschiede der Matrixkalzifikation als auch mögliche Unterschiede im Ausmaß der epithelinduzierten Osteogenese am gleichen Versuchstier (hier jeweils 4 Transplantate) erkennen.

8 weitere männliche Meerschweinchen wurden 2 Tage vor der Transplantation bis zum 16. postoperativen Tag mit Tetracyclinen in einer täglichen Dosierung von 18,3 mg/kg Körpergewicht behandelt, um bereits zum Zeitpunkt der Transplantation einen entsprechenden Gewebsspiegel zu erhalten. Transplantatherstellung und Implantationstechnik erfolgten in beiden Versuchsreihen in gleicher Weise.

Die unbehandelten und behandelten Tiere wurden nach 16 Tagen getötet, die Präparate zur Temperung vorbereitet und der Kalzium- und Phosphatgehalt photometrisch bestimmt.

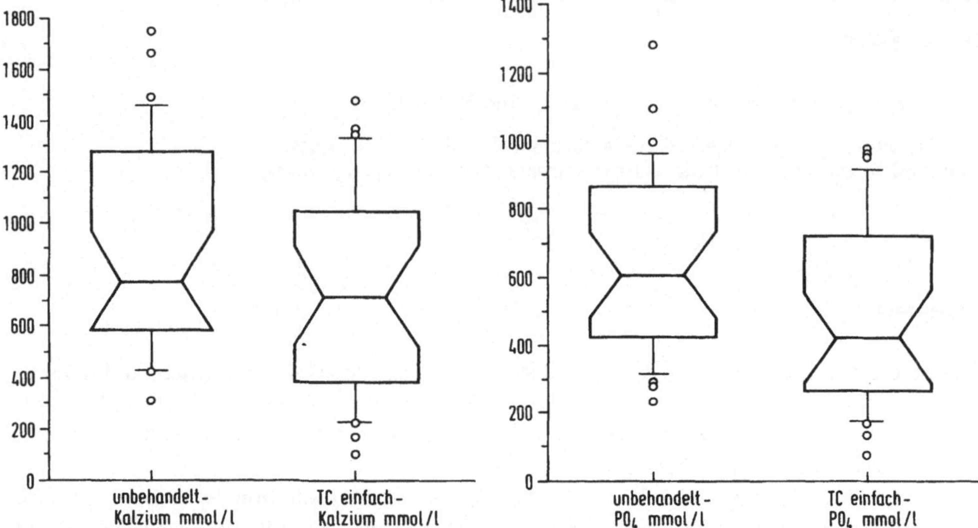

Abb. 1. Kalziumgehalt der unbehandelten Tiere (*links*), der in therapeutischer Dosierung (TC-einfach = 18,3 mg/kg Körpergewicht pro Tag) behandelten Tiere (*rechts*)

Abb. 2. Phosphatgehalt der unterschiedlich behandelten Tiergruppen

Ergebnis

Der Gesamtmineralgehalt des neugebildeten, epithelinduzierten Knochens der unbehandelten Tiergruppe ist im Vergleich zur behandelten Gruppe mit einem Durchschnittswert von 1580,7 gegen 1195,3 auf dem 95%-Niveau signifikant erhöht. Es ergibt sich eine Signifikanz hinsichtlich der unbehandelten und der behandelten Gruppe (Abb. 1 u.2). Unbehandelte Tiere zeigen in Analogie zum Kalziumgehalt auch signifikant höhere Phosphatwerte als Tiere mit Tetracyclingabe.

Diskussion

Die zeitliche Beschränkung der Untersuchung auf die ersten 16 Tage der epithelinduzierten Osteogenese erfolgte aus der Beobachtung, daß sich der histomorphologische Ablauf der Osteogenese bei homologer und autologer Transplantation von Übergangsepithel in den ersten beiden Wochen nicht unterscheidet. Mit zunehmender Vaskularisation kommt es als Folge immunreaktiver Vorgänge nach homologer Transplantation jedoch in der 4. Woche bereits vereinzelt zur Resorption des neugebildeten Knochens. Immunreaktiv bedingte Knochenresorption mit zwangsläufig verminderter Mineralmenge und die mögliche Hemmung der Knochenneubildung durch Tetracycline waren zu diesem Zeitpunkt als überlagernde Effekte nicht mehr voneinander abgrenzbar.

Während sich das Tetracyclin im bereits präexistenten Knochen eines Skelettstückes nur an den neu gebildeten Appositionszonen oder an Stellen der halisteretischen Demineralisation anlagert (Kämmerer 1965), war hier, bedingt durch die gewählte experimentelle Anordnung, der zu untersuchende Knochen zwangsläufig vom Zeitpunkt seiner Entstehung an und auch während des „bone remodelings" einer hohen Antibiotika-Konzentration kontinuierlich ausgesetzt.

Im hier gewählten 16tägigen Beobachtungszeitraum war eine statistisch signifikant verminderte Knochenmineralbildung nach Tetracyclingabe in therapeutischer Dosierung festzustellen. Die Menge neugebildeten Minerals ist jedoch nur ein indirekter Parameter für das Ausmaß der gebildeten Knochenmasse, da sie lediglich den mineralisierten Anteil der von den Osteoblasten neugebildeten Knochenmatrix erfaßt. Die mögliche medikamentöse Beeinflussung des in dieser Arbeit verwendeten Induktionsmechanismus selbst läßt sich von reinen Effekten auf die Mineralisation nach bereits stattgehabter Osteoblastentransformation nicht abgrenzen. Die Mineralisationsstörung muß in Übereinstimmung mit neueren autoradiographischen Befunden (Sandhu u. Tonna 1986) eher als ein parazellulärer Effekt angesehen werden, da radioaktiv markierte Tetrazykline ausschließlich in der kalzifizierenden Matrix, nie aber intrazellulär zu finden waren.

Literatur

Bevelander G (1963) Effect of tetracycline on crystal growth. Nature 198: 1103

Bevelander G, Cohlan SQ (1962) The effect on the rat fetus of transplacentally acquired tetracycline. Biol Neonat 4: 365–370

Bevelander G, Nakahara H, Rolle GK (1960) The effect of tetracycline on the development of the skeletal system of the chick embryo. Dev Biol 2: 298–312

Carter MP, Wilson F (1962) Tetracycline and congenital limb abnormalities. Br Med J 2: 407

Chu E, O'Hara AE, Keitel HG (1963) Relationship of growth of the fibula in premature infants to the administration of oxytetracycline. Am J Dis Child 105: 753

Cohlan SQ, Bevelander G, Tiamsic T (1968) Growth inhibition of prematures receiving tetracycline. Am J Dis Child 105: 453–461

Fillipi B, Mela V (1957) Malformazioni congenite facciali e degli arti da tetracyclina. Minerva Chir 12

Friedenstein AY (1960) Histogenetic activity of substances secreted by the transitional epithelium. Bull Exp Biol Med 50: 82–85

Gibbons RJ, Reichelderfer TE (1960) Transplacental transmission of demethylchlortetracycline and toxicity studies in premature and full-term, newly born infants. Antbiot Med 7: 618

Harris WH, Lavorgna J, Hamblen DL, Haywood EA (1968) The inhibition of ossification in vivo. Clin Orthop 61: 52–60

Huggins CB (1929) Influence of urinary tract mucosa on the experimental formation of bone. Proc Soc Exp Biol Med 27: 349–350

Koch FW, Messler H, Rüther W, Münzenberg KJ (1992) Die Bestimmung der induzierbaren Osteoprogenitorzellen der Hüft- und Knieregion mit der Methode der epithelinduzierten Osteogenese. Z Orthop

Rolle GK, Bevelander G (1966) Further studies on the effect of tetracycline on the developing skeleton of chick embryo. J Morphol 118: 317–330

Sandhu HS, Tonna EA (1986) Incorporation and stabilization of 3H-tetracycline in embryonic chick bone: an autoradiographic study. Acta Anat (Basel), 127/2: 133–136

Saxen L (1965) Tetracycline: effect on osteogenesis in vitro. Science 149: 870–872

Simmons DJ, Chang SL, Russell JE, Grazman B, Webster BA, Oloff PD (1983) The effect of protected tetracycline treatment on bone growth and maturation. Clin Orthop 180: 253–259

Yen PKJ, Shaw JH (1973) Effects of tetracycline on membranous bone growth and dentin apposition in young rhesus monkeys. J Dent Res 53: 897–906

Yen PKJ, Shaw JH (1974) Effects of repeated oral doses of demethylchlortetracycline on bones and dentin of young rhesus monkeys. J Dent Res 54: 358–364

Untersuchungen zur Biokompatibilität von Implantaten: Der Erlanger Ciliatentest

W. Gräf[1], R. L. Mueller[1] und R. E. Sachse[2]

[1] Institut für Medizinische Hygiene der Universität Erlangen-Nürnberg, Wasserturmstr. 5, 91054 Erlangen
[2] Duke University Medical Center, Devision of Plastic Surgery, Durham, North Carolina 27710, USA

Einleitung

Die Entwicklung von Knochenersatzstoffen und die Suche nach implantationsfähigen Werkstoffen setzt voraus, daß die diskutierten Substanzen und Verbindungen selbstverständlich nicht nur toxikologisch, sondern grundsätzlich auch zytotoxisch unbedenklich sind. Der Trend, bei dieser Fragestellung Tierversuche möglichst in eingeschränkter Weise einzusetzen, hat die Entwicklung biologischer, besonders mikrobiologischer, in-vitro-Prüfsysteme zur Erfassung von Zell- bzw. Gewebetoxizität erheblich gefördert. So können kostengünstig und tierversuchsneutral (keine Verwaltungsbürokratie!) bereits im Vorfeld der Entwicklung und Produktionsphase neuer Präparate Hinweise auf zu erwartende Reaktionen im Menschen erhalten werden.

Bei der Suche nach leicht kultivierbaren, menschlichen Zellen gut vergleichbarer Mikroorganismen fand man schließlich entsprechende Testobjekte unter den Protozoen. Die Ciliatenart *Tetrahymena piriformis* wurde erstmals 1957 von Kidder und Dewey (Kidder u. Dewey 1957) zur Erfassung zellwachstumshemmender Eigenschaften verschiedener Verbindungen zur Anwendung gebracht. 1958 konnte von Foley et al. durch Paralleltestung von 198 Substanzen gezeigt werden, daß die Ciliatenergebnisse mit denen in humanen KB-Leberzellkulturen ein übereinstimmendes Empfindlichkeitsspektrum zeigen. Auch Epstein et al. (1967) kamen bei der Überprüfung von 97 unterschiedlichen Substanzen zu dem Ergebnis, daß die Zytotoxizität mit der oralen Toxizität bei Ratten positiv korreliert. Schließlich konnten auch wir bestätigen (Bauer et al. 1985), daß die Empfindlichkeit und das Reaktionsvermögen der Ciliaten gegenüber kanzerogenen polyzyklischen Aromaten unter Lichteinwirkung (Phototoxizität) weitgehend mit denjenigen menschlicher Fibroblastenkulturen übereinstimmen. Es würde den Rahmen dieser kurzen Darstellung sprengen, auch nur annähernd die enorm umfangreiche Literatur über Tetrahymena piriformis zu zitieren, die bereits im Jahre 1973 mehr als 1700 Veröffentlichungen umfaßte (Eliot 1973). Seit 1989 ist der Ciliatentest Bestandteil der DIN 13 273 zur Verträglichkeitsprüfung von zentralen Venenkathetern für den medizinischen Bereich (DIN 13 273, 1989).

Methode

Der Prüforganismus ist ein Protozoon der Klasse Ciliata (= „Wimpertierchen") aus der Gattung (Genus) Tetrahymena und als Art (Spezies) Tetrahymena piriformis taxonomisch determiniert. Der von uns verwendete Stamm wurde ursprünglich von der Carolina Biological Supply Co., Burlington N.C., USA bezogen. Im Namen zum Ausdruck kommend, hat er birnenförmige Gestalt. Er hat eine durchschnittliche Zellgröße von 50 x 30 μm, ist also mit

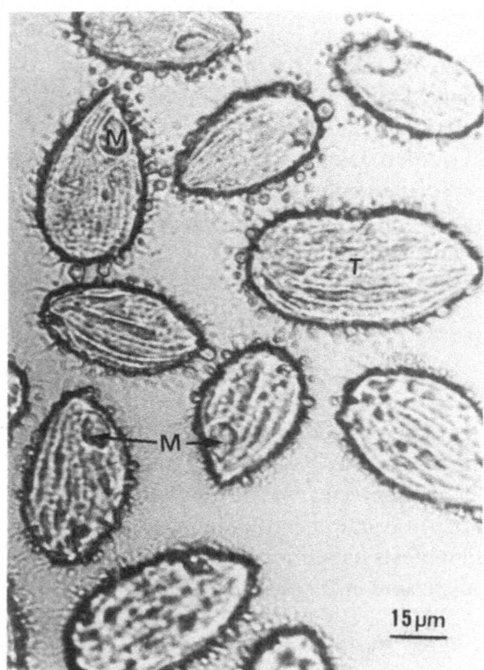

Abb. 1. *Tetrahymena piriformis* in der logarithmischen Teilungsphase: *T* Zelle im Zustand der Querteilung, *M* Mundorganelle. Deutlich erkennbar sind die Cilienreihen, die über den ganzen Körper des Mikroorganismus angeordnet sind

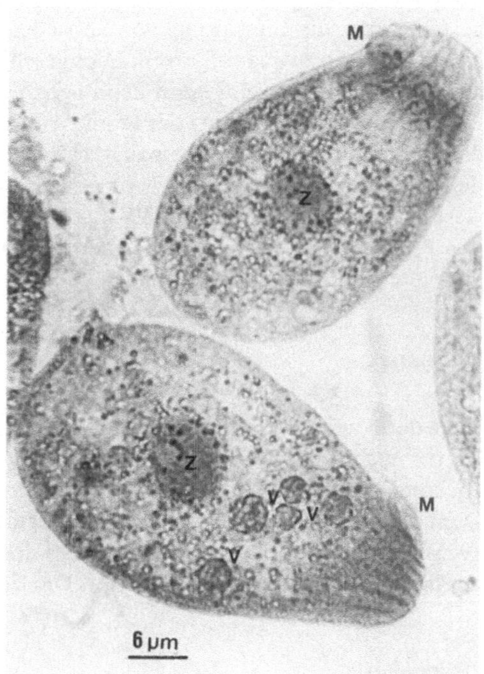

Abb. 2. Nicht nur über das Mundorganell (*M*), sondern auch durch Diffusion, Phago- und Pinozytose werden Substanzen aufgenommen und in Nahrungsvakuolen (*V*) gespeichert. Der Mikroorganismus besitzt normalerweise 2 Zellkerne, einen großen Vegetationskern (*Z*) und einen kleinen Sexualkern, der jedoch unter der Kultur verkümmert und in der Abbildung deshalb nicht sichtbar ist

„unbewaffnetem" Auge gerade noch erkennbar (Abb. 1) und besitzt ein „Mundorganell", von welchem aus die inkorporierten Stoffe in Nahrungsvakuolen aufgenommen und verdaut werden (Abb. 2). Neben dem Mundorganell werden Stoffe jedoch auch per diffusionem durch die Zellmembran sowie durch Phago- und Pinozytose aufgenommen, so daß ein direkter Zellkontakt mit der Prüfsubstanz und bei Feststoffen von abdiffundierenden Verbindungen immer gewährleistet ist.

Wichtig für seine Verwendbarkeit als Testorganismus ist, daß T. piriformis in synthetisch hergestellten Nährmedien bei Temperaturbereichen von 18 °C bis 35 °C gedeiht, wobei sich eine Kultivierungstemperatur von 28 °C als optimal erwiesen hat. Die Einzeller werden in einem flüssigen Medium folgender Zusammensetzung kultiviert:

Proteose Pepton	5 g (z.B. DIFCO 0122-01)
Trypton	5 g (z.B. DIFCO 0123-01)
K_2HPO_4	0,2 g
ad Aqua dest	1 l

Vor dem Autoklavieren wird das Medium auf pH 7,2 eingestellt. Das Prinzip des Ciliatentests besteht darin, die Einwirkung von Substanzen auf die Zellen in Form einer Dosis-Wirkung-Zeit-Beziehung zu quantifizieren. Dies geschieht durch turbidimetrische Messung (Trübungsmessung) der Kulturen. Damit kann neben der ungehinderten Zellvermehrung (= Zellverträglichkeit) eine Hemmung der Vermehrungsrate (= graduelle Zytostase) oder die Abtötung der Ciliaten (= graduelle Zytotoxizität) festgestellt werden. Die Messung erfolgt in einem handelsüblichen Photometer bei 570 nm. Als Blindwert dienen unbeimpfte Testansätze, als Nullwert unbelastete Ciliatenparallelkulturen (Kulturen ohne Prüfsubstanz, die gleichzeitig mit den Prüfkulturen unter sonst gleichen Bedingungen bebrütet werden). Die detaillierte Beschreibung der Laborhandhabung des Tests findet sich bei Gräf (1985, 1990).

Ergebnisse

Viele der heute als temporäre Unterfütterungsmaterialien und Wundverbände in der Mund-, Kiefer- und Gesichtschirurgie eingesetzten Materialien wurden bislang nicht nach den neuen Richtlinien zur Begutachtung der Gewebeverträglichkeit getestet, wie sie z.B. vom Council on Dental Materials and Devices der American Dental Association empfohlen werden (Stanley 1985). Als Beispiel für die Möglichkeiten des Ciliatentests haben wir deshalb 16 Materialien aus dieser Indikationsgruppe getestet. Die Ergebnisse sind in Tabelle 1 dargestellt.

Diskussion

Es zeigt sich, daß kondensationsvernetzte Silikone eine deutliche Zytotoxizität aufweisen, die auf die bei der Abbindung entstehenden Alkohole und die verwendeten Katalysatoren zurückzuführen ist. Diese dürften auch für die Reizzustände der Mundschleimhaut nach längerer Applikation verantwortlich sein. Auffällig ist auch die hohe Zytotoxizität der Zinkoxidfettsäurepräparation, die als Parodontalverband sehr häufig verwendet wird.

Tabelle 1. Zytotoxizität in der Mund-, Kiefer- und Gesichtschirurgie häufig verwendeter temporärer Unterfütterungs-, Wundverbandmaterialien und Silikonelastomere

Produkt	Chemismus	Zytotoxizität
Coe Pak	ZnO-Fettsäure	48% Wachstumsdepression der Zellen im Test
Peripac	$CaSO_4$	keine Zytotoxizität nachweisbar
Kerr Fit	modif. Acrylat	37% Wachstumsdepression der Zellen im Test
Visco Gel	modif. Acrylat	27% Wachstumsdepression der Zellen im Test
Guttapercha	Thermoplast	keine Zytotoxizität nachweisbar
Silastik VPR 3003	Polyaddition	keine Zytotoxizität nachweisbar
Silaplast	Polykondensation	30% Wachstumsdepression der Zellen im Test
Silasoft	Polykondensation	33% Wachstumsdepression der Zellen im Test
Permagum Putty	Polyaddition	keine Zytotoxizität nachweisbar
Permagum Wash	Polyaddition	keine Zytotoxizität nachweisbar
President	Polyaddition	keine Zytotoxizität nachweisbar
Provil H	Polyaddition	keine Zytotoxizität nachweisbar
Provil M	Polyaddition	keine Zytotoxizität nachweisbar
Reprosil HF light body	Polyaddition	28% Wachstumsdepression der Zellen im Test
Reprosil HF Putty	Polyaddition	keine Zytotoxizität nachweisbar

Natürlich ist es nicht möglich, aufgrund eines einzigen biologischen Testsystems umfassende Aussagen über Toxizität oder Unbedenklichkeit eines Substrates zu erhalten. Man kann nicht erwarten, mit einem sehr einfachen Testsystem, wie es der leicht zu handhabende, unkomplizierte und kostengünstige Erlanger Ciliatentest darstellt, alle möglichen toxischen Ansatzpunkte beim höheren Warmblüterorganismus oder gar beim menschlichen Körper abdecken zu können. Als Vorversuchssystem zur Ermittlung toxischer Potenzen ist es jedoch, besonders bei der Neuentwicklung von Implantationsmaterialien, vorzüglich geeignet.

Literatur

Bauer L, Mueller LG, Gräf W (1985) Über die phototoxische Wirkung polyzyklischer Aromaten auf menschliche Fibroblastenkulturen. Zentralbl Bakt Hyg I [B] 181: 281–294

DIN 13 273 Teil 5 (1989) Katheter für den menschlichen Bereich – Venenkatheter, zentral, zur einmaligen Verwendung. Beuth, Berlin

Eliot AM (1973) Biology of tetrahymena. Dowden, Hutschinson a. Ross, Strondsburg/PA

Epstein SS, Saporoschatz IB, Hutner SH (1967) Toxicity of antioxidans to tetrahymena pyriformis. J Protozool 14: 238–244

Foley GE, McCarthy RE, Binns VM et al. (1958) A Comparative study of the use of microorganism in the screening of potential antitumor agents. Ann NY Acad Sci 76: 413–441

Gräf W (1985) Der Erlanger Ciliatentest. GIT Fachz Lab 29: 601–614

Gräf W (Hrsg) (1990) Der Erlanger Ciliatentest. Institutsdruck, Erlangen

Kidder GW, Dewey VC (1957) Deazapurines as growth inhibitors. Arch Biochem Biophys 66: 486–492

Stanley HR (1985) Toxicity testing of dental materials. CRC Press, Boca Raton

Chemische Sterilisation biologischer Implantate mit einer Kombinationsmethode

R. v. Versen[1], H. Haider[2], I. Kleemann[1] und R. Starke[1]

[1] Institut für Transfusiologie und Transplantologie (Direktor: Prof. Dr. G. Matthes), Deutsche Zentrale Gewebebank, Medizinische Fakultät, Charité, Humboldt-Universität, Schumannstr. 20/21, 10117 Berlin

[2] Institut für Virologie (Direktor: Prof. Dr. D. Krüger), Medizinische Fakultät (Charité) der Humboldt-Universität zu Berlin

Die Erhaltung bzw. Herstellung der Sterilität von Gewebetransplantaten und -implantaten gehört zu den Schwerpunkten der Qualitätssicherung im Gesamtkomplex der Methodologie von Gewebe- und Knochenbanken. Größere Gewebebanken gewinnen zumindest einen Teil ihrer Ausgangsmaterialien in Prosekturen unter Sektionsbedingungen. Dadurch wird die Sterilisation dieser Gewebe zur unbedingten Voraussetzung für deren klinische Anwendung. Aber auch bei Einhaltung steriler Entnahmetechniken ist eine Kontamination der entnommenen Gewebe nicht auszuschließen. Tomford W. (persönl. Mitteilung) macht den Prozentsatz der betroffenen Fälle von der Routine der Entnahmeteams, der Anzahl der Beteiligten sowie der Menge der entnommenen Gewebe abhängig und verweist auf eigene Erfahrungen, nach denen die Kontaminationsraten bis zu 100% betragen können. Zu der Möglichkeit der hauptsächlich bakteriellen Kontamination bei der Entnahme und während der verschiedenen Präparationsschritte rückt seit Jahren bekanntermaßen die potentielle Gefahr der Virusinfektion in den Mittelpunkt der Diskussionen. Obwohl durch entsprechend konsequentes und standardisiertes Spenderscreening (Standard d. Deutschen Zentralen Gewebebank d. Univ. Berlin) und der Ausschluß von sog. Risikogruppen ähnlich der Blutspenderuntersuchungen die Möglichkeit einer Virusübertragung eingeschränkt werden soll, ist damit die potentielle Infektionsgefahr z.B. durch HIV zwar zu verringern, aber nicht prinzipiell auszuschließen. Auch die Einhaltung einer Quarantänezeit von drei Monaten gibt dafür keine ausreichende Garantie.

Aus diesen Gründen wird weltweit nach geeigneten Möglichkeiten zur Verhinderung einer Infektion durch Gewebeübertragung gesucht. Unter Berücksichtigung der wichtigsten Forderungen läßt sich das *ideale Sterilisationsverfahren* wie folgt definieren: Es sollte neben einer sicheren Oberflächenaktivität Viren, Bakterien und Sporen auch zentral, also tiefenwirksam, in den Implantaten bzw. Transplantaten abtöten bzw. inaktivieren, ohne dabei deren gewünschten klinischen, d.h. biologischen, biochemischen und/oder biomechanischen Eigenschaften zu beeinträchtigen.

Um dieses Ziel zu erreichen, wurden vielfältige Methoden experimentell geprüft und in der Praxis eingesetzt (Adler-Storthz et al. 1983; Cookson et al. 1988; Köhler et al. 1986; Lambrecht et al. 1991; Prolo et al. 1980; Triantafyllou et al. 1975; Trzenschik et al. 1973). Dabei handelt es sich in der Regel um Verfahren auf chemischer oder physikalischer Grundlage oder deren Kombinationen. Für größere Gewebebanken ist bei der Wahl des Verfahrens neben der Wirksamkeit auch dessen Eignung zur gleichzeitigen Behandlung hoher Zahlen von Implantaten ins Kalkül zu ziehen.

Die von DeVries et al. (1955) eingeführte Sterilisation mit Gammastrahlen ist durch wesentliche Vorteile charakterisiert: sie wirkt bei entsprechend hoher Dosierung zuverlässig keimtötend und ist auf Grund der Penetrationskraft der Gammastrahlen auch zur definitiven

Schlußsterilisation keimdicht verpackter („konfektionierter“) Implantate geeignet. Diese Strahlendosen (25 bis 30 kGy) können jedoch biologische (Munting et al. 1988) und biomechanische (Komender et al. 1976) Eigenschaften alterieren und sind somit nur begrenzt oder nicht anwendbar. Hinzu kommt der logistische Nachteil der Abhängigkeit von dazu notwendigen Bestrahlungseinrichtungen.

Als chemisches Verfahren, das auch zur Sterilisation größerer Chargen von Präparaten geeignet ist, hat sich etwa ab Mitte der 50er Jahre das von Hufnagel et al. (1954) empfohlene flüssige Äthylenoxid (EO) durchgesetzt (Prolo et al. 1980) – an der Gewebebank der Charité wurde EO bis 1985 verwendet – das auch bald gasförmig (meist mit CO_2 gemischt) zum Einsatz kam. Wegen der aufwendigen Sicherheitsvorkehrungen und der potentiellen Toxizität (Hameister 1975) wurde EO schließlich durch Beta-Propiolaktion (BPL) ersetzt, dessen Einsatz erstmals von LoGrippo et al. beschrieben worden war. Obwohl sich BPL in großer Breite durchaus bewährt hat (90 min Inkubationszeit, 1%ige BPL in Phosphatpuffer; pH 7,4; 37°C), bestand wegen der Haut und Schleimhäute reizenden Wirkung und möglicher Kanzerogenität die Notwendigkeit der Ablösung dieses Stoffes.

Als eine Alternative wurde von der Arbeitsgruppe um Mücke, Sprössig und Wutzler (Mücke u. Wenzel 1973; Sprössig et al. 1973; Wutzler et al. 1976) Peressigsäure (PES) empfohlen. Erstmalige Erwähnung fanden die bakteriziden Eigenschaften von PES durch Hutchings und Xezones (1949).

In der vorliegenden Arbeit werden die experimentellen Untersuchungen beschrieben, die schließlich zu der an der Gewebebank der Charité eingesetzten Routinemethode zur Dekontamination gefriergetrockneter allogener Gewebeimplantate führten.

Material und Methodik

1. Versuchsobjekte

Als Versuchsobjekte dienten Spongiosawürfel mit einer Kantenlänge von 15 mm sowie Achillessehnenstücke (30 x 10 x 2 mm). Sie entstammen Ausgangsmaterialien, die unter Sektionsbedingungen entnommen worden waren.

2. Testkeime zur artefiziellen Kontamination

Versuchsserie 1:
Staphylococcus aureus SG 511
Pseudomonas aeruginosa NCTC 10662
Bacillus subtilis 603
Candida albicans

Nach Zentrifugation erfolgte jeweils die Einstellung der optischen Dichte entsprechend McFarland 10.

Versuchsserie 2:
Herpes simplex-Virus Typ 1 (HSV-1-Titer 1,5 x 10^9 pfu/02 ml)
Zusätzliche Eiweißbelastung mit Rinderserumalbumin (RSA).
Durchführung im Suspensionsversuch und durch zentrale Kontamination von Spongiosawürfeln.

3. *Prüfung der PES-Aktivität (Sterilität)*

Versuchsserie 1:
Die Prüfung der Sterilität erfolgte durch Inkubation in Thioglycolatbouillon und Sabouraudnährbouillon. Nach maximal 10tägiger Inkubation wurden die Kulturmedien dann auf feste Nährböden ausgestrichen. Zur weiteren Differenzierung bzw. Typisierung wurden die Gramfärbung und biochemische Untersuchungsmethoden herangezogen.

Versuchsserie 2:
Für die Prüfung wurde eine Suspension des Teststammes verwendet, deren Titer auch bei erhöhter Cytotoxizität noch die Messung von mindestens 5 Zehnerpotenzen Titerreduktion zuließ. Virustitration und Cytotoxizitätstest erfolgte für HSV-1 auf diploiden humanen embryonalen Lungenfibroblasten (HELF). Nach Ablauf der jeweiligen Einwirkungszeit wurden dem Ansatz Proben entnommen und sofort entsprechend der Progression 1:10/100/1000 usw. verdünnt. Die Bestimmung des Virusgehaltes erfolgte anschließend im Plaquetest auf HELF-Zellen.

4. *Peressigsäure*

Die PES wurde mit wirksamen Endkonzentrationen von 0,1, 0,2, 0,5, 0,8 1 bzw 2% eingesetzt. Sie kam je nach Versuchsansatz mit Aqua dest. und/oder Äthanol bzw. Methanol in Anwendung.

5. *Kontamination*

a. „Natürliche" Kontamination
Kontamination durch Entnahme von Geweben unter Sektionsbedingungen sowie nicht aseptische Präparation bis zur Sterilisation (Starke et al. 1984). Neben weiterführenden Untersuchungen wurden zur Bestimmung der auf diesem Wege übertragenen Keime entsprechende Proben ohne jede Vorbehandlung in Kulturmedien eingebracht (Starke et al. 1984).

b. Artefizielle Kontamination
Die artefizielle Kontamination erfolgte durch Eintauchen in die genannten Testkeimsuspensionen bzw. durch zentrale Applikation der Testkeimsuspension in die Spongiosawürfel (Wutzler et al. 1976).

6. *PES-Behandlung*

Die PES-Exposition erfolgte je nach Versuchsansatz über einen Zeitraum bis 3 bzw. von 4 Stunden durch vollständiges Einlegen der Prüfkörper in das Sterilisationsmedium bei Raumtemperatur und Vibration mittels Schüttelapparatur. Die Einwirkung vollzog sich mit bzw. ohne zusätzliche Anwendung von Unterdruck. Darüber hinaus wurde der Einfluß weiterer Faktoren wie Gefriertrocknung, Antibiotika und Entfettung (mehrmaliges Spülen der Spongiosawürfel in ca. 40–50 °C warmem Wasser) auf die Effektivität der PES untersucht.

Ergebnisse und Diskussion

Versuchsserie 1

Die Entnahme der Gewebe unter Sektionsbedingungen und anschließende nicht aseptische Präparation bewirkt eine „natürliche" Kontamination. Alle mit diesen Proben behandelten Kulturmedien sind bereits nach 24 Stunden makroskopisch getrübt. Dabei ließen sich Staphylokokken, hämolysierende und vergrünende Streptokokken, Pneumokokken, Pseudomonas aeruginosa, apathogene Sporenbildner, Clostridien und Hefen differenzieren.

Tabelle 1. PES-Behandlung „natürlich" kontaminierter Proben ohne Alkoholzusatz, Einwirkzeit 3 Stunden, n = 10 je Ansatz; + makroskopisch erkennbares Keimwachstum nach 24 Stunden

Pes-Konz. (%)	Sehnen	Spongiosa
0,2	steril	+
0,5	steril	+
1,0	steril	+
2,0	steril	+

Tabelle 2. PES-Behandlung „natürlich" kontaminierter Spongiosawürfel mit Alkoholzusatz (Methanol oder Äthanol), n = 10 je Ansatz + makroskopisch erkennbares Keimwachstum nach 24 Stunden

PES-Konz. (%)	Exposition (min)	Ergebnis
0,1	60	+
	120	+
	180	+
0,2	60	+
	120	+
	180	+
0,5	60	+
	120	+
	180	+
1,0	60	+
	120	steril
	180	steril

Die in den Tabellen 1 und 2 dargestellten Ergebnisse zeigen auf, daß unter Routinebedingungen gewonnene kollagene Präparate, in diesem Fall Sehnen, bereits mit einer 0,2%igen PES-Lösung ohne Alkoholzusatz dekontaminiert werden können. Dies entspricht den Resultaten der Untersuchungen von Mücke u. Wenzel (1973), Sprössig et al. (1973) sowie Wutzler et al. (1976) an Herzklappen. Dagegen läßt sich ohne Alkoholzusatz auch bei PES-Konzentrationen bis 2% und einer Einwirkzeit von 3 Stunden bei Spongiosawürfeln keine Sterilität erreichen. Unter Verwendung von Alkohol war PES nach einer Expositionszeit von 2 Stunden gegenüber der „natürlichen" Keimflora wirksam. Dabei waren Äthanol und Methanol gleichwertig.

Die Versuchsgruppen mit artefiziell kontaminierten Proben führte zu folgenden Ergebnissen (Tab. 3): Während wie in den Vorversuchen Sehnenpräparate bereits mit einer PES-Konzentration von 0,2% und einstündiger Exposition sicher sterilisierbar waren, konnten Spongiosawürfel auch bei einer dreistündigen Einwirkzeit und zweiprozentiger PES-Konzentration nicht sicher dekontaminiert werden.

Tabelle 3. PES-Behandlung artefiziell kontaminierter Proben mit Alkoholzusatz, n = 10; OK Oberflächenkontamination, ZK zentrale Kontamination, + makroskopisch erkennbares Keimwachstum nach 24 Stunden

Pes-Konz. (%)	Exposition (min)	Sehnen OK	Spongiosa OK	ZK
0,2	60	steril	–	–
1,0	60	steril	+	+
	120	steril	+	+
	180	steril	+	+
2,0	60	steril	+	+
	120	steril	+	+
	180	steril	+	+

Der fehlende Erfolg bei Spongiosaproben steht im scheinbaren Widerspruch zu der bekannten hohen Wirksamkeit von PES auch mit niedrigen Konzentrationen und kurzer Einwirkzeit bei Sehnenpräparaten und den zitierten Erfahrungen bei Herzklappen (Mücke z. Wenzel 1973; Wutzler et al. 1976; Sprössig et al. 1973). Die Ursache für dieses Phänomen läßt sich wie folgt erklären: PES zerfällt im Kontakt mit biologischem Material schnell in Azetat und Wasserstoffperoxid, wobei letzteres eine Gasbarriere gegenüber dem tieferen Eindringen der PES in ausreichender Konzentration bildet (Starke et al. 1984). Die dadurch reduzierte bzw. fehlende Tiefenwirkung ist auch durch Alkoholzusatz, wie er zur Herabsetzung der Oberflächenspannung und Verbesserung der Benetzbarkeit empfohlen wird (Sprössig u. Mücke 1969), nicht im erforderlichen Maße zu aktivieren.

Aus diesem Anlaß wurden verschiedene zusätzliche Einflüsse und deren Kombinationen auf den Dekontaminationserfolg untersucht.

Dies waren
- Unterdruck (0,2 bar)
- Antibiotikazusatz (200.000 IU Penicillin G, 200 mg Streptomycin pro liter Aqua dest.)
- Gefriertrocknung
- Entfettung (Wasser, 40 bis 50 °C)

Die artefizielle Kontamination erfolgte in dieser Versuchsgruppe ausschließlich zentral in Spongiosawürfel. Die Ergebnisse sind in Tab. 4 dargestellt. Die Untersuchungen zeigen, daß Antibiotika allein oder in Kombination mit PES nicht in der Lage sind, eine Dekontamination zu bewirken. Diese Aussage trifft ebenfalls auf die zusätzliche „physikalische Noxe" Gefriertrocknung zu. Dagegen wird mit den Kombinationen PES, Unterdruck und Antibiotikaspülung oder Entfettung eine sichere Tiefendekontamination erreicht. In einem angestrebten Routineverfahren ist die in Wasser oder physiologischer Kochsalzlösung durchgeführte Entfettung der Präparate zu bevorzugen. Dies trifft sowohl Kostengründe aber auch die Vermeidung von möglichen allergischen Reaktionen.

Tabelle 4. PES-Behandlung „natürlich" und artefiziell kontaminierter Spongiosawürfel (Peressigsäure = PES, Antibiotikazusatz = A, Gefriertrocknung = GT, Entfettung = EF, Unterdruck = UD) steril = st, nicht steril = nst

Kontamination	PES	UD	A	GT	EF	Ergebnis
1 „natürlich" n = 189	+	+	+	–	–	st
2 „natürlich" n = 20	–	–	+	–	–	nst
3 „natürlich" n = 20	+	–	+	–	–	nst
4 „natürlich" n = 20	+	+	–	–	–	nst
5 „natürlich" n = 10	+	+	–	+	–	nst
6 „natürlich" n = 10	+	+	–	–	+	st
7 artefiziell n = 10	+	+	–	–	+	st
8 artefiziell n = 126	+	+	+	–	–	st

Um die bekannte Wirksamkeit der Persäuren gegenüber Viren, PES-Konzentrationen von 0,5 bis 1% über eine Expositionszeit von 2 min gelten bereits als sicher (Sporkenbach et al. 1981; Tichacek 1972), auch an dem entwickelten Modell zu überprüfen, wurde sowohl in Anlehnung an die Richtlinien der Deutschen Vereinigung zur Bekämpfung der Viruskrankheiten ein Suspensionsversuch mit HSV-1 als auch die Prüfung an zentral kontaminierten Spongiosawürfeln durchgeführt. HSV-1 wurde einerseits wegen der Vergleichbarkeit zum Immundefizienz-Virus (lipidhaltige Hülle), andererseits auf Grund der um vieles höheren Stabilität gewählt. Im Suspensionsversuch wurde gezeigt, daß bereits bei einer Anwendungskonzentration von 0,8 Prozent PES und einer Einwirkzeit von 2 Minuten die erforderliche Titerreduktion von 5 Zehnerpotenzen auch bei einer zusätzlichen Eiweißbelastung mit 0,2% RSA erreicht wird.

Unter Anwendung des Routineverfahrens (Vorentfettung, PES-Alkohol-Gemisch, Unterdruck, 4 Stunden Exposition, Raumtemperatur) wurde trotz zentraler artefizieller Kontamination der Spongiosawürfel und zusätzlicher Eiweißbelastung (Endkonzentration 10% RSA) sogar eine Titerreduktion um mehr als 7 Zehnerpotenzen erreicht.

Die Ergebnisse zeigen, daß die ausgewiesenen bakteriziden, viruziden und fungiziden Eigenschaften von Peressigsäure sehr gute Voraussetzungen für ihre Anwendung bei der Dekontamination von Gewebepräparaten im Rahmen der Qualitätssicherungsmaßnahmen von Gewebebanken einnehmen können. Die Wirksamkeit des Verfahrens kann dabei durch Zusatz von Alkohol (Herabsetzung der Oberflächenspannung und Verbesserung der Benetzbarkeit), Anwendung von Unterdruck (Entfernung bzw. Verhinderung von Gasbarrieren) sowie Entfettung (Verbesserung der Penetration) effektiviert werden. Es ist seit etwa acht Jahren Routinemethode an der Gewebebank der Charité (Standard d. Deutschen Zentralen Gewebebank Berlin). Etwa 40 000 allogene gefriergetrocknete Gewebepräparate wurden seitdem erfolgreich behandelt. Zu diesem Spektrum gehören u.a. Dura mater, Fascia lata, Sehnen, Amnion, Haut (v. Versen et al. 1989), Spongiosa, kortiko-spongiöse Präparate und demineralisierte Knochenmatrix (v. Versen et al. 1989).

Literatur

Adler-Storthz K, Sehulster LM, Dreesman GR, Hollinger FB, Melnick JL (1983) Effect of alkaline glutaraledyde on Hepatitis B antigens. Eur J Clin Microbiol 2/4: 316–320

Hameister W (1975) Äthylenoxidsterilisation. Bundesgesundhbl 18/16: 253–257

Cookson BD, Hoffman PN, Price T, Webster M, Fenton O (1988) "Cialit" as a tissue preservative: a microbiological assessment. J Hosp Infect 11: 263–270

DeVries PH, Kempe LL, Brinker WO (1955) Sterilization of bone transplants by cobalt^{60} radiation. Univ Michigan Med Center J (Ann Arbor) 21: 29–33

Hufnagel CA, Rabil PJ, Reed L (1954) A method for the preservation of arterial homo- and heterografts. Surg Forum 4: 162–168

Hutchings IJ, Xezones H (1949) Comparative evaluation of the bacterial efficiency of peracetic acid, quarternaries and chlorine containing compounds. Bact Proc 50–51

Köhler P, Kreicbergs A, Strömberg L (1986) Physical properties of autoclaved bone. Acta Orthop Scand 57: 141–145

Komender J, Komender A, Dziendzic A, Ostrowksi K (1976) Radiation-sterilized bone grafts evaluated by electron spin resonance technique and mechanical test. Transplant Proc [Suppl] 8: 25

Lambrecht B, Mohr H, Knüver-Hopf J, Schmitt H (1991) Photoinactivation of viruses in human fresh plasma by phenothiazine dyes in combination with visible light. Vox Sang 60: 207–213

LoGrippo GA, Overhulse PR, Szilagyi DE, Hartman FW (1955) Procedure for sterilization of arterial homografts with beta-propiolactone. Lab Invest 4: 217–231

Mücke H, Wenzel K-P (1973) Einpflanzungsvorbereitungen an mit Peressigsäure sterilisierten Herzklappen. Z Exp Chir 6: 252–255

Munting E, Wilmart J-F, Wijne A, Hennebert P, Delloye C (1988) Effect of sterilization on osteoinduction. Acta Orthop Scand 59/1: 34–38

Prolo DJ, Pedrotti PW, White DH (1980) Ethylene oxide sterilization of bone, dura mater and fascia lata for human transplantation. Neurosurgery 6/3: 529–539

Sporkenbach J, Wiegers KJ, Dernick R (1981) Die virusinaktivierende Wirkung von Persäuren und persauren Desinfektionsmitteln. Zentralbl Bakt Hyg 173: 425–439

Sprössig M, Mücke H (1969) Die Virusdesinfektion durch Peressigsäure in Gegenwart von Alkoholen. Wiss Z Humboldt-Univ, Math-Nat R 18: 1171–1173

Sprössig M, Wutzler P, Mücke H, Wenzel K-P (1973) Sterilisation von Herzklappentransplantaten mit Peressigsäure. Helv Chir Acta 40: 357–362

Standards der Deutschen Zentralen Gewebebank an der Medizinischen Fakultät, Charité, der Humboldt-Universität zu Berlin

Starke R, Hackensellner HA, von Versen R (1984) Experimentelle Untersuchungen zur Entkeimung von Transplantationsmaterial mit Peressigsäure. Z Exp Chir Transplant Künstl Organe 17/5: 254–258

Tichacek B (1972) Peressigsäure. In: Horn, Privora, Weuffen (Hrsg) Handbuch der Sterilisation und Desinfektion, Bd 1. Volk und Gesundheit, Berlin

Triantafyllou N, Sotiropoulos E, Triantafyllou J (1975) The mechanical properties of the lyophilized and irradiated bone grafts. Acta Orthop (Belg) 41: 35

Trzenschik U, Przyborowski R, Hackensellner HA, Näther J (1973) Experimentelle Untersuchungen zur Entkeimung von Transplantationsmaterial. Zentralbl Chir 98: 1152–1159

von Versen R, Starke R (1989) The peracetic/low pressure cold sterilization – a new method to sterilize corticocancellous bone and soft tissue. Z Exp Chir Transplant Künstl Organe 22/1: 18–21

von Versen R, Denner K, Freistedt B, Sehrt B, Matthes G (1989) Verfahren zur Präparation demineralisierter Knochenmatrix. Z Med Lab Diagn 30/3: 154–158

von Versen R, Matthea G, Schimmack L, Freistedt B (1990) Verfahren zur Herstellung von Weichteilpräparaten für die klinische Anwendung. Beitr Orthop Traumatol 37/8: 478–481

Wutzler P, Sprössig M, Wenzel K-P, Mücke H (1976) Vergleichende Untersuchungen zur Kaltsterilisation von Herzklappentransplantaten. In: Horn, Weuffen, Wigert (Hrsg) Mikrobielle Umwelt und antimikrobielle Maßnahmen, Bd 2. Barth, Leipzig: S 241–244

IV. Aktuelle Osteologie

A. Knochendichte/Osteoporose

Der Einfluß anthropometrischer Daten auf die Knochendichte

O. Randerath, H. M. Kvasnicka, W. John, K. Klein und B. Allolio

Medizinische Klinik II und Poliklinik, Universitätskliniken Köln, Joseph-Stelzmann-Str. 9, 50931 Köln

Einleitung

Untersuchungen an kleineren Kollektiven weisen auf die Bedeutung einer geringen Körpermasse als Risikofaktor für das Auftreten einer Osteoporose hin (Beresteijn van et al. 1990a, b). Wir haben erstmals an einer größeren gesunden Population Messungen von Knochendichte, Körpergröße und Körpergewicht durchgeführt.

Material und Methode

1288 Angehörige verschiedener Berufsgruppen unterschiedlicher körperlicher Belastungsstufen (Metzger, Schlosser, Bäcker, Verwaltungsangestellte, etc.) aus dem Gebiet der alten Bundesländer wurden in Zusammenarbeit mit ortsansässigen Innungskrankenkassen um ihre Teilnahme gebeten. Körpergröße und Körpergewicht wurden für jeden Probanden ermittelt. Anschließend wurde der BMI (Berechnung aus Körpergewicht in kg durch Körpergröße in m^2) bestimmt. Die Knochendichte der Lendenwirbelsäule (L2–L4) wurde mit einem Dexa-Osteodensitometer der Firma Hologic (QDR 1000) gemessen. Die Absolutwerte der Knochendichtemessungen in g/cm^2 wurden mit Hilfe der vorgegebenen Referenzwerte auf Z-Werte umgerechnet, um eine Altersabhängigkeit auszuschließen. Von der Untersuchung ausgeschlossen wurden Probanden mit manifester Osteoporose, Abnahme der Körpergröße um mehr als 4 cm, Wirbelkörperfrakturen im Bereich der LWS, insulinpflichtigem Diabetes mellitus, Magen-Darm-Erkrankungen mit eingeschränkter Nahrungsaufnahme, eingeschränkter Nierenfunktion, Anorexia nervosa, sowie Medikation von Fluorid, Cortison, Gluthetimid, Heparin, Cholestyramin, Antazida und Antikonvulsiva.

Ergebnisse

Für beide Geschlechter fanden wir eine schwach positive Korrelation von Körpergröße und Knochendichte (Frauen: $y = 5.325 + 0.033x$, $r = 0.17$, $p \leq 0.001$; Männer: $y = 6.335 + 0.033x$, $r = 0.17$, $p \leq 0.001$). Sowohl bei den untersuchten Männern als auch bei den Frauen fanden wir eine positive Korrelation von BMD und Körpergewicht. Allerdings war die Korrelation bei den Frauen deutlich höher als bei den Männern (Frauen: y = 2.243 + 0.037x, r = 0.37, p ≤ 0.001; Männer: y = 2.589 + 0.026x, r = 0.22, p ≤ 0.001, Abb. 1). Bei den Frauen zeigte sich eine gute Korrelation zwischen BMD und BMI (y = 1.883 + 0.086x, r = 0.30, p ≤ 0.001). Bei den untersuchten Männern konnte ebenfalls eine positive Korrelation beobachtet werden, die jedoch niedriger als bei den Frauen war (y = 1.981 + 0.057x, r = 0.14, p ≤ 0.001).

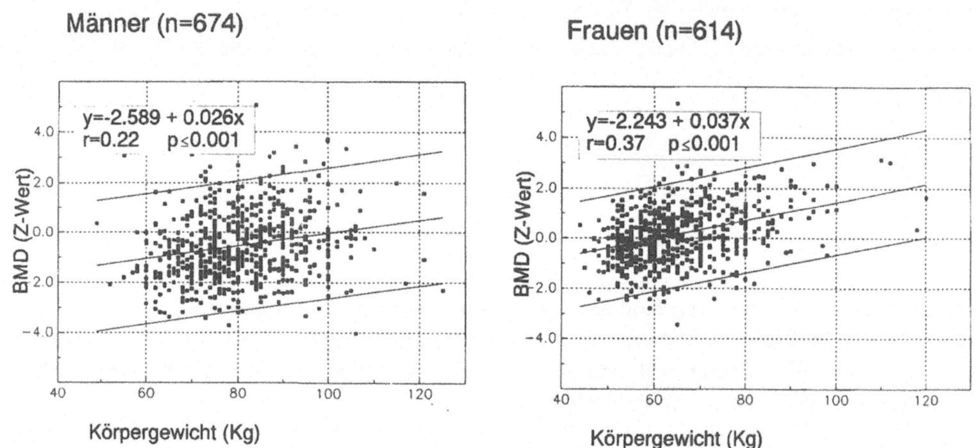

Abb. 1. Körpergewicht und Knochendichte bei den untersuchten Männern und Frauen

Diskussion

Die Vermeidung osteoporotischer Frakturen kann nur durch gezielte Prävention und Eruierung von Risikofaktoren erfolgen. Zur Prophylaxe der postmenopausalen Osteoporose wird derzeit das Meiden von Risikofaktoren sowie die Östrogensubstitution – diese vor allem bei Frauen mit vorzeitiger Menopause – empfohlen. Eine relative Bewertung einzelner Risikofaktoren ist dringend erforderlich, um Risikoprofile erstellen und gezielte präventive Maßnahmen ergreifen zu können. Bei unseren Untersuchungen konnten wir einen deutlichen Zusammenhang zwischen Körpergewicht, Body Mass Index und Knochendichte beobachten. Das Körpergewicht zeigte dabei eine höhere Abhängigkeit zur Knochendichte als der BMI. Bei Männern war dieser Zusammenhang nicht so deutlich zu beobachten. Offensichtlich weisen Frauen mit einem hohen Körpergewicht auch eine hohe Knochendichte auf. Ursachen hierfür könnten ein höherer Load oder ein höheres Östrogenangebot in der Peripherie sein (Heytmanek 1991; Keck 1990).

Die Ergebnisse unserer Untersuchung stimmen mit den Studien anderere Arbeitsgruppen weitgehend überein.

Bachrach und Mitarbeiter fanden durch Langzeituntersuchungen an 15 Erwachsenen Patientinnen mit Anorexia nervosa heraus, daß Veränderungen von Körpergröße, Körpergewicht und BMI signifikant prädiktive Faktoren für die Änderung der Knochendichte sind (Bachrach et al. 1990, 1991). Van Beresteijn und Mitarbeiter fanden bei Untersuchungen an 154 gesunden perimenopausalen Frauen eine positive Korrelation zwischen BMI und Abnahme der cortikalen Knochendichte im Bereich des Radius (Van Berestejn et al. 1990a). Rozenberg und Mitarbeiter führten Untersuchungen an 318 Frauen mit einem Höchstalter von

50 Jahren durch. Knochendichtemessungen wurden im Bereich des mittleren und distalen Radius mit der SPA-Methode und im Bereich der Lendenwirbelsäule (L2–L4) mit der DPA-Methode durchgeführt. Anthropometrische Daten zeigten einen deutlichen Einfluß auf die Knochendichte (Rozenberg et al. 1989).

Der Erhebung anthropometrischer Daten muß bei der Beurteilung von Knochendichtemessungen ein höherer Stellenwert beigemessen werden, da die Knochendichte neben einer Altersabhängigkeit offensichtlich auch eine ähnliche Abhängigkeit vom Körpergewicht bzw. BMI aufweist. Welchen Stellenwert das Körpergewicht hinsichtlich präventiver Maßnahmen besitzt, muß Inhalt weiterer Studien sein.

Literatur

Bachrach LK, Guido D, Katzmann D, Litt IF, Marcus R (1990) Decreased bone density in adolescent girls with anorexia nervosa. Pedriatrics 86/3: 440–447

Bachrach LK, Katzmann DK, Litt IF, Guido D, Marcus R (1991) Recovery from osteopenia in adolescent girls with anorexia nervosa. J Clin Endocrinol Metab 72/3: 602–606

Beresteijn van EC, Hof van't MA, Schaafsma G, Waard de H, Duursma SA (1990a) Habitual dietary calcium intake and cortical bone loss in perimenopausal women: a longitudinal study. Calcif Tissue Int 47/6: 338–334

Beresteijn van EC, Hof van't MA, Waard de H, Raymakers JA, Duursma SA (1990b) Relation of axial bone mass to habitual calcium intake and to cortical bone loss in healthy early postmenopausal women. Bone 11/1: 7–13

Heytmanek G (1991) Wie hoch ist die Erwartung in eine Prävention der Osteoporose mit Östrogen-Gestagen? Abstractband der 1. Osteoporose-Winterschule in Lech/Österreich. Milupa GmbH, S 132–137

Keck E (1990) Calcitonin und Calcitontherapie. WV GmbH Stuttgart 2: 1–130

Rozenberg S, Ham H, Peretz A, Praet JP, Robyn C (1989) Anthropometrische factoren in de voorkoming van de osteoporose. Arch Belg 47: 56–59

Über den Einfluß der Muskelkraft auf die Knochendichte

O. Randerath, H. M. Kvasnicka, M. Wapniarz, R. Lehmann, W. John, K. Klein und B. Allolio

Medizinische Klinik II und Poliklinik, Universitätskliniken Köln, Joseph-Stelzmann-Str 9, 50931 Köln

Einleitung

Studien an kleineren Kollektiven beschreiben eine positive Korrelation zwischen Muskelkraft und Knochendichte (Pocock et al. 1989). Diese Untersuchungen wurden an Osteoporosepatienten oder leistungsorientierten Sportlern vorgenommen. Fraglich ist, ob eine derartige Selektion des Probandengutes zu allgemein aussagekräftigen Ergebnissen führt.

Wir haben daher Messungen der Knochendichte an der LWS und der Muskelkraft an gesunden Berufstätigen im gesamten Bundesgebiet durchgeführt.

Methodik

1273 Probanden aus dem gesamten Bundesgebiet wurden in Zusammenarbeit mit ortsansässigen Innungskrankenkassen ermittelt. Sie gehörten verschiedenen Berufsgruppen unterschiedlicher körperlicher Belastungsstufen an (Metzger, Schlosser, Bäcker, Verwaltungsangestellte, etc.).

Bei 609 Frauen und 664 Männern im Alter von 20 bis 60 Jahren wurden jeweils 3 Griffstärkemessungen im Bereich beider Hände mit einem isokinetischen Griffstärkegerät (D-Type Grip Dynamometer, Fa. Takei & Company Ltd.) vorgenommen. Der Mittelwert wurde errechnet und in kp angegeben.

Die Knochendichte der Lendenwirbelsäule (L2–L4) wurde mit einem Dexa-Osteodensitometer der Firma Hologic (QDR 1000) gemessen. Die Absolutwerte der Knochendichtemessungen wurden auf Relativwerte (Z-Werte) umgerechnet, um eine Altersabhängigkeit auszuschließen.

Von der Untersuchung ausgeschlossen wurden Probanden mit manifester Osteoporose, Abnahme der Körpergröße um mehr als 4 cm, Wirbelkörperfrakturen im Bereich der LWS, insulinpflichtigem Diabetes mellitus, Magen-Darm-Erkrankungen mit eingeschränkter Nahrungsaufnahme, eingeschränkter Nierenfunktion, Anorexia nervosa, sowie Medikation von Fluorid, Cortison, Gluthetimid, Heparin, Cholestyramin, Antazida und Antikonvulsiva.

Ergebnisse

Wir fanden eine hohe Übereinstimmung für die Griffstärke im Vergleich der rechten und linken Hand ($r = 0.90$, $p \leq 0.001$, Abb. 1). Griffstärke und Knochendichte (BMD) im Bereich der LWS zeigten bei den untersuchten Frauen eine signifikante, aber schwache Abhängigkeit ($y = -0.704 + 0.031x$, $r = 0.15$, $p \leq 0.001$, Abb. 2). Bei den untersuchten Männern beobachteten wir eine geringfügig höhere Abhängigkeit ($y = +2.33 + 0.03x$, $r = 0.22$, $p \leq 0.001$, Abb. 3).

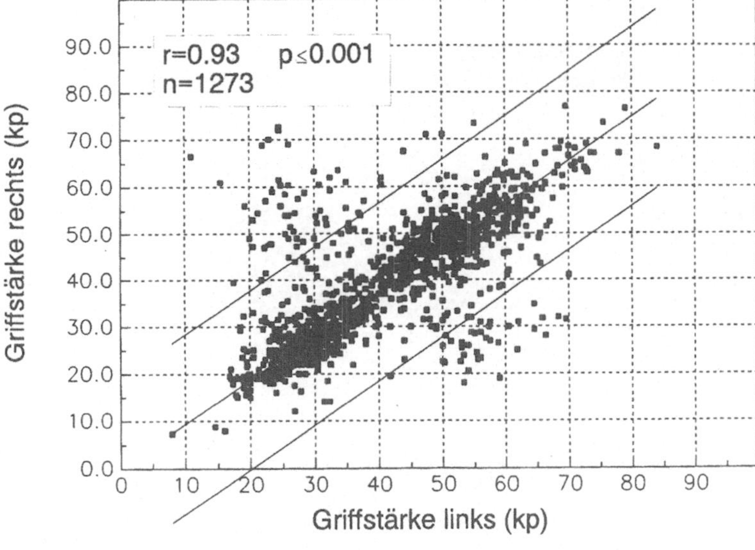

Abb. 1. Vergleich der Griffstärke von linker und rechter Hand

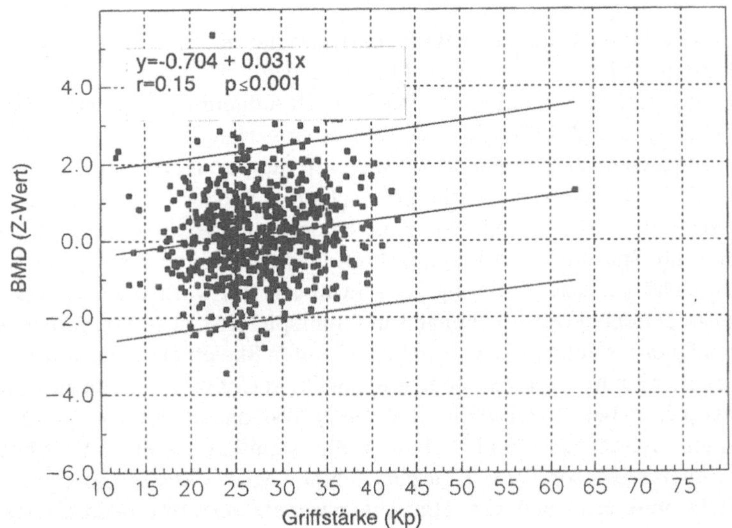

Abb. 2. Vergleich von Griffstärke und Knochendichte bei den untersuchten Frauen

Diskussion

Eine Reihe unterschiedlicher Faktoren nehmen Einfluß auf die Knochenmasse. Auf die Bedeutung der körperlichen Aktivität weisen bereits frühe Studien hin (Dietrick et al. 1948). Unklar ist bislang, ob Muskeltraining tatsächlich zu einem bedeutsamen Knochenmassezuwachs an der Wirbelsäule führt.

Unsere Untersuchungen haben keine signifikanten Unterschiede für die Griffstärke im Vergleich von der linken zur rechten Hand gezeigt. Die hohe Übereinstimmung ist ein Hinweis darauf, daß Griffstärkemessungen einen Rückschluß auf den Gesamtmuskelstatus zulassen.

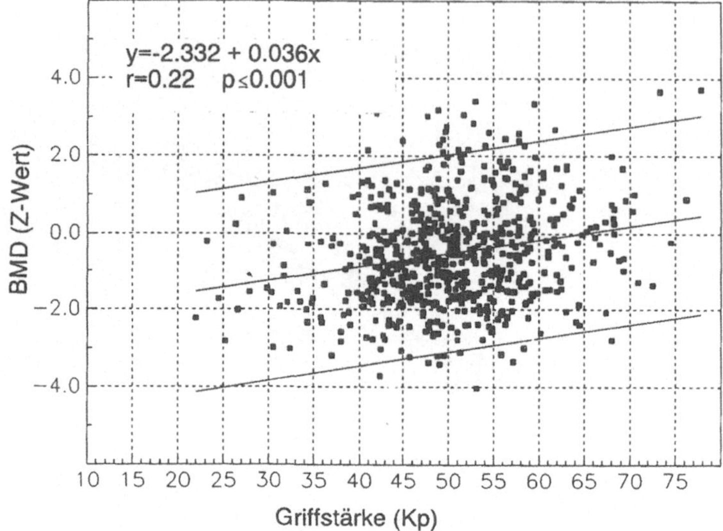

Abb. 3. Vergleich von Griffstärke und Knochendichte bei den untersuchten Männern

Unsere Untersuchungen haben korrespondierend zu anderen Autoren gezeigt, daß Muskelkraft und Knochenmasse positiv korreliert sind. Allerdings ist die erkennbare Abhängigkeit zu gering, um eine verminderte Muskelkraft anhand der beobachteten Ergebnisse als wesentlichen Risikofaktor für das Auftreten einer verminderten Knochendichte zu identifizieren.

Möglicherweise nimmt die Muskelkraft nur geringen Einfluß auf die Knochenmasse im Bereich der Lendenwirbelsäule. Hier scheinen andere Faktoren, wie z.B. das Körpergewicht, eine größere Rolle zu spielen. Eine Knochendichtezunahme in der Peripherie scheint für bestimmte Sportarten erwiesen, während eine Zunahme der Knochenmasse am Achsenskelett durch körperliche Belastung nur schwer erreicht werden kann. So konnten Huddleston und Mitarbeiter bei Untersuchungen an Tennisspielern feststellen, daß die Knochendichte lediglich am Spielarm zunahm und nicht am gesamten Skelett (Huddleston et al. 1980). Jones und Mitarbeiter konnten diese Beobachtungen durch Untersuchungen an aktiven professionellen Tennisspielern bestätigen (Jones et al. 1977). Watson fand bei Untersuchungen an 203 Basketballspielern zwischen 8 und 19 Jahren eine signifikant höhere Knochendichte im dominanten Humerus (Watson 1973). Eine gut trainierte Muskulatur ist unter präventiv-medizinischen Gesichtspunkten in vielfacher Hinsicht erstrebenswert. Inwieweit es aber durch gezieltes Muskeltraining zu einem bedeutsamen Knochenmassezuwachs an zentralen Skelettabschnitten kommt, ist anhand unserer Beobachtungen fraglich. Wahrscheinlich kann dies nur durch spezifisches und sehr intensives Training erreicht werden.

Literatur

Dietrick JE, Whedon GD, Shorr E (1948) Effects of immobilization upon various metabolic and physiologic functions of normal men. Am J Med 4: 3–36

Huddleston AL, Rockwell D, Kulund DN (1980) Bone mass in lifetime tennis athletes. JAMA 244: 1107–1109

Jones HH, Priest JD, Hayes WC (1977) Humeral hypertrophy in response to exercise. Am J Bone Joint Surg 59A: 204–208

Pocock N, Eisman J, Gwinn T et al. (1989) Muscle strength, physical fitness, and weight but not age predict femoral neck bone mass. J Bone Miner Res 4/3: 441–448

Sinaki M, Offord KP (1988) Physical activity in postmenopausal women: effect on balk muscle strength and bone mineral density of the spine. Arch Phys Med Rehabil 69: 277–280

Watson RC (1973) Bone growth and physical activity. International conference on bone mineral measurement, pp 380–385

Hormone und Skelettsystem (Übersichtsreferat)

R. Ziegler

Medizinische Universitätsklinik, Abteilung Innere Medizin I (Endokrinologie und Stoffwechsel), Bergheimer Str. 58, 69115 Heidelberg

Einführung

Hormone als chemische Boten steuern auch den Knochenstoffwechsel. Selbst wenn dieser in den kleinsten Arbeitseinheiten der Knochenumbaueinheit auch ohne „Hormonberieselung" autark ist, sind Reaktionen des Skelettes im sinnvollen Funktionieren des Gesamtorganismus nur mit Hilfe der Hormone möglich. Das Fehlen der Hormone führt zu unterschiedlichen Defektzuständen, die von der optimalen biologischen Leistung mehr oder weniger weit entfernt sind.

Im folgenden Beitrag werden die klassischen osteotropen Hormone wie Parathormon, Calcitonin und Calcitriol sowie die „optimierenden" Hormone wie Sexualhormone und Wachstumshormon abgehandelt, desgleichen die vor allem auf der Negativseite bei Exzeß wirksamen Hormone wie Glukokortikoide und Schilddrüsenhormone. In alle Systeme spielen die immer weiter aufgeklärten autokrinen und parakrinen lokalen Hormone hinein, bei denen aber zunehmend die Spezifität zu vermissen ist, da sie letztlich in allen Zellsystemen eine Rolle spielen.

„Calciotrope" Trias: Parathormon (PTH), Calcitonin, Calcitriol

Parathormon

PTH ist für das Leben entbehrlich, wie das DiGeorge-Syndrom zeigt: Menschen mit angeborenem Hypoparathyreoidismus entwickeln einen Minderwuchs. Dennoch heilt der Knochen auch ohne PTH.

Wenn ein Mensch ausgewachsen ist, so findet sich bei Hypoparathyreoidismus sogar eine im Durchschnitt höhere Knochendichte (Hodsman et al. 1991). Dieser Befund besagt, daß wahrscheinlich für die Abhängigkeit der Knochenmasse vom Parathormon eine Zweigipfligkeit besteht: Sowohl der erworbene Mangel, als auch der erworbene leichte Überschuß könnten die Knochenmasse etwas über das Niveau bei normalen Nebenschilddrüsenspiegeln hinausheben. Die leichte Zunahme ist allerdings bei mildem Hyperparathyreoidismus lediglich am trabekulären Knochen feststellbar, während der kortikale in dieser Situation bereits zur Abnahme neigt – chronisch erhöhte Parathormonspiegel führen dementsprechend zur Osteopenie beziehungsweise zur Osteoporose mit dem histologischen Bild der Fibroosteoklasie. Manche Therapeuten versuchen, das enge therapeutische Fenster des milden Hyperparathyreoidismus in zyklischen Schemata zu nutzen (Frost 1983). Am trabekulären Knochen wurden entsprechende Zunahmen beschrieben (Hesch et al. 1989) (Tabelle 1).

Tabelle 1. Am Knochen angreifende Hormone unter dem Aspekt der Folgen ihres Mangels, ihres Exzesses und ihrer Bedeutung für die Osteoporose

Hormon	**Folgen des Hormonmangels für die Knochenmasse**	**Folgen des Hormonexzesses**	**Therapeutische Bedeutung bei Osteoporose**
Parathormon hormon	Beim Kind: Minderwuchs Beim Erwachsenen: Vermehrung Knochenmasse	Leichte Erhöhung des PTH: Zunahme trabek. Knochen zu Lasten des kortikalen. Starke Erhöhung: Osteopenie/ Osteoporose	Aktivator bei ADFR-Schemata
Calcitonin	Nicht ersichtlich (evtl. Risiko bei zusätzlichen Risikofaktoren)	Keine	Antiresorptivum bei „high turn-over" (Analgetikum bei schmerzhafter akuter Osteoporose)
Vitamin D bzw. Calcitriol	Beim Kind: Rachitis Beim Erwachsenen: Osteomalazie Latenter Mangel: Osteopenie/Osteoporose	Osteolyse → Hypercalciämie	Substitutivum bei latentem Calcium- und Vitamin-D-Mangel
Sexualhormone: Östrogene bei ♀ Testosteron bei ♂	Fehlender Aufbau der „Peak bone mass" Beschleunigter Verlust nach Ausfall	Keine (Verstärkung des Knochengerüstes?)	Prophylaxe/ Therapie idem/Pharmakodyn. Ther. bei ♀? (Anabolika)
Wachstumshormon	Beim Kind: Minderwuchs Beim Erwachsenen: ? (Osteopenie?)	Beim Kind: Riesenwuchs Beim Erwachsenen: Akromegalie	Substitution bei Mangel? „Anabole" Therapie ohne Mangel?
Glukokortikoide	?	Cushing-Syndrom mit Osteoporose	Prophylaxe bei Glukokortikoidtherapie erforderlich
Schilddrüsenhormon	Beim Kind: Minderwuchs	Beim Erwachsenen: Osteopenie	(Aktivator bei ADFR-Schemata?)

Calcitonin

Die Frage der physiologischen Bedeutung des Calcitonins ist immer noch nicht geklärt (Ziegler 1985). Es gibt keinen Hinweis, daß ein Calcitonin-Mangel beim Kind oder beim Erwachsenen zu einer Erkrankung, insbesondere einer Knochenerkrankung führt. Allerdings ist nicht auszuschließen, daß ein Calcitonin-Mangel ein andersgeartetes Osteoporose-Risiko des Skelettes verstärkt (Wüster et al. 1992a).

Wenn man Patienten mit chronischem Hypercalcitonismus untersucht, so findet sich kein Hinweis für eine erhöhte Knochenmasse (Wüster et al. 1992a).

Da Calcitonin die Osteoklasten zu blocken vermag, wurde es bei zahlreichen Osteoporose-Studien eingesetzt. Es zeigte sich, daß besonders bei Osteoporose mit beschleunigtem Knochenumsatz („high turnover") ein günstiges Abbremsen mit der Zunahme an Knochenmasse möglich ist (Civitelli et al. 1988). Bei langsamem Knochenumsatz ist dagegen kein Erfolg zu erwarten. Von dieser „osteoanabolen" Calcitonin-Therapie ist seine Verwendung als Analgetikum bei der schmerzhaften Osteoporose über zwei bis vier Wochen abzutrennen.

Vitamin D beziehungsweise Calcitriol

Die Folgen der D-Hypovitaminose am Skelett sind unter den Knochenerkrankungen am längsten bekannt: Es handelt sich beim Kind um die Rachitis, beim Erwachsenen um die Osteomalazie.

Zu den interessanten Erkenntnissen der letzten Zeit der Intensivierung der Osteoporose-Forschung gehört es, daß ein latenter Mangel an biologisch wirksamem Vitamin D nicht zu einem osteomalazischen, sondern zu einem osteoporotischen Bild führt (Tsai et al. 1984).

In hohen Dosen wirkt Vitamin D osteolytisch – dies belegt das schwere und lebensbedrohliche Krankheitsbild der Vitamin D-Intoxikation (Ziegler et al. 1975).

Aufgrund des diskutierten latenten Vitamin D-Mangels bei vielen Osteoporotikern finden niedrige Vitamin D-Dosen als Adjuvans bei der Therapie der Osteoporose zusätzlich zum Calcium Verwendung. In einer randomisierten Studie belegten neuseeländische Autoren für Calcitriol sogar einen Osteoporose-frakturvermindernden Effekt, der über den des Calciums hinausging (Tilyard et al. 1992). Leider läßt diese Studie einen Vitamin D-Arm vermissen, so daß (wie auch nach anderen Studien) offen bleiben muß, ob der wirksame Vitamin D-Metabolit, also das eigentliche Vitamin D-Hormon Calcitriol, dem genuinen Vitamin D als Prohormon bei der Osteoporose-Therapie überlegen ist oder nicht.

Sexualhormone

Das Skelettsystem gehört zu den Organen des Körpers, die sich im Sinne sekundärer Geschlechtsmerkmale erst unter dem Einfluß dieser Hormone voll ausbilden. Ein Mensch, der keine Pubertät erfährt, baut das genetisch mögliche Optimum seiner Spitzenknochenmasse (peak bone mass) nicht auf. Wesentlich ist in diesem Zusammenhang, daß die Induktion der Pubertät bei Sexualhormonmangel im Falle eines zu späten Beginns (nach dem 18. bis 20. Lebensjahr) wahrscheinlich mit einem bleibenden Defizit in dem Sinne verbunden ist, daß die Knochenmasse gleichaltriger Gesunder nicht mehr erreicht wird. Somit bedeutet ein primärer Hypogonadismus beim Menschen den fehlenden Aufbau der peak bone mass, während der sekundäre Hypogonadismus, also der Hormonausfall im späteren Lebensalter, dann einen Knochenmassenverlust nach sich zieht. Beim weiblichen Geschlecht ist dieser Verlust das natürliche Schicksal des Skelettes nach der Menopause, beim männlichen Geschlecht ist der erworbene Hormonausfall Krankheitsfolge. Die Konsequenzen sind ähnlich wie beim weiblichen Geschlecht: Ein Teil der Betroffenen entwickelt eine Osteoporose.

In den Knochenzellen sind mittlerweile Rezeptoren für Östrogene und Androgene nachgewiesen (Etienne et al. 1990). Beide Hormone steigern die Expression für die Boten-Ribonukleinsäure für Kollagenformen und Wachstumsfaktoren wie TGF-β (Oursler et al. 1991). Somit mündet der zunächst spezifische Effekt der Sexualhormone dann unter Umständen in einer unspezifischen Endstrecke, da sich TGF-β ja auch in anderen Zellsystemen in ähnlicher wachstumsfördernder Aufgabe findet. Noch nicht ausreichend abgeklärt ist der Geschlechtsunterschied der Sexualhormone, das heißt die Frage, ob Testosteron eine andere quantitative (und qualitative?) Dimension des Knochens aktiviert als die Östrogene.

Damit ist die Frage des Hormonexzesses angesprochen: Über einen Östrogenexzeß und seine Folgen am Knochen liegen keine Daten vor. Beim Androgenexzeß kann es zum „bodybuilder-Effekt" kommen. Wie dieser qualitativ einzuschätzen ist, ist unbekannt, da ja die Anabolika-Gabe zum Mißbrauch von Hormonen gehört, so daß saubere, Dosis-kontrollierte Forschungsarbeiten nicht möglich sind.

In therapeutischer Hinsicht gehört die Substitution von Östrogenen/Gestagenen zur normalen Aufgabe des Arztes bei bekanntem Osteoporose-Risiko – darüber hinaus wird diese Substitution auch zunehmend bei der älteren Frau mit manifester Osteoporose eingesetzt (wobei der Effekt in quantitativer Hinsicht bei low turnover natürlich geringer ist als bei high turnover). In Diskussion ist neuerlich der Einsatz der Anabolika auch bei der weiblichen Osteoporose.

Wachstumshormon

Unerläßlich ist Wachstumshormon für die normale Ausgestaltung des Skelettsystems – Kinder mit Hyposomatotropismus bleiben minderwüchsig. Viel diffiziler ist die Frage, ob das Skelettsystem des Erwachsenen noch auf Wachstumshormon angewiesen ist. Hier haben diffizile Analysen von hypophyseninsuffizienten Patienten aufgezeigt, daß die Knochenmasse bei dem Kollektiv mit fehlendem Wachstumshormon am ungünstigsten aussieht (Wüster et al. 1991). Die Aussagekraft derartiger retrospektiver Analysen wird natürlich durch die Möglichkeit von Zusatzfaktoren eingeschränkt.

Umso interessanter sind neuere Befunde, die für Osteoporotiker (ohne Hypophysenerkrankung) niedrigere Spiegel der Mediatoren der Wachstumshormonwirkung wahrscheinlich machen: So zeigen manifeste Osteoporotiker niedrigere Spiegel des Insulin-ähnlichen Wachstumsfaktors I (IGF-I), desgleichen des IGF-II, aber auch des IGF-Bindungsproteins III (Wüster et al. 1992b). Damit wird die interessante Frage aufgeworfen, ob unter den Rätseln der sogenannten idiopathischen Osteoporose eventuell ein Mangel an wirksamem Wachstumshormon beziehungsweise seinen Überträgerstoffen aufzuspüren ist.

Der Wachstumshormonexzeß führt beim Kind zum Riesenwuchs mit noch erhaltenen Proportionen, beim Erwachsenen entsteht das Krankheitsbild der Akromegalie. Wesentlich ist die Verstärkung der Außendiameter der Knochen, die noch wachsen können. Unbekannt ist die Belastbarkeit des akromegalen Knochens.

Die oben zitierten Befunde der niedrigen Knochendichte bei Wachstumshormonmangel des Erwachsenen und der niedriger gemessenen Wachstumsfaktoren werfen folgende interessante therapeutische Fragen auf: Sollte ein hypophyseninsuffizienter Patient, der zur Zeit lediglich mit Glukokortikoiden, Schilddrüsenhormon und Sexualhormon substituiert wird, in Zukunft auch zur Verbesserung seines Skelettes Wachstumshormon erhalten?

Die andere Frage ist die, ob Wachstumshormon auch ohne endogenen Mangel bei der Osteoporose günstig wirksam ist, etwa durch Erhöhung der lokalen Wachstumsfaktoren. Zur Zeit in Planung und in der Rekrutierung befindliche Studien haben die Beantwortung dieser Fragen zum Ziele.

Glukokortikoide

Über Folgen eines Glukokortikoid-Mangels am Skelettsystem ist wenig bekannt – die Gründe sind darin zu sehen, daß ein absoluter Mangel an Cortisol mit dem Leben nicht vereinbar ist. Hinsichtlich eines partiellen Glukokortikoid-Mangels sind ebenfalls keine Schäden bekannt –

möglicherweise belasten aber derartige Patienten infolge körperlicher Schwäche ihr Skelett weniger, so daß ein Frakturrisiko nur bei Unfällen o.ä. in Erscheinung träte.

Bekannte Folge des Glukokortikoidexzesses ist die Osteoporose beim Cushing-Syndrom. Hier sind folgende negative Einflüsse in der Calciumhomöostase und am Skelettsystem zu registrieren: Erhöhte Glukokortikoide vermindern die intestinale Absorption von Calcium (und Phosphor) direkt, vermutlich aber auch indirekt über eine Suppression des Calcitriol. Darüber hinaus scheint die Wirkung des IGF-I (= Somatomedin C) auf das Längenwachstum negativ beeinflußt zu werden (Kruse et al. 1988) . Wenn man die Knochenzellen betrachtet, so ist die Aktivität sowohl der Osteoblasten als auch der Osteoklasten unter Glukokortikoid-Exposition vermindert. Nachdem der Hemmeffekt die Osteoblasten noch stärker betrifft, überwiegt relativ eine Osteolyse, die aber keine Hyperosteolyse ist. Glukokortikoide vermindern die renale Rückresorption für Phosphat und für Calcium. Ein sekundärer Hyperparathyreoidismus wurde ebenfalls teilweise beschrieben.

Somit summieren sich die Glukokortikoid-Effekte im Sinne der verminderten Calcium- und Phosphataufnahme, der vermehrten Ausscheidung dieser Ionen, und gleichzeitig wird der Knochenstoffwechsel auf einen langsamen Umsatz herunterreguliert. Der Rückgang des Trabekelvolumens (Bressot et al. 1979) bereitet den osteoporotischen Einbruch vor.

Konsequenzen für die Osteoporose-Therapie sind in folgender Weise abzuleiten, daß zum Beispiel eine unvermeidliche Glukokortikoid-Therapie durch Antidots wie Calcium und Vitamin D beantwortet werden sollte und daß eine Glukokortikoid-Therapie etwa zur Zeit der Menopause zu den Indikationen der Östrogen-Substitution gezählt werden sollte (Ziegler 1992).

Schilddrüsenhormon

Ein Schilddrüsenhormonmangel beim Kinde führt zum Minderwuchs – hier ist das Skelettsystem in das Krankheitssyndrom einbezogen. Beim Erwachsenen gibt es kaum Daten – möglicherweise bewirkt eine längerdauernde Hypothyreose eher eine Osteosklerose, so wie es beim Hyperparathyreoidismus der Fall ist.

Daß eine Hypothyreose zur Osteoporose mit Frakturen disponieren kann, wurde bereits vor zwanzig Jahren dargestellt (Fraser et al. 1971). Breiteres Interesse fand diese Fragestellung allerdings erst nach Verfügbarkeit der Osteodensitometrie zu einer Zeit, in der größere Kollektive von Struma-Patienten zur Verfügung standen, die über Jahre mit L-Thyroxin behandelt worden waren.

Ein Teil der augenblicklichen Berichte referiert niedrigere Knochendichtebefunde insbesondere bei Frauen unter L-Thyroxin-Therapie beziehungsweise als Strumaprophylaxe (Paul et al. 1988) beziehungsweise bei unnötig hoch eingestellten Hypothyreose-Patienten (Stall et al. 1990). Auf der anderen Seite scheinen derartige Verluste je nach Studie marginal zu sein, und der Nachweis eines Frakturrisikos ist noch keinesfalls erbracht (Ribot et al. 1990). Männer scheinen weniger gefährdet zu sein als Frauen (Toh u. Brown 1990). Das Dilemma könnte für Frauen mit differenziertem Thyreozyten-Karzinom entstehen, die nach heutiger Ansicht weiterhin TSH-suppressiv mit L-Thyroxin behandelt werden sollten (Diamond et al. 1991).

Wahrscheinlich beschleunigt der Schilddrüsenhormonexzeß über parakrine Faktoren oder auch über β-adrenerge Rezeptoren den Knochenumsatz. Für osteoblastäre Zellinien wurden T 3-Rezeptoren nachgewiesen. Interessanterweise läßt sich die durch T 3 oder T 4 stimulierte Resorption durch Propranolol hemmen (Diamond et al. 1991). Hier könnte ein prophylaktischer Ansatz bei den oben angesprochenen Frauen mit differenziertem Schilddrüsen-Karzinom liegen.

Für das Osteoporose-Problem ist der Schluß zu ziehen, daß eine längerdauernde, unbehandelte Hypothyreose vermieden werden sollte, daß eine Strumaprophylaxe mit L-Thyroxin nicht mehr TSH-suppressiv erfolgen sollte und daß etwa bei Frauen nach differenziertem Thyreozyten-Karzinom zur Zeit der Menopause eine Östrogen-Substitution zum Beispiel auch bei normaler Knochendichte wegen der hoch-dosierten L-Thyroxin-Therapie angesetzt werden sollte. Ein weiterer Ansatz war der Versuch, Schilddrüsenhormon als Aktivator in einem ADFR-Schema einzusetzen (Steiniche et al. 1991). Da aber selbst bei den Etidronat-Studien aufgezeigt wurde, daß der Stimulator beziehungsweise Aktivator überhaupt nicht erforderlich ist, um die Wirksamkeit des Antiresorptivums zu entfalten (Watts et al. 1990), ist anzuzweifeln, daß das Schilddrüsenhormon die Bedeutung als Aktivator behält.

Unbekannte Faktoren

Wir können am Skelettsystem manche Phänomene beschreiben, deren Faktoren wir noch nicht kennen. So sei an das Phänomen der Inflammations-mediierten Osteopenie (Minne et al. 1984) erinnert: Ein inflammatorischer Prozeß führt zur Abnahme der Knochenmasse fernab vom Herd – verantwortlich ist nicht eine gesteigerte Resorption, sondern ein verminderter Anbau. Die calciotropen Hormone sind für den Mechanismus nicht erforderlich (Lempert et al. 1991).

Wenn im Knochen ein Defekt gesetzt wird, so kommt es in der Umgebung zu einem regionalen akzeleratorischen Phänomen (RAP), das heißt einem gesteigerten Umbau (Frost 1983). Wir konnten aufzeigen, daß ein lokaler Defekt auch zu einem systemischen akzeleratorischen Phänomen (SAP) führt, indem das Skelettsystem generalisiert reagiert (Müller et al. 1991). Ob es humorale Faktoren sind oder ob induzierte Zellen das Phänomen vermitteln, ist weiter abzuklären. Faktoren wie der Tumor-Nekrose-Faktor verändern die Wirksamkeit von PTH und PTHrP, so daß wir in Zukunft bei gleichen Hormonspiegeln mit unterschiedlicher Wirksamkeit in Abhängigkeit von den Zytokinen rechnen müssen.

Die Probleme der Osteoporose-Therapie

Abbildung 1 illustriert, daß unsere bisherigen Möglichkeiten der Osteoporose-Therapie vor allem im Substitutiven liegen: so ist die Östrogen-Substitution einzuordnen, eventuell auch die Calcitonin-Therapie, die Calcitriol-Therapie und eventuell auch die intermittierende Parathormon-Gabe. Letztere könnte aber auch der Ansatz zu einer anabolen Therapie im Sinne des ADFR-Schemas werden.

Zukünftige Bemühungen erstrecken sich auf die Überprüfung des Anabolika-Effektes bei der Frau – hinsichtlich des Wachstumshormons ist es eine interessante Frage, ob dieses ebenfalls im Sinne einer Substitution eines latenten Mangels wirksam sein könnte, oder ob es aussichtsreicher ist, seine Mediatoren, die Wachstumsfaktoren einzusetzen. Allerdings muß hier das Problem gelöst werden, lokal generierte und wirksame Faktoren in eine systemische Therapie umzusetzen.

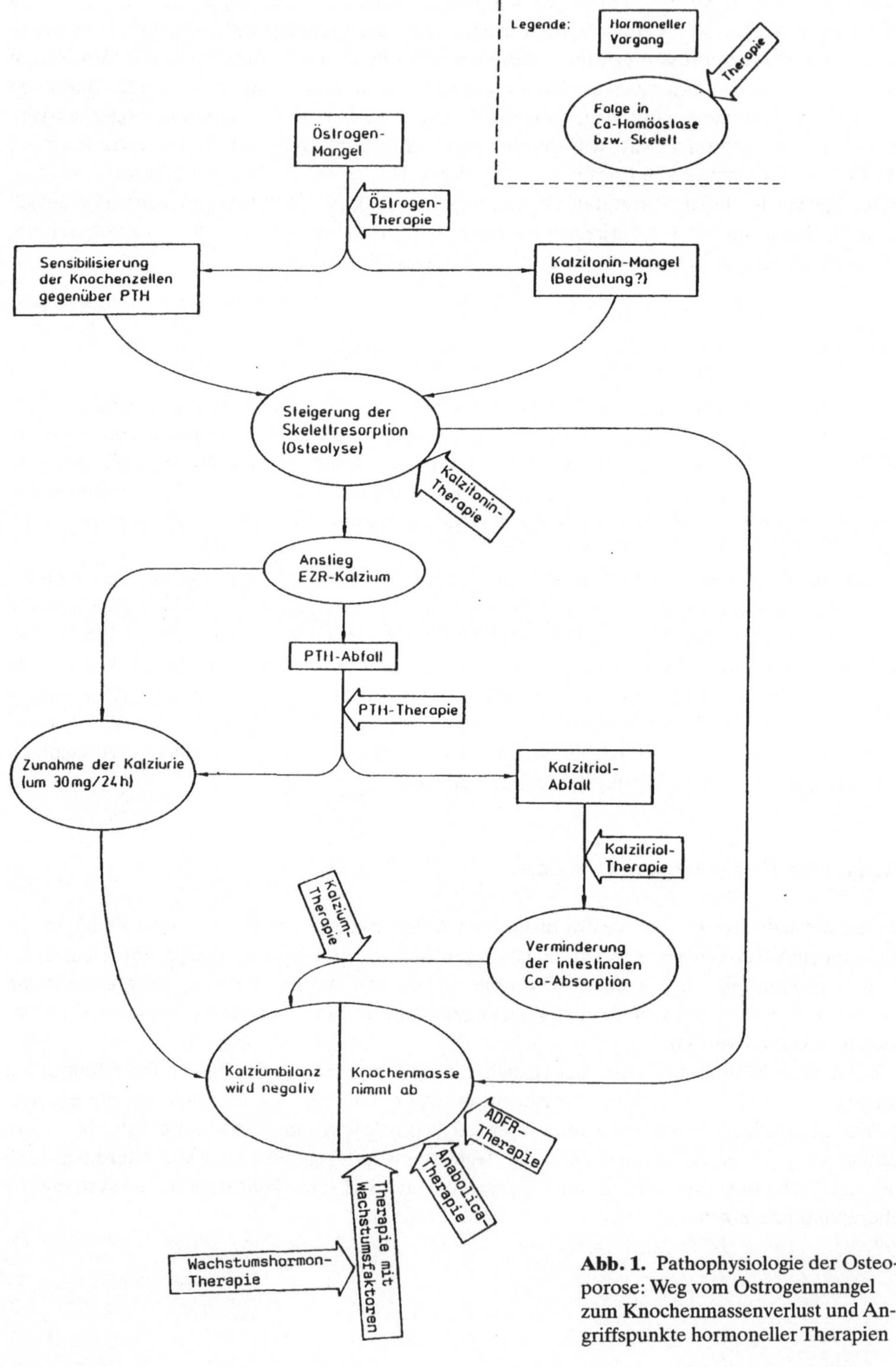

Abb. 1. Pathophysiologie der Osteoporose: Weg vom Östrogenmangel zum Knochenmassenverlust und Angriffspunkte hormoneller Therapien

Literatur

Bressot C, Meunier PJ, Chapuy MC, LeJeune E, Edouard C, Darby AJ (1979) Histomorphometric profile, pathophysiology and reversibility of corticosteroid-induced osteoporosis. Metab Bone Dis Rel Res 1: 303–311

Civitelle R, Conelli S, Zacchei F, Bigazzi S, Vattimo A, Avioli LV, Gennari C (1988) Bone turnover in postmenopausal osteoporosis. Effect of calcitonin treatment. J Clin Invest 82: 1268–1274

Diamond T, Nery L, Hales I (1991) A therapeutic dilemma: suppressive doses of thyroxine significantly reduce bone mineral measurements in both premenopausal and postmenopausal women with thyroid carcinoma. J Clin Endocr Metab 72: 1184–1188

Etienne MC, Fischel JL, Milano G et al. (1990) Steroid receptors in human osteoblast-like cells. Eur J Cancer 26: 807–810

Fraser SA, Smith DA, Anderson JB, Wilson GM (1971) Osteoporosis and fractures following thyrotoxicosis. Lancet I: 981–983

Frost HM (1983) The regional acceleratory phenomenon: a review. Henry Ford Hosp Med J 31: 3–9

Frost MM (1983) Osteopenia: the ADFR treatment. In: Frame B, Potts jr JJ (eds) Clinical disorders of bone and mineral metabolism. Excerpta Medica, Amsterdam (ICS 617, pp 368–374)

Hesch RD, Rittinghaus EF, Harms HM, Delling G (1989) Die Frühtherapie der Osteoporose mit (1–38) Parathormon und Calcitonin-Nasalspray. Med Klin 84: 488–498

Hodsman AB, Steer BM, Fraher LJ, Drost DJ (1991) Bone densitometric and histomorphometric responses to sequential human parathyroid hormone (1-38) and salmon calcitonin in osteoporotic patients. Bone Miner 14: 67–83

Kruse K, Büsse M, Kracht U, Kruse U, Wohlfart K (1988) Kalzium- und Knochenstoffwechselstörungen unter Glukokortikoid-Behandlung. Monatsschr Kinderheilkd 136: 237–242

Lempert UG, Minne HW, Fleisch H, Mühlbauer RC, Scharla SH, Ziegler R (1991) Inflammation-mediated osteopenia (IMO): No change in bone resorption during its development. Calcif Tissue Int 48: 291–292

Minne HW, Pfeilschifter J, Scharla S, Mutschelknauss S, Schwarz A, Krempien B, Ziegler R (1984) Inflammation-mediated osteopenia in the rat: A new animal model for pathological loss of bone mass. Endocrinology 115: 50–54

Müller M, Schilling T, Minne HW, Ziegler R (1991) A systemic acceleratory phenomenon (SAP) accompanies the regional acceleratory phenomenon (RAP) during healing of a bone defect in the rat. J Bone Miner Res 6: 401–410

Oursler MJ, Cortese C, Keeting P, Anderson MA, Bonde SK, Riggs BL, Spelsberg TC (1991) Modulation of transforming growth factor-β production in normal human osteoblast-like cells by 17β-estradiol and parathyroid hormone. Endocrinology 129: 3313–3320

Paul TL, Kerrigan J, Kelly AM, Braverman LE, Baran DT (1988) Long-term L-thyroxine therapy is associated with decreased hip bone density in premenopausal women. JAMA 259: 3137–3141

Ribot C, Trémollières F, Pouilles JM, Louvet JP (1990) Bone mineral density and thyroid hormone therapy. Clin Endocrinol 33: 143–153

Stall GM, Harris S, Sokoll LJ, Dawson-Hughes B (1990) Accelerated bone loss in hypothyroid patients overtreated with L-thyroxine. Ann Intern Med 113: 265–269

Steiniche T, Hasling C, Charles P, Eriksen EF, Melsen F, Mosekilde L (1991) The effects of etidronate on trabecular bone remodeling in postmenopausal spinal osteoporosis: a randomized study comparing intermittent treatment and an ADFR regime. Bone 12: 155–163

Tilyard MW, Spears GFS, Thomson J, Dovey S (1992) Treatment of postmenopausal osteoporosis with calcitriol or calcium. N Engl J Med 326: 357–362

Toh SH, Brown PH (1990) Bone mineral content in hypothyroid male patients with hormone replacement: a 3-year study. J Bone Min Res 51: 463–467

Tsai K-S, Heath III H, Kumar R, Riggs BL (1984) Impaired vitamin D metabolism with aging in women. Possible role in pathogenesis of senile osteoporosis. J Clin Invest 73: 1668–1672

Watts NB, Harris ST, Genant HK et al. (1990) Intermittent cyclical etidronate treatment of postmenopausal osteoporosis. N Engl J Med 323: 73–79

Wüster C, Slenczka E, Ziegler R (1991) Erhöhte Prävalenz von Osteoporose und Arteriosklerose bei konventionell substituierter Hypophysenvorderlappeninsuffizienz: Bedarf einer zusätzlichen Wachstumshormonsubstitution? Klin Wochenschr 69: 769–773

Wüster C, Raue F, Meyer C, Bockmühl M, Ugurel A, Bergmann M, Ziegler R (1992a) Long-term excess of endogenous calcitonin in patients with medullary thyroid carcinoma does not affect bone mineral density. J Endocrinol 134

Wüster C, Blum WF, Schlemilch S, Ranke MB, Ziegler R (1992b) Decreased serum levels of insulin like growth factors 1 and 2 and IGF binding protein-3 in patients with osteoporosis. Growth, development and aging. Zur Publikation angenommen (1992)

Ziegler R (1985) Die physiologische Rolle des Calcitonins. Therapiewoche 35: 972–982

Ziegler R (1992) Bedeutung von „Risikofaktoren" der Osteoporose als Indikationshilfe für die Östrogen-Gestagen-Prävention. Med Welt 43: 169–172

Ziegler R, Minne H, Raue F, Paar G, Delling G (1975) Beobachtungen zur Vitamin-D- und Dihydrotachysterin-Vergiftung. Dtsch Med Wochenschr 100: 415–423

Mechanisms of Bone Loss after Cessation of Ovarian Function-Therapeutic Implications (Übersichtsreferat)

H. H. Malluche und M. C. Monier-Faugere

University of Kentucky, Division of Nephrology, Bone and Mineral Metabolism, RM MN 572, 800 Rose Street, Lexington, Kentucky 40536-0084, USA

In order to promulgate a rational therapeutic regimen for bone loss after cessation of ovarian function, it is important to examine the changes that occur in bone. Studies using rats as experimental models report bone loss following experimentally induced cessation of ovarian function (Fangere et al. 1986). However, there are several problems with the rat model. Rats are physiologically hyperphosphatemic, their skeleton differs from humans, and it is impossible to characterize bone loss over time because sequential bone biopsies are impossible.

The Beagle Dog Model

Because the microanatomy of the Beagle dog skeleton is similar to that of the human skeleton, we sought to establish the validity of ovariohysterectomy (OHX) in female Beagle dogs as an experimental model for bone loss and to study static and dynamic parameters of bone before and after OHX (Malluche et al. 1986).

Surgical iliac crest bone biopsies were performed prior to and 4 months after OHX in 8 dogs and 5 sham-operated controls. Four weeks after OHX, cessation of ovarian function was indicated by increased serum levels of luteinizing hormone. To track dynamic parameters of bone formation and mineralization, double labeling with specific bone markers was performed in all animals prior to all biopsies. Serum concentrations of calcium phosphorus and creatinine were measured at baseline and once monthly thereafter.

Serum biochemistry of the experimental animals did not change significantly for the duration of the experiment. Following OHX, cancellous bone volume and wall thickness decreased significantly. The number of osteoclasts in both groups of dogs before and after OHX remained stable and parameters of bone resorption did not change significantly following OHX. Osteoblasts increased in number, and dynamic parameters of bone formation indicated diminished mineral apposition rate and decreased bone formation rate per osteoblast. As a result, bone formation rate at the tissue level was low. Control dogs, on the other hand, exhibited no significant changes in histomorphometric parameters for bone structure, formation and resorption for the duration of the experiment.

The significant reduction in cancellous bone volume observed in female Beagle dogs following OHX is consistent with reports of bone, loss in ovariectomized rats (Faugere et al. 1986; Wronski et al. 1985) and reports of low bone mineral content in post-menopausal women as compared to women with functioning ovaries (Reichelson et al. 1984; Rigotti et al. 1984). These findings indicate that OHX in female Beagle dogs may serve as a useful model for subsequent studies that investigate bone loss after cessation of ovarian function. In addition, the loss of bone observed in the experiment was associated with diminished cellular activity of osteoblasts 4 months after cessation of ovarian function. Stunted osteoblast function is suggested by decreased bone formation rate per osteoblast, decreased mineral apposition rate and paucity of doubly labeled seams. It is of note that while osteoblastic cellular insufficiency was apparent in OHX dogs, there was a concomitant increase in the number of osteoblasts. This may represent a compensatory mechanism to offset cellular insufficiency, one which cannot fully overcome the deficiency. In this study we could not find signs of enhanced active bone resorption. This argues against the notion that increased osteoclastic activity is responsible for the maintenance of bone loss 4 months after cessation of ovarian function. This notion was further supported by similar results from subsequent studies (Malluche et al. 1988) in dogs observed for 8 months after OHX.

Early Development of Bone Loss after Cessation of Ovarian Function

Having established the Beagle dog model as a useful animal model to study bone loss after cessation of ovarian function, we turned our attention to an evaluation of the early development and course of histologic bone abnormalities during the 3 months after OHX using baseline and monthly sequential bone biopsies (Faugere et al. 1990).

After an adaptation period of 1 month, 12 Beagle dogs underwent baseline bone biopsy and serum biochemical analysis followed by either OHX ($n = 6$) or sham-operation ($n = 6$). Double labeling was done in all animals prior to biopsy using four bone markers with different fluorescence. All dogs underwent repeat biopsies at months 1, 2 and 3 after the initial surgery. Static and dynamic parameters of bone structure, formation and resorption were measured and analyzed after completion of the study.

Baseline serum calcium, phosphorus, creatinine, parathyroid hormone and calcitriol levels were comparable between the two groups, and no significant change in the pattern was seen for the duration of the experiment. At baseline, the two experimental groups had comparable parameters of bone structure, formation and resorption. We found that the loss in cancellous bone occurs as early as 1 month after OHX. At that time, there was no direct sign of alterations in either parameters of bone formation or resorption. Two months after OHX mineralizing surface and mineral apposition rate decreased. At month 3, volume and surface of osteoid and numbers of osteoblasts increased while osteoid thickness remained unchanged in both groups over time.

These results confirmed our previous studies of rats and dogs that indicate bone loss and accelerated bone turnover occur following cessation of ovarian function. This so-called maintenance phase is clearly attributable to osteoblast insufficiency. However, this study indicates that the early occurrence, of cancellous bone loss and the increase in trabecular separation in dogs as soon as 1 month after OHX suggest a tremendous increase in osteoclastic activity without a concomitant increase in osteoclast numbers. This would seem to support kinetic and biochemical studies in humane in which resolution first increases and then falls to premenopausal levels (Heaney et al. 1978; Gallagher 1981; Stepan et al. 1987).

Subsequently, emphasis has been placed on the measurement of the depth of erosion lacunae as the best morphometric index reflecting resorption activity (Compston u. Croucher 1991; Cohen-Solal et al. 1991). Evaluation of erosion depth measured by the reconstruction technique (Compston u. Croucher 1991; Cohen-Solal et al. 1991) on bone biopsies obtained one month after OHX in Beagle dogs undeniably showed an increase in this parameter (Monier-

Faugere et al. 1992). This indicates that indeed an increase in resorption activity occurred during the first month after OHX, but its relationship to an early transient increase in osteoclast number and/or to stimulation of osteoclastic activity at the cellular level or both is still unknown. Further studies are needed to clarify this issue and to unravel the exact stimuli which trigger the early phase of hyperresorption.

Therapeutic Implications

Having demonstrated bone changes that occur after cessation of ovarian function which encompass (a) a rapid hyperresorption phase followed by (b) a maintenance phase characterized by osteoblastic insufficiency, we examined the potential therapeutic maneuvers which could prevent or correct the bone loss associated with cessation of ovarian function.

Prevention of the early bone loss

To prevent the early phase of bone loss, administration of agents capable of blocking osteoclastic activity represents the logical measure. Among the available antiresorptive agents, bisphosphonates have been advocated to be potentially efficient and safe in treating osteoporosis. However, the widespread use of the first generation of bisphosphonates in osteoporosis has been somewhat hampered by the relatively small therapeutic margin between efficacy on bone resorption and impairment of bone mineralization (Nagent de Deuxchaisnes et al. 1982; Flora et al. 1981). Moreover, clinical trials using bisphosphonates in osteoporotic patients showed that, at the doses used, these compounds act more to depress bone turnover than to inhibit bone resorption per se (Parfitt 1991).

A promising new molecule, 1-hydroxy-3-(methylpentylamino)propylienebisphosponate monosodium salt (BM21.0955) has been recently developed which exhibits a high antiresorptive action at the low dose of 1 μg/kg body weight in rats without any recognizable toxic effects (Mühlbauer et al. 1991). We conducted a study to (a) test whether BM21.0955 may prevent the rapid bone loss occurring after cessation of ovarian function and to (b) elucidate whether BM21.0955 depresses mineralization or bone turnover.

In this study, 12 females Beagle dogs were ovariohysterectomized and 6 animals were sham-operated. After surgeries, the OHX dogs were divided in two groups (n=6 each) and received either BM21.0955 at a dose of 1 μg/kg bw/day or vehicle for one month. Sham-operated dogs received vehicle. Bone biopsies were performed at baseline and at the end of the study (month 1).

In the OHX dogs receiving vehicle, the study confirmed our previous finding of a dramatic bone loss occurring as soon as one month after ovariohysterectomy (Faugere et al. 1990). Administration of BM21.0955 for one month was well tolerated in Beagle dogs. Body weight, serum calcium, phosphorus and creatinine did not exhibit any perturbation. Osteocalcin did not decrease after administration of BM21.0955 and no changes in serum parathyroid hormone occurred. BM21.0955 at a dose of 1 μg/kg bw/day was effective in preventing the bone loss and the increase in erosion depth occurring after cessation of ovarian function. Static and dynamic parameters of bone formation did not show any alteration in osteoblast number and did not induce mineralization defect. Sham-operated dogs did not exhibit any changes.

The present experiment was conducted during a one-month period only, and it awaits further study to discover whether longer administration of BM21.0955 at the tested dose will induce a depression in bone turnover. In any event, the lack of depression of bone turnover associated with a reduction in erosion depth after a one-month administration of BM21.0955 could be promising in designing therapeutic regimen such as cyclic therapy, coherence therapy or anti-resorbing therapy associated with or followed by administration of agents stimulating bone formation.

Therapy of the established bone loss

Since the maintenance phase of bone loss is characterized by an osteoblastic insufficiency at the cellular level, we evaluated the effects of a stimulator of osteoblastic function, the active vitamin D metabolite 1,25$(OH)_2D_3$, on the established osteopenia observed after OHX in the Beagle dog model (Malluche et al. 1988).

Fifteen dogs underwent baseline bone biopsies after double labeling of bone. Ten dogs were ovariohysterectomized and 5 animals were sham-operated. Dogs were followed for 4 months in order to allow the development of osteopenia in the OHX dogs. A second bone biopsy was performed at month 4. Thereafter, the animals were randomly assigned to one of three treatment groups. Five OHX dogs were given 1,25$(OH)_2D_3$ s.c. at a dose of 15 μg/kg bw/day, 5 OHX animals received vehicle and the sham-operated dogs were administered vehicle. The various treatments were given for the following 4 months. At month 8, a third bone biopsy was performed in all dogs.

At month 4, the OHX dogs showed the characteristic diminished bone volume and wall thickness and increased numbers of osteoblasts concurrent with evidence of decreased bone-forming activity at the cellular level. At month 8,0 OHX dogs given vehicle exhibited simular findings. Administration of 1,25$(OH)_2D_3$ increased the activity of bone cells which in turn caused a reversal of all abnormalities in structural parameters of bone. Cancellous bone volume increased as did wall thickness and trabecular thickness. However, 1,25$(OH)_2D_3$ therapy was also associated with a significant decrease in the number of osteoblasts causing a net lower bone formation rate at the tissue level at month 8. Sham-operated animals did not show any changes at any point in time.

The beneficial effect of 1,25$(OH)_2D_3$ on bone volume, however, was accomplished at the expense of bone turnover, i.e. prolonged administration of the active vitamin D metabolite increased the activity of the mature osteoblasts but had a negative effect on the recruitment of new osteoblastic cells, resulting in diminished bone turnover. The study suggests that intermittent 1,25$(OH)_2D_3$ therapy or a sequential application of the hormone used in conjunction with substances known to increase the numbers of bone-forming cells may best serve to correct bone loss following OHX without suppression of bone turnover. An alternative route may also be represented by the development of new vitamin D metabolites which could retain the positive effect of 1,25$(OH)_2D_3$ on cell activity without decreasing the cell number.

References

Cohen-Solal M, Morieux C, De Vernejoul MC (1991) Relationship between the number of resorbing cells and the amount resorbed in metabolic bone disorders. J Bone Miner Res 6: 915–920

Compston JE, Croucher PI (1991) Histomorphometric assessment of trabecular bone remodeling in osteoporosis. Bone Miner 14: 91–102

Faugere MC, Okamoto S, DeLuca HF, Malluche HH (1986) Calcitriol corrects bone loss induced by oophorectomy in rats. Am J Physiol 13: 35–38

Faugere MC, Friedler RM, Fanti P, Malluche HH (1990) Bone changes occurring early after cessation of ovarian function in beagle dogs: a histomorphometric study employing sequential biopsies. J Mone Miner Res 5/3: 263–272

Flora L, Hassing GS, Cloyd GG, Bevan JA, Parfitt AM, Villanueva AR (1981) The long-term skeletal effects of EHDP in dogs. Metab Bone Dis Rel Res 4+5: 289–300

Gallagher JC (1981) Biochemical effects of estrogen and progesterone on calcium metabolism. In: DeLuca HF, Frost HM, Jee Wss, Johnston CC, Parfitt AM (eds) Osteoporosis: recent advances in pathogenesis and treatment. University Park Press, Baltimore, pp 231–238

Heaney RP, Recker RR, Saville PD (1978) Menopausal changes in bone remodelling. J Lab Clin Med 92: 964–970

Malluche HH, Faugere MC, Rush M, Friedler RM (1986) Osteoblastic insufficiency is responsible for maintenance of osteopenia after loss of ovarian function. Endocrinology 119: 2643–2654

Malluche HH, Faugere MC, Friedler RM, Fanti P (1988) 1,25-Dihydroxyvitamin D3 corrects bone loss but suppresses bone remodelling in ovariohysterectomized beagle dogs. Endocrinology 122: 1998–2006

Monier-Faugere MC, Friedler RM, Bauss F, Malluche HH (1992) A new bisphosphonate, BM21.0955, prevents bone loss occurring after cessation of ovarian function in experimental dogs. J Bone Miner Res

Mühlbauer RC, Bauss F, Schenk R, Janner M, Bosies E, Strein K, Fleisch H (1991) BM21.0955, a potent new bisphosphonate to inhibit bone resorption. J Bone Miner Res 6: 1003–1011

Nagent de Deuxchaisnes C, Rombouts-Lindemans C, Huaux JP, Devogelaer JP (1982) Diphosphonates and inhibition of bone mineralisation. Lancet 2: 607–608

Parfitt AM (1991) Use of bisphosphonates in the prevention of bone loss and fractures. Am J Med 91 [Suppl 5B]: 42S–46S

Reichelson LS, Wahner HW, Melton III LJ, Riggs BL (1984) Relative contributions of aging and estrogen deficiency to postmenopausal bone loss. N Engl J Med 311: 1273

Rigotti NA, Nussbaum SR, Herzog DB, Neer RM (1984) Osteoporosis in women with anorexia nervosa. N Engl J Med 311: 1601

Stepan JJ, Pospichal J, Presl J, Pacovsky V (1987) Bone loss and biochemical indices of bone remodelling in surgically induced postmenopausal women. Bone 8: 279–284

Wronski TJ, Lowry PL, Walsh CC, Ignaszewski LA (1985) Skeletal alterations in ovariectomized rats. Calcif Tissue Int 37: 324–328

Messung der intestinalen Kalziumabsorption bei postmenopausalen Frauen aus einer therapeutischen Dosis

Ch. Hansen[1], P. Roth[1], Ch. Cermak[2], J. P. Kaltwasser[2] und E. Werner[1]

[1] Forschungszentrum für Umwelt und Gesundheit, Institut für Biophysikalische Strahlenforschung, Paul-Ehrlich-Str. 20, 60596 Frankfurt am Main

[2] Klinikum der J. W. Goethe-Universität, Zentrum der Inneren Medizin, Bereich Rheumatologie, Theodor-Stern-Kai 7, 60596 Frankfurt am Main

Einleitung

Bei postmenopausalen Frauen kann eine zu geringe Kalziumaufnahme mit der Nahrung als Teilfaktor die Ausbildung einer Osteoporose begünstigen. Deshalb wird eine zusätzliche Kalziumzufuhr von etwa 1 g pro Tag empfohlen. Wesentlich ist jedoch die Kenntnis der tatsächlich in den Körper aufgenommenen Kalziummenge, d.h. die Bioverfügbarkeit des Kalziums in den verabreichten Präparaten.

In Deutschland wird Kalzium häufig als Glukonat verabreicht. Demgegenüber zeigt Kalziumcitrat in Tierexperimenten eine bessere Bioverfügbarkeit (Maraghi-Ater et al. 1987; Pénzes et al. 1973).

In dieser Studie wurde die Bioverfügbarkeit aus einer Kalziumzitratpräparation intraindividuell mit der aus einer Kalziumglukonatpräparation bei gleichem Kalziumangebot verglichen. Dabei sollten insbesondere Werte bei der Zielgruppe postmenopausaler Frauen erhoben werden, die noch keine erkennbare Osteoporose aufwiesen. Für Untersuchungen an gesunden Frauen, auch in diesem Alter, ist heute die in vivo-Anwendung von radioaktiven Substanzen für experimentelle Zwecke kaum noch zu vertreten. Deshalb wurden in dieser Studie stabile Isotope als Tracer verwendet, so daß die Untersuchungen ohne jegliche Strahlenexposition der Probandinnen durchgeführt werden konnten.

Probanden

In die Studie wurden 12 gesunde Frauen im Alter von 46 bis 60 Jahren einbezogen, bei denen die letzte Menstruation mindestens 6 Monate zurücklag. Ausschlußkriterien waren u.a. Einnahme oraler Konzeptiva, Ovarektomie, Magen- und Darmerkrankungen, die zu einer verminderten Kalziumabsorption führen, Osteomalazie, Morbus Paget, Niereninsuffizienz, Leberzirrhose.

In Tabelle 1 sind die Probanden mit Alter und Gewicht aufgelistet. Außerdem sind die Kalziumkonzentrationen im Serum an den beiden Testtagen angegeben.

Die Kommission für Ethik in der klinischen Forschung des Fachbereichs Humanmedizin der Johann Wolfgang Goethe-Universität hat der Studie zugestimmt.

Methoden

Die intestinale Kalziumabsorption wurde aus zwei im Handel erhältlichen Kalziumpräparaten untersucht.

Tabelle 1. Untersuchte Probandinnen und Serumkalziumkonzentrationen an den beiden Versuchstagen

Nr.	Alter	Gewicht	Kalzium im Serum	
	Jahre	kg	Testtag 0 mmol/l	Testtag 14 mmol/l
1	46	64	2,58	2,34
2	46	68	2,22	2,24
3	60	85	2,22	2,22
4	54	63	2,24	2,32
5	59	67	2,28	2,23
6	59	57	2,22	2,25
7	59	59	2,18	2,23
8	54	77	2,22	2,25
9	56	50	2,14	2,37
10	47	50	2,32	2,35
11	52	68	2,22	2,20
12	50	65	2,34	2,30
MW	54	64	2,27	2,27
SD	5	10	0,11	0,06

Präparation A[1] enthielt 800 mg Ca^{++} als Kalziumchlorid-L-Lysinat-Zitronensäure-Komplex in 100 ml aqua dest., Präparation B[2] 1000 mg Ca^{++} als Kalziumlactoglukonat und Kalziumkarbonat in 100 ml aqua dest. Von dieser Lösung wurden 20 ml verworfen, so daß die verabreichten Kalziummengen an beiden Versuchstagen identisch waren. Beiden Präparationen wurde vor der Verabreichung 10 ml einer Lösung zugefügt, die als Markierungssubstanz 1 mg des stabilen Isotops ^{44}Ca pro ml enthielt.

Für die Bestimmung der intestinalen Kalziumabsorption erhielten die in zwei Gruppen randomisierten Probandinnen die Testpräparationen im Crossover-Verfahren im Abstand von 14 Tagen. Am Tag 0 wurde dementsprechend je eine der beiden Präparationen morgens auf nüchternen Magen verabreicht. Die erste Nahrungsaufnahme erfolgte zwei Stunden danach. Gleichzeitig mit der oralen Gabe wurde eine isotonische Lösung, die 4 mg des stabilen Isotops ^{42}Ca als Tracer enthielt, intravenös injiziert. Für die Bestimmung der beiden Markierungssubstanzen wurde 24 Stunden später eine Blutprobe entnommen. Zwei Wochen später wurde der Test mit der anderen Präparation in gleicher Weise wiederholt. Die Messung der Tracerkonzentrationen von ^{42}Ca und ^{44}Ca im Blutplasma erfolgte nach der Abtrennung des Calciums mittels eines spezifisch-kalziumbindenden Proteins in einem Thermionen-Massenspektrometer.

Damit läßt sich die prozentuale intestinale Kalziumabsorption A_{Ca} bestimmen nach:

$$A_{Ca} = \frac{c_{44}(t) \cdot m_{42}}{c_{42}(t) \cdot m_{44}} \cdot 100\%$$

c_{42}, c_{44}: ^{42}Ca- und ^{44}Ca-Tracerkonzentrationen im Blutplasma
m_{42}, m_{44}: verabreichte Mengen der Isotope ^{42}Ca und ^{44}Ca.

An zusätzlichen Parametern wurden mit Standardmethoden bestimmt: Blutbild; Urinstatus; Kalzium im 24-Stunden-Urin sowie im Serum: Harnstoff, Harnsäure, Kreatinin, Blutzucker,

[1] Calcitrans duo Granulat, Fresenius AG, Bad Hamburg
[2] Calcium Sandoz fortissimum, Sandoz AG, Nürnberg

Natrium, Kalium, Kalzium, SGOT, SGPT, Gamma-GT, immunoreaktives Parathormon, 1,25-Dihydroxycholecalciferol. Außerdem wurde eine Nahrungsanamnese bezüglich der Kalziumaufnahme durchgeführt.

Ergebnisse und Diskussion

Die Laborwerte aller Probandinnen lagen bis auf wenige Ausnahmen bei einzelnen Parametern im Referenzbereich für gesunde Frauen. Demgegenüber zeigten sich in der intestinalen Kalziumaufnahme aus den beiden verabreichten Präparaten deutliche interindividuelle Schwankungen (Tab. 2). Wie die Tabelle zeigt, sind die intraindividuellen Abweichungen der intestinalen Kalziumabsorption aus den Präparaten A und B vergleichsweise gering. Dies bedeutet, daß die große Streuung der Einzelwerte tatsächlich einen unterschiedlichen Bedarf an Kalzium ausdrückt, der zu einer Erhöhung bzw. Verminderung der Absorptionswerte gegenüber dem Durchschnittswert führt. Dabei war keine signifikante Korrelation der intestinalen Kalziumabsorption zu den 1,25 DHCC-Konzentrationen im Blutplasma feststellbar. Ebenso war keine Beziehung zum immunoreaktiven Parathormon-Wert gegeben.

Tabelle 2. Ergebnisse der intestinalen Kalziumabsorption aus einer therapeutischen Dosis von jeweils 800 mg Kalziumzitrat (Präparat A) und Kalziumglukonat (Präparat B)

Nr.	Präparat A %	Präparat B %
1	33	19
2	35	31
3	42	56
4	26	28
5	38	40
6	17	15
7	28	22
8	22	16
9	24	10
10	24	14
11	35	24
12	38	29
MW	30	25
SD	8	13

Der Mittelwert der intestinalen Kalziumabsorption aus dem Kalziumzitratkomplex war mit 30% um ein Fünftel höher als aus der Kalziumlaktoglukonat-Präparation. Allerdings war die Differenz bei den 12 untersuchten Probandinnen nicht signifikant ($p = 0{,}061$, zweiseitiger t-Test für abhängige Stichproben).

Die hier für postmenopausale Frauen ermittelten Werte der intestinalen Kalziumabsorption aus zwei unterschiedlichen therapeutischen Präparationen bestätigen die Befunde aus Tierversuchen, d.h. es kann mit einer höheren Kalziumaufnahme aus Zitratpräparationen gegenüber Glukonatpräparationen gerechnet werden. Allerdings konnte diese bessere Bioverfügbarkeit bei den 12 untersuchten Probandinnen statistisch nicht gesichert werden. Darüberhinaus zeigen die erhobenen Daten deutlich den unterschiedlichen Kalziumbedarf bei Frauen in der Postmenopause. Bei einem Teil dieses Kollektivs ist also eine gezielte Kalziumsubstitution anzustreben, um langfristig latente Kalziummangelzustände und eine damit einhergehende beschleunigte Entkalkung des Skeletts zu verhindern.

Die Autoren danken Frau U. Kunoff, Frau B. Moock, Frau A. Ruppert und Frau U. Tacke für die ausgezeichnete technische Mitarbeit.

Literatur

Maraghi-Ater H El, Houdry J, Mesuard J, Dupuis Y (1987) Variations of intestinal calcium absorption in adult frogs (Rana esculents). Reprod Nutr Dev 27: 407–412

Pénzel, Adam A, Borross M (1973) Effect of I-lysine on the intestinal absorption of radiocalcium in aging rats. Act Geron 3: 531–535

Die latente Hyperthyreose – eine Ursache für die Osteoporose im Alter

P. Oelzner, G. Lehmann und K. Abendroth

Zentrum für Innere Medizin, Abteilung Rheumatologie & Osteologie der Friedrich-Schiller-Universität Jena, Erlanger Allee 101, 07747 Jena-Lobeda

Einleitung

Die Hyperthyreose im Alter stellt sich oftmals als oligo- bzw. als monosymptomatisches Krankheitsbild dar und verläuft subklinisch. Häufiger als Hyperthyreosen im jüngeren Lebensalter wird sie durch eine jodinduzierte Autonomie hervorgerufen. Insbesondere nach der Speisesalzjodierung im Jodmangelgebiet Thüringen kam es zu einer deutlichen Zunahme der Altershyperthyreose im Thüringer Raum, was auch durch entsprechende epidemiologische Untersuchungen an einem Altersheim in Jena gezeigt werden konnte.

Ziel unserer Untersuchungen war es, festzustellen, inwieweit Alter sowie Aktivität der Hyperthyreose Einfluß auf histomorphometrische Parameter des Knochens ausüben.

Material und Methoden

In einer retrospektiven Untersuchung wurden die histomorphometrischen Befunde der Knochenbiopsien von Patienten mit Hyperthyreose, die in den letzten 6 Jahren in der Klinik für Innere Medizin zur Beobachtung kamen, aufgearbeitet.

Insgesamt wurden 44 Patienten untersucht, davon 42 Frauen und 2 Männer im Alter von 27 bis 80 Jahren (mittleres Alter 64,7 Jahre). Zur Diagnostik der Hyperthyreose sowie zur Differentialdiagnostik der verschiedenen Hyperthyreoseformen wurden Anamnese, klinischer Befund, basale TSH-Spiegel, TRH-Test, T3, T4, Autoantikörperuntersuchungen (TSH-Rezeptor-Antikörper, Mikrosomale Antikörper, Thyreoglobulinantikörper) sowie Szintigrafie und Sonografie der Schilddrüse herangezogen. Dabei wurden Patienten mit aktiver Hyperthyreose von denen unterschieden, bei denen die Knochenbiopsie erst nach Therapie der Hyperthyreose in einem nach den Funktionsparametern euthyreoten Zustand erfolgte.

Um Besonderheiten der Manifestation der Hyperthyreose am Knochen im höheren Lebensalter zu untersuchen, wurden Patienten mit einem Alter von 65 Jahren und mehr ($n = 24$) von jüngeren Patienten ($n = 20$) unterschieden.

Die Entnahme der Knochenbiopsien erfolgte mit der Hohlfräse nach Burkhardt, histomorphometrisch wurden Struktur- und Volumenparameter ermittelt. Zur statistischen Aufarbeitung wurde der U-Test nach Mann u. Whitney herangezogen, da von einer Normalverteilung der einzelnen histomorphometrischen Parameter nicht ausgegangen werden konnte.

Ergebnisse

Abbildung 1 zeigt die Histomorphometrie des Knochens in Abhängigkeit vom Aktivitätsgrad der Hyperthyreose in beiden Altersgruppen gemeinsam. Bei einem im Mittel in beiden Gruppen verminderten Knochenvolumen wird deutlich, daß die Mittelwerte von Osteoidvolumen, der Osteoid- und der Abbauoberfläche und insbesondere der Parameter des zellulären Knochenumbaus (O_B und H_O) bei den zum Zeitpunkt der Knochenbiopsie aktiven Hyperthyreosen im pathologischen Bereich von gleich oder mehr als 200% der Altersnorm und deutlich über den entsprechenden Werten der Patienten liegen, bei denen die Hyperthyreose zum Zeitpunkt der Knochenbiopsie durch eine entsprechende Therapie bereits in eine euthyreote Stoffwechsellage überführt worden war. Die Unterschiede sind jedoch nur für die Osteoidoberfläche mit Osteoblasten O_B signifikant. Sehr ähnliche Verhältnisse zeigen sich, wenn Patienten mit aktiver und Zustand florider Hyperthyreose in der Altersgruppe unter 65 Jahren verglichen werden (Abb. 2), während in den Patienten mit einem Lebensalter von 65 Jahren und mehr keine signifikanten Unterschiede der histomorphometrischen Parameter zu erkennen sind (Abb. 3). Abbildung 4 zeigt, daß sich in Abhängigkeit vom Alter keine signifikanten Unterschiede der einzelnen histomorphometrischen Parameter fanden. Die Unterschiede der einzelnen histomorphometrischen Parameter in Abhängigkeit von der Aktivität der Hyperthyreose spiegeln sich auch in der Häufigkeit der histologischen Diagnose wider.

Der für die Osteopathie im Rahmen der Hyperthyreose typische Befund der High-turnover-Osteoporose fand sich bei den floriden Hyperthyreosen in 33,5% der Fälle, bei den bereits behandelten nur in 20%. Osteoporosen mit normalem oder vermindertem turnover umfaßten bei den bereits behandelten Hyperthyreosen 40% der Patienten, bei den noch aktiven Hyperthyreosen nur 19%. Dagegen waren wiederum Osteopathien mit pathologisch erhöhtem Osteoidvolumen wie Osteoporomalazie, Osteomalazie und gemischte Osteopathie mit 33% mehr als doppelt so häufig wie bei den behandelten Patienten vertreten.

Diskussion

Die histomorphometrischen Befunde des Knochens bei unseren Patienten mit Hyperthyreose zeigen weitgehend unabhängig vom Alter die typische Konstellation von gesteigertem Knochenumbau und Knochenmasseverlust. Der Befund, daß bei den Patienten mit aktiver Hyperthyreose der Knochenumbau deutlicher gesteigert war als bei Patienten mit bereits behandelter Hyperthyreose, die sich bereits in einer euthyreoten Stoffwechsellage befanden, deutet darauf hin, daß die Effekte des Schilddrüsenhormons auf den Knochenumbau zum großen Teil reversibel sind. Darauf weist auch die von mehreren Untersuchern gefundene positive Korrelation des Osteocalcins mit dem T3 und die Reversibilität der den erhöhten turnover kennzeichnenden biochemischen Abweichungen, wie Erhöhung von Osteocalcin, Kalzium, Phosphat, alkalischer Phosphatase, vermehrter Kalzium- und Hydroxyprolinausscheidung im Harn unter Therapie einer Hyperthyreose hin. Nach den meisten Untersuchungen ist jedoch anzunehmen, daß der einmal durch Schilddrüsenhormon bewirkte Knochenmasseverlust irreversibel bleibt und somit auch eine abgelaufene bzw. behandelte Hyperthyreose als Risikofaktor für einen Verlust an Knochenmasse zu werten ist. Selbst eine Schilddrüsenhormontherapie, die unter klinisch euthyreoten Bedingungen durchgeführt wird, führt offenbar zum Verlust an Knochenmasse, und neueren Untersuchungen zufolge korreliert ein im euthyreoten Bereich gelegener T3-Spiegel sowohl bei prämenopausalen als auch bei postmenopausalen Frauen unabhängig von einer Sexualhormonsubstitution negativ mit der Knochenmasse. Die wahrscheinlich direkte Wirkung des Schilddrüsenhormons auf den Knochen führt dort zu einer Stimulation des Remodeling mit negativer Bilanz, die vermehrte Kalziummobilisation aus dem Knochen bewirkt offenbar eine Suppression der Parathormonfreisetzung mit verminderter Synthese von 1,25-Dihydroxycholecalciferol in der Niere, was wiederum zu einer Verminderung der intestinalen Kalziumresorption führt.

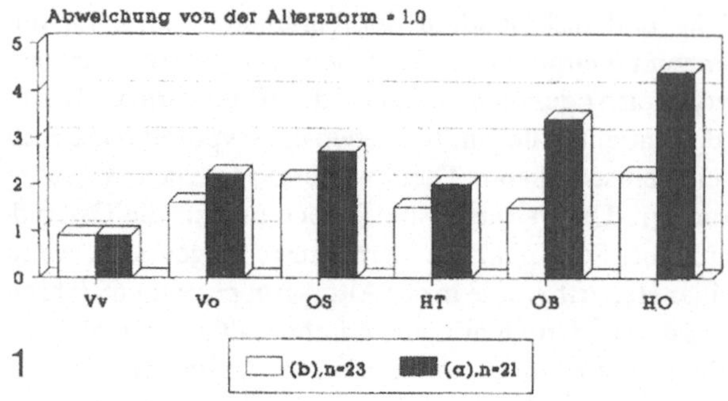

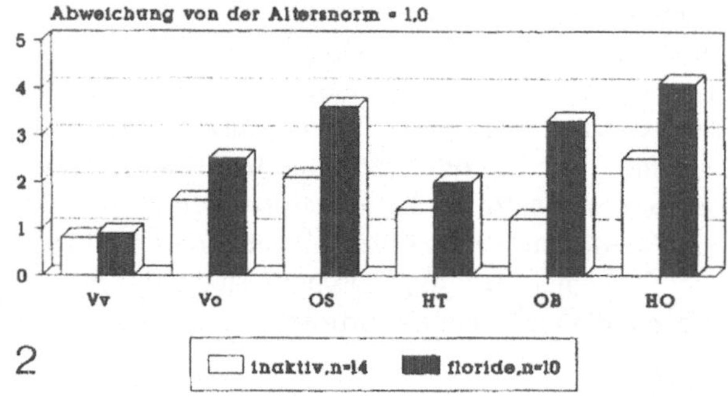

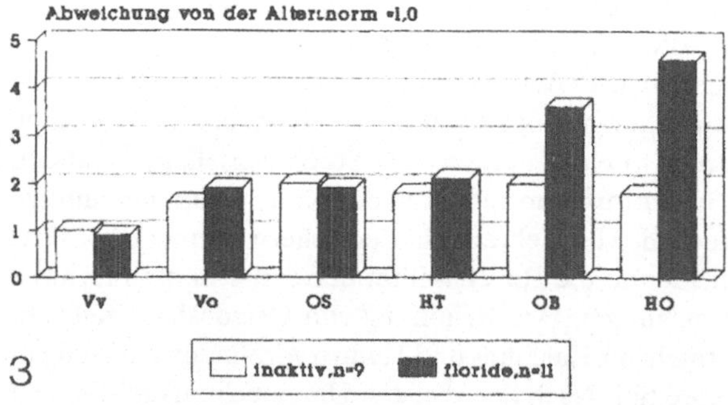

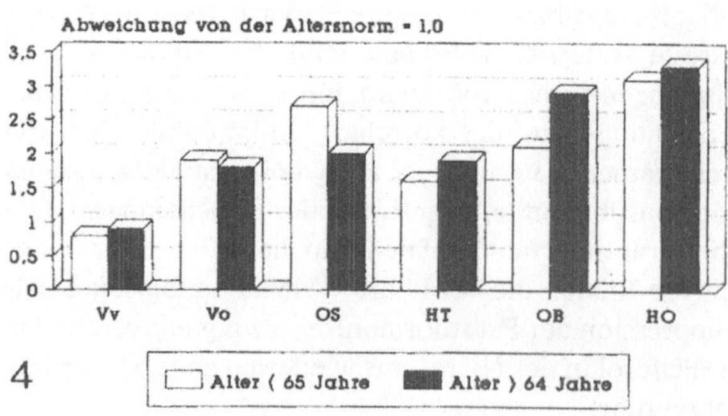

Abb. 1–4. Histomorphometrische Befunde des Knochens von 44 Patienten mit Hyperthyreose differenziert nach Krankheitsaktivität in der Gesamtgruppe (**1**), bei Patienten < 65 Jahren (**2**) und bei solchen > 64 Jahren (**3**) sowie nach dem Alter (**4**). Vv-Knochen-, Vo-Osteoid-Volumen; OS-Osteoid-, HT-Abbau-Oberfläche; OB-OS + Blasten, HO-HT + Klasten

Erwähnenswert ist, daß ein hoher Prozentsatz gerade der alten Patienten nicht primär wegen einer Hyperthyreose, sondern zur Abklärung einer manifesten Osteopathie überwiesen wurde und die oft subklinische oder diskrete Symptomatik der Hyperthyreose nicht im Vordergrund stand.

Anzumerken ist außerdem, daß es sich bei 1/6 der Patienten mit durch Schilddrüsenhormon bedingter metabolischer Osteopathie um iatrogene Hyperthyreosen handelte. Diese Problematik wird durch die schon erwähnte Speisesalzjodierung noch akzeleriert.

Schlußfolgerungen

1. Eine latente, oligosymptomatische Hyperthyreose ist gerade bei älteren Menschen nicht selten an der Auslösung eines Knochenmasseverlustes beteiligt.
2. Da im höheren Lebensalter die Hyperthyreose oft symptomarm verläuft, sollte die Bestimmung der Schilddrüsenfunktion im differentialdiagnostischen Programm zur Abklärung der Ursache der Osteopenie generell enthalten sein.
3. Die Herstellung der Euthyreose bei Osteopathien ist eine wichtige Voraussetzung, um die Effizienz anderer wegen der Osteopathie eingesetzter therapeutischer Maßnahmen zu gewährleisten.
4. Eine Substitutionstherapie mit Schilddrüsenhormon, die keine TSH-Suppression zum Ziel hat, sollte nach Untersuchungen von Wartofsky (1991) möglichst physiologisch und mit einem angestrebten TSH-Spiegel zwischen 0,4 und 2,0 mU/l durchgeführt werden, um das Risiko für die Entwicklung einer Osteopathie möglichst gering zu halten.

Literatur

Furlanetto RP, Castro ML, Mesquita CH, Kasamatsu TS, Vieira JG (1991) Parathyroid function in hyperthyroidism: implications for bone metabolism and effect of the treatment. Rev Paul Med 109: 55–60

Mosekilde L, Eriksen EF, Charles P (1990) Effects of thyroid hormones on bone and mineral metabolism. Endocrinol Metab Clin North Am 19: 35–63

Schoutens A, Laurent E, Markowicz E, Lisart J, De Maertelaer V (1991) Serum triiodothyronine, bone turnover, and bone mass changes in euthyroid pre- and postmenopausal women. Calcif Tissue Int 49: 95–100

Wartofsky L (1991) Use of sensitive TSH assay to determine optimal thyroid hormone therapy and avoid osteoporosis. Annu Rev Med 42: 341–345

Erhöhte Prävalenz von Osteoporose und Osteopenie bei Patienten mit Hypophysenvorderlappen-Insuffizienz: Einfluß des Mangels an Wachstums- und Geschlechtshormon

E. Slenczka, Ch. Wüster und R. Ziegler

Abt. Innere Medizin I, Endokrinologie und Stoffwechsel, Bergheimer Str. 58, 69115 Heidelberg

Einleitung

Von Patienten mit Hypophyseninsuffizienz und ausreichender konventioneller Substitutions-Therapie mit Hydrocortison, L-Thyroxin und gonadalen Steroiden dachte man bisher, daß sie symptomarm leben würden und voll belastungsfähig seien. Neuere Studien (Salomon et al. 1989; Jorgensen et al. 1989; Degerblad et al. 1990; Wüster et al. 1991) haben jedoch klinische Zeichen und Symptome bei diesen Patienten evaluiert, die u.U. auf das Fehlen des einzigen nicht-substituierten Hypophysenhormons bei der kompletten Hypophyseninsuffizienz, dem Wachstumshormon, zurückzuführen sein könnte. Solche Symptome waren Müdigkeit, Adipositas und Muskelschwäche. Die Patienten hatten eine erhöhte Prävalenz an Arteriosklerose (Rosen et al. 1990) und eine erhöhte Mortalität an cardiovaskulären Erkrankungen. Die Patienten starben im Mittel 10 Jahre früher als gleichaltrige (Rosen et al. 1990). Die Substitution mit rekombinantem menschlichem Wachstumshormon führte zu einer Reversibilität der Symptome und zu einer erhöhten Lebensqualität (Salomon et al. 1989; Jorgensen et al. 1989). Wachstumshormon ist außerdem bekannt als potenter Stimulator des Knochenmetabolismus. Da die Patienten mit Hypophyseninsuffizienz auch aufgrund von vorübergehenden Phasen eines unsubstituierten Hypogonadismus ein Risiko bezüglich Osteoporose haben, untersuchten wir in einer Querschnittsuntersuchung diese Patienten osteologisch.

Patienten und Methoden

99 Patienten mit Hypophyseninsuffizienz (32 Frauen und 67 Männer), mit einem mittleren Alter von 47 ± 15 Jahren wurden angeschrieben und zu einer Untersuchung in unserer Ambulanz gebeten. Die Anamnese der Patienten war in der Ambulanz mittels eines Fragebogens standardisiert erhoben worden. Hierzu wurden auch Fragen zur körperlichen Leistungsfähigkeit gestellt. Die körperliche Leistungsfähigkeit wurde in niedrig, mittel und hoch eingeteilt. Die Hypophysenfunktion wurde mittels konventioneller Stimulationstests überprüft. Die Diagnose eines Wachstumshormonmangels wurde gestellt, wenn der stimulierte Wachstumshormonspiegel im Serum auf weniger als 5 ng/ml nach 0,5 mg/kg Körpergewicht L-Arginin i.v., angestiegen war. Es wurden die üblichen Routinemethoden zur Bestimmung von Knochenstoffwechselparametern im Serum verwendet. Weiterhin wurden die Serumkonzentrationen der Insulin-ähnlichen Wachstums-Faktoren 1 und 2 (IGF-1, IGF-2), des IGF-bindenden Proteins-3 (IGFBP-3) mittels Radioimmunoassay gemessen (Blum et al. 1989). Bei 37 Patienten wurden Röntgenbilder der Lenden- und Thoraxwirbelsäule angefertigt, die besonders hinsichtlich Wirbelkörperfrakturen untersucht wurden. Die Knochendichte wurde an der Lendenwirbelsäule mit Dualröntgenabsorptiometrie, an Unterarm mittels Singlephotonabsorptio-

metrie bestimmt. Die Daten sind mittels SAS ausgewertet worden. Die Werte werden als Mittelwert ± SD angegeben, $p < 0{,}05$ war als signifikant angesehen worden.

Ergebnisse

Die Knochendichte lag an beiden Meßstellen im Mittel deutlich erniedrigt, wobei die mehr corticalismessenden Meßstellen am Unterarm jeweils noch niedriger lagen. Wurden die Patienten entsprechend dem Ausfall ihrer Hypophysenfunktion aufgetragen, zeigte sich eine deutlich niedrigere Knochendichte bei den Patienten, die einen Wachstumshormonmangel hatten. Die Patienten wurden weiter unterteilt in die Patienten, die eine intakte gonadale Hypophysenfunktion hatten oder sicher nachweisbar ausreichend substituiert waren (eugonade Patienten) bzw. die Patienten, die nicht substituiert waren oder als postmenopausal angesehen worden waren (hypogonade Patienten) (Abb. 1). Diese beiden Gruppen wurden dann noch einmal in die Patienten unterschieden, die ein IGFBP-3 < bzw. > 3 mg/l hatten. Dabei zeigte sich, daß der Einfluß des niedrigen IGFBP-3 bei den hypogonaden Patienten nicht mehr zu einer wesentlichen Verschlechterung der Knochendichte führte (schwarze Balken). Jedoch bei den Patienten mit normaler Wachstumshormonsekretion und Hypogonadismus kam es zu der erwarteten weiteren Abnahme der Knochendichte. Auffallend war weiterhin, daß in beiden Gruppen die Patienten mit niedrigen IGFBP-3 Spiegeln, niedrigere Knochendichte hatten als die mit hohem IGFBP-3. Patienten, die eine geringere körperliche Leistungsfähigkeit angegeben hatten, zeigten eine deutlich niedrigere Knochendichte als die Patienten, die eine normale bis hohe körperliche Leistungsfähigkeit signalisiert hatten (Abb. 2). Desweiteren zeigte sich, daß die Patienten der Gruppe mit geringerer körperlicher Leistungsfähigkeit auch deutlich niedrigere IGFBP-3 und IGF-1 Spiegel hatten. Alle Patienten hatten nach den oben genannten Kriterien einen negativen Arginin-Stimulationstest. 50% der Patienten hatten ein unter 2 mg/l erniedrigtes IGFBP-3 im Serum. 95% der Patienten hatten einen erniedrigten IGF-1 Spiegel. Die Prävalenz von Wirbelkörperfrakturen auf lateralen Röntgenbildern lag bei 17% im Gesamtkollektiv. 40% der Patienten hatten röntgenologische Zeichen einer Osteopenie mit Rarefizierung der Knochenstruktur und Vertikalisierung der trabekulären Strukturen oder Betonung der Rahmenkanten der Wirbelkörper.

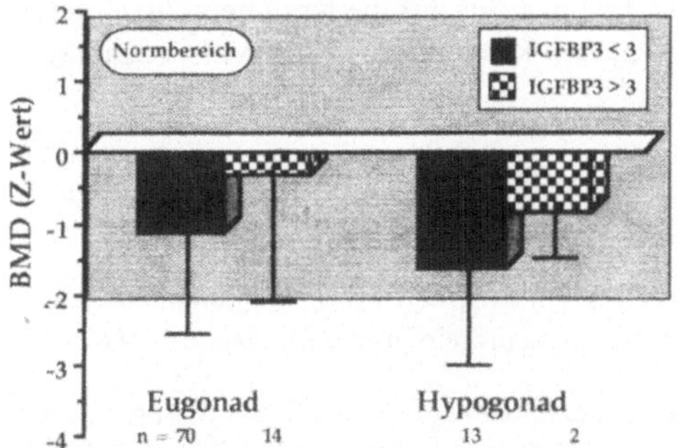

Abb. 1. Knochendichte (LWS) bei Patienten mit HVL-Insuffizienz, aufgeteilt in eugonade bzw. hypogonade Patienten und weiter unterteilt in Patienten mit hohem bzw. niedrigem IGFBP-3. Mittelwerte ± 1 SD

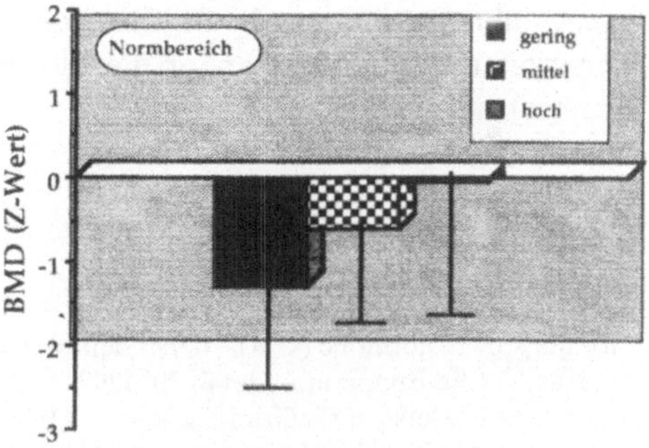

Abb. 2. Knochendichte des proximalen Unterarms bei Patienten mit unterschiedlich starkem Aktivitätsindex. Mittelwerte ± 1 SD

Diskussion

Es wurde in dieser Querschnittsstudie erstmalig gezeigt, daß hypophyseninsuffiziente Patienten ein erhöhtes Osteoporoserisiko haben, da ihre Knochendichte im Mittel erniedrigt liegt (Wüster et al. 1991). Dies zeigt sich auch in einer hohen Prävalenz von manifester Osteoporose; im Vergleich zu amerikanischen Studien liegt diese Prävalenz von Wirbelkörperfrakturen höher als in der Normalbevölkerung. Das IGF-Bindungsprotein-3 (IGFBP-3) im Serum vom Patienten ist signifikant von der endogenen Wachstumshormonsekretion abhängig (Blum et al. 1990). Es wird in der Pädiatrie zur Diagnose eines endogenen Wachstumshormonmangels herangezogen und korreliert hoch signifikant mit der Fläche unter einer Kurve der endogenen Wachstumshormonsekretion, über 24 Stunden gemessen (Blum et al. 1990). Wurde dieser Wert als Maß für die Wachstumshormonsekretion angenommen, konnte die Gesamtgruppe der HVL-insuffizienten Patienten in zwei Gruppen unterteilt werden. Die Gruppe mit den niedrigeren IGFBP-3-Spiegeln hatte niedrigere Knochendichtewerte, wobei hier auch ein zusätzlicher Geschlechtshormonmangel nicht zu einer weiteren Reduktion der Knochendichte im Mittel führte. Ein weiterer Hinweis auf eine verminderte Wachstumshormonsekretion bei diesen Patienten ergab die Auswertung der IGF-1-Spiegel. Diese waren bei der Mehrzahl (95%) der Patienten erniedrigt. IGF-1 ist allerdings nicht so geeignet wie das IGFBP-3 zur Beurteilung der Wachstumshormonsekretion, da es z.B. ernährungsabhängig ist. Einen weiteren möglichen Einfluß auf diese Ergebnisse scheint die körperliche Aktivität der Patienten zu haben. Patienten mit hoher körperlicher Aktivität hatten eine höhere Knochendichte als die mit niedrigerer körperlicher Aktivität. Aus der Literatur ergibt sich die Annahme, daß die Patienten mit Wachstumshormonmangel eine deutlich geringere körperliche Aktivität gezeigt hatten als Patienten mit normaler endogener Wachstumshormonfunktion (Jorgensen et al. 1989; Salomon et al. 1989). Es bleibt daher in der vorliegenden Studie unklar, ob der endogene Wachstumshormonmangel zu einer verminderten körperlichen Aktivität und dadurch zu einer verminderten Knochendichte geführt hat, oder ob der endogene Wachstumshormonmangel einerseits zur körperlichen Inaktivität und andererseits direkt zu einer erniedrigten Knochendichte führt. Beachtenswert ist allerdings, daß die gezeigten Knochendichtewerte am proximalen Meßpunkt des nicht-dominanten Unterarms gemessen wurde. Diese Meßstelle unterliegt in nur sehr geringem Ausmaß der direkten Wirkung des Körpergewichtes bei vermehrter körperlicher Aktivität. Prospektive Studien mit Wachstumshormon-Substitution müssen durchgeführt werden, um die Einflüsse des Wachstumshormons auf die Knochenmasse näher kennenzulernen und zu sehen, ob die Substitution für den Knochen ein erfolgversprechendes Therapieprinzip sein kann.

Literatur

Blum WF, Ranke MB, Kietzmann K, Gauggel E, Zeisel HJ, Bierich JR (1990) A specific radioimmunoassay for the growth hormone (GH) – dependent somatomedin-binding protein: its use for diagnosis of GH deficiency. J Clin Endocrinol Metab 70: 1292–1298

Degerblad M, Almkvist O, Grunditz R et al. (1990) Physical and psychological capabilities during substitution therapy with recombinant growth hormone in adults with growth hormone deficiency. Acta Endocrinol (Copenh) 123: 185–193

Jørgensen JOL, Pederson SA, Thuesen L, Jørgensen J, Ingemann-Hansen T, Skakkebaek NE, Christiansen JS (1989) Benefitial effects of growth hormone treatment in GH-deficient adults. Lancet I: 1221–1225

Rosen T, Bengtsson BA (1990) Premature mortality due to cardiovascular disease in hypopituitarism. Lancet 336: 285–288

Salomon F, Cuneo RC, Hesp R, Sönksen PH (1989) The effects of treatment with recombinant human growth hormone on body composition and metabolism in adults with growth hormone deficiency. N Engl J Med 321: 1797–803

Wüster Ch, Slenczka E, Ziegler R (1991) Erhöhte Prävalenz von Osteoporose und Arteriosklerose bei konventionell substituierter Hypophysenvorderlappen-Insuffizienz: Bedarf einer zusätzlichen Wachstumshormonsubstitution? Klin Wochenschr 69: 769–773

Frakturverhalten lumbaler Wirbelkörper im Osteoporosemodell durch Ovarektomie beim Cynomolgen

R. Schleberger, P. Harrer und T. Richter

Orthopädische Abteilung der Ruhr-Universtität Bochum am St. Josef Hospital, Gudrunstr. 56, 44791 Bochum

Einleitung

Ein postmenopausales Osteoporosemodell (POM) kann beim Affen (Cynomolgen) durch Ovarektomie erzielt werden (Bowles et al. 1985; Miller et al. 1986).

Aus solchen Tiermodellen existieren Mitteilungen über Belastungsversuche langer Röhrenknochen (Donahue et al. 1988; Gürkan et al. 1986; Martin et al. 1987). In einem 48 Wochen dauernden Beaglemodell konnten Martin et al. (1987) bei einem 15%igen Knochenverlust lediglich einen „vorübergehenden Effekt" in der Kortikalis, aber keine Änderung der Knochenfestigkeit feststellen. Das Elastizitätsmodul der Kortikalis war in einem anderen Modell aber um das Zehnfache reduziert (Matsumoto et al. 1985). Die Arbeitsgruppe Hahn u. Vogel (Hahn et al. 1989) hat histologisch einen altersbezogenen Verlust der Quertrabekel sowohl in der Dimension als auch der Anzahl feststellen können. Voll entwickelte Spongiosaarchitektur besitzt breite transversale Platten, die sich im Alterungsprozeß zu schmalen Quertrabekeln verändern.

Allein diese Verschmälerung der Quertrabekel führt zu einer erheblichen Verminderung des zentralen Lastangebots in der Endplatte, wie die Rechnung in einem Stabmodell zeigte (Schleberger et al. 1992). Damit eröffnet sich möglicherweise der Weg zum Osteoporosephänomen der ballonierenden Bandscheibe.

Einen allgemeinen Altersbezug der Festigkeit der Wirbelkörper hat Perey (1957) aufgezeigt. Er fand eine Verminderung der Belastbarkeit von 6000 N auf 4000 N in Proben von über 60jährigen.

Weitere Korrelationen zum Lastverhalten der Wirbelkörper konnten zum Aschegehalt der Trabekel (Rockoff et al. 1968) und signifikant zum Mineralgehalt (Oyster u. Smith 1988) gefunden werden.

Die Lastwege verlaufen zu 45 bis 75 Prozent durch die Kortikalis eines Wirbelkörpers. 60 Prozent werden überschritten, wenn der Aschegehalt der Spongiosa unter 60% beträgt. Mit höherem Osteoporosegrad verläuft also immer mehr Last durch die Wirbelkortikalis.

Auch das Ausmaß der physiologischen Krümmungen der Wirbelsäule beeinflußt die Verteilung in der Wirbelsäule. Ein Drittel der Last läuft physiologischerweise über die Wirbelgelenke, bei Kyphosierung können diese unbelastet bleiben (King et al. 1975). Das Ausmaß der kortikalen Belastung steigt dann noch einmal stark an.

Der Begriff Fraktur wird auch für ein Knochenversagen bei der Osteoporose verwendet, obgleich grundlegende Unterschiede zur traumatischen Fraktur bestehen.

Dies wird deutlich an der Frakturphasenanlayse von Plaue (1972a, b; 1973a, b), die traumatologisch keine Bedeutung gewinnen konnte:

Kontaktphase
Elastische Phase
Fließphase
Frakturphase
Phase der Festigkeitszunahme

Material und Methode

Mit unserem Cynomolgenosteoporosemodell (POM) haben wir ursprünglich eine Stoßwellenstudie beabsichtigt, die aufgrund einer Epidemie mit Todesfolge der Tiere nicht beendet werden konnte. Wesentlich war für uns dabei die ungefähr analoge Höhen- und Breitenrelation der Tierwirbel zu menschlichen lumbalen Wirbelkörpern und die Vergleichbarkeit der Spongiosaarchitektur mit der des Menschen.

Nach vierzehnmonatiger, durch den Tod der Tiere begrenzter Dauer des Modells haben wir deshalb post mortem Belastungsversuche zu Eigenarten des osteoporotischen Frakturverhaltens der lumbalen Wirbelkörper durchgeführt. Das post mortem Modell garantierte dabei die Abwesenheit von reparativen oder adaptativen Vorgängen unter der Belastung.

8 weibliche Cynomolgen, z.T. jenseits ihres Reproduktionsalters, wurden in Vetalar Anästhesie ovarektomiert. Antibiotika wurden als Einzeldosis gegeben. Die Wundheilung war in allen Fällen primär. Die Tiere wurden in den Hazleton Laboratorien, Münster, gehalten und versorgt.

Röntgenkontrollen in viermonatigen Abständen wurden in der TVA der Universität Münster durchgeführt, die letzten nach dem Tod der Tiere. Die Lendenwirbelsäulen wurden entnommen, erneut geröntgt und bei 4 Grad Celsius bis zu den Belastungsversuchen gelagert. Hierzu wurden die Lendenwirbelsäulen bis zu Einheiten von zwei zusammenhängenden intakten Wirbelkörpern dissektiert.

Zwei Wirbelkörper und ein Bewegungssegment blieben jeweils intakt.

Lastdeformierungskurven wurden geschrieben (Trägerfrequenzmeßverstärker KWS 672.A7, induktive Abstandsmeßstreifen W5 TK; Hottinger Baldwin Meßtechnik GmbH, Darmstadt, Datenlogger 51 3531 F; Daten Acquisitions System, Dynamometer mit 4 Meßstreifen).

Die kranialen Wirbelkörper bleiben zur Kontrolle unbelastet. Die Last wurde schrittweise erhöht bis zu Werten, bei denen keine weitere Deformierung der Wirbelkörper festgestellt werden konnte. Die aufgewendete Last betrug dabei bis zu 1400 N.

Zur histologischen Aufarbeitung wurden die Wirbel frontal geschnitten. Die Präparate wurden mikroskopisch und mittels mikrofocaler Röntgentechnik (FXT 160, Experimentalgerät der Firma Feinfocus Röntgentechnik GmbH, Wunstorf, Deutschland) analysiert.

Für die Mikroskopie wurden die Schnitte nach der Technik von Donath (1987) präpariert und mit Toluidin Blau gefärbt. Die Schnitte für die Röntgenanalyse wurden in 3 mm Dicke hergestellt und in Kunststoff (Technovit 7200 VLC) eingebettet.

Ergebnisse

Nur zwei Wirbelkörper zeigten Frakturlinien an der konventionellen Röntgentechnik. Das zeigt an, daß die Methode der Belastung ohne Zerstörung mit dem Endpunkt „Maximum der Deformation“ zur Analyse des Frakturverhaltens geeignet ist.

Der Übergang vom „metaphysären“ zum „diaphysären“ Teil des Wirbelkörpers ist der Ort der Prädilektion. Hier können nach Rolander und Blair (1975) Abschlußplatteneinbrüche ohne Trauma vorkommen.

Auch in der Mikroskopie wurde kein größeres Versagen der Kortikalis angetroffen. Ebenso gab es keine ausgedehnten Zonen trabekulären Versagens. Statt dessen wurden in Form und örtlicher Verteilung regelhafte „Kleinschäden“ angetroffen.

Bei intakter Wirbelkortikalis fanden sich im „meta-/diaphysären Übergang“ Zerreißungen des Periosts als typisches Versagen.

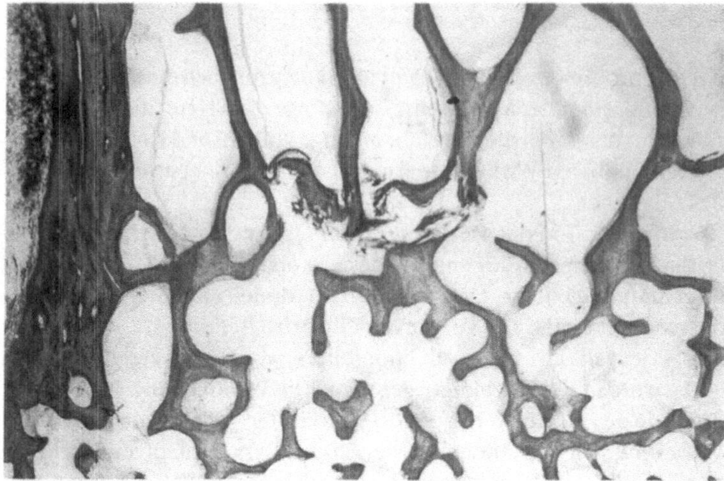

Abb. 1. Trabekelversagen als „Ruptur“ am Übergang vom diaphysären zum Abschlußplattenbereich eines Wirbelkörpers (5x)

Trabekelversagen wurde konstant in den „Ecken“ des Wirbelkörpers (Abb. 1), weniger konstant in der Mitte der Abschlußplatten angetroffen.

Der typische Schaden stellt eher eine Ruptur als eine Fraktur dar, wie die ungleichmäßige Kontinuitatsunterbrechung der Kollagenbündel im Trabekel anzeigt. Zudem scheinen einige Trabekel zuvor deformiert worden zu sein. Die verminderte Mineralisation dürfte für die unklare Unterbrechung der Trabekel verantwortlich sein, so daß die Kollagenfibrillen nicht alle an demselben Ort durchtrennt sind. Vorzugsweise fand diese Zerreißung an den Verbindungsstellen der queren und axialen Trabekel statt.

Mit der Mikrofokus Röntgentechnik in 15facher Vergrößerung erkennt man Fissuren, nicht Frakturen (Abb. 2).

Diskussion

Osteoporotischer Trabekelverlust, Wirbelkörperdeformierungen und Schmerzen, die auf akutes Versagen des Knochens ohne dessen erkennbaren Zusammenbruch zu beziehen sind, können qualitativ identischem Versagen zugeschrieben werden. Lediglich die Quantität und der Ort des Schadens würden dann die bekannten unterschiedlichen Bilder hervorrufen. Der Verlust der Quertrabekel mit dem Altern (Hahn et al. 1989) und besonders bei der Osteoporose ergibt Zugang zu diesen Phänomenen, die makroskopisch im Röntgenbild nicht erkennbar, offensichtlich Mikroschäden ausmachen, die in der sog. elastischen Frakturphase (Plaue) stattfinden und in ihrer Summation die makroskopisch erkennbaren Endphänomene bedingen.

Hierzu kann die von Perey (1957) berichtete Reduktion der Belastbarkeit des Wirbelkörpers im Alter eingereiht werden, ohne daß er den Bezug zum Quertrabekelverlust hergestellt hätte.

In einer post mortem Belastungsstudie ohne Zerstörung der Proben kann die Aufmerksamkeit auf das Kollagengerüst und die Prädilektionsorte der Schäden gelenkt werden. Dabei finden sich drei konstante Phänomene, deren Interpretation nicht durch reparative Vorgänge im Knochen behindert wird:

Abb. 2. Kortikalisversagen in der Mikrofokus Röntgentechnik

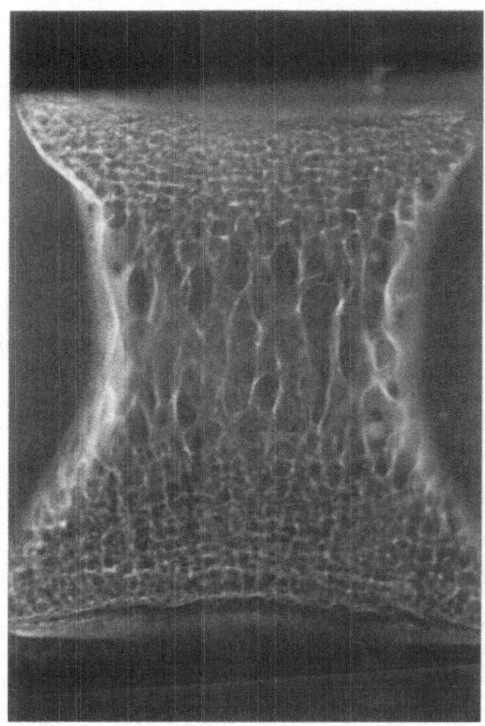

1. Das elastische Versagen findet an der Verbindungsstelle der queren und axialen Trabekel statt und beläßt die axialen unbeschädigt.
2. Die Region des Schadens ist immer der Übergang von der Metaphyse zur Diaphyse, wenn man Anleihen bei der Bezeichnung der Anteile der langen Röhrenknochen nimmt.
3. Ein Trabekelversagen ohne Reparaturvorgänge ist eher als Zerreißung denn als Fraktur zu bezeichnen und damit elastischem Versagen vor der totalen Zerstörung zuzuordnen.

Die Totalität der queren Kontinuitätsunterbrechung sollte entscheidend sein, ob erfolgreiche Schadensbehebung möglich ist. Eine Remodellierung des Knochens kann bekanntlich nur an vorhandenen Strukturen entlang stattfinden.

Osteoporotisches Versagen des Knochens ist damit zumeist in der elastischen Phase der Fraktur (Plaue 1972a, b, 1973; Plaue u. Roesler 1972) anzusiedeln, wenn es nicht einseitig zu gröberer Zerstörung kommt.

Die elastischen Eigenschaften des metaphysären Anteils des Wirbelkörpers werden weiter reduziert, wenn die Wirbelkörperkortikalis verstärkt wird. Dieser Remodellierungsvorgang ist in unserem Versuch aus methodischen Gründen nicht aufgezeigt, besonders durch die Trabekelreduktion im Zentrum des Wirbelkörpers gewinnt dieser Teil aber vermehrt diaphysäre Eigenschaften und damit eine Zunahme seiner Rigidität. „Federwege" der metaphysären Bereiche werden so reduziert und mit ihnen Fähigkeiten, die elastische Deformierung ohne Schäden aufzufangen.

Dies paßt in die Mitteilungen, daß die Endplatten Orte geringer Widerstandsfähigkeit bei axialer Belastung sind (Perey 1957; White u. Panjabi 1978).

Die Kompetenz einer osteoporotischen Wirbelsäule sollte also mehr in ihren elastischen Eigenschaften als in ihrer reduzierten strukturellen Kompetenz gesehen werden. Damit können dann auch die als Mikroschäden bekannten Phänomene in eine dynamische Sicht des gesamten osteoporotischen Prozesses eingeordnet werden.

Mikrofokale Röntgendarstellungen von Schnitten sind geeignet, die in konventioneller Röntgentechnik nicht erkennbaren Schäden innerhalb der elastischen Phase darzustellen.

Literatur

Bowles EA, Weaver DS, Telewski FW, Wakefield AH, Jaffe MJ, Miller LC (1985) Measurement by enhanced contrast image analysis: ovariectomized and intact Macaca fascicularis as a model for human postmenopausal osteoporosis. Am J Phys Anthrop 67: 99–103

Donahue HJ, Mazzeo RS, Horvath SM (1988) Endurance training and bone loss in calcium-deficient and ovariectomized rats. Metabolism 37/8: 741–744

Donath K (1987) Die Trenn-Dünnschliff-Technik. Exakt-/Kulzer-Druckschrift, Norderstedt

Gürkan L, Ekeland A, Gautvik KM, Langeland N, Ronningen H, Solheim LF (1986) Bone changes after castration in rats; a model for osteoporosis. Acta Orthop Scand 57: 67–70

Hahn M, Vogel M, Pompesius-Kempa M, Delling G (1989) Kombinierte zwei- und dreidimensionale Analyse der Wirbelsäule als Grundlage für das Verständnis endokriner Knochenmassenverlust-Syndrome. Quintessence, Berlin

King AI, Prasad P, Ewing CL (1975) Mechanism of spinal injury due to caudocephalad acceleration. Orthop Clin North Am 6: 19

Martin RB, Butcher RL, Sherwood LL et al. (1987) Effects of ovariectomy in beagle dogs. Bone 8: 23–31

Miller LC, Weaver DS, McAlister JA, Koritnik DR (1986) Effects of ovariectomy on vertebral trabecular bone in the cynomolgus monkey (Macaca fascicularis). Calcif Tissue Int 18: 62–65

Oyster N, Smith FW (1988) A postmortem correlation of four techniques of assessment of osteoporosis with force of bone compression. Calcif Tissue Int 43: 77–82

Perey O (1957) Fracture of the vertebral endplate in the lumbar spine – an experimental biomechanical investigation. Acta Orthop Scand 25 [Suppl]

Plaue R (1972a) Das Frakturverhalten von Brust- und Lendenwirbelkörpern. 1. Mitteilung: Kompressionsversuche an mazerierten Wirbelkörpern. Z Orthop 110: 159–166

Plaue R (1972b) Das Frakturverhalten von Brust- und Lendenwirbelkörpern. 2. Mitteilung: Kompressionsversuche an frischen Leichenwirbeln. Z Orthop 110: 357–362

Plaue R (1973) Experimentelle Untersuchungen über das Frakturverhalten von Wirbelkörpern. Z Orthop 111: 631–632

Plaue R, Roesler H (1972) Das Frakturverhalten von Brust- und Lendenwirbelkörpern. 3. Mitteilung: Untersuchungen über die mechanische Anisotropie der Wirbelspongiosa. Z Orthop 110: 582–586

Plaue R, Gerner HJ, Puhl W (1973) Das Frakturverhalten von Brust- und Lendenwirbelkörpern. 4. Mitteilung: Untersuchungen über die Morphologie des Wirbelkompressionsbruches. Z Orthop 111: 139–146

Rolander SD, Blair WE (1975) Deformation and fracture of the lumbar vertebral endplate. Orthrop Clin North Am 6: 75

Schleberger R, Bernsmann K, Schneider EM (1992) Metaphyseal stress shielding and transarticular load transfer – a biomechanical concept of osteopenia. In: Zippel H (eds) Wolff's law in orthopaedics. Springer, Berlin Heidelberg New York Tokyo

Vogel M, Hahn M, Pompesius-Kempa M, Delling G (1989) Trabecular microarchitecture of the human spine. In: Willert H-G, Heuck FWH (Hrsg) Neuere Ergebnisse in der Osteologie. Springer, Berlin Heidelberg New York Tokyo, S 449–55

Young DR, Niklowitz WJ, Brown RJ, Jee WSS (1986) Immobilization-associated osteoporosis in primates. Bone 7: 109–117

White AA, Panjabi MM (1978) Clinical biomechanics of the spine. Lippincott, Philadelphia

Rehabilitation und Kurortemedizin bei Osteoporose

H. W. Minne[1], W. Streicher[2], G. Leidig[3], und J. Reiche[4]

[1] Ärztlicher Direktor der Klinik für Stoffwechselkrankheiten des Skelettsystems „Der Fürstenhof", 31812 Bad Pyrmont
[2] Leiter der Abteilung für Physiotherapie des Staatsbades Pyrmont
[3] Abt. Innere Medizin (Prof. Dr. R. Ziegler) der Medizinischen Universitätsklinik, Ludolf-Krehl-Klinik, Bergheimer Str. 58, 69115 Heidelberg
[4] Arzt für Innere Medizin, Vertreter des Arbeitskreises Osteoporose der Bad Pyrmonter Badeärzte

Einleitung

Verluste an Knochenmasse, -struktur und -funktion sind Charakteristika der Osteoporose, die zu gesteigertem Frakturrisiko konditionieren. Die im Zusammenhang mit dem die Menopause auslösenden Östrogenmangel entstehende Osteoporose der Frau verursacht vorwiegend formverändernde Frakturen von Wirbelkörpern, Radius- und Femurhalsbrüche. Die im Senium Männer und Frauen bedrohende Krankheit wird häufig im Zusammenhang mit der medizinischen Versorgung von Schenkelhalsfrakturen festgestellt, bedroht aber auch die Wirbelsäule, die übrigen Extremitätenknochen, die Rippen u.a.m.

Die Rehabilitation bei diesen Patienten hat zum Ziel, Mobilität auch dann zu fördern, wenn eine Resitutio ad integrum im Hinblick auf die frakturbedingten Knochenverformungen und Funktionseinschränkungen nicht mehr zu verwirklichen ist. Rehabilitationsmaßnahmen sind darüberhinausgehend mit dem Ziel zu entwickeln und anzubieten, den Eintritt von Frakturen trotz verminderter mechanischer Kompetenz des Knochens zu verhindern. Rehabilitation und Kurortmedizin werden eingesetzt, um einer krankheitsbedingten Minderung der Lebensqualität der Patienten entgegenzuwirken.

Voraussetzung hierfür sind Kenntnisse über Faktoren, die zur Frakturentstehung bei Patienten mit Osteoporose beitragen, Kenntnisse über die klinisch faßbaren Folgen und Limitationen bei Patienten nach Fraktureintritt und Kenntnisse über die Mechanismen, die schmerzauslösend und Schmerzwahrnehmung fördernd sind. Es herrscht Übereinstimmung darüber, daß neben der bei Osteoporose obligaten Pharmakotherapie die Bemühungen um die Patientenrehabilitation unverzichtbarer Bestandteil der Therapie ist.

Faktoren, die zur Frakturentstehung bei Patienten mit Osteoporose beitragen

Osteoporose sei, so der Tenor vieler Lehrbücher, durch das Auftreten atraumatischer Frakturen charakterisiert. Ein Grund für die Annahme war die Beobachtung, daß bei epidemiologischen Untersuchungen radiologisch nachgewiesene Wirbelkörperfrakturen bei bis zu 50% der Betroffenen unbekannt waren (Melton et al. 1989). Inzwischen wird deutlich, daß Frakturen weniger atraumatisch, sondern beim alten Menschen eher „versteckt traumatisch" entstehen (Hayes et al. 1991). Eine Vielzahl von derartigen „versteckten" Frakturursachen wurde inzwischen identifiziert, so daß im Hinblick auf die Praevention von Frakturen bei Patienten mit Osteoporose umsetzbare Schlußfolgerungen gezogen werden können. Zwar wurde ein Teil dieser Faktoren als Auslöser von Femurhalsbrüchen identifiziert, es ist aufgrund jüngst mitgeteilter Ergebnisse epidemiologischer Untersuchungen davon auszugehen, daß sie auch bei der Auslösung von Wirbelkörperfrakturen Relevanz haben. Letzteres deckt sich mit unseren eigenen klinischen Erfahrungen, die wir bei stationären und ambulanten Patienten in Bad Pyrmont sammeln konnten.

Eine besondere Bedrohung stellt der „hilflose Sturz" alter Menschen dar, der beim kreislaufinstabilen Patienten droht. Die durch mangelndes Durstgefühl entstehende chronische Exsiccose dürfte dabei von ähnlicher Bedeutung sein wie Herzrhythmusstörungen oder (gelegentlich auch therapiebedingter) Blutdruckabfall. Sehstörungen konditionieren durch „Übersehen von Hindernissen" in besonderem Maße zu Schenkelhalsfrakturen. Die Nutzung von Schlafmitteln kann beim Patienten mit Nycturie (Männer mit Prostataadenom, Frauen und Männer mit linkskardialer Insuffizienz) Sturz beim Toilettengang durch Somnolenz auslösen.

Einfluß auf das Frakturrisiko nehmen auch Besonderheiten des Sturzablaufs. Alte Menschen stürzen besondern häufig nach dorsal. Eine Ursache hierfür kann eingeschränkte Streckfähigkeit der Kniegelenke z.B. durch Gonarthrosen sein, die hierdurch Dorsalverlagerung des Körperschwerpunktes erzeugen kann.

Allein der Umstand eines Sturzes nach dorsal steigert das allgemeine Frakturrisiko um das Vierfache. Ein Sturz auf die Seite steigert das Risiko eines Oberschenkelhalsbruches um das mehr als (!) Fünfzehnfache. Als ein Grund hierfür ist das volumenreduzierte Weichteilpolster über dem Trochanter major anzusehen, das hagere alte Menschen auszeichnet. Die Kreislaufinstabilität des sich rasch nach dem Schlaf erhebenden alten Menschen gewinnt dann den Charakter eines bedeutsamen Risikofaktors für Knochenbruch.

Der akute Schmerz bei Wirbelkörpereinbruch wird häufig von Patienten und Arzt fehlinterpretiert. Hexenschuß, Lumbago u.a.m. wird häufig vom Patienten anamnestisch berichtet, wenn ein Wirbelbruch als scheinbarer Zufallsbefund festgestellt wird. Bei der Mehrzahl der Patienten, die mit der Diagnose einer bisher nicht bekannten Wirbelfraktur konfrontiert werden, können anamnestisch Lebensgewohnheiten oder Anlässe erfragt werden, die zu erhöhter Vertikalbelastung der Wirbelsäule und damit zum Bruch beigetragen haben.

Völlig unklar ist noch, in welchem Ausmaß der Verlust an Reaktionsfähigkeit beim durch Osteoporose mobilitätsbeschränkten Patienten zum hilflosen Sturz beim Stolpern beitragen kann. Bekannt ist lediglich, daß Vorerkrankungen, die zu begrenzter Mobilität führen (Apoplex bzw. Schädigung im Bereich der unteren Extremität) zur Oberschenkelhalsfraktur konditionieren können.

Sicher stellt eine Schenkelhalsfraktur dann bei einem Teil der Patienten eine Komplikation von Vorerkrankungen dar, die dann, gemeinsam mit diesen Vorerkrankungen zur Steigerung der Mortalität beiträgt. Es soll hier jedoch ausdrücklich darauf hingewiesen werden, daß bei der Mehrzahl der Betroffenen die Frakturen durch verhinderbare Ereignisse in ihrer Entstehung gefördert werden, die ihrerseits durchaus mit einem Leben mit Lebensqualität vereinbar sind.

Klinische Folgen sind Limitationen nach Fraktureintritt

Wiederum war es bei Patienten mit Oberschenkelhalsbrüchen, bei denen erste systematische Untersuchungen zu den klinischen Folgen und Limitationen nach dem Ereignis durchgeführt wurden. Etwa 50% der Betroffenen benötigen auch nach erfolgreicher medizinischer Intervention Gehhilfen im Alltag (Dreipunktgang, Vierpunktgang). Ein Drittel der Patienten wird versorgungspflichtig invalide. Unter der Annahme von jährlich mehr als 50000 Patienten mit Oberschenkelhalsbruch ist somit von jährlich mehr als 16000 neu hinzugekommenden Invaliden auszugehen, von denen ein z.Zt. noch nicht abschätzbarer Teil ein Leben im Alten- bzw.

Pflegeheim erwartet. Nur weniger als 5% der über 80jährigen Bevölkerung lebt in derartigen Institutionen, überproportional dürften hier Patienten mit Osteoporose bedingten Frakturen sein.

Die klinischen Folgen und Limitationen bei Patienten mit Wirbelkörpereinbrüchen wurden erst in jüngerer Zeit systematisch untersucht (Leidig et al. 1990). Es erwies sich hierbei als problematisch, daß ein kausaler Zusammenhang zwischen formverändernden Wirbelkörperbrüchen und möglichen Krankheitsfolgen nicht mit der wünschenswert zwingenden Sicherheit herzustellen war. Symptome, die als Folge von Wirbelbrüchen zu erwarten waren, konnten der Anzahl nachweisbarer Wirbelbrüche häufig nicht zugeordnet werden. Hierzu paßte die Erfahrung von Klinikern, daß bei einzelnen Patienten mit mehreren Wirbelfrakturen praktisch Beschwerdefreiheit berichtet wird, während andere Patienten mit Einzelfrakturen erheblich unter einer Wirbelsäulenosteoporose litten.

Wir gingen davon aus, daß ein Teil dieser Widersprüche sich löst, wenn anstelle der Frakturzahlen bei den Patienten bei Beschwerdeerhebung das Ausmaß der Skelettverformung als Bezugspunkt gewählt wird, das durch die Bestimmung des Spine deformity Index am lateralen Röntgenbild der Wirbelsäule quantitativ bestimmt werden kann (Minne et al. 1988; Sauer et al. 1991).

Sorgfältige Beschwerdedokumentation bei männlichen und auch weiblichen Patienten mit Wirbelsäulenosteoporose erlaubt folgende Schlußfolgerungen:

- Ein Drittel der untersuchten Patienten war bei der häuslichen Selbstversorgung von Fremdhilfe abhängig (mehr als 10% benötigen Fremdhilfe selbst bei der täglichen Bekleidung). Ein weiteres Drittel der Patienten kann die Aufgaben der täglichen Selbstversorgung nur mit Mühsal erledigen (mehr als 90% erleben das Tragen von Taschen beim täglichen Einkauf als z.T. erhebliche Belastung).
- Die Abhängigkeit von Fremdhilfe wächst mit zunehmender frakturbedingter Verformung. Eine derartige Beziehung zur Anzahl der Verformung erzeugenden Frakturen ist nicht herzustellen.
- Eine Fülle schmerzbedingter Symptome und von Besonderheiten, die durch schmerzbedingte Bewegungslimitation bedingt sind, begleiten die Patienten im Alltag. Faßt man sie (z.B. Schmerzausmaß, schmerzbedingte Schlaflosigkeit u.a.m.) in einem klinischen Summenscore ungewichtet zusammen, so ergibt sich eine positive Korrelation dieses Score zum Verformungsausmaß der Wirbelsäule, gemessen mittels Spine deformity Index.

Schmerzwahrnehmung bei Osteoporose

Akute Schmerzen, z.T. mit lähmendem Charakter, zeichnen die Fraktur aus. Frakturbedingte, irreparable Knochenverformung erzeugt durch dauernde Fehl- und Überlastung der Muskulatur, durch Bänder- und Kapselzerrung dumpfen Dauerschmerz mit intermittierenden Attacken brennender, von einem Teil der Patienten als schneidend interpretierter Schmerzen. Plötzliche, unvermeidbare Bewegungen akzentuieren den Schmerz. Bei der Mehrzahl der Patienten können durch Erhebung Symptome einer reaktiven Depression festgestellt werden. Bei diesen Patienten muß davon ausgegangen werden, daß dieses wiederum zur Somatisierung, insbesondere in den Bereich des Achsenskelettes führt. Es droht ein Circulus vitiosus mit den Gliedern: Schmerz – schmerzbedingte Limitation der Mobilität – Isolation – Depression – Schmerz.

Umsetzung der Symptomatologie in Therapiemodelle

Grundlage der Behandlung der Osteoporose ist der Versuch, durch Pharmakotherapie die Krankheitsursache, den Knochensubstanzverlust, der zum gesteigerten Frakturrisiko konditionierte, zu begrenzen bzw. auszugleichen. Bewährte Therapeutika sind Fluoride, Calcium, Vitamin D3, Calcitonin. Biophosphonate wie das Etidronate werden das therapeutische Arsenal zukünftig erweitern. Östrogen/Gestagen substituierende Behandlung dient inzwischen nicht mehr ausschließlich der Prävention der Osteoporose, sondern in zunehmendem Maße auch der Therapie der eingetretenen Krankheit.

Damit ist die Grundlage zur Therapie gelegt. Eine vollständige Behandlung schließt jedoch weitere Maßnahmen ein.

Schmerztherapie

Schmerz entstand durch Muskelverspannung, Schmerzlinderung folgt entspannenden Maßnahmen, die die physikalisch-balneologische Behandlung bietet. Solewannenbäder, lokale Moorpackungen, Entspannungsübungen (progressive Muskelrelaxation u.a.m.) werden erfolgreich eingesetzt. Spezifische Krankengymnastik, im Vordergrund stehen isometrische Muskelübungen, erzeugt Schmerzlinderung bei regelmäßiger Anwendung. Im Rahmen psychologischer Betreuung erzeugt Gruppentherapie (Yoga, Entspannungstraining, u.a.m.) Beschwerdelinderung. Die Wirkung von klassischen Schmerzpharmaka wird hierdurch potenziert, der Bedarf hieran reduziert. Besonderheiten der Schmerzwahrnehmung können im Gruppengespräch bewußt gemacht werden.

Behandlung der allgemeinen Beschwerlichkeiten und Limitationen

Die allgemeine Mobilität und Leistungsfähigkeit sind reduziert. Patienten geraten hierdurch in Abhängigkeit von Fremdhilfe im Alltag. Langdauernde Mobilitätsbegrenzung erzeugt Gangunsicherheit, Verlust der Trittfestigkeit. Systematisches körperliches Training, gezielte Krankengymnastik führt zu Mobilisierung. In Gruppen erfahren die Patienten an sich und am Beispiel der Mitpatienten, daß Leistungen erbracht werden können, daß Selbständigkeit zurückgewonnen werden kann. Der Neubeginn an Selbstbewußtsein durch erlebte Eigenleistung ermutigt zu einer sukzessiven Ausdehnung des eigenen Aktionsradius.

Darüberhinausgehend lernen Patienten Hilfsmittel kennen und anwenden, die schmerzerzeugende Leistungen umgehen lassen (z.B. Einkaufswägelchen, Greifzangen zum Heben heruntergefallener Gegenstände u.a.m.).

Schmerzwahrnehmung

Der Vorgang der Schmerzwahrnehmung ist komplex, zum einen abhängig vom schmerzauslösenden Ereignis, zum anderen durch die Grundsituation bedingt, in der sich ein Mensch befindet. Depression und Angst (Angst vor Schmerzen) führen via Somatisierung zur Schmerzerzeugung (Schüffel 1991), die vielfältigen Ängste, u.a. um nicht bewältigte Verluste (z.B. von Angehörigen) oder vor drohenden Verlusten können Schmerz auslösen, verstärken. Sicher ist, daß isoliert lebende Menschen diesen schmerzauslösenden Prozessen schutzloser ausgeliefert sind als andere. Die Zusammenführung von Betroffenen in Gruppengesprächen, die gemeinsame Bearbeitung von Bewältigungsstrategien lösen Spannungsfelder, in denen Schmerz entsteht und sich verstärkt, auf. Die gemeinsame Unterhaltung, das neue Erleben gesellschaftlicher Ereignisse beeinflussen positiv die Grundstimmung der Patienten und damit das Ausmaß der erlebten Schmerzen.

Die ambulante Kur des Staatsbades Pyrmont

Der Arbeitskreis Osteoporose in Bad Pyrmont hat eine strukturierte ambulante Osteoporosekur entwickelt, die seit nunmehr 2 Jahren angeboten wird.

Neben ortstypischer natürlicher Therapie (Moorbad, Moorpackungen, Solebad, Sole-Bewegungsbad) werden Krankengymnastik und körperliches Training gezielt und nach Schweregrad der Erkrankung ausgerichtet, eingesetzt. Daneben erfolgen Gruppengespräche, Krankheitsaufklärung, psychologische Beratung, Ernährungsberatung. Über einen Zeitraum von 3 Wochen erleben Patienten in Gruppen zu 15 diese Maßnahmen.

Um den allgemeinen positiven Eindruck, den Patienten im Gespräch zum Erfolg dieser Kur darstellen, zu objektivieren, entwickelte einer von uns (W. Str.) einen Fragebogen, den die Patienten nach Kurabschluß sowie 3 (Abb. 1) bzw. 12 Monate (Abb. 2) später ausfüllten.

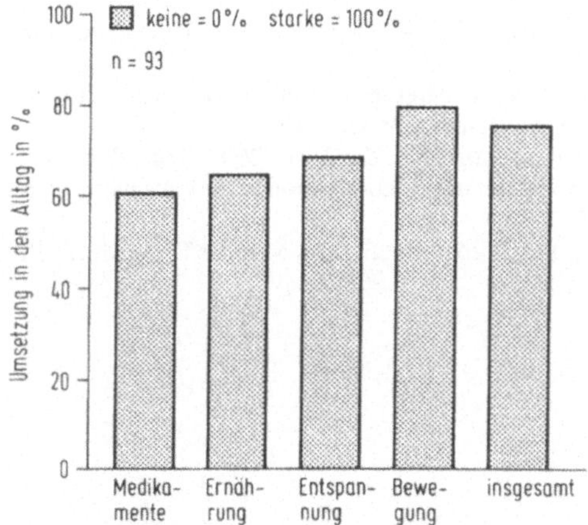

Abb. 1. Ergebnis einer Erhebung, die bei 105 Patienten 3 Monate nach Abschluß einer offenen „Osteoporose-Badekur" durchgeführt wurde. Rücklauf kam von 93 Patienten. Auf der Ordinate, in % angegeben, in welchem Ausmaß Inhalte der Kur in den Alltag übertragen werden konnten und wirksam sind. 0% = keinerlei Umsetzung, 100% = dauerhafte und vollständige Umsetzung. Gefragt wurde nach Medikamentenverordnung, Ernährungsanpassung, Fähigkeit zur Entspannung, Freiheit der Beweglichkeit sowie nach der Möglichkeit, den Kur-Gesamtinhalt umzusetzen

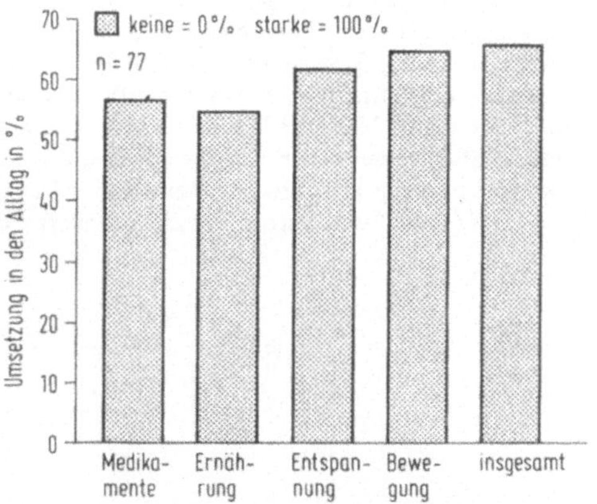

Abb. 2. Ergebnis einer Erhebung, die bei 105 Patienten 12 Monate nach Abschluß einer offenen „Osteoporose-Badekur" durchgeführt wurde. Rücklauf kam von 77 Patienten. Auf der Ordinate, in % angegeben, in welchem Ausmaß Inhalte der Kur in den Alltag übertragen werden konnten und wirksam sind. 0% = keinerlei Umsetzung; 100% = dauerhafte und vollständige Umsetzung. Gefragt wurde nach Medikamentenverordnung, Ernährungsanpassung, Fähigkeit zur Entspannung, Freiheit der Beweglichkeit sowie nach der Möglichkeit, den Kur-Gesamtinhalt umzusetzen

Wichtig war für uns herauszufinden, ob die Erfolge, die unmittelbar nach Kurende mitgeteilt wurden, anhielten. Die als Abbildung wiedergegebenen Ergebnisse dieser Befragung machen deutlich, daß das Prinzip der offenen Bad Pyrmonter Osteoporosekur erfolgreich langfristig zur Verbesserung der Lebensqualität der Patienten beiträgt.

Ausblicke

Die Möglichkeiten der Pharmakotherapie bedürfen bei Patienten mit Osteoporose der Ergänzung, um wirksam Lebensqualität und Unabhängigkeit von Patienten positiv zu beeinflussen. Hierüber herrscht Einigkeit unter den Experten im In- und Ausland. Die Bad Pyrmonter Osteoporosekur stellt weltweit das erste komplexe Behandlungekonzept dar, das diese Ergänzungen strukturiert mit einer großen Patientengruppe zur Anwendung brachte. Es lagen in der Vergangenheit keine Erfahrungsberichte über derartige Kurverfahren vor. Die Bad Pyrmonter Patientenbefragung liefert erste Informationen über die therapeutischen Effekte einer derartigen Kur. Neue Verfahren wurden und werden in Bad Pyrmont zur Anwendung entwickelt, mit deren Hilfe Leistungsverbesserungen objektiv meßbar gemacht werden sollen.

Literatur

Hayes WC, Piazza SJ, Zysset PK (1991) Biomechanics of fracture risk prediction of the hip and spine by quantitative computed tomography. Radiol Clin North Am 29: 1–18

Leidig G, Minne HW, Sauer P et al. (1990) A study of complaints and their relation to vertebral destruction in patients with osteoporosis. Bone Mineral 8: 217–229

Melton LJ, Kan SH, Frye KM, Wahner HW, O'Fallon WM, Riggs B (1989) Epidemiology of vertebral fractures in women. Am Epidemiol 129: 1000–1011

Minne HW, Leidig G, Wüster C et al. (1988) A newly developed spine deformity index (SDI) to quantitative vertebral crush fractures in patients with osteoporosis. Bone Mineral 3: 335–349

Sauer P, Leidig G, Minne HW, Dudeck G, Schwarz W, Siromachkostov L, Ziegler R (1991) Spine deformity index (SDI) versus other objective procedures of vertebral fracture identification in patients with osteoporosis: a comparative study. J Bone Miner Res 6: 227–238

Schüffel W (1991) Osteoporose, Beschwerdeverarbeitung/Psychologische Folgen. Mobiles Leben 3: 13–18

Die differenzierte, individuelle, „maßgeschneiderte" Prophylaxe und Therapie der Osteoporose (Übersichtsreferat)

M. A. Dambacher, H. Wilfert, Th. Böni, J. Romero, M. Neff und P. Rüegsegger

Forschungslabor für Calciumstoffwechsel der Orthopädischen Universitätsklinik Balgrist, Osteoporose-Zentrum Zürich, Institut für biomedizinische Technik der Eidgenössischen Technischen Hochschule sowie der Universität Zürich, Forchstr. 340, CH-8008 Zürich

Nachdem die starren Osteoporoseprophylaxe- und -therapieschemata ebensowenig befriedigen können wie die Abschätzung der sogenannten „Risikofaktoren" und die biochemischen Parameter (z.B. alkalische Phosphatase, Osteocalcin, Kollagenmetaboliten, Urinhydroxyprolin und Urincalcium) vorläufig nicht treffsicher genug sind, um *routinemäßig individuelle* Therapieentscheidungen für den einzelnen Patienten zu erlauben, bedienen wir uns hierfür seit Jahren hochreproduzierbarer (0,1 bis 0,3%) densitometrischer Methoden. Das periphere quantitative Computertomogramm („pQCT") stellt als etablierte Methode ein risikoarmes, quantitatives Knochendichtemeßverfahren am peripheren Skelett dar, das zwischen „total bone", Spongiosa und Kompakta an Radius und Tibia zu unterscheiden vermag. Die Geräte der IV. Generation (Densican 1000) verfügen nicht nur über die erwähnte sehr hohe Langzeitreproduzierbarkeit, sondern sind auch in der Lage, routinemäßig hochauflösende Bilder aus den *quantitativ* erfaßten Volumina zur zusätzlichen *qualitativen* Auswertung zu liefern. Nur so können die erhaltenen Daten (mg/cm^3) richtig interpretiert werden (Fischer et al. 1992, Müller et al. 1989) (Tab. 1).

Tabelle 1. Übersicht über nichtinvasive Methoden zur Bestimmung des Knochenmineralgehaltes (Fischer et al. 1992). (SPA = „single photonen absorptiometry", DPA = „dual photonen absorptiometry", DXA = „dual energy X-ray absorptiometry", QCT = quantitative Computertomographie, pQCT = periphere QCT, LWS = Lendenwirbelsäule)

	Methode					
	SPA	DPA	DXA	QCT	pQCT (^{125}I)	pQCT
Meßort	Radius	LWS Femur Ganzkörper	LWS Femur Ganzkörper	LWS u.a.	Radius	Radius Tibia
Spongiosaanteil	5 – 80%	50 – 60%	50 – 60%	100%	100%	100%
Strahler	^{125}I	^{153}Gd	Röntgen-strahlen	Röntgen-strahlen	^{125}I	Röntgen-strahlen
Energie	28 keV	44 keV 100 keV	40 keV 70 keV	40 keV 70 keV	28 keV	40 keV
Strahlenexposition (Knochenmark) (mSv)	<0,1	<0,15	<0,05	1 – 10	<0,1	<0,1
Reproduzierbarkeit (Variationskoeffizient)	1 – 3%	2 – 5%	1 – 2%	1 – 5%	0,5 – 1%	0,3%
Untersuchungsdauer (min)	5 – 10	20 – 60	5 – 10	20 – 40	5 – 10	5 – 10

Das oben erwähnte, bisherige „starre" Schema der Prophylaxe und Therapie lautete folgendermaßen (Tab. 2):

- Bis 5 Jahre nach Beginn der Menopause werden Östrogene (bei nicht hysterektomierten Patientinnen in monatlicher Kombination mit Gestagenen) verabreicht,
- ab 5 Jahren nach Beginn der Menopause Fluoride (meist Mono-Fluor-Phospat, das direkt mit Calcium kombiniert werden kann),
- bei akuter schmerzhafter Osteoporose kurzfristig (4–6 Wochen) Calcitonin, um einerseits den antiosteoklastären, andererseits aber auch den analgetischen Effekt des Hormons auszunützen,
- als Basismedikation dient Calcium in einer Dosierung zwischen 500 und 1500 mg/Tag.

Tabelle 2. Bisheriges „starres" Schema zur Prophylaxe und Therapie der Osteoporose.

Bisherige Therapie		
Bis 5 Jahre nach Beginn der Menopause	–	Östrogene/Gestagene 10–12 Jahre lang lebenslänglich?
Ab 5 Jahre nach Beginn der Menopause	–	Fluorid
Bei akuter schmerzhafter Osteoporose	–	Calcitonin
Basismedikation = Calcium		

Dieses Schema hat den Vorteil, einfach und überschaubar zu sein, wenngleich bereits bei der Östrogenanwendung sich die Frage des „wie lange" stellt: 5 Jahre, 10 Jahre oder gar lebenslänglich? – wie teilweise anläßlich des XIII. Weltkongresses für Gynäkologie (FIGO) 1991 in Singapore befürwortet.

Warum dieses Schema nicht befriedigt, soll aus folgenden Überlegungen hervorgehen:

Die Empfehlung, bis 5 Jahre nach Beginn der Menopause Östrogene und dann anschließend Fluoride einzusetzen, beruht auf der Überlegung, daß peri- und unmittelbar postmenopausal ein hoher (durch Östrogene abbremsbarer) Knochenumsatz vorhanden ist, während in der Zeit danach ein niedriger (durch Fluoride stimulierbarer) Knochenumsatz besteht.

Nach unseren eigenen histologischen Untersuchungen weisen jedoch nur 64% der Frauen peri- und unmittelbar postmenopausal einen hohen Knochenumsatz auf, während 24% einen niedrigen zeigen; bei diesen 24% (also immerhin bei einem Viertel) ist somit die Östrogen-Behandlung zum Scheitern verurteilt. Andererseits später postmenopausal finden wir einen niedrigen Knochenumsatz nur bei 56% unserer Patientinnen, während 20% einen hohen Umsatz aufweisen, bei diesen 20% versprechen wir uns von der Fluoridapplikation wenig, dagegen sehr wohl viel (trotz fortgeschrittenen Alters) von der Anwendung knochenabbauhemmender Substanzen wie Östrogene, Calcitonin, Bisphosphonate, Ossein-Hydroxy-Apatit-Compound (OHC). Entscheidend wird somit sein, bei der *einzelnen Patientin* nachzuweisen, und zwar mit Routinemethoden, ob diese einen hohen oder einen niedrigen Knochenumsatz aufweist, *unabhängig* vom Alter der Patientin.

Wie bereits erwähnt, sind die biochemischen Parameter (z.B. Osteocalcin, alkalische Phosphatase, Kollagenmetaboliten, Urinhydroxyprolin, Urincalcium) heute für den einzelnen Patienten noch nicht treffsicher genug, das gleiche gilt für die Evaluierung der Risikofaktoren.

Es gelingt jedoch mit hochempfindlichen, densitometrischen Methoden, vorausgesetzt, sie sind wirklich empfindlich genug. Hierzu eine einfache Rechnung: das pQCT (Densiscan 1000), mit dem wir arbeiten, hat bei Gesunden eine Reproduzierbarkeit von 0,1%, bei Patienten von 0,3%. Als „fast loser"-Patientin (siehe unten) bezeichnen wir eine Patientin, deren Knochendichte evaluiert durch 2 Messungen auf 1 Jahr hochgerechnet mehr als 3,5% beträgt. Geht man von der Reproduzierbarkeit von 0,3% aus, dann können Veränderungen ab einem Multiplikationsfaktor 3, d.h. ab 0,9% sicher erfaßt werden. Dies bedeutet, daß bei der Reproduzierbarkeit unserer Ausrüstung wir im Minimum lediglich 3–4 Monate benötigen, um eine „fast loser"-Patientin zu identifizieren. Bei Geräten mit schlechterer Reproduzierbarkeit muß entsprechend dieser Rechnung länger gewartet werden. Besitzt ein Gerät eine Reproduzierbarkeit von 2%, wie z.B. die Single-Photonen-Absorptiometrie, dann können erst Unterschiede von 6% gemessen werden, das heißt, um eine „fast loser"-Patientin zu identifizieren, muß 2(!) Jahre zugewartet werden, bei einem Gerät mit einer noch schlechteren Reproduzierbarkeit 4 Jahre (s. Tab. 1). Daß damit keine individuelle Prophylaxe und Therapie betrieben werden kann, liegt auf der Hand.

Voraussetzung dieser Überlegungen ist jedoch, daß ein hoher Skelettverlust identisch ist mit einem hohen Knochenumsatz. Wir haben dies nachgewiesen (Tab. 3). Ein hoher Knochenumsatz ist identisch mit einer negativen Calciumbilanz.

Dies erlaubt, einen densitometrisch gemessenen schnellen Verlust mit einem „high turn over" gleichzusetzen. Diese Überlegungen erlauben es nun, die Knochenabbau hemmenden und die Knochenanbau stimulierenden Substanzen gezielt und individuell einzusetzen. In Tab. 4 sind diese Substanzen zusammengestellt.

Tabelle 3. Hydroxyprolinausscheidung und Calciumbilanz bei „high turn over"- und „low turn over"-Patientinnen. Der hohe Knochenumsatz ist identisch mit einer negativen Calciumbilanz

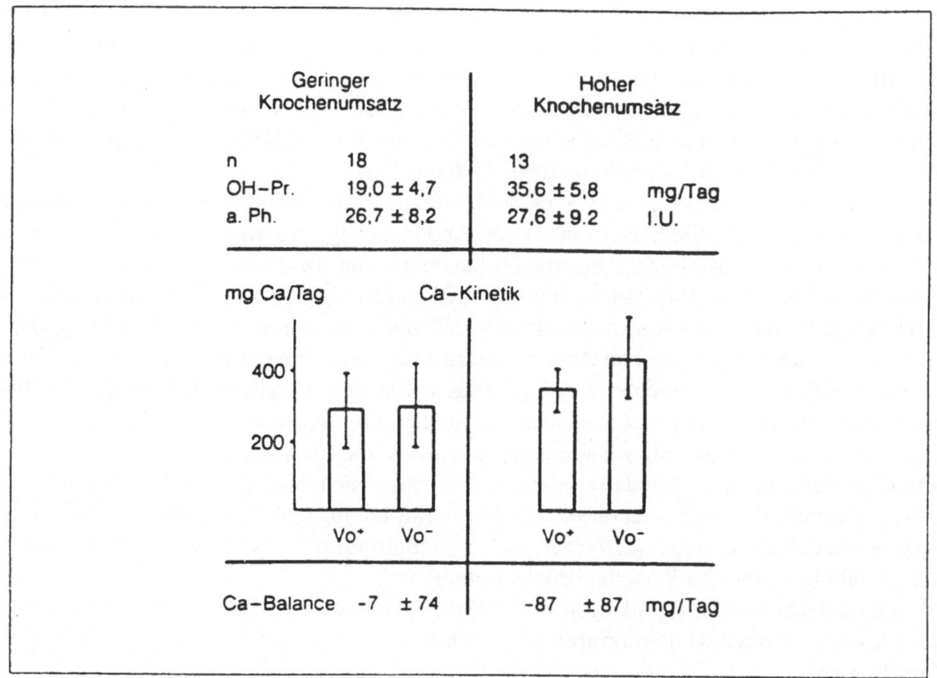

	Geringer Knochenumsatz	Hoher Knochenumsatz	
n	18	13	
OH-Pr.	19,0 ± 4,7	35,6 ± 5,8	mg/Tag
a. Ph.	26,7 ± 8,2	27,6 ± 9.2	I.U.

	Geringer Knochenumsatz	Hoher Knochenumsatz	
Ca-Balance	-7 ± 74	-87 ± 87	mg/Tag

Tabelle 4. Substanzen, die den Knochenanbau stimulieren resp. den Knochenabbau hemmen

Knochenanbau stimulierende Substanzen	
	Fluoride (MFP)
	Ossein-Hydroxyapatit-Komplexe (OHC)
	Anabolica
Knochenabbau hemmende Substanzen	
	Östrogene
	Calcitonin
	Bisphosphonate
	Calcium
	Ossein-Hydroxyapatit-Komplexe (OHC)

Aktivierung des Knochenanbaus

Von allen Substanzgruppen, die in vitro oder experimentell als stimulierend für den Knochenanbau gefunden wurden, haben v.a. Fluorsalze einen Platz in der Therapie gefunden. Zur Therapie der Osteoporose werden gegenwärtig v.a. Natriumfluorid und Natrium-Mono-Fluorphosphat eingesetzt. Auf zellulärem Niveau führen Fluorionen durch Hemmung der Phosphotyrosyl-Protein-Phosphatase zu einer Aktivierung der Osteoblasten und zu einer Erhöhung der Anzahl der knochenbildenden Zellen. Daneben wird Fluor im Knochengewebe durch Substitution der Hydroxylgruppen in die Hydroxyapatitkristalle eingebaut und führt damit zur Bildung von Fluorapatitkristallen. Die so entstandenen Bindungen sind stabiler, und die Kristallresorption ist erschwert. Durch die gleichzeitige Verabreichung von Calcium können Störungen wie eine verzögerte Mineralisation des neugebildeten Osteoids, die unter Monotherapie mit Fluor beobachtet wurden, verhindert werden.

Die klinische Anwendung der Fluorsalze geht auf Beobachtungen zurück, die bei industrieller oder endemischer Exposition eine massive Knochenmassezunahme mit Exostosenbildung und extraossären Verkalkungen – dosisabhänig – erkennen ließen. Unter Fluorgabe in geeigneter Dosierung (etwa 50–75 mg NaF oder 200 mg NAMFP auf 2 Tagesdosen verteilt) kommt es zu einer Knochendichtezunahme von etwa 4%/Jahr. Wie erwähnt ist eine begleitende Calciumeinnahme unbedingt zu fordern (1000–1500 mg/Tag).

In den vorangegangenen 2 Jahren war es, auch aufbauend auf einer Studie von uns aus dem Jahr 1986 (Dambacher et al. 1986), nach einer Publikation von Riggs aus der Mayoklinik zu teilweise sehr emotionell und unsachlich geführten Diskussionen über den Wert der Therapie mit Fluorsalzen gekommen. Diese Vier-Jahres-Studie von Riggs et al. (1990) hatte festgestellt, daß Fluor zwar zu einer Zunahme der Knochendichte der LWS um 35%, aber nur zu einer nicht signifikanten Abnahme der Wirbelkörperfrakturrate und zu einer Zunahme peripherer Frakturen führe.

Diese Resultate widersprachen der langjährigen klinischen Erfahrung (Mamelle et al. 1990; Pak et al. 1989; Nagan de Deuxchaisnes), die (in kleineren Fallzahlen) positive Effekte belegen. Kritiker dieser Riggs-Studie weisen insbesondere darauf hin, daß die Fluoriddosierung (unter Einbezug der Tatsache, daß er nicht, wie bei uns üblich, eine „coated" Präparation, sondern eine unmittelbar freisetzende verwendete) etwa 120 mg NaF/Tag unserer Präparationen entsprach und damit zu hoch war, ferner, daß er szintigraphisch feststellbare „Mikrofrakturen" in die Zählung peripherer Knochenbrüche miteinbezog.

Wir hatten schon in der Publikation von 1986 darauf hingewiesen, daß hohe Fluordosen zum vermehrten Auftreten von Frakturen führen können, wenn nicht zusätzlich Calcium verabreicht wird.

Die Publikation von Hesch (1991) mit dem Anspruch einer „abschließenden Bewertung" halten wir, um es einmal sehr vorsichtig auszudrücken, für verfrüht: Bei der „XI. Internationalen Konferenz über Calcium regulierende Hormone" in Florenz (25.4.1992) hat Riggs selbst Stellung genommen. Die Zusammenfassung lautete: „... when startified by mean NaF dosage, those receiving lower dosages had a one third lower vertebral fracture rate ..."

„The vertebral fracture rate" betrug, auf 100 Patientenjahre bezogen, bei einer Dosierung unter 37,5 mg NaF/Tag 23,8, bei einer Dosierung zwischen 37,5 und 59 NaF/Tag 29,6 und bei einer Dosierung über 60 mg NaF/Tag 45,4.

In diesem Zusammenhang erscheinen folgende Aussagen von Riggs erwähnenswert: Die „bone mineral density" (BMD) nimmt proportional der Zeit bei der oben erwähnten Dosis von 75 mg NaF zu, um etwa 50% nach 6 Behandlungsjahren.

Die Zunahme der BMD verläuft linear, ohne Plateau. Bei niedriger Dosierung (wie bei uns in Europa üblich) beträgt die jährliche Zunahme der BMD 4–6% bei Serumfluoridkonzentrationen zwischen 4 und 6 umol/l. *Dieser „mäßige" Zuwachs der BMD ergab eine Reduktion der Wirbeleinbrüche um 35%.*

Den Autoren, die Monate nach dieser Aussage von Riggs immer noch kompromißlos die Fluorid-Applikation verdammen, muß Inkompetenz und Nicht-Wissen vorgeworfen werden.

Wir möchten betonen, daß die angegebenen NaF-Dosierungen von Riggs sich auf seine „noncoated" Präparationen beziehen. Nimmt man in die Berechnungen die in Europa üblichen Präparationen (coated) einschließlich ihrer Bioverfügbarkeit und auch die Bioverfügbarkeit der Mono-Fluor-Phosphatpräparationen mit hinein, dann ergibt sich als empfehlenswerte Dosierung eine Größenordnung zwischen 40 und 60 mg NaF (Riggs). Zur Erleichterung der Umrechnung zwischen NaF und MFP : 20 mg NaF = 9,1 mg F, 100 mg MFP = 13,2 mg F.

Die Abbildung 1 zeigt (Tibia) eine generalisierte Zunahme der trabekulären Strukturen unter Fluoridtherapie (Computertomographie Densiscan 1000), die Abbildung 2 lokalisierte, von der Subcorticalis ausgehende Strukturverdichtungen. Hierbei handelt es sich um heilende

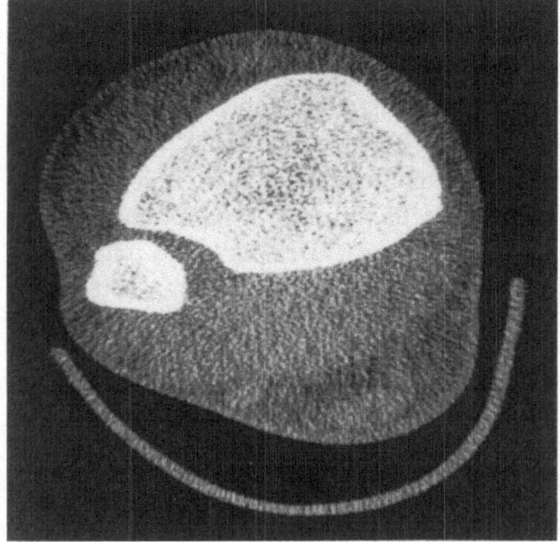

Abb. 1. Generalisierte Zunahme der trabekulären Strukturen unter Fluortherapie, Radius (hochauflösendes Computertomogramm, Densiscan 1000)

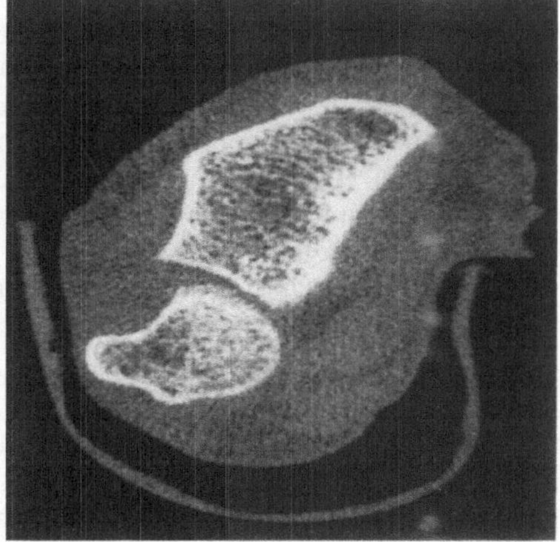

Abb. 2. Lokalisierte, von der Subcorticalis ausgehende Strukturverdichtung unter Fluortherapie (heilende Mikrofrakturen), Radius (hochauflösendes Computertomogramm, Densiscan 1000)

Mikrofrakturen. Wir haben die These aufgestellt, daß diese lokalisierten heilenden Mikrofrakturen, ausgehend von der Subcorticalis, möglicherweise Voraussetzung für die generalisierte Zunahme der Knochendichte sind. Die Applikationsdauer von Fluorid wird zur Zeit mit 3–5 Jahren angegeben, wir selbst verfolgen (in jährlichen Abständen) die Knochendichtezunahme und beenden die Therapie, wenn Normalwerte erreicht sind.

Da bisher nicht nachgewiesen wurde, daß Fluorid auch die Corticalisdichte erhöht, verwenden wir Fluorid dann nicht, wenn die Werte der Corticalis-Knochendichte im Osteoporosebereich liegen.

Anabolika

Bereits 1941 hatte Albright die Osteoporose unter anderem dargestellt als Folge einer nicht ausreichenden Androgensekretion in höherem Lebensalter. Für die Therapie mit Androgenen (Geusens et al. 1986; Kasperk et al. 1992) stellte sich in der Folge jedoch (Gennari et al. 1989) das Problem, die anabole Wirkung des Testosterons zu erhalten, den virilisierenden und den negativen Lipideffekt zu reduzieren. Zur Behandlung der Osteoporose wurden die Anabolika vor allem in den frühen 60er Jahren eingesetzt. Im Vergleich zu den Östrogenen liegen jedoch bis heute weniger Daten zur Dokumentation des Metabolismus, der Rezeptoren, der Dosiswirkungsrelation und der Nebenwirkungen vor (Bardin et al. 1991).

Folgende Probleme stehen z.Z. zur Diskussion:
1. Wirken die Anabolika bei Frauen mehr auf die Spongiosa als auf die Corticalis, und haben sie überhaupt einen Effekt auf die Corticalis?
Diese Fragestellung erscheint insofern wichtig, als Wirbelkörperfrakturen vorwiegend mit einem Verlust an Spongiosa, Schenkelhalsfrakturen mehr mit einem Verlust an Kompakta korreliert sind und verschiedene Medikamente verschieden auf diese beiden Parameter einwirken. So erhöhen z.B. die Fluoride die Spongiosadichte, nicht jedoch diejenige der Kompakta. Turner hatte im Rattenmodel bei männlichen Tieren histologisch einen ausgeprägteren Effekt der Androgene auf die Corticalis als auf den trabekulären Knochenanteil gefunden, während bei weiblichen Tieren die Wirkung auf den trabekulären Knochen ausgeprägt war, die Androgene jedoch auf die Corticalis einen hemmenden Effekt ausübten. Unsere Daten zeigen demgegenüber bei postmenopausalen Frauen z.B. im Bereiche der Tibia nach 12 Monaten Behandlung mit 50 mg Nandrolon-Decanoat eine mittlere Zunahme der Spongiosa von 4% und der Kompakta um 1%, während in beiden Arealen in der behandlungsfreien 3monatigen Vorphase es zu einem Verlust von 1% gekommen war (Abb. 3 und 4). Dies bedeutet, daß zumindest Nandrolon-Decanoat sowohl auf die Spongiosa wie auch auf die Kompakta wirkt, einen ausgeprägteren Effekt auf die Spongiosa ausübt.

2. Gelingt es mit Anabolika auch, einen Knochenabbau, d.h. einen Skelettverlust, aufzuhalten ?
Die Daten von Cantatore (1988) weisen auf einen doppelten Effekt hin, nämlich einerseits auf die Hemmung des Knochenabbaus, andererseits auf die Stimulierung des Knochenanbaus. Diesen Überlegungen wurden immer wieder Zweifel entgegengebracht (Need et al. 1989), da Substanzen, die den Knochenabbau hemmen, rein theoretisch zugleich auch, infolge der Koppelung mit dem Knochenanbau, diesen reduzieren. Bei unseren Patientinnen (s. Abb. 3 und 4) haben wir daher eine Vorphase eingeschaltet, um zu objektivieren, ob unsere Patientinnen Knochendichte verlieren. Dies war der Fall: der Verlust vor Beginn der Behandlung entsprach

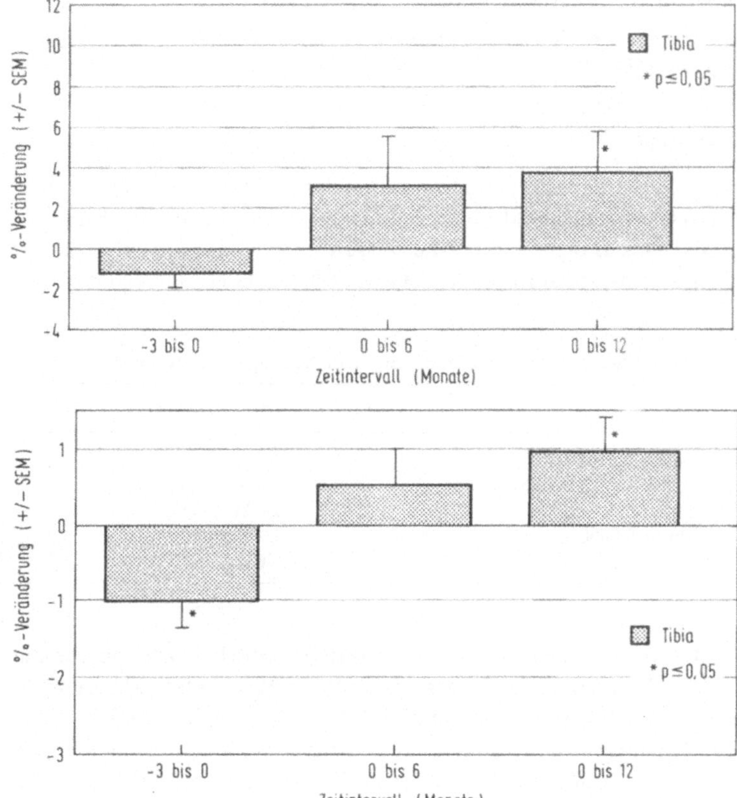

Abb. 3 Tibia: „Spongiosa"; prozentuale Veränderungen vor und während der 12monatigen Therapie mit 50 mg Nandrolon-Decanoat/Monat

Abb. 4. Tibia: „Corticalis"; prozentuale Veränderungen vor und während der 12monatigen Therapie mit 50 mg Nandrolon-Decanoat/Monat

dem Ausmaß der sog. „fast loser"-Patientinnen. Nach Beginn der Behandlung kam es dann zu einer Zunahme sowohl der Spongiosa- wie der Kompaktadichte, so daß hier die Anabolikamedikation nicht nur zu einem Ausgleich des Verlustes, sondern darüber hinaus auch zu einer Zunahme der Knochendichte führten. Daraus kann geschlossen werden, daß zumindest Nandrolon-Decanoat in der von uns verwendeten Dosierung nicht nur den Knochenanbau stimuliert, sondern auch den Knochenabbau wirksam hemmt.

3. Dauer der Medikation bis zur Wirksamkeit.

Die Abbildungen zeigen, daß sowohl die Spongiosa wie auch die Kompakta nach 6 Monaten Therapie bereits eine Zunahme der Knochendichte aufweisen, während dieser Zeit jedoch „nur" der vorangegangene Verlust ausgeglichen wird, während es im Zeitraum von 6–12 Monaten zu einer echten Zunahme der Knochendichte beider Parameter kommt. Dies ist der Grund, warum wir eine Behandlungsdauer zwischen 9 und 12 Monaten anstreben.

Hemmung des Knochenabbaus

Wie eingangs bereits erwähnt, ist es sinnvoll, in den Phasen des raschen Knochenverlustes (heute objektivierbar mit hochempfindlichen, quantitativen densitometrischen Methoden), häufig unmittelbar perimenopausal (etwa in 60% der Patientinnen), nicht selten aber auch (etwa in 20%) bei Patientinnen in höherem Lebensalter (d.h. bei drohender, aber auch bei manifester Osteoporose) Therapeutika einzusetzen, die den hohen Knochenumsatz auf ein physiologisches Niveau abbremsen und damit den weiteren Skelettverlust verhindern.

Östrogene

Als „Gold-Standard" gelten die Daten der Östrogen-Medikation. Die Tabelle 5 zeigt die geeigneten Östrogene und die Minimaldosierung. Wir haben den Eindruck, daß bei Raucherinnen höhere Dosierungen erforderlich wären, erhöhen jedoch bei diesen vorderhand die applizierte Menge nicht, sondern verabreichen zusätzlich noch 500 mg oder 1000 mg Calcium oral.

Tabelle 5. Östrogen-Minimaldosen zur Verhinderung der Osteoporose

	Tägl. Dosis (mg)
Oestradiolvalerat	2,0
Mikronisiertes 17-B-Oestradiol	2,0
Konjugierte Östrogene	0,625
Estraderm TTS50	2x/Woche (50 μg/Tag)

Bisher wurde nur *eine einzige* prospektive Studie bei Osteoporose-Patientinnen mit dem Endziel der Bewertung der Knochenbruchhäufigkeit unter Östrogengaben im Vergleich zu einer Kontrollgruppe von Lufkin et al. (1992) publiziert. Verabreicht wurde ETTS 100 über 1 Jahr. Die Dichtezunahme von 6% soll zu einer Verringerung der Frakturrate von 50% geführt haben. Die Autoren selbst äußern große methodische Vorbehalte ihrer Kurzstudie gegenüber. Im übrigen hat es sich um „high turnover"-Patientinnen gehandelt. Retrospektive und offene prospektive Studien weisen darauf hin, daß Östrogene *prophylaktisch verabreicht* die Häufigkeit von Schenkelhalsfrakturen um 50%, diejenige von Wirbelfrakturen um 75–90% reduzieren können (Lindsay 1990; Llewellin-Jones 1991). Als Paradigma gilt: Östrogene hemmen den osteoklastären Knochenabbau, sei es durch Stimulierung von endogenem Calcitonin oder durch eine direkte Östrogenwirkung auf die Osteoklasten. Die Verabreichung von Östrogenen perimenopausal zur Prophylaxe oder postmenopausal zur Therapie der Osteoporose bei „fast loser"-Patientinnen dürfte somit eigentlich nur zu einer Reduzierung des Knochenabbaus, nicht jedoch zu einer Vermehrung der Knochendichte im Sinne der Stimulierung des Knochenanbaus führen. Wir haben nach Verabreichung von ETTS 50 (Transdermale Applikation von 50 μg Oestradiol/Tag und Norethisteron-Acetat 1 mg 12 Tage lang nach 2 Jahren) eine Zunahme des „totale bone" im Radius des von 0,7% und in der Tibia von 1,8% gefunden (Abbildung 5, 6). Es steht zur Disskusion, ob die Zunahme der Knochendichte unter Östrogen/Progestinen auf die Progestine zurückzuführen sind. Hier wäre dann den Testosteron-Abkömmlingen besonderes Augenmerk zu schenken. Möglicherweise stimulieren die Progestine nur dann den Knochenanbau, wenn Östrogene vorhanden sind. Es gibt bis heute keine Studie, die die Östrogenapplikation allein vergleicht mit dem gleichen Östrogen und einem Progestin. Da heute Progestingaben zusammen mit Östrogenen bei nicht hysterektomierten Patientinnen obligatorisch sind, kämen für eine derartige Untersuchung nur hysterektomierte Patientinnen in Frage. Einen wichtigen Hinweis auf die bisher vernachlässigte Wertigkeit der Progestine zur Osteoporose-Behandlung geben die Untersuchungen von Prior bei Frauen mit anovulatorischen

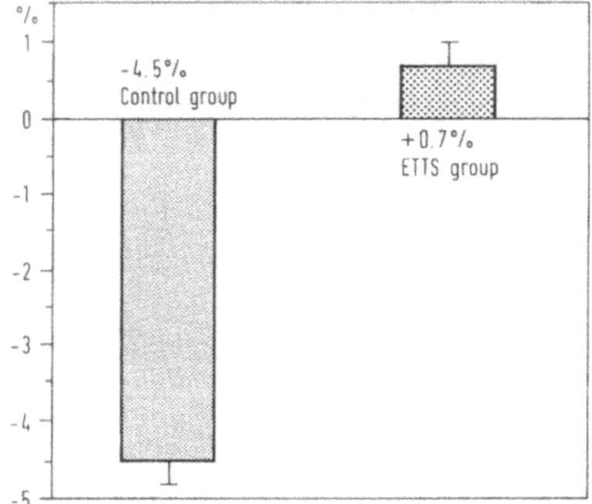

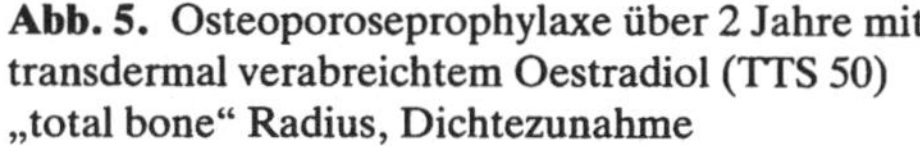

Abb. 5. Osteoporoseprophylaxe über 2 Jahre mit transdermal verabreichtem Oestradiol (TTS 50) „total bone" Radius, Dichtezunahme

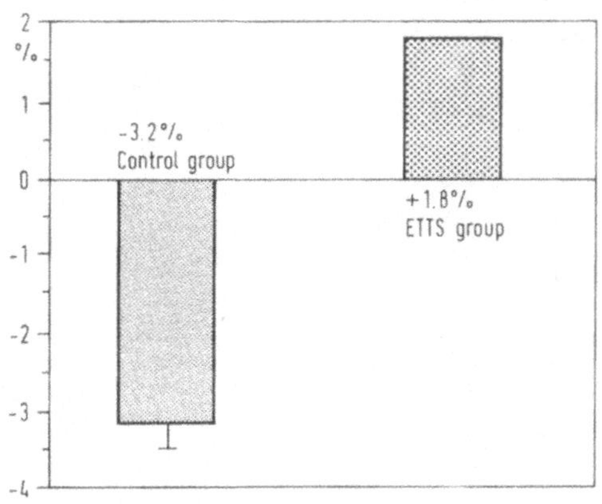

Abb. 6. Osteoporoseprophylaxe über 2 Jahre mit transdermal verabreichtem Ostradiol (TTS 50) „total bone" Tibia, Dichtezunahme

Störungen. So konnte er den Luteal-Phasen-Index mit Veränderungen der Knochendichte der LWS korrelieren in dem Sinne, daß eine auf die Länge des Zyklus bezogene Verkürzung der Luteal-Phase zu einer Reduzierung der Knochendichte führt.

Calcitonin

Auch dieses Hormon hemmt den osteoklastären Abbau und ist somit ebenfalls zur Osteoporoseprophylaxe und Therapie dann geeignet, wenn eine „fast loser"-Situation besteht. Es liegen Prophylaxe-Daten von Reginster (1990) vor. Er verabreichte in einer offenen randomisierten Studie über 3 Jahre insgesamt 102 Patienten entweder 500 mg Calcium 5 Tage/Woche (Kontrollgruppe) oder dieselbe Menge Calcium und zusätzlich 50 IU/Tag Calcitonin als Nasalspray während des gleichen Zeitraumes (Verum) (Abb. 7). Die Knochendichte wurde an den Lendenwirbelkörpern 2, 3 und 4 mittels der Dualphotonen-Absorptiometrie gemessen. Die Kontrollgruppe ließ während der 3 Beobachtungsjahre einen Dichteverlust von 5,6% ± 0,8% erkennen, während die Calcitoningruppe eine Zunahme von 1,8% ± 0,7% (m ± SEM) aufwies. Obgleich in einzelnen Publikationen eine Verschiebung der Knochenbilanz soweit möglich wurde, daß sogar eine Zunahme der Knochendichte gesehen wurde, haben wir eine Reduzierung des Skelettverlustes bei manifester Osteoporose nur bei „fast loser"-Patientinnen und nur bezüglich der Spongiosa, nicht der Kompakta gefunden (Abb. 8). Der Vollständigkeit halber soll hier angefügt werden, daß die Hauptindikation von Calcitonin bei der Osteoporosetherapie die akute, schmerzhafte Osteoporose ist, d.h., wenn innerhalb kurzer Zeit neue schmerzhafte Frakturen auftreten. Hier beträgt die Dauer der Anwendung etwa 3–5 Wochen.

Bisphosphonate

Eine weitere Substanzgruppe, die den Knochenabbau hemmt und damit als Osteoporoseprophylaktikum und Therapeutikum eingesetzt werden kann, sind die Bisphosphonate und hier insbesondere das Etidronat.

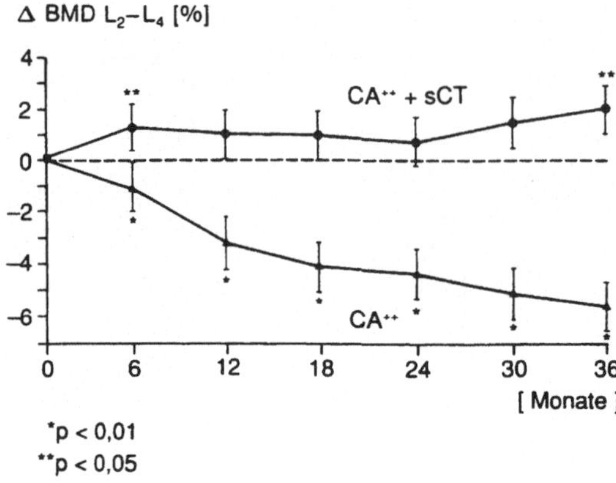

Abb. 7. Wirksamkeit von intranasal verabreichtem Salm-Calcitonin (50 IU/Tag 5mal wöchentlich und 500 mg Calcium) über 3 Jahre zur Osteoporoseprophylaxe (Reginster 1990)

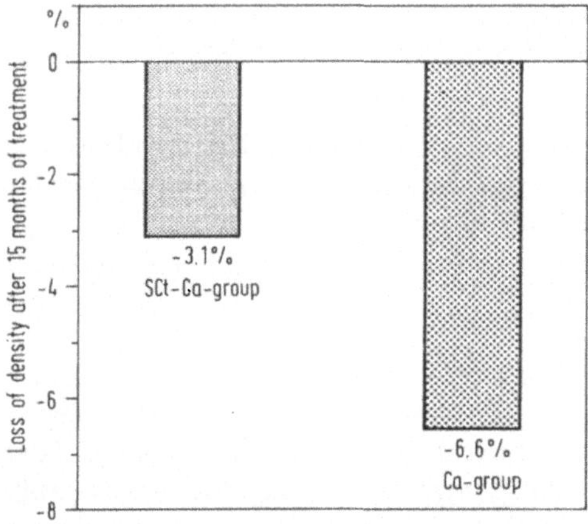

Abb. 8. Reduzierung des spongiösen Skelettverlustes bei „fast-loser"-Patientinnen unter Salm-Calcitonin Nasalspray (200 IU/Tag) im Vergleich zu einer Calciumgruppe (1000 mg/Tag)

In neueren Studien wird unter zyklischer Bisphosponatgabe (ca. 2 Wochen Etidronat 400 mg/Tag, gefolgt von einer Calciumgabe von 500 mg/Tag allein über 10 Wochen) eine Knochendichtezunahme gesehen, die nach 18 Behandlungsmonaten in der Größenordnung von 4% liegt. Auch eine Abnahme der Frakturhäufigkeit wurde beobachtet (Storm 1990).

Wir haben Bisphosphonate, und zwar Etidronat in einer Dosierung von 20 mg/kg/Körpergewicht eingesetzt, um den schweren Skelettverlust bei Patientinnen mit Anorexia nervosa während der Sondenkur aufzuhalten (Abb. 9) (Kopp et al. 1992). Diese Patientinnen verlieren vorwiegend Spongiosa und weit weniger Kompakta. Wir haben 2 Kontrollgruppen beobachtet, und zwar über 2 Monate. Während dieser Zeit kam es zu einem massiven Spongiosaverlust, nähmlich 4,4% ± 0,7% bzw. 7,6% ± 1,1% (M ± SEM). Demgegenüber wies die Bisphosphonat-Gruppe während der Beobachtungsdauer von 2 Monaten lediglich einen Spongiosadichteverlust von 0,8% ± 0,2% auf.

Aus diesen Daten kann – am Modell der Anorexia nervosa – geschlossen werden, daß es mit dem Bisphosphonat-Etidronat gelingt, einen erheblichen Spongiosaverlust zu verhindern. Reginster (1990) berichtete 1989 über 76 gesunde Frauen, deren Menopause weniger als 96 Monate zurücklag. In einer Doppelblindstudie verabreichte er 6 Monate lang das Bisphosphonat Tiludronat, und zwar 100 mg täglich. Anschließend erhielt für weitere 6 Monate auch die

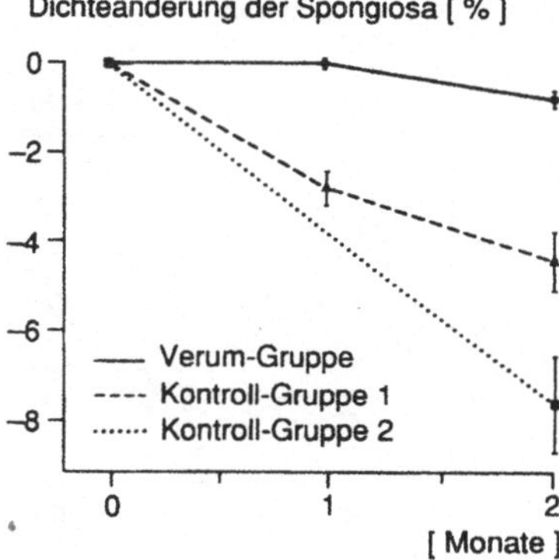

Abb. 9. Verhinderung des Skelettverlustes durch Etidronat bei Patientinnen mit Anorexia nervosa unter Sondenernährung

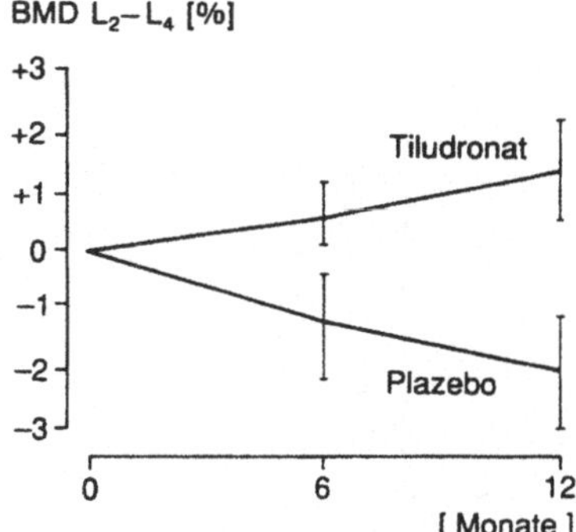

Abb. 10. Osteoporoseprophylaxe mit Tiludronat: Placebogruppe 12 Monate Behandlungsdauer, Tiludronat-Gruppe 6 Monate Therapie und anschließend 6 Monate Placebo (Reginster 1990)

Tiludronat-Gruppe ein Placebo. Nach 12 Monaten war bei der Placebo-Gruppe die Knochendichte der lumbalen Wirbelsäule signifikant um 2,1% ± 0,8% abgefallen, während in der Tiludronat-Gruppe (also 6 Monate Behandlung und 6 Monate Pause) eine nicht signifikante Zunahme um 1,33 ± 0,8% errechnet werden konnte (Abb. 10).

Calcium und Ossein-Hydroxyapatit-Komplexe

Es wird immer noch diskutiert, ob Calcium lediglich eine bei allen Therapieformen erforderliche Zusatzmedikation darstellt oder ob seine therapeutische Wirksamkeit für eine eigenständige Medikation ausreicht (Ringe 1988). Im übrigen haben die Daten von Matkovic (1979) sehr eindrücklich gezeigt (Abb. 11), daß in Jugoslawien in Gegenden mit hohem Calciumgehalt des Trinkwassers Radiusfrakturen bei Frauen und Männern seltener als in Gegenden mit niedrigem Calciumgehalt sind. Dies läßt eine präventive Wirkung von Calcium annehmen.

Wir haben in einer kontrollierten, doppelblinden prospektiven Studie über 20 Monate die Wirkung von 1400 mg Calcium/Tag verglichen mit 6,64 g Ossein-Hydroxyapatit-Komplex (OHC) (Ossopan). 6,64 OHC entsprechen 0,6 g „nicht kollagenen Peptiden", 1,72 g Kollagen, 0,66 g Phosphor und 1,42 g Calcium. Die Resultate sind in Abb. 12 dargestellt: Nach 20 Monaten haben wir bei der OHC-Gruppe lediglich einen Verlust an trabekulärer Knochendichte von 0,7% ± 0,4% (M ± SEM), in der Calcium-Gruppe von 1,6% ± 0,4% und in der Kontroll-Gruppe von 4,2% ± 0,7% gefunden. Diese Daten lassen erkennen, daß OHC den Verlust an trabekulärer Knochendichte verhindern kann, und zwar effektiver als Calcium allein.

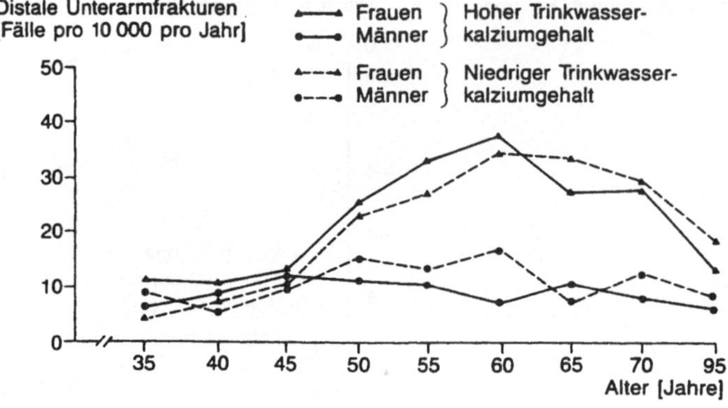

Abb. 11. Reduzierung von Radiusfrakturen in Gegenden Jugoslawiens mit hohem Calciumgehalt des Trinkwassers (Matkovic 1979)

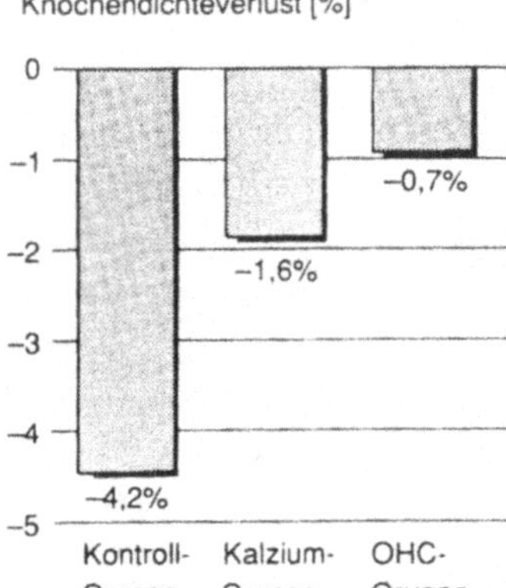

Abb. 12. Verhinderung des trabekulären Knochendichteverlustes durch Calcium (1400 mg/Tag) und durch Ossein-Hydroxyapatit-Komplex (OHC, 6,64 g Ossopan)

Knochenresorption und -formation werden durch endogene Mediatoren und ihre Rezeptoren in den Knochenzellen kontrolliert. Wachstumsfaktoren, darunter vor allem TGF-B (transforming growth factor), scheinen dabei eine Schlüsselrolle zu spielen. So enthalten die 0,6 g nicht kollagene Peptide folgende Wachstumsfaktoren und knochenspezifische Proteine: IGF-I (insulin-like Growth Factor) 1.341 ng (SD per g ± 15ng), IGF-II 670 ng (SD per g ± 11 ng), TGF-B (transforming growth factor beta) 166 ng, (SD per g ± 2 ng), Osteocalcin 46,6 ng (SD per g ± 0,7 ng) (Stepan). Diese Überlegungen lassen, zusammen mit den Resultaten der vorliegenden Studie, eine osteogenetische Aktivität durch die im OHC enthaltenen Wachstumsfaktoren als möglich erscheinen.

Praktisches Vorgehen

In Tabelle 4 haben wir die Substanzen, die den Knochenanbau stimulieren, und diejenigen, die den Knochenabbau hemmen, aufgelistet. Die Abb. 13 zeigt nun, wie wir praktisch vorgehen, aufbauend auf den beiden Parametern Knochendichte und Dichteverlust. Um den Verlust zu objektivieren, führen wir (s. Einleitung) 2 Dichtemessungen im Abstand von mindestens 3 Monaten durch. Als „fast loser"-Patientinnen bezeichnen wir diejenigen, die (auf 1 Jahr hochgerechnet) einen Spongiosaverlust von mehr als 3,5% aufweisen. Entscheidungskriterien sind dann die Dichte-Ausgangswerte und die Verlustrate. Da der „fast loser"-Dichteverlust mit einem hohen Knochenumsatz gekoppelt ist, setzen wir hier Östrogene oder Calcitonin oder Bisphosphonate ein, wobei die Entscheidung, welche dieser 3 Substanzen verwendet werden soll, wir gemeinsam mit dem Patienten fällen. In der Tendenz wenden wir bei jüngeren Frauen eher Östrogene an, v.a. aber dann, wenn zusätzlich gynäkologische Symptome (trockene Schleimhäute oder rheumatoide Beschwerden) vorhanden sind.

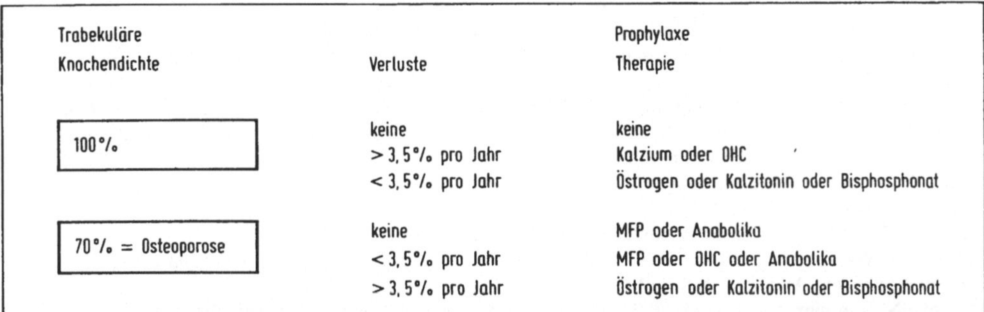

Abb. 13. Schema zur Prophylaxe und Therapie der peri- und postmenopausalen Osteoporose, ausgehend von dem statischen Parameter Knochendichte und dem dynamischen Parameter Knochenverlust

In die Überlegungen muß auch mit eingehen, ob bei kombinierter Verabreichung von Östrogen/Gestagenen die Patientin bereit ist, Monatsblutungen zu akzeptieren. Die Kombination von Östrogenen mit durchgezogenen niedrigen Progestindosen halten wir erst ab etwa 10 Jahre nach Beginn der Menopause für akzeptabel; der frühere Einsatz dieser fixen Kombination führt nicht selten zu Zwischenblutungen, die dann u.U. eine Curretage zum sicheren Ausschluß eines Malignoms erfordern. Wir haben mehrfach in unserem Patientengut beobachtet, daß aus diesem Grund bis zu 3mal curretiert wurde, weil zu früh diese Kombination eingesetzt wurde.

Bei *„slow loser"-Patientinnen* wenden wir Calcium, Ossein-Hydroxyapatit-Compound, Fluor oder Anabolika an, je nach dem Dichte-Ausgangswert. Der Vorteil unseres Vorgehens liegt darin, daß wir den Patienten gegenüber mit harten Daten begründen können, warum welche Substanz eingesetzt wird, warum wir unter Umständen die Medikation ändern (z.B. beim Übergang von „slow-" in „fast loser"-Bedingungen) und warum wir (z.B. bei Erreichen des Normalwertes) die Medikation vorerst beenden und u.U. bei erneutem Dichteverlust wieder mit einer Behandlung beginnen.

Das Wissen des Patienten, daß wir für ihn einen Therapieplan „maßgeschneidert" haben, erhöht ganz entscheidend die Compliance und reduziert damit auch ganz entscheidend die „non responder"-Rate.

Literatur

Albright F, Schmith PH, Richardson AM (1941) Postmenopausal osteoporosis, its clinical features. JAMA 116: 2465

Bardin CW, Swerdloff RS, Santen RJ (1991) Androgens: risks and benefits. J Clin Endocrinology and Metabolism, 73,4

Cantatore FP, Carrozzo M, Magli DM, D'Amore M, Piptone V (1988) The action of anabolic steroids in increasing serum 1,25 (OH) 2D3 and galaprotein in osteoporotic females. Clinical Trials Journal 25,1

Dambacher MA, Ittner J, Rüeggsegger P (1986) Long-term fluoride therapy of postmenopausal osteoporosis. Bone 7, 99: 205

Fischer M, Kempers E, Spitz J (1992) Knochendensitometrie – Wertigkeit und Grenzen der Methode. Sandorama 2: 4

Gennari C, AgnusDei D, Gonelli S, Nardi P (1989) Effects of nandrolone decanoate therapy on bone mass and calcium metabolism in women with established post-menopausal osteoporosis: a double-blind placebo-controlled study. Maturitas 11: 187–197

Geusens P, Dequeker J (1986) Long-term effect of nandrolone decanoate 1a-hydroxyvitamin D3 or intermittent calcium infusion therapy on bone mineral content, bone remodeling an fracture rate in symptomatic osteoporosis: a double-blind controlled study. Bone and Mineral 1: 347–357

Hesch RD, Rittinghaus EF (1991) Abschließende Bewertung der Osteoporosetherapie mit Fluoriden. Internist 32: 708

Kasperk CH, Ziegler R (1992) Androgene und Knochenstoffwechsel. Dtsch Wochenschr 117: 990–996

Kopp HG, Rüegsegger P, Dambacher MA (1992) Knochensubstanzverlust bei Aorexie-Patientinnen unter Sondenernährung und dessen Prävention mit Bisphosphonaten. Schweiz Med Wochenschr 122: 538–543

Lindsay R, Thome JF (1990) Estrogen treatment of patients with established postmenopausal osteoporosis. Obstet Gynecol 76: 290–295

Llewellyn-Jones D (1991) Osteoporosis. A portrait of the menopause. 83

Lufkin EG, Wahner HG, O'Fallon SF et al. (1992) Treatment of postmenopausal osteoporosis with transdermal estrogen. Annals of Internal Medicine 117:1

Mamelle N, Meunier PJ, Netter P (1990) Fluoride and vertebral fractures. Lancet 336: 243

Matkovic V et al. (1979) Bone status and fracture rates in two regions of Yugoslavia. Am J Clin Nutr 32: 540

Müller A, Rüegsegger E, Rüeggsegger P (1989) Peripheral QCT: a low risk procedure to identify women predisposed to osteoporosis. Phys Med 34: 741

Nagant de Deuxchaisnes Ch et al.: Treatment of the vertebral crush fracture syndrome with enteric-coated sodium fluoride tablets and calcium supplement. J Bone and Min

Need AG, Horowitz M, Bridges A, Morris HA, Nordin Ch (1989) Effects of nandrolone decanoate and antiresorptive therapy on vertebral density in osteoporotic postmenopausal women. Arch Intern Med 149

Pak CYC, Sakhaee K, Zerwekh JE, Parcel C, Peterson R, Johson K (1989) Safe an effective treatment of osteoporosis with intermittent slow release sodium fluoride: augmentation of vertebral bone mass an inhibition of fractures. J Clin Endicrinol Metab 68: 150–159

Prior JC (1990) Progesterone as bone-trophic hormone. Endocrine Reviews 11: 386

Reginster JY et al. (1990) Role of antiosteoclastic drugs in prevention of postmenopausal osteoporosis. Osteoporosis: 791–795

Riggs BL, Hodgoson SF, O'Fallon WM et al. (1990) Effect of fluoride treatment on fracture rate in postmenopausal women with osteoporosis. N Eng J Med 322: 802–809

Riggs B, O'Fallon W, Hodgson S, Chao E, Wahner H, Muhs J, Melton L (1992) Clinical trail of fluoride in osteoporotic women: extended observation and additional analyses. Bone and Mineral 1, 17: 74

Ringe JD (1988) Steigerung der oralen Calciumzufuhr – Nutzen oder Risiko? Dtsch Med Wochenschr 113: 1329–1334

Rüeggsegger P, Durand E, Dambacher MA (1991) Localization of regional frerarm bone loss from high resolution computed tomography images. Osteoporosis Int 76: 80

Stepan JJ et al. Quantitation of growth factors in ossein-mineral-compound. Life Sciences Pharmacology Letters, in press, 49: 79–84

Storm T et al. (1990) Effect of intermittent cyclical etidronate therapy on bone mass and fracture rate in women with postmenopausal osteoporosis. New Engl J Med 322: 1265–1271

Turner RT, Wakley GK, Hannon KS: Differential effects of androgens on corticol bone hisomorphometrie in gonadectomized male and female rats. Journal of Orthopaedic Research 8: 612–617

Einfluß des Prostaglandin E_2-Analogons Nocloprost auf den Knochenstoffwechsel in vivo

H.-P. Kruse, E. Richter und K. J. Woggan

Medizinische Universitätsklinik und Poliklinik, Martinistr. 52, 20251 Hamburg

Einleitung

Das Prostaglandin E_2-Analogon Nocloprost wurde zur lokalen cytoprotektiven und antisekretorischen Wirkung auf die Magenschleimhaut entwickelt. Ein anderes PGE_2-Derivat, das Misoprostol, ist im Handel und wird zur Ulcusprophylaxe, insbesondere unter einer Corticosteroidtherapie und zur Prophylaxe von Stressulcera, eingesetzt.

Prostaglandin E_2 zählt zu den zahlreichen Lokalfaktoren, die für die zelluläre Regulation des Knochenumbaus von Bedeutung sind (Pfeilschifter 1990). Unter systemischer intravenöser Applikation von PGE_2 bei Kindern mit einem Ductus Botalli apertus wurden am Skelett corticale Hyperostosen beobachtet (Persigehl et al. 1984), in Tierversuchen an der Ratte ergaben sich unterschiedliche Befunde an Corticalis und Spongiosa (Ueno et al. 1985; Jee et al. 1992).

Ziel der vorliegenden Studie ist die Überprüfung, ob unter einer oralen Medikation von Nocloprost beim Menschen eine Beeinflussung des Kalzium- und Knochenstoffwechsels auftritt.

Probanden und Methoden

In einer Doppelblindstudie nahmen je 10 freiwillige männliche Probanden im Alter zwischen 20 und 30 Jahren entweder 2 x 200 μg Nocloprost täglich oder entsprechende Placebo-Tabletten über insgesamt 6 Monate ein.

Mittels peripherer quantitativer Computertomographie am ultradistalen Radius (Stratec SCT 900) (Schneider u. Berger 1988) wurde zu Beginn und nach 6 Monaten der Mineralgehalt von Corticalis und Spongiosa gemessen.

Laborchemische Parameter wurden zu Beginn sowie nach 3 und 6 Monaten bestimmt. Als Parameter der Knochenneubildung dienten die alkalische Phosphatase und Osteocalcin im Serum, als Parameter der Knochenresorption Kalzium/Kreatinin- und Hydroxyprolin/Kreatinin-Quotient im morgendlichen Nüchternurin. Außerdem wurden u.a. die Serumkonzentrationen von 25-Hydroxycholecalciferol, 1,25-Dihydroxycholecalciferol, Parathormon und Wachstumshormon gemessen.

Ergebnisse

Zum jetzigen Zeitpunkt unmittelbar nach Beendigung der Studie konnten bislang nur Teilergebnisse vorläufig ausgewertet werden.

Die Osteocalcinwerte betrugen zu Beginn und nach 6 Monaten in der Verumgruppe im Mittel 9,85 $\pm$ 3,88 μg/l bzw. 12,03 $\pm$ 2,88 μg/l, im verbundenen t-Test war der Anstieg signifikant ($p < 0{,}005$). Die Placebogruppe zeigte keine signifikante Änderung.

Der Hydroxyprolin/Kreatinin-Quotient im Nüchternurin stieg in der Verumgruppe von 0,014 ± 0,005 (Beginn) auf 0,020 ± 0,010 (6 Monate) an (verbundener t-Test $p < 0{,}05$), auch hier ergab sich in der Placebogruppe keine Veränderung.

Die Meßwerte des Knochenmineralgehaltes der ultradistalen Radiusspongiosa und Corticalis wiesen nach 6 Monaten in keiner der beiden Gruppen eine signifikante Änderung auf. Die Auswertung des Quotienten Gesamtdichte/Spongiosadichte erbrachte in der Placebogruppe einen Abfall von 1,518 ± 0,157 auf 1,394 ± 0,149 (verbundener t-Test $p < 0{,}0025$). In der Verumgruppe war die Änderung nicht signifikant (1,352 ± 0,111 (Beginn) und 1,318 ± 0,096 (6 Monate)).

Diskussion

Das Prostaglandin E_2-Analogon Nocloprost zeichnet sich durch ein Chloratom in 9 β-Stellung und eine 16,16-Dimethylgruppe aus. Bei oraler Verabreichung wird es vollständig resorbiert und im first pass durch die Leber zu 98% metabolisiert. Bei einer oralen Einzeldosis von 213 μg wurden Serumspiegel von maximal 55 pg/ml erreicht. In der vorliegenden Studie wurden die Serumkonzentrationen nicht erneut überprüft, es kann jedoch davon ausgegangen werden, daß diese ebenfalls nicht höher lagen. Die in Tierversuchen und Zellkulturen angewandten Dosen bzw. Konzentrationen liegen in nahezu allen Studien deutlich höher, so erfolgten bei Säuglingen intravenöse Dauerinfusionen mit 0,025 pg/kg/min. (Persigehl et al. 1984).

Die genannten vorläufigen Ergebnisse dieser Studie sprechen für einen geringen Effekt der oralen Medikation im Sinne einer Steigerung des Knochenumbaus. Signifikante Änderungen des Spongiosa- oder Corticalis-Mineralgehaltes ließen sich allerdings nicht ermitteln. Die Kalkulation des Quotienten Gesamtdichte, d.h. Mineralgehalt von Corticalis und Spongiosa zu Spongiosadichte erfolgte aufgrund der etwas schlechteren Reproduzierbarkeit der Corticalisdichte gegenüber der Spongiosadichte. Die Abnahme des Quotienten in der Placebogruppe läßt sich im Sinne eines höheren Mineralzuwachses der Spongiosa als der Corticalis interpretieren – die Probanden waren ja noch in dem Alter einer zu erwartenden Knochendichtezunahme –, bzw. im Sinne einer relativ stärkeren Dichtezunahme der Corticalis in der Verumgruppe.

Vergleichbare Untersuchungen beim Menschen liegen bislang nicht vor. Bei Ratten wurden sowohl eine Hemmung des Längen- und Dickenwachstums der langen Röhrenknochen (Ueno et al. 1985) als auch eine verstärkte periostale, endocorticale und trabekuläre Knochenneubildung (Jee et al. 1992) beschrieben. In Zellkulturen ergaben sich Befunde, die einerseits für eine Stimulation der Osteoklastentätigkeit durch PGE sprechen (Sakamoto et al. 1979; Schelling et al. 1980), andererseits für eine Hemmung (Fuller u. Chambers 1989) bei gleichzeitig verstärkter Osteoklastendifferenzierung (Collins u. Chambers 1991).

Weitere Untersuchungen, ob eine höher dosierte PGE_2-Applikation beim Menschen unter bestimmten Bedingungen zu einer sinnvollen therapeutisch nutzbaren Stimulation des Knochenumbaus angewandt werden kann, erscheinen angebracht.

Literatur

Collins DA, Chambers TJ (1991) Effect of prostaglandins E_1, E_2, and $F_{2\alpha}$ on osteoclast formation in mouse bone marrow cultures. J Bone Miner Res 6: 157–164

Fuller K, Chambers TJ (1989) Effect of arachidonic acid metabolites on bone resorption by isolated rat osteoclasts. J Bone Miner Res 4: 209–215

Jee WSS, Ke HZ, Li XJ (1992) Loss of prostaglandin E_2-induced extracortical bone after its withdrawel in rats. Bone Mineral 17: 31–47

Persigehl M, Hövels-Gürich H, v Bernuth G (1984) Nebenwirkungen am Skelettsystem bei Behandlung mit Prostaglandin E. ROFO 141: 427–430

Pfeilschifter J (1990) Der Knochenstoffwechsel und seine Aktivitätsparameter. Internist 31: 727–736

Sakamoto S, Sakamoto M, Goldhaber P, Glimcher MJ (1979) Collagenase activity and morphological and chemical bone resorption induced by prostaglandin E_2 in tissue culture. Proc Soc Exp Biol Med 161: 99–103

Schelling SH, Wolfe HJ, Tashjian AH (1980) Role of the osteoclast in prostaglandin E_2-stimulated bone resorption. Lab Invest 42: 290–295

Schneider P, Berger P (1988) Knochendichtebestimmung mit der quantitativ ausgewerteten CT und einem Spezialscanner. Nuklearmediziner 11: 145–152

Ueno K, Haba T, Woodbury D, Price P, Anderson R, Jee WSS (1985) The effects of prostaglandin E_2 in rapidly growing rats: depressed longitudinal and radial growth and increased metaphyseal hard tissue mass. Bone 6: 79–86

Osteokalzin und alkalische Phosphatase: Indikatoren unterschiedlicher Funktionen der Osteoblasten?

Ch. Fölsch[1] und H.-P. Kruse[2]

[1] Zentrum für Chirurgie der Universität Gießen, Klinikstr. 29, 35392 Gießen
[2] Medizinische Universitäts- und Poliklinik Hamburg, Martinistr. 52, 20251 Hamburg

Einleitung

Osteokalzin macht etwa 2% des gesamten Knochenproteins aus (Price 1983). Das Polypeptid besteht aus 49 Aminosäuren und ist durch eine große Affinität zum Hydroxylapatit gekennzeichnet. Die enge Korrelation des Osteokalzins mit der Knochenformation und der Mineralisation konnte histomorphometrisch nachgewiesen werden (Brown et al. 1984; Gundberg u. Weinstein 1986), ebenso wie eine gleichzeitige Korrelation zur Knochenresorption (Charles et al. 1986; Malluche et al. 1984). Mit dieser Untersuchung wurde anhand laborchemischer Parameter die Beziehung des Osteokalzins zur Knochenformation, widergespiegelt durch die alkalische Phosphatase, und zur Knochenresorption untersucht.

Patienten

Es wurden 61 Patienten untersucht, die sich entweder in stationärer oder ambulanter Behandlung der Medizinischen Klinik befanden. Zur Diagnosesicherung dienten neben der klinischen Symptomatik laborchemische Parameter, radiologische Methoden einschließlich der Osteodensitometrie, in Einzelfällen auch eine Knochenhistologie oder Skelettszintigraphie. In der Tabelle 1 sind die untersuchten Patienten aufgeführt. Mit der breiten Auswahl an Osteopathien sollte ein großes Spektrum mit niedrigem und hohen Knochenumsatz erfaßt werden.

Tabelle 1. Diagnosegruppe mit Altersangaben in Jahren und Geschlechtsverteilung (w = weiblich, m = männlich)

Diagnose	Fallzahl	Geschlecht		Alter	mittleres Alter	
primäre Osteoporose	13	11w	2m	35 – 87	w62.1	m56.0
sekundäre Osteoporose	12	5w	7m	19 – 66	w49.2	m50.6
Osteomalazie	10	5w	5m	29 – 62	w48.6	m52.7
Hyperthyreose	8	7w	1m	28 – 87	w55.2	m28.0
Morbus Paget	9	5w	4m	46 – 84	w70.8	m58.3
primärer Hyperparathyreoidismus	9	7w	2m	48 – 79	w61.1	m50.0
Normalkollektiv	34	22w	12m	23 – 87	w58.2	m52.2

Untersuchungsmethoden

Die Bestimmung der Serumkonzentration des Osteokalzins erfolgte mit dem RIA Kit OSTK-RR der Fa ORIS Industry France. Die alkalische Phosphatase, die Serumelektrolyte und das Kreatinin wurden mit dem SMAC Autoanalyzer in der Abteilung für Klinische Chemie der Medizinischen Klinik (Dir.: Prof.Dr.Wagner) bestimmt. In derselben Abteilung wurden mit dem U-9 Autoanalyzer RA 1000 der Fa. Technikon Urinkonzentrationen von Kreatinin und Elektrolyten gemessen. In der Abteilung für Nuklearmedizin (kom. Dir.: Prof. Dr. Montz) wurde mittels eines modifizierten PTH-RIA Kit der Fa. Hennig Berlin die Serumkonzentration des Parathormons bestimmt. Das Hydroxyprolin wurde mit dem Hypronostikon-Test der Fa. Organon Teknika nach der Methode von Goverde und Veenkamp im morgendlichen Nüchternurin gemessen und der Quotient aus Hydroxyprolin und Kreatinin gebildet (Thompson u. Hodgkinson 1982). Der Knochenmineralgehalt wurde mittels 125J-Photonenabsorption mit dem Norland Cameron Bone Mineral Analyzer 178 bestimmt. Die venöse Blutentnahme erfolgte während oder im unmittelbaren Anschluß an die Sammlung des morgendlichen Nüchternurins.

Ergebnisse

Der Mittelwert der Osteokalzinkonzentration im Serum betrug 7.36 ± 1.47 ng/ml. Eine geschlechtsspezifische Differenz lag nicht vor und eine Korrelation zum Alter war im Normalkollektiv nicht nachweisbar. Die Normwerte lagen im Bereich zwischen 4.2 und 10.2 ng/ml. Das Histogramm (Abb. 1) zeigt die Osteokalzinkonzentrationen der Diagnosegruppen und des Normalkollektivs, und in der Tabelle 2 sind auch die anderen untersuchten Parameter aufgeführt.

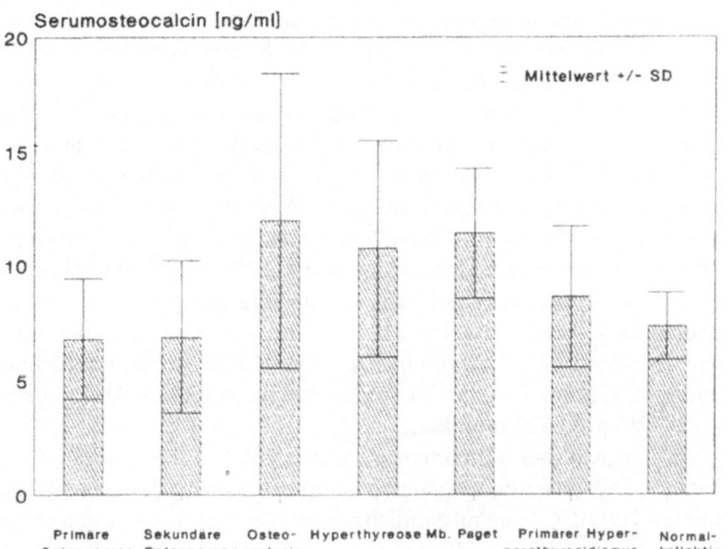

Abb. 1. Osteocalcinmittelwerte (ng/ml) ± Standardabweichungen der Diagnosegruppen und des Normalkollektivs

Tabelle 2. Zusammenfassung der Ergebnisse der Diagnosegruppen und des Normalkollektivs (Mittelwerte ±-Standardabweichungen)

		Norm	p. Osteop.	s. Osteop.	Osteom.	Hypert.	M. Paget	p. Hyperp.
Osteocalcin	ng/	7.36	6.81	6.92	11.99	10.76	11.43	8.64
	ml	1.47	2.63	3.32	6.43	4.72	2.84	3.07
Alkal. Phosph.	U/l	40–	87.6	104.0	215.2	96.8	267.4	157.0
		90	36.6	38.1	127.0	32.7	108.9	121.3
Hydpro./Krea.		0.024	0.028	0.034	0.038	0.036	0.045	0.049
		0.009	0.009	0.002	0.032	0.016	0.020	0.030
Parathormon	%	bis	48.9	50.0	85.0	60.4	79.7	668.7
		100	34.1	34.8	43.9	32.1	61.5	1189.2
Serum	mmol	2.13	2.36	2.38	2.34	2.54	2.37	2.84
Calcium	/l	2.63	0.13	0.14	0.24	0.25	0.12	0.35
Mineralg. 1/3	%	100	95.2	91.4	82.7	82.6	92.1	85.2
			14.6	7.5	11.4	14.9	13.4	19.5
Mineralg. 1/10	%	100	86.4	95.3	83.7	86.5	87.3	81.9
			13.3	12.2	12.9	18.7	19.9	17.8

Diskussion

Sieben postmenopausale und 6 senile Osteoporosen wurden in der Gruppe primäre Osteoporose zusammengefaßt. Im Gegensatz zum anderen Osteoblastenindikator alkalische Phosphatase zeigte das Osteokalzin, trotz einzelner erhöhter Werte (1), die verminderte Knochenformation bei dieser Erkrankung besser an. Der Quotient Hydroxyprolin/Kreatinin lag mit 0.028 ± 0.009 ebenso im oberen Normbereich wie die alkalische Phosphatase mit 87.6 ± 36.6 U/l. Zu keinem der beiden Parameter war eine Korrelation des Osteokalzins nachweisbar, jedoch bestand eine nicht signifikante Korrelation zwischen alkalischer Phosphatase und dem Quotienten Hydroxyprolin/Kreatinin mit $r = 0.5469$ $p < 0.10$. Podenphant et al. (1985) hatten auch eine Korrelation von Osteokalzin und dem Quotienten ermittelt.

In der Gruppe sekundäre Osteoporose befanden sich 11 Personen mit langjähriger Steroidmedikation und ein Patient mit einem ACTH-produzierenden Tumor. Es wurden täglich 5–20 mg Prednison- oder Prednisonäquivalente eingenommen. Nach Ausschluß von 2 Patienten aus der Gruppe, bei denen kurzfristig eine orale Prednisongabe auf Inhalation umgestellt worden war, ergab sich ein Mittelwert von nur 5.80 ng/ml. Im Gegensatz zum Osteokalzin lag die alkalische Phosphatase mit einem Mittelwert von 104 ± 38 U/l ebenso wie bei der Untersuchung von Reid et al. (1986) oberhalb des Normbereichs und spiegelte somit die verminderte Knochenformation nicht wider. Osteokalzin korrelierte weder mit der alkalischen Phosphatase noch mit dem Quotienten Hydroxyprolin/Kreatinin. Die Korrelation zwischen alkalischer Phosphatase und dem Quotienten war im Gegensatz zur primären Osteoporose in dieser Gruppe mit $r = 0.5916$ $p < 0.05$ signifikant.

Als Ursache der Osteomalazie wurde bei 3 Patienten ein Phosphatdiabetes, 4mal ein Vitamin D-Mangel und 3mal eine komplexe Störung festgestellt. Der Osteokalzinmittelwert war mit 11.99 ± 6.43 ng/ml deutlich erhöht. Zwei Patienten mit histologisch gesichertem sekundären Hyperparathyreoidismus wiesen die höchsten Osteokalzinwerte auf (Gundberg u. Cole

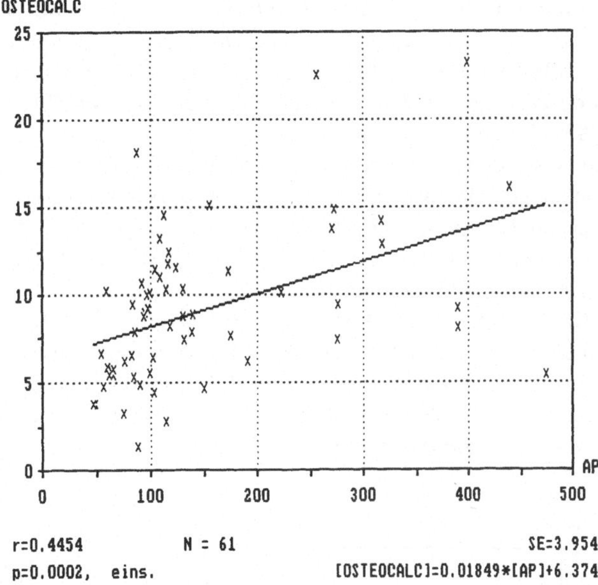

Abb. 2. Korrelation zwischen alkalischer Phosphatase (U/l) und Osteocalcin (ng/ml) im Serum

1983). Auch andere Autoren fanden viele Osteokalzinwerte im Normbereich (Delmas et al. 1986; Kruse u. Kracht 1986). Die alkalische Phosphatase war mit einem Mittelwert von 215.2 ± 127 U/l relativ stärker als das Osteokalzin erhöht und somit, abgesehen von den Patienten mit dem sekundären Hyperparathyreoidismus, besser als Indikator der Osteomalazie geeignet. Nur in dieser Gruppe konnte keine Korrelation von alkalischer Phosphatase und dem Quotienten Hydroxyprolin/Kreatinin festgestellt werden, jedoch eine Korrelation von Osteokalzin und dem Knochenenzym mit $r = 0.6417$ $p < 0.05$.

Die Ursache der Hyperthyreose war in 3 Fällen eine Immunhyperthyreose, 2mal ein toxisches Adenom und je einmal eine multifokale Autonomie und eine Hormonüberdosierung. Die Mittelwerte von Osteokalzin und alkalischer Phosphatase lagen jeweils geringfügig oberhalb des Normbereichs. Mit $r = 0.5660$ $p < 0.05$ bestand eine Korrelation zwischen beiden Parametern, die auch von Garrel et al. (1986) gefunden wurde. Die alkalische Phosphatase korrelierte nicht signifikant mit dem Quotienten Hydroxyprolin/Kreatinin mit $r = 0.5277$ $p < 0.10$, dessen Mittelwert geringfügig auf 0.037 ± 0.022 erhöht war.

Die Ostitis deformans Paget bestand bei allen Personen zumindest ein Jahr und es waren wenigstens 2 Skelettareale betroffen. Im Gegensatz zur Untersuchung von Delmas et al. (1986) lag das Osteokalzin nur bei einem Patienten im Normbereich. Delmas et al. (1986) hatten eine signifikante Korrelation zwischen Osteokalzin und dem Quotienten Hydroxyprolin/Kreatinin gefunden, während sie bei unserer Untersuchung mit $r = 0.5336$ $p < 0.10$ nicht signifikant war. Eine Korrelation von Osteokalzin und alkalischer Phosphatase war nicht festzustellen. Die Sensitivität beider Parameter zur Erfassung einer erhöhten Knochenformation war vergleichbar. Zwischen alkalischer Phosphatase und dem Quotienten Hydroxyprolin/Kreatinin bestand mit $r = 0.7989$ $p < 0.01$ eine signifikante Korrelation.

Die Ursache des primären Hyperparathyreoidismus war 8mal ein Nebenschilddrüsenadenom und ein Nebenschilddrüsenkarzinom. Im Gegensatz zum Osteokalzin war das Serumkalzium mit einem Mittelwert von 2.84 ± 0.35 mmol/l erhöht. Eine Korrelation von Serumkalzium und Osteokalzin oder Parathormon konnten wir im Gegensatz zu De La Piedra et al. (1987), wie Kruse und Kracht (1986) nicht ermitteln. Die alkalische Phosphatase war mit einem Mittelwert von 157 ± 121.3 U/l besser als das Osteokalzin geeignet, die Osteoblastenfunktion widerzuspiegeln (Delmas et al. 1986; Melick et al. 1983). Im Vergleich zu Stracke u. Schatz (1987) konnte – wie von Delmas et al. (1986) – keine Korrelation von alkalischer Phosphatase und Osteokalzin nachgewiesen werden. Auch in dieser Gruppe war eine Korrelation von alkalischer Phosphatase und dem Quotienten Hydroxyprolin/Kreatinin mit 0.8170 $p < 0.01$ nachweisbar. Ebenso korrelierte das Parathormon mit $r = 0.7545$ $p < 0.01$ mit dem Quotienten und zudem mit $r = 0.9787$ $p < 0.001$ mit der alkalischen Phosphatase. Das Osteokalzin korrelierte nicht mit dem Quotienten.

Im Gesamtkollektiv konnte mit $r = 0.4454$ $p < 0.0002$ eine signifikante Korrelation zwischen alkalischer Phosphatase und Osteokalzin festgestellt werden (Abb. 2). Eine engere Korrelation ergab sich zwischen alkalischer Phosphatase und dem Quotienten Hydroxyprolin/Kreatinin mit $r = 0.5680$ $p < 0.0001$ (Abb. 3), während zwischen Osteokalzin und dem Quotienten keine Korrelation bestand.

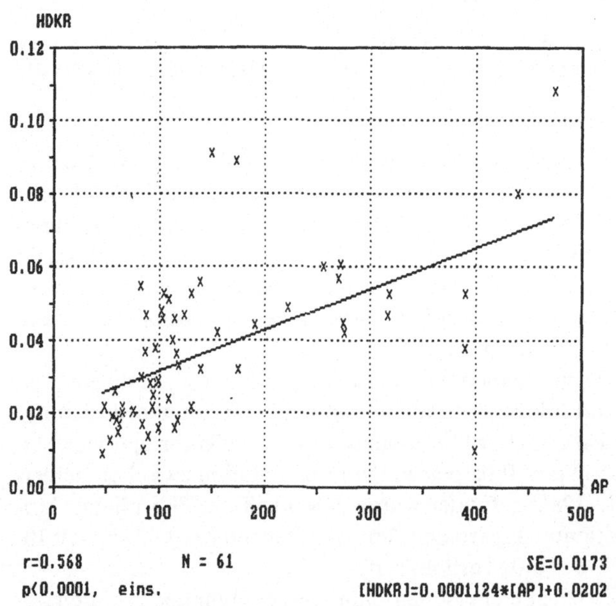

Abb. 3. Korrelation zwischen alkalischer Phosphatase (U/l) im Serum und dem Quotienten Hydroxyprolin/Kreatinin des morgendlichen Nüchternurins

Zusammenfassung

Zwischen den beiden Parametern der Osteoblastenfunktion alkalische Phosphatase und Osteokalzin besteht in Abhängigkeit von der betreffenden Osteopathie nicht immer eine signifikante Korrelation. Hervorzuheben ist die Supprimierung des Osteokalzins durch Kortikosteroide, während die alkalische Phosphatase unbeeinflußt bleibt. Aber auch bei der primären Osteoporose lag die alkalische Phosphatase im Gegensatz zum erniedrigten Osteokalzin im Normbereich. Zudem war die alkalische Phosphatase, anders als das Osteokalzin, mit dem Quotienten Hydroxyprolin/Kreatinin im Nüchternurin korreliert. Osteokalzin und alkalische Phosphatase spiegeln zwei unterschiedliche Funktionen der Osteoblasten wider, die jedoch zeitweilig miteinander korrelieren können. Es besteht eine Funktion mit und eine andere ohne Korrelation zur Knochenresorption. Die alkalische Phosphatase scheint die wesentliche Rolle für die Kopplung der Osteoblasten- und Osteoklastenfunktion zu spielen.

Literatur

Brown JP, Delmas PD, Malawal L, Edouard C et al. (1984) Serum bone gla-protein: a specific marker for bone formation in postmenopausal osteoporosis. Lancet L: 1091–1093

Charles P, Mosekilde F et al. (1986) Primary hyperparathyroidism: evaluated by 47 calcium kinetics, calciumbalance and serum bone-Gla-protein. Eur J Clin Invest 16: 277–283

De La Piedra C, Toural V, Rapado A (1987) Osteocalcin and urinary hydroxyproline/creatinine ratio in the differential diagnosis of primary hypercalcaemia in malignancy. Scand J Clin Lab Invest 47: 587–592

Delmas PD, Demiaux B, Malawal L et al. (1986) Serum bone gamma carboxyglutamic acid-containing protein in primary hyperparathyroidism and in malignant hypercalcaemia. J Clin Invest 77: 985–991

Garrel DR, Delmas PD et al. (1986) Serum bone gla protein: a marker of bone turnover in hyperthyroidism. J Clin Endocrin Metabol 5: 1052

Gundberg DM, Cole DE (1983) Serum osteocalcin in the treatment of inherited rickets with 1,25-dihydroxyvitamin D3. J Clin Endocrin Metabol 60: 615

Gundberg CM, Weinstein RS (1986) multiple immunoreactive forms of osteocalcin in uraemic serum. J Clin Invest 77: 1762–1767

Gundberg-Carpenter C, Aronoff J, Gallopp P (1985) The clinical usefulness of serum osteocalcin measurements. In: Butler WT (ed) The chemistry and biology of mineralized tissues. Ebesco Media, Birmingham/Alabama

Kruse K, Kracht U (1986) Evaluation of serum osteocalcin as an index of altered bone metabolism. Eur J Pediatr 145: 27–33

Lukert BP, Higgins JC, Stoskop MM (1986) Serum osteocalcin is increased in patients with hyperthyroidism and decreased in patients receiving glucocorticoids. J Endocrin Metabol 5: 2056

Malluche HH, Faugere M-C, Fanti P, Price PA (1984) Plasma levels of bone Gla-protein reflect bone formation in patients on chronic maintenance dialysis. International Society of Nephrology

Melick RA, Farrugia W, Quelch KJ (1983) Plasma osteocalcin in man. Endocrone Society of Australia, Austr NZ J Med 15: 410–416

Podenphant J, Christiansen C, Catherwood BD (1985) Serum bone gla protein and other biochemical estimates of bone turnover in early postmenopausal women during prophylactic treatment for osteoporosis. Acta Med Scand 218: 329–333

Price P (1983) Osteocalcin. In: Bone and mineral researcb annual. A yearly survey of developments in the field of bone and mineral metabolism. Excerpta Medica, Amsterdam

Reid IR, Capman GE et al. (1986) Low serum osteocalcin levels in glucocorticoid-treated asthmatics. J Clin Endocrin Metabol 2: 379–383

Stracke H, Schatz H (1987) Osteocalcin: Ein spezifischer Parameter bei Knochenstoffwechselerkrankungen. Lab Med 11: 324–327

Thompson T, Hodgkinson A (1982) Measurement of fasting urinaryhydroxyproline/creatinine ratio in normal adults and its variation with age and sex. J Clin Pathol 35: 807–811

Osteoporose und Hyperkalziurie

A. Cronenberg und E. Keck

Rheumaklinik II und Forschungslabor für Osteologie und Rheumatologie Wiesbaden, Leibnizstr. 23, 65191 Wiesbaden

Einleitung

Die idiopathische Hyperkalziurie ist ein bereits langjährig bekanntes Symptom, das bisher wegen der erhöhten Inzidenz auftretender Nierensteine seine überwiegende Bedeutung in der Urologie hat. Über die Auswirkungen dieser Erkrankung auf den Knochenstoffwechsel ist zur Zeit nur wenig bekannt.

Material und Methode

Bei 57 Patienten (Durchschnittsalter von 59,6 Jahren bei Frauen (n = 43) und von 56,1 Jahren bei Männern (n = 14)) konnte in mindestens 2 aufeinander folgenden Kontrollen eine gegenüber der alters- und geschlechtsspezifischen Norm (Frauen 2,5–6,0 mmol/d, Männer 2,5–7,5 mmol/d) erhöhte renale Kalziumausscheidung festgestellt werden (Frauen im Mittel 8,4 mmol/d, Männer 11,5 mmol/d). Mit Hilfe handelsüblicher Meßmethoden wurden ferner folgende Laborparameter bestimmt: Differentialblutbild, Elektrophorese, Transaminasen, Blutfette, Nierenwerte, Elektrolyte, BSG, C-reaktives Protein, mittregionales Parathormon, TSH, T3, T4, LH, FSH und basales Kortisol.

Darüber hinaus wurde die quantitative Knochendichte der LWK 2-4 mit Hilfe der Dualen Photonenabsorptiometrie in DPA-Technik (NovoLab 22a) gemessen. Im Abstand von ca. 6–9 Monaten wurden Kontrollen der Knochendichte, Urinelektrolytausscheidung sowie der übrigen Laborparameter durchgeführt.

Ergebnisse

Zum Zeitpunkt der Erstmessung fand sich bei 20 Frauen (46,5%) und 6 Männern (42,9%) eine gegenüber der alters- und geschlechtsspezifischen Norm (Median ± 2 SD) erniedrigte Knochendichte. Im Vergleich mit den nach 12 bzw. 13 Monaten durchgeführten Kontrollmessungen zeigte sich bei den Frauen eine mittlere Abnahme um 3,02 gHA (7,2%) und bei den Männern um 2,63 gHA (6,9%). Parallel fand sich zu beiden Untersuchungszeitpunkten eine erhöhte Urinkalziumausscheidung. Normwertig präsentierten sich vor und unter Therapie die untersuchten Laborparameter. Nach Beginn einer medikamentösen Behandlung mit durchschnittlich 23,4 mg Hydrochlorothiazid/d zeigte sich nach 10 bzw. 12 Tagen eine signifikante Senkung (Frauen $p < 0,0001$, Männer $p < 0,001$) der Kalziumausscheidung bis in den Normbereich. Frauen mit einer initial erniedrigten (n = 20) Knochendichte erhielten ferner Östrogene sowie Fluoride. Unter dieser Behandlung, bei gleichzeitig erneut ansteigender und dann anhaltend erhöhter Kalziumausscheidung, wurde die Knochendichte bis zum 24. Behandlungsmonat im Mittel unverändert gefunden. Bereits im 17. Behandlungsmonat erfolgte eine Therapieumstellung bei 5 Patientinnen, die dann anstelle der Fluoride Natriumetidronat in einer Dosierung von 7,5 mg/kg KG/d sowie eine alimentäre Kalziumreduktion (maximal 500 mg/d) erhielten. Hierunter fand sich nach einer 6monatigen Behandlung ein signifikanter Anstieg ($p < 0,01$) der Knochendichte sowie eine Normokalziurie. Nach weiteren 6 Monaten erfolgte eine weitere Zunahme der Knochendichte um 2,22 gHA (8,3%) (Abb. 1). In Abbildung 2 sind die Ergebnisse für Männer mit initial erniedrigter Knochendichte (n = 6) dargestellt. Eine signifikante Zunahme ($p = 0,0001$) der Knochendichte zeigte sich hier ebenfalls unter einer medikamentösen Behandlung (n = 3) mit Hydrochlorothiazid, Natriumetidronat sowie einer alimentären Kalziumreduktion. Analoge Ergebnisse wurden bei Frauen (n = 23) und Männern (n = 8) mit initial normaler Knochendichte gefunden.

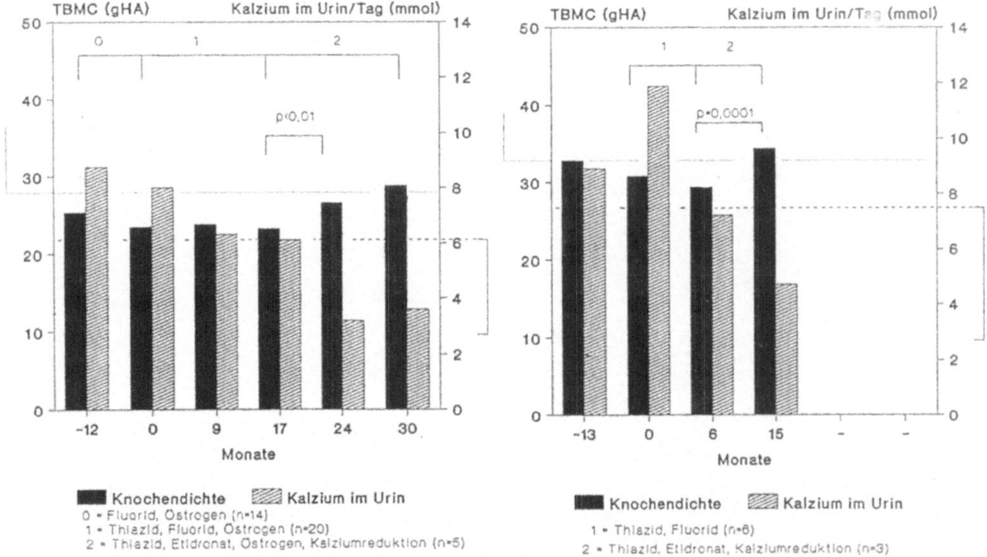

Abb. 1. Frauen mit einer Hyperkalziurie und initial niedriger Knochendichte (n = 20)

Abb. 2. Männer mit einer Hyperkalziurie und initial niedriger Knochendichte (n = 6)

Diskussion

Aufgrund der vorliegenden Ergebnisse muß davon ausgegangen werden, daß die unbehandelte Hyperkalziurie für beide Geschlechter einen Risikofaktor für die Entwicklung einer Osteoporose darstellt und zu einem Verlust an Knochendichte von ca. 7% pro Jahr führen kann. Steiniche et al. (1989) konnten im Zusammenhang mit einer idiopathischen Hyperkalziurie histomorphometrisch eine mäßiggradige Störung der Mineralisation bei gleichzeitig verlängerter Formationszeit beobachten. Die Pathomechanismen, die zu einer idiopathischen Hyperkalziurie führen, sind bislang nicht hinreichend geklärt (Suki 1980). Eine mögliche Erklärung könnte in einer gesteigerten Sensitivität des Organismus gegenüber 1,25-(OH)2-Cholecalciferol mit einer resultierenden gesteigerten intestinalen Kalziumabsorption und ossären Kalziummobilisation liegen (Lemann u. Gray 1989).

Ein sinnvolles Therapiekonzept scheint in der Hemmung der osteoklastären Aktivität durch Natriumetidronat sowie einer Normalisierung der renalen Kalziumelimination durch Thiaziddiuretika und/oder einer alimentären Kalziumrestriktion begründet zu sein.

Literatur

Lemann J, Gray RW (1989) Idiopathic hypercalciuria. J Urol 141: 715

Steiniche T, Mosekilde L, Christensen MS, Melsen F (1989) A histomorphometric determination of iliac bone remodeling in patients with recurrent renal stone formation and idiopathic hypercalciuria. APMIS 97: 309

Suki WN (1980) Hypercalciuria: diagnosis and management. Contrib Nephrol 23: 21

Methodische Aspekte der Knochendichtemessung mit Absorptiometrie und Computertomographie (Übersichtsreferat)

W. Kalender

Siemens AG Medizinische Technik, Henkestr. 127, 91052 Erlangen

Einführung

Die Lendenwirbelsäule ist allgemein als geeigneter Meßort für die Knochenmineralbestimmung im Rahmen der Osteoporosediagnostik akzeptiert. Sie ist Teil des zentralen gewichttragenden Skeletts; hier treten auch meist die ersten, noch unspezifischen Symptome der Osteoporose auf. Vor allem aber finden sich hier große Volumina spongiösen Knochens, der im Vergleich zum kortikalen Knochen eine achtfach höhere Stoffwechselrate aufweist (ICRP 1975). Im folgenden sollen deshalb nur Meßmethoden erörtert werden, die die Lendenwirbelsäule betreffen.

Laterale Röntgenübersichtsaufnahmen sind auch heute noch das häufigste Untersuchungsverfahren bei Verdacht auf Osteoporose, sie sind aber nicht für eine quantitative Erfassung des Mineralgehaltes geeignet. Auf die eher als exotisch einzustufenden Methoden, wie Compton-Densitometrie oder Neutronenaktivierungsanalyse, soll hier ebenfalls nicht eingegangen werden.

Für klinische Untersuchungen an der Lendenwirbelsäule stehen heute die Photonenabsorptiometrie und die Computertomographie in breitem Umfang zur Verfügung. Beide Verfahren sind in der Literatur vielfach beschrieben und bewertet worden (z.B. Genant et al. 1989; Schild u. Heller 1992; Kalender 1992b). Es sind aber einige kritische Aspekte zu ergänzen oder zu kommentieren. Obwohl ein hoher Standard erreicht ist, folgt aus den kritischen Anmerkungen die Notwendigkeit zu weiteren Verbesserungs- und Standardisierungsbemühungen.

Absorptiometrische Messungen

Die Absorptiometrie mit Isotopenquellen wurde in den 60er Jahren eingeführt (Cameron u. Sorensen 1963). Sie war aber als Ein-Energie-Methode (SPA – Single Photon Absorptiometry) auf Messungen am peripheren Skelett beschränkt. Mit der Einführung von Zwei-Spektren-Methoden mit Radioisotopenquellen zu Beginn der 80er Jahre (DPA – Dual Photon Absorptiometry) wurden auch Messungen an der Wirbelsäule möglich. Durch den Übergang zu Röntgenquellen (DXA – Dual-Energy X-Ray Absorptiometry), der vor ca. zwei Jahren erfolgte, wurde die Methode technisch entscheidend verbessert.

Bei absorptiometrischen Messungen werden der zu untersuchende Skelettabschnitt rasterförmig abgetastet und alle im Strahlengang liegenden, einander überlagernden kalziumhaltigen Strukturen erfaßt. Bei DPA und DXA werden pro Meßpunkt Daten bei einer niedrigen und einer hohen Photonenenergie gewonnen und aus der Höhe und der Differenz der beiden Meßwerte die Mineralmasse in Gramm entlang des Meßstrahls berechnet. Absorptiometrische Messungen sind somit prinzipiell durch eine systematische Unsicherheit behaftet. Überlagernde

Strukturen wie Aortenkalk, Spondylophyten etc., die nicht zur Stabilität des Knochens beitragen, können zu trügerisch hohen Kalziummeßwerten führen. Die Untersuchungen werden deswegen häufig durch eine begleitende Röntgenfilmaufnahme ergänzt.

Neben diesen Zweifeln an der Richtigkeit der Absorptiometrieergebnisse wurde auch die Reproduzierbarkeit insbesondere bei der DPA in Frage gestellt (Glüer et al. 1988; Ross et al. 1988). Diese Probleme sind weitgehend durch die Strahlenquelle – meist eine Gd-153 Isotopenquelle – bedingt, die nur begrenzte Photonenintensitäten erlaubt. Das aus der Messung resultierende „Bild“ ist von minderer Qualität und läßt häufig keine exakte Festlegung der Knochenkonturen zu. Damit wird auch die Bestimmung der Fläche in cm^2 unsicher, auf die sich der Knochen projiziert, und es resultiert direkt eine Einschränkung der Reproduzierbarkeit der Flächenbelegungsdichte in g/cm^2, die als Ergebnis bei absorptiometrischen Messungen angegeben wird. Die Weiterentwicklung der Absorptiometrie unter Verwendung von Röntgenquellen hat die letztgenannten Probleme deutlich reduziert. DXA-Geräte bieten eine Reproduzierbarkeit in der Größenordnung von 1–2%, damit ist die Methode für Verlaufsuntersuchungen gut geeignet.

Computertomographie

Die Computertomographie wurde schon Ende der 70er Jahre, also praktisch mit ihrer Einführung in die Klinik, für Knochenmineralmessungen am Stammskelett eingesetzt (Genant u. Boyd 1977). Ihr großer Vorteil besteht darin, daß Überlagerungseffekte vermieden werden, daß spongiöser und kortikaler Knochen getrennt erfaßt werden und daß gleichzeitig ein Bild von hoher Qualität zur Beurteilung vorliegt. Die Methode, meist als quantitative Computertomographie (QCT) bezeichnet, hat in den vergangenen 10 Jahren zahlreiche Verbesserungen erfahren und kann inzwischen als etabliert gelten (Kalender et al. 1987a; Felsenberg u. Kalender 1989; Kalender 1988; Kalender et al. 1987b). Sie bietet ebenfalls eine Reproduzierbarkeit im Bereich von 1–2%. Um solche Werte zu erreichen, muß allerdings vom Gerätehersteller die Anwendung „Knochenmineralmessung“ gezielt unterstützt werden.

Der gesamte Untersuchungsablauf läßt sich in 5 Schritte gliedern (Kalender 1988; Kalender et al. 1987b):

1. Aufnahme einer lateralen Übersichtsaufnahme (Topogramm), aus der die Schnittebenen gewählt werden. Diese Auswahl sollte automatisch erfolgen (Kalender et al. 1987b).
2. Aufnahme von 3–5 Schichten im Bereich T12-L4. Es wird der Bereich L1-L3 empfohlen (Felsenberg u. Kalender 1989).
3. Festlegung von Auswertebereichen im spongiösen und evtl. auch im kortikalen Knochen. Diese Auswertung sollte ebenfalls automatisiert erfolgen (Kalender et al. 1987a).
4. Umrechnung der CT-Werte (HU) in Knochenmineraldichte (mg/ml) über das simultan mit dem Patienten gemessene Kalibrierphantom. Es sollten Festkörperphantome zum Einsatz kommen.
5. Vergleich des Meßwertes mit einem Normalkollektiv. Entsprechende Werte für den europäischen Bereich stehen zur Verfügung (Kalender et al. 1989).

Zwei-Spektren-Methoden stehen auch bei der CT zur Verfügung. Sie können eingesetzt werden, um unabhängig von Strahlaufhärtungseffekten und unterschiedlichen Fett- und Markanteilen in der Spongiosa eine höhere absolute Genauigkeit zu erreichen (Genant u. Boyd 1977; Kalender et al. 1987a). Für die Standarduntersuchung wird aber die normale CT mit niedriger Dosis bei Hochspannungswerten von ca. 80 kV empfohlen (Kalender 1991).

Diskussion

DXA und QCT können heute als etablierte und geeignete Verfahren für Knochenmineralmessungen angesehen werden. Die QCT weist methodische Vorteile auf und wird als sensitiveres Verfahren angesehen (Genant et al. 1989; Felsenberg u. Kalender 1989). Beim Vergleich der Methoden soll sich die Diskussion auf die drei wichtigsten Parameter beschränken: die absolute Genauigkeit oder Richtigkeit, die Reproduzierbarkeit und die Dosis.

Richtigkeit: Für die Absorptiometrie werden von den Herstellern meist sehr gute Genauigkeitswerte im Bereich von 2–5% angegeben, die an Phantomen oder Präparaten ermittelt wurden. Diese Angaben sind aber wertlos, da sie die praktisch auftretenden Probleme, hauptsächlich durch Überlagerungen bedingt, nicht berücksichtigen und weil eine objektive Definition der Fläche im klinischen Bild sehr schwierig ist. Erstaunlicherweise wurden die Herstellerangaben auch in zahlreichen wissenschaftlichen Arbeiten übernommen (z.B. Genant et al. 1989), obwohl Probleme bezüglich der Vergleichbarkeit der Ergebnisse an unterschiedlichen DXA-Geräten bekannt sind.

Patientenmessungen weisen hier typischerweise Unterschiede von 10% und mehr auf (Kelly et al. 1989; Laskey et al. 1991); der Anspruch der Hersteller ist offensichtlich falsch. Eine Lösung der Probleme könnte durch Standardisierungsbemühungen erfolgen, die inzwischen im internationalen Maßstab angelaufen sind (Kalender 1992a). Bei der QCT wurden hingegen häufig sehr hohe Fehler angegeben, die jeweils nur durch Zwei-Spektren-Verfahren zu korrigieren sind. Die prinzipiell möglichen Fehler von bis zu 30% (Genant u. Boyd 1977; Kalender et al. 1987a; Felsenberg u. Kalender 1989) treten aber nur in Extremfällen auf. Fehler in der Größenordnung von 5–10%, die eher realistisch erscheinen, können toleriert werden, da bei der gegebenen natürlichen Schwankungsbreite von ± 30% (Kalender et al. 1989) eine Verbesserung nur zu einer Scheingenauigkeit führen würde. Diese Überlegung gilt für alle Methoden gleichermaßen. Standardisierungsmaßnahmen sind bei der QCT genauso angezeigt wie bei der DXA.

Reproduzierbarkeit: Hohe Reproduzierbarkeit der Messungen wird als äußerst wichtig eingestuft, da überwiegend Verlaufskontrollen durchgeführt werden und nur mit präzisen Verfahren auch geringe Veränderungen sicher diagnostiziert werden können. Die Verbesserungen, die sowohl die DXA als auch die QCT in den letzten Jahren erfahren haben, lassen beide Methoden für die Verlaufsuntersuchung geeignet erscheinen.

Dosis: Bei Dosisvergleichen werden meist Hautdosiswerte angegeben, ca. 10–30 uSv für DXA, bzw. ca. 1000–3000 uSv für QCT (z.B. Genant et al. 1989). Dies ist für eine Abschätzung des mit der Untersuchung verbundenen Risikos nicht zulässig. Die ICRP (Kalender 1991; ICRP 1982) schreibt die Angabe der effektiven Äquivalentdosis vor, die u.a. berücksichtigt, wie groß das durchstrahlte Volumen ist. Eine Abschätzung der Ganzkörper-Äquivalentdosis ergibt ca. 1 uSv für die DXA und ca. 30 uSv für die QCT an modernen CT-Geräten (Kalender 1991). Beide Werte liegen deutlich niedriger als die natürliche Strahlenexposition pro Monat (ca. 200 uSv) oder z.B. die Strahlenbelastung infolge eines Transatlantikfluges (ca. 100 uSv). In Anbetracht dieser Relationen kann die Dosisbelastung bei DXA und QCT akzeptiert werden.

Literatur

Cameron JR, Sorensen JA (1963) Measurement of bone mineral in vivo: an improved method. Science 142: 230–236

Felsenberg D, Kalender W (1989) Single-Energy-QCT und Dual-Energy-QCT am Körperstamm. In: Feine U, Müller-Schauenburg W (Hrsg) Skelettszintigraphie. Wachholz, Nürnberg

Genant HK, Boyd D (1977) Quantitative bone mineral analysis using dual energy computed tomography. Invest Radiol 12: 545–551

Genant HK, Block JE, Steiger P, Glüer CC, Ettinger B, Harris ST (1989) Appropriate use of bone densitometry. Radiology 170: 817–822

Glüer CC, Steiger P, Genant HK (1988) Validity of dual-photon absorptiometry. Radiology 166: 574–575

ICRP (1975) Report of the task group on reference man. ICRP Publ No 23. Pergamon, Oxford

ICRP (1982) Protection against ionizing radiation from external sources used in medicine. ICRP Publ No 33. Pergamon, Frankfurt

Kalender W (1988) Neue Entwicklungen in der Knochendichtemessung mit quantitativer Computertomographie (QCT). Radiologe 28: 173–178

Kalender W (1991) Abschätzung der effektiven Dosis bei Knochenmineralmessungen mit Photonenabsorptiometrie und Computertomographie. ROFO 154: 51–56

Kalender WA (1992a) A phantom for standardization and quality control in spine bone mineral measurements by QCT and DXA: Design considerations and specifications. Med Phys 19: 1–4

Kalender W (1992b) Physik und Methodik der Knochenmineralmessung. Schild H, Heller M (Hrsg) Osteoporose. Thieme, Stuttgart

Kalender W, Klotz E, Süß C (1987a) Vertebral bone mineral analysis: An integrated approach with CT. Radiology 164: 419–423

Kalender W, Brestowsky H, Felsenberg D (1987b) Automated determination of the midvertebral slice for CT bone mineral measurements. Radiology 165(P): 298

Kalender W, Felsenberg D, Louis O, Lopez P, Klotz E, Osteau M, Fraga J (1989) Reference values for trabecular and cortical vertebral bone density in single and dual-energy quantitative computed tomography. Eur J Radiol 2: 75–80

Kelly TL, Slovik DM, Neer RM (1989) Calibration and standardization of bone mineral densitometry. J Bone Miner Res 4: 663–669

Laskey MA, Flaxman ME, Barber RW, Trafford et al. (1991) Comparative performance in vitro and in vivo of Lunar DPX and Hologic QDR-1000 dual energy x-ray absorptiometers. Br J Radiol 64: 1023–1029

Ross PD, Wasnich RD, Vogel JM (1988) Precision error in dual-photon absorptiometry related to source age. Radiology 166: 523–527

Schild H, Heller M (1992) Osteoporose. Thieme, Stuttgart

Die Verteilung der subchondralen Knochendichte, der Knorpeldicke und der Knorpeldegeneration an der menschlichen Patella

F. Eckstein, M. Müller-Gerbl und R. Putz

Anatomische Anstalt der Ludwig-Maximilians-Universität München, Pettenkoferstr. 11, 80336 München

Einleitung

Trotz einer großen Zahl von Publikationen zur Biomechanik und Pathologie des Femoropatellargelenkes bestehen nach wie vor Unklarheiten bei der Beurteilung der funktionellen Architektur von patellarem Knorpel und Knochen sowie bei der Ätiologie von Knorpelschäden der Kniescheibe. Bekannt ist, daß die Verteilung der subchondralen Röntgendichte die hauptsächliche (Pauwels 1965) und längerfristige (Carter 1984) Beanspruchung („loading history") in einigen Gelenken widerspiegelt.

Offen ist jedoch zum einen die Frage, ob auch die Verteilung der Knorpeldicke im Sinne einer funktionellen Adaptation an die mechanische Beanspruchung interpretiert werden kann. Zum anderen interessierte uns, ob sich aus einer Gegenüberstellung von subchondralen Dichtemustern und Knorpeldegeneration Gesichtspunkte zu einer mechanischen Genese patellarer Knorpelschäden ableiten lassen.

Material und Methode

30 Kniescheibenpräparate aus einem laufenden Präparierkurs (Alter 47 bis 90 Jahre, $\bar{x} = 64$ Jahre) wurden mittels CT-Osteoabsorptiometrie (CT-OAM) nach Müller-Gerbl et al. (1989) untersucht. In einem Computertomographen (Siemens Delta Scan FS 50) wurden die Kniegelenke axial zwischen Tibiaplateau und oberem Patellapol geschichtet und an den im Abstand von 4 mm gewonnenen Schnittbildern mittels Highlighting Isodensiten, d.h. Linien gleicher Hounsfielddichte, sukzessive zur Darstellung gebracht. Deren subchondrale Ausdehnung wurde auf die Gelenkfläche projiziert und in Höhe des jeweiligen CT-Schnittes in eine patellare Gelenkschablone übertragen (Abb. 1a). In dieser wurden verschiedene Hounsfieldbereiche (< 400 bis > 800 HU) flächenhaft rekonstruiert. Anschließend erfolgte die computergraphische Summation individueller Dichtemuster zu einer Durchschnittsverteilung aller 30 Patellae.

Die Knorpeldicke der Kniescheiben wurde an Photokopien von 4 mm dicken Gefrierschnitten händisch vermessen und flächenhaft in Form von ganzzahligen Höhenlinien zur Darstellung gebracht. Danach wurde ebenso wie für die subchondrale Dichte mittels Bildanalyse ein Summationsbild für alle Präparate hergestellt. Zum Vergleich der beiden obengenannten Verteilungen wurde jeder Knorpeldickenwert seinem örtlich entsprechenden Hounsfieldbereich zugeordnet und für jede Patella ein Korrelationskoeffizient beider Parameter bestimmt.

Die Dokumentation der Knorpeldegeneration erfolgte durch makroskopische Beurteilung in Anlehnung an die arthroskopisch übliche Klassifikation in die Grade 1 bis 3. Nach computergraphischer Summation ergibt die Dichte der Bildpunkte die Häufigkeit der entsprechenden Knorpelschadensgrade im jeweiligen Gelenkflächenareal. Zur Gegenüberstellung von subchondraler Dichte und Knorpeldegeneration wurde an definierten Punkten jeder Kniescheibe der entsprechende Dichtebereich und der Grad der Knorpeldegeneration abgelesen und anschließend die prozentuale Verteilung der Knorpelschadensgrade in den verschiedenen Hounsfieldbereichen berechnet.

Ergebnisse

Die Maxima subchondraler CT-Dichte finden sich konstant im proximalen Anteil der lateralen Facette. Von hier aus nehmen die Dichtewerte zur Peripherie ab (Abb. 1b).

Maximale Knorpeldickenwerte sind in zwei Dritteln der Fälle ebenfalls lateral lokalisiert. Der Bereich höchster Knorpeldicke im Summationsbild (Abb. 1c) ist in mittlerer Höhe quer über laterale Facette, Hauptfirst und Paramediansegment verteilt. Neben einzelnen Fällen, bei denen sich die Verteilungen von subchondraler Dichte und Knorpeldicke weitgehend entsprechen, finden sich häufig Beispiele von Verschiebungen hoher Knorpeldickenwerte gegenüber den Dichtemaxima nach medial auf die Firste. Dementsprechend streuen die individuellen Korrelationskoeffizienten zwischen $r = -0{,}149$ und $+0{,}826$ (Abb. 2).

Von schweren Knorpelschäden sind vor allem die „odd facet" und der Sekundärfirst betreffen (Abb. 1d), sowie in etwas geringerem Maße das Zentrum der lateralen Facette. Die Gegenüberstellung der Knorpelschäden mit der örtlich entsprechenden subchondralen CT-Dichte ergibt, daß der Knorpel über Bereichen hoher wie niedriger Mineralisierung prozentual häufiger geschädigt ist, während er über Bereichen mittlerer Dichte öfter intakt bleibt (Abb. 3). Schäden der lateralen Facette lassen sich dabei hochmineralisierten, solche der „odd facet" geringmineralisierten Arealen zuordnen (Abb. 1b und d).

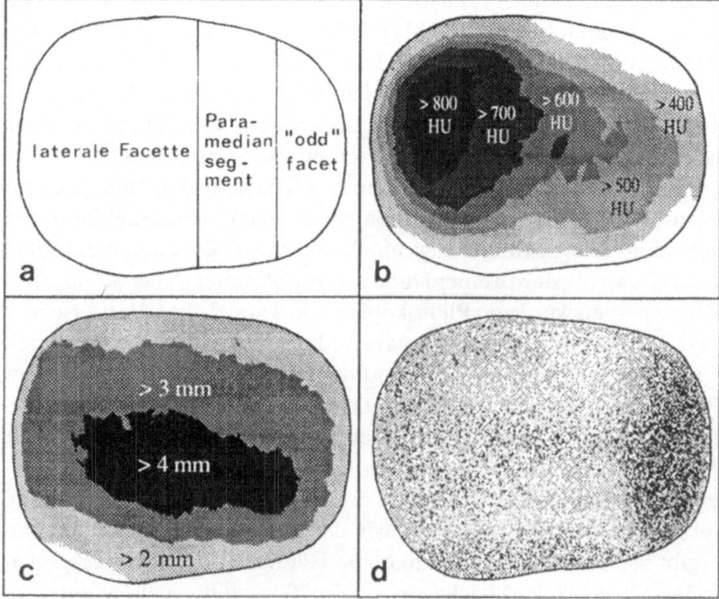

Abb. 1a–d. Summationsbilder für alle 30 Patellae: **a** Gelenkflächenschablone, **b** subchondrale CT-Dichte in Hounsfieldeinheiten (HU), **c** Knorpeldicke in Millimetern (mm), **d** Knorpeldegeneration (*schwarz* Grad 2/3, *grau* Grad 1, *weiß* kein Knorpelschaden)

Abb. 2. Korrelationskoeffizienten (r) für subchondralem Hounsfieldbereich und Knorpeldicke an 26 Patellae

Korrelation	**(r):**	Präp. Nr. 9	0,289	Präp. Nr. 20	0,575
Präp. Nr. 13	-0,149	Präp. Nr. 12	0,342	Präp. Nr. 26	0,596
Präp. Nr. 6	0,026	Präp. Nr. 30	0,407	Präp. Nr. 29	0,605
Präp. Nr. 19	0,031	Präp. Nr. 24	0,415	Präp. Nr. 21	0,649
Präp. Nr. 2	0,173	Präp. Nr. 15	0,423	Präp. Nr. 14	0,663
Präp. Nr. 18	0,179	Präp. Nr. 22	0,439	Präp. Nr. 3	0,689
Präp. Nr. 1	0,205	Präp. Nr. 5	0,451	Präp. Nr. 4	0,725
Präp. Nr. 16	0,208	Präp. Nr. 17	0,468	Präp. Nr. 25	0,791
Präp. Nr. 28	0,218	Präp. Nr. 27	0,574	Präp. Nr. 23	0,862

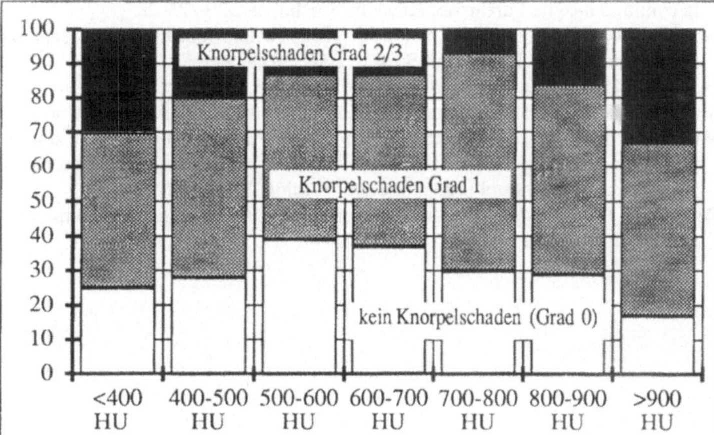

Abb. 3. Prozentuale Verteilung (%) der Knorpelschadensgrade in verschiedenen Hounsfieldbereichen (*HU*) für 30 Patellae

Diskussion

Die Lage subchondraler Dichtemaxima kann vor dem Hintergrund mechanischer Berechnungen durch Maquet (1976) und Kontaktflächenbestimmungen durch Hehne (1983) als Ausdruck einer häufigen Kontaktflächenbeteiligung bei tiefer Kniebeugung und damit bei hohen Anpreßdrücken interpretiert werden.

Bereiche höchster Knorpeldicke entsprechen der von Hehne (1983) bestimmten femoropatellaren Kontaktzone bei 60 Grad Kniebeugewinkel, von der ebenfalls angenommen werden kann, daß sie im Tagesablauf häufig (so z.B. beim Treppengehen oder beim Sport) einer hohen Beanspruchung ausgesetzt ist. Die individuell stark unterschiedlichen Grade von Korrelation beider Verteilungen könnten durch Inkongruenzen im medialen Gelenkbereich und damit durch einen unterschiedlichen Einfluß von statischer und dynamischer Beanspruchung (Eckstein et al. 1992) bedingt sein.

Die beobachteten Knorpelschadensmuster stimmen mit Befunden anderer Autoren überein, so die bevorzugte Degeneration der „odd facet" (Goodfellow et al. 1976) und Läsionen im Zentrum der lateralen Facette, die Ficat et al. (1975) als „zone critique" bezeichnen. Laterale Läsionen führen wir auf eine hohe Dauerbeanspruchung zurück, was sich aus deren Lokalisation über hochmineralisierten Bereichen ableiten läßt. Zu ganz ähnlichen Ergebnissen kommen aufgrund klinischer Studien Ficat und Hungerford (1972), die ein Hyperpressionssyndrom der lateralen Facette als eigenständiges Krankheitsbild herausarbeiten. Die geringe Mineralisierung der „odd facet" spricht dagegen für eine seltene Beanspruchung dieser Facette im Tagesablauf. Nach Hehne (1983) treten in diesem Gelenkbereich bei tiefer Kniebeugung jedoch kurzfristige Beanspruchungsspitzen auf. Diese könnten unserer Meinung nach, bei einer allgemeinen Unterforderung der Facette, zu der beschriebenen Knorpelschädigung führen.

Literatur

Carter DR (1984) Mechanical loading histories and cortical bone remodelling. Calcif Tissue Int 36: 519–524

Eckstein F, Müller-Gerbl M, Putz R (1992) Distribution of the subchondral bone density and cartilage thickness in the human patella. J Anat

Ficat P, Hungerford DS (1977) Disorders of the patellofemoral joint. Masson, Paris

Ficat P, Ficat C, Bailleux A (1975) Syndrome d'hyperpression externe de la rotule (SHPE). Son interét pour la connaissance de l'arthrose. Rev Chir Orthop 61: 39–59

Goodfellow J, Hungerford DS, Woods C (1976) Patello-femoral joint mechanics and pathology. 2. Chondromalacia patellae. J Bone Joint Surg Br 58B: 291–299

Hehne HJ (1983) Das Patellofemoralgelenk. Enke, Stuttgart

Maquet PGJ (1976) Biomechanics of the knee. Springer, Berlin Heidelberg New York

Müller-Gerbl M, Putz R, Hodapp N, Schulte E, Wimmer B (1989) Computed tomography-osteoabsorptiometry for assessing the density distribution of subchondral bone as a measure of long term mechanical adaptation in individual joints. Skeletal Radiol 18: 507–512

Pauwels F (1965) Gesammelte Abhandlungen zur funktionellen Anatomie des Bewegungsapparates. Springer, Berlin Heidelberg New York

Vergleich zwischen Ultraschallmessungen im Bereich der Patella und Knochendichtemessungen des distalen Radius bei prä- und postmenopausalen Frauen

R. Lehmann[1], H.M. Kvasnicka[1], M. Wapniarz[1], O. Randerath, K. Klein[2] und B. Allolio

[1] Medizinische Klinik II und Poliklinik der Universitätskliniken Köln, Joseph-Stelzmann-Str. 9, 50931 Köln

[2] Forschungsstelle für Gesundheitserziehung der Universität zu Köln, Gronewaldstr. 2, 50931 Köln

Einleitung

Zur Durchführung eines generellen Osteoporose-Screenings sind Methoden wünschenswert, die eine Vorselektion von Risikogruppen erlauben. Ultraschallmeßmethoden am Knochen werden zunehmend als Ergänzung einer absorptiometrischen Knochendichtemessung im Rahmen einer Frühdiagnostik der Osteoporose eingesetzt.

Heaney et al. konnten in einer multizentrischen Studie zeigen, daß die Messung der apparent velocity of ultrasound (AVU) eine gleich gute Abgrenzung von Gesunden zu Patienten wie DPA-Messungen an der Lendenwirbelsäule erlaubt (Heaney et al. 1989). Die Ultraschallgeschwindigkeit am Knochen wird beeinflußt durch die Knochendichte, Mikroarchitektur und elastischen Eigenschaften des Gewebes (Abendschein u. Hyatt 1970): $V = (E/p)^{1/2}$ (mit V = Ultraschallgeschwindigkeit, E = Elastizitätsmodul, p = Knochendichte).

Wir untersuchten in unserer Studie den Einfluß von Alter, Menopausenstatus und Östrogensubstitutionstherapie auf die Ultraschalltransmissionsgeschwindigkeit (AVU) an der Patella bei gesunden prä- und postmenopausalen Frauen. Gleichzeitig wurden Messungen der Knochendichte am distalen Radius durchgeführt.

Methoden

Wir untersuchten 292 gesunde Frauen im Alter von 40 bis 60 Jahren. Alle Frauen waren freiwillige Teilnehmerinnen eines Osteoporose-Screenings, das von unserer Klinik durchgeführt wurde. Bei allen Frauen wurde eine standardisierte Anamnese zu Risikofaktoren der Osteoporose und den Knochenstoffwechsel beeinflussenden Faktoren erhoben. Ausschlußkriterium für die weitere Auswertung war ein body mass index > 30 (Heaney et al. 1989). Anhand des Menopausenstatus konnten die Teilnehmerinnen in folgende Gruppen eingeteilt werden: 112 prämenopausale Frauen, 21 perimenopausale Frauen, 70 postmenopausale Frauen und 89 postmenopausale Frauen mit Östrogensubstitution (ERT = estrogen replacement therapy) für mindestens einem Jahr.

Die Messungen der Ultraschallgeschwindigkeit (AVU) an der Patella erfolgten mit dem Signet™Gerät (Osteo-Technology Inc., Framingham, Mass., USA), die breitbandige Arbeitsfrequenz liegt zwischen 100 und 600 kHz.

Die Messungen der Knochendichte (BMD) für Gesamt- und Spongiosa-Anteil am distalen Radius wurden mit der peripheren quantitativen CT (pQCT) (XCT 900, Stratec Electronic, Gräfenhausen, Deutschland) durchgeführt.

Ergebnisse

Wir fanden einen signifikanten altersabhängigen Abfall der AVU im untersuchten Kollektiv. Der Mittelwert der AVU lag bei prämenopausalen Frauen signifikant höher als bei postmenopausalen Frauen (1960.94 ± 73.40 m/s, n = 112 vs. 1880.85 ± 84.64 m/s, n = 70, p = 0.05). Unter Berücksichtigung des Menopausenstatus fand sich in der prämenopausalen Gruppe keine signifikante Abnahme der AVU mit dem Alter. Bei postmenopausalen Frauen zeigte sich eine negative Korrelation zwischen AVU und Dauer der Postmenopause (Abb. 1). Bei postmenopausalen Frauen mit Östrogensubstitution kam es zu einer geringeren Abnahme der Werte der AVU im Vergleich zu nicht substitutierten Frauen (y = 1938.32 − 4.11x, r = −0.15, p = 0.0001, n = 89 substituierte Frauen; y = 1920.07 − 7.82x, r = −0.33, p = 0.0055, n = 70 nichtsubstituierte Frauen). Wir berechneten Z-Werte der AVU für die Postmenopausendauer, um die Gruppen mit und ohne ERT direkt zu vergleichen. Mit zunehmender Dauer der Substitution kam es zu einem Anstieg der Z-Werte (y = 0.0761 + 0.039x, r = 0.23, p = 0.0291) (Abb. 2).

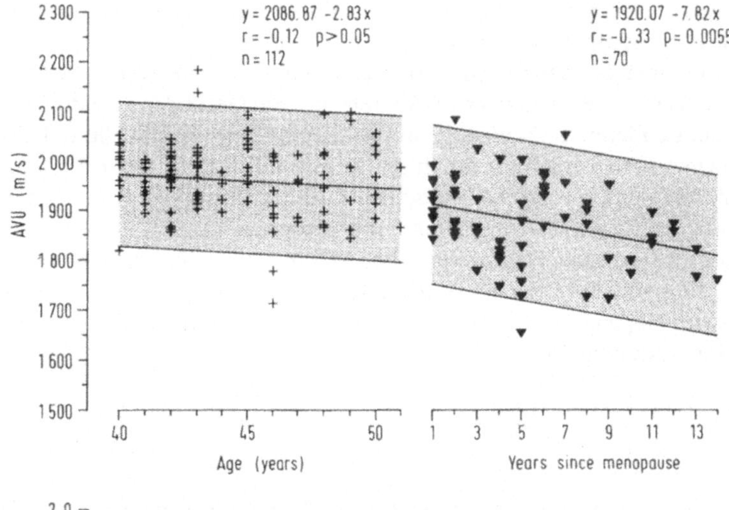

Abb. 1. Abhängigkeit der AVU von Alter und Postmenopausendauer bei prä- und postmenopausalen Frauen

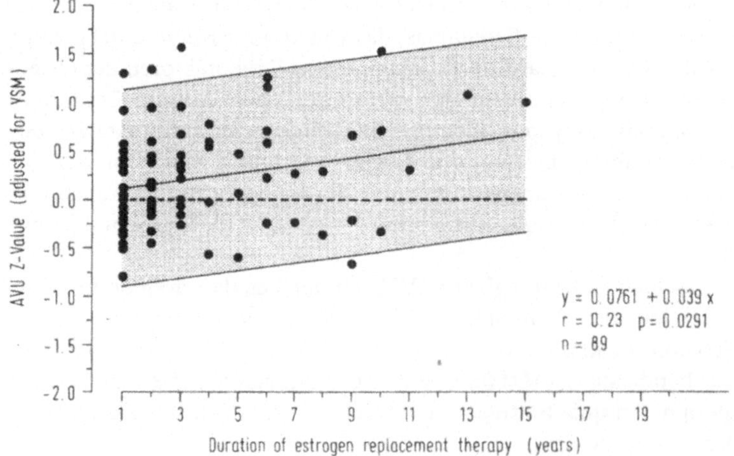

Abb. 2. Abhängigkeit der AVU von der Östrogensubstitutionsdauer

Die trabekuläre Knochendichte am distalen Radius zeigte eine signifikante Korrelation mit der AVU an der Patella ($n = 149$, $y = 0.1324 + 0.1557 \cdot 10^{-3}x$, $r = 0.278$, $p \leq 0.0001$). Bei einer erniedrigten AVU konnte ein prädiktiver Wert von 45.3% für eine erniedrigte Knochendichte berechnet werden. Bei normaler AVU war die Knochendichte in 77.5% normal.

Diskussion

Nordin fand bei postmenopausalen Frauen eine signifikante Abnahme der Knochendichte. Dabei war der Effekt der Menopausendauer größer als der Einfluß des Lebensalters (Nordin u. Polley 1987). Unsere Ergebnisse zeigen, daß auch durch die Messung der Ultraschalltransmissionsgeschwindigkeit am Knochengewebe alters- und menopausenabhängige Effekte nachweisbar sind. Es gibt eine signifikante altersabhängige Abnahme der AVU. Die AVU ist bei postmenopausalen Frauen signifikant niedriger als bei prämenopausalen Frauen und nimmt in Abhängigkeit von der Postmenopausendauer ab. Diese Ergebnisse sind vergleichbar mit den Untersuchungen von Heaney (Heaney et al. 1989). Bei Frauen mit postmenopausaler Östrogensubstitution liegen die Werte der AVU signifikant höher, die postmenopausale Abnahme ist deutlich geringer als in der nicht substituierten Gruppe. Einige Untersuchungen zur Knochendichte bei Östrogensubstitution zeigten ähnliche Effekte, die Knochendichte bei substituierten Frauen lag deutlich höher als bei unsubstituierten Frauen (Moore et al. 1990; Christiansen u. Riis 1991).

Ein Vergleich der AVU mit der Knochendichte am distalen Radius zeigt eine nur mäßige Korrelation. Grund hierfür ist neben der Unterschiedlichkeit der Meßorte eine Beeinflussung der AVU auch durch Eigenschaften der Knochenqualität (Turner u. Erich 1991).

Mit der Messung der Ultraschalltransmissionsgeschwindigkeit können östrogenabhängige Veränderungen am Knochen nach der Menopause nachgewiesen werden. Eine Östrogensubstitution verhindert den menopausenabhängigen Abfall der AVU. Die Messung der AVU an der Patella erlaubt möglicherweise eine Vorselektion von Risikogruppen, wobei bei geeigneter Wahl der Schwellenwerte ein größerer prädikativer Wert dieser Meßmethode zu erwarten ist.

Literatur

Abendschein W, Hyatt GW (1970) Ultrasonics and selected physical properties of bone. Clin Orthop 69: 294

Christiansen C, Riis BJ (1991) 17β-estradiol and continous noretisterone: a unique treatment for established osteoporosis in elderly women. J Clin Endocrinol Metab 71: 836–841

Heaney RP, Avioli LV, Chesnut CHIII, Lappe J, Recker RR, Brandenburger GH (1989) Osteoporotic bone fragility: detection by ultrasound transmission velocity. JAMA 261: 2986–2990

Moore M, Bracker M, Sartorius D, Saltman P, Strause L (1990) Long-term estrogen replacement therapy in postmenopausal women sustains vertebral bone mineral density. J Bone Miner Res 5: 659–664

Nordin BEC, Polley KJ (1987) Metabolic consequences of the menopause. Calcif Tissue Int 41/(1): 1–59

TurnerCH, Eich M (1991) Ultrasonic velocity as a predictor of strength in bovine cancellous bone. Calcif Tissue Int 49: 116–119

Über eine neue Methode zur Mineralgehaltbestimmung bei Kindern mittels Ultraschall

P. Eggert

Universitäts-Kinderklinik Kiel, Schwanenweg 20, 24105 Kiel

Einleitung

Fast ausschließlich werden radiologische Verfahren zur nichtinvasiven Mineralgehaltbestimmung von Knochen verwendet. Sie beruhen alle auf der Schwächung der ionisierenden Strahlung durch den Knochen (Mack et al. 1949; Henck u. Schmidt 1960; Tothill 1989). Diese unterliegt einem exponentiellen Abschwächungsgesetz

$$I = I_0 e^{-\mu d}.$$

Der Schwächungskoeffizient ‚μ' kann zur Mineralgehaltbestimmung herangezogen werden. Er bildet multipliziert mit der Schichtdecke d den Exponenten des Schwächungsgesetzes, dem die Intensität der Strahlung unterliegt. Je stärker die Schwächung, also je größer der Koeffizient, desto höher ist der Mineralgehalt. Je nachdem, welche Methode verwendet wird, liegt die Strahlenbelastung pro Untersuchung zwischen 10–100 μSv (Vanselow u. Proppe 1984). Diese Dosen sind zwar relativ klein, doch möchte man häufigere Untersuchungen durchführen, kann die resultierende Belastung beträchtlich sein. Zudem darf man die öffentlich geführte Diskussion über die Gefahren der radiologischen Diagnostik nicht außer acht lassen, von der besonders die Pädiatrie betroffen ist. Gründe genug, in der Kinderheilkunde nach anderen Möglichkeiten der Knochenmineralgehaltmessung zu suchen.

Material und Methoden

Genau wie die Röntgenstrahlung, unterliegen auch Schallwellen einem exponentiellen Abschwächungsgesetz. Die Idee liegt daher nahe, den Schwächungskoeffizienten der Schallwellen zur Beschreibung des schalleitenden Mediums heranzuziehen.

Um diesen Schwächungskoeffizienten zu messen, wurde eine Apparatur aufgebaut, deren Kernstück zwei gegenüber liegende Piezokristalle sind. Der eine dient als Sender einer Ultraschallwelle (2 MHz), der andere empfängt das Schallsignal, welches je nach seinem Weg durch unterschiedliches Gewebe unterschiedlich stark abgeschwächt wird.

Ergebnisse

Zum Nachweis der Mineralsalzabhängigkeit der Schallschwächung dienten folgende Experimente: Zunächst wurde ein treppenförmiger Prüfkörper aus Polyesterharz, dem Calciumapatit zugemischt war (Tothill 1989), in den Schallstrahl gebracht. Damit war es möglich, sowohl die Dicken- als auch insbesondere die Mineralsalzabhängigkeit der Schallschwächung zu prüfen. Daß dieser Effekt nicht nur bei Kunstharz, sondern auch bei Knochen zu beobachten ist, konnte an unterschiedentkalkten Knochenproben definierter Dicke nachgewiesen werden. Der nach Veraschung der Proben gemessene Calciumgehalt wurde gegen die Schwächung aufgetragen. Als Maß für die Schwächung diente die Halbwertsdicke, also die Wegstrecke, nach der die Schallintensität sich halbiert. In Abb. 1 ist das Ergebnis dargestellt. Im Bereich der Calciumkonzentration der Knochen von 50 bis 300 mg/cm zeigt sich eine lineare Abhängigkeit zwischen Halbwertsdicke und Mineralgehalt.

Diese theoretischen Grundlagen sind das Fundament für die klinische Anwendbarkeit der Methode.

Eine fixierte Kinderhand wird in ein Wasserbecken getaucht. Sie wird von der Schallstrecke, die auf einem beweglichen Bügel montiert ist, durchschallt. Durch punktweises Abfahren und Messen der jeweiligen Schwächung durch die Hand, kann ein Bild erzeugt werden, welches in seinem Charakter einem Röntgenbild der Hand entspricht. Die Schwächung an einer definierten Stelle (z.B. Mitte des Metacarpale V) wird zur Mineralisationsmessung herangezogen. Es wurden Patienten untersucht, bei denen aufgrund ihrer Erkrankung und der Therapie Schwankungen des Knochenmineralgehaltes zu erwarten waren. Bei Kindern mit einer hypophosphatämischen Rachitis nimmt die zunächst geringe Schwächung des Schalls unter Therapie nach einigen Wochen zu. Im Gegensatz dazu nimmt die Schallschwächung bei Kindern unter ACTH-Therapie, es handelte sich um Säuglinge mit BNS-Anfällen, ab. Die Beispiele zeigen, daß man mit dieser Methode Schwankungen des Mineralgehaltes, wie sie in vivo vorkommen, detektieren kann.

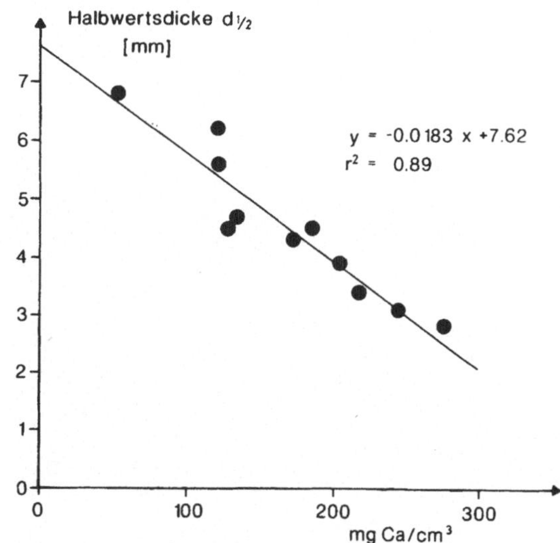

Abb. 1. Halbwertsdicke der Schallintensität in Abhängigkeit vom Calciumgehalt der durchschallten Knochenscheiben

Diskussion

Bei der hier vorgestellten Methode handelt es sich um ein transmissionssonographisches Verfahren zur Mineralisationsmessung von Mittelhandknochen bei Kindern. Es nutzt die Ultraschallschwächung und unterscheidet sich prinzipiell von bekannten Ultraschallverfahren, die entweder die Schallgeschwindigkeit (Rich et a. 1966) oder die Breitbandattenuation (Langton et al. 1984) nutzen. Beides sind Verfahren, die unabhängig von der Schallreflexion sind. Es konnte jedoch gezeigt werden, daß der Einfluß der Reflexion wesentlich überschätzt wurde und die Genauigkeit der hier vorgestellten Methode nicht beeinflußt wird. Darüber hinaus ist das Verfahren „bildgebend“ und erlaubt somit, den untersuchten Knochen reproduzierbar wieder aufzusuchen.

Literatur

Heuck F, Schmidt E (1960) Die quantitative Bestimmung des Mineralgehalts der Knochen aus dem Röntgenbild. ROFO 93: 523–554

Langton CM, Palmer SB, Porter RW (1984) The measurement of broadband ultrasonic attenuation in cancellous bone. Eng Med 13: 89–91

Mack PB, Brown WN, Trapp HD (1949) The quantitative evaluation of bone density. AJR 61: 808–825

Rich C, Klinik EJ, Smith R, Graham B (1966) Measurement of bone mass from ultrasonic transmission time. Proc Soc Exp Biol 123: 282–285

Tothill P (1989) Methods of bone mineral measurement. Phys Med Biol 34: 543–572

Vanselow K, Proppe D (1984) Grundlagen der quantitativen Röntgen-Bildauswertung. Springer, Berlin Heidelberg New York

Ultraschallgeschwindigkeitsmessungen am Skelett bei Sportlern

M. Jergas[1], P. Müller[3], E. Kuhlmann[2], R. Wittenberg[2] und O. Köster[1]

[1] Radiologische Universitätsklinik St. Josef-Hospital, Gudrunstr. 56, 44791 Bochum
[2] Orthopädische Universitätsklinik, St. Josef-Hospital, Gudrunstr. 56, 44791 Bochum
[3] Anwendungstechnisches Labor der Firma Karl Deutsch, 42115 Wuppertal

Einführung

Veränderungen des Knochenmineralgehaltes sowie strukturelle Veränderungen des Knochens durch unterschiedliche körperliche Aktivität sind in zahlreichen Studien beschrieben worden. Vergleiche zwischen Sportlern und Nichtsportlern zeigen, daß verschiedene sportliche Aktivitäten mit einer Veränderung des Knochenmineralgehaltes in den unterschiedlich beanspruchten Skelettabschnitten einhergehen können. Auch Veränderungen der mechanischen Eigenschaften wie der Knochenstruktur durch unterschiedliche Aktivität sind belegt.

In dieser Studie soll mittels Ultraschallgeschwindigkeitsmessungen an Meßorten der oberen und unteren Extremität der Einfluß körperlicher Aktivität auf die unterschiedlichen Skelettabschnitte untersucht werden.

Methodik

Probanden. 51 männliche Erwachsene im Alter von 18 bis 52 Jahren wurden untersucht. Bei 28 Probanden, die als Leistungssportler klassifiziert wurden, handelt es sich um professionelle Fußballspieler aus der 1. Fußballbundesliga. 11 als Breitensportler klassifizierte Probanden übten unterschiedliche Sportarten ein- oder mehrmals wöchentlich aus. 12 Probanden betrieben keinen Sport. Das Durchschnittsalter betrug für die Leistungssportler 24,6 Jahre, für die Breitensportler 32,9 Jahre und für die Nichtsportler 41,6 Jahre. Mittels eines Fragebogens wurden Risikofaktoren für eine generalisierte Skeletterkrankung und frischere oder ältere Frakturen ausgeschlossen.

Ultraschallgeschwindigkeitsmessung. Die Messung der Ultraschallgeschwindigkeit erfolgte im Durchschallungsmodus mit Hilfe des Prüfsystems Echograph 1030 (Firma Karl Deutsch, Wuppertal). Zwei breitbandige Prüfköpfe (0,8–3 MHz) dienten als Sender und Empfänger und wurden an einer Schieblehre, die eine gleichzeitige Dickenmessung ermöglichte, befestigt und ausgerichtet. Als Meßorte dienten beide Fersen sowie die Grundglieder des zweiten und dritten Fingers beider Hände. 10 aufeinanderfolgende Messungen bei 5 Probanden ergaben einen mittleren Variationskoeffizienten von 1,54% für die Messung am Calcaneus, 0,51% für DII und 0,67% für DIII.

Statistische Auswertung. Aus der deskriptiven Statistik wurden Mittelwerte, Standardabweichungen, Variationskoeffizienten und Korrelationsanalysen durchgeführt. Der Vergleich der Mittelwerte erfolgte mit dem Rangtest nach Mann und Whitney für unverbundene Stichproben bzw. mit dem Vorzeichen-Rang-Test von Wilcoxon für Paardifferenzen.

Ergebnisse

Die im gesamten Probandengut gemessenen Ultraschallgeschwindigkeiten liegen für den Meßort am Calcaneus zwischen 1476 und 1631 m/s. Die Messung des zweiten Fingers ergab Meßwerte zwischen 2086 und 2446 m/s. Am dritten Finger betragen die Ultraschallgeschwindigkeiten 2136 bis 2560 m/s. Zwischen dominanter und nicht-dominanter Körperhälfte kann an allen Meßorten auch innerhalb der einzelnen untersuchten Gruppen kein signifikanter Unterschied gefunden werden (Wilcoxon-Test).

Zwischen den Meßorten findet sich in der Gruppe der Nichtsportler und Breitensportler eine gute Korrelation zwischen DII und DIII der gleichen Hand ($r = 0.89$; $p < .01$) sowie zwischen den Fingern beider Hände ($r = 0.84$ bis $r = 0.92$; $p < .01$). Bei den Leistungssportlern ist diese Korrelation mäßig gut ($r = 0.63$ bis $r = 0.79$; $p < .01$). Die Messung am Calcaneus zeigt eine mäßige Korrelation zwischen Stand- und Spielbein bei Nicht- und Breitensportlern ($r = 0.57$; $p < .01$) bzw. eine schlechte Korrelation bei den Leistungssportlern ($r = 0.38$; $p > .05$). Bei Betrachtung des Zusammenhanges zwischen den Meßwerten am nicht-dominanten Calcaneus und an den Fingern beider Hände ergeben sich mäßig gute Korrelationen bei Nicht- und Breitensportlern ($r = 0.57$ bis $r = 0.69$, $p < .01$). Bei den Leistungssportlern findet sich kein signifikanter Zusammenhang zwischen diesen Meßorten.

Ein Vergleich der Mittelwerte der gemessenen Ultraschallgeschwindigkeiten an den einzelnen Meßorten zwischen der Gruppe der Leistungssportler einerseits und Breitensportlern und Nichtsportlern auf der anderen Seite zeigt für den dominanten wie den nicht-dominanten Calcaneus statistisch auffällige Unterschiede. Die Meßwerte von DII zeigen einen statistisch auffälligen Unterschied lediglich zwischen Nichtsportlern und Leistungssportlern (Tab. 1).

Tabelle 1. Mittelwerte der gemessenen Ultraschallgeschwindigkeiten in m/s am Calcaneus und an den proximalen Phalangen des zweiten und dritten Fingers für Patientengruppen unterschiedlicher Aktivität. Indizes: dominante (dom) und nicht-dominante (ndom) Körperhälfte. Der Vergleich der Mittelwerte erfolgte mittels U-Test. ^{3,6} $p < .05$, ^{1,2,4,5} $p < .005$

	Leistungssportler	**Breitensportler**	**Nichtsportler**
$Calcaneus_{dom}$	$1583{,}6 \pm 22{,}6^{1}$	$1550{,}5 \pm 25{,}4^{5}$	$1545{,}5 \pm 38{,}9^{1,5}$
DII_{dom}	$2265{,}6 \pm 80{,}4^{3}$	$2248{,}8 \pm 85{,}5$	$2204{,}6 \pm 84{,}9^{3}$
$DIII_{dom}$	$2373{,}9 \pm 63{,}9$	$2400{,}1 \pm 82{,}5$	$2347{,}1 \pm 118{,}4$
$Calcaneus_{ndom}$	$1578{,}7 \pm 20{,}3^{2}$	$1552{,}4 \pm 31{,}6^{4}$	$1551{,}5 \pm 30{,}1^{2,4}$
DII_{ndom}	$2257{,}1 \pm 63^{6}$	$2257{,}9 \pm 75$	$2214{,}3 \pm 88{,}5^{6}$
$DIII_{ndom}$	$2385{,}3 \pm 74{,}1$	$2386{,}8 \pm 100{,}2$	$2358{,}8 \pm 107.9$

Mit zunehmendem Alter zeigt sich in der Gruppe der Breiten- und Nichtsportler eine Abnahme der Ultraschallgeschwindigkeiten an allen Meßorten. Bei den Leistungssportlern kann zwischen den Meßorten an Hand und Fuß ein zum Teil gegenläufiger Effekt festgestellt werden. Während mit zunehmendem Alter an DII zunächst die Ultraschallgeschwindigkeit ansteigt und die zugehörige Regressionskurve sich an die der anderen Gruppe anfügt, kommt es am Calcaneus zu einem Abfall der Ultraschallgeschwindigkeit von im frühen Alter bereits recht hohen Ultraschallgeschwindigkeiten zu einer allmählichen Annäherung der beiden Regressionskurven von Leistungs- und Nicht- bzw. Breitensportlern (Abb. 1).

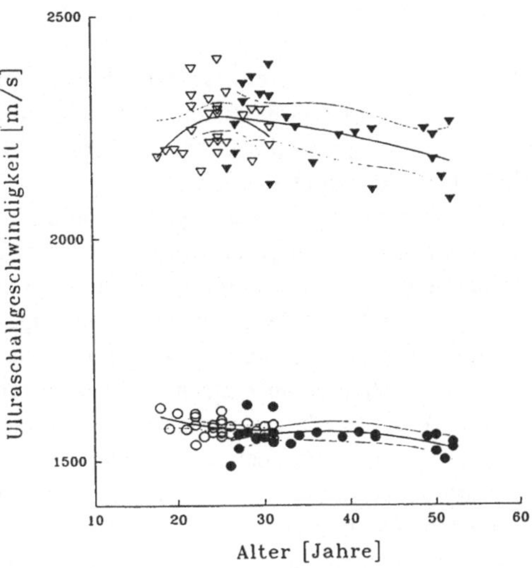

Abb. 1. Beziehung zwischen Alter der Probanden und Ultraschallgeschwindigkeit an den Meßorten nicht-dominanter Calcaneus (Kreis) und proximale Phalanx von DII der nicht-dominanten Hand (Dreieck) für Leistungssportler (offene Symbole) sowie Nicht- und Breitensportler (gefüllte Symbole). Den einzelnen Gruppen ist jeweils eine Regressionskurve zweiter Ordnung mit dem entsprechenden 95%-Konfidenzintervall zugeordnet

Diskussion

Die Ultraschallgeschwindigkeit wird im Falle des Knochens durch die Knochendichte wie auch durch qualitative Eigenschaften des Knochens, ausgedrückt durch den E-Modul, bestimmt. Bereits 1967 berichtete Florani über einen Zusammenhang zwischen Ultraschallgeschwindigkeit und statischer Belastung von Meerschweinchenfemora zur Bestimmung des E-Moduls (Florani et al. 1967).

Die in unserer Studie gemessenen Ultraschallgeschwindigkeiten sind in ihrer Größenordnung mit bisher veröffentlichten Ergebnissen anderer Autoren an den unterschiedlichen Meßorten vergleichbar. An allen Meßorten findet sich ein deutlicher Einfluß des Alters auf die Ultraschallgeschwindigkeit (Abb. 1). Bei Messungen an der Hand kann zunächst ein leichter Anstieg und mit zunehmendem Alter ab etwa 30 Jahren ein zunehmender Abfall festgestellt werden. Die Gruppe der Leistungssportler läßt sich dabei nahtlos an die Gruppe der Breiten- und Nichtsportler anschließen. Bei der Messung am Calcaneus zeigt sich ein anderes Bild. Die Gruppe der durchschnittlich sehr jungen Leistungssportler weist sehr hohe Ultraschallgeschwindigkeiten im Vergleich zu den anderen Gruppen auf. Insgesamt kann jedoch auch hier eine allmähliche Abnahme der Geschwindigkeit mit zunehmendem Alter gesehen werden. Dieses unterschiedliche Verhalten an diesen Meßorten findet seinen Ausdruck auch in der schlechten Korrelation zwischen den Ultraschallgeschwindigkeiten zwischen Fuß und Hand für die Fußballspieler. Als ursächlich für dieses Phänomen nehmen wir die erhöhte Belastung des Fußskeletts durch die sportliche Betätigung an. Die statistisch auffälligen Unterschiede am zweiten Finger zwischen Leistungssportlern und Nichtsportlern lassen sich durch den Altersunterschied der Gruppen bzw. durch die große Streuung des Alters mit der gleichzeitig damit verbundenen Streuung der Meßwerte bei den Nichtsportlern begründen. Während der Einfluß sportlicher Aktivität auf die Knochendichte bei unterschiedlichen Sportarten untersucht wurde, liegen nur wenige Ergebnisse zu Ultraschalluntersuchungen der Knochen bei unterschiedlicher körperlicher Aktivität vor. Rubin et al. berichten über eine signifikante Zunahme der Ultraschallgeschwindigkeit an Tibia und Patella bei Läufern nach einem Marathonlauf. In dieser Studie wird bereits über (nicht signifikante) Unterschiede in den gemessenen Ultraschallgeschwindigkeiten zwischen Läufern unterschiedlicher Leistungsstufen berichtet (Rubin et al. 1987). In einer weiteren experimentellen Arbeit konnten Rubin und Mitarbeiter einen deutlichen Verlust an Knochensubstanz nach Immobilisation feststellen, die mit einer signifikanten Erniedrigung der Ultraschallgeschwindigkeit am betroffenen Skelettabschnitt in vivo einherging (Rubin et al. 1988).

Die eigenen Ergebnisse zeigen vor allem am Calcaneus signifikante Unterschiede der gemessenen Ultraschallgeschwindigkeiten zwischen den Leistungssportlern und den übrigen Probanden, die über einen altersbedingt zu erwartenden Effekt hinausgehen. Aufgrund der vorliegenden Daten läßt sich keine Aussage machen, ob diese Geschwindigkeitserhöhung allein durch eine erhöhte Knochendichte, die sicherlich aufgrund der sportlichen Betätigung beim Fußballspielen am Calcaneus zu erwarten ist, oder zusätzlich durch eine veränderte Knochenstruktur bewirkt worden ist. Hier sind weitere ergänzende Studien durchzuführen, die den Zusammenhang zwischen körperlicher Betätigung, Knochendichte, Knochenqualität und Ultraschallgeschwindigkeit aufdecken. Der Calcaneus als Meßort für die Ultraschallgeschwindigkeit in der Diagnostik der Osteoporose muß aufgrund der noch unsicheren Beziehung zu den gerade genannten Faktoren kritisch geprüft werden. Andererseits zeigt sich anhand der gewonnenen Ergebnisse, daß mit der Ultraschallgeschwindigkeitsmessung am peripheren Skelett Veränderungen von Knochenstruktur oder -dichte reproduzierbar erfaßt werden können.

Literatur

Floriani LP, Debevoise NT, Hyatt GW (1967) Mechanical properties of healing bone by the use of ultrasound. Surg Forum 18: 468–470

Rubin CT, Pratt GW, Porter AL, Lanyon LE, Poss R (1987) The use of ultrasound in vivo to determine acute change in the mechanical properties of bone following intense physical activity. J Biomechanics 20: 723–727

Rubin CT, Pratt GW, Porter AL, Lanyon LE, Poss R (1988) Ultrasonic measurement of immobilization-induced osteopenie: an experimental study in sheep. Calcif Tissue Int: 309–312

Knochendichtemessung am Calcaneus mittels Ultraschall: Ein neues präzises Verfahren mit guter Übereinstimmung zur Wirbelsäulenmessung

Ch. Wüster, Ch. Scheidt-Nave, M. Bergmann, W. Paetzold, K. Brandt und R. Ziegler

Abt. Innere Medizin I, Endokrinologie und Stoffwechsel, Bergheimer Str. 58, 69115 Heidelberg

Einleitung

Die Knochendichtemessung ist das bisher einzige Verfahren mit dem das Risiko, eine osteoporotische Fraktur zu erleiden, quantitativ beurteilt werden kann (Wasnich et al. 1985). Hierzu stehen verschiedene Techniken mit der Möglichkeit der Messung an fast allen wünschenswerten Skelettpartien unter Verwendung radioaktiver oder Röntgen-Strahlung zur Verfügung. In jüngster Zeit sind die Verfahren zur Messung der Knochendichte mittels Ultraschall weiterentwickelt worden. Eine Methode zur Messung der Knochendichte ist die Bestimmung der Geschwindigkeit und der Abschwächung von Ultraschallwellen, die durch den Calcaneus geleitet werden.

Patienten, Material und Methoden

Für die Knochendichtemessung am Calcaneus verwendet wird ein Gerät der Firma Lunar/MEI (Achilles), Wiesbaden. Von einem Ultraschallkopf mit 0,5 MHz werden Schallwellen durch den Calcaneus gesendet und die Geschwindigkeit dieser Welle auf der anderen Seite des Knochens in m/sec. (SOS) und die Schwächung der Welle in Dezibel/MHz (BUA) gemessen. Eine rechnerische Kombination dieser beiden Werte wird von der Herstellerfirma als „stiffness" (T-Wert) in % angegeben, ohne daß die genaue Formel für die Errechnung dieses Wertes von der Firma angegeben wird. Der Fuß wird hierzu in ein auf 37°C aufgewärmtes Wasserbad positioniert.

Zur Beurteilung der Wertigkeit von SOS und BUA im Vergleich zu etablierten Verfahren wurden insgesamt 198 Patienten untersucht. Diese unterteilten sich in 106 Patienten aus unserer endokrinologischen Ambulanz mit unterschiedlichsten Erkrankungen des Skelettsystems und einem Durchschnittsalter von 54 ± 12 Jahren (26–83 Jahren) und 92 Personen aus einer Stichprobe einer epidemiologischen Studie zur Untersuchung der Prävalenz von Wirbelkörperfrakturraten, die zufällig aus der Gesamtbevölkerung über das Einwohnermeldeamt gezogen wurden, mit einem Durchschnittsalter von 64 ± 8 Jahren (50–81 Jahren). Die Knochendichte (BMD) wurde an folgenden Stellen gemessen: LWS, Schenkelhals und Calcaneus mittels DXA (Hologic QDR 1000, Fa. Hologic, Waltham, USA), distaler und proximaler Unterarm mittels SPA (ND 1100A, Fa. Nuclear Data, Frankfurt) (Wüster et al. 1991, 1992). Zur Berechnung von Sensitivität und Spezifität wurde das Kollektiv von Patienten verwendet, das eine Knochendichte an der LWS (DXA, T-Wert) von kleiner als −2 bzw. −3 SD zeigte und mit dem Gesamtkollektiv verglichen. Desweiteren wurden drei Patienten und ein Standardpolyäthylenphantom fünf Mal direkt hintereinander gemessen. Dabei wurde darauf geachtet, daß der Fuß, jedesmal wieder trocken geföhnt wurde, da bei Mehrfachmessungen mit nassem Fuß die Werte mit zunehmender Meßzeit ansteigen.

Ergebnisse

Der Variationskoeffizient bei den Wiederholungsmessungen lag dabei für SOS (in m/sec) bei 0,29 ± 0,08 (Phantom), 0,4 ± 0,2 (rechts) und 0,43 ± 0,06 (links), für BUA (in dB/MHz) bei 1,08 ± 0,9 (Phantom), 1,59 ± 0,37 (rechts) und 2,88 ± 1,53 (links) und für den „stiffness" T-Wert (in %) bei 1,96 ± 0,45 (Phantom), 1,97 ± 0,77 (rechts) und 3,62 ± 0,62 (links).

Tabelle 1. Meßparameter und Charakteristika von 190 Patienten, bei denen absorptiometrische (DXA) Knochendichtemessungen am Calcaneus, Oberschenkelhals (OSH), der LWS und am Unterarm (SPA) sowie Messungen durch Ultraschall am Calcaneus durchgeführt worden waren. Die Zahlen sind in der jeweils oberen Reihe jeweils links der Korrelationskoeffizient r und rechts die Anzahl der Patienten n, und in der jeweils unteren Reihe der Standardschätzfehler (SEE) und das Signifikanzniveau p. SOS = Ultraschallgeschwindigkeit, BUA = Ultraschallabschwächung, Sono-T-Wert = errechnete Kombination aus beiden Parametern. ns = nicht signifikant. SEM = Standardmittelfehler, SD = Standardabweichung.

	SOS (m/sec)		BUA (dB/MHz)		Sono-T-Wert	
Alter (Jahre)	r = −0,19	n = 96	−0,15	190		
	SEE = 29	p < 0,011	11	0,05		
Körpergröße (cm)	0,13	190	0,27	190		
	29	ns	11	0,0001		
Körpergewicht (kg)	0,12	190	0,10	190		
	29	ns	11	ns		
Körpermassenindex (kg/m²)	0,06	190	0,10	190		
	29	ns	11	ns		
SOS (m/sec)			0,77	190		
			19	ns		
Calcaneus (zentral, DXA)	0,72	134	0,65	134		
	20	0,0001	8,7	0,0001		
Calcaneus (Gesamtfläche, DXA)	0,68	134	0,63	134		
	22	0,0001	8,9	0,0001		
LWS p.a. (g/cm², DXA)	0,43	85	0,46	85		
	26	0,0001	11	0,0001		
LWS (T-Wert)					0,59	141
					1,1	0,0001
OSH (g/cm², DXA)	0,58	83	0,59	83		
	23	0,0001	10	0,0001		
OSH (T-Wert)					0,54	95
					1,24	0,0001
Unterarm (distal, T-Wert)					0,44	55
					1,12	0,0001
Unterarm (Proximal, g/cm, SPA)					0,39	56
					1,15	0,003
Mittelwert	1513,5		113,4		−2,07	
SEM	2,13		0,81		0,1	
SD	29,5		11,14		1,42	

Es zeigte sich eine signifikante Abnahme von SOS und BUA mit dem Alter ($p < 0,01$, $r = -0,19$) (Abb. 1, Tab. 1). BUA zeigte eine schwach signifikante Abhängigkeit vom Körpergewicht und von der Körpergröße ($p < 0,05$, $r = 0,26/0,27$). SOS war unabhängig von Größe oder Gewicht. SOS und BUA waren beide unabhängig vom Körpermassenindex (in kg/m²). Es zeigte sich eine signifikante Korrelation zwischen der absorptiometrisch gemessenen (DXA) BMD

Abb. 1. Korrelation zwischen der Knochendichte gemessen durch Ultraschallgeschwindigkeit am Calcaneus (SOS) und dem Alter der Patienten; n = 190

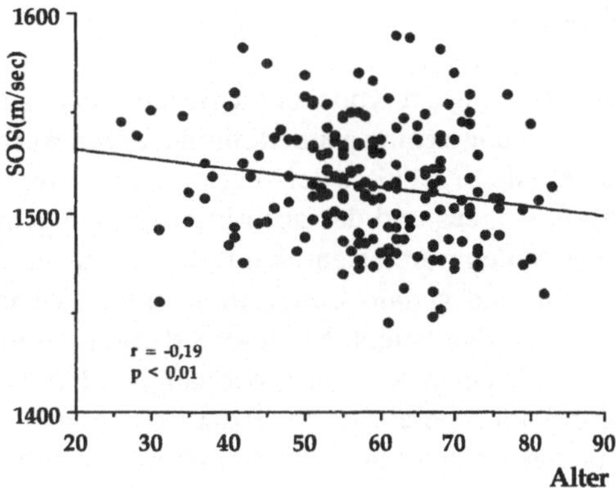

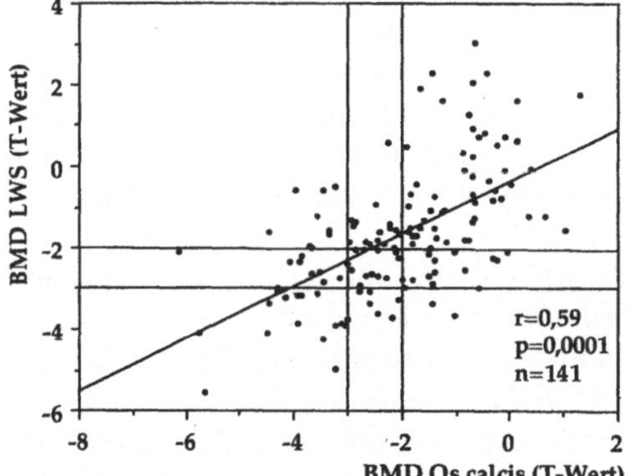

Abb. 2. Korrelation zwischen Knochendichtemessungen am Calcaneus mittels Ultraschall angegeben als T-Wert und an der LWS mittels DXA (BMD) ebenfalls als T-Wert in Standardabweichungen bei 141 Patienten

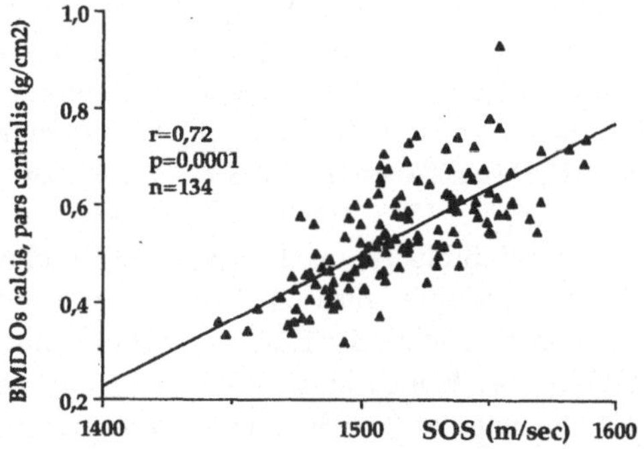

Abb. 3. Korrelation zwischen Knochendichtemessungen am Calcaneus mittels Ultraschallgeschwindigkeit (SOS) in m/sec. und mittels DXA (Pars centralis) in g/cm² bei 134 Patienten

von LWS bzw. Calcaneus mit SOS und BUA ($p < 0{,}0001$, $r = 0{,}43/0{,}46$ für die LWS bzw. $r = 0{,}72/0{,}65$ für den Calcaneus respektive) (Abb. 2 und 3). Die Korrelationen zwischen BMD am Oberschenkelhals lagen dazwischen schwach signifikant. Den Vergleich zwischen BMD des Unterarmes (SPA) mit SOS und BUA waren schwach signifikant. Den Vergleich der T-Werte (Abweichung von der mittleren Norm von 30jährigen gleichgeschlechtlichen Normalpersonen) gemessen mittels Ultraschall am Calcaneus und mittels DXA an der LWS zeigt Abb. 2. Werden die Patienten mit einem T-Wert kleiner als −2 als krank bezeichnet, errechnet sich für den Sono-T-Wert eine Sensitivität von 60% bei einer Spezifität von 68%. Legt man eine Grenze bei kleiner −3 SD als krank fest, steigt die Sensitivität nur geringgradig auf 65%, dafür die Spezifität aber deutlich auf 85%.

Diskussion

Die Messung der Knochendichte am Calcaneus mittels Ultraschall-Geschwindigkeit und -Abschwächung ist eine neue Methode, deren Wertigkeit noch nicht abschließend beurteilt werden kann. Die Ergebnisse der Vergleichsmessung zwischen der mit Ultraschall gemessenen Dichte am Calcaneus und der absorptiometrisch gemessenen Dichte an denselben und an anderen Skeletteilen waren signifikant, daher scheint die Methode vielversprechend. Die Messung ist präzise und genau. Langzeitmessungen stehen noch aus. Die signifikanten Korrelationen zwischen den beiden Methoden deuten darauf hin, daß wiederum auch mit der Ultraschall-Methode ein knochendichteabhängiger Parameter gemessen wird. Die Schwankungen um die Korrelationsgerade (Abb. 3) deuten aber mögliche andere Einflüsse wie z.B. Knochenstruktur auf den Meßwert hin. Ob aber überhaupt eine Strukturbeurteilung durch die Ultraschallmessung möglich sein wird, kann noch nicht gesagt werden.

Die vorliegenden Ergebnisse decken sich mit Angaben aus der Literatur (Rossmann et al. 1989; Zagzebski et al. 1991; Agren et al. 1991). Mit der an der Patella angewendeten Methode konnte bereits in einer Studie eine Frakturrisikovorhersage erfolgreich durchgeführt werden (Baran et al. 1988). Als strahlenfreie Alternative könnte sich die Methode evtl. zur Screening-Methode eignen, wobei dann alle Patienten mit einem Ultraschall-Meßwert (T-Wert) kleiner als -1 SD (bei T-Wert der LWS < -3 SD) bzw. <0 SD (bei TLWS < -2 SD) einer Knochendichtemessung der LWS zugeführt werden müßte, um keine Risikopatienten zu übersehen.

Wir schlußfolgern aus diesen ersten Ergebnissen, daß die Messung der Knochendichte des Calcaneus mittels Ultraschall eine genaue und präzise Methode ist und eine gute Korrelation zur Knochendichte der LWS, des Schenkelhalses und des Calcaneus besitzt. Diese ersten Ergebnisse erscheinen hinsichtlich einer weiteren Verwendung dieser strahlenfreien Methode, zur Messung der Knochendichte, erfolgversprechend. Möglicherweise kommt der Kombination mit einem absorptiometrischen Verfahren besondere Bedeutung zu. Bezüglich Sensitivität und Spezifität bei der Erfassung von manifest an Osteoporose erkrankten Patienten liegen noch keine Ergebnisse vor.

Literatur

Agren M, Karellas A, Leahey D, Marks S, Baran D (1991) Ultrasound attenuation of the calcaneus: a sensitive and specific discriminator of osteopenia in postmenopausal women. Calcif Tissue Int 48: 240–244

Baran DT, Kelly AM, Karellas A et al. (1988) Ultrasound attenuation of the os calcis in women with osteoporosis and hip fractures. Calcif Tissue Int 43: 138–142

Rossmann P, Zagzebski J, Mesina C, Sørensen J, Mazess RB (1989) Comparison of speed and ultrasound attenuation in the os calcis to bone density of the radius, femur and lumbar spine. Clin Phys Physiol Meas 10: 353–360

Wüster C, Bockmühl M, Ugurel A, Leidig G, Minne HW, Ziegler R (1991) Normal values for bone mineral content (BMC) as measured by dual-photon- and dual-x-ray-absorptiometry (DPA vs DPX). Calcif Tissue Int 48 [Suppl]: A77

Wüster C, Duckeck G, Ugurel A, Lojen M, Minne HW, Ziegler R (1992) Bone mineral content of spine and forearm in osteoporosis and in German normals: influences of sex, age and anthropometric parameters. Eur J Clin Invest 22: 366–370

Zagzebski JA, Rossmann PJ, Mesina C, Mazass RB, Madsen EL (1991) Ultrasound transmission measurements through the os calcis. Calcif Tissue Int 49: 107–111

Ultraschallgeschwindigkeitsmessungen zur Diagnose einer postmenopausalen Osteoporose

M. Jergas[1], M. Uffmann[1], P. Müller[2] und O. Köster[1]

[1] Radiologische Universitätsklinik am St. Josef-Hospital, Gudrunstr. 56, 44791 Bochum
[2] Anwendungslabor der Firma Karl Deutsch, Otto-Hausmann-Ring 101, 42115 Wuppertal

Einführung

Die Ultraschallgeschwindigkeit bei der Durchschallung eines Knochens wird durch die Knochendichte wie auch durch die elastischen Eigenschaften des Knochens bestimmt. Damit ist die Ultraschallgeschwindigkeit eine Materialeigenschaft, die im Vergleich zu reinen Dichtemessungen zusätzliche Informationen hinsichtlich der Knochenqualität zu geben vermag.

In der vorliegenden Studie soll durch eine einfache Ultraschallgeschwindigkeitsmessung an verschiedenen Meßorten des peripheren Skeletts die Möglichkeit einer Differenzierung zwischen einem osteoporotischen und nicht-osteoporotischen Kollektiv geprüft werden.

Methoden

Probandinnen. Ultraschallgeschwindigkeitsmessungen wurden bei insgesamt 52 postmenopausalen Frauen durchgeführt. 29 Frauen boten keinen Anhalt für eine generalisierte Knochenerkrankung (Durchschnittsalter 61,2 Jahre), 23 Frauen hatten eine Osteoporose, wobei sich bei 9 Frauen Wirbelkörperfrakturen fanden (Durchschnittsalter 64,6 Jahre bzw. 65,7 Jahre).

Ultraschallgeschwindigkeitsmessung. Die Messung der Ultraschallgeschwindigkeit erfolgte im Durchschallungsmodus mit Hilfe des Prüfsystems Echograph 1030 (Firma Karl Deutsch, Wuppertal). Zwei breitbandige Prüfköpfe (0,8–3 MHz) dienten als Sender und Empfänger und wurden an einer Schieblehre, die eine gleichzeitige Dickenmessung ermöglichte, befestigt und ausgerichtet. Als Meßorte dienten beide Fersen sowie die Grundglieder des zweiten und dritten Fingers beider Hände. 10 aufeinanderfolgende Messungen bei 5 Probanden ergaben einen mittleren Variationskoeffizienten von 1,54% für die Messung am Calcaneus, 0,51% für DII und 0,67% für DIII.

Knochendichtemessung. Knochendichtemessungen wurden bei 30 Frauen an der LWS im p.a.-Strahlengang in der Regel über die Wirbelkörper L1 bis L4 mittels dualer Röntgenabsorptiometrie (Hologic QDR 1000, Firma Siemens) durchgeführt. Da nicht in allen Fällen eine Auswertung aller vier LWK möglich war, erfolgte die Angabe der Knochendichte als normalkollektivbezogener Wert (T-Score; % der peak-bone-mass bei 30jährigen).

Statistische Auswertung. Mittelwertberechnungen sowie Berechnungen von Standardabweichungen und Variationskoeffizienten sowie Korrelationsanalysen wurden durchgeführt. Der Vergleich der Mittelwerte erfolgte mit dem Rangtest nach Mann und Whitney für unverbundene Stichproben bzw. mit dem Vorzeichen-Rang-Test von Wilcoxon für Paardifferenzen.

Ergebnisse

Es fand sich eine gute Korrelation zwischen den Meßorten an einer Hand ebenso wie auch eine gute Korrelation zwischen den Fingern der dominanten und nicht-dominanten Körperhälfte bestand ($r = 0.81$ bis $r = 0.89$; $p < .01$). Zwischen beiden Calcanei bestand eine nur mäßige Korrelation ($r = 0.52$; $p < .01$). Zwischen den Calcanei und den Meßorten an den Händen konnte kein Zusammenhang festgestellt werden. Die Ultraschallgeschwindigkeit an DII und DIII beider Hände war für das osteoporotische Kollektiv im Vergleich zum nicht-osteoporotischen signifikant erniedrigt. Die mittlere Ultraschallgeschwindigkeit am Calcaneus zeigte keinen Unterschied zwischen beiden Kollektiven (Abb. 1).

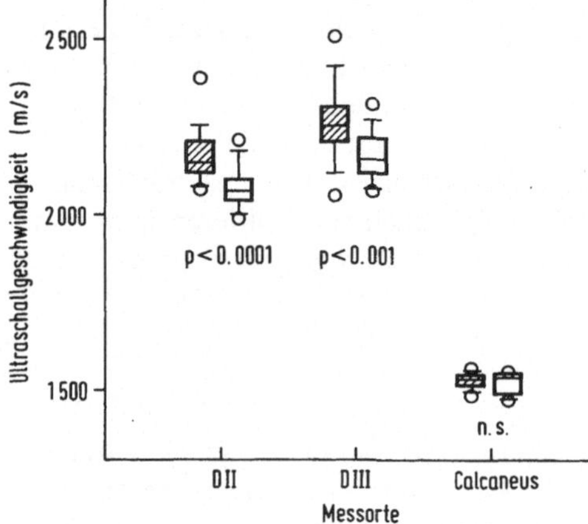

Abb. 1. Box-plots für Ultraschallgeschwindigkeitsmessungen an verschiedenen Meßorten der nicht-dominanten Körperhälfte. Dargestellt sind 5-, 10-, 25-, 50-, 75-, 90- und 95-Prozent-Perzentile

Für alle Meßorte zeigte sich eine deutliche Altersabhängigkeit mit einer Verminderung der Ultraschallgeschwindigkeit mit zunehmendem Lebensalter. Diese Beobachtung konnte sowohl im osteoporotischen wie im nicht-osteoporotischen Kollektiv gemacht werden, wobei sich in allen Altersklassen (Tab. 1) bei der Messung an DII ein signifikanter Unterschied zwischen den Kollektiven fand, was für die Messung am Calcaneus nicht der Fall war.

Tabelle 1. Durchschnittliche Ultraschallgeschwindigkeit an verschiedenen Meßorten für ein osteoporotisches und ein nicht-osteoporotisches Kollektiv in verschiedenen Altersklassen.

	Ultraschallgeschwindigkeit [m/s]		
	Keine Osteoporose	Osteoporose	
bis 60 Jahre (n = 19)			
$DII_{nicht\text{-}dominant}$	2195,8 ± 75,7	2106,1 ± 81,6	p<.05
$Calcaneus_{nicht\text{-}dominant}$	1530 ± 26,6	1540 ± 10,8	n.s.
60 bis 69 Jahre (n = 18)			
$DII_{nicht\text{-}dominant}$	2170,9 ± 113,5	2067,4 ± 76,4	p<.05
$Calcaneus_{nicht\text{-}dominant}$	1532,2 ± 14,1	1532 ± 25,6	n.s.
mehr als 70 Jahre (n = 15)			
$DII_{nicht\text{-}dominant}$	2136,3 ± 60,3	2054,3 ± 33,5	p<.005
$Calcaneus_{nicht\text{-}dominant}$	1511,3 ± 26,1	1506,1 ± 34	n.s.

Zwischen den Ultraschallgeschwindigkeiten an den verschiedenen Meßorten und dem an der LWS gemessenen Knochenmineralgehalt konnte ein nur schlechter bis mäßiger Zusammenhang gefunden werden (Tab. 2).

Tabelle 2. Korrelationskoeffizienten für Ultraschallgeschwindigkeiten an verschiedenen Meßorten und DXA der LWS (T-Score). Ein signifikanter Zusammenhang fand sich lediglich bei der Messung an DII.

Meßort		Korrelationskoeffizient	
nicht-dominant	DII	r = 0.405	p<05
	DIII	r = 0.206	n.s.
	Calcaneus	r = 0.149	n.s.
dominant	DII	r = 0.469	p<01
	DIII	r = 0.329	n.s.
	Calcaneus	r = 0.286	n.s.

Diskussion

Die Ultraschallgeschwindigkeitsmessung am Skelettsystem zeigte sich als eine einfach durchzuführende Methode ohne Strahlenbelastung. Die hier vorgestellten Daten belegen, daß zumindest für die Messung an der proximalen Phalanx von DII und DIII signifikante Unterschiede zwischen einem osteoporotischen und einem nicht-osteoporotischen Kollektiv gefunden werden können. Über vergleichbare Ergebnisse berichten Heany und Mitarbeiter sowie Camporeale und Mitarbeiter, die Ultraschallgeschwindigkeitsmessungen an der Patella durchführten (Camporeale et al. 1991; Heany et al. 1989).

Durch Messungen am Calcaneus konnte im eigenen Kollektiv nicht zwischen osteoporotischen und nicht-osteoporotischen Frauen unterschieden werden. Bei vergleichbaren Ultraschallgeschwindigkeiten im umgebenden Weichteilgewebe muß ein Einfluß des Weichteilgewebes diskutiert werden. Ebenso muß die Rolle des Calcaneus als belastungstragender Knochen berücksichtigt werden. Rubin et al. fanden bei Marathonläufern bei Ultraschallgeschwindigkeitsmessungen an Patella und Tibia höhere Geschwindigkeiten für Läufer einer höheren Leistungsstufe im Vergleich zu leistungsschwächeren Läufern (Rubin et al. 1987).

An allen Meßorten zeigte sich mit zunehmendem Alter eine Herabsetzung der gemessenen Ultraschallgeschwindigkeit bei osteoporotischen wie bei nicht-osteoporotischen Frauen. Die Ergebnisse implizieren, daß neben Veränderungen der Knochendichte auch strukturelle Veränderungen eine Rolle spielen, die durch Messung der Ultraschallgeschwindigkeit erfaßt werden. In diesem Zusammenhang muß auch die relativ schlechte Korrelation zwischen der Knochendichtemessung an der LWS und den gemessenen Ultraschallergebnissen gesehen werden.

Zusammenfassend läßt sich sagen, daß mit der Ultraschallgeschwindigkeitsmessung am peripheren Skelett eine neue Methode zur Verfügung steht, die, vergleichbar mit bestehenden Meßmethoden, eine Diskriminierung zwischen osteoporotischen und nicht-osteoporotischen Kollektiven zuläßt. Weitere kontrollierte Studien vorausgesetzt, kann dieses Verfahren im Vorfeld weiterer etablierter Diagnostik als Screeningmethode eingesetzt werden.

Literatur

Camporeale A, Agnusdei D, Zacchei F, Cepollaro C, Gennari C (1991) Bone mineral density and ultrasound velocity in normal and osteoporotic women. Osteoporosis Int 1: 194

Heany RP, Avioli LV, Chesnut III CH, Lappe J, Recker RR, Brandenburger GH (1989) Osteoporotic bone fragility. Detection by ultrasound transmission velocity. JAMA 261: 2986–2990

Rubin CT, Pratt GW, Porter AL, Lanyon LE, Poss R (1987) The use of ultrasound in vivo to determine acute change in the mechanical properties of bone following intense physical activity. J Biomech 20: 723–727

Ergebnisse der Osteodensitometrie bei medikamentöser Fluorose

S. Hauch und J. Franke

Klinik und Poliklinik für Orthopädie der Medizinischen Akademie Erfurt, Regierungsstr. 42a, 99084 Erfurt

Einleitung

Die medikamentöse Fluorose ist stets die Folge einer entweder nicht individuell durchgeführten oder nicht adäquat kontrollierten oder überhaupt nicht indizierten Fluoridtherapie.

Beispiele dafür wären die Gabe von Fluoriden bei Osteomalazie oder Poromalazie, Pauschaldosierung ohne Berücksichtigung des Körpergewichts und Responderverhaltens, übersehen einer Niereninsuffizienz und damit verbundene F-Akkumulation oder Unterlassen der nötigen Labor- und Röntgenkontrollen während der Therapie.

Unsere bisherige Arbeit auf diesem Gebiet (Hauch u. Franke 1991) fortsetzend haben wir versucht, die bis dato beobachteten pathologischen Prozesse, wie histologisch nachweisbare, mit Highturnover und Oberflächen- und Volumenosteoidose und verdichtete Strukturzeichnung sowie laborchemisch nachweisbare Erhöhung der alkalischen Serum-Phosphatase durch quantitative Befunde (Analysedaten aus der Veraschung, Histomorphometrie und Osteodensitometrie) zu ergänzen, wobei in dieser Arbeit hauptsächlich die osteodensitometrischen Ergebnisse diskutiert werden.

Patientengut und Methoden

Bisher konnten wir 14 Fälle von medikamentöser Fluorose (11 weibl. und 3 männl., Durchschnittsalter: weibl. 68,3 (43–77), männl. 80 (74–84) Jahre), mit einer NaF-Medikation von 40–80 mg/d über 4 bis 14 Jahre (entsprechend 90–300 g NaF bzw. 40–135 g F kumulativ) untersuchen. Von 10 Patienten liegen Knochendichtemessungen vor, wobei nur die Werte der 8 darunter befindlichen Frauen zur Auswertung herangezogen wurden, da für Männer keine Referenzwerte verfügbar sind.

Die Densitometrie erfolgte mit dem DPX-L von Lunar sowohl an der LWS ap und seitlich als auch an der Schenkelhalsregion und als Ganzkörperscan.

Ergebnisse

Eine Zunahme der Knochendichte zeigte sich nur im Bereich des Stammskeletts, vor allem an der Wirbelsäule (ap-Messungen zeigten Werte zwischen 138 und 228% der Norm), wogegen Schenkelhals- und Ganzkörperscan annähernd normale Werte ergaben (Abb. 1). Die höchste Dichtezunahme erfährt die Wirbelspongiosa; bei der Lateralmessung ergaben sich Werte von 208–515% – die isolierte Messung einer Mid-Region sogar 2415% – des altersentsprechenden Normwertes. An der Schenkelhalsregion wurden nur noch wenig erhöhte Werte gemessen (Hals: 95–123, ∅ 108%; Trochanter: 90–136, ∅ 109%, Ward: 93–155, ∅ 110%).

Die geringe durchschnittliche Dichtezunahme in der Ganzkörpermessung auf 111% der Norm ist auf die o.g. Ergebnisse im Stammskelettbereich zurückzuführen, was sich durch regional differenzierte Auswertung bestätigen läßt (Abb. 2). Nur Rumpf- und Beckenregion zeigen erhöhte Werte, Arm- und Beinregion lagen dagegen etwas unter dem Durchschnitt.

Diskussion

Im Gegensatz zur Industriefluorose, bei der es auch zur Verdickung der Kompakta langer Röhrenknochen kommt (Franke 1976), zeigt sich nach den bisherigen Ergebnissen bei medikamentöser Fluorose nur eine Zunahme der Knochenmasse am Stammskelett, wobei diese aber genau wie bei der Industriefluorose in keinem Zusammenhang mit Expositionsdauer und aufgenommener Gesamtfluordosis zu stehen scheint (Abb. 3).

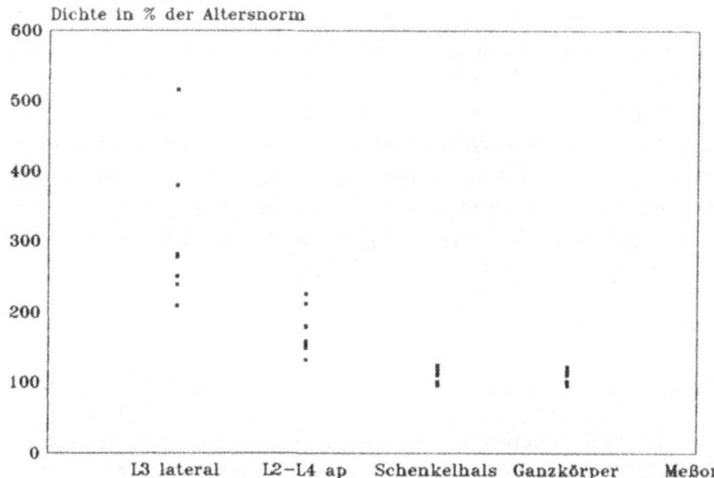

Abb. 1. Graphische Darstellung der Knochendichtemeßwerte in Abhängigkeit von der Localisation bei Patienten mit medikamentöser Fluorose

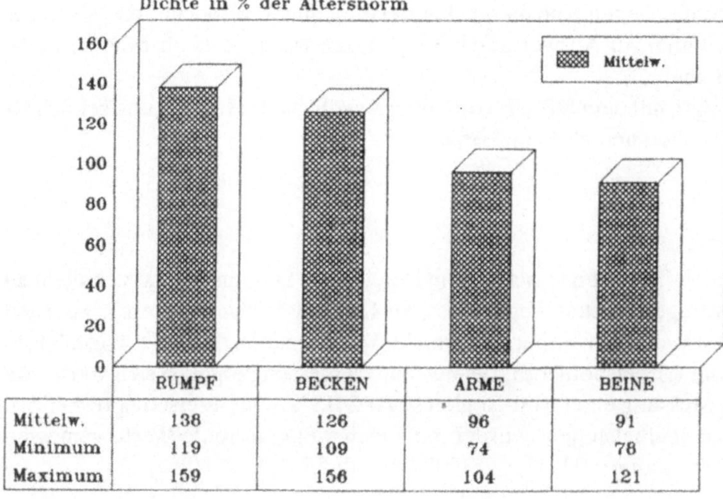

	RUMPF	BECKEN	ARME	BEINE
Mittelw.	138	126	96	91
Minimum	119	109	74	78
Maximum	159	156	104	121

Abb. 2. Graphische Darstellung der differenzierten Auswertung der Meßergebnisse im Bodyscan bei Patienten mit medikamentöser Fluorose. Zur Darstellung kommen nur die Mittelwerte, die Maxima und Minima sind der Tabelle zu entnehmen

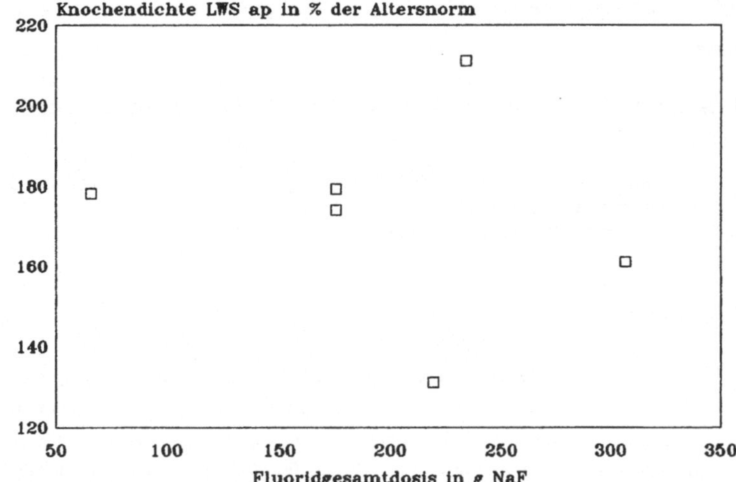

Abb. 3. Graphische Darstellung der Beziehung zwischen gemessener Knochendichte an der LWS und der Gesamtfluoriddosis in g NaF. Eine Korrelation läßt sich nicht nachweisen

Daß Fluoride aber auch bei der, im Vergleich zur Industriefluorose relativ kurzfristigen aber dafür höherdosierten Exposition bei iatrogener Fluorose einen Einfluß auf die Kompakta haben, beweist das Auftreten von Umbauzonen, die wir an verschiedenen Stellen beobachten konnten. Erklärbar ist dieses Phänomen nur durch hypothetische Übertragung der an der Spongiosa gewonnenen histomorphometrischen Daten, wo vor allem Resorptionsleistung und Osteoidbildung gesteigert sind und es dadurch zu Mineralisationsdefekten (Hauch S, unveröffentl. Daten) und letztendlich wie bei der Osteomalazie zu Umbauzonen kommt. Den Beweis dafür müssen wir allerdings schuldig bleiben, da wir solche Umbauzonen stets konservativ behandelt haben und somit keine Gelegenheit hatten, Proben zu entnehmen.

Zusammenfassung

Die medikamentöse Fluorose ist die, bei Beachtung aller „Regeln der Fluortherapie" stets vermeidbare Folge einer nicht lege artis durchgeführten Behandlung. Neben den typischen klinischen, röntgenologischen und laborchemischen Befunden zeigt sich eine Knochendichtevermehrung, die lediglich das Stammskelett betrifft.

Literatur

Franke J (1976) Wirkung von Fluor auf das Skelettsystem unter besonderer Berücksichtigung der Industriefluorose und der Natriumfluoridbehandlung der Osteoporose. Med. Diss. (B), Halle/S.

Hauch S, Franke J (1991) Iatrogene Fluorose. In: Werner E., Matthiaß HH (Hrsg) Osteologie – interdisziplinär. Springer, Berlin Heidelberg New York Tokyo

Weiterführende Literatur bei den Verfassern

Differenzierung der renalen Osteopathie mit Hilfe kalziumkinetischer Parameter

P. Kurz[1], M. C. Faugere[2], P. Roth[1], E. Werner[1], J. Vlachojannis[3], H. H. Malluche[2] und P. Grützmacher[1]

[1] St. Markus-Krankenhaus und GSF, Wilhelm-Epstein-Str. 2, 60431 Frankfurt/M.
[2] University of Kentucky, Lexington, USA
[3] Rion University, Patras, Griechenland

Einleitung

Die renale Osteopathie manifestiert sich in verschiedenen Formen (Malluche u. Faugere 1986), denen eine unterschiedliche Pathophysiologie zugrunde liegt. Für eine adäquate Therapie ist die Differenzierung der verschiedenen Osteopathieformen Voraussetzung.

Im Serum findet sich eine Vielzahl von Faktoren, die den Knochenstoffwechsel kontrollieren. Auf Grund ihrer Vielzahl und ihrer gegenseitigen Beeinflussung ist es in der Regel nicht möglich, allein auf Basis der biochemischen Konstellation die zugrundeliegende Osteopathieform beim Dialysepatienten zu erkennen.

Die Knochenbiopsie ist die Referenzmethode zur Beurteilung der renalen Osteopathie. Mit ihr gelingt es, nach Kriterien des Knochenumsatzes eine Einteilung vorzunehmen, die differentialtherapeutische Konsequenzen hat.

Wir beschreiben eine kalziumkinetische Tracermethode, die hochsignifikant mit dem Knochenumsatz korreliert. Diese Methode erlaubt außerdem Einblicke in die Pathophysiologie des gestörten Kalziumstoffwechsels beim Dialysepatienten.

Material und Methode

43 Patienten aus dem chronischen Dialyseprogramm wurden untersucht (27 Frauen und 16 Männer). 26 Patienten wurden hämodialysiert und 17 machten CAPD. Das mittlere Alter betrug 59,3 ± 14,3 Jahre (Bereich: 23–78 Jahre). Die mittlere Behandlungszeit war 22,6 ± 31,5 Monate (Bereich: 1–112 Monate).

Die Kalziumkonzentration des Dialysates betrug 1,75 mmol/l. Keiner der Patienten erhielt vor oder zum Zeitpunkt der Untersuchung Kalzium oder Vitamin D.

Laborparameter: Bei allen Patienten wurden folgende Laborparameter bestimmt: Serumkalzium (Ca), intaktes Parathormon (iPTH), alkalische Phosphatase (AP) anorganisches Phosphat (PO4) und 1,25-dihydroxy-vitamin D (DHCC).

Knochenbiopsie: Bei allen Patienten wurde nach Tetracyclinmarkierung eine Knochenbiopsie aus der Spina iliaca anterior superior entnommen (Durchmesser: 5 mm). Bei allen Präparaten wurde neben einer modifizierten Goldnerfärbung eine Aluminiumfärbung durchgeführt.

Kalziumkinetische Untersuchung: Die kalziumkinetische Untersuchung erfolgte mit Hilfe einer Doppelisotopenmethode. 45Ca wurde oral verabreicht (0,45 MBQ) und 47Ca wurde intravenös appliziert (0,2 MBQ). Plasma- und Ganzkörpermessungen wurden am Tag 0 stündlich über 4 h und am Tag 1, 7, 14, 21 und 28 durchgeführt. Aus diesen Messungen wurden folgende Parameter bestimmt: intestinale Kalziumabsorption (Ca-Abs), der Plasmakalziumefflux nach 24 h (Ca-Eff) und die Ganzkörperretention von 47Ca nach 28 Tagen (Ca-Ret).

Ergebnisse

Alle Patienten hatten Knochenveränderungen im Sinne einer renalen Osteopathie. 16 Patienten hatten eine „low turnover" Osteopathie (LTO), 7 eine „high turnover" Osteopathie (HTO) und 20 eine gemischte Form (MUO).

Laborchemisch fanden sich niedrigere iPTH- und AP-Werte für Patienten mit LTO und MUO gegenüber Patienten mit einer HTO (Tab. 1). Eine Aussage über die zugrundeliegende Osteopathieform war auf Grund der Laborkonstellation (iPTH und AP) nicht möglich.

Die kalziumkinetischen Untersuchungen zeigten eine erniedrigte intestinale Kalziumabsorption in allen histologischen Gruppen. Ca-Eff und Ca-Ret waren bei Patienten mit LTO signifikant niedriger als bei Patienten mit MUO ($p < 0{,}001$) und bei diesen signifikant niedriger als bei HTO Patienten ($p < 0{,}001$) (Tab. 2). Ca-Eff und Ca-Ret waren positiv mit der PTH-Konzentration im Serum korreliert (Abb. 1).

Tabelle 1. Laborparameter bei Patienten mit unterschiedlichen Formen der renalen Osteopathie (Mittelwerte ± SD)

	LTO	MUO	HTO	Normalwerte
iPTH	12,5 ± 12,5	60,4 ± 46,5	133,9 ± 36,1	1,2–6,0 pmol/l
AP	111 ± 32	191 ± 83,2	685 ± 360	<190 U/l
Ca	4,5 ± 0,4	4,4 ± 0,5	4,8 ± 0,2	4,1–5,2 mval/l
DHCC	24,5 ± 10,2	25,8 ± 15,6	23,4 ± 9,1	35–90 ng/l
PO4	5,7 ± 1,1	5,2 ± 1,6	5,4 ± 1,2	2,5–4,8 mg/dl

Tabelle 2. Kalziumkinetische Parameter bei Patienten mit unterschiedlichen Formen der renalen Osteopathie (Mittelwerte ± SD)

	LTO	MUO	HTO	Norm
Ca-Eff	2,29 ± 0,22	2,69 ± 0,40	5,37 ± 0,97	2,57 ± 0,15
Ca-Ret	19,2 ± 9,4	37,1 ± 13,1	72,2 ± 20,0	43,2 ± 5,8%
Ca-Abs	44,0 ± 13,7	41,6 ± 10,2	42,4 ± 10,6	72 ± 9%

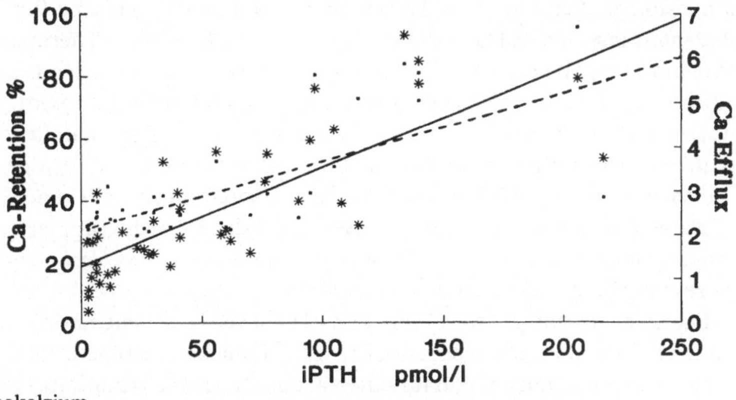

Abb. 1. Sowohl der Plasmakalziumefflux als auch die Kalziumretention korrelieren positiv mit den Serumspiegeln von iPTH

Mit Hilfe einer Kombination aus Laborparametern und kinetischem Parameter (Ca-Eff und iPTH) gelang es in 37 der 43 Patienten eine korrekte Beurteilung des Knochenumsatzes vorzunehmen. So wurden 12 von 16 Patienten mit LTO durch einen Ca-Eff von kleiner 2,5 und einem iPTH Wert kleiner 28 pmol/l richtig klassifiziert. 4 Patienten mit histologisch gesicherter LTO wurden durch eine Ca-Eff-Wert größer 2,5 oder einem PTH Wert größer 28 pmol/l in die Gruppe mit einem mittleren Knochenumsatz eingeordnet. Bei 3 dieser 4 Patienten fanden sich Aluminiumablagerungen an der Mineralisationsfront (Tab. 3).

Tabelle 3. Einteilung der renalen Osteopathie: Kinetik + PTH vs Histologie

	Ca-Eff (< 2,5) iPTH (< 28) (n = 13)	Ca-Eff (< 3,5) iPTH (> 28) (n = 22)	Ca-Eff (> 3,5) iPTH (> 28) (n = 8)
Histologie:			
LTO (n = 16)	12	4*	0
MUO (n = 20)	1	18	1**
HTO (n = 7)	0	0	7

Diskussion

Die vorliegenden Daten zeigen, daß es mit Hilfe kalziumkinetischer Methoden gelingt, Unterschiede im Kalziumstoffwechsel bei Dialysepatienten nachzuweisen, die gut mit den histologischen Kriterien des Knochenumsatzes korrelieren. Kein Laborparameter allein oder in Kombination miteinander erlaubt eine sichere Aussage über die zugrundeliegende Osteopathieform. Lediglich Patienten mit einer HTO sind durch stark erhöhte PTH- und AP-Werte charakterisiert. Die Erkennung der schwierig zu therapierenden LTO Form gelingt mit Hilfe laborchemischer Parameter nicht.

Die kalziumkinetischen Untersuchungen erlauben, Störungen im Kalziumstoffwechsel nachzuweisen, die eng mit den jeweiligen Osteopathieformen assoziiert sind. So zeigen Patienten mit einer LTO einen niedrigen Plasmakalziumefflux in Kombination mit einer erniedrigten Kalziumretention am Knochen bei gleich hoher intestinaler Kalziumabsorption wie die anderen histologischen Gruppen. Dieser Befund würde die klinische Beobachtung erklären, daß Patienten mit einer LTO spontan oder insbesondere unter Therapie mit Kalzium und/oder Vitamin D zu Hyperkalzämien neigen (Andress et al. 1987; Hodsman et al. 1981). Da der Knochenumsatz von vielen Faktoren reguliert und beeinflußt wird, ist es auch nicht zu erwarten, daß es allein mit Hilfe von Laborparametern gelingt, auf die zugrundeliegende Osteopathieform zu schließen. Weder PTH und AP erlaubten eine richtige Zuordnung zu den verschiedenen Osteopathieformen. Erst die Kombination von PTH und Ca-Eff erlaubte in 37 von 43 Patienten eine korrekte Zuordnung. Bei 4 der 6 falsch gruppierten Patienten fanden sich Aluminiumablagerungen an der Mineralisationsfront, was Veränderungen des Knochenumsatzes zur Folge hat (Charhon et al. 1985).

Die Daten bestätigen weiterhin, daß LTO in der Regel mit niedrigeren PTH Spiegeln als die anderen Osteopathieformen assoziiert ist (Malluche u. Faugere 1986). Die tracerkinetischen Untersuchungen zeigen, daß für einen adäquaten Knochenumsatz bei Dialysepatienten deutlich über der Norm liegende PTH Spiegel notwendig sind.

Zusammenfassend erlauben kalziumkinetische Untersuchungen wichtige Einblicke in Störungen des Kalziumstoffwechsels, die bei den verschiedenen Formen der renalen Osteopathie unterschiedlich ausgeprägt sind. Sie korrelieren außerdem in einem hohen Maße mit den histologischen Kriterien des Knochenumsatzes, so daß sie für Therapiestudien zur Vermeidung wiederholter Knochenbiopsien benutzt werden könnten. Für die Routinediagnostik sind die Traceruntersuchungen auf Grund des hohen technischen Aufwandes nicht geeignet.

Literatur

Andress DL, Maloney NA, Coburn JW, Endres DB, Sherrard DJ (1987) Osteomalacia and aplastic bone disease in aluminum-related osteodystrophy. J Clin Endocrinol Metab 65: 11–16

Charhon SA, Chavassieux PM, Chapuy MC, Boivin GY, Meunier PJ (1985) Low rate of bone formation with or without histologic appearance of osteomalacia in patients with aluminum intoxication. J Lab Clin Med 106: 123–131

Hodsman AB, Sherrard DJ, Wong EGC et al. (1981) Vitamin D-resistant osteomalacia in hemodialysis patients lacking secondary hyperparathyroidism. Ann Intern Med 94: 629–637

Malluche HH, Faugere MC (1986) Atlas of mineralized bone histology. Karger, Basel

Fluorid modifiziert die Entstehung der aluminiuminduzierten Osteopathie bei Niereninsuffizienz

T. H. Ittel, U. Gladziwa und H. G. Sieberth

Medizinische Klinik II der RWTH, Pauwelsstraße 30, 52074 Aachen

Einleitung

Die Akkumulation von Aluminium bei Niereninsuffizienz führt zu einer schweren adynamischen Osteopathie, die histologisch entweder als „Aplastische Osteopathie“ oder als „Osteomalazie“ imponiert (Ittel 1992). Bei beiden Varianten der Aluminiumosteopathie ist als pathogenetischer Mechanismus eine Reduktion der Zahl aktiver Osteoblasten vorgeschlagen worden (Sedman et al. 1987). Fluorid erhöht über direkte und indirekte Wirkung die Zahl und Aktivität der Osteoblasten und zeigt in dieser Beziehung ein dem Aluminium entgegengesetztes Wirkungsprofil (Farley et al. 1983). Die vorliegende Studie untersuchte daher tierexperimentell die Frage, ob durch die Gabe von Fluorid die aluminiuminduzierte Osteoblastensuppression antagonisiert und hierdurch der schwere Mineralisationsblock überwunden werden kann. Ferner war von Interesse, inwieweit die Exposition gegenüber Fluorid bei der Entstehung der unterschiedlichen histologischen Subtypen der Aluminiumosteopathie bedeutsam sein könnte, und ob Fluorid die Deposition von Aluminium im Knochen beeinflussen würde.

Material und Methoden

Bei männlichen Sprague-Dawley Ratten wurde durch 5/6 Nephrektomie (Nx) eine chronische Niereninsuffizienz etabliert und nachfolgend durch tägliche parenterale Applikation von 3,2 mg/kg Aluminiumlactat (Al) über 63 Tage eine Aluminiumbeladung des Knochens erzielt (Ittel et al. 1989). 14 Tage vor und während der Aluminiumapplikation wurde Fluorid (F) als Natriumfluorid im Trinkwasser in 2 Dosierungen (20 mg/l oder 40 mg/l F) verabreicht. Am Ende des Versuchsprotokolls wurden histomorphometrische Analysen am trabekulären Knochen des 4. Lendenwirbelkörpers vorgenommen und die Konzentration von Aluminium und Fluorid im trabekulären Knochen der proximalen Tibiametaphyse bestimmt. Die Aluminiumanalyse erfolgte mit flammenloser Atomabsorptionsspektrometrie, Fluorid wurde mit ionenselektiven Elektroden bestimmt. Die Parameter der Histomorphometrie wurden nach der Nomenklatur der American Society of Bone and Mineral Research bezeichnet (Parfitt et al. 1987). Zur statistischen Signifikanzbeurteilung diente der Kruskal-Wallis Test für nicht parametrische Stichproben gefolgt von der sequentiellen rejektiven multiplen Testung nach Holm (1979). Die Ergebnisse sind als Mittelwert ± Standardfehler aufgeführt.

Ergebnisse

Die alleinige Applikation von Aluminium erzeugte eine schwere low turnover Osteopathie mit verminderter Osteoblastenzahl (N.Ob/O.Pm), mäßiger Osteoidose (OV/BV) und supprimierter Knochenbildungsrate (BFR/BS) analog zur Histologie einer adynamischen Osteopathie wie sie bei niereninsuffizienten Patienten beobachtet wird (Tab. 1). Der histochemische Nachweis von Aluminium an der trabekulären Oberfläche fiel deutlich positiv aus. Alleinige Gabe von Fluorid führte zu einem Anstieg der Osteoidoberflächendichte (OS/BS) und auf zellulärer Ebene zu einem Anstieg der Osteoblastenzahl. Dieser Effekt von Fluorid war in unverminderter Stärke auch bei Aluminiumintoxikation nachweisbar und führte bei der höheren Fluoriddosierung zu einer paradoxen osteoblastären Hyperzellularität des Knochens, die die Wirkung einer alleinigen Fluoridzufuhr übertraf. Parallel hierzu entwickelte sich bei Aluminium-Fluorid-Tieren eine exzessive Osteoidose.

Die Messung der Knochenbildungsrate bestätigte das Vorliegen einer schweren Osteomalazie mit fast vollständiger Suppression der Knochenmineralisation. Gegenüber Kontrollen führte Fluorid allerdings auch in Abwesenheit von Aluminium zu einer Reduktion der Knochenformationsrate.

Auch die Deposition und Kompartimentdistribution von Aluminium wurde von Fluorid beeinflußt: Die Gesamtkonzentration von Aluminium im Knochen wurde signifikant reduziert, die aluminiumpositiven mineralisierten trabekulären Oberflächen (Al.S/Md.S) nahmen ab, jedoch stieg die Dichte der aluminiumpositiven Grenzflächen Osteoid/mineralisierter Knochen von 44% auf 70% an. Die Fluoridkonzentration im Knochen nahm in Abhängigkeit von der zugeführten Fluoriddosis signifikant zu.

Tabelle 1. Ergebnisse der Knochenhistomorphometrie und der Fluorid (F)- und Aluminium (Al)-Messung in verschiedenen Organen bei niereninsuffizienten (Nx) Ratten (Werte mit gleichem Index sind statistisch nicht signifikant verschieden)

	Nx	Nx + Al	Nx + F20	Nx + F40	Nx + Al + F20	Nx + Al + F40
OV/BV	0.7^{a}	8.4^{b}	2.9^{ab}	4.1^{ab}	67.9^{c}	60.6^{c}
(%)	± 0.1	± 0.9	± 1.1	± 0.7	± 2.6	± 4.4
OS/BS	5.3^{a}	13.6^{ab}	14.7^{ab}	15.3^{b}	75.2^{c}	60.6^{c}
(%)	± 1.0	± 1.3	± 3.6	± 2.0	± 5.5	± 4.4
N.Ob/O.Pm	4.44^{ab}	1.81^{b}	16.18^{a}	13.83^{a}	16.15^{a}	33.75^{c}
(mm^{-1})	± 0.90	± 0.43	± 4.15	± 2.46	± 1.36	± 2.83
BFR/BS 0.36	$< 0.01^{a}$	0.19^{b}	0.22^{a}	0.02^{a}	$< 0.01^{b}$	^{b}
$\mu m^3/\mu m^2/d$)	± 0.06		± 0.04	± 0.02	± 0.01	
Al.S/OS	0	44.3^{a}	0	0	51.4^{a}	70.7^{b}
(%)		± 6.0			± 4.8	± 7.1
Al.S/Md.S	0	45.4^{b}	0	0	23.4^{b}	13.7^{c}
(%)		± 5.3			± 2.8	± 2.3
Knochen Al	4.9^{a}	592.2^{b}	4.4^{a}	5.4^{a}	462.9^{c}	469.3^{c}
(µg/g)	± 0.4	± 28.3	± 1.5	± 1.6	± 28.5	± 24.6
Leber Al	0.8^{a}	600.8^{b}	1.5^{a}	2.3^{a}	547.3^{b}	605.9^{c}
(µg/g)	± 0.5	± 78.9	± 0.7	± 0.8	± 56.6	± 106.6
Milz Al	1.1^{a}	1152.4^{b}	1.9^{a}	2.8^{a}	1093.8^{b}	1350.9^{b}
(µg/g)	± 0.3	± 95.5	± 0.6	± 1.6	± 145.0	± 257.5
Knochen F	1.19^{a}	0.78^{a}	4.35^{b}	8.72^{c}	5.77^{b}	9.30^{c}
(mg/g)	± 0.02	± 0.07	± 1.05	± 1.40	± 0.90	± 0.57

Diskussion

Als pathogenetische Mechanismen der Aluminiumtoxizität am Knochen werden eine direkte physikochemische Hemmung der Mineralisation und eine direkte sowie indirekte, parathormonabhängige Suppression der Osteoblastenaktivität und -zahl diskutiert (Ittel 1992). Die direkten Effekte von Aluminium auf die Knochenzellen sind dosisabhängig (Lieberherr et al. 1987), niedrige Aluminiumkonzentrationen stimulieren die Osteoblastenaktivität und wirken mitogen (Quarles et al. 1991). Auf Grund tierexperimenteller Daten wird von einigen Untersuchern die toxische Wirkung hoher Aluminiumdosen auf die Osteoblastenzahl als entscheidender pathogenetischer Mechanismus der adynamischen Osteopathie favorisiert (Sedman et al. 1987). Es wurde daher in der vorliegenden Arbeit untersucht, inwieweit durch Gabe von Fluorid, welches dosisabhängig Zahl und Aktivität der Osteoblasten erhöht, die toxischen Effekte von Aluminium beeinflußt werden. Fluorid wird ebenso wie Aluminium in quantitativ bedeutsamem Umfang nur über die Niere ausgeschieden und akkumuliert daher bei Niereninsuffizienz. Eine Interaktion zwischen Aluminium und Fluorid verdient daher experimentelles und klinisches Interesse. Die eigenen Untersuchungen zeigen, daß vorausgegangene Anwendung und gleichzeitige Gabe von Fluorid die histologische Ausprägung der aluminiuminduzierten Osteopathie einschneidend verändert. Die Ablagerung von Aluminium an der Grenzfläche zwischen mineralisiertem Knochen und Osteoid nahm unter Fluorid zu, dosisabhängig wurde die toxische Suppression der Osteoblastenzahl jedoch vollständig durch Fluorid antagonisiert. Unter hoher Fluoriddosis wurde eine paradoxe osteoblastäre Hyperzellularität beobachtet, deren Ausprägung im scharfen Gegensatz zur Osteoblastopenie als Folge der Aluminiumakkumulation stand. Gleichzeitig kam es zu einer Desynchronisation von Matrixsynthese und Mineralisation: Trotz des Anstiegs der Osteoblastenzahl blieb die Knochenbildungsrate supprimiert, die Knochenmatrixsynthese nahm jedoch zu, woraus eine Exazerbation der Osteoidose resultierte. Diese Befunde widersprechen den Beobachtungen von Sedmann et al. (1987), die eine Suppression der Knochenbildung ausschließlich einer Verminderung der Anzahl aktiver Osteoblasten zuordneten. Bei dem vorliegenden Modell der Aluminium-Fluorid-Interaktion ist die supprimierte Knochenmodellierungsaktivität nicht die Folge einer verminderten Osteoblastenzahl, sondern Konsequenz entweder einer indirekten physikochemischen Interferenz mit der Mineralisation oder eines toxischen Effektes auf die Osteoblasten. Als Ursache der osteoblastären Dysfunktion kommt sowohl die Wirkung von Aluminium als auch ein toxischer Effekt von Fluorid in Frage. Das untersuchte Modell weist histologisch eine Analogie zu der verschiedenartigen Ausprägung der aluminiuminduzierten Osteopathie als aplastische Osteopathie oder Osteomalazie (Ittel 1992) auf. Der pathogenetische Mechanismus einer schweren Osteoidose bei Aluminiumintoxikation wird kontrovers diskutiert, prinzipiell liegt ihr jedoch eine noch erhaltene Matrixsynthese bei desynchron reduzierter Mineralisation zugrunde. Die eigenen Daten zeigen, daß neben einer Stimulation der Matrixsynthese durch Parathormon (Rodriguez et al. 1990) die Fluoridkonzentration im internen Milieu des Knochens ein Faktor sein könnte, der zur histologischen Variabilität der aluminiuminduzierten Osteopathie beiträgt.

Ferner zeigen die eigenen Untersuchungen, daß Fluorid sowohl den Umfang als auch die intraossäre Verteilung der Aluminiumdeposition verändert: Die Aluminiumkonzentration im Knochen nahm unter Fluorid vergleichsweise geringer zu, die Ablagerung an der Grenzfläche mineralisierter Knochen/Osteoid stieg jedoch überproportional an, wogegen die Aluminiumablagerung an mineralisierten trabekulären Oberflächen reduziert wurde. Diese Effekte waren nicht Folge einer veränderten Sekretion calciumregulierender Hormone, da der sekundäre Hyperparathyreoidismus bei den aluminiumbehandelten Gruppen gleich ausgeprägt war und die Gabe von Fluorid die Serumkonzentrationen von $1{,}25(OH)_2D$ nicht verändert. Die modifizierte Kompartimentdistribution von Aluminium durch Fluorid ist wahrscheinlich direkte Auswirkung der Fluoridgabe, da die Aluminiumkonzentration in parenchymatösen Organen wie Leber und Milz, wo keine nennenswerte Akkumulation von Fluorid stattfindet, nicht beeinflußt wurde. Mögliche Mechanismen, über die Fluorid die Ablagerung von Aluminium modulieren kann, sind fluoridinduzierte Veränderung der Knochenremodellierungsaktivität (Parfitt 1988), Veränderungen der Komposition der Knochenmatrix (Zhu et al. 1990) und Veränderung der Packungsdichte von Hydroxylapatitkristallen (Harrison et al. 1988). Da Fluorid preferenziell an der Grenzfläche zwischen mineralisiertem Knochen und Osteoid abgelagert wird und eine hohe Affinität zu Aluminium besitzt, ist es möglich, daß die Ablagerung von Aluminium an dieser Grenzfläche durch Fluorid begünstigt wird.

Zusammengefaßt demonstrieren die eigenen Untersuchungen, daß bei der Interaktion von Aluminium und Fluorid die aluminiuminduzierte Osteopathie nicht durch eine Verminderung der Osteoblastenzahl, sondern durch eine direkte Hemmung des Mineralisationsvorganges oder eine osteoblastäre Dysfunktion zustande kommt. Fluorid verändert ferner Umfang und Muster der Aluminiumablagerung im Knochen und modifiziert die histologische Erscheinungsform der aluminiuminduzierten Osteopathie.

Literatur

Farley JR, Wergedal JE, Baylink DJ (1983) Fluoride directly stimulates proliferation and alkaline phosphatase acitivity of bone-forming cells. Science 222: 330–332

Harrison JE, Hitchman AJW, Hitchman A, Hasany SA (1988) Fluoride inhibition of bone mineralization may depend on physical/chemical properties. Bone Miner 4: 37–47

Holm S (1979) A simple sequentially rejective multiple test procedure. Scand J Statist 6: 65–70

Ittel TH (1992) Resorption und Toxizität von Aluminium bei Niereninsuffizienz. In: Ittel TH, Sieberth HG, Matthiaß HH (Hrsg) Aktuelle Aspekte der Osteologie. Springer, Berlin Heidelberg New York Tokyo, S. 139–148

Ittel TH, Hofstädter F, Gladziwa U, Sieberth HG (1989) Reduced deposition of aluminum in trabecular bone of uraemic rats treated with dihydroxylated vitamin D metabolites. Nephrol Dial Transplant 4: 957–965

Lieberherr M, Grosse B, Cournot, Witmer G, Hermann-Erlee MPM, Balsan S (1987) Aluminum action on mouse bone cell metabolism and response to PTH and $1{,}25(0H)_2D_3$. Kidney Int 31: 736–743

Parfitt AM (1988) The localization of aluminum in bone: implications for the mechanism of fixation and for the pathogenesis of aluminum-related bone disease. Int J Artif Org 11: 79–90

Parfitt AM, Drezner MK, Glorieux FH et al. (1987) Bone histomorphometry: standardization of nomenclature, symbols, and units. J Bon Miner Res 2: 595–610

Quarles LD, Wenstrup RJ, Castillo SA, Drezner MR (1991) Aluminum-induced mitogenesis in MC3T3-E1 osteoblasts: potential mechanism underlying neoosteogenesis. Endocrinology 128: 3144–3151

Rodriguez M, Lorenzo V, Felsenfeld AJ, Llach F (1990) Effect of parathyroidectomy on aluminium toxicity and azotemic bone disease in the rat. J Bone Miner Res 5: 379–386

Sedman AB, Alfrey AC, Miller NL, Goodman WG (1987) Tissue and cellular basis for impaired bone formation in aluminum-related osteomalacia in the pig. J Clin Invest 79: 86–92

Zhu JM, Huffer W, Alfrey AC (1990) Effect of aluminium on bone matrix inductive properties. Kidney Int 38: 1141–1145

Nomenklatur der ASBMR

OV/BV	Volumendichte Osteoid
OS/BS	Oberflächendichte Osteoid
N.Ob/O.Pm	Osteoblastenzahl/Umfang Osteoid
	Dichte aluminiumpositiver Oberflächen bezogen auf
– Al.S/Md.S	– Oberfläche mineralisierter Knochen
– Al.S/OS	– Osteoidoberfläche
BFR/BS	Knochenbildungsrate bezogen auf Knochenoberfläche

Stellenwert von Hautdickemessungen für die Früherkennung der Osteoporose

M. Wapniarz[1], R. Lehmann[1], H.M. Kvasnicka[1], O. Randerath[1], R. Quarg[1], K. Klein[2] und B. Allolio[1]

[1] Medizinische Klinik II und Poliklinik der Universitätskliniken Köln, Joseph-Stelzmann-Str. 9, 50931 Köln

[2] Forschungsstelle für Gesundheitserziehung der Universität zu Köln, Gronewaldstr. 2, 50931 Köln

Einleitung

Die Bestimmung der Hautdicke durch Ultraschall ist eine einfache und schnelle Methode, um den Einfluß endokrinologischer Erkrankungen zu erfassen. Darüberhinaus wird eine verminderte Hautdicke als Indikator für das Auftreten einer Osteoporose beschrieben (Black 1969). Bei vergleichenden Untersuchungen zwischen Ultraschall und Xeroradiographie zur Bestimmung der Hautdicke bestand eine hohe Korrelation der Ergebnisse (Brincat et al. 1987). Die Ultraschalltechnik besitzt eine Reihe von Vorteilen, die sie für die Hautdickebestimmung prädisteniert. Als nicht invasive Methode ist sie kostengünstig und kann beliebig oft zu Verlaufsbeobachtungen herangezogen werden. In der vorliegenden Untersuchung haben wir mit einem neuen, kommerziell verfügbaren Ultraschallgerät Hautdickebestimmungen bei perimenopausalen Frauen durchgeführt und mit der Knochendichte am distalen Radius verglichen.

Methoden

152 perimenopausale, gesunde Frauen im Alter von 40 bis 60 Jahren wurden in die Untersuchung einbezogen. Bei allen Teilnehmerinnen wurde eine standardisierte Anamnese erhoben. Erfaßt wurden Hauterkrankungen, Risikofaktoren der Osteoporose, andere den Knochenstoffwechsel beeinflussende Faktoren und die gynäkologische Anamnese.

Die Hautdicke wurde mit einem Ultraschallgerät der Firma Minhorst (PTS-Donoson 2, 1–30 MHz) gemessen. Bei dem System handelt es sich um ein hochauflösendes Ultraschall-A-Bild-Gerät, das besonders zur Messung von Haut- und Gewebestrukturen geeignet ist. In einer definierten Oberarmregion (Innenseite des mittleren Oberarms) wurden jeweils 12 Messungen durchgeführt und der Mittelwert der mittleren 10 Messungen bestimmt. Dieser in µs ermittelte Wert wurde mit dm Faktor 0,79 (km/s/2) multipliziert und die errechnete Hautdicke (Epidermis und Corium) angegeben.

Die Knochendichte wurde im Bereich des distalen Radius mit einem peripheren quantitativen Computertomographen (XCT 900, Stratec Electronic, FRG) gemessen.

Ergebnisse

Im Mittel betrug die Hautdicke (Epidermis und Corium) 0,854 ± 0,006 mm und zeigte keine Altersabhängigkeit im untersuchten Kollektiv (Abb. 1). Zwischen Hautdicke und Spongiosadichte fanden wir einen Korrelationskoeffizienten von $r = 0{,}296$ ($y = 0{,}299 + 0{,}162x$, $p \leq 0{,}0002$)

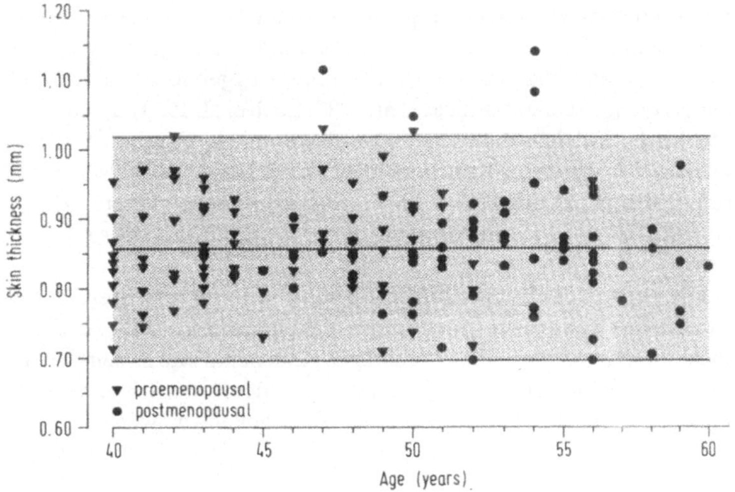

Abb. 1. Sonographisch gemessene Hautdicke bei 152 Frauen im Alter von 40 bis 60 Jahren

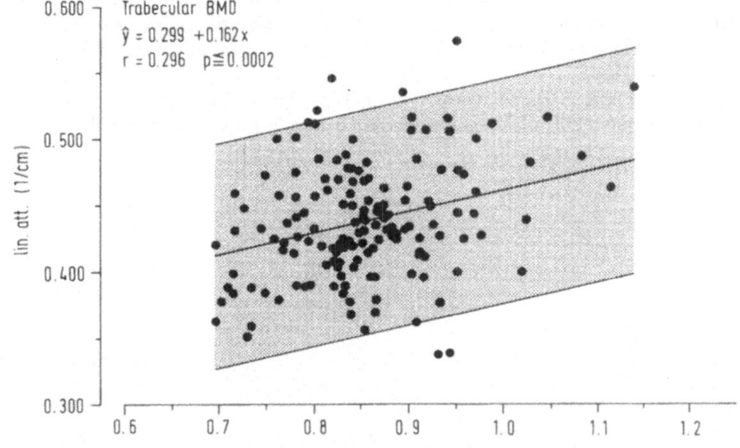

Abb. 2. Korrelation zwischen Hautdicke und Spongiosadichte im distalen Radius bei 40- bis 60jährigen Frauen

(Abb. 2), zwischen Hautdicke und Gesamtdichte lag dieser bei $r = 0{,}266$ ($y = 0{,}414 + 0{,}206\,x$, $p \leq 0{,}0001$). 12 der Frauen hatten eine gegenüber den Referenzwerten erniedrigte Hautdicke. Davon hatten 9 Frauen gleichzeitig eine erniedrigte Knochendichte im Bereich des distalen Radius (prädiktiver Wert 75%). Die Sensitivität der Hautdickemessung bezüglich einer erniedrigten Knochendichte lag allerdings nur bei 16,1% (im Kollektiv insgesamt 56 Frauen mit niedriger Knochendichte).

Diskussion

Bei unseren vergleichenden Messungen von Hautdicke und Knochendichte beobachteten wir für die Spongiosadichte einen Korrelationskoeffizienten von $r = 0{,}296$ und für die Gesamtdichte von $r = 0{,}266$. Von den 12 Probandinnen mit niedrigen Hautdickewerten hatten 9 Frauen gleichzeitig auch eine erniedrigte Spongiosadichte am distalen Radius. Der prädiktive Wert beträgt somit 75%. Die Sensitivität der Hautdickemessung bezüglich einer erniedrigten Knochendichte lag allerdings nur bei 16,1%. Diese Ergebnisse widersprechen den Beobachtungen anderer Untersucher (Brincat et al. 1987; Loch et al. 1989). Loch und Mitarbeiter führten sonographische Bestimmungen der Hautdicke an 140 Frauen (mittleres Alter 55 Jahre) durch. Gleichzeitig wurde die Knochendichte an der Lendenwirbelsäule (L2/L3) mit der QCT gemessen. Dabei fand Loch eine hohe Korrelation zwischen Hautdicke und Knochenmineralgehalt ($r = 0{,}54$). Loch hält die Methode daher für ein Osteoporose-Screening geeignet (Loch et al. 1989).

Die geringe Sensitivität läßt nach unseren Ergebnissen einen Einsatz dieser Methode als Screeningverfahren zur Osteoporose nicht uneingeschränkt zu, obwohl eine erniedrigte Hautdicke ein Hinweis auf eine verminderte Knochendichte zu sein scheint. Umfangreiche Studien an Patienten mit manifester Osteoporose sind erforderlich, um die Bedeutung der Ultraschallmessung zum Osteoporose-Screening abschließend zu werten.

Literatur

Black MM (1969) A modified radiographic method for measuring skin thickness. Br J Dermatol 81: 661–666

Brincat M, Kabalan S, Studd JWW, Moniz CF, de Trafford J, Montgomery J (1987) A study of the decrease of skin collagen content, skin thickness, and bone mass in the postmenopausal woman. Obstet Gynecol 70/(6): 840–845

Loch EG, Pech A, Kluge A, Wasmeyer M (1989) Ultraschalldickemessung: Zusammenhang von Hautdicke und Knochendichte als diagnostischem Kriterium für Osteoporose. Ultraschall Klin Praxis 1: 103

Der Einfluß der sozialen Unterstützung auf die Krankheitsverarbeitung am Beispiel der primären Osteoporose Typ I

H. Seelbach, W. Neumann und G. M. Krüskemper

Abteilung für Medizinische Psychologie, Ruhr-Universität Bochum, Universitätsstraße 150, 44801 Bochum

Einleitung

Experimentelle Untersuchungen zur sozialen Unterstützung haben wichtige Merkmale sowohl des Helfenden als auch der Situation erforscht. In letzter Zeit werden mehr Erkenntnisse über Merkmale des Hilfsbedürftigen, insbesondere Bewältigungsaspekte von Patienten, gewonnen. Doch diese eher grundlegenden Arbeiten bedürfen, wie Schwarzer (1992) schreibt, der Ergänzung durch mehr angewandte Studien, die das Zusammenwirken von realen Helfenden und Hilfsbedürftigen analysieren und auch Aspekte der Krankheitsverarbeitung involvieren. „Das starke Interesse an der Netzwerkthematik ist aber letztlich nur über einen wissenschaftsexternen Grund verständlich zu machen. Die Beziehungen der Individuen in hochindustrialisierten Gesellschaften werden nicht mehr durch relativ starre und traditionsfixierte Rollenmuster reguliert, sondern sind einem tiefgreifenden Prozeß der Individualisierung von Lebenslagen und Lebenswegen unterworfen" (Keupp 1990). Badura (1981) stellte mit einer Analyse fest, daß bei chronischen Krankheiten der Zugang zu informellen Hilfsquellen wichtig ist, z.B. die psychologische und instrumentelle Hilfe von Freunden, Nachbarn oder Selbsthilfegruppenmitgliedern. Dimatteo u. Hays (1981) stellten fest, daß die Qualität der sozialen Unterstützung eine Auswirkung auf das Copingergebnis hat. Dieser letztgenannte Aspekt war Ausgangspunkt unserer Untersuchung. Welchen Einfluß hat die soziale Unterstützung auf die Krankheitsverarbeitung von Patientinnen mit einer primären Osteoporose Typ I.

Methodisches Vorgehen

Wir untersuchten 124 Patientinnen mit einer primären Osteoporose Typ I, die Mitglied einer Osteoporoseselbsthilfegruppe waren und deren Diagnose in der Abteilung für Endokrinologie und Rheumatologie der Universität Düsseldorf gesichert wurde. Das Durchschnittsalter betrug 64,1 Jahre mit einer Streubreite von 54 bis 72 Jahren. Die Krankheitsverarbeitung operationalisierten wir mit Hilfe des „Freiburger Fragebogens zur Krankheitsverarbeitung" (FKV), der von Muthny (1989) publiziert wurde und 12 Subskalen enthält (Tab. 1).

Die internen Skalenkonsistenzen (Cronbachs alpha) liegen zwischen .69 und .94 und sind damit hinreichend reliabel. Die soziale Unterstützung operationalisierten wir mit Hilfe des „Mannheimer Interviews zur Sozialen Unterstützung" (MISU), der von Veiel (1987) entwickelt wurde und versucht, strukturelle und funktionale Ansätze zu verbinden. Die relativ offene Anlage des Instruments ist für die Erfassung eines Konstrukts wie der sozialen Unterstützung sehr geeignet. Erfaßt wird damit die wahrgenommene oder möglicherweise erreichbare soziale Unterstützung in Alltags- und Krisensituationen. Wir erwarteten eine überzufällige positive Korrelation zwischen den Skalen „Compliance", „Problemanalyse", „Selbstermutigung" und

„Relativierung durch Vergleich" des FKV und der sozialen Unterstützung. Zwischen „Depressiver Krankheitsverarbeitung" und sozialer Unterstützung erwarteten wir eine überzufällige negative Korrelation. Wir konzedierten eine Irrtumswahrscheinlichkeit von 0,001.

Tabelle 1. Skalen des FKV

KV 1:	Problemanalyse und Lösungsverhalten
KV 2:	Depressive Verarbeitung
KV 3:	Hedonismus
KV 4:	Religiosität und Sinnsuche
KV 5:	Mißtrauen und Pessimismus
KV 6:	Kognitive Vermeidung und Dissimulation
KV 7:	Ablenkung und Selbstaufwertung
KV 8:	Gefühlskontrolle und sozialer Rückzug
KV 9:	Regressive Tendenz
KV 10:	Relativierung durch Vergleich
KV 11:	Compliance-Strategien und Arztvertrauen
KV 12:	Selbstermutigung

Ergebnisse

Die am häufigsten verwendete Copingstrategie in unserer Stichprobe ist „Compliance und Arztvertrauen". Am wenigsten wird „Regressive Tendenz" zur Krankheitsverarbeitung gebraucht (Tab. 2).

Die durchschnittliche Netzwerkgröße umfaßt 11 Mitglieder. Sie teilt sich zahlenmäßig gleich in Familienmitglieder und Freunde. Die familiäre Unterstützung spielt jedoch eine größere Rolle, da die Familienmitglieder im Mittel mehr Unterstützungsfunktionen geben und eher die Rolle von Vertrauenspersonen innehaben (Tab. 3).

Die folgende Tabelle 4 zeigt die Korrelationskoeffizienten zwischen der Anzahl der unterstützenden Personen pro Unterstützungsfunktion und den Skalen des FKV. Die Ergebnisse zeigen, daß wir unsere Hypothese mit einer Irrtumswahrscheinlichkeit von 0,001 konfirmieren konnten. Patientinnen mit besserer sozialer Unterstützung – hier zunächst nur operationalisiert als Anzahl unterstützender Personen – zeigen mehr Compliance, mehr Selbstermutigung, mehr Problemanalyse und geringere depressive Krankheitsverarbeitung als Patientinnen mit geringerer sozialer Unterstützung (Tab. 4).

Tabelle 2. Mittelwerte und Standardabweichungen der FKV-Subskalen

		MW	s
KV 1:	Problemanalyse	3.2	0.68
KV 2:	Depressive Verarbeitung	2.2	0.84
KV 3:	Hedonismus	3.1	0.77
KV 4:	Religiosität	2.7	1.09
KV 5:	Mißtrauen	2.4	0.95
KV 6:	Kognitive Vermeidung	2.3	0.75
KV 7:	Ablenkung	2.8	0.69
KV 8:	Gefühlskontrolle	2.5	0.67
KV 9:	Regressive Tendenz	1.9	0.77
KV 10:	Relativierung	3.4	0.95
KV 11:	Compliance	4.4	0.55
KV 12:	Selbstermutigung	3.7	0.84

Tabelle 3. Mittelwerte und Standardabweichungen der Netzwerkgröße

	MW	s
Gesamt	10.9	4.08
Familie	4.5	2.21
Freunde	4.4	2.64

Tabelle 4. Korrelationskoeffizienten zwischen der Anzahl der unterstützenden Personen pro Unterstützungsfunktion und den Skalen des FKV. + = Kennzeichnung der mit einer Irrtumswahrscheinlichkeit von 0,001 signifikanten Korrelationskoeffizienten

		Psychol. Support	Instr. Support
KV 1:	Problemanalyse	.38+	.53+
KV 2:	Depressive Verarbeitung	−.48+	−.45+
KV 3:	Hedonismus	.26	−.31
KV 4:	Religiosität	−.06	−.02
KV 5:	Mißtrauen	.18	.01
KV 6:	Kognitive Vermeidung	−.15	.08
KV 7:	Ablenkung	.09	.21
KV 8:	Gefühlskontrolle	−.27	−.21
KV 9:	Regressive Tendenz	.23	.04
KV 10:	Relativierung	.46+	.44+
KV 11:	Compliance	.52+	.47+
KV 12:	Selbstermutigung	.41+	.43+

Diskussion

Das theoretische Konstrukt der sozialen Unterstützung hat in den letzten Jahren zunehmendes Interesse in vielen Bereichen der Psychologie gefunden. So haben z.B. Angermeyer u. Klusmann (1989) die Bedeutung des sozialen Netzwerks in der Psychiatrie 1988 im deutschen Sprachraum herausgearbeitet. Uns interessierte der Zusammenhang zwischen sozialer Unterstützung und Krankheitsverarbeitung bei Patientinnen mit einer primären Osteoporose Typ I, und wir konnten wahrscheinlich machen, daß die Netzwerkgröße einen positiven Einfluß auf die Patienten-Compliance, die Selbstermutigung – und damit vielleicht auch die Selbstwirksamkeitserwartungen – und die Problemanalyse hat, während sie depressiven Krankheitsverarbeitungsstrategien entgegenwirkt. Interessant ist in Fortführung dieser Untersuchung die Frage, ob zwischen Mitgliedern und Nichtmitgliedern von Osteoporoseselbsthilfegruppen Unterschiede hinsichtlich der Größe des sozialen Netzwerks bestehen, wofür es erste empirische Hinweise gibt. Dergestalt, daß Mitglieder ein größeres und dichteres soziales Netzwerk haben, was der Krankheitsverarbeitung förderlich sein sollte.

Literatur

Angermeyer MC, Klusmann D (Hrsg) (1989) Soziales Netzwerk. Ein neues Konzept für die Psychiatrie. Springer, Berlin Heidelberg New York Tokyo

Badura B (Hrsg) (1981) Soziale Unterstützung und chronische Krankheit zum Stand sozialepidemiologischer Forschung. Suhrkamp, Frankfurt

DiMatteo MR, Hays R (1981) Social support and serious illness. In: Gottlieb BH (ed) Social networks and social support. Sage, Beverly Hills

Gottlieb BH (ed) (1981) Social networks and social support, Sage, Beverly Hills
Keupp H (1990) Soziale Netzwerke. In: Kruse L, Graumann CF, Lantermann ED (Hrsg) Ökologische Psychologie. Psychologie Verlags Union, München
Kruse L, Graumann CF, Lantermann ED (Hrsg) (1990) Ökologische Psychologie. Psychologie Verlags Union, München
Muthny FA (1989) Freiburger Fragebogen zur Krankheitsverarbeitung – FKV. Beltz, Weinheim
Schwarzer R (1992) Psychologie des Gesundheitsverhaltens. Hogrefe, Göttingen
Veiel Hof (1987) Das „Mannheimer Interview zur sozialen Unterstützung" – MISU. Z Klin Psychol

Ambulante Bewegungsregistrierung bei Patientinnen mit Osteoporose

J. Kugler, H. Seelbach und G. M. Krüskemper

Abteilung für Medizinische Psychologie, Ruhr-Universität Bochum, Universitätsstr. 150, 44801 Bochum

In der Prävention und Rehabilitation der Osteoporose wird körperlicher Aktivität ein großer Stellenwert beigemessen (z.B. Scott 1990). Ein Problem stellt jedoch die Erfassung körperlicher Aktivitäten im Alltag der Patienten dar. Üblicherweise wird körperliche Aktivität mittels Anamnese durch den Arzt (vgl. standardisierter Interviewleitfaden zur Osteoporose (Osiris); Seelbach et al. 1991) oder mittels Selbsteinschätzung des Patienten (vgl. Arthritis Impact Measurement Scales (deutsche Version); Jäckel et al. 1985) erhoben. Beide Methoden können jedoch durch unterschiedliche Beurteilungsmaßstäbe und eingeschränkte Selbstbeobachtungsfähigkeit der Patienten in ihrer Validität eingeschränkt sein.

Verobjektivierende Registrierungen von Bewegungen über längere Zeiträume werden erst selten durchgeführt. Durch Miniaturisierung und Computerisierung entsprechender Meßsysteme (z.B. Actometer, Fa. Zak) ist es möglich, Bewegungsregistrierungen an den Extremitäten über mehrere Stunden oder Tage durchzuführen. Das Actometer zählt die Anzahl der Extremitätenbewegung je Zeiteinheit (eingestellt auf 2 Minuten). Es kann wie eine Armbanduhr getragen werden (Größe 30 x 51 x 17 mm; Gewicht 85 g). Bewegungen werden aufgezeichnet von einem Piezo-Beschleunigungsaufnehmer (Empfindlichkeit 0.1 g) und gespeichert (bis zu 240 Registrierungen alle 2 Minuten; max. Speicherkapazität ausreichend für bis zu 44 Tage).

In einer Feasibility-Studie wurde insgesamt 167 Tagesstunden bei 4 Patientinnen mit Osteoporose Typ I (Alter 53 bis 71 Jahre; Mitglieder einer Selbsthilfegruppe) die Bewegungshäufigkeit des dominanten Arms registriert. Zusätzlich wurden die Patientinnen gebeten, Tagebücher (Abb. 1) zu führen, in denen sie u.a. für jede Tagesstunde das Schmerzausmaß einschätzten (Skala 1–10).

Ziele der Studie waren:

- tageszeitliche Schwankungen der Bewegungshäufigkeit,
- tageszeitliche Schwankungen des Schmerzerlebens,
- Zusammenhänge zwischen Bewegungshäufigkeit und Schmerzerleben zu untersuchen.

Die Ergebnisse zeigen eine negative Korrelation zwischen Bewegungshäufigkeit des dominanten Arms und Tageszeit ($r = -.22$; $p < .05$; Abb. 2), was für ein höheres Aktivitätslevel am Vormittag im Vergleich zum Nachmittag oder Abend spricht. Kein Zusammenhang konnte zwischen Schmerzerleben und Tageszeit gefunden werden ($r = -.02$; p = n.s.; Abb. 3). Die Annahme, daß hohes Schmerzerleben mit niedriger Bewegungshäufigkeit verbunden ist, konnte nicht bestätigt werden. Es zeigte sich vielmehr eine Tendenz, daß Schmerzerleben und Bewegungshäufigkeit positiv korreliert sind ($r = .14$; $p < .10$; Abb. 4).

Zeit	Art der körperlichen Bewegung (z.B. Beruf, Hausarbeit Sport, Freizeit)	Schmerzstärke	Be findlichkeit					Medikamenteneinnahme
		Schmerzen Keine … unerträgliche	ängstlich nicht … sehr	traurig nicht … sehr	ärgerlich nicht … sehr	entspannt nicht … sehr	müde nicht … sehr	
		1 2 3 4 5 6 7 8 9 10	1 2 3 4 5	1 2 3 4 5	1 2 3 4 5	1 2 3 4 5	1 2 3 4 5	
6 - 7		1 2 3 4 5 6 7 8 9 10	1 2 3 4 5	1 2 3 4 5	1 2 3 4 5	1 2 3 4 5	1 2 3 4 5	
7 - 8		1 2 3 4 5 6 7 8 9 10	1 2 3 4 5	1 2 3 4 5	1 2 3 4 5	1 2 3 4 5	1 2 3 4 5	
8 - 9		1 2 3 4 5 6 7 8 9 10	1 2 3 4 5	1 2 3 4 5	1 2 3 4 5	1 2 3 4 5	1 2 3 4 5	
9 - 10		1 2 3 4 5 6 7 8 9 10	1 2 3 4 5	1 2 3 4 5	1 2 3 4 5	1 2 3 4 5	1 2 3 4 5	
10 - 11		1 2 3 4 5 6 7 8 9 10	1 2 3 4 5	1 2 3 4 5	1 2 3 4 5	1 2 3 4 5	1 2 3 4 5	
11 - 12		1 2 3 4 5 6 7 8 9 10	1 2 3 4 5	1 2 3 4 5	1 2 3 4 5	1 2 3 4 5	1 2 3 4 5	
12 - 13		1 2 3 4 5 6 7 8 9 10	1 2 3 4 5	1 2 3 4 5	1 2 3 4 5	1 2 3 4 5	1 2 3 4 5	
13 - 14		1 2 3 4 5 6 7 8 9 10	1 2 3 4 5	1 2 3 4 5	1 2 3 4 5	1 2 3 4 5	1 2 3 4 5	
14 - 15		1 2 3 4 5 6 7 8 9 10	1 2 3 4 5	1 2 3 4 5	1 2 3 4 5	1 2 3 4 5	1 2 3 4 5	
15 - 16		1 3 4 5 6 7 8 9 10	1 2 3 4 5	1 2 3 4 5	1 2 3 4 5	1 2 3 4 5	1 2 3 4 5	
16 -17		1 2 3 4 5 6 7 8 9 10	1 2 3 4 5	1 2 3 4 5	1 2 3 4 5	1 2 3 4 5	1 2 3 4 5	
17 - 18		1 2 3 4 5 6 7 8 9 10	1 2 3 4 5	1 2 3 4 5	1 2 3 4 5	1 2 3 4 5	1 2 3 4 5	
18 -19		1 2 3 4 5 6 7 8 9 10	1 2 3 4 5	1 2 3 4 5	1 2 3 4 5	1 2 3 4 5	1 2 3 4 5	
19 - 20		1 2 3 4 5 6 7 8 9 10	1 2 3 4 5	1 2 3 4 5	1 2 3 4 5	1 2 3 4 5	1 2 3 4 5	
20 - 21		1 2 3 4 5 6 7 8 9 10	1 2 3 4 5	1 2 3 4 5	1 2 3 4 5	1 2 3 4 5	1 2 3 4 5	
21 - 22		1 2 3 4 5 6 7 8 9 10	1 2 3 4 5	1 2 3 4 5	1 2 3 4 5	1 2 3 4 5	1 2 3 4 5	
22 - 23		1 2 3 4 5 6 7 8 9 10	1 2 3 4 5	1 2 3 4 5	1 2 3 4 5	1 2 3 4 5	1 2 3 4 5	

Abb. 1. Schmerztagebuch

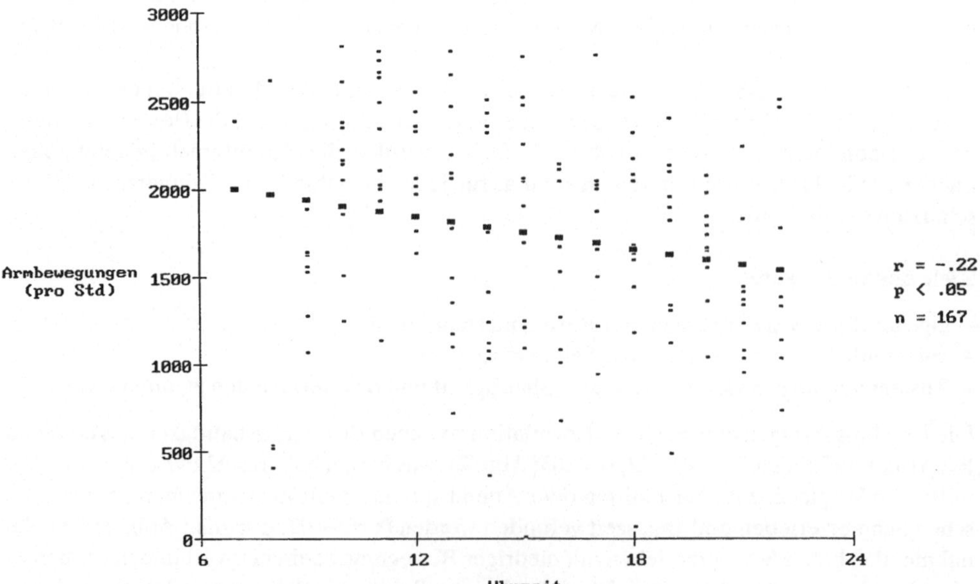

Abb. 2. Häufigkeit von Armbewegungen (pro Stunde) im Tagesverlauf

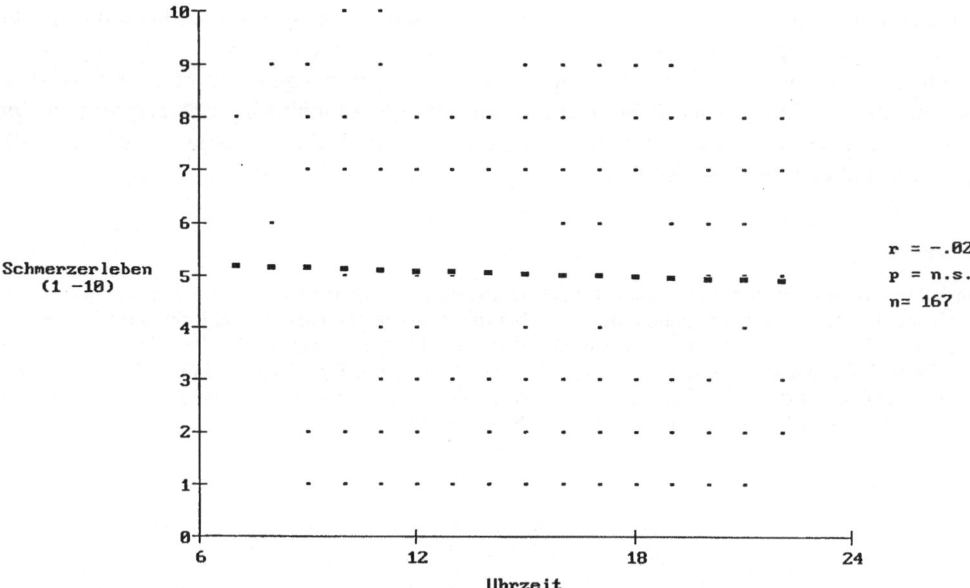

Abb. 3. Schmerzerleben (Skala 1–10) im Tagesverlauf

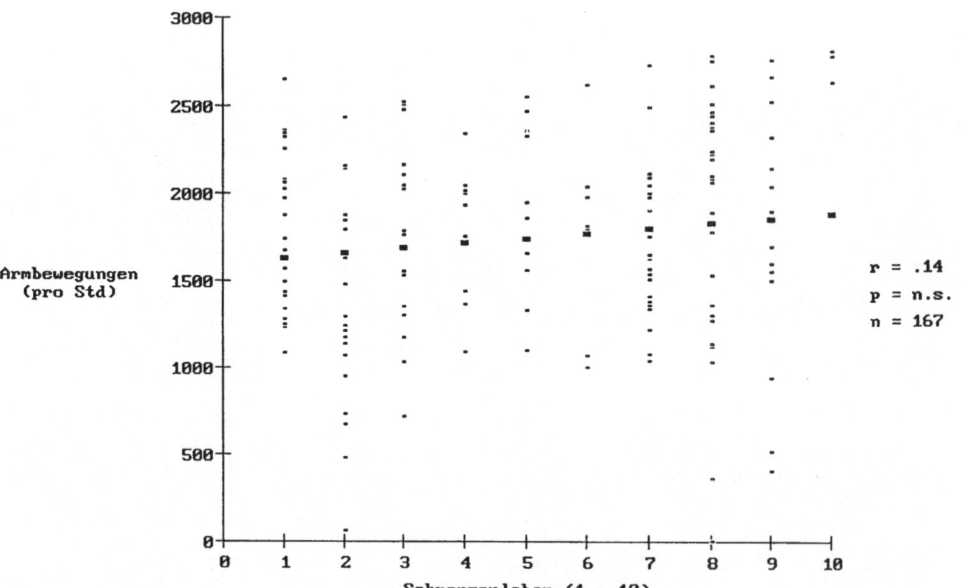

Abb. 4. Zusammenhang zwischen Schmerzerleben (Skala 1–10) und Häufigkeit von Armbewegungen (pro Stunde)

Die Feasibility-Studie zeigt, daß Bewegungsregistrierung im Alltag das Methodeninventar zur Erfassung von körperlicher Aktivität bei Patienten mit Osteoporose erweitern kann. Die Methodologie erlaubt zudem das simultane Erfassen der Bewegungen mehrerer Extremitäten. Aus medizinpsychologischer Sicht erscheint ein Bewegungsmonitoring vielversprechend zur Analyse der Interaktionen zwischen emotionaler Befindlichkeit (Depressivität, Angst), Schmerz und körperlicher Aktivität.

Literatur

Jäckel W, Cziske R, Schochat TH, Jacobi E (1985) Messung der körperlichen Beeinträchtigung und der psychosozialen Konsequenzen (patient outcome) bei rheumatoider Athritis. Aktuel Rheumatol 10: 43–53

Scott JC (1990) Osteoporosis and hip fractures. Rheumatic Dis Clin North Am 16: 717–740

Seelbach H, Degner FL, Krüskemper GM (1991) Die Osteoporose Typ I. Ein Beitrag zur Varianzabschätzung der Risikofaktoren im Hinblick auf die Knochendichte. In: Werner E, Matthiaß HH (eds) Osteologie – interdisziplinär. Springer, Berlin Heidelberg New York Tokyo

Komplette Wirbelkörperluxation mit Osteolysen im Bereich der Hals- und Lendenwirbelsäule in Verbindung mit Rippenserienfraktur, Mandibulafraktur und Akroosteolysen bei schwerer, wahrscheinlich primärer Osteoporose (Klinische Fallbeschreibung)

H. Geipert, P. Metz-Stavenhagen und W. Meiners

Werner-Wicker-Klinik Bad Wildungen, Schwerpunktklinikum, Department II. Zentrum für Wirbelsäulenchirurgie, Deutsches Skoliosezentrum (Chefarzt Dr. med. P. Metz-Stavenhagen), Im Kreuzfeld 4, 34537 Bad Wildungen

Fallbeschreibung

Wir möchten Ihnen den klinischen Fall einer Anfang 60jährigen Patientin, die in unserer Klinik behandelt wurde, vorstellen.

Im Rahmen unserer Wirbelsäulensprechstunde stellte sie sich erstmals an Unterarmgehstützen, gehalten von ihrem Ehemann, vor. Sie klagte zunächst über Ruhe- und Belastungsschmerzen im LWS-Bereich ohne Ausstrahlung bei zunehmendem körperlichen Schwächegefühl.

Es bestand ein Z.n. Nukleotomie und Hemilaminektomie in den Etagen L3/4 und L4/5. Die klinische Untersuchung zeigte eine Patientin in stark reduziertem Allgemein- und Ernährungszustand. Im Sitzen stellte sich eine positionsbedingte deutliche Gibbusbildung im unteren LWS-Bereich mit beidseits glutealer Schmerzausstrahlung dar. Die neurologische Untersuchung zeigte rechtsbetont erschöpfliche ASR-Kloni und eine allgemeine Muskelschwäche. Anamnestisch wurden eine Adnexexstirpation bei Ovarialzyste, Magenteilresektion bei rezid. Ulcera, Splenektomie bei Trauma, Cholezystektomie und mehrfache postoperative Beinvenenthrombosen angegeben.

Die durchgeführten Röntgenaufnahmen der LWS zeigten eine schwere Osteoporose und Ventrolisthesis des keilförmig deformierten Wirbelkörpers L5 gegen L4.

Im Rahmen der stationären Aufnahme fielen zusätzliche Luxationen und Osteolysen der Halswirbelkörper 4–6, eine Rippenserienfraktur re. sowie eine Osteolyse der re. Mandibula und Akroosteolysen mit jeweils Betonung des I.–III. Strahls beider Hände auf. Am Fußskelett waren röntgenologisch keine Osteolysen nachweisbar. Im Zuge der weiteren Diagnostik in unserem Haus und in einer Endokrinologischen Klinik konnte u.a. ein primärer Hyperparathyreoidismus und ein Plasmozytom ausgeschlossen werden. Die Genese der Osteoporose sowie der O'lysen blieb von endokrinologischer Seite her unklar.

Nach Versorgung mit einer Camp-Krawatte und einem Spondylodese-Korsett aus Plexidur konnte die Patientin einen Monat nach der dritten OP zufriedenstellend mobilisiert entlassen werden. Prä-OP war die Pat. immerhin gut ein Jahr bettlägrig gewesen. Bei der drei Monate nach Entlassung durchgeführten amb. Kontrolluntersuchung war die Pat. beschwerdefrei bezüglich Hals- und Lendenwirbelsäule. Schmerzen wurden nun im Bereich beider Schultern re>li angegeben. Die Röntgenaufnahmen zeigten Osteolysen und AC-Gelenksluxationen bds. mit griffelförmigen röntgenologischen Veränderungen der Clavikulae.

Zusammenfassung

Niemals vorher sahen wir in unserer ambulanten Wirbelsäulensprechstunde einen ähnlich schweren Fall von wohl osteoporotisch bedingten Osteolysen und Destruktionen des Skelettes.

Für ursächlich halten wir den langjährigen Östrogenmangel, die häufige postoperative Heparinisierung, die stattgehabte Magenresektion und die längerfristige Immobilisation.

Differentialdiagnostisch diskutierten wir, besonders im Hinblick auf die sichelförmigen Akroosteolysen beider Hände eine toxische Genese i.S. einer Polyvinylchlorid-Osteopathie. Mehrfache gründliche Anamnesen gaben hierfür keinen Hinweis. Für einen Erfahrungsaustausch und Mitteilung über ähnliche Fälle wären wir dankbar.

Weitere Untersuchungsergebnisse waren:

- unauffällige Laborparameter
- durch Gastroskopie und PE festgestellte polypöse Magenschleimhautveränderung ohne Hinweis auf Malignität
- unauffällige Abdomensonographie.

Das Knochenmarkpunktat war ohne Hinweis auf neoplastische Infiltration, zeigte eine mittelgradige Osteopenie und eine unspezifisch-entzündliche Mesenchymreaktion.

Die Knochendichtemessungen zeigten eine *nicht* pathologisch verminderte Kalksalzdichte. Knochenszintigraphisch: Zustand nach schweren *osteoporotischen* Sinterungsfrakturen älteren Datums, kein Anhalt für Knochenmetastasen.
Kernspintomographisch wurden *pathologisch-metastatische* Frakturen HWK4, 5 und 6 sowie LWK 4 und 5 gesehen.

Bei einem therapieresistenten Ruhe- und Belastungsschmerz mit Verschlechterung der neurologisch-spastischen Zeichen führten wir eine Dekompression durch Korporektomie C5 und C6 mit homologer Rippeninterposition und ventraler Plattenstabilisierung von C3–C8 durch. In einem zweiten operativen Eingriff erfolgte die dorsale Spondylodese C2–C7. In einer dritten Operation wurde die LWS durch eine dorsale Spondylodese über transpedikuläre Schraubenfixation mit Fixateur interne von L2/3–S1 stabilisiert. Die neurologisch spastischen Zeichen verschwanden postoperativ. Die histopathologische Untersuchung ergab: Wirbelkörperteile mit deutl. Osteoporose, Knochenmarkfibrose ohne Hinweis auf neoplastischen Prozeß.

Die von uns eingeleitete Osteoporosetherapie war 100 IE Karilsc. 5 die/Wo., 2*1 Ca-Brause Tbl. Die Heparintherapie führten wir wegen der anamnestisch bekannten tiefen BV-Thrombosen weiter. Eine Hormongabe wurde vom Gynäkologen nicht empfohlen.

Knochenstoffwechsel bei Morbus Bechterew

H. Franck[1] und E. Keck[2]

[1] Klinik Mayenbad, Badstr. 14, W-7967 Bad Waldsee
[2] Rheumaklinik II, Leibnitzstr. 23, 65191 Wiesbaden

Einleitung

In jüngster Zeit liegen knochendensitometrische Befunde einer Osteopenie bei Spondylitis ankylosans vor (Will et al. 1989). Die Ursache dieser seit längerem bekannten Osteopenie (Hanson et al. 1971) wird jedoch kontrovers diskutiert, und nur wenige Studien über den Knochenstoffwechsel bei diesem Krankheitsbild sind bekannt (Ekenstam et al. 1986). Die alkalische Phosphatase und Hydroxyprolin sowie „collagen related substances" werden zwar vermehrt zu Studien des Knochenstoffwechsels eingesetzt, haben aber in ihrer Aussagekraft und Spezifität Einschränkungen. Im Gegensatz dazu ist Osteocalcin als spezifischer Marker der Knochenneubildung bekannt (Price et al. 1981).

Das Ziel dieser Studie war es, den Knochenstoffwechsel, insbesondere die Knochenneubildung, gemessen durch Osteocalcin (OC) bei Patienten mit Morbus Bechterew zu untersuchen.

Patienten und Methode

Bei 13 Frauen und 25 Männern mit einem Durchschnittsalter von 37 bzw. 42 Jahren und bekanntem Morbus Bechterew entsprechend den New Yorker Kriterien (Moll u. White 1974) wurden die Knochenneubildung (Osteocalcin) und mehrere Parameter des Calciumphosphatstoffwechsels untersucht. Die Kontrollgruppe zeigte keine anamnestischen, klinischen und biochemischen Zeichen einer Störung des Calciumphosphatstoffwechsels. Keiner der Patienten erhielt Glucokorticoide, nur zwei Patienten nahmen nicht-steroidale Antirheumatika (NSAID). Die Blutproben wurden morgens um 8.00 Uhr bei nüchternen Patienten entnommen und nach Zentrifugation bei −40°C eingefroren. Osteocalcin wurde in Doppelbestimmung entsprechend der Methode von Price und Nishimoto (1980) mit einer Sensitivität von 0,2 ng/ml und einer Interassayvariation unter 12% bestimmt. Parathorom wurde durch einen konventionellen RIA (Fleurus, Belgien) mit einer Interassayvariation unter 13% gemessen.

Ergebnisse

Serumosteocalcin (Männer 1,7 ± 1,1 ng/ml; Frauen 1,2 ± 1,1 ng/ml) war signifikant ($p < 0{,}01$) bei Patienten mit M. Bechterew im Vergleich zur Kontrolle (Männer 3,3 ± 1,7, Frauen 4,1 ± 1,7 ng/ml) erniedrigt (Abb. 1). Im Gegensatz dazu war die alkalische Phosphatase nur leicht, jedoch signifikant ($p < 0{,}025$) erhöht (135 ± 44 U/l) im Vergleich zur Kontrolle (114 ± 35 U/l). Die Serumparathormonwerte waren nur leicht, jedoch nicht signifikant (3,1 ± 0,7 mE/ml) ($p > 0{,}05$) im Vergleich zur Kontrolle erhöht (2,7 ± 0,6 mE/ml).

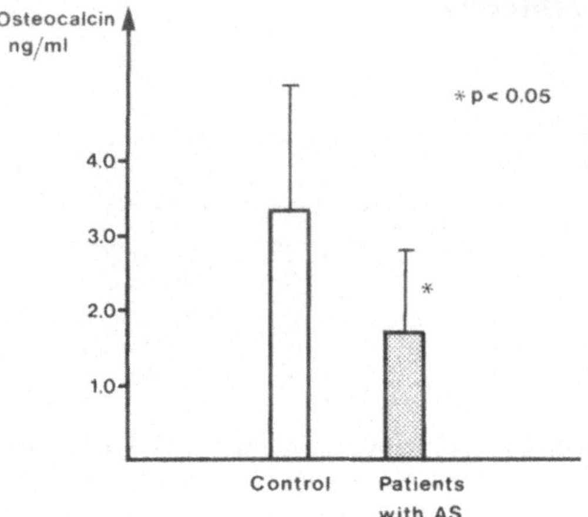

Abb. 1. Serum Osteocalcin bei Patienten mit Morbus Bechterew

Diskussion

Die Störung des Knochenstoffwechsels bei Patienten mit Morbus Bechterew ist durch eine erniedrigte Knochenneubildung (OC) geprägt, wie dies bei „low-turnover-Osteoporose" (Delmas et al. 1984) und bei Patienten unter Glucocorticoidbehandlung berichtet wird (Reid et al. 1985; Lukert et al. 1986). Keiner unserer Patienten erhielt jedoch Glucokorticoide.

Die durchschnittliche Erhöhung der alkalischen Phosphatase wird auch von anderen Autoren berichtet (Sheehan et al. 1988), jedoch gingen die erhöhten alkalischen Phosphatasewerte bei unseren Patienten nicht mit erhöhten Gamma-Glutamin Transaminasen einher. Auch werden leicht erhöhte Parathormonwerte bei normaler Serumcalcium- und Phosphatspiegeln bei Osteoporose Typ II berichtet und diskutiert und werden als Ausdruck eines latenten Calciummangels gesehen.

Zusammenfassend läßt sich daher feststellen, daß die Störung des Calciumphosphatstoffwechsels bei Morbus Bechterew auf der Ebene der Knochenbildung zu sehen ist und nicht durch ein hormonelles Defizit an Parathormon bedingt ist.

Literatur

Delmas PD, Brown JP, Malaval L, Edourd C, Meunier PJ (1984) Serum bone Gla-protein (BGP) compared to bone histomorphometry in postmenopausal osteoporosis. Serum BGP can predict histological heterogenity. In: Cohn DV et al. (eds) Endocrine control of bone and calcium metabolism, Elsevier Science, Amsterdam, p 73

Ekenstam EA, Sverker L, Hällgen R (1986) Serum osteocalcin in rheumatoid arthritis and other inflammatory arthritides: relation between inflammatory activity and the effect of glucocorticoids and remission inducing drugs. Ann Rheum Dis 45: 484

Hanson CA, Shagrin JW, Duncan H (1971) Vertebral osteoporosis in ankylosing spondylitis. Clin Orthop 74: 59

Luker BP, Higgins JC, Stoskop MM (1986) Serum osteocalcin is increased in patients with hyperthyroidism and decreased in patients receiving glucocorticoids. J Clin Endocrinol Metab 62: 1056

Price PA, Williamson KM, Lothringer JW (1981) Origin of the vitamin K-dependent bone protein found in plasma and its clearance by kidney and bone. J Biol Chem 256: 12760

Moll JMH, Wight V (1974) New York clinical criteria for ankylosing spondylitis. Ann Rheum Dis 32: 343

Price PA, Nishimoto SA (1980) Radioimmunoassay for the vitamin K-dependent protein of bone and its discovery in plasma. Proc Natl Acad Sci USA 77: 2234

Reid IR, Chapman GE, Fraser TRC et al. (1985) Low serum osteocalcin levels in glucocorticoid treated asthmatics. JCEM 62: 375

Sheehan NJ, Slavin BM, Kind PRN, Mathews JA (1988) Increased serum alkaline phosphatase activity in ankylosing spondylitis. Ann Rheum Dis 42: 563–565

Will R, Palmer R, Bhalla AK, Ring F (1989) Osteoporosis in early ankylosing spondylitis: a primary pathological event. Lancet 29/30: 1483–1487

Automatische Kompaktanalyse zur Speziesidentifizierung

K.-H. Schiwy-Bochat

Institut für Rechtsmedizin, Medizinische Fakultät der Rheinisch-Westfälischen Technischen Hochschule, Neuklinikum, Pauwelsstraße 30, 52074 Aachen, Direktor: Prof. Dr. H. Althoff

Einleitung

Eine der zahlreichen Aufgabengebiete des mit forensischen Fragestellungen befaßten Osteologen ist die Identifizierung von Skelettfunden. Noch bevor Parameter bezüglich Liegezeit, Geschlecht, Lebensalter, Körpergröße etc. untersucht werden, muß zur Klärung der forensischen Relevanz die Spezieszugehörigkeit feststehen. Bestehen bei kompletten Skeletten oder auch einzelnen intakten Knochen aufgrund vergleichend-anatomischer Merkmale zumeist keine Zweifel an der tierischen oder menschlichen Herkunft, kann diese bei Knochenfragmenten zunächst fraglich bleiben. Bei der histologischen Begutachtung galt von jeher der Kompakta und hier wiederum den sekundären Osteonen und Havers'schen Kanälen das Hauptaugenmerk zahlreicher Untersucher (Georgia et al. 1982; Jowsey 1966; Kenyeres u. Hegyi 1903; Rämsch u. Zerndt 1963; Raszeja u. Hauser 1982). Um eine automatische computerunterstützte Speziesidentifizierung zu erreichen, wurden folgende Untersuchungen durchgeführt.

Material und Methode

Bei bisher je 4 Individuen von Hausschwein, Hund, Schaf und Mensch wurden aus der mittleren Tibia senkrecht zur Längsachse Querschnitte entnommen und mazeriert. Die mit Druckluft gesäuberten Knochenscheiben wurden in Methacrylat eingebettet und mit einem Trennschleifsystem (Exakta) 30 µm dicke Schliffe erstellt, die nach Kossa kontrastreich gefärbt wurden. Die Auswertung erfolgte mit dem Bildanalysesystem VIDAS (Kontron). In allen vier Umfangsquadranten wurden alle Hohlraumbildungen als Objekte identifiziert. Ausgeschlossen wurden lediglich die Osteozytenlakunen, die sich zumeist allein aufgrund ihrer geringen Größe automatisch selektieren ließen. An pro Fall mindestens 200 Objekten wurden folgende Parameter ermittelt: minimaler und maximaler Durchmeser sowie deren Verhältnis zueinander, Umfang, konvexe Hülle, Verhältnis der konvexen Hülle zum Umfang, Winkel des längsten Durchmessers zur endostalen/periostalen Oberfläche, Objektfläche, der runde Formfaktor als Maß für die Annäherung der Objektform an einen Kreis, der Objektumfang pro Referenzfläche sowie der numerische Index als Objekte pro Referenzfläche. Die zu vergleichenden Gruppen wurden bezeichnet als „Mensch“ und „Nichtmensch“. Nach der Auswertung der Daten erwiesen sich folgende Parameter als wesentlich zur Gruppendiskriminierung: AREA (Objektfläche in μm^2), FSHAPE (minimaler Durchmesser/maximaler Durchmesser) FCIRCLE [$PERIM^2/(4 * \pi * AREA)$], NI (numerischer Index, Objektanzahl pro mm^2).

Ergebnisse und Bewertung

Abweichend von den bisherigen Untersuchungen wurden in dieser Untersuchung nicht nur Havers'sche Kanäle, sondern alle Hohlräume im Gesichtsfeld untersucht. Ausgeschlossen wurden davon lediglich die aufgrund der Größe und Architektur als Osteozytenlakunen erkennbaren Hohlräume. Es entfällt damit eine Vorauswahl der zu messenden Objekte durch den Untersucher, und Ergebnisdifferenzen aufgrund unterschiedlicher Definitionen werden vermieden. Weiterhin werden durch dieses Vorgehen die architektonisch mitprägenden Einflüsse der Volkmann'schen Kanäle und der Resorptionslakunen in das Ergebnis einbezogen. Nicht zuletzt wird dadurch auch die automatische Bildbearbeitung vereinfacht, da ein Markieren einzelner Objekte entfällt.

Die Einzelergebnisse sind in den Tab. 1–4 aufgelistet. Es zeigt sich, daß die mittels automatischer Bildanalyse ermittelten Objektflächen allein nicht geeignet sind, menschlichen von tierischem Knochen zu unterscheiden. Zwar liegen die Werte beim Schaf und Hund deutlich unter denen beim Menschen, beim Schwein jedoch resultiert eine durchschnittliche Objektfläche, die noch über der des Menschen liegen kann. Auch die Formfaktoren, die durch Streckung des Objektes oder Unruhe der Umfangslinie beeinflußt werden, sind zwischen den einzelnen Spezies teils deutlich unterschiedlich, eine klare Abgrenzung zum menschlichen Knochen ist insgesamt anhand dieser Werte aber nicht möglich. Allein die Objektanzahl pro mm^2 bringt eine deutliche Abgrenzung der Gruppen „Mensch" und „Nichtmensch". Erhöht wird nach den bisherigen Ergebnissen die Abgrenzungssicherheit durch die Verrechnung der Parameter nach der Gleichung D = (AREA * FSHAPE * FCIRCLE) /NI. D bezeichnet dabei einen (vorläufigen) Diskriminanzwert (Tab. 5).

Tabelle 1. Schaf, 3–4 Jahre, 50–70 kg

AREA	FSHAPE	FCIRCLE	NI
338,62	0,529	0,733	50,57
520,56	0,553	0,749	48,30
568,13	0,538	0,740	45,28
762,32	0,566	0,750	36,12

Tabelle 2. Schwein, 4–12 Monate, 25–120 kg

AREA	FSHAPE	FCIRCLE	NI
1609,49	0,450	0,630	53,79
853,59	0,469	0,627	51,60
956,18	0,443	0,604	50,67
1089,99	0,459	0,646	51,40

Tabelle 3. Hund, 3,5–8 Jahre, 28–55 kg

AREA	FSHAPE	FCIRCLE	NI
668,95	0,677	0,687	35,67
580,85	0,642	0,690	36,30
563,81	0,687	0,836	38,60
590,12	0,631	0,743	37,90

Tabelle 4. Mensch, 28–64 Jahre, 53–78 kg

AREA	FSHAPE	FCIRCLE	NI
1312,93	0,645	0,780	11,13
1431,57	0,630	0,791	9,31
1300,56	0,640	0,789	12,34
1115,19	0,670	0,787	14,60

Tabelle 5. D

Schaf	Schwein	Hund	Mensch
2,59	8,48	8,72	59,35
4,46	6,29	7,09	76,63
4,99	5,99	8,39	53,08
8,95	7,65	7,29	40,27

Schlußfolgerungen

1. Die Knochenkompakta ist ideal für automatische Bildanalysen geeignet.
2. Die Erfassung aller Hohlräume vereinfacht die automatische Bildanalyse und reduziert Fehler, die durch subjektive Objektauswahl entstehen können.
3. Die Objektfläche allein eignet sich nicht zur sicheren Speziesidentifizierung.
4. Eine sichere Abgrenzung der Gruppen „Mensch"-„Nichtmensch" mittels automatischer Bildanalyse setzt die Verrechnung von Fläche, Formfaktoren und numerischem Index voraus.
5. Größere Fallzahlen unter Einbeziehung weiterer Spezies zur Erhärtung der Stichprobe „Nichtmensch" sind für forensisch relevante Aussagen notwendig.

Literatur

Georgia R, Albu I, Sicoe M, Georoceanu M (1982) Comparative aspects of the density and diameter of Haversian canals in the diaphyseal compact bone of man and dog. Rev Roum Morphol Embryol Physiol, Morphol-Embryol 28: 11–14

Jowsey J (1966) Studies of Haversian system in man and some animals. J Anat 100: 857–864

Kenyeres B, Hegyi M (1903) Unterscheidung des menschlichen und des tierischen Knochengewebes. Vjschr F Ger Med 25: 225–231

Rämsch R, Zerndt B (1963) Vergleichende Untersuchungen der Havers'schen Kanäle zwischen Menschen und Haustieren. Arch Kriminol 131: 74–87

Raszeja S, Hauser R (1982) Identifizierung aufgrund makro- und mikrometrischer Untersuchungen von Knochenfragmenten. Beitr Ger Med 40: 183–187

Reaktionen des Alveolarknochens auf unterschiedlich konstruierte Prothesen*

N. Müller[1] und U. Ritter v. Streitberg[2]

[1] Poliklinik für zahnärztliche Prothetik (Direktor: Prof. Dr. M. Hofmann), Glückstraße 11, 91054 Erlangen
[2] Pathologisches Institut (Direktor: Prof. Dr. V. Becker) der Universität, Krankenhausstraße 8–10, 91054 Erlangen

Einleitung

Zahnärztliche Prothesen können Regressionen des Parodontiums der Ankerzähne und des unbezahnten knöchernen Stützgewebes bewirken. Die Belastung des zahnlosen Alveolarkammes durch einen Zahnersatz steigt mit der Reduzierung der Zähne (Müller u. Diepgen 1990). Ziel der Untersuchung ist es, zur Abklärung der Reaktionen des Alveolarknochens und des Zahnhalteapparates auf unterschiedlich konstruierten abnehmbaren Zahnersatz beizutragen.

Material und Methode

Vor der Entnahme des Alveolarknochens von 95 Verstorbenen (Prothesenträger und Kontrollpersonen) wurden der Funktionszustand der Prothesen und der Restzähne intraoral kontrolliert und Gipsmodelle angefertigt, um die statischen und okklusalen Verhältnisse genauer einschätzen zu können. Die Gewebeproben des Alveolarknochens wurden mit ggf. vorhandenen Prothesenankerzähnen entnommen. Als Kontrolle dienten unversorgte Schaltlücken mit den begrenzenden Zähnen. Nach der Erstellung von Trenndünnschliffpräparaten am unentkalkten Knochen wurde das Untersuchungsgut nach morphologischen Gesichtspunkten ausgewertet (Donath u. Breuner 1982). Die morphometrischen Daten wurden mit Hilfe eines computergestützten, bildverarbeitenden Systems (TAS-Plus, Leitz), erstellt (Abb. 1). Die Beurteilung der morphologischen Ergebnisse erfolgte mit dem Chi-Quadrat-Vierfeldertest, die der morphometrischen Daten mit Hilfe des MANN-WHITNEY Rangsummen-Testes (zweiseitige Fragestellung).

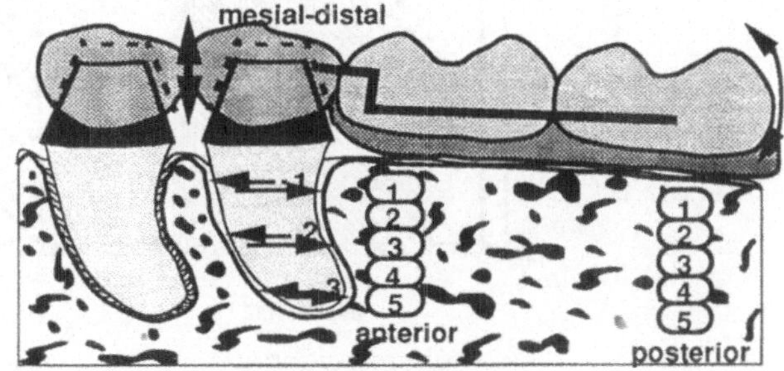

Abb. 1. Schematische Darstellung der Meßorte (*1–5*) der Knochendichte anterior und posterior mit Bestimmung der Breite des Parodontalspaltes und der Lamina cribriformis (*Pfeile*) mesial und distal des Ankerzahnes im Bereich des oberen, mittleren und unteren Wurzeldrittels (*1–3*) bei einem teleskopgestützten Ersatz

* Mit dankenswerter Unterstützung der Johannes- und Frieda-Marohn-Stiftung

Ergebnisse

Schleimhautgestützte Prothesen rufen gleichartige, aber in der Intensität und der Häufung unterschiedliche Ergebnisse hervor. Umbau- und Abbauvorgänge sind bei Totalprothesenträgern ausgeprägter als bei Teilprothesenträgern (Tab. 1). Kompaktadurchbrüche im Kammfirstbereich, Transformationen von Fett- in Fasermark sind bei Unbezahnten statistisch sicherbar häufiger anzutreffen, als bei den anderen Prothesenformen (Abb. 2). Die Knochendichte ist bei Unbezahnten am ausgeprägtesten gegenüber der Kontrollgruppe und anderen Teilprothesenformen reduziert (Tab. 2).

Prothesenkopplungen mittels Teleskopkronen (Doppelkronen) ziehen auf Grund der dadurch bedingten präzisen Führung der Prothesensättel die geringsten pathohistologischen Veränderungen nach sich (Abb. 3). Qualitativ und quantitativ unterscheiden sich die Insulte signifikant von denen, die durch Klammerprothesen hervorgerufen werden (Abb. 4).

Tabelle 1. Statistische Unterschiede der pathohistologischen Veränderungen des Alveolarknochens zwischen Kontrollpersonen und verschiedenen Prothesenarten (Chi-Quadrat Test n.s. = nicht signifikant, * = $p < 0{,}05$, ** = $p < 0{,}01$, *** = $p < 0{,}001$)

Befunde n=	Kontrollpersonen/ Teilprothesenträger (19/55)	Kontrollpersonen Totalprothesenträger (19/21)
Knochenumbau	***	***
Kompaktadurchbruch	**	***
Resorption	***	***
Spongiosa reduziert	n.s.	***
Fasermark	**	***

Tabelle 2. Medianwerte mit Quartilen der Knochendichte anterior und posterior aus dem Kammfirstbereich bei Kontrollpersonen, klammer- bzw. teleskopgestützten Teilprothesen und Totalprothesen. Die Signifikanzraten bezüglich der Kontrollgruppe sind unter den Säulen angegeben (Mann-Whitney Rangsummentest. n.s. = nicht signifikant, * = $p < 0{,}05$, ** = $p < 0{,}01$, *** = $p < 0{,}001$)

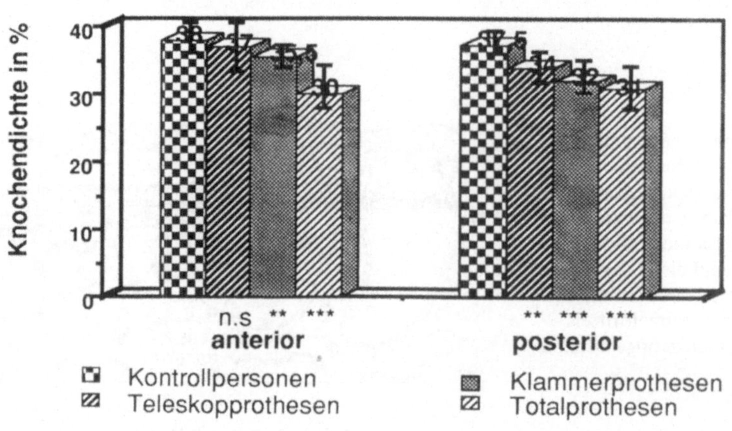

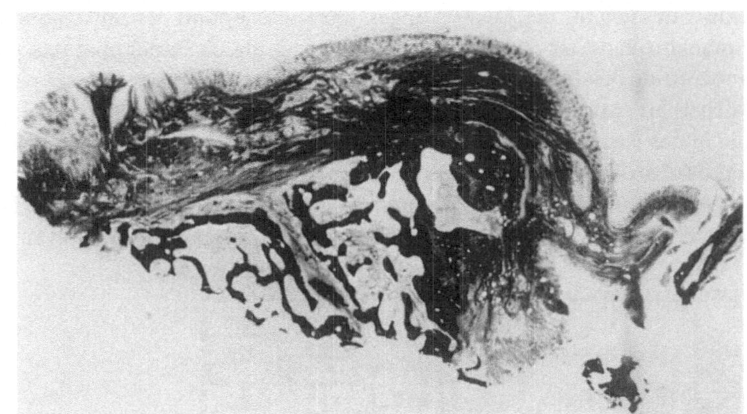

Abb. 2. Übersichtsbild des Oberkieferkammfirstes aus dem anterioren Bereich mit breiten Kompaktadurchbrüchen und Einstrom von Narbengewebe bei einem 59jährigen Totalprothesenträger (Kossa)

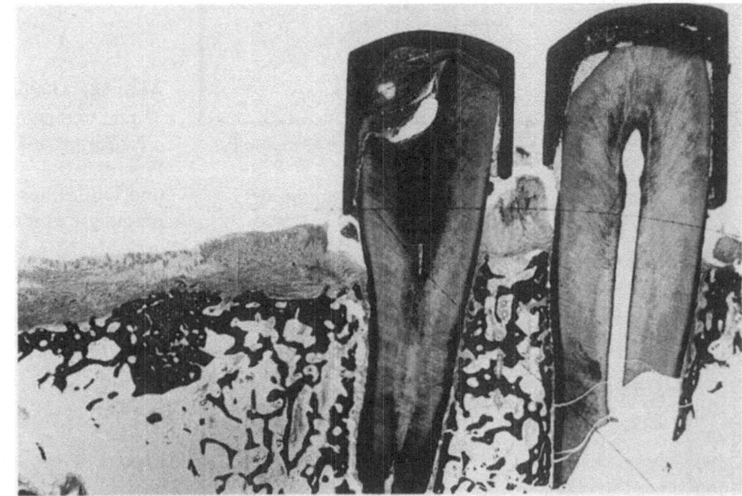

Abb. 3. Übersichtsbild des Lagergewebes einer teleskopgestützten Teilprothese mit den Ankerzähnen 14 und 15 aus dem Oberkieferseitenzahnbereich bei unveränderter Kompakta ohne osteolytische Reaktionen (Kossa)

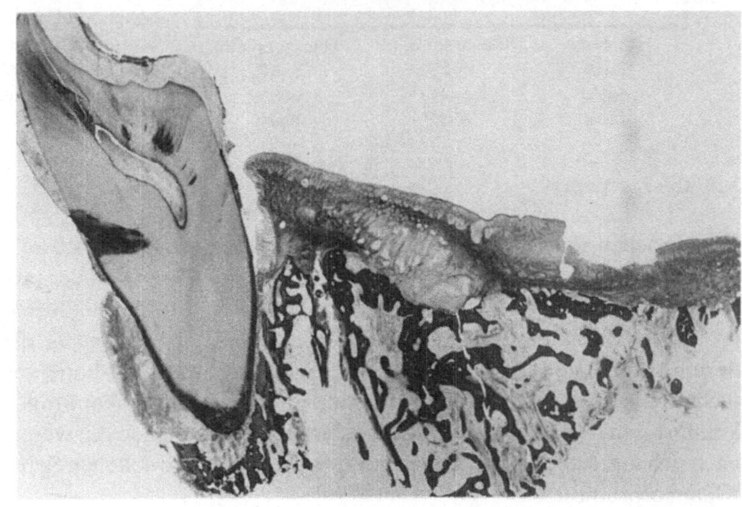

Abb. 4. Übersichtsbild des Lagergewebes einer klammergestützten Teilprothese mit dem Ankerzahn 13 bei Parodontalspalterweiterung sowie zahlreichen Kompaktadurchbrüchen, das Fettmark ist fast vollständig fibrosiert (Kossa)

Das trifft auch für die Auswirkungen am Halteapparat der Stützzähne zu. Verstärkungen der Innenkortikalis der Alveole und des desmodontalen Bandapparates sind als positive Reizbeantwortung des Parodontiums zu werten (Abb. 5a, b). Die Teleskopkrone umfaßt den Zahn körperhaft, wodurch die Kaukräfte axial weitergeleitet werden im Gegensatz zu Klammern, die in der Regel Kippungen der Zähne und beim Entkoppeln der Prothese Extrusionsnoxen auf das Parodontium induzieren können.

Der Einfluß des Geschlechtes und des Alters auf die pathologischen Befunde erweist sich als gering. Die Knochendichten sind im gesamten Unterkieferbereich auffällig größer.

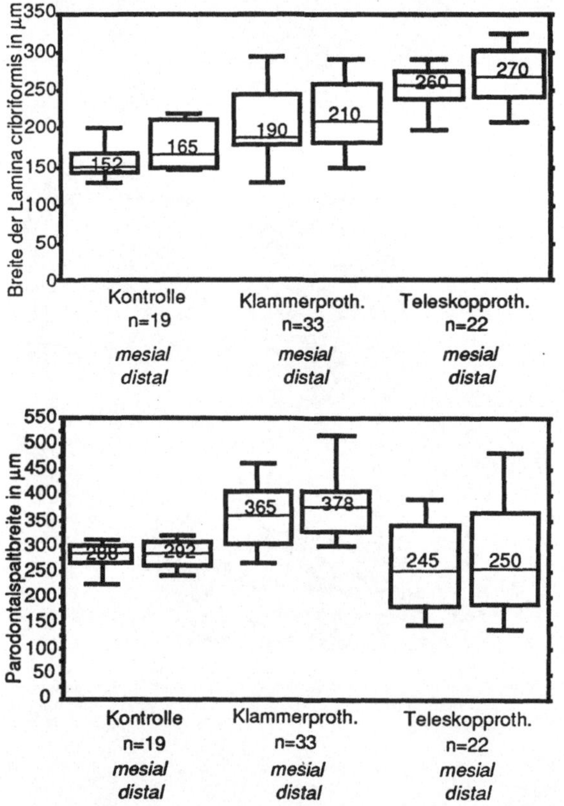

Abb. 5a. Medianwerte und Quartile mit erstem und neuntem Dezil der Lamina cribriformis aus dem Bereich des mittleren Wurzeldrittels (*2*) bei Kontrollpersonen und Teilprothesen mit verschiedenen Verbindungselementen

Abb. 5b. Medianwerte und Quartile mit erstem und neuntem Dezil der Parodontalspaltbreite aus dem Bereich des mittleren Wurzeldrittels (*2*) bei Kontrollpersonen und klammer- und teleskopgestützten Prothesen

Schlußfolgerungen

Die Ursachen eines Gebißverfalls sind primär nicht ausschließlich auf Karies oder Parodontopathien zurückzuführen, sondern der Verlust von Zähnen und der progrediente Schwund der Kieferstämme werden in hohem Maße auch von der Prothesenkonstruktion beeinflußt. Totalprothesen führen relativ große Bewegungen auf der Unterlage aus, die pathologischen Veränderungen im Knochen sind am ausgeprägtesten. Sind Restzähne vorhanden, so verbessern technisch aufwendigere Konstruktionselemente, wie Teleskopkronen, nicht nur den Tragekomfort und den Halt der Prothesen, sondern ziehen auch die wesentlich geringeren Noxen nach sich und tragen damit besser zur Erhaltung der geweblichen Substanz bei als die üblichen Klammerprothesen.

Literatur

Donath K, Breuner G (1982) A method for the study of undecalcified bones and teeth with attached soft tissues. The Säge-Schliff-technique. J Oral Pathol 11: 318–326

Müller N, Diepgen TL (1990) Folgeerscheinungen für Klammschleimhaut und Knochen auf mechanische Beanspruchungen von abnehmbarem Zahnersatz. Dtsch Zahnärztl Z 45: 473–477

Beziehungen zwischen biochemischen Parametern und Knochenumbau bei verschiedenen Skeletterkrankungen

P. Roth[1], I. Spielberger[1], E. Werner[1], Ch. Hansen[1], P. Kurz[2], T. Tsobanelis[2] und P. Grützmacher[2]

[1] GSF-Forschungszentrum für Umwelt und Gesundheit, Inst. f. Biophysikalische Strahlenforschung, Paul-Ehrlich-Str. 20, 60596 Frankfurt am Main

[2] St. Markus-Krankenhaus, II. Med. Klinik, Wilhelm-Eppstein-Str. 2, 60431 Frankfurt am Main

Einleitung

Die Häufigkeit von Skeletterkrankungen nimmt mit dem Lebensalter zu. Bei steigender allgemeiner Lebenserwartung kommt deshalb dem Erkennen von Störungen des Kalzium-Stoffwechsels eine wachsende Bedeutung zu. Mit tracerkinetischen Untersuchungen können wichtige Größen des Kalzium-Stoffwechsels quantitativ bestimmt und pathologische Veränderungen frühzeitig erfaßt werden.

Ziel der vorliegenden Studie war es, die durch kalziumkinetische Untersuchungen ermittelten Parameter des Knochenumbaus mit klinischen und biochemischen Parametern bei verschiedenen Skeletterkrankungen zu korrelieren.

Methoden

Bei insgesamt 250 Patienten mit unterschiedlichen Knochenerkrankungen wurden kalziumkinetische Untersuchungen durchgeführt. Zu Beginn der Studie wurden 0,2 MBq ^{47}Ca als Tracermenge (weniger als 0,1 mg Ca) intravenös verabreicht. Blutproben wurden nach 15 und 30 Minuten, sowie nach 1, 2, 3, 4, und 24 Stunden und nach 7 Tagen entnommen. Die Aktivitätskonzentration von ^{47}Ca in Serumproben (3 ml) wurde gammaspektroskopisch in einem NaI(Tl)-Bohrlochzähler bestimmt. Außerdem wurde die Gesamtkörperretention von ^{47}Ca über einen Zeitraum von 4 Wochen mit einem Ganzkörperzähler gemessen.

Aus den Tracerdaten wurde unter Zugrundelegen eines 4-Compartmentmodells (Abb. 1) die Größe des extrazellulären Kalzium-Pools und zweier austauschbarer Kalzium-Pools ermittelt. Außerdem wurden die Umsätze zwischen diesen Compartments und die Knochenmineralisationsrate des Skeletts bestimmt. Dabei wurde angenommen, daß während der Untersuchungsdauer kein Rückfluß des Tracers aus dem mineralisierten Knochen erfolgt. Die Modellrechnungen wurden mit dem Computerprogramm SAAM-27 (Foster u. Boston 1983) auf der SPERRY-Rechenanlage des Hochschulrechenzentrums der Universität Frankfurt/Main durchgeführt.

Zur Bestimmung der Serumkonzentrationen von Gesamtkalzium, ionisiertem Kalzium, Phosphat, alkalischer Phosphatase, 1,25 Dihydroxycholecaliferol, immunoreaktivem Parathormon und Osteokalzin wurden Standardmethoden eingesetzt. Bei einem Teil der Patienten wurde außerdem die renale Ausscheidung von Kalzium und Hydroxyprolin im 24-Stunden-Urin gemessen.

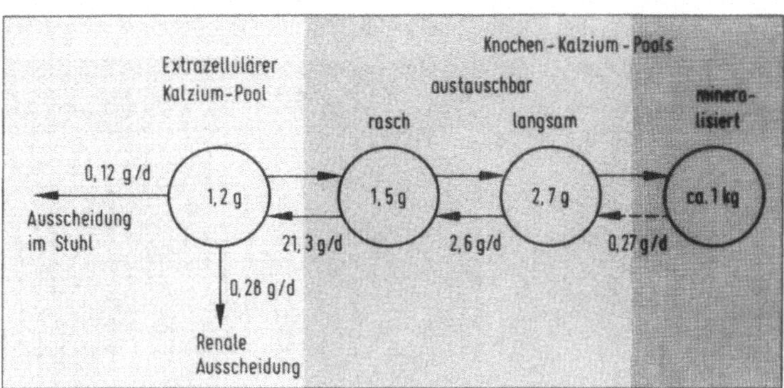

Abb. 1. Catenäres Compartmentmodell der internen Kalzium-Kinetik. Die Zahlen geben die Größe der Kalzium-Pools und die Kalzium-Umsätze zwischen ihnen bei gesunden Erwachsenen an, wie sie mit Methoden der Compartmentanalyse bestimmt wurden

Ergebnisse

Die ermittelten Werte für die drei austauschbaren Kalzium-Pools für die verschiedenen Patientengruppen sind in Abb. 2 dargestellt. Bei allen Patientengruppen sind die Mittelwerte für den extrazellulären Kalzium-Pool nahezu konstant und nicht von Normalwerten verschieden. Dagegen zeigen sich besonders bei dem langsam austauschbaren Knochen-Kalzium in Abhängigkeit von der Erkrankung z.T. hochsignifikante Abweichungen von den Normwerten und zwischen den Patientengruppen. Solche Unterschiede finden sich sogar zwischen Untergruppen der Patienten, z.B. bei terminal Niereninsuffizienten in Abhängigkeit von dem Dialyseverfahren oder bei Patienten mit Morbus Paget vor, unter und nach einer Therapie mit Calcitonin. Auch für die Knochen-Mineralisationsrate finden sich in Abhängigkeit von der Erkrankung charakteristische Abweichungen von der Norm.

Diese Störungen im Knochenumbau spiegeln sich nur zum Teil in entsprechenden Veränderungen laborchemischer Parameter wider. Wie Abb. 3 zeigt, findet sich keine deutliche Korrelation zwischen der alkalischen Phosphatase im Serum und der Mineralisationsrate. Ebenso ergibt sich zwischen der Osteocalcin-Konzentration im Serum und der Mineralisationsrate nur eine sehr schwache Korrelation. Auch die 1,25-DHCC-Konzentration im Blut oder die Hydroxyprolinausscheidung im Urin zeigen keine deutliche Beziehung zum Knochenumbau. Bei Patienten mit Morbus Paget unter Calcitoninbehandlung finden sich auch nach einer Normalisierung der erhöhten Werte von Serum-AP und Hydroxyprolinausscheidung immer noch erhöhte Mineralisationsraten.

Eine deutlichere Beziehung besteht dagegen zwischen den kalziumkinetischen Parametern und Veränderungen des Parathormons, das bei der Regulation des Kalziumstoffwechsels eine wichtige Rolle spielt. Einerseits steigert es die Freisetzung von Kalzium aus dem mineralisierten Knochen, andererseits erhöht es aber auch den Knochenanbau. Bei Patienten mit chronischer Niereninsuffizienz ist wegen der reduzierten intestinalen Kalziumabsorption ein sekundärer Hyperparathyreoidismus (sHPT) eine fast regelmäßig zu beobachtende Komplikation. Wie Abb. 4 zeigt, sind zwar auch bei nierenkranken Personen höhere Parathormonwerte mit einer Steigerung des internen Kalziumumsatzes verbunden, diese Kopplung ist jedoch im Vergleich zu den Verhältnissen bei nicht nierenkranken Personen nur noch schwach ausgeprägt und teilweise aufgehoben. Demnach kommt es beim sHPT in der Urämie zu einer teilweisen Entkopplung dieses Regelkreises, mit einer Resistenz des Knochens gegen endogenes Parathormon (Massry et al. 1978). Dies bedeutet, daß die PTH-Konzentration unter diesen Bedingungen nicht als zuverlässiger Kontrollparameter für die Beurteilung des Knochenumbaus gelten kann.

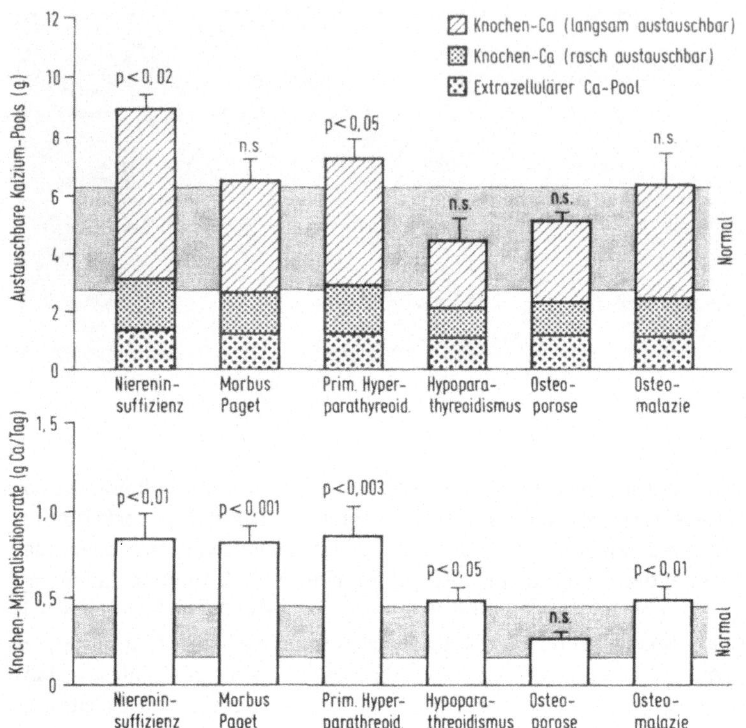

Abb. 2. Veränderungen der austauschbaren Kalzium-Pools (oben) und der Knochen-Mineralisationsrate (unten) bei verschiedenen Erkrankungen

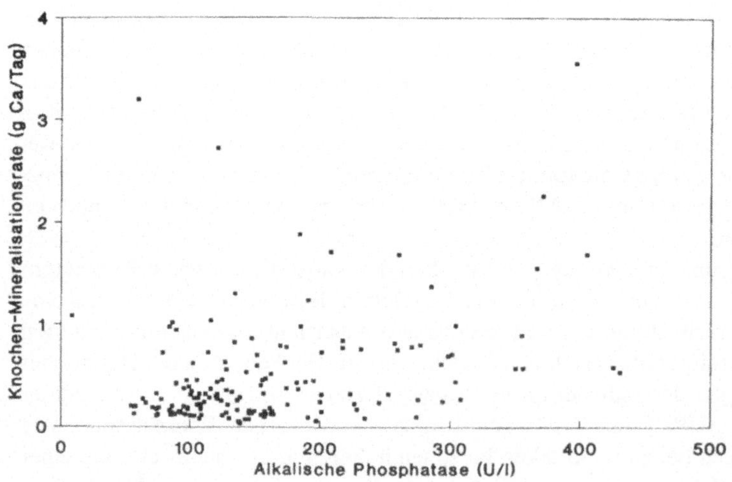

Abb. 3. Beziehung zwischen alkalischer Phosphatase im Serum und Knochen-Mineralisationsrate bei den untersuchten Patienten

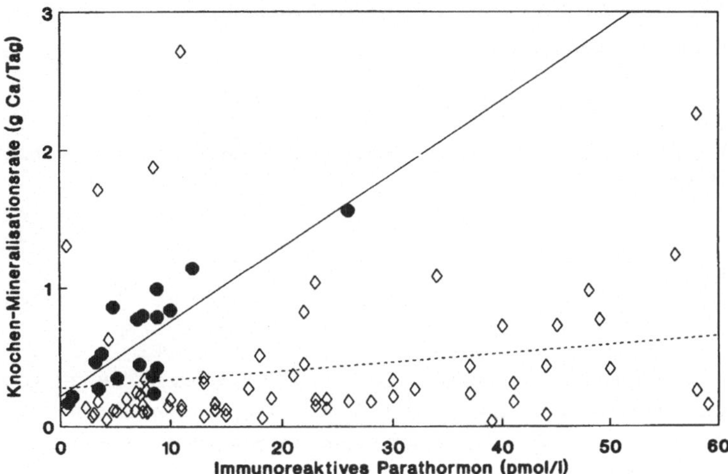

Abb. 4. Beziehung zwischen immunoreaktivem Parathormon und Knochen-Mineralisationsrate bei Patienten mit normaler Nierenfunktion und Patienten mit chronischem Nierenversagen

Schlußfolgerungen

Kalziumkinetische Untersuchungen sind ein wertvolles Instrument zur frühzeitigen Erfassung von Störungen im Knochenstoffwechsel. Bei bestimmten Skeletterkrankungen kommt es zur Entkopplung von normalerweise existierenden Regelkreisen, so daß bestimmte Laborparameter unter diesen Bedingungen nicht mehr aussagefähig für die Beurteilung des Knochenumbaus sind.

Literatur

Foster DM, Boston RC (1983) The use of computers in compartmental analysis: The SAAM and CONSAM programs. In: JS Robertson (ed) Compartmental distribution of radiotracers. Boca Raton, Florida, CRC Press, pp 73–142

Massry SG, Coburn JW, Lee DBN, Jowsey LJ, Kleeman CR, Skeletal resistance to parathyroid hormone in renal failure: Studies in 105 human subjects. Ann Intern Med 78: 357–364

Der Einfluß der Knochendichte auf den Halt von Knochenschrauben in der Wirbelsäule

A. v. Strempel und S. Kernberger

Orthopädische Klinik, Medizinische Hochschule Hannover im Annastift, Heimchenstr. 1–7, 30625 Hannover

In der folgenden Untersuchung soll der Einfluß des Implantatlagers auf die Stabilität von Bogenwurzelschrauben unter Berücksichtigung des Wirbelsegments und der Knochendichte ermittelt werden. Es soll die Frage beantwortet werden, inwieweit die Augmentation des Pedikels mit Methylacrylat die Stabilität erhöhen kann.

Material und Methode

An 25 Stammwirbelsäulen wurden Ausrißversuche vom 1. Brust- bis zum 1. Sakralwirbel durchgeführt. 10 Präparate stammten von Individuen, die im durchschnittlichen Alter von 66,7 Jahren nach längerer Vorerkrankung und Immobilisierung verstorben waren. Alle Präparate wurden einer Knochendichtemessung mit dem DE-QCT (dual energy quantitative computered tomographie) und dem DRA (dual energy X-ray absorptiometrie) unterzogen.

Der Pedikel wurde mit einem 3,2 mm AO-Bohrer vorbereitet. Verwendet wurden Schrauben mit einem Außendurchmesser von 4,5 mm bzw. 6,0 mm, einem Innendurchmesser von 3,0 mm bzw. 3,5 mm und einer Gewindesteigung von 2,5 mm bzw. 3,0 mm pro Gewindegang. Die 4,5 mm Schraube wurde in der oberen Brustwirbelsäule von D1 bis D6 verwendet und die 6,0 mm Schraube von D7 bis zum ersten Sakralwirbel.

Die ventrale Kortikalis wird beim Bohren nicht perforiert. Bei den osteoporotischen Wirbelsäulen wurde zusätzlich der Einfluß von in das Bohrloch eingebrachtem Knochenzement auf die Stabilität der Schraube untersucht. Gezogen wurde in axialer Richtung mit Hilfe einer Universalprüfmaschine bis zum Beginn des Herauslösens der Schraube aus der Bogenwurzel.

Die Signifikanzüberprüfung erfolgte nach dem Willcoxontest für paarige Stichproben. Als signifikant wurde eine Aussage bezeichnet, deren Überschreitungswahrscheinlichkeit kleiner gleich 5% war. Zur Ermittlung eines Zusammenhangs zweier Meßwerte mit unterschiedlichen Einheiten, wurde mit Hilfe der Linearregression der Korrelationskoeffizient (r) errechnet.

Ergebnisse

Der Einfluß der Osteoporose auf den Halt der Bogenwurzelschraube wird in den Abb. 1, 2 und 3 aufgezeigt. Der deutliche Stabilitätsverlust gegenüber nichtosteoporotischen Wirbelsäulen wird in der Abb. 4 aufgezeigt. Die Stabilität ist nahezu auf die Hälfte reduziert.

Die Abb. 5 und 6 zeigen den Zusammenhang zwischen Knochendichte und maximaler Auszugskraft bei allen untersuchten Wirbelsäulenpräparaten. Zwischen der Güte des Implantat-

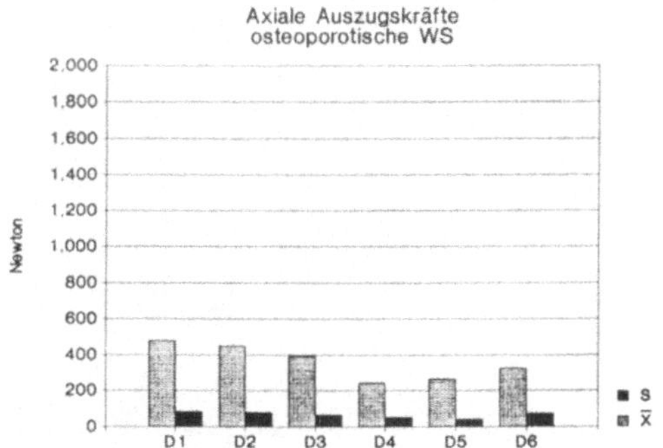

Abb. 1.

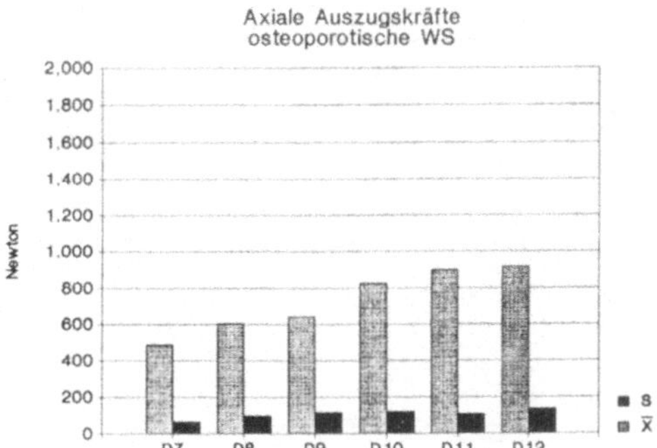

Abb. 2.

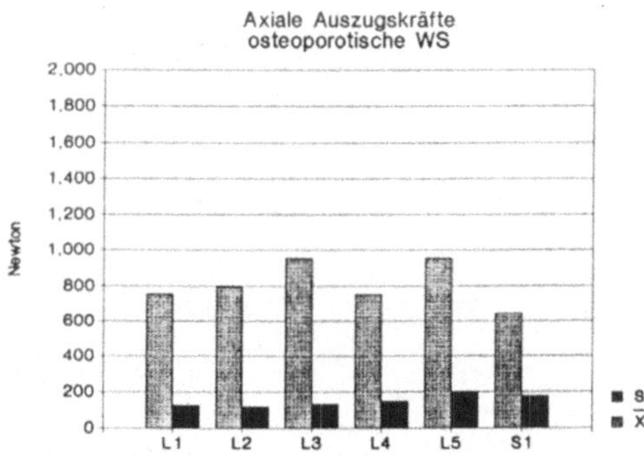

Abb. 3.

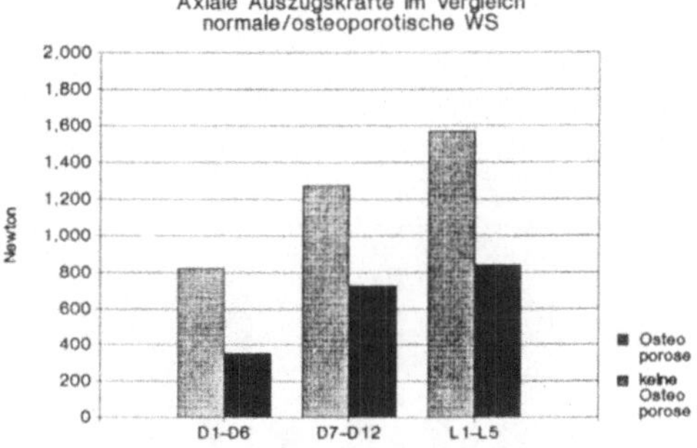

Abb. 4.

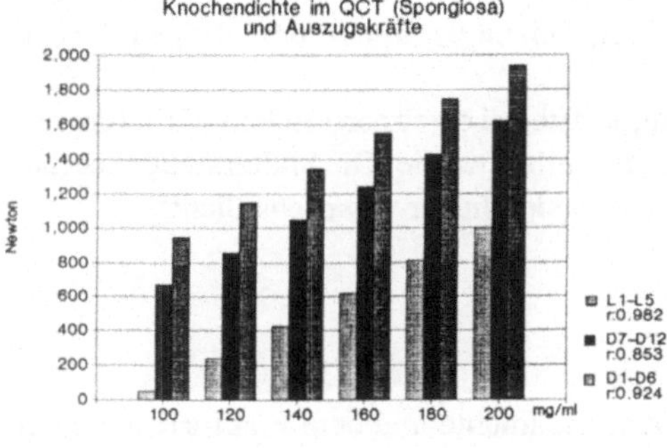

Abb. 5.

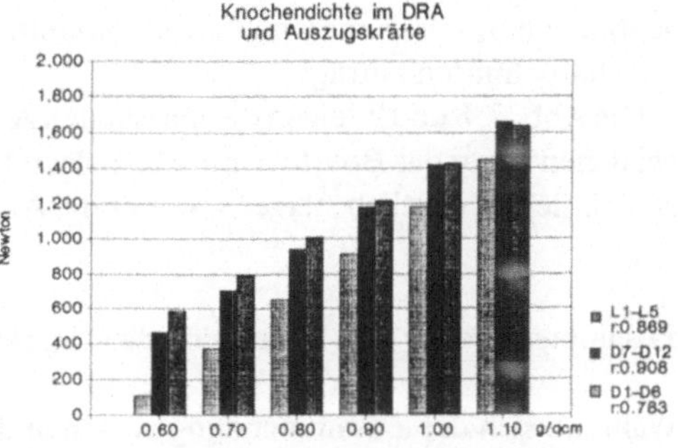

Abb. 6.

lagers und den erzielten Ausrißkräften besteht eine hohe Korrelation ($r = 0{,}783-0{,}982$, alpha $< 0{,}05$). Aus dem Diagramm wird deutlich, daß eine geminderte Knochendichte in der oberen Brustwirbelsäule einen höheren Stabilitätsverlust ausmacht als in der Lendenwirbelsäule. Sowohl die Schraubenlänge als auch die Knochendichte nehmen Einfluß auf die Stabilität. Die gegenüber den übrigen Wirbelsäulenabschnitten deutlich geminderte Stabilität im oberen

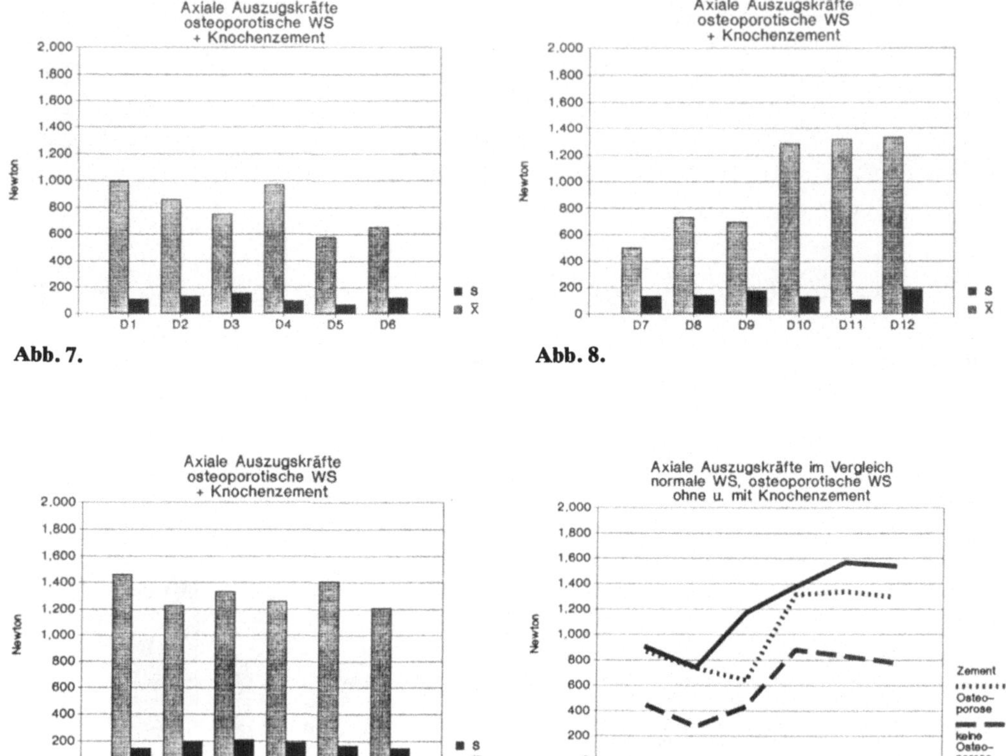

Abb. 7.

Abb. 8.

Abb. 9.

Abb. 10.

Brustwirbelsäulenbereich weist zusätzlich eine Abhängigkeit zum Außendurchmesser der Schraube auf, der in diesem Bereich 4,5 mm im Vergleich zu 6,0 mm in den übrigen Wirbelsäulenabschnitten beträgt.

Die Abb. 7, 8 und 9 zeigen die maximalen Auszugskräfte bei osteoporotischen Wirbelsäulen, bei denen zuvor das Bohrloch mit Methylacrylat augmentiert wurde. Die Stabilität der Schraube ließ sich so deutlich steigern, wie es die Abb. 10 übersichtlicher veranschaulicht.

Zusammenfassung und Diskussion der Ergebnisse

Während sich der Zusammenahng zwischen der Knochendichte und dem Frakturrisiko nicht mit ausreichender Signifikanz herstellen läßt (Pacifici et al. 1987; Hansson et al. 1980), konnte der Einfluß der Knochendichte auf die Widerstandskraft des Wirbels gegenüber Kompressionskräften belegt werden (Wittenberg et al. 1991; Mosekilde et al. 1989; Oyster u. Smith 1988). Der Einfluß der Knochendichte auf den Halt von Bogenwurzelschrauben in vitro wurde mit der vorliegenden Untersuchungsreihe bewiesen. Die Ergebnisse zeigen, daß der stabilitätsmindernde Einfluß einer abnehmenden Knochendichte von kaudal nach kranial zunimmt. Hier kommt es zu einer Summation der Einflüsse durch die Knochendichte und der durch die nach kranial abnehmenden Längen und Außendurchmesser der verwendeten Schrauben. Eine längere und stärkere Schraube kann also den Effekt eines geschwächten Implantatlagers im LWS-Bereich besser kompensieren als eine entsprechend kürzere und dünnere Schraube im BWS-Bereich. Die Gefahr des Implantatversagens bei einer Osteoporose nimmt von kaudal nach kranial zu.

Der Stabilitätsverlust kann durch eine Augmentation der Bogenwurzeln mit Knochenzement kompensiert werden.

Beim Zugrundelegen einer Knochendichtegrenze unterhalb der eine Augmentation notwendig erscheint, muß die Wahl des zu instrumentierenden Segments berücksichtigt werden. In der LWS erscheint eine primäre Stabilität von 900 N bei einem älteren Menschen ausreichend, was bedeuten würde, daß die Knochendichte im QCT nicht unterhalb von 100 mg/ml abfallen dürfte. Handelt es sich um eine Indikation i.B. der Brustwirbelsäule, so werden die Voraussetzungen für eine stabile Instrumentierung bei Osteoporose unsicherer (Abb. 5 und 6).

Die Verwendung von Methylacrylaten in der Orthopädie ist vor allen Dingen aus der Extremitätenchirurgie bekannt (Berger u. Schmähl 1987). Schmitt u. Kreischer (1987) und Griss (1987) empfehlen die Verwendung von Knochenzement an der Wirbelsäule unter anderem zur Defektüberbrückung bei Tumoren.

Für die Applikation in den Pedikel mit einer Spritze muß ein niedrigvisköser Zement z.B. Sulfix (Firma Sulzer) (Steffee u. Sitkowski 1988) verwendet werden. Zur Augmentation von Bogenwurzeln wird Zement von Zucherman et al. (1988) sowie von Steffee (Steffee et al. 1986; Steffee u. Sitkowski 1988) empfohlen.

Schlußfolgerungen

Sowohl die mit dem DEQCT im spongiösen Bereich des Wirbelkörpers als auch die mit dem DEXA für den gesamten Wirbel gefundenen Werte des Mineralsalzgehalts als spezifisches Gewicht (mg pro ml) bzw. als Flächendichte (g pro cm^2) zeigen eine hohe Korrelation zu den maximal erreichbaren Ausrißkräften.

Der Einfluß eines geschwächten Implantatlagers nimmt von kaudal nach kranial drastisch zu. Eine klinische Bedeutung bekommen diese Untersuchungsergebnisse, wenn Patienten mit einer aufgrund ihres Alters oder aus anderen Gründen zentralen Osteoporose an der Wirbelsäule operiert werden sollen. Um eine primäre Belastbarkeit von 900 Newton im lumbalen Bereich zu gewährleisten, wäre eine Knochendichte von 100 mg pro ml bzw. 0,7 g pro cm^2 ausreichend. Um die gleiche Stabilität in der oberen Brustwirbelsäule zu erreichen, müßte die Knochendichte 180 mg pro ml bzw. 0,85 g pro cm^2 betragen.

Ein geschwächtes Knochenlager wird durch Methylacrylat wirkungsvoll verstärkt. Die Anwendung muß sorgfältig mit den eventuellen Risiken in Hinsicht auf einen möglichen Zweiteingriff, Toxizität und Kanzerogenität abgewägt werden.

Literatur

Berger MR, Schmähl D (1987) Kanzerogenität und Toxikologie von Bestandteilen der Methylmethacrylat - Knochenzemente. In: Willert G-A, Buchhorn G (Hrsg) Knochenzement. Huber, Bern

Cameron HU, Jacob R, Macnab I, Pilliar RM (1975) Use of polymethylmethacrylate to enhance screw fixation in bone. J Bone Joint Surg 57-A: 655–656

Griss P (1987) Verwendung von Knochenzement in der Wirbelsäulenchirurgie – Indikation, Technik und eigene Erfahrungen. In: Willert G-A, Buchhorn G (Hrsg) Knochenzement. Huber, Bern

Hansson T, Roos B, Nachemson A (1980) The bone mineral content and ultimate compressive strength of lumbar vertebrae. Spine 5: 46–55

Mosekilde L, Bentzen SM, Ortoft G, Jorgensen J (1989) The predictive value of quantitative computet tomography for vertebral body compressive strength and ash density. Bone 10: 464–470

Oyster N, Smith FW (1988) A postmortem correlation of four techniques of assessment of osteoporosis with force of bone compression. Calcif Tissue Int 43: 77–82

Pacifici R, Rusman N, Carr PL, Birge SJ, Avioli LV (1987) Single and dual energy tomographic analysis of spinal trabecular bone: A comparative study in normal and osteoporotic women. Baillieres Clin Endocrin Metab 64: 209–214

Schmitt E, Kreischer W (1987) Palliative Stabilisation der Wirbelsäule bei Metastasen. In: Willert G-A, Buchhorn G (Hrsg) Knochenzement. Huber, Bern

Steffee AD, Sitkowski DJ (1988) Reduction and stabilization of grade IV spondylolisthesis. Clin Orthop 227: 82–89

Steffee AD, Sitkowski DJ, Topham LS (1986) Total vertebral body and pedicle arthroplasty. Clin Orthop 203: 203–208

Streicher RM (1987) Niedrigvisköser Knochenzement speziell für Spritzenapplikation in der Orthopädie und seine Prüfung in vitro. In: Willert G-A, Buchhorn G (Hrsg) Knochenzement. Huber, Bern

van Mullem PJ, Wijn JR de, Vaandrager JM, Ramselaar M (1987) Hard and soft animal tissue response to unloaded solid and porous PMMA implants and their possible clinical applications. In: Willert G-A, Buchhorn G (Hrsg) Knochenzement. Huber, Bern

Wittenberg RH, Shea M, Swartz DE, Lee KS, White AA, Hayes WC (1991) Importance of bone mineral density in instrumented spine fusion. Spine 16: 647–642

Zucherman J, Hsu K, White A, Wynne G (1988) Early results of spinal fusion using variable spine plating system. Spine 13: 570–579

Desmale und enchondrale Mineralisation in vitro

B. Zimmermann

Institut für Anatomie, Freie Universität Berlin, Königin-Luise-Str. 15, 14195 Berlin

Einleitung

Die desmale wie auch die enchondrale Osteogenese mit der nachfolgenden sekundären Knochenbildung ist licht- und elektronenmikroskopisch gut dokumentiert. Zellbiologische Aspekte, die Regulation der Knochenbildung und biochemische Einzelheiten der Mineralisation jedoch sind nicht bekannt oder werden kontrovers diskutiert. Die Ursache für diese Situation liegt u.a. darin, daß Osteogenese und Mineralisation IN VIVO experimentell nicht einfach zugänglich sind. Zellkulturen von Osteoblasten-populationen von fetalen Kalvarien werden zwar seit längerer Zeit für experimentelle Untersuchungen eingesetzt, doch bilden sich in solchen Kulturen immer nur vereinzelte Zellaggregate, in deren Matrix dann eine Mineralisation nach Zugabe von organischem Phosphat (meist β-Glycerophosphat, β-GP) stattfindet. Die enchondrale Mineralisation von Knorpel IN VITRO ist zwar ebenfalls von einigen Autoren beschrieben worden, systematische und experimentelle Untersuchungen fehlen jedoch.

Im folgenden wird eine Kultivationsmethode beschrieben, die eine desmale und enchondrale Osteogenese IN VITRO erlaubt. Der Hintergrund dieses IN VITRO Systems ist, daß Zellen, die in hoher Dichte gezüchtet werden, zelltypisch differenzieren und histotypische Gewebeformationen, sog. Organoide bilden. Die danach benannte ORGANOID-KULTUR erlaubt daher experimentelle Untersuchungen an Gewebeformationen IN VITRO, die phänotypisch der Situation IN VIVO entsprechen.

Material und Methode

Organoid-Kultur: Enzymatisch isolierte Zellen embryonaler oder fetaler Organanlagen werden in hoher Zelldichte ($2-3 \times 10^6$ Zellen pro 10 µl) an der Medium/Luft-Grenze auf einem Membranfilter (Sartorius, Zellulosenitrat, 0,2 µm Porengröße) gezüchtet. Das Medium erreicht die Zellen nur von unten durch das Filter hindurch. a) Desmale Osteogenese: Osteoblasten wurden enzymatisch aus Kalvarien von 21 Tagen alten Rattenfoeten isoliert und bis zu 21 Tage in der Organoid-Kultur gezüchtet. b) Enchondrale Osteogenese: isolierte Mesodermzellen aus Extremitätenanlagen 12tägiger Mäuseembryonen wurden in hoher Zelldichte in der Organoid-Kultur gezüchtet. Nach Bildung eines reifen Knorpels nach 6 Tagen wurde die Mineralisation durch β-GP-Zugabe induziert und weitere 7 bis 14 Tage gezüchtet. Medium: DMEM + 15% fetales Kälberserum, 100 IU Penizillin, 100 ug Streptomycin und 50 ug Askorbinsäure/ml; Zugabe von 5 mM β-GP (oder anderen Phosphaten, s. unten). Die elektronenmikroskopische Aufarbeitung erfolgte nach Standardmethoden, die Calcium-Bestimmung in den Kulturen nach Elution mit 0,6 N HCI in einem Flammenphotometer (Elex, Eppendorf), Bestimmung der Aktivität der alkalischen Phosphatase (AP) mit p-Nitrophenylphosphat (Test-Kit, Boehringer Mannheim). Die Matrixmenge im gebildeten Knorpel wurde mit dem Alcianblau-Bindungsassay (ABBA) bestimmt.

Ergebnisse

a) Desmale Osteogenese: Die Mineralisierung der gebildeten kollagenreichen extrazellulären Matrix mit typischen Hydroxylapatit-Kristallen begann nach 4 bis 6 Tagen und nahm während der weiteren Kultivation zu (Abb. 1), bis nach 18–20 Tagen die gesamte Kultur mineralisiert war. Ohne Zugabe von β-GP war die Mineralisation verzögert und vermindert. Detaillierte elektronenmikroskopische Untersuchungen zeigten, daß die Mineralisation an kollagenen Fibrillen, im fibrillenfreien Raum, an Zellnekrosen und auch durch Sekretion und Anlagerung einer mineralisierenden Matrix an bereits gebildetes Mineral erfolgt (Zimmermann et al. 1988; 1991). Die Aktivität der AP in der Kultur zeigte am Tag 8–12 ihr Maximum; auch im Medium war Aktivität um diese Kultivationperiode maximal messbar. Zugabe von demineralisierter Dentin- und Knochenmatrix sowie von artifiziellem Hydroxylapatit (Interpore 200) verstärkte die Mineralisation; wurden diese Materialien zuvor mit Fibroblasten überwachsen (permanente Haut-FLC fetaler Mäuse), war die Mineralisation gehemmt. Auch Fibroblasten-konditioniertes Medium reduzierte die Mineralisation. Durch Störung der Kollagensynthese (L-Azetidin-COOH) oder der Matrixsynthese (Nitrophenyl-β-D-Xylosid) wurde die Mineralisation ebenfalls gehemmt.

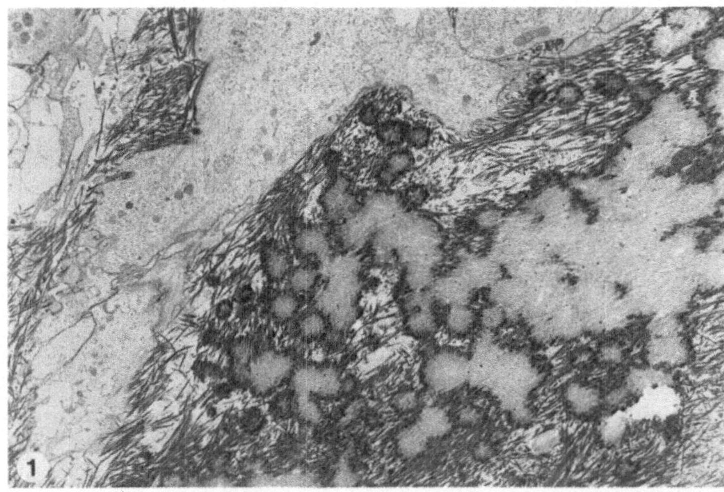

Abb. 1. Mineralisierung des kollagenreichen Osteoids während der desmalen Osteogenese von Osteoblasten aus Kalvarien in Organoid-Kultur. X 7.200

b) Enchondrale Osteogenese: Die Mesodermzellen der Extremitätenanlage haben nach 6 Tagen eine Vielzahl teilweise konfluierender Knorpelknötchen mit reifen Chondrozyten und einer typischen Matrix gebildet. Nach Zugabe von β-GP am Tag 7 begann am Tag 8–9 die Mineralisation; nach ca. 21 Tagen war die gesamte Kultur mineralisiert (Abb. 2). Dabei war der Vorgang der Mineralisation mit der in vivo Situation identisch: Veränderung der interterritorialen Matrix, Untergang der hypertrophierten Chondrozyten und Mineralisation der Matrix, jedoch nicht der Chondrozytenlakunen (Zimmermann et al. 1990). Parallel dazu erfolgte ein drasti-

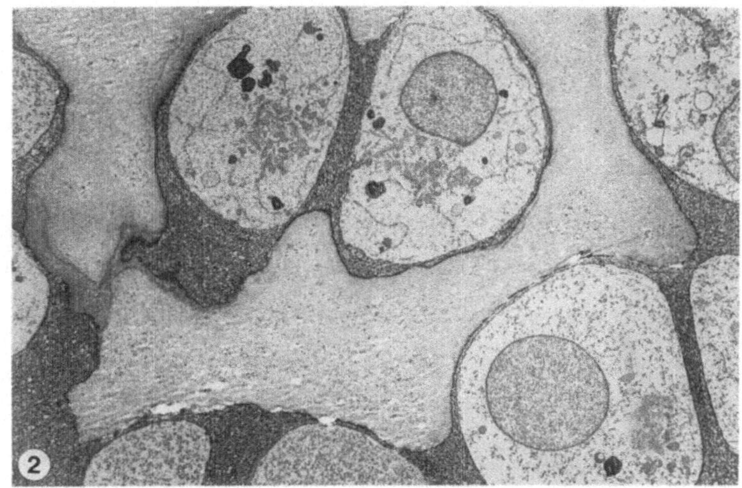

Abb. 2. β-GP-induzierte Mineralisation der Knorpelmatrix während der enchondralen Osteogenese in Organoid-Kulturen von Mesenchymzellen aus Extremitätenanlagen. X 7.200

scher Anstieg der AP in den Kulturen wie im Medium, allerdings in β-GP-freien, nur gering mineralisierenden Kulturen deutlich stärker als in Kulturen mit β-GP-induzierter Mineralisation; die Alcianblaubildung hatte bereits nach 6 Tagen das Maximum erreicht. In älteren Kulturen (> 18 Tagen) war die Mineralisation deutlich reduziert. Fibroblasten und deren konditioniertes Medium hemmten auch hier die Mineralisation. Die Behandlung mit Ca-Kanal-Blockern (Nifedipin, Verapamil) führte dosisabhängig zu einer Reduktion aller Parameter (Ca-Einbau, Matrix, AP); in einem bestimmten Konzentrationsbereich (um 10^{-5} M) allerdings nur, wenn die Blocker am Beginn der Kultivation während der Chondrogenese appliziert wurden. Eine Behandlung während der Mineralisation störte diese dann nicht mehr. Auf der Suche nach dem natürlichen Substrat der AP wurden anstelle von β-GP verschiedene andere organische Phosphate zugegeben. Glucose-1- und Glucose-6-Phosphat führten zu vergleichbarer Mineralisation, 3-Phosphoglycerat induzierte keine Mineralisation, während ATP zu einem Auftreten intrazellulärer Kristallite führte, die extrazelluläre Matrix aber nicht mineralisierte.

Diskussion

Die desmale und enchondrale Osteogenese erfolgte in der Organoid-Kultur unter der Bedingung der hohen Zelldichte und der Kultivation an der Medium/Luft-Grenze morphologisch analog der Osteogenese in vivo. Für die Bestimmung der Osteogenese wichtige Parameter (Ca-Gehalt, Matrix und AP-Aktivität) sind simultan in jeder Kultur meßbar. Die bisher vorliegenden Ergebnisse experimenteller Untersuchungen weisen auf die Bedeutung der interzellulären Matrix (Kollagen, Proteoglycane) für die desmale Mineralisation hin. Demineralisierte Matrix und exogenes Apatit stimulieren die Mineralisation. Die Hemmung der Mineralisation durch Fibroblasten ist von großem klinischem Interesse. Die Bedeutung eines Ca-Signals der möglicherweise einer Ca-Beladung der Chondroblasten für den Prozeß der enchondralen Mineralisation konnte hier gezeigt werden. Endogene Phosphate aus dem Glucosestoffwechsel bzw. dem Glycogenabbau könnten als natürliche Substrate der AP dienen. Nach den vorliegenden Ergebnissen ist in diesem in-vitro-System eine sequentielle Analyse bei beiden Typen der

Osteogenese unter Ausschaltung oder Hinzufügung einzelner Faktoren möglich. Darüberhinaus kann dieses System zur Analyse toxisch bedingter Mineralisationsstörungen dienen. (Mit Unterstützung der Deutschen Forschungsgemeinschaft, Sfb 174, Be 1142/2).

Literatur

Zimmermann B, Wachtel HC, Somogyi H, Merker HJ, Bernimoulin JP (1988) Bone formation by rat calvarial cells grown at high density in organoid culture. Cell Diff Dev 25: 145–154

Zimmermann B, Wachtel HC, Somogyi H (1990) Endochondral mineralization in cartilage organoid culture. Cell Diff Dev 31: 11–22

Zimmermann B, Wachtel HC, Noppe C (1991) Patterns of mineralization in vitro. Cell Tissue Res 263: 483–493

Zur Heterogenität der Epiphysenfuge – eine morphologische Studie zur enchondralen Ossifikation der Tibia

A. Zschäbitz[1], M. Neurath[1], H. G. Gabius[2] und E. Stofft[1]

[1] Anatomisches Institut der Johannes-Gutenberg-Universität Mainz, Saarstr. 19–21, 55122 Mainz
[2] Institut für Pharmazeutische Chemie der Universität Marburg, Marbacher Weg 6, 35037 Marburg

Einleitung

Bei der chondralen Ossifikation des Epiphysenknorpels sezernieren die Chondrocyten zahlreiche differente Strukturmoleküle, wie Kollagene, Lipide und Proteoglykane in die sie umgebende Extrazellulärmatrix (Hinchcliffe u. Johnson 1983). Diese sollen in komplexer Weise an der Knochenmineralisation beteiligt sein (Eggli et al. 1985). Die sechs Zonen der Wachstumsfuge sind durch eine spezifische Morphologie charakterisiert. Bisher liegen nur wenige Untersuchungen vor, die die Verteilung von spezifischen Glykosaminoglykanstrukturen diesen Bereichen zuordnen. In der vorliegenden Arbeit wurde versucht, das Bindungsverhalten von Neoglykoproteinen und Lektinen mit den konsekutiven Stadien der Knochenentwicklung zu korrelieren.

Material und Methode

Die Studie wurde an unbehandelten 6–8 Wochen alten Meerschweinchen durchgeführt. Die vollständigen Kniegelenke, einschließlich der proximalen Tibia und des distalen Femur, wurden in Scheiben von ca. 2 mm Dicke geschnitten und in der Lösung nach Bouin fixiert. Die Entkalkung erfolgte in einer alkoholischen EDTA-Lösung (20%; pH 7,2) für 14 Tage (Scott u. Burton 1985). Ein Teil der Präparate wurde zusätzlich ohne Entkalkung weiterbehandelt. Nach Dehydrierung erfolgte eine Paraffineinbettung. Die Karbohydratstrukturen wurden sowohl enzymhistochemisch (PAS, Rutheniumrot, Alzianblau [critical electrolyte method]) als auch durch das Bindungsverhalten von Lektinen (Tab. 1) charakterisiert (Spicer u. Schulte 1992). Mit Hilfe von Neoglykoproteinen wurde die Verteilung endogener Lektine bestimmt.

Ergebnisse

Die angewandte Entkalkungsmethode führte, im Vergleich zu unbehandeltem Epiphysenknorpel, zu keiner Alteration der Befunde. Sulfatierte Proteoglykane waren in der Kalzifizierungszone besonders deutlich nachzuweisen. In den zentralen Abschnitten der Wachstumsplatte waren sie im Vergleich zu den Randbereichen vermehrt. Die überprüften Neoglykoproteine zeigten keine topographischen Unterschiede in ihrem Bindungsverhalten. Es wurden endogene Lektine für Fukose, Sialinsäure und Xylose nachgewiesen. Ein Nachweis für terminale GalNAc-β-(1,3-)Gal-Strukturen ließ sich nur an Chondroklasten führen (Abb. 1). Die Lektine ECA, SJA und GSL II zeigten keine Bindung an der Epiphysenfuge. Während am Gelenkknorpel WFA Chondrozyten der Tangentialschicht markierte, reagierte das Lektin an

Tabelle 1. Zuckerbindungsaffinität der verwendeten Lektine (Gal: Galaktose, Glc: Glukose, NAc: Man: Mannose, N-Acetyl-, NeuNAc: Sialinsäure)

Lektin	Abk.	Bindungsaffinität
Erythrina cristagalli	ECA	Galβ1, 4GlcNAc
Griffonia simpl. II	GSA II	terminale α/βGlcNAc
Pisum sativum	PSA	verzweigte Mannose mit αL-Fukose
Arachis hypogea	PNA	terminale Galβ1,3GalNAc
Ricinus communis	RCA	Gal1,4GlcNAc>βGal>αGal
Saphora japonica	SJA	terminale Galβ1,3GalNAc>Galβ1,3GlcNAc>α/βGalNAc>Gal
Triticum vulgare	WGA	GlcNAc(β1,4GlcNAc)1–2>βGlcNAc>NeuNAc
Artocarpus integrifolia	JAC	Galβ1,3GalNAc
Lycopersicon esculentum	LEA	GlcNAc(β1,4GlcNAc)1–3
Phaseolus vulgaris	PHA-E	Galβ1, 4GlcNAcβ1,2Man1,6(GlcNAcβ1,2Manα1,3)Man
Soianum tuberosum	STL	N,N',N", N"'-Acetylchitotetraose
Datura stramonium	DSL	GlcNAc(β1,4GlcNAc)1–3 = Galβ1,4GlcNAc
Canavalia ensiformis	Con A	verzweigte αMan>verzweigte αGlc
Wisteria floribunda	WFA	GalNAcα1,6Gal>GalNAc1,6Gal>GalNAcα1,3Gal

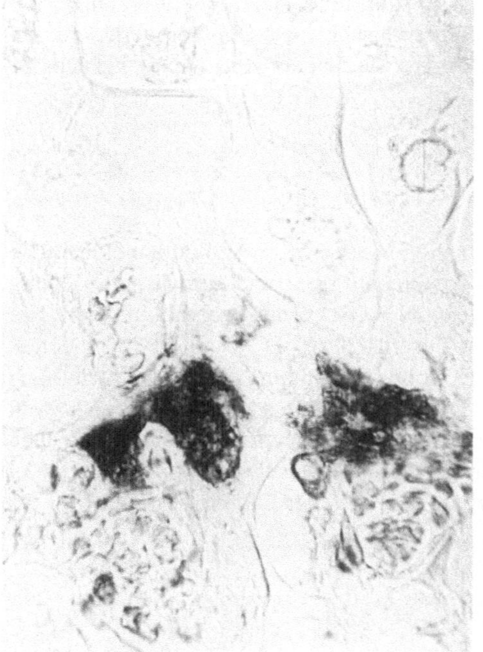

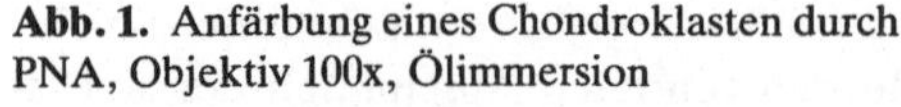

Abb. 1. Anfärbung eines Chondroklasten durch PNA, Objektiv 100x, Ölimmersion

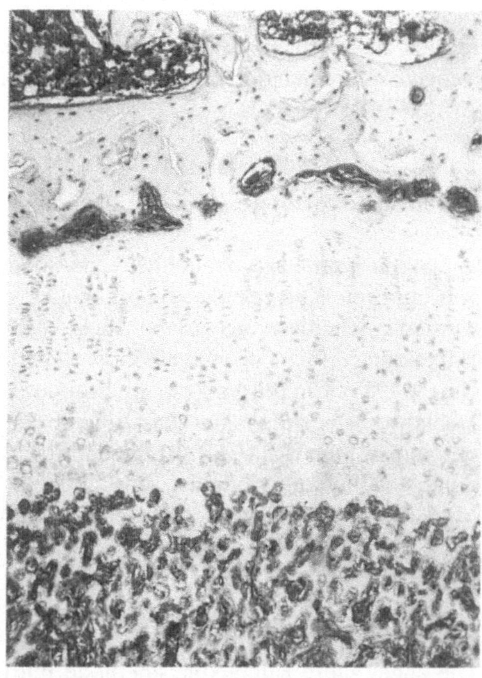

Abb. 2. Markierung der Chondrocyten durch PSA. Objektiv 10x

der Epiphysenfuge nicht. Das Zytoplasma der Chondrozyten wurde in allen Zonen und Arealen von PSA (Abb. 2) deutlich, bzw. von JAC und WGA geringgradig angefärbt. Bis in die Zona hypertrophica reagierte LEA mit dem Zytoplasma der Knorpelzellen. In der Zona calcificans und Zona resorbens wurden die korrespondierenden Zuckerstrukturen in der umgebenden Matrix nachgewiesen. In allen Arealen zeigte sich mit zunehmender Ausreifung der Chondro-

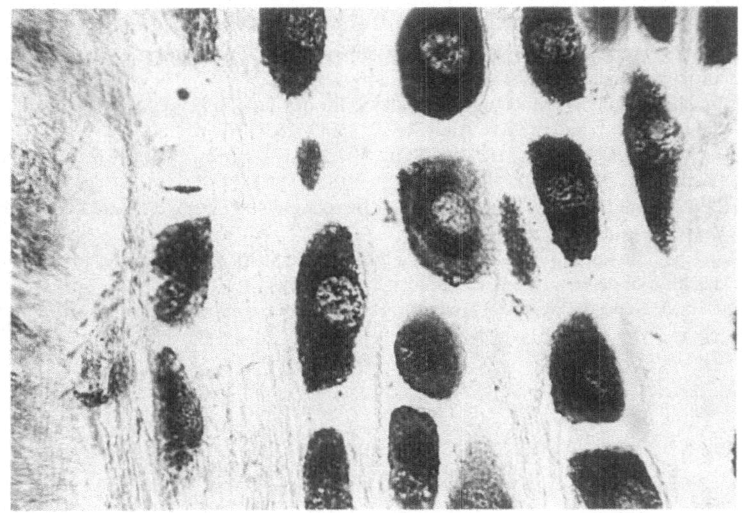

Abb. 3. Anfärbung der lateral gelegenen Knorpelzellen durch STL. Objektiv 100x, Ölimmersion

zyten eine zunehmende Affinität der Matrix für RCA-bindende Karbohydratstrukturen, die Anfärbbarkeit mit PHA-E verminderte sich hingegen. Sowohl in zentralen als auch peripheren Bereichen zeigte das Zytoplasma der Chondrozyten in der Zona reservata und Zona proliferata eine, wenn auch geringe Positivität für Con A und LCA. Während in den zentralen Arealen die Zellen in der Zona calcificans und Zona resorbens negativ reagierten, fand sich in den Randbereichen eine starke Anfärbung. Die Lektine STL (Abb. 3) und DSL reagierten nur mit Chondrozyten der Randareale, während der zentrale Bereich konstant negativ blieb.

Diskussion

Die Studie dokumentiert ein komplexes Verteilungsbild spezifischer Karbohydratstrukturen im proliferierenden Epiphysenknorpel. Hierbei zeigen sich konstant Differenzen zwischen lateralen und zentralen Bereichen der Wachstumsfuge. Bemerkenswert erscheint auch das abweichende Färbeverhalten des Gelenkknorpels. Es belegt, daß es sich bei den einzelnen Formen des hyalinen Knorpels um differente Gewebe handelt. Die Befunde deuten auf subtile Unterschiede im Metabolismus des Glykosaminoglykane hin (Hoedt-Schmidt 1989). So scheint in den Randarealen des wachsenden Knorpels der Anteil verzweigter Mannosegruppen erhöht zu sein. Bei der Beurteilung der Ergebnisse sind stets mögliche präparatorische Einflüsse (z.B. Glykosaminoglykanverlust bei der Fixierung) zu berücksichtigen. Jedoch wurden bei den von uns durchgeführten Verfahren alle Areale in gleichartiger Weise betroffen. Auch bewirkte, in Übereinstimmung zu den Angaben von Scott und Mitarbeitern (Scott u. Burton 1985), das angewandte Entkalkungsverfahren keine signifikanten Veränderungen zu den unbehandelten Befunden. Welche der möglichen Faktoren für die Unterschiede im Karbohydratstoffwechsel einzeln oder in Kombination ursächlich sind (Ernährungszustand der Zellen, mechanische Einflüsse oder endogene Faktoren (Glimmcher 1989)), muß durch weitere Studien abgeklärt werden. Zusammenfassend belegt jedoch die Untersuchung, daß während der normalen enchondralen Ossifikation die Extrazellulärmatrix und die Chondrozyten der Epiphysenfuge einer komplexen Differenzierung des Expressionsmusters ihrer Glykosaminoglykankomponenten unterworfen werden.

Literatur

Eggli PS, Herrmann W, Hunzicker EB, Schenk RK (1985) Matrix compartments in the growth plate of the proximal tibia of rats. Anat Rec 211:246–257

Glimcher MJ (1989) Mechanism of calcification: role of collagen fibrils and collagen-phosphoprotein complexes in vitro and in vivo. Anat Rec 224:139–153

Hinchcliffe JR, Johnson DR (1983) Growth of cartilage. In: Hall BK (ed) Cartilage. Academic Press, New York, pp 255–295

Hoedt-Schmidt S (1989) Lectin binding histochemistry of normal and osteoarthritic cartilage tissue. Clin Exp Rheumatol 7:257–264

Scott JE, Burton SM (1985) Selective demineralization of hard tissues in organic solvents: retention or extraction of proteoglycans? J Microsc 134:291–297

Spicer SS, Schulte BA (1992) Diversity of cell glycoconjugates shown histochemically: a perspective. J Histochem Cytochem 40:1–38

Funktionelle Morphologie von subchondraler Mineralisierungszone und subartikulärer Spongiosa des Tibiaplateaus

S. Milz

Anatomische Anstalt München, Lehrstuhl I, Pettenkoferstr. 11, 80336 München

Es ist im allgemeinen unbestritten, daß sowohl subchondrale Knochenlamelle als auch subartikuläre Spongiosa an der Kraftübertragung beteiligt sind (Pauwels 1980). Unklarheit besteht jedoch darüber, wie weit die regionale Ausbildung verschiedener morphologischer Parameter der lokalen Beanspruchung im Gelenk tatsächlich entspricht.

Am Beispiel des Tibiaplateaus soll deshalb gezeigt werden, wie sich der morphologische Aufbau von subchondraler Mineralisierungszone und subartikulärer Spongiosa als Ausdruck einer spezifischen Beanspruchung verstehen läßt.

Im Rahmen dieser Arbeit werden subchondraler Knochen und verkalkte Knorpelschicht als funktionelle Einheit zusammengefaßt und als subchondrale Mineralisierungszone bezeichnet.

Folgende morphologische Parameter wurden zur Klärung der eingangs gestellten Frage untersucht:

1. Flächenhafte Verteilung der Dicke der subchondralen Mineralisierungszone durch Ausmessen von aufeinanderfolgenden Schnitten des Tibiaplateaus (n = 5) mit anschließender Rekonstruktion der räumlichen Zusammenhänge.
2. Morphologie der subchondralen Mineralisierungszone. Zuordnung einzelner morphologischer Besonderheiten zu bestimmten Gelenkarealen.
3. Architektur der subartikulären Spongiosa in Abhängigkeit von der Lage unter verschiedenen Gelenkarealen.

Material

Es wurden 25 prox. Tibiaenden (60–90a) untersucht. Dabei handelte es sich um Präpariersaalmaterial, welches mit Formaldehyd/Alkohol fixiert wurde.

Methode

1. Plastination, Anfertigung planparalleler Schnitte (Romeis 1968)
1.1. Mikroradiographien ausgewählter Schnitte
1.2. Färbung (Alizarin-Toluidinblau, Ladewig, Azan)
2. Bestimmung der regionalen Dicke (Vidas-Bildanalysesystem)
3. Regionale Festlegung von morphologischen Auffälligkeiten (Gänge, Löcher, Spongiosaarchitektur)

Ergebnisse

Es lassen sich typische Verteilungen der gemessenen Parameter feststellen.

1. Die Dicke der subchondralen Mineralisierungszone ist in den zentralen und den kreuzbandhöckernahen Gelenkpartien besonders groß, während am Rande der jeweiligen Gelenkfläche nur kleine Werte zu messen sind (Abb. 1). Bei sagittaler Schnittführung zeigt sich in Schnitten durch die Zentralpartie eine relativ lange Strecke mit dickerer subchondraler Mineralisierungszone. Bei Schnitten in der Frontalebene fällt auf, daß auch die schrägen Flanken der Kreuzbandhöcker eine dicke subchondrale Mineralisierungszone aufweisen (Abb. 2).

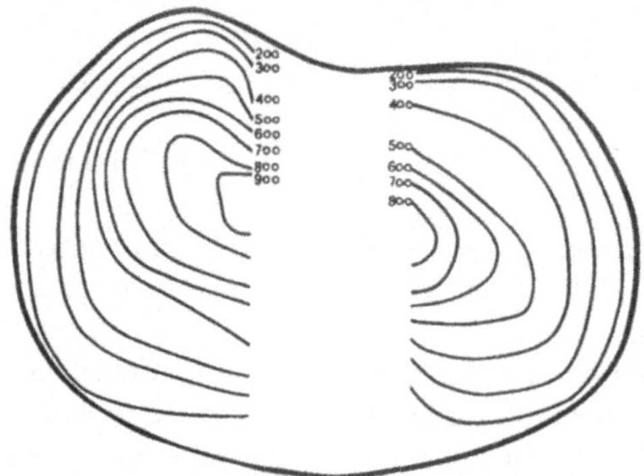

Abb. 1. Verteilung der Dicke (μm) der subchondralen Mineralisierungszone des Tibiaplateaus (n = 5)

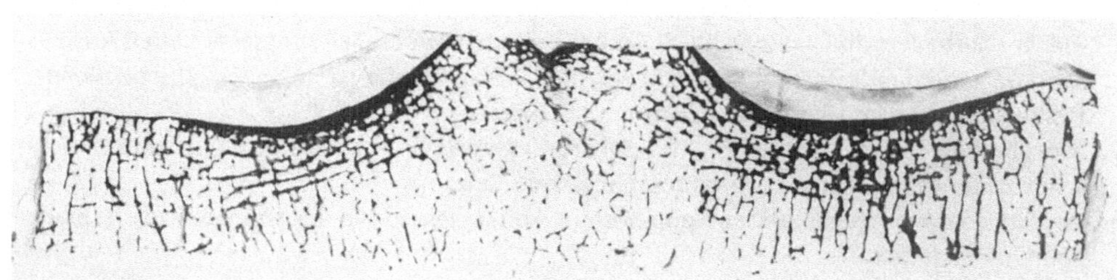

Abb. 2. Ladewig, MMA, Frontalschnitt durch ein Tibiaplateau

2. In Bezirken großer Dicke ist die subchondrale Mineralisierungszone keine homogene Platte, sondern wird von kleineren Hohlräumen durchsetzt. Diese zeigen eine durchschnittliche Weite von 30 μm und stellen sich in der Mikroradiographie als verzweigtes Gangsystem dar. Auch histologisch läßt sich dieses System in Form verzweigter Aufhellungsareale darstellen.

An Stellen mit dünner subchondraler Mineralisierungszone findet man keine Gangsysteme mehr, sondern wie Löcher imponierende, mikroradiographisch und histologisch nachweisbare Unterbrechungen der subchondralen Mineralisierungszone. Diese weisen einen Durchmesser von ca. 70 μm auf.

3. Das subartikuläre Trabekelsystem ist sowohl in bezug auf seine Masse als auch auf die räumliche Ausrichtung regional unterschiedlich ausgebildet. Unter den zentralen und den kreuzbandhöckernahen Gelenkarealen ist generell mehr Spongiosa zu finden als peripher.

Unter den Gelenkarealen mit dicker subchondraler Mineralisierungszone zeigt sich im Schnitt eine Trabekelarchitektur, die mit ihrer Anordnung der einzelnen trabekulären Bauelemente senkrecht und waagrecht zur subchondralen Mineralisierungszone an eine „Fischbauchträgerkonstruktion", wie sie in der Technik Verwendung findet, erinnert (Abb. 2).

Demgegenüber überwiegen in den Randpartien des Gelenks die senkrecht angeordneten Trabekel, die hier zudem relativ filigran sind.

Eine ähnliche Trabekelanordnung findet man auch unter der „Fischbauchträgerkonstruktion". Hier zeigt sich zudem eine leichte Konvergenz dieser Trabekel auf einen fiktiven Schnittpunkt hin, der sich ungefähr in die Mitte des Tibiakopfes projiziert. Unter den am weitesten dorsal gelegenen Gelenkarealen und in der Tiefe des Tibiakopfes unter den Kreuzbandhöckern findet man in aufeinanderfolgenden Schnitten häufig nur mehr unzusammenhängende Trabekelrudimente. Es liegt damit an diesen Stellen eine deutliche Auflockerung der Spongiosa vor.

Diskussion

Vergleicht man die räumliche Ausdehnung der subchondralen Mineralisierungszone mit biomechanischen Gelenkmodellen und Kontaktflächenmustern (Maquet 1976), so ergibt sich, daß die Dickenverteilung direkt mit der lokalen Beanspruchung korreliert (Abb. 3).

Insbesondere die Dickenverteilung in sagittaler Richtung zeigt eine Anpassung der Morphologie an funktionelle Bedürfnisse, indem für jede Gelenkstellung der Punkt der größten Beanspruchung der Gelenkfläche über einer genügend dicken subchondralen Mineralisierungszone zu liegen kommt. Aus der größten Dicke der subchondralen Anteile der schrägen Aufstiegsflanken zu den Kreuzbandhöckern muß zwangsläufig auf eine auch in diesen Gelenkflächenarealen senkrecht zur Gelenkoberfläche erfolgende Kraftübertragung geschlossen werden.

Die subartikuläre Spongiosaarchitektur vermittelt den Eindruck, daß eine konvergierende Kraftübertragung in Richtung auf einen fiktiven Mittelpunkt im Tibiakopf hin erfolgt.

Die Ähnlichkeit der Architektur der subchondralen Spongiosa mit Brückenkonstruktionen aus der Technik führt zu der naheliegenden Hypothese, daß die Kraftverläufe im Bereich dieser Spongiosa vergleichbaren Gesetzmäßigkeiten gehorchen.

Überträgt man die bekannten statischen Eigenschaften solcher technischer Konstruktionen auf die subchondrale Spongiosa, so kann man annehmen, daß es das Bauprinzip der gesunden Spongiosa ist, mit möglichst geringem Materialaufwand eine größtmögliche mechanische Stabilität zu erreichen.

Besteht diese bestmögliche Anpassung an die mechanischen Beanspruchungen, liegt die Vermutung nahe, daß es sich bei diesem subchondralen Spongiosasystem um ein sogenanntes „selbstoptimierendes System" nach Matteck (1989) handelt.

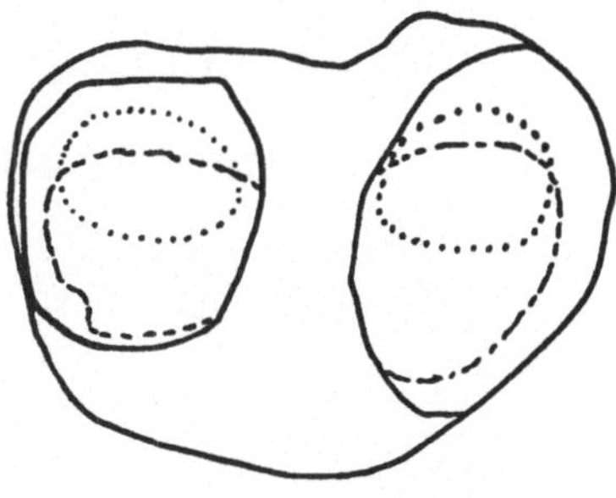

Abb. 3. Skizze der Kontaktflächenverteilung im Kniegelenk [nach Maquet (1)]

Literatur

Pauwels F (1980) Biomechanics of the lokomotor apparatus. Springer, Berlin Heidelberg New York
Romeis B (1968) Mikroskopische Technik, 16. Auflage. Oldenbourg, München
Maquet P (1976) Biomechanics of the Knee. Springer, Berlin Heidelberg New York
Matteck C (1989) Engineering components grow like trees. Kernforschungszentrum Karlsruhe 1989 (KFK 4648 Nov. 89)

Der Firma Kontron, Eching, wird für ihre Unterstützung (Video-Bildanalysesystem) gedankt.

B. Arthrose

Charakteristische morphologische Veränderungen am Gelenk unter Belastung – physiologische Reaktion oder präarthrotische Deformität?

A. J. Roth[1], R. Oettmeier[1], K. Abendroth[2], H. Helminen[3], P. Mühlig[4] und R. Neumann[5]

[1] Orthopädische Klinik der Friedrich-Schiller-Universität am „Rudolph-Elle-Krankenhaus" Eisenberg, Klosterlausnitzer Straße 1, 07607 Eisenberg/Thüringen
[2] Klinik für Innere Medizin, Friedrich-Schiller-Universität Jena, Erlanger Allee 159, 07747 Jena
[3] Institut für Anatomie, Universität Kuopio, F-70211 Kuopio, Finnland
[4] Institut für Molekulare Biotechnologie, Beutenbergstraße 11, 07745 Jena
[5] Radiologische Universitätsklinik, Bachstraße 18, 07743 Jena

Einleitung

Sowohl subchondraler Knochen als auch Knorpel sind metabolisch aktive Gewebe, welche für die Entstehung der Osteoarthrose von Bedeutung sind (Bullough et al. 1968). Dabei ist die Ernährung des Knorpels vom Markraum her ein umstrittener Diskussionspunkt. Als Regulationsmechanismus bei gesteigerter Stoffwechselleistung unter vermehrter Belastung treten jedoch Phänomene auf, welche dafür sprechen (Roth et al. 1992). Da die artikulierenden Gelenkflächen am Knie nicht kongruent sind, kommen auch nicht alle Areale der Knorpeloberflächen miteinander in Kontakt (Bullough et al. 1973; Bullough 1988). Für unsere Untersuchungen war von Interesse, welche Areale im Gelenk direkt miteinander kontaktieren, und welche Reaktion dort und in den benachbarten Bereichen am Übergang von Knochen und Knorpel stattfinden.

Material und Methoden

Zehn weibliche Beagle-Hunde rannten nach einer Gewöhnungsphase wöchentlich an 5 Tagen 40 km auf dem Laufband (Anstieg 15 Grad) von der 55. bis zur 75. Woche. 10 Schwestertiere unterlagen keiner vermehrten Belastung. Von 11 verschiedenen Lokalisationen des rechten Kniegelenkes wurden Knochen-Knorpel-Proben im Alter von 75 Wochen entnommen. Nach Fixierung in Carnoy'scher Lösung (12–24 Stunden, 20°C) und Aufbewahrung in absolutem Alkohol wurden die Proben unentkalkt präpariert. Mittels Hartschnittmikrotom (Fa. Reichard/Jung, BRD) wurden 4 μm dicke Schnitte angefertigt und nach Ladewig gefärbt. Die subchondralen Knochenparameter wurden histomorphometrisch mit dem Zählnetz nach Merz ermittelt. Desweiteren die Schichtdicken des hyalinen und des verkalkten Knorpels sowie der subchondralen Knochenplatte mittels QUANTIMET 720 (Cambridge Instr., GB). Es wurde außerdem eine anatomische Studie an 6 weiteren Gelenken durchgeführt. Die Gelenke wurden zunächst jeweils bei maximaler Flexion und Extension in zwei Ebenen geröngt. Bei einem Gelenk erfolgte die Ermittlung der Kontaktzonen im Gelenk mittels Computertomographie. Danach wurden die Gelenke anatomisch präpariert. Die Ergebnisse wurden mit den Veränderungen der Schichtdicken des Knorpels sowie der subchondralen Knochenlamelle, und den histomorphometrischen Werten bezüglich ihres Einflusses und ihrer Wertigkeit verglichen. Die histologischen Phänomene in Form von „Gaps“ und „hyalinen“ Zapfen (Roth et al. 1992) wurden in der Gomorri-Färbung unter Verwendung eines Mehrschichtenfilters (540 nm) nochmals untersucht, um festzustellen, ob wirklich ein direkter Kontakt zwischen Markraum und basalem hyalinem Knorpel besteht.

Ergebnisse

Die Röntgenbilder der Kniegelenke zeigten im seitlichen Strahlengang bei max. Flexion eine Artikulation von mittlerem Anteil der Femurkondylen mit dem gegenüberliegenden mittleren Anteil der Tibiakondylen. Bei maximaler Extension blieb die Kontaktzone der Tibiagelenkflächen in dieser Ebene gleich, die Kontaktfläche der Femurkondylen verschob sich nur um wenige Millimeter nach ventral. Die Kontaktzone selbst betrug jeweils nur ca. 2 mm. Bei diesen Untersuchungen wurde keine Belastung ausgeübt. Auch im Computertomogramm zeigte das seitliche Bild diese Charakteristika. In den a.p.-Schnitten artikulierten Femur und Tibia nur in der beschriebenen Zone, wobei sich sowohl medial als auch lateral jeweils die axial gelegenen Hälften von Femur- und Tibiagelenkflächen berührten. Die Patellagleitfläche war, wie Röntgen, CT und anatomische Studie zeigten, in typischer Weise medial höhergestellt als lateral. Der mediale Anteil wölbte sich rund, der laterale war eher spitz. Im CT artikulierten die medialen Anteile von Patella und Patellagleitfläche.

Die histologischen Präparate wiesen analog dazu in den axial gelegenen Anteilen der Tibia die höchsten Werte der Gesamtknorpeldicke auf. Werte für von mehr als 800 μm am medialen Femurcondylus und den axial gelegenen Anteilen der Tibiagelenkflächen standen sowohl bei Versuchs- als auch bei Experimentiergruppe vergleichsweise niedrigen Dicken zwischen 4–600 μm in den anderen Regionen gegenüber. Eine Zunahme der Gesamtknorpeldicke resultierte unter Belastung an den peripheren Anteilen der Patella und im gesamten lateralen Kompartment (lat. Patellagleitfläche, lat. Tibiaplateau, lat. Femurcondylus).

Der Anteil von oberflächengeschädigten Arealen nahm unter Belastung um 26,4% ab. Bei den Kontrolltieren war besonders das mediale Kompartment von Tibia und Femur betroffen, bei den Versuchstieren die peripheren und axialen Anteile des medialen Tibiaplateaus sowie die axialen des medialen Femurkondylus und die mediale Patellagleitbahn. Der Schädigungsgrad der Oberfläche war in den betroffenen Regionen bei den Kontrolltieren im Durchschnitt höher.

Der relative Kalkknorpelanteil (KR) am Gesamtknorpel zeigte eindeutige Beziehungen zum Grad der Tidemarkschädigung ($R_{Exp} = 0{,}87$, $R_{Vers} = 1{,}07$, $p < 0{,}01$). Dabei korrelierten in beiden Gruppen Tidemarkschädigungsgrad und Oberflächendegeneration ($R_{Exp} = 0{,}62$, $R_{Vers} = 0{,}82$, $p < 0{,}01$) sowie Grad der Tidemarkschädigung und Vorkommen von Gefäßpenetrationen ($R = 0{,}5$, $p < 0{,}01$) miteinander. Direkte Kontaktzonen zwischen hyalinem Knorpel und daruntergelegenem Markraum zeigten sich bei beiden Gruppen in Form von zwei als charakteristisch imponierenden Phänomenen. Wir bezeichneten eines als „gap“. Dieses trat vermehrt bei den Kontrolltieren (+21,2%) und vorwiegend peripher auf. Unter Benutzung des Mehrschichtenfilters konnte hier in der Gomorri-Färbung zweifelsfrei eine durchgängige Grenzlinie zwischen Markraum und basalem hyalinen Knorpel nachgewiesen werden, wobei die Dicke der Kalkknorpelschicht und subchondrale Knochenlamelle nicht mehr meßbar waren. Die bei den Versuchstieren vermehrt gefundenen hyalinen Zapfen (+68,9%) wiesen keine durchgehende Grenzlinie zwischen hyalinem Knorpel und Markraum auf. Hier dehnten sich schlanke Hohlräume vom Markraum bis zum basalen hyalinen Knorpel aus. Die Grenzlinie erschien an diesen Stellen durchbrochen, wobei die benachbarten Schichten von Kalkknorpel und subchondraler Knochenlamelle erhalten waren.

Schlußfolgerungen

Die anatomische Studie an den Gelenken ergab zunächst deutlich, daß die artikulierenden Flächen des Gelenkknorpels am Kniegelenk des Hundes sehr viel kleiner als vermutet sind. Wir fanden die Resultate von Bullough (1988) bestätigt, wonach die Kontaktzonen sich auf kleine Areale begrenzen. Demzufolge sind auch nicht alle Regionen ständig einer Belastung ausgesetzt, manche überhaupt nicht. Auch diesen Umstand fanden wir bestätigt. Unsere Ergebnisse zeigen die jeweils größten Werte für die Gesamtknorpeldicke in den am meisten belasteten Regionen im Vergleich zu den jeweils benachbarten Arealen. Unter Belastung tritt dann offenbar ein Varusstreß auf, was eine Zunahme der Knorpeldicke in den lateralen Gelenkanteilen bedingt. Eine geringere Oberflächenschädigung weisen Regionen mit einer physiologischen Belastung auf. Regionen, in denen keine oder wenige Artikulation stattfindet, zeigen häufiger Oberflächenschäden, wie die Analyse bei der Kontrollgruppe bestätigt. Somit ist die Abnahme der Oberflächenschädigung unter Belastung zum einen zu erklären. Desweiteren treten aber bei stärkerer Belastung von Regionen, welche bereits physiologisch mehr beansprucht werden (mediale Kniegelenksanteile), auch vermehrt Schädigungen der Oberfläche auf (Versuchsgruppe). Der Grad der Schädigung ist dann auch höher als in der Kontrollgruppe. Damit wird deutlich, daß geringe Oberflächenschäden, welche durch geringe Belastung bedingt sind, reversibel sind. Daß sich die bei den Versuchstieren aufgetretenen stärkeren Schäden zurückbilden können, gilt nach Bullough et al. (1973) als sicher.

Die Ergebnisse betonen die Rolle des Kalkknorpelanteils am Gesamtknorpel als Hinweis auf präarthrotische Veränderungen. Bei einem konstanten Verhältnis von hyalinem und Kalkknorpel (Müller-Gerbl et al. 1987a, b) treten keine degenerativen Oberflächenveränderungen auf, und die Tidemark ist intakt. Stärkere Verdickungen in den physiologisch am meisten belasteten Regionen oder infolge von Mehrbelastungen müssen dieses Gleichgewicht nicht stören und führen nicht zum Verschleiß. Eine Störung des Gleichgewichts zwischen hyalinem und Kalkknorpel geht zunächst mit einer Abnahme des Kalkknorpelgehaltes einher. Im Mikroskop imponiert dieser Zustand dann subjektiv auch als „swelling". Er ist Folge des Proteoglykanverlustes begleitet vom Wasserinflux und von einer Abnahme der Gefäße. Der Schädigungsgrad der Tidemark nimmt im weiteren Verlauf des Prozesses zu. Diese Mineralisationsbarriere wandert zunehmend „unkontrolliert" in Richtung hyaliner Knorpel, dann begleitet von einer wachsenden Anzahl von Gefäßpenetrationen und einer verdickten subchondralen Knochenlamelle. Wandert die Grenzlinie zwischen Kalkknorpel und subchondraler Knochenlamelle (SKL) relativ rascher als die Tidemark, so kommt es zu einer Zunahme der SKL. Besteht jedoch ein Gleichgewicht, so ist dieses als positiv zu werten, wenn dadurch die im weniger belasteten Areal vermehrt auftretenden „gaps" reduziert oder „aufgefüllt" werden, da eine bessere Ableitung der mechanischen Energie erfolgt. Offenbar handelt es sich bei letzteren Gebilden um Zysten, welche für die Ernährung des hyalinen Knorpels von basal keinerlei Bedeutung haben. Ihr Auftreten ist eher als eine präarthrotische Deformität zu werten. Und zwar im Sinne einer unzureichenden Belastung bei einer Spezies, welche an Bewegung und Belastung adaptiert ist (Säämänen 1989). Auch dies ist ein Hinweis auf die enge Kopplung von

Prozessen im Knorpel und in tiefergelegenen Regionen (Dekel u. Weissman 1978; Oettmeier et al.; Stougard 1974). Bei relativ verminderter Osteoklastentätigkeit ist jedoch mit einem weiteren Wachsen auch des Knochenvolumens bei Überbelastung zu rechnen. Die Steifigkeit des Knochens nimmt zu und somit seine Schockabsorberfunktion ab. Außerdem ist anzunehmen, daß auf diesem Wege im weiteren Arthroseprozeß eine Barriere für ernährende Gefäße entsteht.

Durch „Lücken" in der Mineralisationsbarriere bleiben hyaline Areale stehen und geraten somit in direkten Kontakt zum subchondralen Gefäßsystem. Diese z.T. als „hyaline Zapfen" imponierenden Gebilde sind nicht an eine bestimmte Gesamtdicke des Knorpels gebunden, sondern eher an einen Zustand, in welchem die Ernährung des Knorpels über den Gelenkbinnenraum nicht mehr ausreichend ist, bzw. die Diffusionsstrecke in Relation zum erforderlichen Druck für eine effektive Ernährung zu klein ist. Dabei spielen Stärke und somit auch Lokalisation der Belastung eine wesentliche Rolle, ob diese Strukturen ausgebildet werden. Die genauere Untersuchung dieser Gebilde zeigt, daß zumindest keine Grenzlinie zwischen basalem hyalinem Knorpel und Markraum an dieser Stelle existiert. Obwohl hier ein recht eindeutiger Beweis für die Ernährung des Knorpels von basal geführt wurde, sind diese Strukturen wohl eher als Reaktion auf eine zu starke Belastung zu werten, welche unter physiologischen Bedingungen nicht oder zumindest kaum auftreten. Was die aktive Hemmung der Mineralisationsfront an diesen umschriebenen Stellen bewirkt, ist damit freilich nicht geklärt.

Die Ergebnisse weisen auf die komplexe Pathogenese der Osteoarthrose hin als ein Resultat von Veränderungen in allen Schichten des Gelenkknorpels und den daruntergelegenen Schichten. Die Gelenke zeigen zum einen Reaktionen, welche als physiologisch angesehen werden können. Parallel dazu treten Erscheinungen auf, die für ein frühes (reversibles?) Stadium der Arthrose sprechen.

Danksagung.

An dieser Stelle möchten wir uns ganz herzlich bei Frau Gretel Heinisch und Frau Ilse Schütz vom Forschungslabor der KIM/Jena für ihren unermüdlichen Fleiß bei der mühevollen Aufarbeitung der mikroskopischen Präparate bedanken. Weiterhin bei Herrn Prof. Dr. med. habil. R. Putz, Anatomische Anstalt der Ludwig-Maximilians-Universität München, sowie bei Herrn Prof. Dr. med. Dr. med. vet. C. Hammer, Institut für Chirurgische Forschung der Technischen Universität München, für ihre Unterstützung bei der Beschaffung und die Bereitstellung der Kniegelenke von 6 Beagle-Hunden für die anatomische Studie.

Literatur

Bullough PG (1988) Joint anatomy and histological changes related to the causation of OA. In: Muir H, Hirohata K, Shichikawa K (eds) Mechanisms of articular cartilage damage and repair in OA. Hogrefe & Huber, Toronto, pp 43–54

Bullough PG, Goodfellow JW, Greenwald AS et al. (1968) Incongruent surfaces in the human hip joint. Nature 217: 1290

Bullough PG, Goodfellow JW, O'Connor JJ (1973) The relationship between degenerative changes and load bearing in the human hip. J Bone Joint Surg 55B: 746–758

Dekel S, Weissman SL (1978) Joint changes after overuse and peak overloading of rabbit knees in vivo. Acta Orthop Scand 49: 519–528

Müller-Gerbl M, Schulte E, Putz R (1987a) The thickness of calcified layer of the articular cartilage: a function of load supported? J Anat 1564: 103–111

Müller-Gerbl M, Schulte E, Putz R (1987b) The thickness of the calcified layer in different joints of a single individual. Acta Morphol Neerl-Scan 25: 41–49

Oettmeier R, Helminen H, Roth AJ et al.: A complex quantitative study of articular cartilage and subchondral bone in the knee joint of dogs after strengous running training. Clin Orthop Rel Res

Roth AJ, Oettmeier R, Abendroth K, Helminen H, Mühlig P (1992) Histomorphometrsiche Untersuchungen der subchondralen Regionen und Knorpeldickemessungen am Kniegelenk junger Beagle-Hunde. In: Ittel TH, Siebert HG (Hrsg) Aktuelle Aspekte der Osteologie. Springer, Berlin Heidelberg New York Tokyo, pp 91–99

Stougard J (1974) The calcified and subchondral bone under normal and abnormal conditions. Acta Path Microbiol Scan Section A82: 182

Säämänen AM (1989) Articular cartilage proteoglycans and joint loading. Department of anatomy, University of Kuopio, pp 41–42

Vergleichende Untersuchungen am Kniegelenk zweier Spezies zur komplexen Pathogenese der Osteoarthrose

A. J. Roth[1], R. Oettmeier[1], K. Abendroth[2], H. Helminen[3] und P. Mühlig[4]

[1] Orthopädische Klinik der Friedrich-Schiller-Universität am „Rudolph-Elle-Krankenhaus" Eisenberg, Klosterlausnitzer Straße 1, 07607 Eisenberg/Thüringen
[2] Klinik für Innere Medizin, Friedrich-Schiller-Universität Jena, Erlanger Allee 159, 07747 Jena
[3] Institut für Anatomie, Universität Kuopio, F-70211 Kuopio, Finnland
[4] Institut für Molekulare Biotechnologie, Beutenbergstraße 11, 07743 Jena

Einleitung

Zum besseren Verständnis der Zusammenhänge, welche die Degeneration des Gelenkknorpels verursachen und fördern und damit charakteristische degenerative Veränderungen der Gelenke hervorrufen, ist die komplexe Betrachtungsweise der pathophysiologischen Mechanismen unabdingbar. Insbesondere die Hartgewebe, wie Kalkknorpel, subchondrale Knochenplatte und subchondraler Knochen werden oft vernachlässigt, sind jedoch metabolisch aktiv und in ständigem Umbau begriffen. Einerseits erbrachten Untersuchungen über den Kollagengehalt und die Kollagenverteilung im hyalinen Knorpel Hinweise auf einen stark vermehrten Chondrocytenstoffwechsel bei degenerativen Veränderungen(v.d. Mark u. Glückert 1990), was mit morphologischen Veränderungen der Chondrocyten einhergeht (Hesse et al. 1990; v.d. Mark et al. 1992). In der Frühphase der Osteoarthrose werden aber auch Veränderungen der subchondralen Strukturen beobachtet, welche bereits bei intakter Knorpeloberfläche auftreten können (Dekel u. Weissmann 1978; Oettmeier et al.; Stougard 1974). Einige subchondrale Prozesse werden sogar als ursächliche Faktoren der Gelenkknorpeldegeneration betrachtet (Johnson 1962; Pugh et al. 1974; Radin et al. 1972). Nachfolgend sollen anhand von eigenen Untersuchungen am Kniegelenk von Beagle-Hunden und Hirschkühen die bedeutsamsten morphologischen Veränderungen am Übergang von Knochen und Knorpel in der Frühphase der primären Osteoarthrose erläutert und deren mögliche pathogenetische Bedeutung diskutiert werden.

Material und Methoden

Zehn weibliche Beagle-Hunde begannen im Alter von 15 Wochen mit einer Laufbelastung (Laufband, 15° Steigung), welche bis zur 55. Woche auf 40 km/Tag (5-Tage Woche) gesteigert wurde. Von 11 verschiedenen Lokalisationen des rechten Kniegelenkes wurden Knochen-Knorpel-Proben bei den Versuchstieren sowie einer Kontrollgruppe von 10 Schwestertieren (ohne Laufbelastung) im Alter von 75 Wochen entnommen. Desgleichen erfolgte die Präparation des rechten Kniegelenkes zweier Hirschkühe. Nach Fixierung in Carnoy'scher Lösung (12–24 Stunden, 20°C) und Aufbewahrung in absolutem Alkohol wurden die Proben unentkalkt präpariert. Mittels Hartschnittmikrotom (Fa. Reichard/Jung, BRD) wurden 4 μm dicke Schnitte angefertigt und nach Ladewig gefärbt. Die subchondralen Knochenparameter wurden histomorphometrisch mit dem Zählnetz nach Merz ermittelt. Desweiteren die Schichtdicken des hyalinen und des verkalkten Knorpels sowie der subchondralen Knochenplatte mittels QUANTIMET 720 (Cambridge Instr., GB). Es wurden außerdem die Mikrofrakturen ausgezählt. Zur Beurteilung der Chondrocytenaktivität erfolgte hier deren morphologische Beurteilung im Bereich des basalen hyalinen Knorpels, wobei abgeflachte Zellen, einzeln liegende Zellen mit Hof, Chondrocytensäulen und im Cluster liegende Chondrocyten eine jeweils ansteigende Stoffwechsellage charakterisieren.

Ergebnisse

In Tabelle 1 sind die wichtigsten osteologischen Parameter aufgeführt. Es zeigen sich Steigerungen des subchondralen Umbaus bei den belasteten Hunden sowie, ausgesprochen stark vermehrt, bei den Hirschkühen mit vermehrter Tendenz zum Anbau. Unterschiede bezüglich der größten Gesamtknorpeldicke wurden deutlich. Bei den Beagle-Hunden waren dies vor allem die axial gelegenen Regionen der Tibia, bei den Hirschkühen das Patellargelenk. Interessant sind die Ergebnisse der Regressionsanalyse (Tab. 2), insbesondere der Zusammenhang zwischen Chondrocytenaktivität und dem Auftreten von Mikrofrakturen subchondral. Bei den Hirschkühen wurden bis zu 5 Mikrofrakturen je Meßregion gefunden, bei den Beagle-Hunden nur vereinzelt. Eine Beziehung zum Schädigungsgrad der Tidemark konnte nicht eindeutig nachgewiesen werden. Bei starker Tidemarkschädigung war deutlich eine Abnahme der Chondrocytenzahl zu erkennen.

Tabelle 1. Mittelwerte für histomorphologische Ergebnisse / prozentuale Aufschlüsselung

	Hirschkühe	Beagle Versuchsgruppe	Beagle Kontrollgruppe
– Gesamtanbau	64,75	13,13	9,12
– Gesamtabbau	14,00	4,22	3,63
– inaktive Oberfläche	21,23	82,65	87,25
– aktiver Anbau	3,04	3,42	2,81
– Osteoidvolumen	2,34	0,69	0,53
– Howship'sche Lakunen mit Osteoklasten	0,23	0,58	0,61

Tabelle 2. Regressionsanalysen

	Hirschkühe	Beagle Versuchsgruppe	Beagle Kontrollgruppe
– Gesamtknorpeldicke/ Kalkknorpeldicke	0,99**	1,00**	1,00**
– Gesamtknorpeldicke/ Dicke hyaliner Knorpel	1,00**	1,00**	1,00**
– Kalkknorpeldicke/ Dicke subchondr. Lamelle	0,36*	0,37*	0,50*
– Tidemarkschädigungsgrad/ hyaline Zapfen	0,40*	– 0,33**	– 0,40**
– Tidemarkschädigungsgrad/ Oberflächenschädigung	0,94**	0,62**	0,82**
– Chondrocytenaktivität/ Osteoidvolumen	0,54**	?	?
– Chondrocytenaktivität/ Auftreten von Mikrofrakturen	0,69**	?	?

(Signifikanz: ** $p < 0{,}01$; * $p < 0{,}05$)

Diskussion

Eine Zunahme der subchondralen Umbauaktivitäten als Folge gesteigerter Belastung wurde bei den belasteten Beagle-Hunden und den Hirschkühen nachgewiesen. Dies ist Zeichen eines gesteigerten Knochenremodelling. Eine Korrelation zwischen dem Schädigungsgrad der Tidemark und der Knorpeldegeneration konnte bei beiden Spezies nachgewiesen werden (Tab. 2). Hyaline Kontaktzonen zum Markraum (z.T. als „Zapfen" imponierend) traten unter Belastung bei der Versuchsgruppe der Beagle und den Hirschkühen auf. Dieses Phänomen ging bei den Beagle mit einer intakten Knorpeloberfläche und Tidemark einher. Es handelt sich offenbar um einen Zustand, bei dem die Ernährung des Knorpels durch Diffusion vom Gelenkinnenraum her aufgrund der gesteigerten Belastung und der damit verbunden Dickenzunahme nicht mehr ausreichen würde. Im weiteren Prozeß der Arthroseentstehung füllen sich die Räume unter diesen Kontaktzonen mit Osteoid oder einem fibrinoiden Niederschlag, wie die Präparate der Hirschkühe zeigten. Dies ging nunmehr einher mit einem zunehmenden Grad der Tidemarkschädigung und einer wachsenden Knorpeldegeneration (Tab. 2). Es ist noch nicht sicher, ob damit der „point of no return" erreicht ist. Eine Arthrose in Form von Säulen und Haufen wurde als Zeichen eines gesteigerten Stoffwechsels gewertet (vgl. auch Hesse et al. 1990; v.d. Mark et al. 1992). Diese Veränderungen waren kombiniert mit einer zunehmenden Zahl von Mikrofrakturen unterhalb des Knorpels, was auf eine enge Wechselbeziehung dieser Regionen hindeutet. Bei wachsendem Schädigungsgrad der Tidemark waren auch vermehrt Chondrocytenveränderungen und -anzahl zu finden. Dies ist Folge der starken Stoffwechselsteigerung in diesen Regionen als Kompensationsmechanismus infolge einer vermehrten Belastung. Die Abnahme der Chondrocytenzahl und der Höfe um die Chondrocyten bei stärkerem Schädigungsgrad der Tidemark weist auf die Dekompensation der Chondrocyten hin. Die Zunahme der Kalkknorpeldicke (Müller-Gerbl et al. 1987a, b) korreliert in allen Gruppen mit der Dicke der subchondralen Knochenlamelle. Neben einer wachsenden Steifigkeit des Gelenkknorpels ist somit auch eine zusätzliche Verschlechterung der Ernährung des Knorpels von basal anzunehmen, da das Einsprossen von Gefäßen in diese „Barriere" erschwert wird. Bei den Hirschkühen trat, als Zeichen eines exzessiv gesteigerten subchondralen Umbaus (hight turnover remodelling), das sog. Phänomen des „begrabenen Osteoids" auf. Dies sind Osteoidareale, welche von Knochen ummauert sind und keinerlei Kontakte zum Markraum haben. Auch sie deuten auf einen stärkeren Schädigungsgrad der Kniegelenke dieser Spezies hin. Die Tiere lebten in einer ungewöhnlich hohen Populationsdichte auf kleinem Raum und zudem in einem von Besuchern hoch frequentierten Gebiet. Dies führte bei dem ausgeprägten Fluchtverhalten zu einer vermehrten Belastung der Kniegelenke, wobei Zäune bis zu 2,10 m Höhe bei einem Lebendgewicht von 80–90 kg überwunden wurden.

Meist peripher gelegene große Hohlräume unterhalb des hyalinen Knorpels wurden von uns zunächst als „gap" bezeichnet, da keine Trennung zum hyalinen Knorpel durch Kalkknorpel oder Knochen zu bestehen schien. Die stärkere Vergrößerung in der Gomorri-Färbung unter Benutzung eines Grünfilters zeigte jedoch, daß die sog. Grenzlinie bestehen bleibt. Offenbar handelt es sich doch um zystische Gebilde, die unter Belastung aufgefüllt werden. Wir werten sie als präarthrotische Deformität als Folge einer für die Ernährung des Gelenkes nicht ausreichenden geringen Belastung (vgl. auch Säämänen 1989). Sie traten bei der Kontrollgruppe der Beagle vermehrt auf, bei den Hirschkühen gar nicht. Die Ergebnisse weisen auf speziesunabhängige morphologische Veränderungen am Gelenkknorpel und den daruntergelegenen Schichten hin. In der Literatur wird die Stoffwechselsteigerung im Knorpel bei Zunahme der Belastung als Reparaturversuch beschrieben (Hesse et al. 1990; v.d. Mark u. Glückert 1990;

v.d. Mark et al. 1992). Unsere Resultate zeigen, daß parallel dazu massive Reparaturvorgänge auch in den subchondralen Regionen ablaufen. Eine Zuordnung letzterer zu den bekannten Veränderungen im Knorpel bei beginnender Arthrose scheint möglich.

Danksagung

An dieser Stelle möchten wir uns ganz herzlich bei Frau Gretel Heinisch und Frau Ilse Schütz vom Forschungslabor der KIM/Jena für ihren unermüdlichen Fleiß bei der mühevollen Aufarbeitung der mikroskopischen Präparate bedanken. Weiterhin bei Herrn Gerald Gräsel von der Wildaufbereitungsstelle Schleiz/Thür. für seine Unterstützung bei der Beschaffung und rechtzeitigen Entnahme der Präparate aus den Kniegelenken der Hirschkühe.

Literatur

Dekel S, Weissman SL (1978) Joint changes after overuse and peak overloading of rabbit knees in vivo. Acta Orthop Scand 49: 519–528

Hesse I, Mohr W, Hesse H (1990) Morphologische Veränderungen in frühen Stadien der Arthrose. Orthopäde 19: 16–27

Johnson LC (1962) Joint remodelling as the basis for osteoarthritis. J Am Vet Assoc 141: 1237–1241

Müller-Gerbl M, Schulte E, Putz R (1987a) The thickness of calcified layer of the articular cartilage: a function of load supported? J Anat 1564: 103–111

Müller-Gerbl M, Schulte E, Putz R (1987b) The thickness of the calcified layer in different joints of a single individual. Acta Morphol Neerl-Scan 25: 41–49

Oettmeier R, Helminen H, Roth AJ et al.: A complex quantitative study of articular cartilage and subchondral bone in the knee joint of dogs after strengous running training. Clin Orthop Rel Res

Pugh JW, Radin EL, Rose RM (1974) Quantitative studies of human subchondral cancellous bone. J Bone Joint Surg 56-A: 313–321

Radin EL, Paul IL, Rose RM (1972) Role of mechanical factors in pathogenesis of primary osteoarthritis. Lancet I: 519–521

Stougard J (1974) The calcified and subchondral bone under normal and abnormal conditions. Acta Path Microbiol Scan Section A82: 182

von der Mark K, Glückert K (1990) Biochemische und molekularbiologische Aspekte zur Früherfassung humaner Arthrosen. Orthopädie 19: 2–15

von der Mark K, Kirsch T, Aigner T, Reichenberger E, Nehrlich A, Weseloh G, Stößl H (1992) The fate of chondrocytes in osteoarthritic cartilage. In: Kuettner K, Schleyerbach R, Peyron JG, Hascall VC (eds) Articular cartilage and osteoarthritis, Raven, New York, pp 221–234

Säämänen AM (1989) Articular cartilage proteoglycans and joint loading. Department of anatomy, University of Kuopio, pp 41–42

Gelenkspaltweite und subchondrale Sklerosierungsvermehrung im Röntgenbild – Zeichen einer Arthrose des Kniegelenks?

P. Heppt, A. Goldmann und W. F. Beyer

Orthopädische Universitätsklinik Erlangen (Direktor Prof. Dr. D. Hohmann), Rathsberger Str. 57, 91054 Erlangen

Unumstritten gelten im Röntgenbild bestimmte Kriterien als Ausdruck einer Arthrose. Schwierigkeiten entstehen, sobald der Versuch unternommen wird, die Arthrose radiologisch zu quantifizieren. Am Kniegelenk werden in der Literatur vor allem die Gelenkspaltweite und die Sklerosierungsvermehrung für Verlaufsbeurteilungen herangezogen.

Wir wurden mit dieser Problematik bei der statistischen Auswertung von Langzeitergebnissen nach kniegelenksnahen Umstellungsosteotomien konfrontiert. Die „Aufweitung" eines Gelenkspalts im Langzeitverlauf und die Abnahme der subchondralen Sklerosierung im Röntgenbild eines Kniegelenks stellen fragliche Veränderungen dar. Weshalb die Verbesserung beider Röntgenkriterien fraglich ist, versuche ich Ihnen im Folgenden zu erläutern.

Zur Fehlerabschätzung und möglichst objektiven Bewertung von Gelenkspalt und subchondraler Sklerosierung haben wir 2 Versuche unternommen:

1. Abschätzung der Abweichungen aufgrund der im Röntgenalltag auftretenden Fehler der Einstellung und Aufnahmegeometrie. Im Gegensatz zum Hüftgelenk können Fehler in der Aufnahmegeometrie am Kniegelenk nachträglich weder erkannt noch korrigiert werden.
2. Objektive Auswertung mit Hilfe eines Bildanalysesystems. Zur Gelenkspaltweite:

Von 5 Kniegelenkspräparaten fertigten wir Aufnahmen in jeweils 5 unterschiedlichen Höhenzentrierungen zwischen + und − 4 cm Abstand zum Gelenkspalt an. Außerdem erfolgten zu jeder Zentrierungshöhe je 5 Aufnahmen in unterschiedlichen Rotationsstellungen zwischen 20 Grad Innen- und Außenrotation. Von jedem Kniegelenk erhielten wir damit 25 Aufnahmen in unterschiedlicher Projektion.

Zur objektiven Auswertung verwendeten wir das Bildanalysesystem Vidas 2.0 der Firma Kontron. Das Röntgenbild wird hierbei mit Hilfe einer Videokamera digitalisiert.

In Anlehnung an eine von Dacre und Mitarbeitern entwickelte automatische Röntgenbildauswertung von Kniegelenken bestimmten wir die Gelenkspaltweite und die Gelenkspaltfläche auf den ap-Aufnahmen jeweils medial und lateral.

Die Auswertung der 125 Aufnahmen ergab, daß allein aufgrund der Aufnahmegeometrie erhebliche Schwankungen auftreten. Die Gelenkspalthöhe bei ein und demselben Präparat variiert medial bei einem Mittelwert von 4,1 mm mit einer Standardabweichung von 0,7 mm, lateral entsprechend bei 6,1 mm Mittelwert um 0,6 mm Standardabweichung. Die Spannweite betrug dabei medial 2,6, lateral 3,0 mm.

Im Gegensatz zu den Feststellungen von Dacre zeigten sich bei den Gelenkspaltflächen ähnliche Ergebnisse. Aufgrund dieser hohen Schwankungsbreite verzichteten wir auf die vorgesehene statistische Auswertung, bei der die Röntgenresultate unserer Langzeitergebnisse in Bezug zu klinischen Daten gesetzt werden sollten.

Zur subchondralen Sklerosierung:
Auch hier schätzten wir zunächst den Fehler aufgrund der unterschiedlichen Aufnahmetechnik im Alltagsröntgenbetrieb ab. Der Einfluß der Aufnahmegeometrie wurde durch Aufnahmen in 7 unterschiedlichen Zentrierungshöhen und je 7 Rotationsstellungen untersucht.

Zusätzlich waren bei dieser Fragestellung jedoch auch Aufnahmen bei konstanter Aufnahmegeometrie mit unterschiedlichen Belichtungsgrößen erforderlich. Wir variierten die kV-Stärken in 5 Stufen zwischen 45 und 55 sowie die Belichtungsdauer in 6 Stufen zwischen 25 und 80 mAs. Pro Präparat erhielten wir damit 30 Aufnahmen.

Die Bildanalyse erfolgte im wesentlichen wie bereits beschrieben. Über einen Algorithmus wurde die Lage der ausgewerteten subchondralen Flächen sowie einer Referenzfläche im distalen Femur abhängig von dem gemessenen Tibiakopfdurchmesser bestimmt. Die Referenzfläche diente der Korrektur der unterschiedlichen Belichtungseinstellung von Verlaufsaufnahmen.

Gemessen wurde bei jeweils konstanten Flächengrößen der Mittelwert der Grauwerte.

Die gemessenen Grauwerte bewegten sich mit einer Standardabweichung von 4,7 bei einem Mittelwert von 95 innerhalb eines relativ engen Bereichs.

Die Aufnahmegeometrie beeinträchtigt die gemessene subchondrale Sklerose im Vergleich zur Gelenkspaltweite deutlich weniger. Es treten kleinere Schwankungen innerhalb einer Spannweite von 24,7 μm den Mittelwert 121 auf.

Die subchondrale Sklerosierung kann also im Gegensatz zur Gelenkspaltweite mit Hilfe der Bildanalyse weitgehend unabhängig von der Aufnahmetechnik reproduzierbar bestimmt werden.

Zur Beurteilung der klinischen Wertigkeit untersuchten wir die subchondrale Sklerosierung in je 42 Röntgenlangzeitverläufen nach valgisierenden Tibiakopfosteotomien und varisierenden suprakondylären Femurosteotomien. Ein Zusammenhang der Sklerosierungswerte war nur zu dem Alter der Patienten bei Op. erkennbar. Der Dichtequotient aus medialen und lateralen Grauwerten zum Zeitpunkt der Nachuntersuchung – zumindest 10 Jahre nach Op – war bei jüngeren im Vergleich zu älteren Patienten bei Varusgonarthrosen deutlich erniedrigt. Bei Valgusgonarthrosen war bei jüngeren Patienten die Differenz der lateralen Sklerosierungswerte vor Op und bei Nachuntersuchung deutlich höher als bei älteren. Dies deutet in beiden Fällen zumindest für jüngere Patienten auf eine operationsbedingte Abnahme der subchondralen Sklerosierung auf der überlasteten Seite hin.

Zusammenfassend kann festgestellt werden, daß bei der Auswertung von Röntgenbefunden am Kniegelenk der große Einfluß der Aufnahmegeometrie und der Einstelltechnik mehr Beachtung verdient. Die Gelenkspaltweite kann am Kniegelenk wegen der großen Einflüsse der Aufnahmegeometrie nicht zur Quantifizierung der Arthrose herangezogen werden.

Quantitativer Vergleich von a.p.-Röntgenaufnahmen des Kniegelenkes im Einbein- und Zweibeinstand bei Varusgonarthrose

B. Swoboda[1], M. Böhringer[1], P. M. Wirtz[2], W. F. Beyer[1] und M. Legat[1]

[1] Orthopädische Universitätsklinik (Direktor: Prof. Dr. D. Hohmann), Rathsberger Str. 57, 91054 Erlangen
[2] Institut für Medizinische Statistik und Dokumentation (Direktor: Prof. Dr. L. Horbach), Waldstr. 6, 91054 Erlangen

Einleitung

Radiologische Zeichen der Arthrose sind Gelenkspaltverschmälerung mit Sklerosierung des subchondralen Knochens, osteophytäre Randanbauten und subchondrale Pseudozysten (Kellgren u. Lawrence 1957). Am Kniegelenk können sich die radiologischen Veränderungen auf ein Kompartiment (medial, lateral, patellofemoral) beschränken, wobei am häufigsten das mediale betroffen ist (Ahlbäck 1968). Die Verschmälerung des Gelenkspaltes soll dem Verlust an Knorpelsubstanz entsprechen (Kellgren u. Lawrence 1957).

Bei der O-Beindeformität läuft die Traglinie des Beines (Mikulicz-Linie) nicht mehr durch die Mitte, sondern durch das mediale Kompartiment des Kniegelenkes. Kommt es zur Gonarthrose, so findet sich im a.p.-Röntgenbild des Kniegelenkes eine Verschmälerung vor allem des medialen im Vergleich zum lateralen Gelenkspalt. Diese Form der Gonarthrose wird als Varusgonarthrose bezeichnet.

Bereits Ahlbäck (1968) wies darauf hin, daß zur Beurteilung des radiologischen Gelenkspaltes als Diagnosekriterium der Arthrose die Röntgendiagnostik unter Belastung, also im Stehen erfolgen sollte. Unklar ist, ob hierfür die Einbein- im Vergleich zur Zweibeinstandaufnahme weitere Informationen bringt, da im Einbeinstand die Gewichtsbelastung höher ist. Zu erwarten wäre im Fall der Varusgonarthrose eine weitere Verschmälerung des medialen Gelenkspaltes.

Material und Methoden

Bei 20 Männern im Alter zwischen 41 und 79 Jahren (Median 55 Jahre), die zur valgisierenden Umstellungsosteotomie bei bestehender Varusgonarthrose mit entsprechender klinischer Beschwerdesymptomatik stationär aufgenommen wurden, erfolgte bei unveränderter Bein/Fußstellung unter gleichen Projektionsbedingungen eine a.p.-Röntgenaufnahme des betroffenen Kniegelenkes (20 cm x 40 cm) zuerst im Zweibein- und anschließend im Einbeinstand. Die Patienten hielten sich rechts und links an einem Griff mit den Händen fest, um nicht das Gleichgewicht zu verlieren.

Die Fläche des medialen und lateralen Gelenkspaltes in der a.p.-Röntgenprojektion wurde mit einem Bildanalysesystem (Kontron Vidas 2.0) errechnet. Zur Bestimmung der Beinachse diente der Winkel zwischen Femur- und Tibiaschaft.

Die statistische Auswertung erfolgte mit dem Wilcoxon-Rang-Test für paarige Stichproben.

Ergebnisse

Bei allen Patienten lag eine O-Beindeformität mit den radiologischen Zeichen der Varusgonarthrose (Verschmälerung des medialen Gelenkspaltes, subchondraler Sklerosierung und osteophytäre Anbauten) vor. Bei 9 Patienten war die rechte und bei 11 Patienten die linke Seite betroffen.

Aufgrund der durchgeführten statistischen Analyse ergaben sich in der radiologischen a.p.-Projektion der medialen oder lateralen Gelenkflächen keine signifikanten Unterschiede zwischen Einbein- und Zweibeinstand (Tab. 1, Tab. 2). Einen signifikanten Unterschied ($p < 0{,}01$) erbrachte hingegen die Auswertung der Femur-/Tibiaschaftachse mit einer Vermehrung der O-Beindeformität in der Einbeinstandaufnahme (Tab. 3), wobei die Femur-/Tibiaschaftachse bis zu 2° Grad zunahm.

Tabelle 1. Fläche des medialen Gelenkspaltes im Einbein- und Zweibeinstand:

Einbeinstand	<	Zweibeinstand	9 Pat.
Einbeinstand	>	Zweibeinstand	10 Pat.
Einbeinstand	=	Zweibeinstand	1 Pat.

Wilcoxon-Rangtest für paarige Stichproben: nicht signifikant (2-seitige Fragestellung)

Tabelle 2. Fläche des lateralen Gelenkspaltes im Einbein- und Zweibeinstand:

Einbeinstand	<	Zweibeinstand	12 Pat.
Einbeinstand	>	Zweibeinstand	8 Pat.
Einbeinstand	=	Zweibeinstand	0 Pat.

Wilcoxon-Rangtest für paarige Stichproben: nicht signifikant (2-seitige Fragestellung)

Tabelle 3. Femur-/Tibiaschaftwinkel im Einbein- und Zweibeinstand:

Einbeinstand	<	Zweibeinstand	1 Pat.
Einbeinstand	>	Zweibeinstand	14 Pat.
Einbeinstand	=	Zweibeinstand	5 Pat.

Wilcoxon-Rangtest für paarige Stichproben: $p < 0{,}01$ (2-seitige Fragestellung)

Schlußfolgerung

Aufgrund unserer Untersuchung an einem kleinen, jedoch homogenen Patientengut kann gefolgert werden, daß in der a.p.-Röntgenprojektion bei Varusgonarthrose die Einbein- im Vergleich zur Zweibeinstandaufnahme keine weitere Information über die Weite des medialen Gelenkspaltes bringt. Aufgrund einer besseren Beurteilung der Achsdeformität sollte sie jedoch für die Operationsplanung korrigierender Osteotomien empfohlen werden. Unklar ist, warum eine signifikante Vermehrung der O-Beindeformität weder zu einer signifikanten Verkleinerung der medialen noch Vergrößerung der lateralen Gelenkfläche führt. Geplant ist die weitere statistische Auswertung an einem größeren Patientengut.

Literatur

Ahlbäck S (1968) Osteoarthrosis of the knee. Stockholm
Barret JP, Rashkoff E, Sirna EC, Wilson A (1990) Correlation of roentgenographic patterns and clinical manifestations of symptomatic idiopathic osteoarthritis of the knee. Clin Orthop 253: 179–183
Kellgren JH, Lawrence JS (1957) Radiological assessment of osteo-arthrosis. Ann Rheum Dis 16: 494–502

Digitalized pseudo-color radiography of bones. Preliminary report on color significance in image processing

R. Marciniak, E. Kociatkiewicz und K. Jarnicki

Department of Radiology, Medical Academy in Wrocław, ul Skłodowskiej-Curie 68, 50-369 Worcław, Poland

Introduction

Color coded images have the potentials of providing the eye with more information than that is currently furnished by conventional grey-scale images. In this communication an attempt of evaluation of digitalized color radiography as applied to bone system was undertaken.

Material and Methods

We compared conventional grey-scale radiography of hands and lumbar-spine with digitalized pseudo-color ones (Gibs 1981, Weske 1987).

We evaluated the radiographs of unaffected hands and hands with rheumatoid arthritis changes and also the radiographs of normal lumbar-spine and spine with vertebral epiphysitis.

Grey-scale radiographs were converted to color ones with image processor which includes the M C 9000-series Reticon Camera, the M C-9000 eticon Video Data Formatter and custom designed IBM AT Microcomputer Interface Card (Hachimura 1987, Rosenfeld 1982). The software part of the image processor has been developed as fully interactive menu oriented program written with Turbo Pascal and Assembler languages.

Each color radiographs was analysed with respect to the character, intensity and localization of changes (Gonzales 1977, Todd-Pokropek 1977).

Conclusions

- Identification of particular bone structures especially in the vicinity of joints is better seen and more clearly delineated than on conventional ones.
- Alterated bone structure presents different hues then normal one and can be more precisely defined.
- Pattern connected with changed bone density is exspecially clearly seen.
- The extend and outline of destructive lesion is also more evident.
- Changes in vertebral end-plates and limbi are seen as deep fragmentation and uneven outlines of the vertebral bodies' surfaces. Four layers of changes with different hues could be distinguished. The widest band of color is seen on the surface and the deepest layer.
- Changes in the shape of vertebral bodies are clearly seen of color radiographs.
- Interpretation of appearance of intervertebral spaces was not possible with the applied method visualising only limited section of the spine.

Result

The presented material has shown superiority of color radiographs in perception of X-ray pattern. It is exspecially useful in recognizing areas of alterated bone-density. The most important factor for structure visualization is proper color palette selection.

In our opinion the initiated studies on color radiographs indicate the need of its further continuation in future.

References

Gibs SJ, Prince RR, James AE (1981) Image perception. In: Coulam CM (ed) The physical basis of medical imaging. Appleton, New York, pp 295–302

Gonzales RC, Wintz P (1977) Image processing. Addison Wesley, Reading/Mass.

Hachimura K (1987) Prototype PACS with the capability of retrieval by image data. CAR 87. Springer, Berlin Heidelberg New York Tokyo, pp 508–524

Rosenfeld A, Kak A (1982) Digital picture processing. Academic, New York

Todd-Pokropek AE, Pizer SM (1977) Displays in scintigraphy. In: Medical radionucleide imaging. Proceedings of an Int Symp, Los Angeles, Act 25–29 1967 Vienna. International Atomic Energy Agency, pp 505–537

Weske R (1987) Improved skeletal diagnostic methods. CAR 87. Springer, Berlin Heidelberg New York Tokyo, pp 434–438

Morphologie von Knorpel-, Meniskus- und Synovialis-Biopsaten bei aktivierter Gonarthrose. Konsens oder Divergenz?

J. Grifka[1], A. Bosse[2], R. Willburger[1], H. Neumann[3], J. E. Beier[4] und K.-M. Müller[2]

[1] Orthopädische Universitätsklinik, St. Josef-Hospital, Gudrunstr. 56, 44791 Bochum
[2] Institut für Pathologie, Berufsgenossenschaftliche Krankenanstalten Bergmannsheil, Universitätsklinik, Gilsingstr. 14, 44789 Bochum
[3] Medizinische Klinik des St. Elisabeth-Hospital, Gudrunstr. 56, 44791 Bochum
[4] Medizinische Universitätsklinik, St. Josef-Hospital, Gudrunstr. 56, 44791 Bochum

Einleitung

Ziel dieser Arbeit ist es, bei Patienten mit dem von Otte (1970) definierten Zustand der „aktivierten Arthrose" anläßlich einer Arthroskopie im Akutstadium eine Analyse der laborchemischen und histomorphologischen Verhältnisse vorzunehmen.

Material und Methode

Bei 15 Patienten (10 Frauen, 5 Männer) zwischen 60 und 82 Jahren, ohne Voroperation im Kniebereich und ohne ein erinnerliches adäquates Trauma oder eine zu berücksichtigende Stoffwechselerkrankung wurde im Zustand der aktivierten Arthrose eine Arthroskopie durchgeführt, bei der unmittelbar zuvor das Punktat des Kniegelenkes gewonnen wurde und sodann ein Biopsat des Gelenkknorpels im Randbereich der Chondromalazie Grad IV nach Outerbridge (1961) sowie aus Meniskus- und Synovialisgewebe entnommen. Sämtliche Patienten hatten seit Jahren Beschwerden, vereinzelt bis zu 25 Jahren, mit akuter Exazerbation. Radiologisch bestand in allen Fällen das Bild einer schweren Gonarthrose mit Gelenkspaltverschmälerung und subchondraler Sklerosierung.

Ergebnisse

Aus der Synovialflüssigkeit wurde die Zytokine Interleukin-1-α, Interleukin-1-β, Interferon-Gamma und Tumornekrosefaktor-α in einem Enzym-Immunoassay bestimmt. Die gemessenen Werte lagen an der unteren Nachweisgrenze, so daß eine relevante Aktivierung der Mediatorenfreisetzung aus immunkompetenten Zellen nicht nachweisbar war. Der pH-Wert der Synovialflüssigkeit schwankte zwischen 7,52 und 8,68 (Normwerte nach Cummings und Nordby, 1966: 7,31–7,64). Der alkalische Wert fand sich bei einem 60jährigen, männlichen Patienten, dessen Synovia einen Eiweißgehalt von 52,8 g/l aufwies (alle anderen Patienten unter 30 g/l) und dessen Leukozyten im Punktat 2000/μl betrugen (alle anderen weniger als 1500 Leukozyten/μl). Die Leukozyten im Serum lagen bis auf einen Fall unter 10 000/μl. Die Blutsenkungsgeschwindigkeit variierte von Normalwerten bis zu maximalen Erhöhungen.

Histologisch bestanden in den Meniskus- und Knorpelbiopsaten schwerwiegende, degenerative Veränderungen mit fissuralen Defekten, Pseudoknorpelzellproliferaten und reparativen Veränderungen (Abb. 1 und 2), wie dies typischerweise bei ausgeprägten Gonarthrosen vorzufinden ist. In drei Fällen (weiblich 82 Jahre, weiblich 67 Jahre, männlich 66 Jahre) konnten im

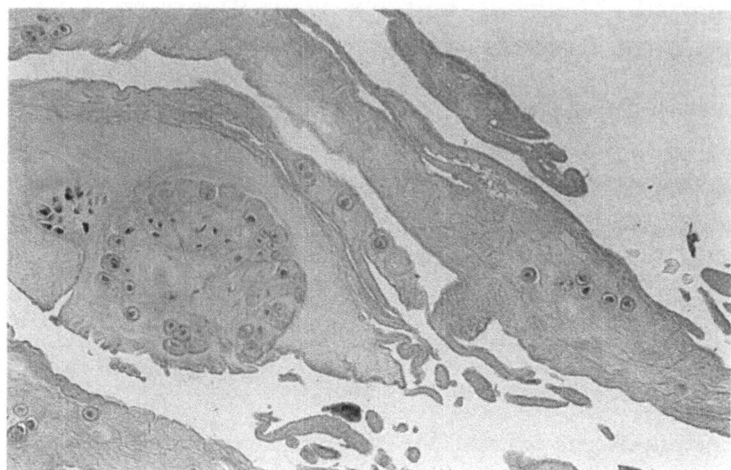

Abb. 1. Ausgeprägte Meniskusschädigung mit ausgefransten Randstrukturen und chondroider Metaplasie (HE 140 x).

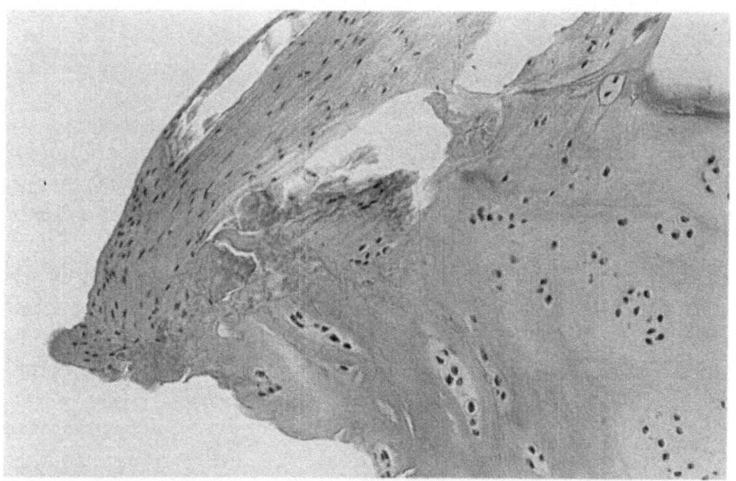

Abb. 2. Degenerativ veränderter Gelenkknorpel mit Knorpelzellproliferaten und Faserknorpelbildung (HE 140 x).

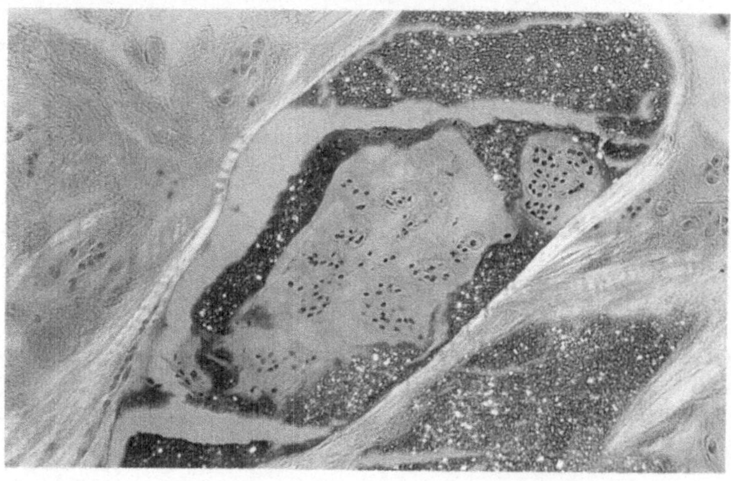

Abb. 3. Typisches Bild der Chondrocalzinose im polarisierten Lichtstrahl in einem Meniskus (HE 350 x).

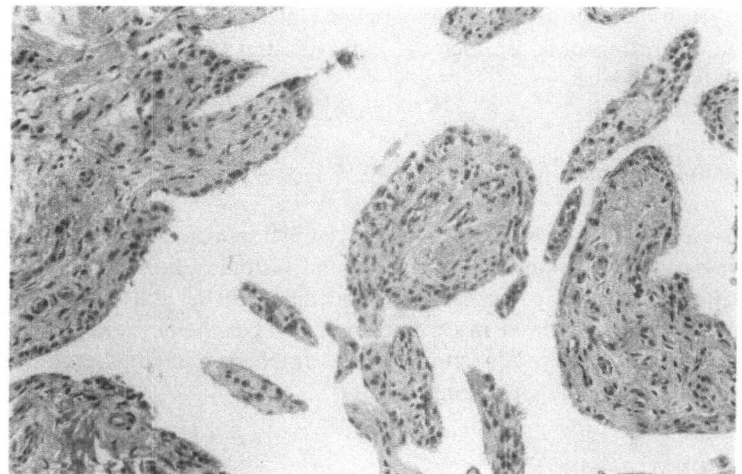

Abb. 4. Unspezifische Reizsynovialitis mit geringgradiger Deckzellproliferation und interstitieller Faservermehrung (HE 140 x).

Meniskusbiopsat Chondrokalzinosen (Abb. 3) nachgewiesen werden, die einmal auch in dem analogen Knorpelfragment bestand, nicht jedoch in den entsprechenden Synovialis-PE's. In den Synovialisbiopsien, die aus dem zottigen, hyperämisierten Areal des oberen Rezessus entnommen wurden, fand sich ein variables Spektrum unspezifischer morphologischer Veränderungen (Abb. 4). In nahezu allen untersuchten Proben waren Deckzell- und Zottenproliferate in unterschiedlicher Ausprägung vorhanden mit einem nur geringen entzündlichen Rundzellinfiltrat. Alle Gewebsproben zeigten eine vermehrte Vaskularisation und eine herdförmige, deutliche Gefäßektasie sowie wechselnde Fibrosierung. In drei Fällen bestand eine charakteristische Detritus-Synovialitis.

Diskussion

Während bezüglich der degenerativen Veränderungen im Bereich des Gelenkknorpels und der Meniskusstrukturen ähnliche Verhältnisse wie bei fortgeschrittener, nicht aktivierter Gonarthrose vorzufinden sind, übersteigt die Synovialitis das Ausmaß des Üblichen bei Arthrose. Dies ist bei Synovialisbiopsien aus zottigen Arealen, die als Träger gefensterter Kapillaren und A- sowie AB-Synoviozyten identifiziert wurden und somit Synoviaproduktionsareale darstellen (Lukoschek u. Addicks 1991), zu erwarten. Der Proteingehalt der Synovialflüssigkeit, üblicherweise bei 18 g/l (Niedermeier 1965), liegt mit Werten unter 30 g/l deutlich unter dem bei chronischer Polyarthritis vorgefunden Proteingehalt von 45 g/l. Somit ist die üblicherweise entzündungsbedingt vermehrte Permeabilität der Synovialis für Plasmaproteine nur begrenzt vermehrt. Auch die Leukozytenzahl von maximal 2000/µl dokumentiert, daß nicht die Werte von entzündlichen Vorgängen erreicht werden (Gatter u. McCarty 1964). Die pH-Werte sind eher leicht alkalisch und nicht sauer, wie für entzündliche Veränderungen mit proteolytischen Enzymen typisch (Schmidt u. Ogata 1965). Die Erhöhung serologischer Entzündungsparameter findet nicht ihre Begründung im lokalen Geschehen der aktivierten Gonarthrose. Insofern finden sich lediglich unspezifische Befunde bei arthrosebedingten Kniegelenksergüssen, wie dies mit den Angaben von Older et al. (1988) und Mollenhaller et al. (1990) korrespondiert.

Auch wenn die histomorphologischen Untersuchungen ebenfalls lediglich unspezifische Befunde erbringen, so ist doch die Zahl von drei Chondrocalzinosen bei 15 Patienten (20%) erstaunlich hoch.

Schlußfolgerung

Die Untersuchung zeigt, daß auch bei der Synopse der Synoviaanalyse, einschließlich Bestimmung von Entzündungsmediatoren, und histomorphologischer Aufarbeitung von Gelenkknorpelbiopsaten, Meniskus- und Synovialis-PE's bei aktivierter Arthrose mit Chondromalazie IV. Grades keine zu an sich entzündlichen Geschehen vergleichbaren Befunde zu erheben sind, selbst wenn das von Otte (1970) beschriebene perakute Beschwerdebild mit ausgeprägter intraartikulärer Ergußbildung vorliegt.

Literatur

Cummings NA, Nordby GL (1966) Measurement of synovial fluid pH in normal and arthritic knees. Arthritis Rheum 9: 47–56

Gatter RA, McCarty DJ (1964) Synoviaanalysis. Rheumatism 20: 2–6

Lukoschek M, Addicks K (1991) Histologische, morphometrische Untersuchungen der menschlichen Synovialmembran. Z Orthop 129: 136–140

Mollenhauer J, Müller N, Thonar EJ-MA (1990) Neue Ansätze zur Labordiagnostik der Osteoarthrosen. Orthopäde 19: 28–35

Niedermeier w (1965) Concertration and chemical state of copper in synovial fluid and blood serum of patients with rheumatoid arthritis. Ann Rheum Dis 24: 544–548

Older J, Rollinson P, Pike C (1988) Cytological assessment of knee effusions. Arthroscopy 4: 174–178

Otte P (1970) Die Pathophysiologie der aktivierten Arthrose und die Angriffspunkte der medikamentösen Therapie. Orthop Praxis 6: 207–213

Outerbridge RE (1961) The etiology of chondromalacia patellae. J Bone Joint Surg 43-B: 752–757

Schmid FR, Ogata RI (1965) Synovial fluid evaluation in joint disease. Med Clin North Am 49: 165–179

Knochenkupfergehalt bei Patienten mit Coxarthrose, Schenkelhalsfraktur und bei einer Kontrollgruppe

D. P. König[1], D. Conlan[2], D. Tallentire[3] und P. J. Gregg[4]

[1] Klinik und Poliklinik für Orthopädie der Universität zu Köln (Direktor: Prof. M. H. Hackenbroch), Josef-Stelzmann Str. 9, 50931 Köln

[2] Senior registrar, Department of Orthopaedic Surgery (Direktor: Prof. P. J. Gregg), University of Leicester, England

[3] Medical Laboratory, North Tees General Hospital, England

[4] Department of Orthopaedic Surgery, University of Leicester, England

Einleitung

Kupfer ist als Spurenelement notwendig zur Vernetzung des Kollagens. Spontanfrakturen und knöcherne Anomalien wurden bei Kindern mit Kupfermangel beschrieben (Chapman 1987). Erniedrigte Serumkupferwerte konnten bei Patienten mit Schenkelhalsfrakturen nachgewiesen werden (Conlan 1990). Mit dieser Studie sollte festgestellt werden, ob in der Knochenmatrix des Hüftkopfes von Patienten mit Schenkelhalsfrakturen ein erniedrigter Kupfergehalt vorliegt. Als Vergleichskollektiv wurden Hüftköpfe von Patienten mit Coxarthrose und Hüftköpfe von einer Kontrollgruppe untersucht.

Material und Methode

Es wurden 10 Hüftköpfe von Patienten mit einer Schenkelhalsfraktur, 10 Hüftköpfe von Patienten mit Coxarthrose und 10 Hüftköpfe einer Kontrollgruppe untersucht.

Gruppe 1 (Fraktur): n = 10
2 Männer, 8 Frauen
Durchschnittsalter: 79,4

Gruppe 2 (Coxarthrose): n = 10
2 Männer, 8 Frauen
Durchschnittsalter: 75,2

Gruppe 3 (Kontrollgruppe): n = 10
2 Männer, 8 Frauen
Durchschnittsalter: 76,8

Wir verwendeten die von R. B. Rucker (1969) angegebene Methode zur Gewinnung und Bestimmung des Knochenkupfergehalts.

Die tiefgefrorenen Hüftköpfe wurden schonend aufgetaut, in zwei Hälften gesägt, mit anionischem Wasser gesäubert und in Methanol aufbewahrt. Die Hüftkopfhälften wurden vor der Weiterverarbeitung mit Äther getrocknet, und das Trockengewicht wurde bestimmt.

Die Veraschung des Knochens erfolgte bei 550°C für 24 h. Nach Bestimmung des Aschgewichts wurde das verbliebene Material mit 15 ml 1n HCL aufgelöst. Die Lösung wurde bei 2000 Umdrehungen/min für 10 Minuten zentrifugiert. Die Kupferkonzentration wurde mit Hilfe der Atomabsorptionsmetrie bei einer Wellenlänge von 324,8 nm gemessen.

Ergebnisse

Der durchschnittliche Kupfergehalt/Kg Bruttogewicht war in der Frakturgruppe (Nr. 1) signifikant höher als in der Kontrollgruppe (3). Es bestand keine signifikante Erhöhung gegenüber der Coxarthrosegruppe (2) s. Tab. 1 und Diagramm Abb. 1. Nach Berücksichtigung des Kupfergehalts/Kg Aschgewicht ergab sich eine signifikante Erhöhung des Kupfergehalts in der Frakturgruppe (1) gegenüber den beiden anderen Gruppen (2, 3) s. Tabelle 2 und Diagramm Abb. 2.

Tabelle 1.

	Mean Cu/Kg gross wt (std)	(95% CI) (99% CI)
Frakturgruppe:	42.0 (10.7)	(34.4–49.6) (31.0–53.0)
Coxarthrosegruppe:	39.0 (7.2)	(33.9–44.2) (31.6–46.4)
Kontrollgruppe:	31.0 (3.6)	(28.4–33.5) (27.3–34.6)

Tabelle 2.

	Mean Cu/Kg ashed wt (std)	(95% CI) (99% CI)
Frakturgruppe:	168.9 (44.8)	(136.9–201.0) (122.9–214.9)
Coxarthrosegruppe:	117.8 (26.0)	(99.2–136.4) (91.1–144.5)
Kontrollgruppe:	119.5 (28.4)	(99.2–139.8) (90.3–148.7)

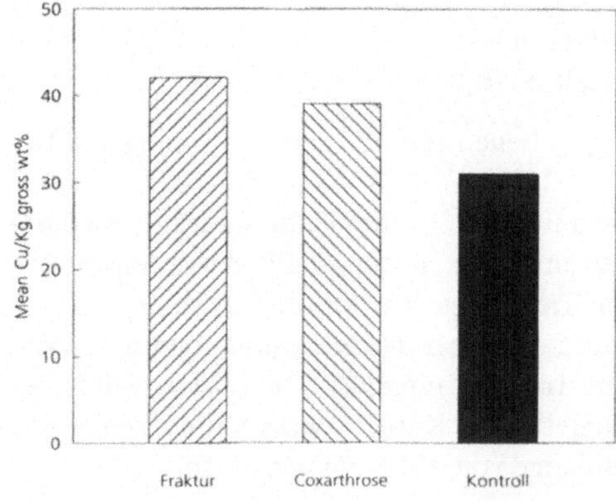

Abb. 1.

Abb. 2.

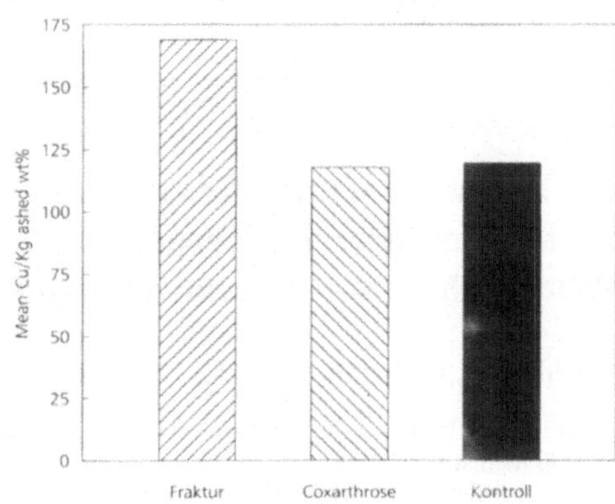

Diskussion

Daß Kupfer als Spurenelement für die optimale Funktion von Enzymen zur Kollagenvernetzung notwenig ist, ist bekannt. Spontanfrakturen im Kindesalter bei Kupfermangel sind ebenso beschrieben worden wie erniedrigte Serumkupferwerte bei Patienten mit Schenkelhalsfrakturen. Unter Verwendung derselben Technik, bei der im Tierversuch ein verminderter Knochenkupfergehalt im tierischen Knochen nach Verabreichung einer kupferarmen Diät festgestellt wurde, konnten wir dies mit unserer Untersuchung nicht nachvollziehen. Bei unserer Untersuchung konnten wir sogar signifikant erhöhte Kupferwerte in der Frakturgruppe nachweisen. Ob dies an der leichteren Löslichkeit des Kupfers in osteoporotischen Knochen liegt, bleibt zu beweisen. Wir meinen dennoch, daß im Rahmen der Osteoporosediagnostik auch der Serumkupferwert bestimmt werden sollte. Ergibt sich ein erniedrigter Wert, so sollte Kupfer substituiert werden. Die empfohlene tägliche Dosis liegt bei 2.0–3.0 mg.

Literatur

Chapman S (1987) Child abuse or copper deficiency? A radiological review. Br Med J 294: 1370

Conlan D, Korula R, Tallentire D (1990) Serum copper levels in elderly patients with femoral neck fractures. Age Aging 19

Rucker RB, Parker HE, Rogler JC (1969) Effect of copper deficiency on chick bone collagen and selected bone enzymes. J Nutrition 98: 57–63

C. Tumoren

Die hochauflösende, direkt-radiographische Vergrößerung im Vergleich mit hochauflösender Kernspintomographie und Makro- und Mikropathologie bei primären und sekundären Knochentumoren

N. Lindner[1], G. Reuther[2] und S. Blasius[3]

[1] Klinik und Poliklinik für allgemeine Orthopädie der Universität Münster, Albert-Schweitzer-Str. 33, 48149 Münster

[2] Institut für Klinische Radiologie der Universität Münster, Albert-Schweitzer-Str. 33, 48149 Münster

[3] Institut für Pathologie der Universität Münster, Domagkstr. 17. 48149 Münster

Einleitung

Knochentumoren werden derzeit präoperativ mit vielfältigen bildgebenden Verfahren dargestellt. Das Erscheinungsbild und die Ausdehnung von Knochendestruktionen und Markinfiltrationen korreliert häufig nicht. Es wurde prognostiziert, daß die Mikroradiographie die radiologische Dignitätsbestimmung insbesondere zwischen den Lodwick-Klassifikationen Ic und II verbessern kann (Reuther et al. 1991).

Material und Methode

Zur Bestimmung der Aussagefähigkeit von radiographischer und kernspintomographischer Abbildung wurden Großflächenschnitte von 23 primären und sekundären Knochentumoren (13 Osteosarkome, 4 Chondrosarkome, 2 Riesenzelltumoren, 2 Metastasen, 1 Plasmozytom, 1 Rhabdomyosarkom), vor der histologischen Aufarbeitung in hochauflösender Technik untersucht. Siehe dazu das Schnittpräparat eines Osteosarkoms des distalen Femurs eines 14jährigen Patienten nach der Chemotherapie (Abb. 1).

Die Röntgenabbildung erfolgte mittels direkt-radiographischer Vergrößerung bei einem Abbildungsmaßstab von 3:1 bis 7:1 unter Verwendung einer speziellen Feinfocusröhre mit einem Brennfleck bis 30 µm. Siehe die Feinfocusaufnahme des Osteosarkoms in 3facher Vergrößerung aufgenommen mit 40 µm Focus (Abb. 2).

Die Kernspintomographie wurde mit Spinecho-Plussequenzen unter Signalempfang über eine ringförmige Oberflächenspule mit einer geometrischen Auflösung von 0,3 mm durchgeführt. Siehe die MRI-Darstellung des Tumorschnittpräparates (Abb. 3).

Als Kriterien im direkten Vergleich von Pathologie, Vergrößerungsaufnahmen und MR-Tomogrammen wurden die Tumorausdehnung mittels Planimetrie (Vermessung der Tumorfläche im Schnittpräparat) quantifiziert und die Malignitätscharakteristika durch morphologische Auswertung verglichen.

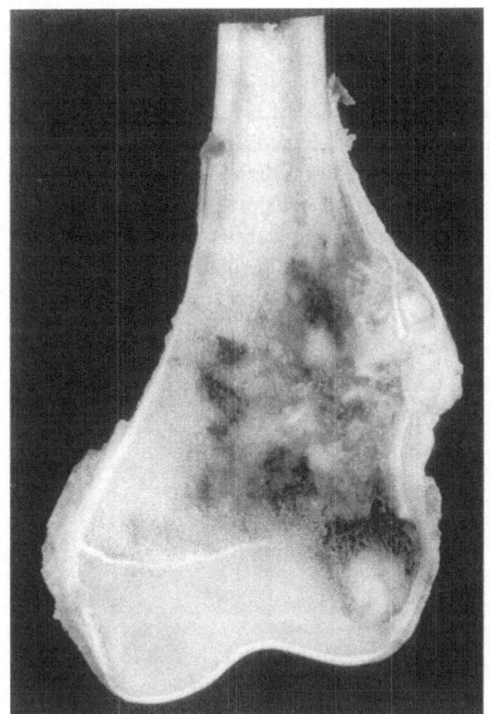

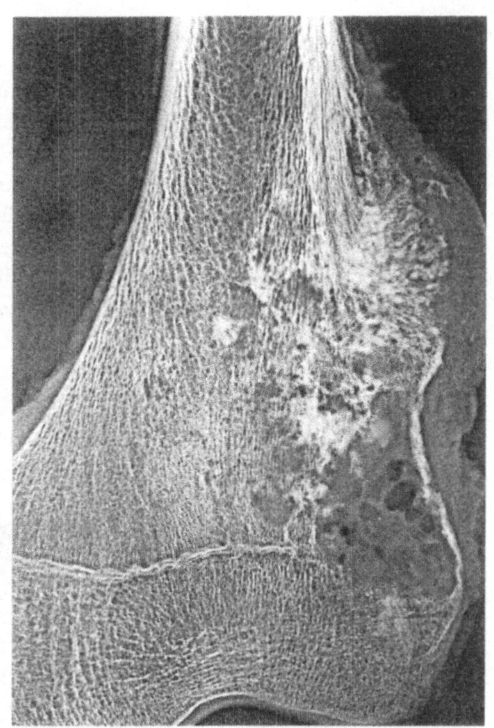

Abb. 1. Osteosarkom dist. Femur

Abb. 2. Präparat im Feinfocus

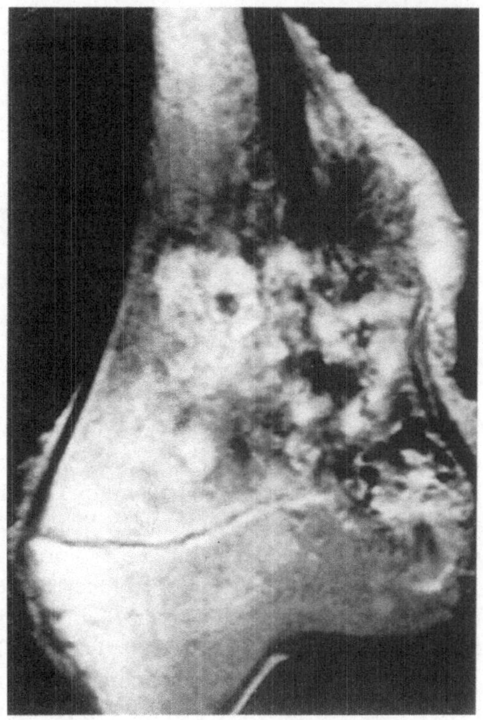

Abb. 3. Tumor im MRI

Ergebnisse

Die tatsächliche Markrauminfiltration wird mit hoher Übereinstimmung von der Kernspintomographie widergespiegelt, jedoch erlaubt dieses Verfahren keine Aussage über noch vorhandene residuelle Spongiosa oder vom Tumor gebildetes Osteoid. Eine Dignitätsbeurteilung ist schwierig. Die Tumorausdehnung korreliert gut mit dem pathologischen Befund (Abb. 4).

Die Feinfocusradiographie stellt demgegenüber exakt die mineralisierte Substanz dar, ohne daß auch im Schnittpräparat die tatsächliche Tumorausdehnung daraus bestimmt werden kann. Besser als im konventionellen Röntgenbild kann die Dignität der Tumorläsion im Feinfocusröntgen beurteilt werden. Die Tumorausdehnung wird im Vergleich zum pathologischen Befund jedoch unterbewertet (Abb. 5).

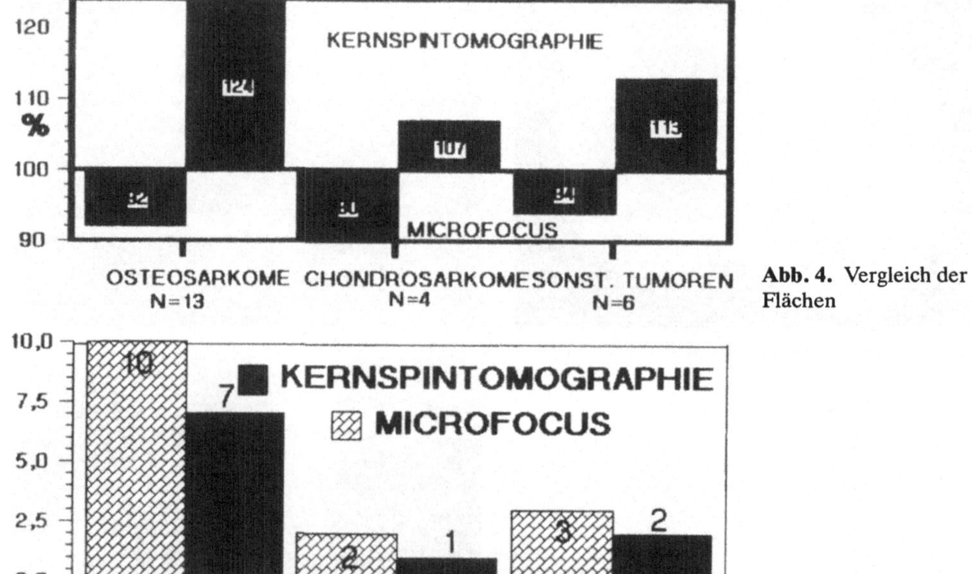

Abb. 4. Vergleich der Flächen

Abb. 5. Vergleich der Artdiagnosen

Diskussion

Durch direktradiographische Vergrößerung mit kleinem Brennfleck (Feinfocus) können anders nicht abbildbare Strukturen sichtbar gemacht werden. Solche Aufnahmen zeigen einen bei Normalaufnahmen nicht gekannten Detailreichtum und geben die Strukturen im Kontrast angehoben wieder (Hüttenbrink u. Schadel 1986). Die Strahlenexposition erreicht erst bei 4facher Vergrößerung diejenige einer Normalaufnahme (Brüggemeyer 1991; Kronholz 1991).

Durch die Kombination der Feinfocusröntgentechnik mit hochauflösenden Filmen und digitalen Bildverarbeitungen können Feinstrukturen bis zu einer minimalen Größe von etwa 5 µm beurteilt werden (Poulsen Nautrup u. v. Rautenfeld 1991). Andere Autoren konnten das Verfahren bereits zu Früherkennung von experimentell erzeugter Osteomyelitis im Tierversuch erfolgreich einsetzen (Winkler u. Richter 1991).

Das feinfocusradiographische Verfahren eignet sich hervorragend zur Dignitätsbeurteilung bei Knochentumoren, wogegen die Beurteilung der Tumorausdehnung exakter mit der hochauflösenden Magnetresonanztomographie durchführbar ist.

Literatur

Brüggemeyer H (1991) Dosimetrie und technische Qualitätsparameter der medizinischen Direktvergrößerungsradiographieeinrichtung Microfox G-10. Radiologe 9/31: 418

Gebureck P, Fredow G, Sperner W (1991) Anlagenkonzept eines Mikrofocusröntgensystems für die klinische Anwendung. Radiologe 9/31: 407

Hüttenbrink KB, Schadel A (1986) Eine neue Röntgen-Direktvergrößerungstechnik und ihre Einsatzmöglichkeiten in der HNO. Laryngol Rhinol Otol 65: 555

Kronholz HL (1991) Direktradiographische Vergrößerung und Strahlenexposition. Radiologe 9/31: 413

Poulsen Nautrup, von Rautenfeld D (1991) Direktradiographische Vergrößerung in der experimentellen Medizin. Radiologe 9/31: 430

Reuther G, Kronholz HL, Hüttenbrink KB (1991) Entwicklung und Perspektiven der medizinischen Vergrößerungsradiographie. Radiologe 9/31: 403

Reuther G, Kronholz HL (1991) Direktradiographische Vergrößerung in Kombination mit digitaler Radiographie für die Skelettdiagnostik. Radiologe 9/31: 424

Winkler S, Richter KD (1991) Direktradiographische Vergrößerung bei Knocheninfektionen. Radiologe 9/31: 447

Röntgenmorphologie der Histiozytose X außerhalb von Schädel und Wirbelsäule

H. Müller-Miny[1], T. Vestring[1], G. Edel[2], R. Erlemann[1] und P. E. Peters[1]

[1] Institut für Klinische Radiologie (Direktor: Prof. Dr. med. P. E. Peters), Albert-Schweitzer-Str. 33, 48149 Münster

[2] Gerhard-Domagk-Institut für Pathologie (Direktor: Prof. Dr. med. W. Böcker) Westfälische Wilhelms-Universität, Domagkstr. 17, 48149 Münster

Einleitung

Die Histiozytose X ist eine tumorähnliche Knochenläsion, die 1953 zum ersten Mal durch Lichtenstein beschrieben wurde (Lichtenstein 1953). Sie umfaßt wegen ihrer histopathologischen Ähnlichkeit die drei Erkrankungen Morbus Hand-Schüller-Christian, Morbus Letterer-Siwe und das eosinophile Granulom. Neuere Arbeiten (Freyschmidt u. Ostertag 1988) rechnen auch die Lipoidgranulomatose Erdheim-Chester zur Histiozytose X. Gemeinsam sind sie durch ihr Auftreten vornehmlich im Kindes- und Adoleszentenalter charakterisiert. Ihre Hauptmanifestationsorte sind die Schädelkalotte und die Wirbelsäule. In einer Sammelstatistik aus sechs großen Kollektiven (Freyschmidt u. Ostertag 1988; Berning u. Freyschmidt 1985) mit 376 Patienten wurden in den beiden vorgenannten Lokalisationen und in der Mandibula 45% der osteolytischen Läsionen gefunden. Die Histiozytose X zählt zu den häufigsten primären Tumoren des Schädels (Steinmeier et al. 1988) und weist in der Regel den besonders in der CT gut nachweisbaren Button-Sequester innerhalb einer Osteolyse auf. Ebenso wie der typische Vertebra plana bei einer Wirbelsäulenmanifestation besitzen diese Lokalisationen ein charakteristisches Röntgenbild. Ein Befall der langen Röhrenknochen und der platten Knochen außerhalb dieser Lokalisation tritt hingegen sehr viel seltener auf. Hieraus können differentialdiagnostische Schwierigkeiten gegenüber anderen Erkrankungen, wie einer Osteomyelitis, dem Ewing-Sarkom oder anderen malignen Erkrankungen entstehen.

Material und Methode

Innerhalb des Knochengeschwulstregisters Westfalen in Münster fanden sich seit 1974 121 Patienten mit der histologischen Diagnose einer Histiozytose X, lediglich 3 Patienten hatten ein Hand-Schüller-Christian-Syndrom. In 38 Fällen waren die Tumoren außerhalb des Schädels und der Wirbelsäule radiologisch ausreichend dokumentiert, alle 3 Hand-Schüller-Christian-Syndrome hatten lediglich Schädelmanifestationen. Ein Morbus Letterer-Siwe befand sich nicht innerhalb des Patientenkollektivs. Drei Patienten besaßen eine polyostotische Manifestation an jeweils 2 ossäre Lokalisationen. Die radiologische Dokumentation war in der Regel durch konventionelle Röntgenaufnahmen in zwei Ebenen, bei 7 Patienten zusätzlich mit einer konventionellen Schichtung oder einem CT vorgenommen worden. Eine Auswertung der Röntgenaufnahmen erfolgte in Verbindung mit den personenbezogenen Daten; die Tumormorphologie wurde anhand des knöchernen Befallmusters, der ossären Lokalisation, wie auch der Einstufung in die Lodwick-Klassifikation bestimmt.

Ergebnisse

Das Manifestationsalter der Patienten lag in 66% innerhalb der ersten beiden Lebensdekaden, in 41% bis zum 10. Lebensjahr. Der älteste Patient war 58 Jahre, der jüngste 1 Jahr alt. Wir fanden eine Prädilektion des männlichen mit 1,5 zu 1 gegenüber dem weiblichen Geschlecht. Als Hauptlokalisationen wurden Femur (26%), Klavikula (20%) und Rippen (20%) festgestellt. In den langen Röhrenknochen befand sich der Tumor in 81% rein diaphysär, lediglich in jeweils 9,5% der Tumoren epimeta- und epimetadiaphysär. Eine periostale Reaktion fehlte in 62% der Patienten. 26% besaßen eine solide, hingegen lediglich 12% eine lamelläre Periostreaktion. In der Einteilung der Tumoren gemäß der Lodwick-Klassifikation dominierte der Typus 1B mit einer gut abgrenzbaren Osteolyse ohne einen vollständig umgebenden Sklerosesaum mit 41% der Patienten. Eine 1A Läsion mit einem umgebenden Sklerosesaum fanden wir bei keinem der Patienten (Tab. 1). Schlecht abgrenzbare geographische Osteolysen entsprechend der Einteilung 1C wurden in 13%, mottenfraßartige Osteolysen (Typus 2) in 25,5 und permeative Osteolysen (Typus 3) in 20,5% der Patienten festgestellt. Bei 46% der Tumoren wurde auf Grund der Röntgenmorphologie und des Alters der Patienten eine zweite Differentialdiagnose gestellt. Diese war in 18% das Ewing-Sarkom, in 15% war keine sichere Abgrenzung gegenüber einer Metastase oder einem Plasmozytombefall möglich. Die Osteomyelitis, das Chondroblastom, die solitäre Knochenzyste und die fibröse Dysplasie wurden in insgesamt 13% der Patienten als zweite Diagnose aufgeführt.

Tabelle 1. Lodwick-Klassifikation

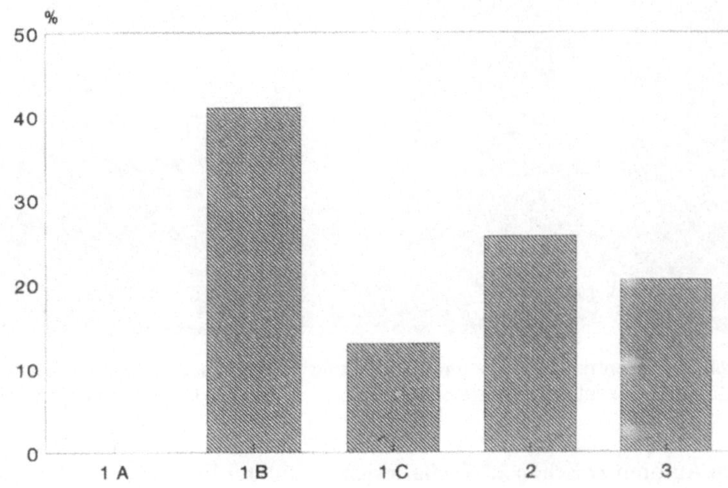

Diskussion

Innerhalb des ausgewerteten Patientenkollektivs der Histiozytose X gehörten alle außerhalb des Schädels und der Wirbelsäule dokumentierten Fälle zur Subentität des eosinophilen Granuloms. Es stellt eine benigne tumorähnliche Läsion dar, die in der Regel monostotisch auftritt. Die in unserem Patientenkollektiv zu findende Häufung der Erkrankung innerhalb der ersten beiden Lebensdekaden entspricht den Literaturangaben (Freyschmidt u. Ostertag 1988; Nauert et al. 1983; David et al. 1989). Eine männliche Geschlechtspädilektion wird von ande-

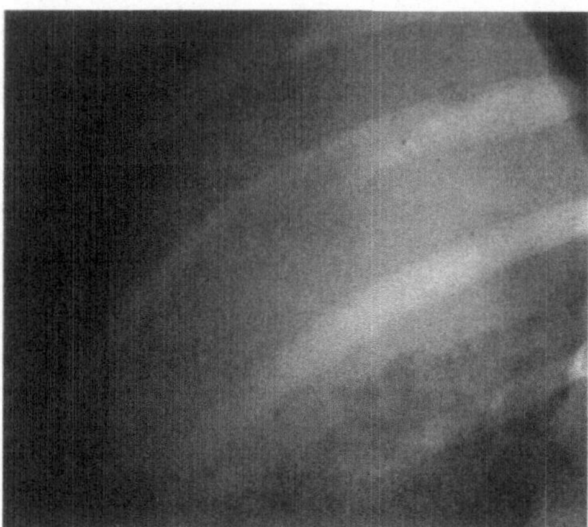

Abb. 1. Mottenfraßartige Osteolyse der 10. Rippe rechts bei einem 46jährigen Patienten

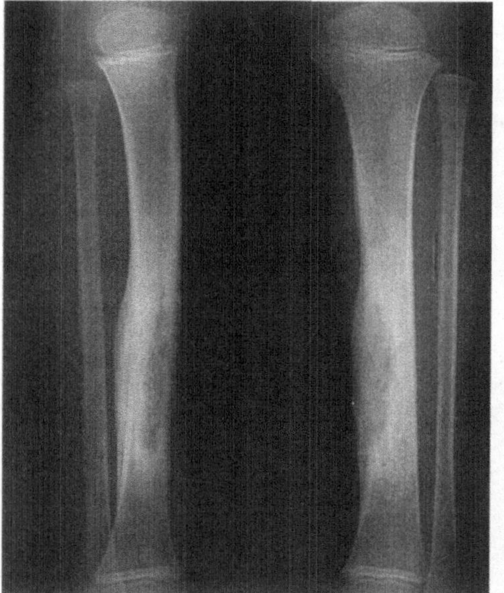

Abb. 2. Exzentrisches eosinophiles Granulom der Tibia mit einer soliden periostalen Reaktion

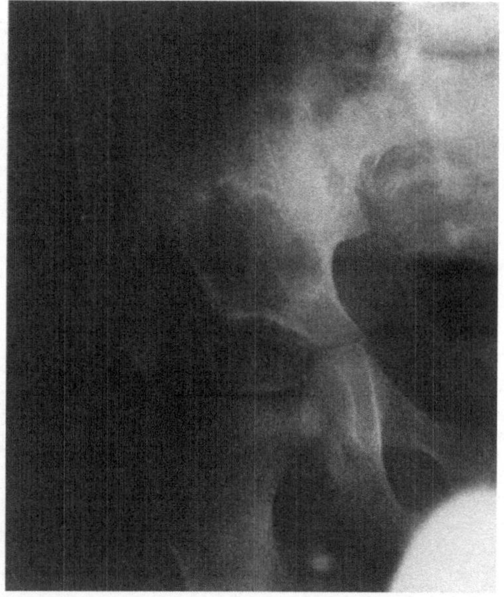

Abb. 3. Supraazetabuläre Osteolyse eines 7jährigen Kindes ohne eine umgebende Randsklerosierung

ren Autoren zwischen 2:1 (Schajowicz u. Slullitel 1973; McCullough 1980) bzw. nur mit einer leichten Androtropie (Freyschmidt u. Ostertag 1988, Sartoris u. Parker 1984) angegeben. Unser Wert einer 50% höheren Erkrankungszahl männlicher Patienten befindet sich innerhalb dieses Spektrums. Als Hauptlokalisation des eosinophilen Granuloms fanden wir den Femur in 26% der Patienten. Diese bevorzugte Tumorlage deckt sich mit den Literaturangaben der Studien mit mehr als 25 Manifestationen außerhalb von Schädel und Wirbelsäule (Nauert et al. 1983; Schajowicz u. Slullitel 1973; McCullough 1980; Sartoris u. Parker 1984; Cheyne 1971). Einen ähnlich hohen Befall der Klavikula (20%) konnte allerdings nur ein Autor (Schajowicz u. Slullitel 1973) finden. Dies kann möglicherweise an dem Durchschnittsalter seines Patientenkollektivs liegen, da wir eine Bevorzugung der Klavikulalokalisation besonders bei den bis zu 20 Jahre alten Patienten festgestellt haben, wohingegen bei den älteren Patienten neben dem Femur besonders häufig die Rippen befallen waren (Abb. 1). Eine Erklärung für die unterschiedliche Lokalisation beider Altersgruppen könnte die klinische Symptomatik bieten: Rippenmanifestationen sind häufig asymptomatisch und Zufallsbefunde, wohingegen eosinophile Granulome in den Röhrenknochen in der Regel Schmerzen verursachen oder es zu einer Schwellung kommt.

Die intraossäre Lokalisation in der Diaphyse (Abb. 2) wurde ebenfalls von anderen Autoren als charakteristisch beschrieben (Freyschmidt u. Ostertag 1988; Nauert et al. 1983; David et al. 1989). Eine periostale Reaktion fand David (David et al. 1989) in 10% der Patienten mit einem eosinophilen Granulom, allerdings beinhaltete sein Kollektiv auch Schädel- und Wirbelsäulenmanifestationen. Die von uns durchgeführte Beurteilung der Osteolysen anhand der Lodwick-Klassifikation, um eine Aussage zur Aggressivität des Tumorwachstums zu treffen, wurde von anderen Autoren nicht durchgeführt. Es wurde jedoch beschrieben, daß es besonders bei Beckenlokalisationen häufig zu einer umgebenden Sklerose, entsprechend der Klassifikation Lodwick 1A kommt (Prager et al. 1976). Wir konnten bei der Mehrzahl unserer Patienten (41%) eine gut abgrenzbare Osteolyse ohne umgebenden Sklerosesaum (Lodwick 1B) (Abb. 3) feststellen. Differenziert man die unterschiedliche Tumormorphologie zwischen Patienten vor und nach dem 20. Lebensjahr anhand der Lodwick-Klassifikation, so zeigt sich, daß bei den jungen Patienten 1B Läsionen dominieren, wohingegen die älteren Patienten häufiger Tumoren entsprechend der Lodwick-Klassifikation 1C, 2 und 3 besitzen. Diese als aggressiver imponierenden Osteolysen können zusammen mit der statistischen Häufung maligner Erkrankungen im Alter zu differentialdiagnostischen Schwierigkeiten führen. Bei den jüngeren Patienten ist allerdings auf Grund der Röntgenmorphologie in der Regel eine Unterscheidung des eosinophilen Granuloms von einem Ewing-Sarkom oder einer Osteomyelitis möglich.

Literatur

Berning W, Freyschmidt J (1985) Zur Klinik und Radiologie der Histiozytose X am Skelett. Roentgenbl. 38: 400–406

Cheyne C (1971) Histiocytosis X. J Bone Joint Surg 53B: 366–382

David R, Oria RA, Kumar R, Singleton EB, Lindell MM, Shirkhoda A, Madewell JE (1989) Radiologic features of eosinophilic granuloma of bone. AJR 153: 1021–1026

Freyschmidt J, Ostertag H (1988) Knochentumoren. Springer, Berlin Heidelberg New York Tokyo, S. 671–683

Lichtenstein L (1953) Histiocytosis X: integration of eosinophilic granuloma of bone, „Letterer-Siwe disease", and „Schüller-Christian disaese" as related manifestations of a single nosologic entity. Arch Pathol 56: 84–102

McCullough CJ (1980) Eosinophilic granuloma of bone. Acta Orthop Scand 51: 389–373

Nauert C, Zornoza J, Ayala A, Harle TS (1983) Eosinophilic granuloma of bone: diagnosis and management. Skeletal Radiol 10: 227–235

Prager PJ, Menges V, DiBiase M, Wurster KH, Krastel A, Assmus H (1976) Das eosinophile Knochengranulom bei Erwachsenen. Radiologe 21–28

Sartoris DJ, Parker BR (1984) Histiocytosis X: rate and pattern of resolution of osseous lesions. Radiology 152: 679–683

Schajowicz F, Slullitel J (1973) Eosinophilic granuloma of bone and its relationship to Hand-Schüller-Christian and Letterer-Siwe syndromes. J Bone Joint Surg 55B: 545–565

Steinmeier R, Huk W, Fahlbusch R (1988) Tumoren und raumfordernde Fehlbildungen der Schädelkalotte. Radiologe 28: 134–140

Enchondromatose (M. Ollier) – röntgenologische Verlaufsbeobachtungen nach operativer Behandlung

H.-J. Hesselschwerdt, J. Heisel und T. Siebel

Orthopädische Universitäts- und Poliklinik (Direktor: Prof. Dr. med. H. Mittelmeier), 66424 Homburg/Saar

Vorbemerkungen

Als „Dyschondroplasie" wurde 1899 durch Ollier (1899) erstmals ein Krankheitsbild mit multiplen Enchondromen und halbseitigen Gliedmaßenverkürzungen aufgrund lokaler Knorpelwachstumsstörungen beschrieben. Beobachtungen mit generalisiertem Röhrenknochenbefall veranlaßten Gäde (1938), Bethge (1962) u.a. zu der Feststellung, daß eine strenge Halbseitigkeit zur Diagnostestellung nicht erforderlich sei. Ein kombiniertes Auftreten der Enchondromatose mit multiplen kapillären oder kavernösen Hämangiomen wurde von Maffucci (1881) als eigenes Syndrom erkannt.

Die *Geschlechtsverteilung* der Enchondromatose ist ausgeglichen, ihre *Lokalisation* erstreckt sich in der Regel auf lange und kurze Röhrenknochen, bevorzugt auf die Hände unter Aussparung der Endphalangen; häufig ist eine Körperhälfte stärker betroffen. Neben den kleinen Röhrenknochen der Hände und Füße sind nach Häufigkeit besonders Femur, Tibia, Becken, Fibula, Humerus, Radius und Ulna betroffen (Shapiro 1982). Ein Befall des Schädels und der Wirbelsäule wird normalerweise nicht beobachtet, Spranger et al. (1978) beschrieben 1978 jedoch drei Fälle mit „irregulären vertebralen Läsionen" bzw. einer „milden Platyspondylie" und regten eine Klassifizierung der Enchondromatosen in 6 Subtypen an.

Klinisch beginnt die Krankheit zwischen dem zweiten und zehnten Lebensjahr mit Auftreibungen und Verplumpungen der betroffenen Extremitätenabschnitte. Der metaphysäre Befall führt zum verzögerten Wachstum mit Arm- und Beinverkürzungen, durch den gestörten Ablauf von Knorpelproliferation und Ossifikation treten pathologische Frakturen auf. Eine „Sonderform" mit urtikariellen kältebedingten Exanthemen sowie Pigmentflecken und Uhrglasnägeln stellten Weickert und Friedel 1987 vor.

Röntgenologisch sind metaphysäre, glatt begrenzte Aufhellungsherde mit Ausdünnung der Kortikalis charakteristisch, die bereits unmittelbar nach der Geburt nachweisbar sind (Raupp u. Kemperdick 1990). Die blasenartigen Auftreibungen führen zu Achsendeviationen und Spontanfrakturen. Weiterhin wurden Platyspondylie (Spranger et al. 1978), progressive Thorakalskoliose (Paterson et al. 1989) und ein Patellabefall (Weickert u. Friedel 1987) beschrieben.

Die *Häufigkeit einer sarkomatösen Entartung* liegt zwischen 25 und 30 Prozent (Liu et al. 1987; Schwartz et al. 1987), Valesco-Oses et al. (1988) berichteten 1988 über das assoziierte Auftreten der Enchondromatose mit einem ovarialen juvenilen Granulosazelltumor bei einem 6jährigen Mädchen.

Die *Ätiologie* der Enchondromatose Ollier ist unbekannt, diskutiert werden versprengte Knorpelinseln aus epiphysärem Wachstumsknorpel sowie veränderte Chondrocyten mit gestörter Reifungstendenz. Ein Vererbungsmodus wird nicht angenommen, obwohl auch familiäre Kasuistiken vorliegen.

Therapeutisch steht die Korrektur der Gliedmaßenlängendifferenzen und Achsenfehlstellungen im Vordergrund: hier kommt neben einem apparativen Beinlängenausgleich operativ insbesondere eine Extremitätenverlängerung mit dem Wagner-Apparat (Shapiro 1982; Caton et al. 1988) bzw. mit der Ilizarov-Technik (Patey 1990) in Frage. Zusätzlich kann durch Epiphyseodese an der kontralateralen Extremität das Korrekturergebnis verbessert werden. Urist (1989) erreichte durch intramedulläre Marknagelung, Osteotomie und anschließende mehrfache Interposition halbzylindrischer Knochenimplantate sowie kontralaterale Epiphyseodese eine Beinlängenkorrektur von insgesamt 23,3 cm.

Die Beinachsenfehlstellung wird durch Korrekturosteotomie der betroffenen Knochen beseitigt, hier ist eine temporäre Epiphyseodese ungeeignet (Shapiro 1982).

Die Therapie von kleinen Enchondromen in Phalangen und Metakarpalknochen besteht in der Kürettage und autologer Spongiosaplastik, große Enchondromherde sollten total oder subtotal im Berich der Diaphyse reseziert und durch z.B. Fibulaspananlagerung aufgefüllt werden (Fatti u. Mosher 1986), Richtlinien finden sich auch bei Blauth und Sönnichsen (1986).

Die Skoliosebehandlung erstreckt sich von konservativen Maßnahmen (Korsett) in der Kindheit bis zur Harrington-Distraktionskompressionsspondylodese in der Adoleszenz (Paterson et al. 1989).

Eigene Beobachtungen

Im Beobachtungszeitraum von 1964 bis 1986 wurden in der Orthopädischen Universitätsklinik Homburg/Saar 5 Patienten mit dem klinischen Bild einer generalisierten Enchondromatose (M. Ollier) operativ behandelt.

Die *Geschlechtsverteilung* zeigte 3 männliche und 2 weibliche Patienten.

Ein *differenziertes Knochenbefallsmuster* mit Enchondromherden an allen 4 Extremitäten (2 Pat.), der rechten sowie der linken Körperhälfte und an beiden unteren Extremitäten (je ein Pat.) wurde beobachtet. Die Enchondrome wurden überwiegend im Hand- und Fußbereich nachgewiesen, weiterhin dominierte die untere Extremität (Tab. 1).

Tabelle 1. Klinisches Bild bei Enchondromatose, Ollier

(n = 11 Ausgangsbefunde bei 5 Patienten)	
Lokale Schmerzen	3
Fehlstellung Oberschenkel	1
Beinverkürzungen	3
Skoliose	1
Kolbenförmige Auftreibungen	3

Das *klinische Symptombild* war einerseits durch lokale Schmerzen geprägt (3 Pat.), daneben fanden sich in jeweils 3 Fällen kosmetisch störende kolbenförmige Auftreibungen der Hände/Füße, Arm- bzw. Beinlängendifferenzen sowie Bewegungseinschränkungen der angrenzenden Gelenke. Je ein Patient wies einen Achsenfehler im Oberschenkel bzw. eine Skoliose auf.

Insgesamt *22 knöcherne Eingriffe* wurden in 18 Operationssitzungen vorgenommen, dabei betrug das *durchschnittliche Operationsalter* 14 Jahre.

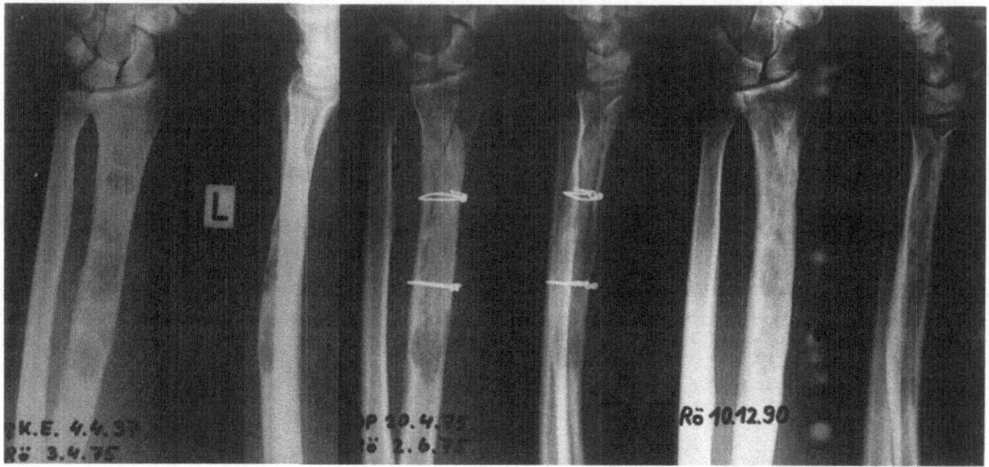

Abb. 1. *Röntgenfallbeispiel*: K. E., 38 Jahre, weiblich.
Enchondromrezidiv im li. distalen Radius 20 Jahre nach erstmaliger Ausräumung a.l.; *links* multiple bis zu kirschgroße Aufhellungen mit Kortikalisarrosion in Radiusdiaphyse und distaler -metaphyse; *Mitte* Zustand 6 Wochen nach radikaler Herdausräumung, autologer Spananlagerung und Drahtcerclagenosteosynthese; *rechts* Ergebnis 15 Jahre postoperativ: unregelmäßige Knochenbinnenstruktur, jedoch kein Anhalt für Rezidiv, freie Funktion der angrenzenden Gelenke

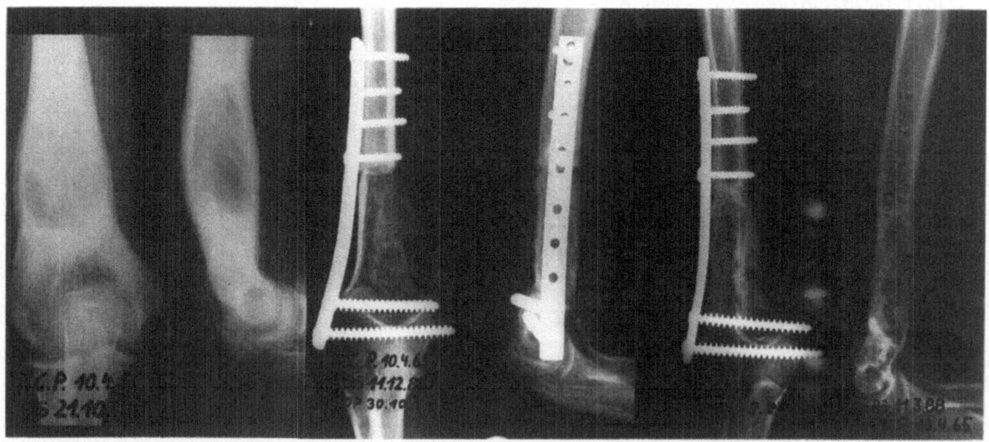

Abb. 2. *Röntgenfallbeispiel*: C. P., 21 Jahre, männlich.
Enchondromrezidiv re. dist. Humerus 4 1/2 Jahre nach Herdausräumung; *links* Pflaumengroße, zystisch gekammerte Aufhellung mit metaphysärer Auftreibung des re. dist. Humerus; *Mitte* Zustand 2 Wochen nach Kontaktresektion, Distanzplattenosteosynthese und Tibiaspananlagerung; *halbrechts* (ap. Projektion) Situation 11 Monate postoperativ; zunehmende knöcherne Integration des autologen Spanmaterials bei noch einliegendem Osteosynthesematerial; *rechts* (seitl. Strahlengang) Ergebnis 1 1/2 Jahre postop. und 2 Wochen nach ME; supracondylärer Antekurvationsfehler mit endgradiger Beugebehinderung im Ellenbogengelenk, stabile knöcherne Überbrückung der ehemaligen Defektstrecke

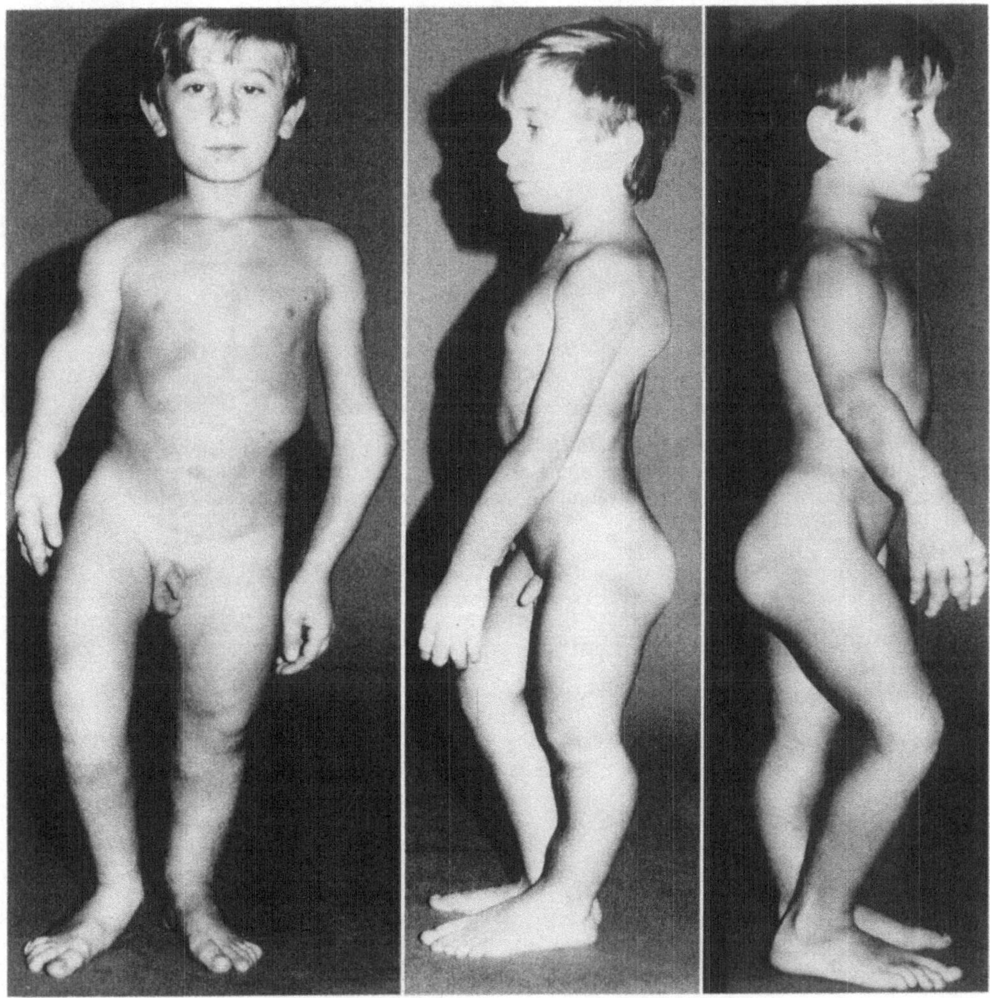

Abb. 3. *Klinisches und röntgenologisches Fallbeispiel*: B.T., männlich.
a körperlicher Habitus ap. und seitlich im Alter von 11 Jahren: deutliche Verkürzung der re. oberen Extremität mit multiplen Auftreibungen und Achsendeviationen der re. Langfinger; Beinverkürzung li. 8,5 cm (temporäre Epiphyseodese der kniegelenksnahen Wachstumsfugen re. für 4 Jahre)

Das *Therapiekonzept* zielte auf eine Sanierung der veränderten Knochenbezirke unter Berücksichtigung kosmetischer Belange sowie auf eine Korrektur der durch Fehlwachstum entstandenen Achsenfehler und Beinverkürzungen ab. Bei insgesamt 18 Herdausräumungen wurden in den meisten Fällen Auffüllungen mit autologem Knochen ohne zusätzliche Stabilisierung durchgeführt, weiterhin kam Knochenersatzmaterial (Pyrost[R]) sowie Platten-, Kirschnerdraht- und Cerclagenosteosynthesen zur Anwendung. Die temporäre Epiphyseodese wurde in 3 Fällen zur Beinlängenkorrektur, in einem Fall zur Achsenkorrektor eingesetzt (Tab. 2).

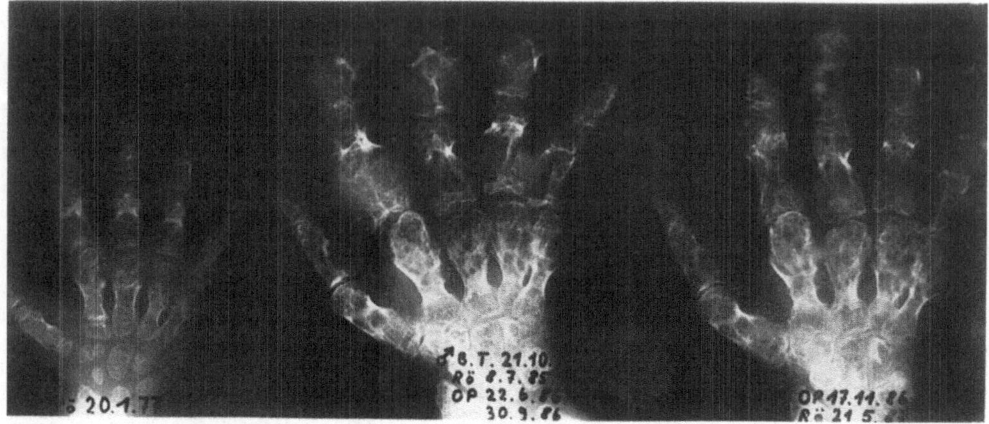

Abb. 3b *links* präoperativer Ausgangsbefund mit multiplem Befall eines schwerstgradig enchondromatös veränderten rechten Handskeletts; *mitte* Befund nach 8jährigem Spontanverlauf: deutliche Hergrößenzunahme; *rechts* Z.n. dreimaliger Herdausräumung, weitere Tumorprogredienz konnte aufgehalten werden

Tabelle 2. Operative Eingriffe bei Enchondromatose, Ollier

(n = 22)		
Herdausräumungen		18
– ohne Auffüllungen	3	
– Auffüllung mit autologem Knochenmaterial	13	
– Auffüllung mit Knochenersatzmaterial	2	
– ohne Stabilisierung	12	
– mit Plattenosteosynthese	1	
– mit Kirschnerdrahtosteosynthese	4	
– mit Drahtcerclagenosteosynthese	1	
Temporäre Epiphyseodesen		4
– Beinlängenkorrekturen	3	
– Beinachsenkorrektur	1	

Bei einer Patientin bot sich nach Herdausräumung a.l. ein Enchondromrezidiv im linken Radius, das durch ausgedehnte Resektion und autologe Fibulaspanplastik behandelt wurde (Abb. 1). Ein anderer Fall eines ausgedehnten Rezidivs im Humerus machte eine Kontaktresektion mit Distanzplattenosteosynthese und Tibiaspanplastik erforderlich (Abb. 2). In einem Fall mit schwerstgradig verändertem Handskelett wurde durch mehrfache operative Eingriffe eine Tumorprogredienz aufgehalten (Abb. 3).

Der *postoperative Verlauf* war im wesentlichen komplikationsfrei, lediglich in jeweils einem Fall wurde eine passagere Radialisschwäche sowie eine temporäre Sudeck'sche Dystrophie beobachtet, die durch konservative Behandlung folgenlos ausheilten. Ein Enchondromrezidiv wurde bei 2 Patienten festgestellt, hier konnte im Anschluß an eine radikale Nachoperation ein erneutes Rezidiv bislang vermieden werden.

Nach temporärer Epiphyseodese im Bereich des distalen Femur und der proximalen Tibia konnte in allen Fällen eine, wenn auch nicht immer voll befriedigende Korrektur erzielt werden.

Diskussion

Bei der Ollier'schen Erkrankung bleibt zu folgern, daß nach sorgfältiger lokaler Herdsanierung Rezidivenchondrome im Gegensatz zum M. Jaffé-Lichtenstein nur sehr selten zu verzeichnen sind (Fatti u. Mosher 1986). Die Anwendung des abgestuften Therapiekonzepts nach Blauth und Sönnichsen (1986) für die Behandlung der Enchondrome im Handskelett kann hier zur Vermeidung einer Rezidiventstehung beitragen. Zusätzliche Stabilisierungsmaßnahmen (Plattenosteosynthesen) werden nur in Ausnahmefällen (gelenknahe Defektlokalisation am distalen Humerus, in der Schenkelhalsregion u.ä.) erforderlich, um sekundäre Achsenfehlstellungen nach einem operativen Eingriff zu vermeiden.

Zur Therapie der erheblichen Arm-/Beinlängendifferenzen erscheint eine temporäre Epiphyseodese allein nicht ausreichend, hier bieten sich alternativ die unterschiedlichen Methoden der Extremitätenverlängerung an: Wagner-Distraktor (Shapiro 1982; Caton et al. 1988), Ilizarov-Instrumentarium (Patey 1990) und intramedulläre Marknagelung mit Osteotomie und autologer Knocheninterposition (Urist 1989).

Ein operatives Vorgehen sollte in jedem Fall frühzeitig bereits im Kindesalter sowie bei drohendem Funktionsverlust beschritten werden, um noch wachstumslenkend eingreifen zu können. Nach Diagnosestellung einer Skoliose sollte ebenfalls baldmöglichst eine konservative Behandlung mit konsequenter Korsettredression erfolgen, um einer späteren operativen Therapie (Harrington-Spondylodese) vorzubeugen.

Literatur

Bethge JFJ (1962) Die Ollier'sche Krankheit. Pathogenetische Fragen und therapeutische Möglichkeiten. Dtsch Med Wochenschr 87: 535–541

Blauth W, Sönnichsen S (1986) Enchondromatosen der Hand. Z Orthop 124: 165–172

Caton J, Kohler R, Fournet-Fayard J, Berard J, Michel CR (1988) L'allongement progressif du cubitus selon la technique de H. Wagner chez l'enfant. A propos de 14 cas. Rev Chir Orthop 74 [Suppl. 2]: 124–129

Fatti JF, Mosher JF (1986) Treatment of multiple enchondromatosis (Ollier's Disease) of the hand. Orthopedics 9: 512–518

Gäde E (1938) Die Dyschondroplasie (Multiple Enchondromatose – Ollier'sche Wachstumsstörung). Z Orthop 67: 321–379

Liu J, Hudkins PG, Swee RG, Unni KK (1987) Bone sarcomas associated with Ollier's disease. Cancer 59: 1376–1385

Maffucci A (1881) Di un caso di enchondroma ed angioma multiplo. Mov Med Chir (Napoli) 3: 399–412 u. 565–575

Ollier M (1899) De la Dyschondroplasie. Bull Soc Chir (Lyon) 3: 22–27

Paley D (1990) Problems, obstacles, and complications of limb lengthening by the Ilizarov technique. Clin Orthop 250: 81–104

Paterson DC, Morris LL, Binns GF, Kozlowski K (1989) Generalized Enchondromatosis. A case report. J Bone Joint Surg 71A: 133–140

Raupp P, Kemperdick H (1990) Neonatal radiological aspect of enchondromatosis (Ollier's disease). Pediatr Radiol 20: 337–338

Schwartz HS, Zimmerman NB, Simon MA, Wroble RR, Millar EA, Bonfiglio M (1987) The malignant potential of enchondromatosis. J Bone Joint Surg 69A: 269–274

Shapiro F (1982) Ollier's Disease. An assessment of angular deformity, shortening, and pathological fracture in twentyone patients. J Bone Joint Surg 64A: 95–103

Spranger J, Kemperdick H, Bakowski H, Opitz JM (1978) Two peculear types of Enchondromatosis. Pediatr Radiol 7: 215–219

Urist MR (1989) A 37-year follow-up evaluation of multiple-stage femur and tibia lengthening in dyschondroplasia (enchondromatosis) with a new gain of 23,3 centimeters. Clin Orthop 242: 137–157

Valesco-Oses A, Alonso-Alvaro A, Blanco-Pozo A, Nogales FF Jr (1988) Ollier's disease associated with ovarian juvenile granulosa celltumor. Cancer 62: 222–225

Weickert H, Friedel B (1987) Eine neue Sonderform der Enchondromatose. Z Orthop 125: 99–105

Die Histogenese des Chordomas – anhand der histologischen Untersuchung von rezidivierenden (mehrmals operierten) Tumoren

M. Bély

Nationales Institut für Rheumatologie, 114. Pf. 54, H-1525 Budapest

Das Chordom ist ein seltener, klinisch-biologisch maligner Tumor, der sich aus dem Gewebe der Chorda dorsalis entwickelt. Der Tumor kann an jeder Stelle, an der Chorda dorsalis vorkommt, auftreten. Am häufigsten ist er am kranialen bzw. kaudalen Auslauf der Chorda zu beobachten. Dabei liegt der Tumor in 50% sacrococcygeal, in 25% occipital und bei weiteren 25% an den übrigen Abschnitten der Wirbelsäule lokalisiert (Chetiyawardana 1984).

Das Chordom macht 1–4% der primär bösartigen Knochentumoren aus (Sundaresan 1986; Schajowicz 1981). Bei Männern kommt es fast zweimal häufiger vor als bei Frauen (Higinbotham et al. 1967). Die kranialen Chordome treten früher auf – im 3.–4. Lebensjahrzehnt – als die sakralen, die sich meist erst im 5. Lebensjahrzehnt manifestieren (Sundaresan 1986).

Da der Tumor von keiner Kapsel umgeben ist, wächst er lokal invasiv und ist deshalb chirurgisch nur schwer bzw. meist nur unvollständig zu entfernen. Rezidive kommen oft vor, Metastasen sind aber nur selten zu beobachten. Bei 69 Chordom-Fällen von Chetiyawardana (1984) metastasierten 16%. Die Therapie besteht bevorzugt in einer radikalen chirurgischen Entfernung des Tumors mit postoperativer Bestrahlung (Lybeert u. Meerwaldt 1986; Raffael et al. 1985; Rich et al. 1985).

Das Chordom zeigt ein sehr buntes histologisches Bild (Volpe u. Mazabrand 1983). Es wer-

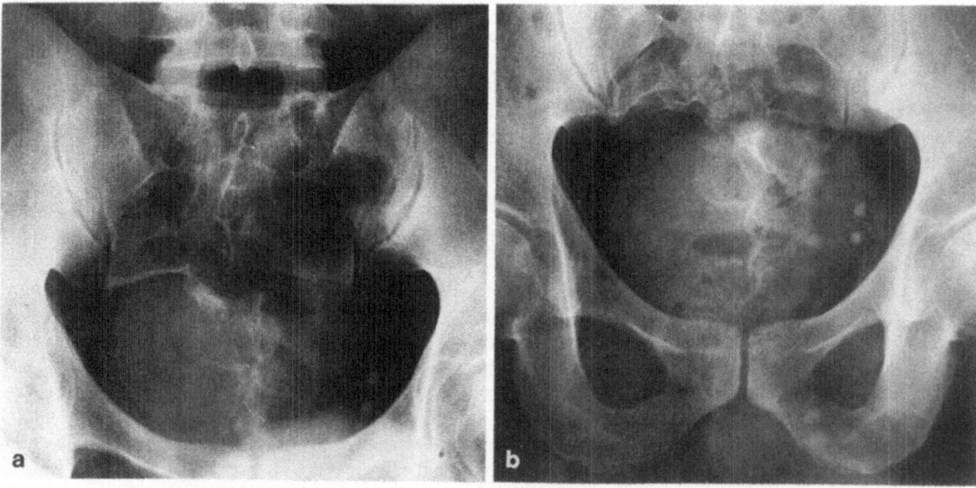

Abb. 1a–c. An den Beckenübersichten von 1965., (**a**) 1968 (**b**) und 1979 (**c**) sieht man die fortschreitende Destruktion des Sakrums

Abb. 1c

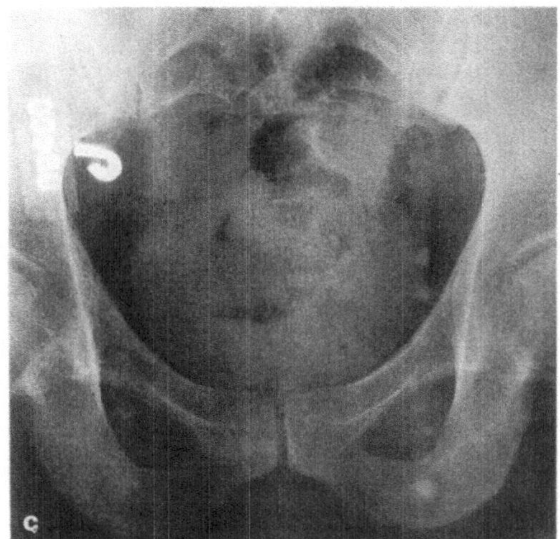

Abb. 2a, b. Lappiges Tumorgewebe. An der Peripherie der Lappen sind die Tumorzellen in eine mukoide Grundsubstanz eingebettet und netzförmig miteinander verbunden. Das Zellplasma zeigt einen eosinophilen, gering vakuolisierten Charakter (**a**. HE x50, **b** HE x125)

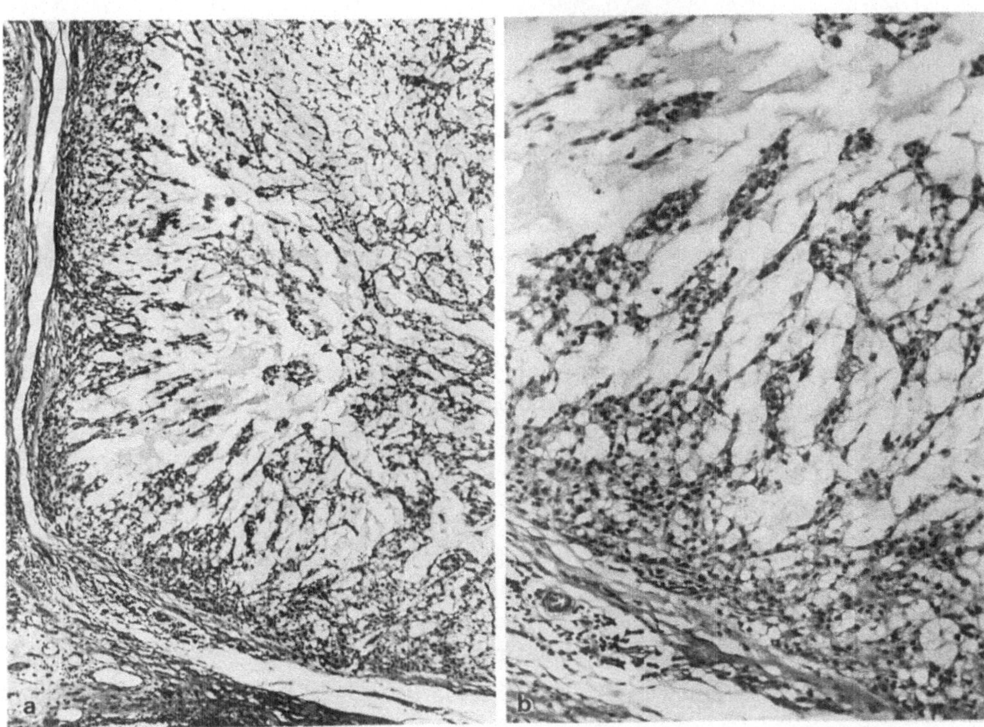

den sowohl maligne, fibröse Histiozytom- als auch Fibrosarkomähnliche Transformationen beschrieben (Belza u. Urich 1986; Halpern et al. 1984; Hruban et al. 1990; Miettinen et al. 1984, 1987). Gemäß dieses bunten histologischen Bildes ist die Differenzierung und damit die Prognose des selten auftretenden Tumores nur schwer zu beurteilen.

Mit Hilfe unserer histologischen Untersuchungen an 10 rezidivierenden Chordom-Fällen, die insgesamt 16 mal operiert wurden, gingen wir den feingeweblichen Veränderungen der Re-

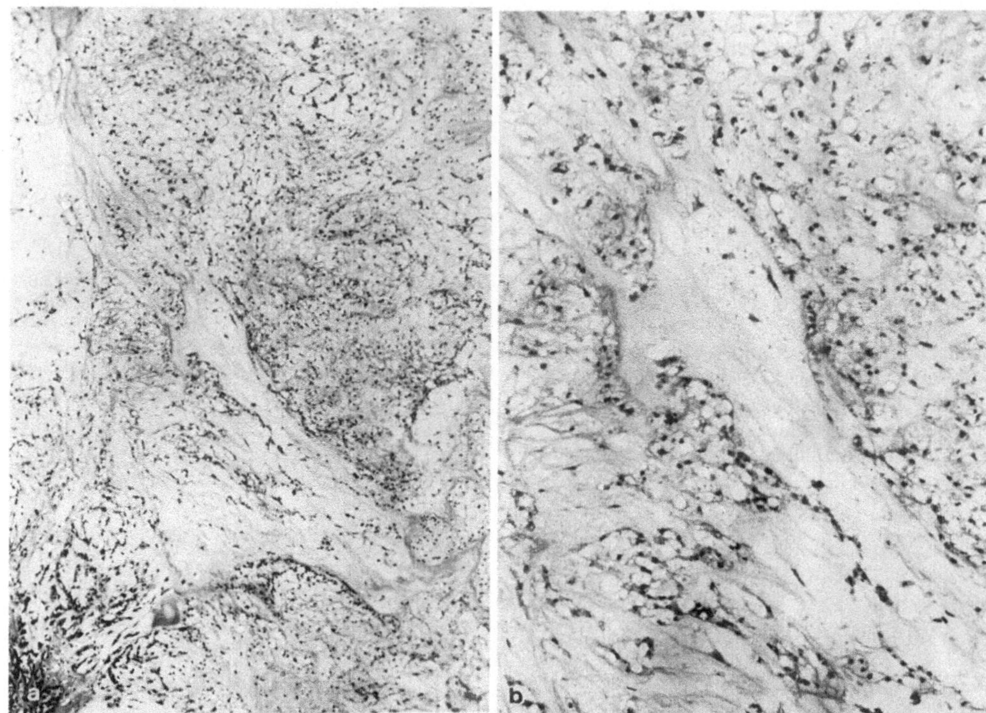

Abb. 3a, b. Die lappige Struktur des Tumors ist verwaschen; die Tumorzellen verbinden sich in der Grundsubstanz retikulär, das Zellplasma ist vakuolisiert; die Aufnahme repräsentiert ein fortgeschrittenes Stadium mit ausgeprägter Mukoidbildung (**a** HE x50, **b** HE x125)

zidive nach. Um die Differenzierung bzw. die Entdifferenzierung des Tumors beurteilen zu können, ist es unbedingt notwendig, das histologische Bild in ein Früh-, fortgeschrittenes und Spätstadium einzuordnen.

Material und Methode

10 Patienten, die an einem Chordoma der Wirbelsäule erkrankt waren, wurden wegen eines Rezidives insgesamt 16mal operiert. Das Verhältnis zwischen Männern und Frauen betrug 7:3, das Durchschnittsalter 57,2 Jahre, und die Altersspanne reichte von 46–71 Jahre. Der Tumor sitzt in 7 Fällen sakral, in 2 Fällen lumbal und in einem Fall coccygeal.

Die in 8%iger, neutraler, gepufferter Formalinlösung fixierten Gewebsproben wurden in Paraffin eingebettet. Die Serienschnitte wurden mit Haematoxylin-Eosin bzw. Pikrosyrius-Red gefärbt bzw. es wurde eine PAS-Reaktion vorgenommen.

Ergebnisse

Mit steigender Rezidivzahl wurden die Chordome immer entdifferenzierter.

Im Frühstadium zeigte der Tumor histologisch eine ausgeprägte lappige Struktur. Die Tumorzellen waren in eine mukoide Grundsubstanz eingebettet. Die Zellen sind an der Peri-

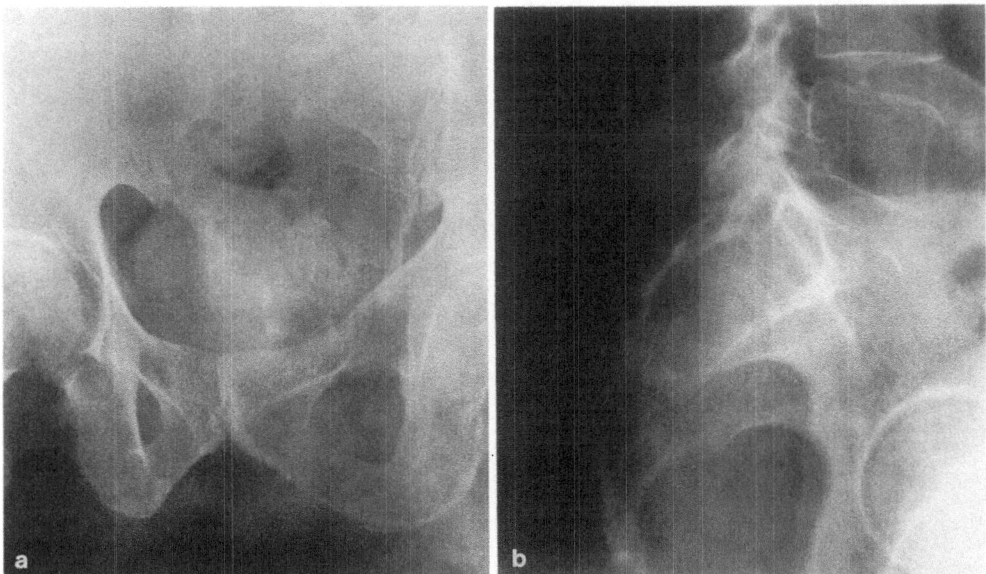

Abb. 4a, b. Chordom in der Sakralregion

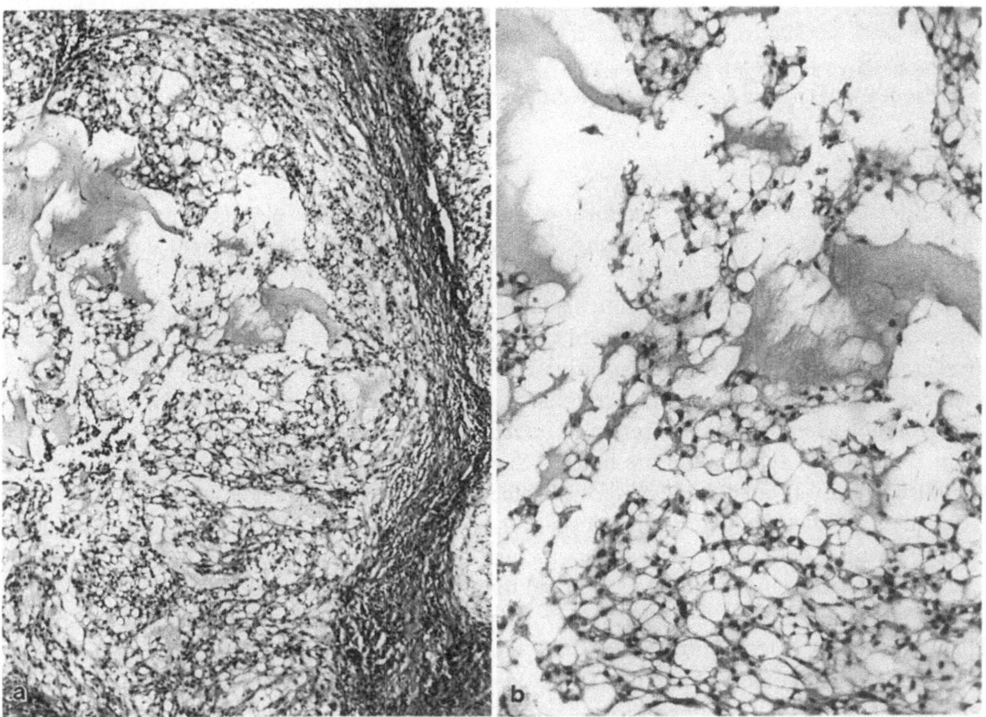

Abb. 5a, b. Bei der ersten Operation (1981) zeigt der Tumor eine lappige Struktur, die vakuolisierten Zellen verbinden sich retikulär in der mukoiden Grundsubstanz (**a** HE x50, **b** HE x125)

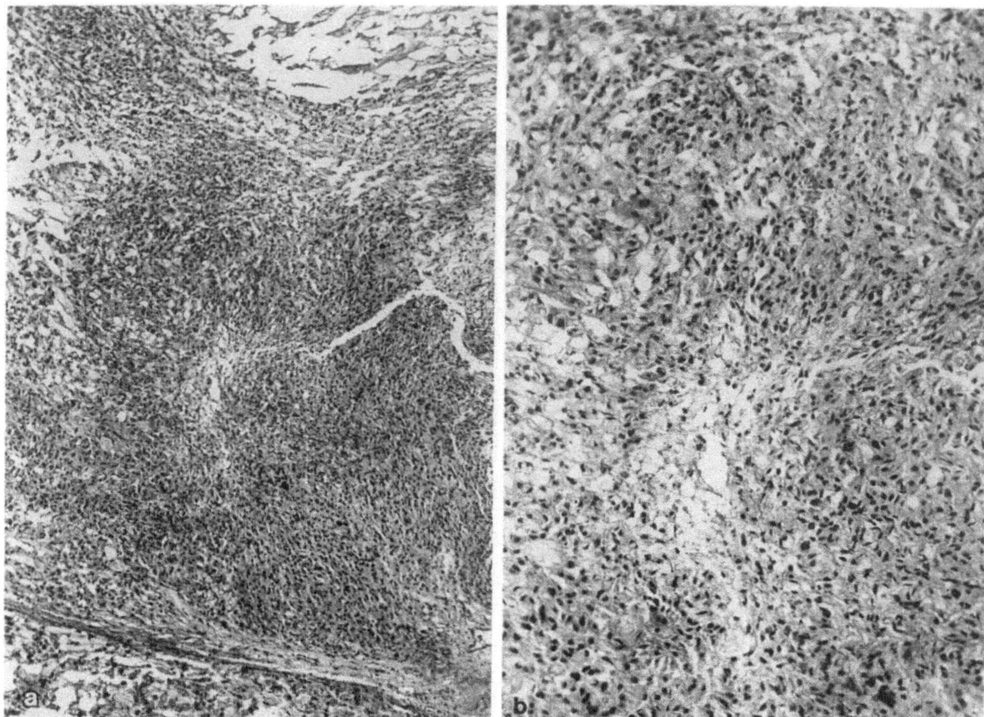

Abb. 6a, b. Der Patient starb 1984. Der mehrmals rezidivierte Tumor zeigt zu dieser Zeit ein histologisches Bild, das dem eines malignen, fibrösen Histiozytoms ähnelt (**a** HE x50, **b** HE x125)

pherie der Lappen netzförmig angeordnet, im Zellplasma gab es eine geringe Eosinophilie ohne oder mit wenig Vakuolenbildung. Das histologische Bild ähnelte dem eines Nucleus pulposus.

Im fortgeschrittenen Stadium nahm die lappige Struktur des Chordomas ab, und der Tumor zeichnete sich durch eine in der Zellzahl variierende Grundsubstanz aus. Die Zellen waren in dieser mukoiden-myxoiden Grundsubstanz retikulär angeordnet und zunehmend vakuolisiert. In einigen Bezirken waren die Tumore zellarm. In der massenhaft vermehrten Grundsubstanz waren piknotische, dissoziierte Zellen zu beobachten.

Im Endstadium verschwand die lappige Struktur des Chordoms völlig. In der mukoiden Grundsubstanz war ein polymorph-polychromes Zellbild zu beobachten.

In anderen Fällen dominierte eine ausgeprägte Zellproliferation das histologische Bild. Die lappige Struktur des Chordoms war verwaschen, der Tumor war mehr oder weniger zellreich. Die Zellen zeigten einen epithelialen Charakter, doch es kam auch eine bindegewebsähnliche Transformation vor. Bei diesen letzteren Fällen ähnelte der Tumor einem malignen fibrösen Histiozytom bzw. einem Fibrosarkom (bei 3 von unseren 10 Fällen).

Innerhalb eines Tumors konnten gleichzeitig verschiedene Degenerationsgrade bzw. Stadien beobachtet werden. Die an der lumbalen Wirbelsäule lokalisierten Chordomen zeigten, im Gegensatz zu denen an der sakralen Wirbelsäule, Veränderungen, die eher für ein Frühstadium charakteristisch waren.

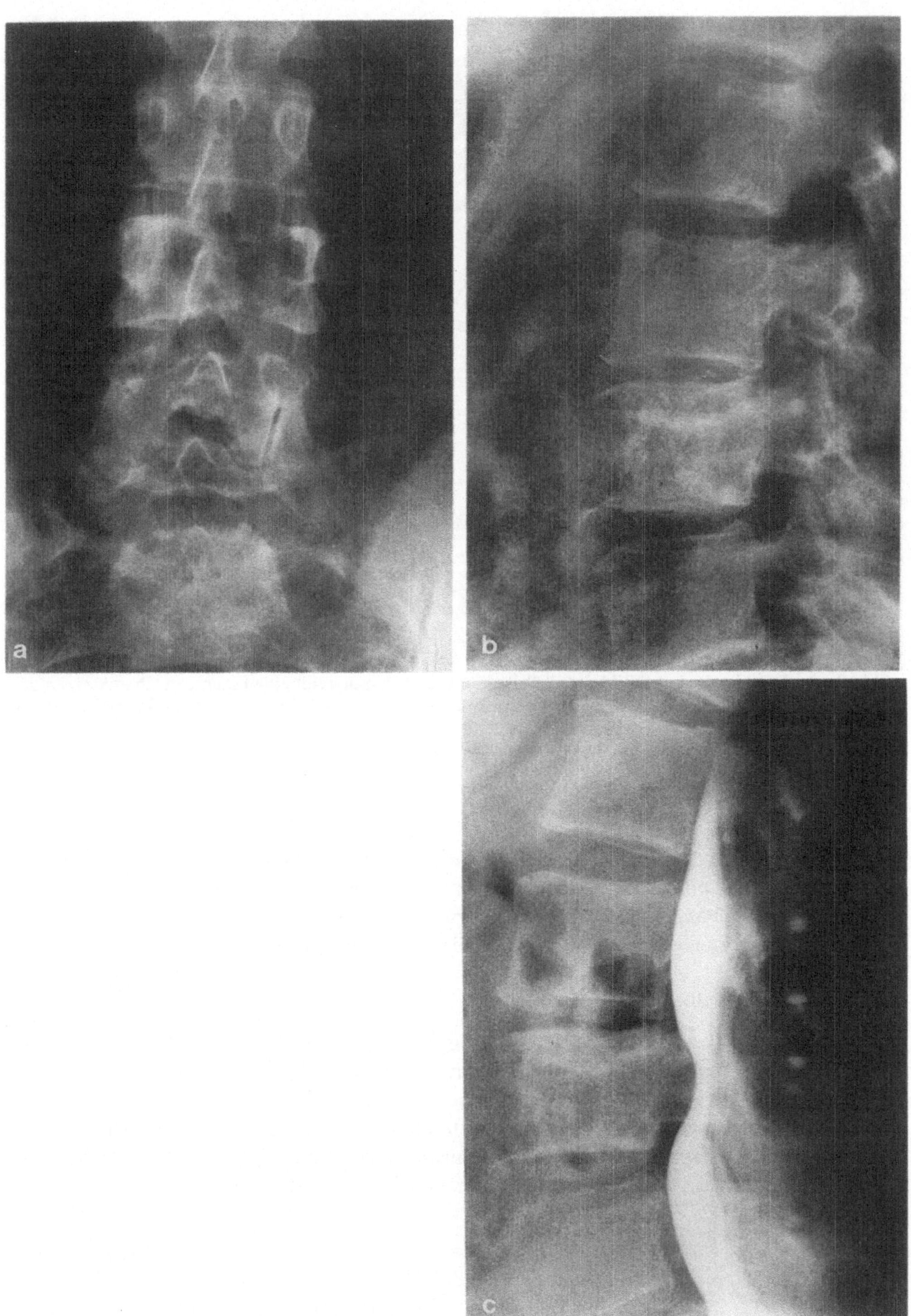

Abb. 7a–c. Chordom am dritten lumbalen Wirbel

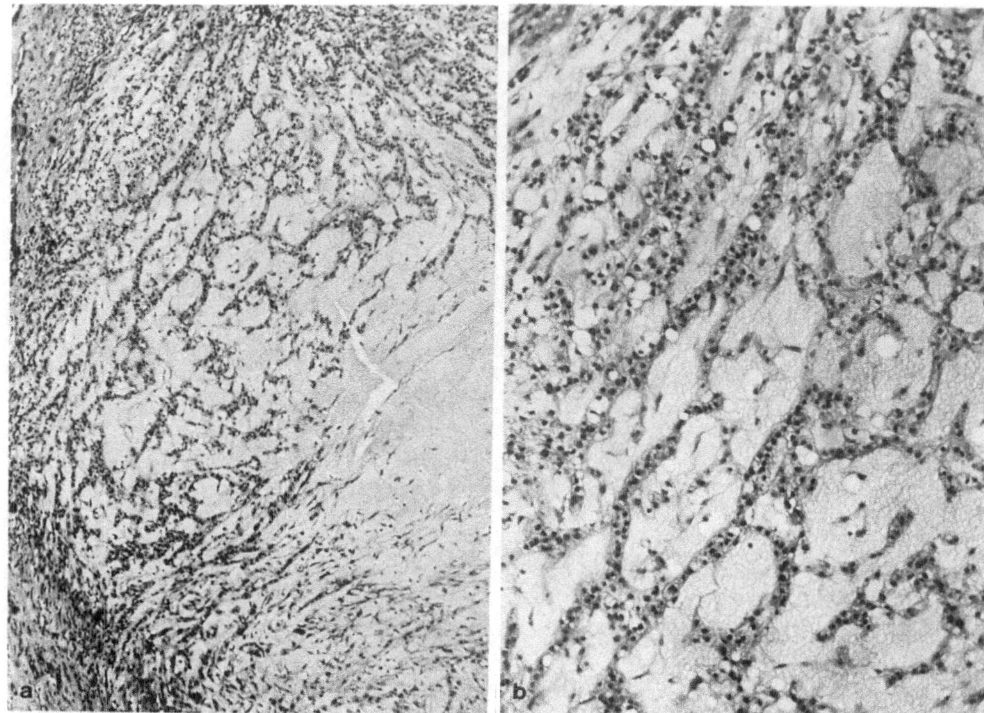

Abb. 8a, b. Das histologische Bild des Frühstadiums. Der Tumor zeigt einen lappigen Charakter, an der Peripherie der Lappen liegen die Zellen in der mukoiden Grundsubstanz retikulär, das Zellplasma ist gering vakuolisiert, eosinophil. (**a** HE x50, **b** HE x125)

Diskussion

Bei der Beurteilung der histologischen Stadieneinteilung der Chordome kann das Vorhandensein eines Nukleus-pulposus-ähnlichen Bildes (eigentlich das Bild eines Frühstadiums) eine Hilfe sein. Bei den Patienten, die nur einmal bzw. erstmals operiert wurden, konnten wir dieses Bild öfter beobachten als bei den Patienten, die mehrmals operiert wurden.

Zusammenfassend läßt sich sagen:

1. Bei den Chordomen mit erhöhter Mukoidbildung der Mangel an lappiger Struktur, die Auflockerung der netzförmigen Zellverbindungen, die Vakuolisation der Zellen, das Vorhandensein einer massigen Grundsubstanz bzw. eines polymorphen Zellbildes.
2. Bei den Chordomen mit erhöhter Zellproliferation die verwaschene lappige Struktur, eine Zellvermehrung bzw. die spindelzellige Transformation (mit oder ohne Polymorphile) bedeuten ein fortgeschrittenes Stadium bzw. eine schlechtere Prognose.

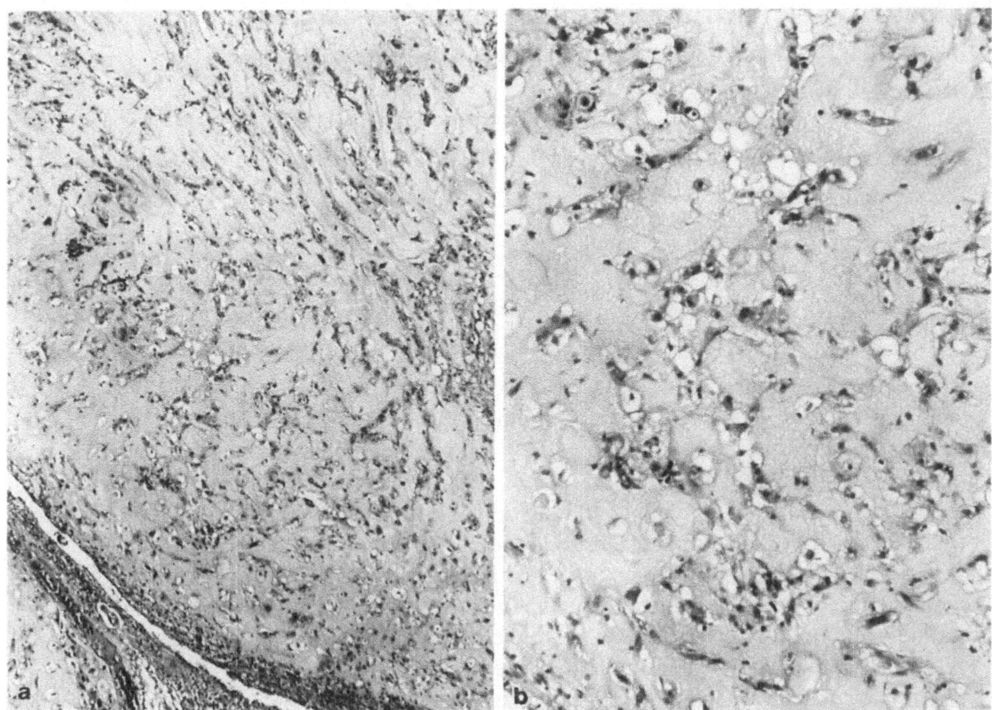

Abb. 9a, b. Fortgeschrittenes Stadium des mit erhöhter Mukoidbildung begleiteten Typs. In der massiven Grundsubstanz sind vakuolisierte, miteinander nur gering verbundene (**a** HE x50, **b** HE x125)

Literatur

Belza MG, Urich H (1986) Chordoma and malignant fibrous histiocytoma. Cancer 58: 1082–1087

Chetiyawardana AD (1984) Chordoma: results of treatment. Clin Rad 35: 159–161

Halperny J, Kopolovic J, Catane R (1984) Malignant fibrous histiocytoma developing in irradiated sacral chordoma. Cancer 53: 2661–2662

Higinbotham NL, Philips RF, Farr HW, Hustu HO (1967) Chordoma. Cancer 20: 1841–1850

Hruban RH, Traganos F, Reuter VE, Huvos AG (1990) Chordomas with malignant spindle cell components. Am J Pathol 137: 435–447

Lybeert MLM, Meerwaldt JH (1986) Chordoma report on treatment results in eighteen cases. Acta Radiol Oncol 25: 41–43

Miettinen M, Lehto V-P, Virtanen I (1984) Malignant fibrous histiocytoma within a recurrent chordoma. A light microscopic, electron microscopic, and immunohistochemical study. Am J Clin Pathol 82: 738–743

Miettinen M, Karaharju E, Jarvinen H (1987) Chordoma with a massive spindle-cell sarcomatous transformation. A light- and electron-microscopic and immunohistological study. Am J Surg Pathol 11: 563–570

Raffael C, Wright DC, Gutin PH, Wilson CB (1985) Cranial chordomas: clinical presentation and results of operative and radiation therapy in twenty-six patients. Neurosurgery 17: 703–709

Rich TA, Schiller A, Suit HD, Mankin HJ (1985) Clinical and pathologic review of 48 cases of chordoma. Cancer 56: 182–187

Schajowicz F (1981) Tumors and tumorlike lesions of bone and joints. Springer, Berlin Heidelberg New York, pp 377–383

Sundaresan N (1986) Chordomas. Clin Orthop 204: 135–142

Volpe R, Mazabraud A (1983) A clinicopathologic review of 25 cases of chordoma (a pleomorphic and metastasizing neoplasm). Am J Surg Pathol 7: 161–170

Histochemie der tartratresistenten sauren Phosphatase: Diagnostische Bedeutung in reaktiven und neoplastischen Knochenläsionen

J. Knolle, F.-W. Rath und D. Stiller

Institut für Pathologische Anatomie der Universität, Magdeburger Str. 14, 06097 Halle/Saale

Einleitung

Das Isoenzym 5 der sauren Phosphatase (SPase), die tartratresistente SPase (T-SPase), ist regelmäßig in den Tumorzellen der Haarzellenleukämie darzustellen (Grouls u. Stiens 1984; Lam u. Yam 1977; Lam et al. 1978; Yam et al. 1971) und hat hier diagnostische Bedeutung erlangt. Das Enzym ist in Zellen des mononukleären Phagozytensystems (MPS) am Nativmaterial nachgewiesen worden. Über die Darstellung der T-SPase am formalinfixierten, paraffineingebetteten Gewebe wurde berichtet (Grouls u. Hey 1988; Grouls u. Stiens 1985; Grouls u. Vogel 1988; Schaefer 1983, 1984). Um zur Frage der Reproduzierbarkeit der Methode Stellung zu nehmen, wurde jeweils am formalinfixierten, gefriergeschnittenen und am formalinfixierten, paraffineingebetteten Gewebe die SPase ohne und mit Tartrathemmung dargestellt. Nach Möglichkeit wurde natives Material in die Untersuchungen einbezogen.

Zur funktionellen Aktivierung von mono- und multinukleären Abkömmlingen des MPS, insbesondere von osteoklastären Riesenzellen, wird Stellung genommen. Ebenso wird auf die differentialdiagnostische Bedeutung des Isoenzyms 5 der SPase in der histopathologischen Tumordiagnostik eingegangen.

Material und Methode

Enzymhistochemische Untersuchungen an:

- formalinfixiertem, gefriergeschnittenem Gewebe
- formalinfixiertem, paraffineingebettetem Gewebe
- wenn möglich: nativ eingefrorenem Gewebe

Fixation in neutralem Formalin (5%ig); Paraffineinbettung in üblicher Weise;
- knochenhaltiges Gewebe wurde nach EDTA-Methode entkalkt (pH 7,2 mit NaOH)

Unspezifische saure Phosphatase (Leder u. Stutte 1975)
- Azokupplungsmethode; Endkonzentration des Substrates Naphthol-AS-CL-Phosphat $8x10^{-4}$ mol/l

Tartratresistente saure Phosphatase
- Zusatz von DL-Natriumtartrat in einer Endkonzentration von $5x10^{-2}$ mol/l; Inkubationszeit 7 h

Material:

Osteoklastome n = 2, Osteodystrophia fibrosa et cystica n = 2, Jaffé-Lichtenstein n = 1, zentrales Riesenzellgranulom n = 2, eosinophiles Granulom n = 8, Osteosarkom n = 2, Osteoblastom n = 1, Osteoifibrom n = 1, Epulis gigantocellularis n = 2, Fasciitis nodularis n = 2, malignes fibröses Histiozytom (MFH) des Knochens und des Weichgewebes n = 10, benignes

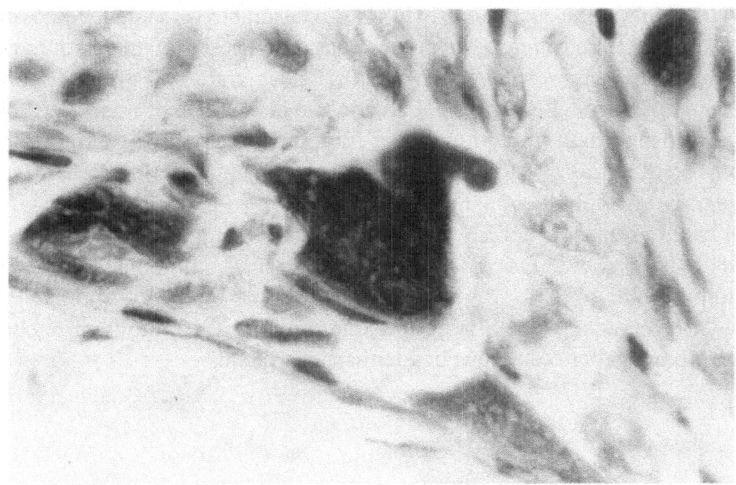

Abb. 1. Ossäre Metastase eines duktalen Mammakarzinoms. Intensiv enzympositive Osteoklasten (T-SPase, Vergr. 1000x)

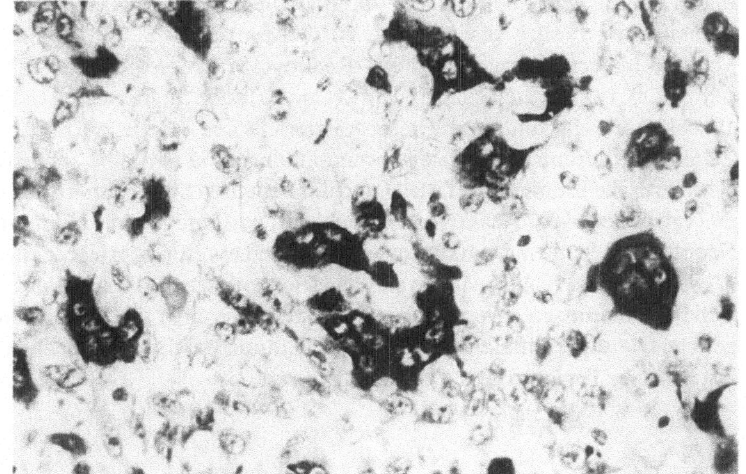

Abb. 2. Malignes fibröses Histiozytom mit Riesenzellen vom Osteoklastentyp (T-SPase, Vergr. 310x)

fibröses Histiozytom n = 8, Riesenzelltumor der Sehnenscheide n = 4, Morbus Hodgkin n = 6, Non-Hodgkin-Lymphom n = 1, ossäre Krebsmetastasen n = 2, extraossäre Metastasen n = 7, Karzinome (Primärtumor) n = 10, histiozytäre und epitheloidzellige Reaktionen n = 15, andere gutartige Weichgewebstumoren n = 15

Resultate

Die unspezifische SPase konnte am Nativgewebe in mono- und multinukleären Zellen des MPS dargestellt werden. Auch die T-SPase war in Abhängigkeit von der zellulären Aktivierung in histiozytären Zellen zu demonstrieren. Nach Formalinfixierung und Paraffineinbettung kommt es zur Inaktivierung der tartratsensiblen SPase, während das Isoenzym 5 der SPase auch nach der Einbettungsprozedur, sowie bei knöchernem Gewebe nach Entkalkung durch EDTA in bestimmten Zellformen das MPS nachzuweisen war.

Das Enzym ließ sich intensiv in Osteoklasten bei verschiedenen ossären Läsionen (Abb. 1) und Osteoklasten ebenso wie in osteoklastären Riesenzellen und deren mononukleären Vorläufern in MFH des Weichgewebes und des Knochens demonstrieren (Abb. 2), während es in den neoplastischen Zellen der MFH ebenso wie in benignen fibrösen Histiozytomen negativ war.

Auch innerhalb anderer maligner Tumoren können relative Makrophagen und Riesenzellen mit osteoklastärer Differenzierung durch Darstellung der T-SPase insbesondere im Randgebiet oder paravaskulär beobachtet werden.

Die Riesenzellen der Epulis gigantocellularis zeigten ebenso wie die der Riesenzelltumoren der Sehnenscheiden sowie zentraler Riesenzellgranulome des Kiefers einen intensiven Reaktionsausfall.

Die Darstellung der SPase ohne und mit Tartrathemmung erbrachte am formalinfixierten paraffineingebetteten Gewebe identische Ergebnisse.

Diskussion und Schlußfolgerungen

Die tartratsensible SPase wird durch Fixation und Einbettung zerstört, demzufolge kann in der Praxis am konventionell eingebetteten Gewebe für den Nachweis der T-SPase auf die Tartrathemmung verzichtet werden. Das Isoenzym 5 der SPase ist auch am EDTA-entkalkten Material histochemisch darstellbar. Reaktive Makrophagen sind in Abhängigkeit von ihrer zellulären Aktivierung enzympositiv. Osteoklasten in verschiedenen ossären Läsionen, in Osteoklasten, in zentralen Riesenzellgranulomen, sowie auch osteoklastär differenzierte Zellen in differenten Weichgewebsneubildungen wiesen eine intensive Enzymreaktion auf. Neoplastische Elemente der MFH und der benignen fibrösen Histiozytome waren enzymnegativ (vgl. dagegen 3). Reaktive Makrophagen im Randgebiet und im Stroma in verschiedenen Neoplasien ließen eine starke Enzymreaktivität erkennen, Riesenzellen vom Osteoklastentyp in MFH sind als reaktiv eingewanderte Elemente des MPS im Rahmen der Tumor-Wirts-Beziehung aufzufassen. Dies könnte möglicherweise auch für Riesenzelltumoren des Knochens gelten. Die differentialdiagnostische Bedeutung des Enzyms liegt in der Abgrenzung fibrohistiozytärer Tumoren gegen reaktive Prozesse.

Literatur

Grouls V, Hey A (1988) Tartrate-resistant acid phosphatase containing cells in nodular fasciitis, proliferative fasciitis, and proliferative myositis. Zentralbl Allg Pathol. Pathol Anat 134: 399–407

Grouls V, Stiens R (1984) Morphologische Befunde in der Leber bei Haarzellen-Leukämie. Pathologe 5: 37–42

Grouls V, Stiens R (1985) Nachweis der tartratresistenten sauren Phosphatase in malignen fibrösen Histiozytomen. Pathologe 6: 24–27

Grouls V, Vogel J (1988) Über das Vorkommen von tartratresistenter saurer Phosphatase in verschiedenen mesenchymalen Zellen. Verh Dtsch Ges Pathol 72: 418–419

Lam WK, Yam LT (1977) Biochemical characterization of the tartrate-resistant acid phosphatase of human spleen with leukemic reticuloendotheliosis as a pyrophosphatase. Clin Chem 23/1: 89–94

Lam WK, Lai LC, Yam LT (1978) Tartrate-resistant (Band 5) acid phosphatase activity measured by electrophoresis on acrylamide gel. Clin Chem 24/2: 309–312

Leder LD, Stutte HJ (1975) Seminar für hämatologisch-zytochemische Techniken. Verh Dtsch Ges Pathol 59: 509

Schaefer HE (1984) Leukopoese und myeloproliferative Erkrankungen. In: Remmele W (Hrsg) Pathologie, Bd 1. Springer, Berlin Heidelberg New York. S 355–452

Schaefer HE (1983) Histologie und Histochemie am Paraffinschnitt. Verh Dtsch Ges Pathol 67: 6–7

Yam LT, Li CY, Lam KW (1971) Tartrate-resistant acid phosphatase isoenzyme in the reticulum cells of leucemie reticuloendotheliosis. N Engl J Med 284: 357–360

Zur immunelektronenmikroskopischen Lokalisation von Kollagenen und nichtkollagenen Proteinen in reaktivem und neoplastischem Knochen

A. Roessner[1], Y. Ueda[1], S. Blasius[1], G. Edel[1], P. Wuisman[2] und W. Böcker[1]

[1] Gerhard-Domagk-Institut für Pathologie der WWU Münster, Domagkstr. 17, 48149 Münster

[2] Klinik und Poliklinik für Orthopädie der Westfälischen Wilhelms-Universität Münster, Albert-Schweitzer-Str. 33, 48149 Münster

Einleitung

Das Osteosarkom ist definiert als ein maligner mesenchymaler Tumor, dessen Zellen Knochen oder Osteoid bilden. Manchmal ist es allerdings schwierig, Tumorosteoid anhand konventioneller Färbungen von anderen extrazellulären Matrices wie hyalinisiertem Kollagen und chondroider Grundsubstanz zu unterscheiden. Um Osteoid an morphologischen Präparaten weiter zu differenzieren, haben wir ultrastrukturell die Kollagen-Typen I, II, III und VI sowie das Osteonektin (ON), das Osteocalcin (OC) und das Decorin (PG II) in neoplastischem Osteoid analysiert und die Ergebnisse mit reaktivem Knochen und Osteoid verglichen.

Material und Methoden

Es wurden vier osteoblastische Osteosarkome sowie zwei Fälle von reaktiver Knochenbildung bei Myositis ossificans untersucht. Für die Immunelektronenmikroskopie wurden die Gewebsproben in PLP für zwei Stunden bei 4 °C fixiert und schonend in EDTA entkalkt. Danach wurden sie in einer aufsteigenden Alkoholreihe entwässert und bei −30 °C in Lowicryl K4M eingebettet. Die Polymerisation erfolgte unter UV-Licht bei einer Temperatur von −30°C.

Antikörper: Die Kollagen-Typen I, III und VI wurden von humaner Plazenta gereinigt (Miller u. Rhodes 1982). Der bovine Kollagen-Typ II wurde von Nitta Gelatin & Co. (Osaka, Japan) bezogen. Die Antiseren wurden in weißen Nippon-Ratten gezogen und durch Affinitäts-Chromatographie gereinigt. Polyklonale Kaninchen-Antikörper gegen bovines ON, OC und PG II wurden freundlicherweise von Dr. L.W. Fisher (Institute of Dental Health, Bethesda, Maryland) zur Verfügung gestellt. Das Immunolabeling wurde nach Romanowski et al. (1990) durchgeführt.

Ergebnisse

Feinstrukturell war das Osteoid in den reaktiven Läsionen charakterisiert durch Kollagenfasern in einer granulär-retikulären Grundsubstanz. Die Fasern zeigten die typischen 67 nm Querstreifung. Teilweise waren die Kollagenfasern kondensiert und ließen einen Verlust der Feinstruktur durch das Phänomen der sogenannten „amorphous coating" erkennen. Im mineralisierten Knochen waren die meisten Kollagenfasern durch amorphe Substanzen und Mineralisationsherde verdeckt. Immunelektronenmikroskopisch waren die meisten Kollagenfasern im Osteoid und im Knochen intensiv gefärbt mit dem Antikörper gegen Kollagen-Typ I (Abb. 1). Bei Anfärbung mit dem Antikörper gegen Kollagen-Typ VI wurde eine feine filamentäre Struktur in Nähe der Osteoblasten beobachtet. Osteonektin fand sich überwiegend im mineralisierten Knochen. Im Bereich von Osteoid, das eine Querstreifung der Kollagenfasern aufweist, fand sich keine Anfärbung mit dem Antikörper gegen Osteonektin. Dieses war viel mehr in Zonen des „amorphous coating" lokalisiert (Abb. 2). In den aktiven Osteoblasten waren das rauhe endoplasmatische Retikulum sowie die Sekretionsvakuolen mit dem Antikörper gegen Osteonektin markiert. In mineralisiertem Knochen fand sich auch eine Anfärbung mit dem Antikörper gegen Osteocalcin (Abb. 3). Diese war jedoch nicht mit den Kollagenfasern assoziiert, sondern mit den Mineralisationsherden. PG II wurde im Osteoid in unmittelbarer Umgebung der Kollagenfasern nachgewiesen.

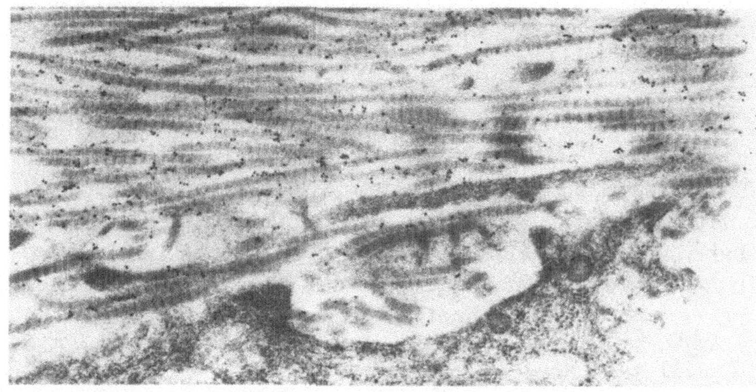

Abb. 1. Typ-I-Kollagen im reaktiven Knochen: Die meisten Kollagenfasern im Osteoid zeigen eine starke Anfärbung für Typ-I-Kollagen; x 13 500

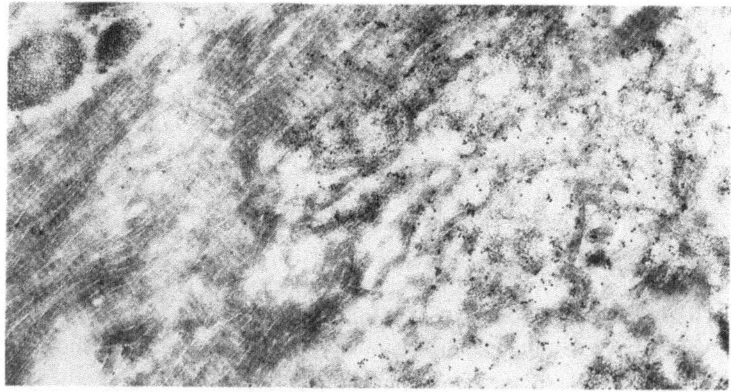

Abb. 2. Osteonektin im reaktiven Knochen: Die Anfärbung mit Osteonektin ist besonders stark im Bereich derjenigen Kollagenfasern, deren Struktur sich infolge des „amorphous coating" auflöst; x 13 500

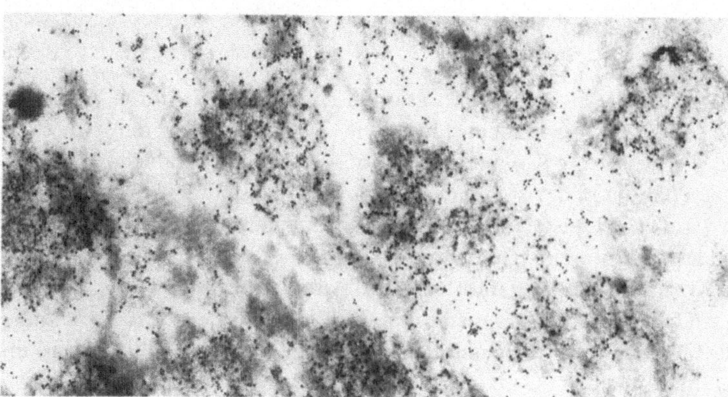

Abb. 3. Osteocalcin wird im mineralisierten Knochen im Bereich der Mineralisationsflecken beobachtet; x 19 000

Das Tumorosteoid in Osteosarkomen bestand aus Kollagenfasern, die ebenfalls in manchen Bereichen einen Strukturverlust durch das „amorphous coating" erkennen ließen. In einigen dieser Areale wurde auch eine Mineralisation beobachtet. Immunelektronenmikroskopisch zeigten die meisten Kollagenfasern im Tumorosteoid eine starke Anfärbung mit dem Antikörper gegen Kollagen-Typ I. Insbesondere die Areale, in denen die Kollagenfasern einen Verlust der strukturellen Details aufwiesen, wurden mit dem Antikörper gegen Osteonektin angefärbt. Darüber hinaus wurde Osteonektin auch im Golgi-Apparat und im rauhen endoplasmatischen Retikulum der osteoblastischen Tumorzellen beobachtet. PG II wurde mit den Kollagenfasern assoziiert im Tumorosteoid nachgewiesen. Osteocalcin fand sich im Bereich der mineralisierten Herde.

Diskussion

Die hier durchgeführten immunelektronenmikroskopischen Untersuchungen zeigen eindeutig, daß die hauptsächliche organische Strukturkomponente von Knochen und Osteoid überwiegend aus Typ-I-Kollagen besteht. Die Kollagen-Typen III und VI, die in anderen Bindegewebsstrukturen zu dem Typ I ko-lokalisiert sind, werden im Knochen kaum beobachtet.

Feinstrukturell wurde Osteonektin insbesondere im Bereich des „amorphous coating" der Kollagenfasern im mineralisierten Knochen nachgewiesen, darüber hinaus auch im Bereich des „amorphous coating" der Kollagenfasern im angrenzenden Osteoid sowie im rauhen endoplasmatischen Retikulum und in Sekretionsvakuolen der Osteoblasten. Obwohl Osteoid ein ubiquitäres Protein ist und nicht spezifisch für Knochengewebe (Tracy et al. 1988), zeigen die vorliegenden Untersuchungen, daß Osteonektin im Knochengewebe von Osteoblasten gebildet wird und als Bestandteil der „amorphous coating substance" für die Mineralisation der Kollagenfasern von Bedeutung ist. Die biochemischen Eigenschaften des Osteonektins als ein phosphoryliertes Protein mit hoher Affinität zu Hydroxyapatit und Typ-I-Kollagen weist darauf hin, daß es eine Rolle bei der Kristallisation der Kollagenfasern im Knochen spielt, wie von Termine et al. (1981) beschrieben wurde.

Osteocalcin wurde in den Mineralisationszonen des mineralisierten Knochen nachgewiesen. Diese Befunde weisen darauf hin, daß Osteocalcin im Gegensatz zu Osteonektin beim Kalzium-Metabolismus im Knochen mitbeteiligt ist und weniger bei der Initiierung der Kollagen-Mineralisation.

Bei der neoplastischen und reaktiven Knochenbildung wurde prinzipiell eine analoge ultrastrukturelle Verteilung der Knochenproteine beobachtet. Allerdings war bei der unreifen Osteoidbildung die Verteilung der „amorphous coating substance" auf den Kollagenfasern, die von Osteonektin markiert wurde, unregelmäßig fokal und nicht so gleichförmig strukturiert wie beim reaktiven Knochen.

Literatur

Miller EJ, Rhodes RK (1982) Preparation and characterization of the different types of collagen. Methods Enzymol 82: 33–64

Romanowski R, Jundt G, Termine JD, von der Mark K, Schulz A (1990) Immunoelectron microscopy of osteonectin and type I collagen in osteoblasts and bone matrix. Calcif Tissue Int 46: 353–360

Termine JD, Kleinman HK, Whitson SW, Conn KM, MacGarvey ML, Martin GR (1981) Osteonectin, a bone-specific protein linking mineral to collagen. Cell 26: 99–105

Tracy RP, Shull S, Riggs BL, Mann KG (1988) The osteonectin family of proteins. Int J Biochem 20: 653–660

Expressionsmuster endogener zuckerbindender Rezeptoren (endogener Lektine) in osteoklastären Riesenzellen und in Osteoklastomen

J. Knolle[1], H. Bahn[1], D. Stiller[1], F.-W. Rath[1] und H.-J. Gabius[2]

[1] Institut für Pathologische Anatomie der Universität, Magdeburger Str. 14, 06097 Halle/Saale
[2] Institut für Pharmazeutische Chemie der Philipps-Universität Marburg, Marbacher Weg 6, 35037 Marburg

Einleitung

Die Analyse definierter Zuckerstrukturen zellulärer Glykokonjugate sowie zuckerbindender Rezeptoren (endogene Lektine) ermöglicht die Charakterisierung von Determinanten, welche im Rahmen von Zell-Zell- und Zell-Substrat-Interaktionen Bedeutung erlangen (Damjanow 1987; Gabius 1988; Gabius u. Bardosi 1991; Gabius u. Gabius 1991a, b; Vierbuchen 1991).

Mittels Zucker-Albumin-Biotin-Konjugaten (sog. Neoglykoproteine-NGP) wird in Verbindung mit einem Avidin-Peroxidase-Komplex als Detektionssystem die topohistochemische Darstellung möglich. Besonderes Interesse verdient die Rezeptorexpression in mononukleären und multinukleären Elementen verschiedener neoplastischer und reaktiver Läsionen unter biologischen und diagnostischen Gesichtspunkten.

Methode

Histochemie endogener Lektine
Basis-Methode: Avidin-Biotin-Peroxidase-Komplex (Vector Lab., Burlingame, CA) mit Diaminobenzidin/H_2O_2 oder Aminoethylcarbazol/H_2O_2

Verwendete Konjugate: Neoglykoproteine (NGP), bestehend aus: Zuckerrest-Rinderserumalbumin (RSA)-Biotin

Spezifische Zuckerkomponenten:	Mannose	(Man)
	Fucose	(Fuc)
	Maltose	(Mal)
	Lactose	(Lac)
	N-Acetylglukosamin	(GlcNAc)
	α-N-Acetylgalaktosamin	(α-GalNAc)
	β-N-Acetylgalaktosamin	(β-GalNAc)

Kontrollen:
- Prüfung auf endogene Peroxidase durch Inkubation mit DAB/H_2O_2
- Prüfung auf endogenes Biotin durch Inkubation mit Avidin-Peroxidase und DAB/H_2O_2
- Prüfung auf unspezifische Proteinwechselwirkungen durch Substitution des NGP durch Biotin-RSA-Konjugat (ohne Zuckerkomponente) bei sonst gleicher Prozedur
- kompetetiver Hemmtest: durch Vorinkubation mit Zucker-RSA-Konjugat (ohne Biotin) und anschließender Inkubation mit Lösung aus spezifischem NGP zusammen mit entsprechendem Zucker-RSA-Konjugat (ohne Biotin) in 100fachem Überschuß.

Material

Formalinfixiertes, paraffineingebettetes Gewebe von:
4 Osteoklastomen (Riesenzelltumoren des Knochens),
2 peripheren Riesenzellgranulomen (Riesenzellepulitiden),
9 malignen fibrösen Histiozytomen (MFH),
5 benignen fibrösen Histiozytomen,
2 Xanthogranulomen
4 Riesenzelltumoren der Sehnenscheide und
4 histiozytären Reaktionen.

Resultate

Osteoklastome zeigten eine starke Varibilität der NGP-Bindung für die einzelnen spezifischen Zuckerkomponenten. Dabei waren sowohl mononukleäre Zellen als auch die namensgebenden Riesenzellen zytoplasmatisch intensiv für α-Gal NAc, Fuc und Lac positiv, während insbesondere für β-Gal NAc keine oder eine nur schwache Dekorierung zu sehen war. Letzterer Befund steht in starkem Kontrast zu den MFH des Weichgewebes und des Knochens, während sich für die anderen NGP für Osteoklastome und MFH ähnliche Bindungsmuster darstellen ließen (Übersicht Tab. 1 und Abb. 1).

Eine insgesamt schwächere und z.T. fehlende Anfärbung zeigte das periphere Riesenzellgranulom des Kiefers. Ein ähnliches Verhalten konnte in gutartigen Riesenzelltumoren der Sehnenscheide demonstriert werden. Beide Läsionen wiesen im Gegensatz zu Osteoklastomen für Man-BSA-Biotin die intensivste Markierung auf.

Die Xanthomzellen der Xanthogranulome waren insgesamt nur schwach diffus zytoplasmatisch dekoriert, auffallenderweise waren Riesenzellen vom TOUTON-Typ stets negativ.

Eine starke intra- und intertumoröse Heterogenität der NGP-Bindung für die eingesetzten Zuckerkomponenten war sowohl in Osteoklastomen als auch in den MFH zu beobachten, während die gutartigen Tumoren der Sehnenscheide und die Riesenzellepulis ein relativ homogenes Expressionsmuster der endogenen Lektine zeigten. Auch die benignen fibrösen Histiozytome wiesen eine uniforme Anfärbung für die jeweiligen NGP auf, während hier aber zwischen den einzelnen spezifischen Zuckerkomponenten starke Unterschiede bestanden.

Tabelle 1. Neoglykoproteinbindung in Riesenzellen vom Osteoklastentyp in verschiedenen Läsionen.

Spezifische Zucker-komponente	Osteoklastom n = 4	Riesenzelltumor Sehnenscheide n = 4	Malignes fibröses Histiozytom n = 9	Riesenzellepulis n = 2
α-Gal NAc	–/+++	–/(+)	–/+++	–/(+)
Fuc	–/+++	–/(+)	–/+++	–/+
Mal	–/++	–	–/++	–
Lac	–/+++	–/(+)	–/++	–/(+)
Glc NAc	–/++	–/(+)	–/+++	–/(+)
Man	–/++	–/+++	–/+++	–/++
β-Gal NAc	–/(+)	–/++	–/+++	–/(+)

– negativ, (+) diskret, + schwach, ++ mäßig, +++ stark

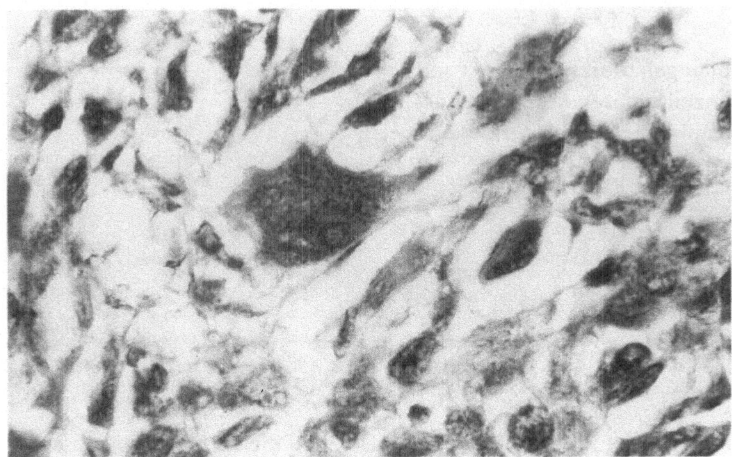

Abb. 1. Riesenzelle vom Osteoklastentyp in einem malignen fibrösen Histiozytom. Starke zytoplasmatische NGP-Markierung sowohl in Tumorzellen als auch in einer Riesenzelle vom Osteoklastentyp (Fuc, Vergr. 200x)

Reaktive Makrophagen und histiozytäre Riesenzellen ließen teils ein negatives, teils ein schwach bis mäßig diffuses, gazeartiges positives Reaktionsmuster des Zytoplasmas erkennen.

Diskussion und Schlußfolgerungen

Osteosarkome zeigen ein in mono- und multinukleären Zellen variables Expressionsmuster endogener Lektine. Das Bindungsverhalten osteoklastärer Zellen bzw. der Riesenzellen vom Osteoklastentyp in MFH entspricht weitgehend dem der Riesenzelltumoren des Knochens mit heterogenem Muster und teilweise intensiv scholligem Reaktionsprodukt. Innerhalb der gutartigen Läsionen sowie auch in reaktiven histiozytären Elementen findet sich eine zumeist wesentlich schwächere NGP-Markierung der mono- und multinukleären Elemente. Insgesamt ist innerhalb eines Gewebsschnittes eine homogene Anfärbung zu beobachten. Eine differentialdiagnostische Abgrenzung nichtneoplastischer von neoplastischen Zellen ist durch NGP-Markierung nicht möglich. Allerdings ist die Expression endogener Lektine im Rahmen der malignen Transformation von Interesse (Knolle et al.). Hier bieten sich möglicherweise neue Ansatzpunkte für eine Grading der Osteoklastome und der MFH. Der Zell-Zell-Interaktion (Tumorzelle-Tumorzelle-nichtneoplastische histiozytäre Zelle) und der Zell-Substrat-(Grundsubstanz-)Interaktion ist zunehmend Beachtung zu schenken. Diese modulieren wahrscheinlich das lokale Milieu und besitzen damit Bedeutung für Tumorinfiltration und Metastasierung.

Literatur

Damjanow I (1987) Lectin cytochemistry and histochemistry. Lab Invest 57: 5–20

Gabius H-J (1988) Biological and clinical implications of tumor lectins: present status and future prospects. Acta Histochem [Suppl 36]: 209–216

Gabius H-J, Bardosi A (1991) Neoglycoproteins as tools in glycohistochemistry. Progr Histochem Cytochem 22: 1–63

Gabius H-J, Gabius S (1991a) Tumorlektinologie-Status und Perspektiven klinischer Anwendungen. Naturwissenschaften 77: 505–514

Gabius H-J, Gabius S (1991b) Lectins and cancer. Springer, Berlin Heidelberg New York Tokyo

Knolle J, Bahn H, Holzhausen H-J, StillerD, Gabius H-J: Glycohistochemical approach to unravel grade-dependent alterations by application of synthetic markers.

Vierbuchen M (1991) Lectin receptors. Curr Top Pathol 83: 271–361

Atypische aneurysmatische Knochenzyste. Morphologie, Klinik, Radiologie

A. Bosse[1], K.F. Wanner[2] und A. Weber[3]

[1] Pathologie, Krankenanstalten Bergmannsheil, Universitätsklinik, Gilsingstr. 14, 44797 Bochum
[2] Chirurgische Klinik. Adresse wie oben
[3] Institut für Radiologie und Nuklearmedizin. Adresse wie oben

Einleitung

Die AKZ ist eine osteolytische Läsion mit bisher ungeklärter Ätiologie und Pathogenese (Vollmer et al. 1987). Klinisch, radiologisch und morphologisch können sich erhebliche differentialdiagnostische Schwierigkeiten ergeben, insbesondere in der Abgrenzung zum Riesenzelltumor und zum teleangiektatischen Osteosarkom, zumal die maligne Transformation der AKZ in ein Osteosarkom möglich ist (Kyriakos u. Hardy 1991). Die hohe Rezidivquote verlangt eine vollständige Tumorentfernung (Bosse et al. 1987). Problematisch ist das therapeutische chirurgische Vorgehen bei ungünstiger Lokalisation im Achsenskelett oder bei extrem großen Raumforderungen, die einen radikalen funktionseinschränkenden Eingriff erfordern.

Dieses Spektrum an klinischer und diagnostischer Problematik wird an einem ungewöhnlichen Fall aus dem eigenen Krankheitsgut aufgezeigt und diskutiert.

Kasuistik

Ein 28jähriger männlicher Patient erlitt im April 1986 eine linksseitige Oberarmfraktur. Es erfolgte eine konservative Behandlung. Der Patient entzog sich weiteren Kontrolluntersuchungen. Seit Anfang 1987 bemerkte er eine Schwellung im Oberarm-Schulter-Bereich, die ihn erst im Mai 1991 zum Arzt führte (Abb. 1). In der Nativ-Röntgenaufnahme zeigte sich ein 21 cm

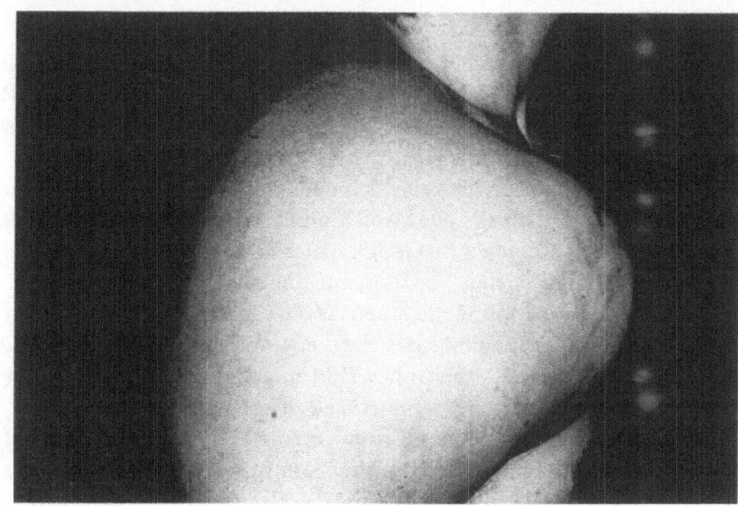

Abb. 1. 28jähriger männlicher Patient mit schmerzhafter linksseitiger Oberarm-Weichteil-Schwellung bei rapider Größenzunahme

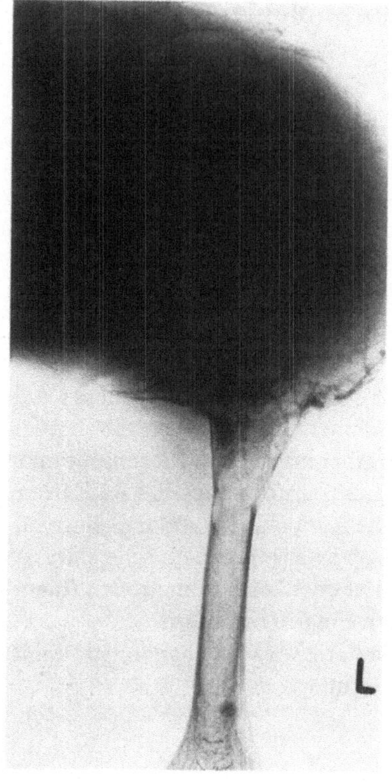

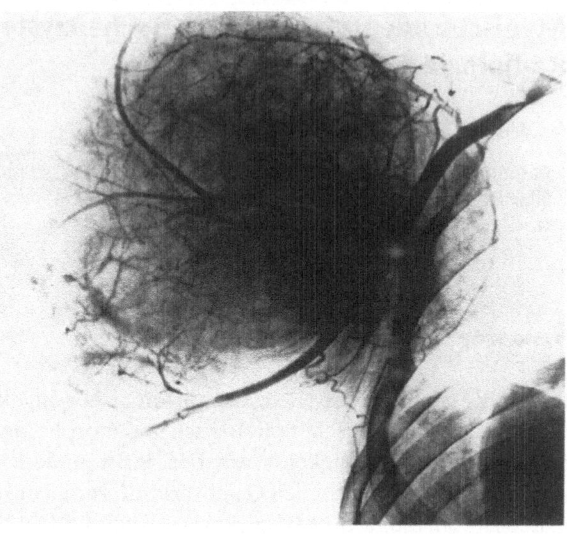

Abb. 3. Selektive Angiograpie: Gefäßreicher Tumor mit pathologischen Gefäßen

Abb. 2. Nativ-Röntgen-Aufnahme des linksseitigen Oberarmes: destruierender Tumor mit blasiger Septierung distal

großer Knochentumor, der den Oberarmkopf und die proximalen Teile des Oberarmschaftes völlig destruiert hatte. Die Cortikalis war nicht mehr nachweisbar. Randständig wurde der Tumor von einem grob strukturierten Kalksaum umgeben. Der Tumor selbst war nativ-radiologisch relativ dicht und homogen.

Im distalen Tumorbereich zeigt sich eine blasige septierte Osteolysezone mit hochgradiger Verdünnung der Cortikalis. Der Weichteilmantel war unauffällig. In der selektiven Angiographie ließen sich pathologische Gefäßmuster nachweisen (Abb. 2 und 3).

Es bestand der dringende Verdacht auf eine bösartige tumoröse Raumforderung. Die chirurgische en bloc-Resektion zeigte einen 2007 g schweren, maximal 23 cm großen Tumor, der auf der Schnittfläche solide und zystische, teils mit Blut gefüllte Areale zeigte (Abb. 4). Histologisch bestand ein heteromorphes Bild mit zystischen, soliden und auch proliferierenden Arealen mit erhöhter Kernpolymorphie (Abb. 5a–c).

3 Monate nach der Tumorentfernung erfolgte die Anlage einer isoelektrischen RM-Tumorprothese. Die Wundverheilung verlief komplikationslos, ebenso die krankengymnastische Rehabilitation.

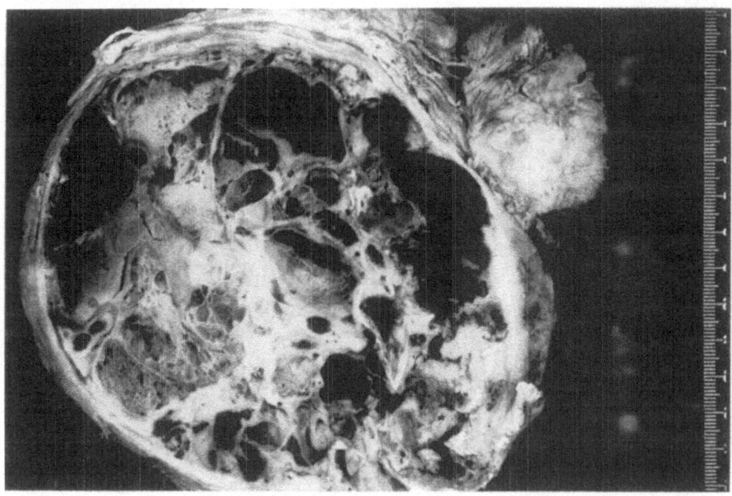

Abb. 4. Tumorschnittfläche mit soliden und zystischen Arealen

Diskussion

Die folgende Falldemonstration zeigt den ungewöhnlichen Verlauf einer aneurysmatischen Knochenzyste und weist aufgrund der Histomorphologie auf die Möglichkeit der traumatischen Genese dieser pseudotumorösen Neubildung hin. Problematisch kann insbesondere die Abgrenzung zum teleangiektatischen Osteosarkom sein. Schon Huvos et al. berichteten 1982, daß die Radiologie nicht mit letzter Sicherheit zwischen einer gutartigen AKZ und einem malignen teleangiektatischen Osteosarkom differenzieren kann. Histomorphologisch können andererseits teleangiektatische Osteosarkome mit hochdifferenzierten Arealen einhergehen, die mikroskopisch nicht von einer AKZ zu unterscheiden sind (Vigliani u. Campailla 1987). Umgekehrt muß jedoch auch berücksichtigt werden, daß das histomorphologische Bild einer AKZ ganz im Vordergrund stehen kann, und die maligne Komponente des teleangiektatischen Osteosarkoms sich nur auf wenige Abschnitte des Tumorgewebes beschränkt (Reed u. Rothenberg 1964). Ohne jeden Zweifel ist die maligne Transformation einer AKZ möglich und mehrfach beschrieben (Kyriakos u. Hardy 1991). Deshalb verlangt jede AKZ eine sorgfältige histomorphologische Aufarbeitung. Das wesentliche Kriterium der Abgrenzung eines teleangiektatischen Osteosarkoms gegenüber einer pseudosarkomatös proliferierenden AKZ besteht in der mitotischen Aktivität. Auch im vorliegenden Fall finden sich bizarre pleomorphe Zellverbände. Jedoch lassen sich keine vermehrten oder atypischen Mitosen nachweisen. Somit konnte erst durch die histomorphologische Aufarbeitung eindeutig der gutartige Charakter der vorliegenden tumorösen Neubildung geklärt werden. Die AKZ wurde im Gesunden entfernt, so daß mit einem Rezidiv nicht gerechnet werden muß. Die Möglichkeiten der prothetischen Versorgung erlauben auch bei derart ausgedehnten Raumforderungen eine zufriedenstellende Wiederherstellung der Funktion und Rehabilitation.

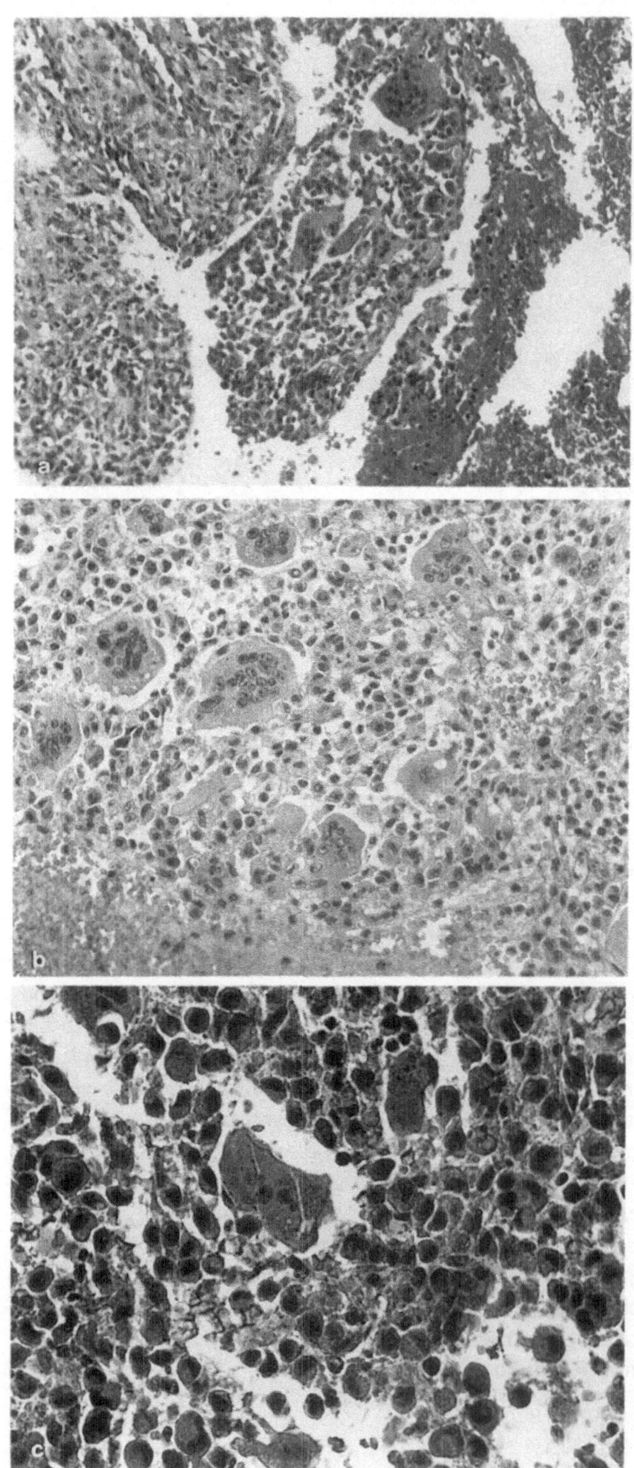

Abb. 5a. Histologie der AKZ. **a** typisches Bild der AKZ; **b** Zellreiches Areal wie bei einem Riesenzelltumor; **c** proliferierendes Areal mit erhöhter Kernpolymorphie; (HE, a: 140x, b und c: 360x)

Zusammenfassung

Der vorliegende Fall einer ausgedehnten proliferierenden AKZ weist auf folgende Problemkreise hin:

- die traumatische Genese spielt offensichtlich ein wesentliches Moment in der Ätiologie der AKZ
- da die maligne Transformation in ein teleangiektatisches Osteosarkom möglich ist, verlangt die AKZ eine sorgfältige umfangreiche histomorphologische Aufarbeitung, um umschriebene „okkulte" Osteosarkomherde nicht zu übersehen
- die Radiologie der AKZ kann nicht mit letzter Sicherheit zwischen einer gutartigen und bösartigen Neubildung unterscheiden
- selbst ausgedehnte Raumforderungen lassen sich chirurgisch-prothetisch zufriedenstellend versorgen

Literatur

Bosse A, Roessner E, Wuisman P, Grundmann E (1987) Zur Histogenese und klinischen Pathologie der aneurysmatischen Knochencyste. Verh Dtsch Ges Pathol 71: 396

Kyriakos M, Hardy D (1991) Malignant transformation of aneurysmal bone cyst with an analysis of the literature. Cancer 68: 1770–1780

Reed RJ, Rothenberg M (1964) Lesions of bone that may be confused with aneurysmal bone cyst. Clin Orthop 35: 150–162

Vigliani F, Campailla E (1987) Mimickry in osteogenic sarcoma: Clinical considerations and report of 2 cases. Ital J Orthop Traumatol 13: 425–436

Vollmer E, Roessner A, Lipecki KH, Zadlo G, Hagemeister HH, Grundmann E (1987) Biological characterisation of human bone tumors VI. The aneurysmal bone cyst: An enzyme histochemical, electron microscopic and immunhistochemical study. Virchows Arch B 53: 58–65

Maligne Transformation einer aneurysmatischen Knochenzyste – Ein Fallbericht

G. Blasius[1], G. Edel[1], Y. Ueda[1], P. Wuisman[2], T. Vestring[3], W. Böcker[1] und A. Roessner[1]

[1] Gerhard-Domagk-Institut für Pathologie der WWU Münster, Domagkstr. 17, 48149 Münster
[2] Klinik und Poliklinik für Orthopädie, Albert-Schweitzer-Str. 33, 48149 Münster
[3] Institut für klinische Radiologie der WWU Münster, Domagkstr. 17. 48149 Münster

Einleitung

Die aneurysmatische Knochenzyste (AKZ) stellt eine gutartige tumorähnliche Läsion des Knochens bisher nicht vollständig geklärter Ätiologie. Sie manifestiert sich häufig an den langen Röhrenknochen, der Wirbelsäule und den Beckenknochen von Patienten unter 20 Jahren (Dahlin u. Unni 1986; Mirra 1989; Schajowicz 1981). Die spontane maligne Entartung dieser Läsion ist extrem selten (Dahlin u. Unni 1986; Kyriakos u. Hardy 1991). Im Folgenden wird über einen solchen Fall berichtet.

Fallbericht

Ein 2 1/2 Jahre altes Mädchen wurde Anfang 1988 mit einer pathologischen Fraktur im Bereich der proximalen Metaphyse des rechten Humerus klinisch vorgestellt. Röntgenologisch zeigte sich eine relativ scharf begrenzte Osteolyse mit exzentrischer Auftreibung der Kortikalis und angedeuteter Septierung (Abb. 1). Der radiologische Befund sprach für eine AKZ. Die Läsion wurde curettiert. Die histologische Untersuchung ergab das typische Bild einer AKZ. Hinweise für einen malignen Prozeß bestanden nicht. Der postoperative Verlauf war komplikationslos. Radiologische Verlaufsuntersuchungen zeigten eine leichte Größenzunahme der zystischen Läsion nach kaudal.

Im Frühjahr 1991 wurde das inzwischen 5 Jahre alte Kind erneut mit zunehmenden Schmerzen in gleicher Lokalisation vorgestellt. Klinisch bestand eine Schwellung im Bereich des proximalen 2/3 des rechten Humerus. Radiologisch zeigte sich jetzt metadiaphysär eine osteolytische Läsion, die nach kaudal etwas unregelmäßig begrenzt war, jedoch immer noch die typischen Merkmale einer AKZ aufwies (Abb. 2). Unter der Diagnose eines Zystenrezidives wurde die Läsion ausgeräumt und mit Fremdspongiosa der Mutter aufgefüllt. Die histologische Untersuchung des Materials ergab ein vorwiegend fibroblastisch differenziertes Osteosarkom. Die weitere Behandlung erfolgte nach dem COSS 91-Protokoll mit primärer Chemotherapie, nachfolgend lokaler Resektion und Rekonstruktion mit einer Tumorprothese. 1 Jahr postoperativ bietet die Patientin keine Anzeichen für ein Tumorrezidiv oder Metastasen.

Pathologische Befunde

1. Probeentnahme (1988): Histologisch bestand die Läsion aus wechselnd breiten, zellreichen Septen mit fibrösen Zystenwandanteilen, die teilweise von einem Pseudoendothel ausgekleidet waren. Das monomorphe mononukleäre Stroma zeigte keine Atypien und nur ganz

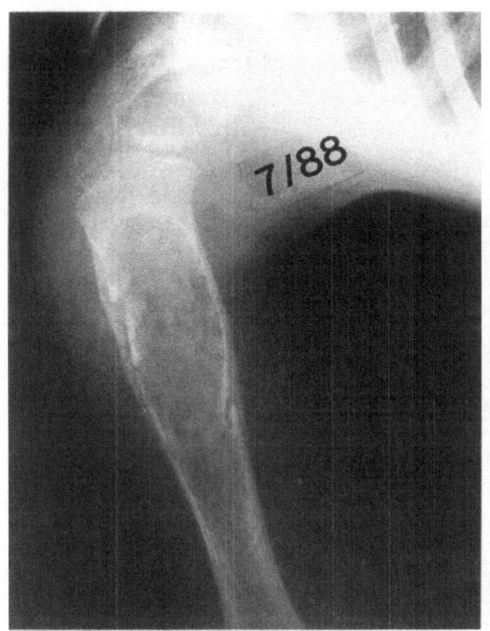

Abb. 1. Scharf begrenzte, geographische Osteolyse im rechten proximalen Humerus mit exzentrischer Auftreibung der Kortikalis und Spontanfraktur

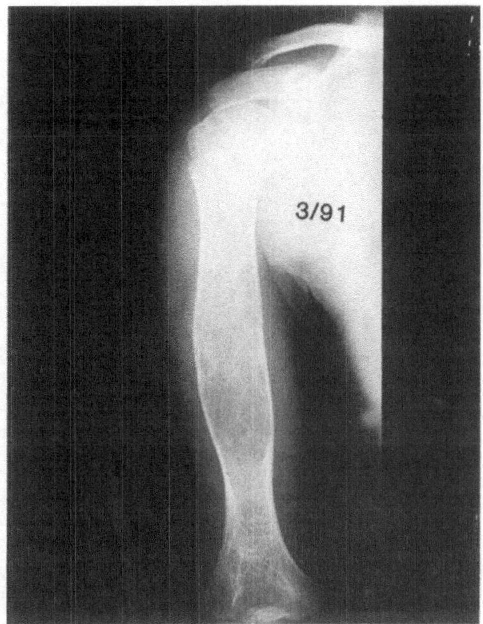

Abb. 2. Nach distal etwas unscharf begrenzte Osteolyse Typ Lodwick IB mit den radiologischen Kriterien einer AKZ

vereinzelte typische Mitosen. Es enthielt zahlreiche osteoklastenartige Riesenzellen und eisenspeichernde Histiozyten (Abb. 3). In den Septen lag außerdem mäßig viel Osteoid mit Übergängen in unreife Faserknochenbälkchen (Abb. 4).

2. Probeentnahme (1991): Das histologische Bild war geprägt durch solide Anteile eines malignen Tumors (Abb. 5). Dieser bestand vorwiegend aus spindeligen Zellen mit erheblichen Atypien und atypischen Mitosen. Neben wenigen Tumorriesenzellen waren auch einzelne osteoklastenartige Riesenzellen nachweisbar. Vielfach wurden auch atypische Osteoblasten beobachtet, die teilweise filigranartig angelegtes Tumor-Osteoid bildeten.

Die Aufarbeitung des Humerusresektates ergab einen 11 x 3 cm großen, meta-diaphysär gelegenen Tumor, der histologisch noch 25% vitales Tumorgewebe aufwies und nach Salzer-Kuntschik (Salzer-Kuntschik et al. 1983) als Poor Responder (Grad 4) eingestuft wurde.

Diskussion

Obwohl 85% aller AKZs vor dem 20. Lebensjahr beobachtet werden, ist ihr Auftreten vor dem 5. Lebensjahr jedoch selten (Mirra 1989). Unsere Patientin war bei der primären Diagnose der AKZ 2 1/2 Jahre alt. Die metaphysäre Lokalisation in einem langen Röhrenknochen und die beschriebenen radiologischen und histologischen Befunde sind jedoch typisch für diese Knochenläsion (Dahlin u. Unni 1986; Mirra 1989; Schajowicz 1981).

Die spontane maligne Transformation einer AKZ stellt ein extrem seltenes Ereignis dar. Kyriakos und Hardy (1991) haben die in der Literatur beschriebenen Fälle analysiert, die in

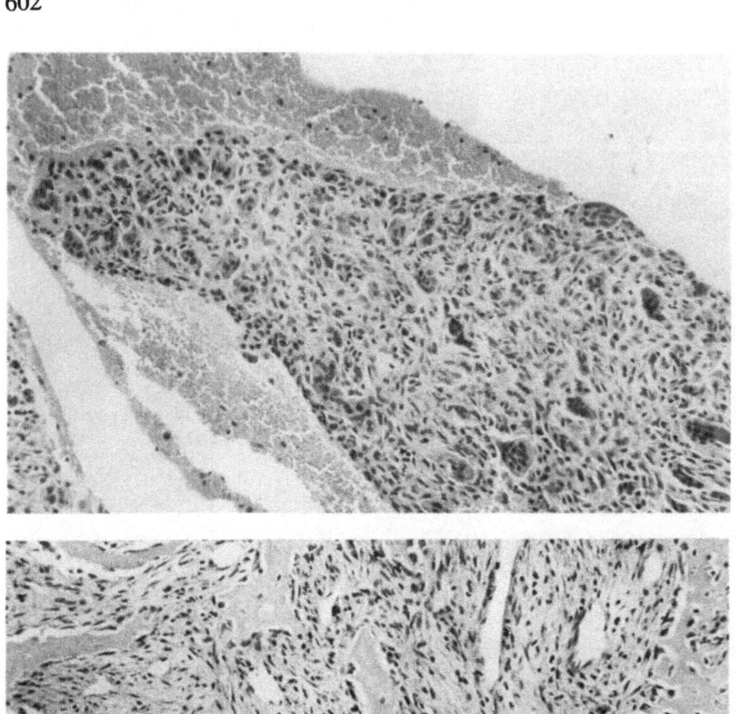

Abb. 3. Wandanteile einer AKZ mit zellreichen Septen, angedeuteter pseudoendothelartiger Auskleidung und zahlreichen Osteoklasten-ähnlichen Riesenzellen; H&E Org.-Vergr. 40x

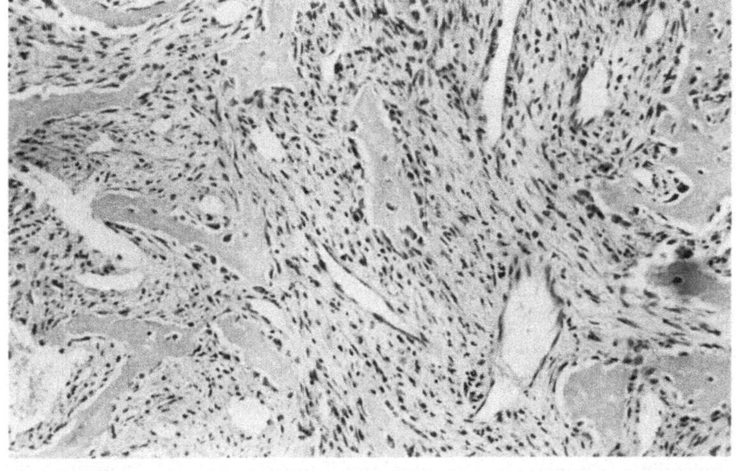

Abb. 4. Weitere Anteile der AKZ mit ausgeprägter Knochenneubildung in einem monomorphen mononukleären Stroma; H&E; 40x

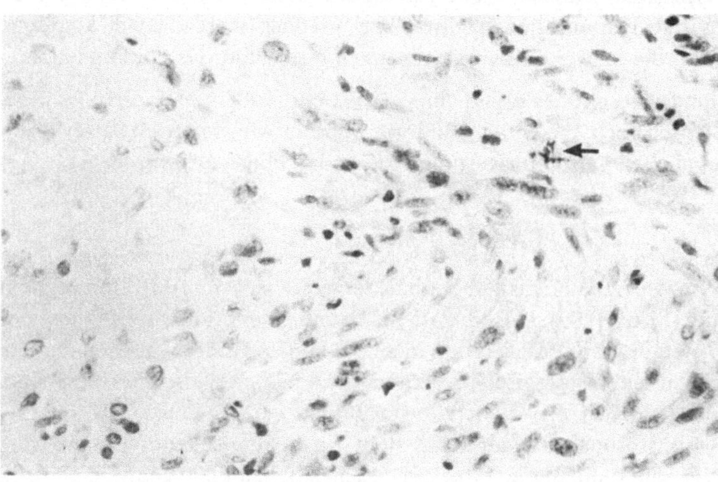

Abb. 5. Osteosarkom mit proliferierenden Osteoblasten, atypischen Mitosen (*Pfeil*) und Tumor-Osteoid (*links*); H&E; 100x

ihrer Mehrzahl dieser retrospektiven kritischen Prüfung nicht standgehalten haben. Neben strahleninduzierten Osteosarkomen wurden 14 Fälle genannt, bei denen es sich fast ausschließlich um teleangiektatische oder AKZ-ähnliche Osteosarkome handelte. Dabei wird die Möglichkeit der Existenz von low-grade Osteosarkomen, die das morphologische Erscheinungsbild der AKZ imitieren, ausdrücklich unter Hinweis auf den von Adler (1980) beschriebenen Fall betont. Diese AKZ-ähnlichen Osteosarkome sind aber typischerweise – wie nicht erkannte teleangiektatische Osteosarkome – durch einen kurzen klinischen Verlauf (4–15 Monate bis zur endgültigen Diagnose) und eine erhebliche Rezidivneigung gekennzeichnet (Kyriakos u. Hardy 1991). Das Zeitintervall von mehr als 2 Jahren bis zur Diagnose des Osteosarkoms spricht im hier dargestellten Fall gegen das Vorliegen eines AKZ-ähnlichen Osteosarkoms in der Primärläsion. Der von Kyriakos und Hardy (1991) publizierte Fall hatte eine Verlaufsdauer von insgesamt 50 Monaten. Zwischen der letzten Curettage einer AKZ und der Diagnose des pleomorphen Osteosarkoms lagen 28 Monate. Diese Zeitspanne ist dem vorliegenden Fall vergleichbar.

Der radiologische Befund war bei allen Untersuchungen unserer Patientin typisch für eine AKZ und durch eine geographische Osteolyse vom Typ Lodwick IB (Lodwick et al. 1980) charakterisiert. Hinter dem radiologischen Bild einer AKZ können sich bekanntermaßen teleangiektatische und AKZ-ähnliche Osteosarkome verbergen (Adler 1980; Huvo et al. 1982). Dieses ist für konventionelle Osteosarkome sehr selten der Fall. In unserem Fall mit fibroblastischem Differenzierungsmuster, wie auch in dem von Kyriakos und Hardy (1991) beschriebenen Fall eines pleomorphen Osteosarkoms, hat sich der hochmaligne Knochentumor auf dem Boden einer AKZ entwickelt, ohne daß sich dabei der radiologische Befund richtungweisend geändert hat.

Literatur

Adler CP (1980) Case report 111: Teleangiectatic osteosarcoma of the femur with features of an aggressive aneurysmal bone cyst. Skeletal Radiol 5: 56–60

Dahlin DC, Unni KK (1986) Bone tumors. Thomas, Springfield/Ill

Huvos AG, Rosen G, Bretsky SS, Butler A (1982) Teleangiectatic osteosarcoma: A clinicopathologic study of 124 Patients. Cancer 49: 1679–1689

Kyriakos M, Hardy D (1991) Malignant transformation of aneurysmal bone cyst, with an analysis of the literature. Cancer 68: 1770–1780

Lodwick GS, Wilson AJ, Farrel C (1980) Determining growth rates of focal lesions of bone from radiographs. Estimating rate of growth in bone lesions: observer performance and error. Radiology 134: 577

Mirra JM (1989) Bone tumors: clinical, radiologic, and pathologic correlations. Lea & Febiger, Philadelphia

Salzer-Kuntschik M, Delling G, Beron G, Sigmund R (1983) Morphological grades of regression in osteosarcoma after polychemotherapy – study COSS 80. J Cancer Res Clin Oncol 106 [Suppl]: 21–24

Schajowicz F (1981) Tumors and tumorlike lesions of bone and joints. Springer, Berlin Heidelberg New York

Kalkaneuszysten: Ergebnisse der operativen Therapie

T. Siebel, J. Heisel und H. J. Hesselschwerdt

Orthopädische Klinik und Poliklinik der Universität des Saarlandes, Oskar-Orth-Str., 66421 Homburg/Saar

Vorbemerkungen

Das Krankheitsbild der solitären Knochenzyste wurde erstmalig 1883 von Dupuytren erwähnt. 1942 beschrieben Jaffé und Lichtenstein diese Erkrankung als eigenständiges Krankheitsbild. Jones (1946) und Copleman (1946) berichteten 1946 über vereinzelte Fälle solitärer Kalkaneuszysten.

Ätiologie und Pathogenese sind bis zum heutigen Tag nicht eindeutig geklärt. 1970 wurde von Cohen (1946) eine Störung der enchondralen Ossifikation, welche einen sich verflüssigenden fibrösen Gewebeherd zur Folge hat, als Ursache für die Entstehung solitärer Knochenzysten angenommen. Im Kalkaneus tritt die Zyste typischer Weise im ventro-lateralen Bereich auf, in dem sich auch das primäre Ossifikationszentrum befindet.

Klinisch klagten die Patienten zumeist über Belastungs- oder lokalen Druckschmerz (Mittelmeier u. Schmitt 1980).

Histologisch zeigt sich eine dicke Membranaußenwand aus Fibroblasten, als Zysteninhalt finden sich Lymphozyten, Plasmazellen, Hämosiderophagen, vereinzelt Rundzellinfiltrate und Cholesterin.

Differentialdiagnostisch müssen die sogenannte Pseudozyste, eine Osteomyelitis, eine aneurysmatische Knochenzyste, ein nicht ossifizierendes Fibrom, bzw. ein Endotheliom abgegrenzt werden (Smith et al. 1974).

Von Wagner (1969) wurden gute therapeutische Ergebnisse nach wiederholter Zystenpunktion, Spülung und anschließender Instillation von 40%iger Glukoselösung berichtet. Scaglietti erwähnte 1979 gute Ergebnisse nach Zystenspülung und anschließender Prednisoloninstillation (Scaglietti et al. 1979).

Matti berichtete bereits 1932 über gute Ergebnisse einer *operativen Behandlung* mit Knochendefektauffüllung durch Spongiosa.

Auch Cohen (1961) stellt die Zystenenukleation ohne Defektauffüllung als operative Therapie der Wahl vor. Als Alternative zur autologen Spongiosa wurde 1981 von Mittelmeier und Nizard das Knochenersatzmaterial Collapat® (mit synthetischem Apatitpulver angereichertes Kollagenvlies) entwickelt. Dieses Material besitzt eine große physikalisch-chemisch aktive Oberfläche, eine hämostypische Potenz, jedoch nur eine mangelnde Formstabilität. Speziell zur lokalen Defektauffüllung wurde daher später von Mittelmeier das Knochenersatzmaterial Pyrost® entwickelt (anorganischer, völlig enteiweißter, animalischer Mineralknochen). Dieses verfügt neben einer guten osteogenetischen Potenz über eine ausreichende Formstabilität.

Im Rahmen der Zystenenukleation ist auf die vollständige Entfernung der Fibroblastenmembran zu achten. Gottschalk vermutete 1965 eine unzureichende Kürretage als Ursache für die Entstehung eines Zystenrezidivs.

Kasuistik

In den Jahren 1964–1986 wurden an der Orthopädischen Universitätsklinik Homburg/Saar insgesamt 18 solitäre Kalkaneuszysten diagnostiziert, wovon 17 operativ therapiert wurden.

Hierbei handelte es sich um 13 männliche und 3 weibliche Patienten. Das *Seitenverhältnis* war in etwa ausgeglichen. Bei 2 Patienten war beidseits eine Kalkaneuszyste diagnostiziert worden. Hinsichtlich der *Altersverteilung* überwogen Patienten im dritten Lebensjahrzehnt (Abb. 1). Zysten jenseits des fünfzigsten Lebensjahres waren ausgesprochen selten. Die *Hauptlokalisation* der Kalkaneuszysten betraf den ventrolateralen Bereich. Bezüglich der *klinischen Symptomatik* wurde meist ein diffuser Druck- und Belastungsschmerz genannt. In keinem Fall war eine Spontanfraktur im Bereich der Zyste aufgetreten. Sechs mal handelte es sich um eine Zufallsbefund (Tab. 1). Im Rahmen der *operativen Therapie* wurde in acht Fällen die Zyste enukleiert, der entstandene Knochendefekt anschließend mit autologer Spongiosa aufgefüllt. Bei drei Patienten erfolgte die Verwendung von autologer Spongiosa kombiniert mit dem Knochenersatzmaterial Collapat®. In zwei Fällen wurde die Defektauffüllung lediglich mit Collapat®, vier mal lediglich mit dem Knochenersatzmaterial Pyrost® durchgeführt (Tab. 2).

Ein Patient, bei dem beidseits eine Kalkaneuszyste diagnostiziert worden war, stimmte nur einem operativen Eingriff zu.

Tabelle 1. *Kasusistik (1964–1986) Klinischer Befund (n = 18)*

Lokalbefund:	Schwellung	6
	Rubor	–
	Calor	–
	Druckschmerz	6
	Unauffällig	6
Symptome:	Belastungsschmerz	12
	Ruheschmerz	–
	Zufallsbefund	6

Tabelle 2. *Operative Therapie (n = 17)*

Zystenenukleation und Defektauffüllung mit	
– autologer Spongiosa	8
– autologer Spongiosa u. Collapat®	3
– Collapat®	2
– Pyrost®	4

Die Spongiosaentnahme erfolgte jeweils aus dem homolateralen Tibiakopf.

Ergebnisse

An *Komplikationen* trat in einem Fall ein tiefer Wundinfekt im Bereich der Spanentnahmestelle auf, welcher nach einer Revision folgenlos abheilte. Bei einem Patienten kam es im Bereich der Spanentnahmestelle (Tibia) zur Spontanfraktur.

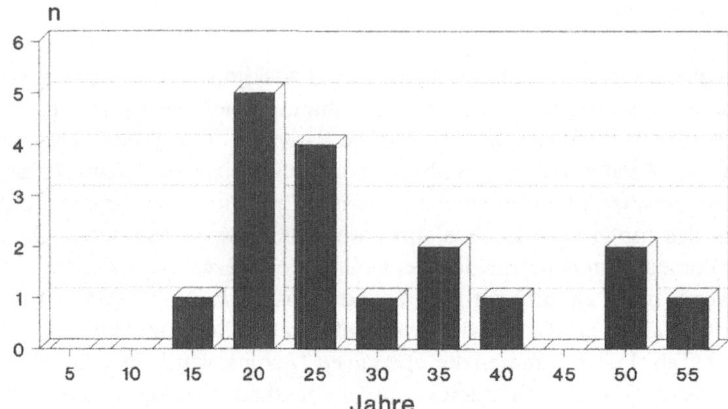

Abb. 1. *Altersverteilung* der Patienten zum Zeitpunkt der Operation

Oberflächliche Wundheilungsstörungen, tiefe Beinvenenthrombosen oder Embolien wurden nicht diagnostiziert (Tab. 3). Die letzte *röntgenologische Kontrolluntersuchung* der operierten Calcanei, im Durchschnitt dreiundzwanzig Monate postoperativ, ergab in einem Fall im Bereich der ehemaligen Zyste nach Auffüllung mit Spongiosa noch einen kleinen Restdefekt. Ein Rezidiv wurde nicht diagnostiziert (Tab. 4).

Das Operationsergebnis wurde im Rahmen einer Fragebogenaktion von den Patienten mit einer durchschnittlichen Note von 1,8 bewertet (postoperativer Beobachtungszeitraum von 4,9 Jahren).

Tabelle 3. *Postoperative Komplikationen (n = 17)*

– Lokales Rezidiv	–
– Oberflächliche Wundheilungsstörung	–
– Tiefe Wundinfektion (Im Bereich der Spanentnahmestelle)	1
– Fraktur (Im Bereich der Spanentnahmestelle)	1
– Tiefe Beinvenenthrombose/Embolie	–

Tabelle 4. *Klinischer Nachuntersuchungsbefund (n = 17)*

– völlig unauffällig	12
– Schmerzen im Bereich der Spanentnahmestelle	3
– Lokaler Druckschmerz im ehemaligen Operationsbereich des Fußes	2
Röntgenologische Nachuntersuchung (n = 17)	
– Konsolidierung der Zyste	16
– Unzureichende Defektkonsolidierung (nach autolog. Spongiosaauffüllung)	1
Durchschnittlicher Nachbeobachtungszeitraum 23 Monate	

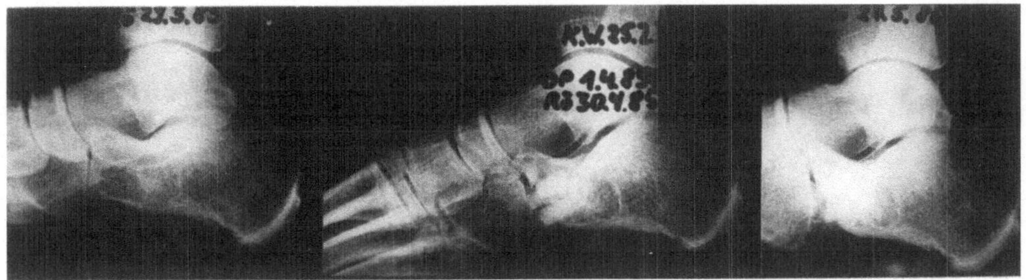

Abb. 2. Röntgenfallbeispiel: K.W. weiblich; 50 Jahre; Kalkaneuszyste. Seit zwei Jahren Belastungsschmerzen; operative Zystenenukleation und Defektauffüllung mit Pyrost® (Op. 1.4.85); die Röntgenkontrolle 13 Monate postoperativ zeigt die vollständige Durchbauung des ehemaligen Knochendefektes

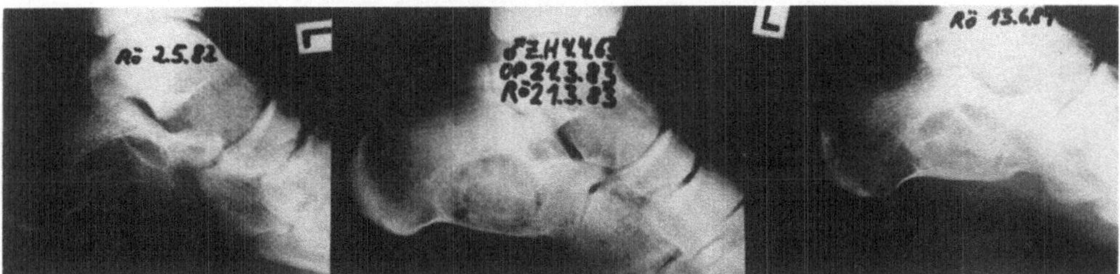

Abb. 3. Röntgenfallbeispiel: Z.H. männlich; 25 Jahre. Zufällige Diagnose einer Kalkaneuszyste nach einem Umknicktrauma; die Röntgenkontrolle nach Zystenenukleation und Defektauffüllung mit Collapat® 13 Monate postoperativ zeigt eine gute knöcherne Durchbauung des ehemaligen Defektes

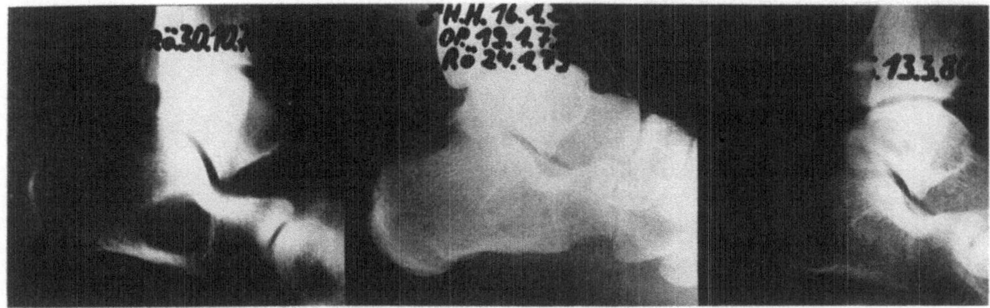

Abb. 4. Röntgenfallbeispiel: H.H. männlich; 55 Jahre. Ebenfalls Zufallsbefund einer Kalkaneuszyste nach einem Supinationstrauma; nach Zystenenukleation und anschließender Defektauffüllung mit autologer Spongiosa am 19.1.1979 zeigte sich in der Röntgenkontrolle am 13.3.1980 die vollständige knöcherne Durchbauung des ehemaligen Defektbereiches

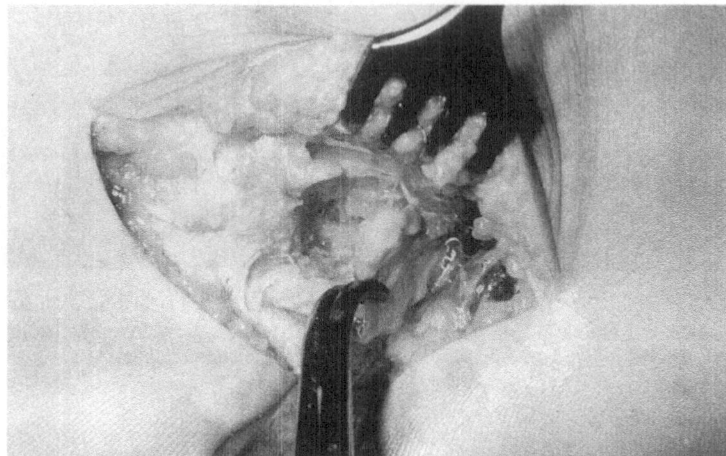

Abb. 5. Röntgenfallbeispiel: Intraoperativer Situs nach Zysteneröffnung durch Entfernen des „Corticalisdekkels“ ist der fibröse, septierte Zysteninhalt erkennbar

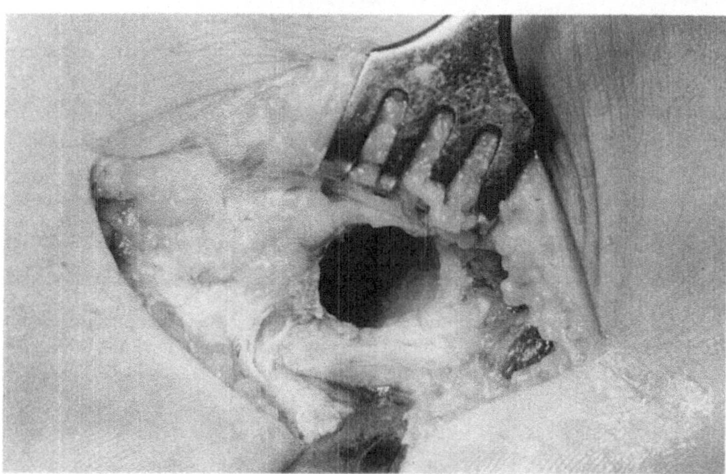

Abb. 6. Röntgenfallbeispiel: Intraoperativer Situs nach Resektion des Zysteninhalts einschließlich der fibrösen Kapsel sowie Teilabtragung des hypersklerosierten knöchernen Randsaumes mittels der Kugelfräse

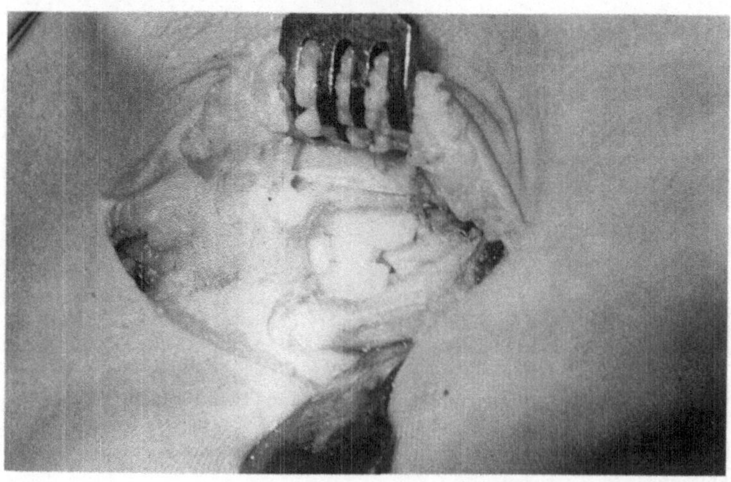

Abb. 7. Röntgenfallbeispiel: Intraoperativer Situs nach erfolgter Defektauffüllung mit Pyrost®

Schlußfolgerungen

Eine solitäre Kalkaneuszyste sollte bei nicht eindeutig zu stellender Diagnose und drohender Spontanfraktur operativ saniert werden. Die Zystenenukleation mit anschließender Defektauffüllung stellt dabei die operative Therapie der Wahl war. Zur Vermeidung von Rezidiven sollten unbedingt die fibröse Zystenkapsel und der sklerotische Randsaum mitentfernt werden. Die Defektauffüllung mit Knochenersatzmaterial wie Pyrost® und Collapat® erbringt hierbei eine vergleichbar gute Konsolidierung ohne Nachteile gegenüber der Verwendung von autologer Spongiosa. Ein Zweiteingriff zur Gewinnung autologen Knochenmaterials kann somit unter Verwendung von oben genannten Knochenersatzmaterialien ohne Risiko im Hinblick auf eine gestörte Defektheilung vermieden werden.

Literatur

Cohen J (1960) Etiology of simple bone cysts. J Bone Joint Surg 42A: 609–616

Copleman B, Vidoli MF, Crimmings FJ (1946) Solitary cyst of the calcaneus. Radiology 47: 142–148

Gottschalk E (1965) Klinische Beobachtungen bei solitären Knochenzysten. Zentralbl Chir 993–1002

Jaffé HL, Lichtenstein L (1942) Solitary unicameral bone cyst. With emphasis on the roentgen picture, the pathologic appearence and the pathogenesis. Arch Surg 44: 1004–1025

Jones JM (1946) Localized bone cyst of the os calcis. J Bone Joint Surg 28: 182

Mittelmeier H, Nizard M (1983) Collagenvlies mit Apatit als künstliches Knochenersatzmaterial auf natürlicher Basis. In: Kley W, Naumann C (Hrsg) Regionale, plastische und rekonstruktive Chirurgie im Kindesalter. Springer, Berlin Heidelberg New York, S 283–292

Mittelmeier H, Schmitt O (1980) Der zystische Kalkaneusdefekt. Ein Beitrag zur Differentialdiagnose solitärer Kalkaneuszysten. Baden-Badener Reihe für Ärztliche Fortbildung. 16. Jahrgang, S 866–876

Mittelmeier H, Katthagen BD, Mittelmeier W (1987) Knochenregeneration mit aufbereitetem semisynthetischen und nativem Ersatzmaterial (Collapat® und Pyrost®). Springer, Berlin Heidelberg New York Tokyo, S 227–243 (Hefte zur Unfallheilkunde)

Scaglietti O, Marchetti PG, Bartolozzi P (1976) The effects of methylprednisolone acetate in the treatment of bone cysts. J Bone Joint Surg 58A: 636–641

Siebel T, Heisel J, Hesselschwerdt HJ (1991) Operative Differentialtherapie juveniler Knochenzysten. 6. Jahrestagung der Deutschen Gesellschaft für Osteologie, Aachen

Wagner M (1989) Therapie von Knochenzysten mit Glukoselösung. Z Medical Tribune 21: 9–10

Zur Klinik, Differentialdiagnose und Pathomorphologie der tumorösen Calcinose

A. Hillmann[1], P. Wuisman[1], S. Blasius[2], B. Sprakel[1] und A. Bosse[3]

[1] Orthopädische Universitätsklinik und Poliklinik, Albert-Schweitzer-Str. 33, 48149 Münster
[2] Gerhard-Domagk-Institut für Pathologie, Domagkstr. 17, 48149 Münster
[3] Institut für Pathologie, Krankenanstalten Bergmannsheil, Gilsingstr. 14, 44789 Bochum

Einleitung

Unter den gutartigen Weichteiltumoren bildet die tumoröse Calcinose hinsichtlich ihrer klinischen und radiologischen Darstellung eine eigenständige Entität. Sie ist gekennzeichnet durch eine mehr oder minder große Ansammlung von Calcium vor allem im Bereich großer Gelenke wie Hüft-, Schulter-, Knie- oder Ellenbogengelenk.

Die Ätiologie und Pathogenese dieses insgesamt sehr seltenen Krankheitsbildes ist weitgehend unbekannt. Neben einer familiären Häufung werden gelegentlich als mögliche Ursachen Störungen im Phosphathaushalt beobachtet. Die Problematik wird an einem größeren Patientenkollektiv dargestellt.

Material und Methoden

Retrospektiv wurden aus den Jahren 1982 bis 1991 insgesamt 9 Fälle mit der Diagnose „Tumoröse Calcinose" aufgearbeitet. Die Analyse erfolgte nach klinischen, morphologischen und radiologischen Gesichtspunkten, insbesondere im Hinblick auf die primäre Verdachtsdiagnose eines permeativ wachsenden, malignen Tumors.

Miterfaßt wurden die üblichen Patientendaten wie Alter und Geschlecht der Patienten.

Radiologisch wurden neben nativröntgenologischen auch skelettszintigraphische, computertomographische und kernspintomographische Untersuchungen durchgeführt. Sämtliche Patienten wurden operiert, 3 bioptisch, 6 radikal. Damit war in jedem Fall eine Sicherung der Diagnose nach pathomorphologischen Gesichtspunkten möglich.

Ergänzend wurden rasterelektronenmikroskopische und energiedispersive Röntgenanalysen (EDX) durchgeführt.

Ergebnisse

Klinisch kam es bei den 9 Patienten primär zu einer schmerzhaften Schwellung im Bereich des periartikulären Weichteilgewebes der großen Gelenke. Bei den Patienten mit polytoper Lokalisation war die zweite Läsion klinisch von untergeordneter Bedeutung, d.h. entweder war der Tumor bis dahin nur gering symptomatisch geworden oder erst bei der präoperativen radiologischen (skelettszintigraphischen) Diagnostik zufällig entdeckt worden.

Palpatorisch war die Läsion unter der Haut zum Teil verschieblich, zum Teil mit der Subcutis fest verbacken. In einem Fall lag eine Kompression des Nervus ulnaris mit neurologischen Ausfallerscheinungen vor. Drei Läsionen boten das Bild einer hochakuten Entzündung mit beginnender Ulzeration der Haut.

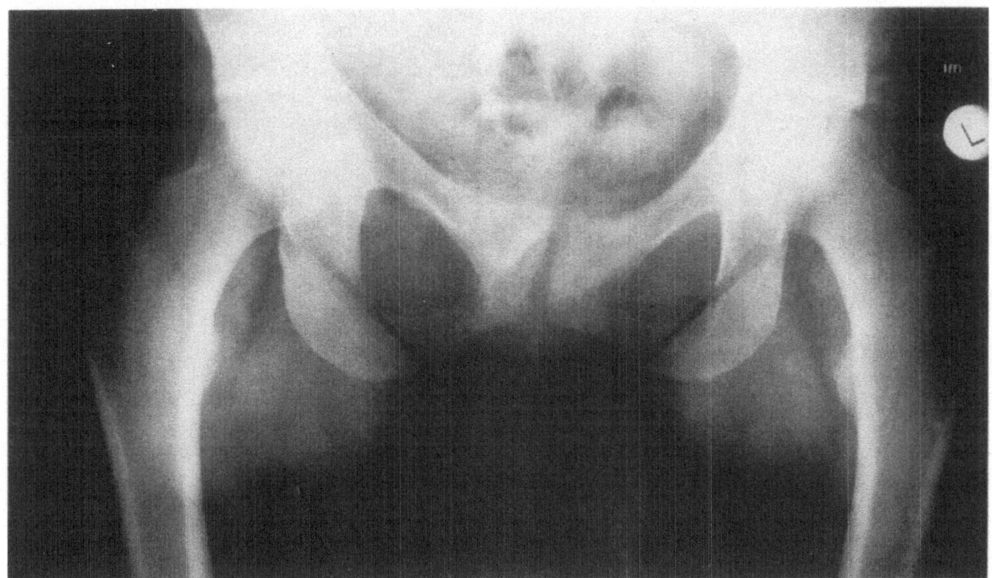

Abb. 1. Röntgenaufnahme einer tumorösen Calcinose bei einer 32jährigen Patientin. Das Weichteilgewebe sowie das Os pubis werden infiltriert

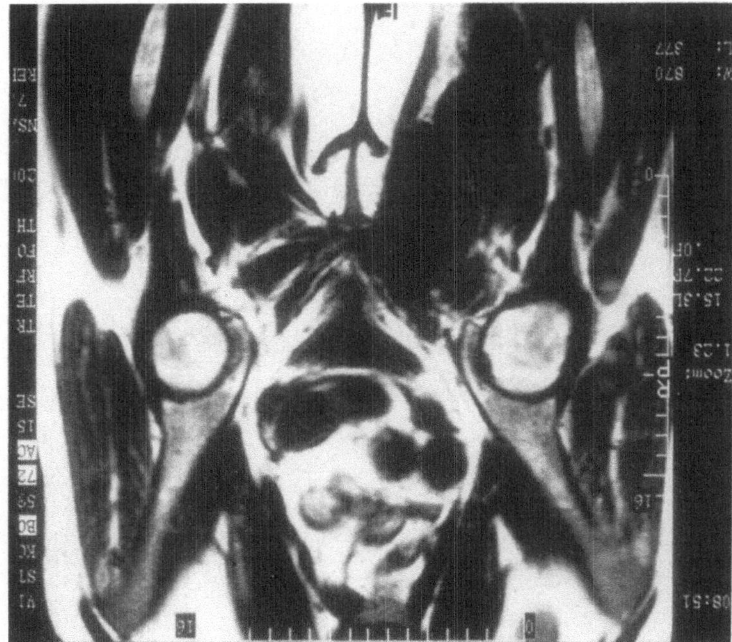

Abb. 2. Kernspintomographischer Befund der gleichen Patientin. Eine sichere Beurteilung der Dignität dieser Raumforderung ist nicht möglich

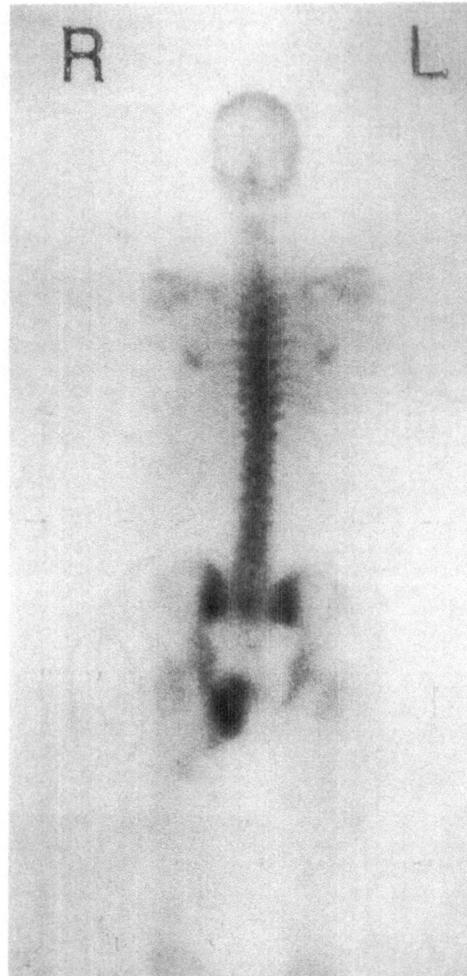

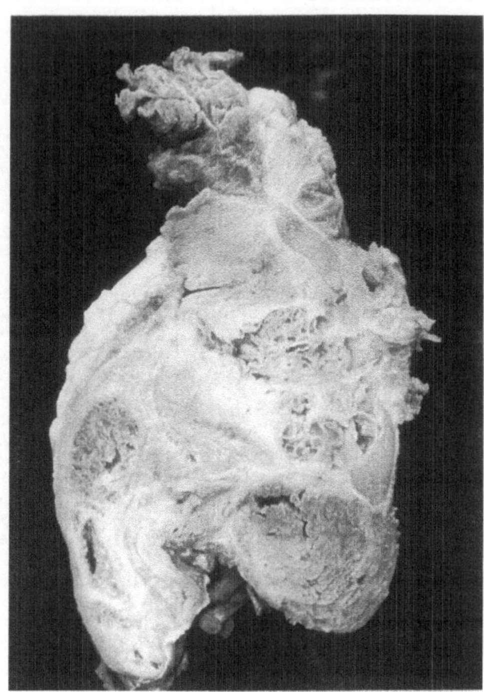

Abb. 4. Das Resektat zeigt ein Konglomerat einer calcifizierten Masse umgeben mit dichtem kollagenem Gewebe

Abb. 3. Die Tracermehrbelegung im Bereich des Os pubis zeigt einen aktiven Prozeß an

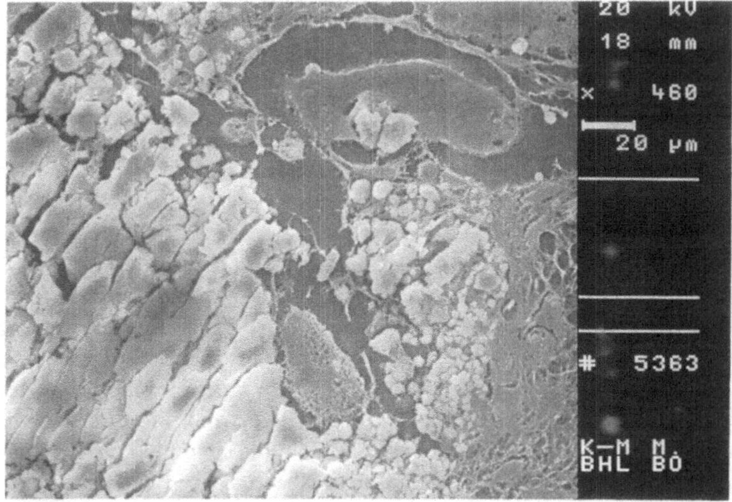

Abb. 5. Die tumoröse Calcinose besteht aus einer amorphen Struktur aus Kalkherden mit Histiozyten und Riesenzellen

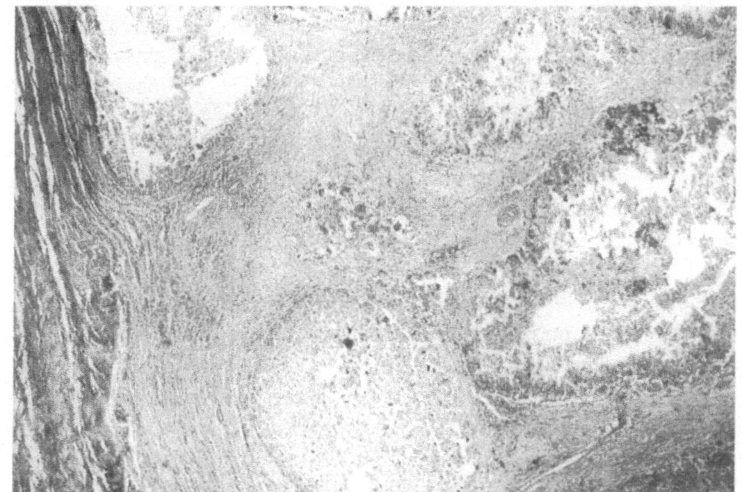

Abb. 6. Typische schollige Verkalkungen in der Rasterelektronenmikroskopie

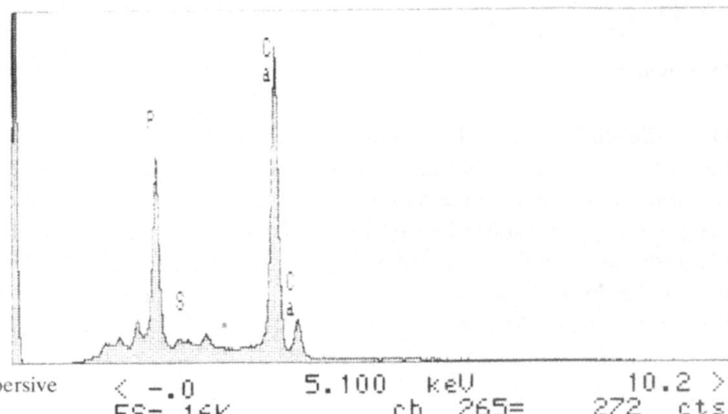

Abb. 7. EDX (energiedispersive Röntgenanalyse)

Das Alter der Patienten lag zwischen 30 und 68 Jahren, 4 Patienten waren weiblich, 5 männlichen Geschlechts. Bei allen Patienten lag eine dialysepflichtige Niereninsuffizienz vor.

Die Lokalisation der Läsion war wie folgt: in 4 Fällen fand sich die tumoröse Raumforderung im Bereich des Hüftgelenkes, 4 mal war das Schultergelenk betroffen. In 2 Fällen lag der Tumor im Bereich des Ellenbogengelenkes, je 1 mal war er im Bereich des Sakrums, der Symphyse und des Kniegelenkes mit proximaler Fibula lokalisiert. Bei 3 Patienten bestand eine polytope Lokalisation der tumorösen Calcinose.

Laborchemisch ergaben sich in allen Fällen erhöhte Serum-Phosphor-Spiegel, die Serum-Calcium-Werte waren normwertig.

Nativröntgenologisch bestand bei 4 Patienten das typische Bild eines traubenförmigen Konglomerates einer röntgendichten, sklerosierten Raumforderung, die z.T. mit Septen durchzogen war. Bei den übrigen 5 Patienten wurde aufgrund der unklaren Dignität der Raumforderung additiv eine computer- bzw. kernspintomographische Untersuchung durchgeführt. Hier fand sich z.T. ein permeativ wachsender Prozeß z.T. mit osteolytischer Komponente und Infiltration des Weichteilgewebes, so daß in diesen Fällen differentialdiagnostisch das Vorliegen eines Neoplasmas diskutiert wurde. Skelettszintigraphisch kam es in allen Fällen zu einer erheblichen Aktivitätsmehrbelegung im Bereich der Raumforderung.

Nach operativer Resektion zeigte sich makroskopisch ein weißgelber Tumor mit körniger Beschaffenheit und reichlich auspreßbarer, hochvisköser, milchiger Flüssigkeit. Eine Kapselstruktur um den Tumor war nicht nachweisbar, das umliegende Weichteilgewebe aus Muskeln, Binde- und Fettgewebe war infiltriert.

Die histologische Aufarbeitung ergab das klassische Bild einer tumorösen Calcinose mit amorphen Kalkherden in fibrösem Gewebe, umgeben von mononukleären Rund- oder Riesenzellen, angrenzenden floriden Proliferationsherden und Makrophagen. Weiterhin zeigten sich entsprechend dem klinischen Bild chronische bis subakute entzündliche Veränderungen.

Elektronenmikroskopisch fanden sich osteoblasten- und osteoclastenähnliche Elemente. Eine bei 3 Patienten ergänzend durchgeführte EDX (energiedispersive Röntgenanalyse) der intratumoralen Flüssigkeit zeigte Peaks der Calcium-, Phosphor- und Schwefelanteile.

Die biopsierten Patienten wurden einer forcierten Hämodialyse mit verstärkter Phosphatausschwemmung unterzogen, gleichzeitig wurde die intratumorale Flüssigkeit drainiert. Hier kam es z.T. zu einer drastischen Verkleinerung des Tumorvolumens.

Die radikal operierten Patienten blieben bis dato rezidivfrei.

Diskussion

Die vorliegende Untersuchung unterstreicht die enge Koinzidenz der tumorösen Calcinose mit der durch eine renale Insuffizienz bedingten Stoffwechselstörung und verweist gleichzeitig auf die differentialdiagnostischen Schwierigkeiten der bildgebenden Diagnostik in der Abgrenzung zu malignen, infiltrativ wachsenden Tumoren. Die endgültige Diagnose kann nur durch die histomorphologische Aufarbeitung des Tumors erfolgen. Die Therapie der Wahl ist nach wie vor die chirurgische Resektion, wenig invasive Verfahren wie die Hämofiltration zeigen erfolgversprechende Ansätze.

Literatur

Bushmann WR, Myers W, Sager G (1989) Tumoral calcinosis. Case presentation and review. Orthop Rev 18/4: 440–442

Enzinger FM, Weiss SW (1988) Soft tissue tumors. Mosby, St. Louis

Lyles KW, Halsey DL, Friedman NE, Lobaugh B (1988) Correlations of serum concentration of 1,25-dihydroxyvitamin D, phosphorus and parathyreoid hormone in tumoral calcinosis. J Clin Endocrinol Metab 67/1: 88–92

Martinez S, Vogler JB, Harrelson JM, Lyles KW (1990) Imaging of tumoral calcinosis. Radiology 174/1: 215–222

Steinherz R (1989) Vitamin D metabolism in tumoral calcinosis. Eur J Pediatr 148/5: 475

Immunhistochemische Untersuchungen zur formalen Pathogenese der heterotopen Ossifikation*

A. Bosse[1], J. Gawlik[1], D. Jones[2], K. Schwarz[3] und E. Vollmer[4]

[1] Institut für Pathologie, Krankenanstalten Bergmannsheil, Universitätsklinik, Gilsingstr. 14, 44789 Bochum
[2] Orthopädische Klinik, Labor für Zellbiologie, Domagkstr. 3, 48149 Münster
[3] Institut für Physiologische Chemie und Pathobiochemie, Domagkstr., 48149 Münster
[4] Gerhard-Domagk-Institut der WWU Münster, Domagkstr., 48149 Münster

Einleitung

Heterotope Ossifikationen (HO) umfassen ein sehr variables Spektrum von Knochenneubildungen. Sie zeigen gewöhnlich eine zentrifugale Ausreifung mit fibromyxoiden Frühphasen über unreife Faserknochenbildung bis zum reifen Lamellenknochen mit interspongiösem Fettmark (Abb. 1). Formalpathogenetisch wird die HO als Resultat einer mesenchymalen Metaplasie aufgefaßt, wobei die initialen Stimuli für die Knochenneubildung bis heute weitgehend unbekannt sind. Einen neuen Zugang zur Klärung dieser offenen Fragen bietet der Einsatz von Antikörpern gegen die nicht-kollagenen Strukturproteine des Knochens. Diese sind nicht absolut knochenspezifisch, so konnte das Osteonektin in zahlreichen gutartigen und malignen Knochentumoren und auch in reaktiven Knochenläsionen nachgewiesen werden. Somit eignen sich die nicht-kollagenen ossären Strukturproteine leider nicht zur Differentialdiagnose von bösartigen Knochentumoren auf immunhistochemischer Ebene (Bosse et al. 1990). Ohne jeden Zweifel haben sie jedoch Einfluß auf die Knochen- und Knorpelmineralisation und lassen sich u.a. in der Epiphysenfuge verstärkt nachweisen (Fischer et al. 1987). Uns standen Antikörper gegen die sog. kleinen Proteoglycane zur Verfügung: Biglycan (PG I), Decorin (PG II) und gegen das erst neulich beschriebene PG 100, außerdem gegen das Osteocalcin (Bianco et al. 1989).

Ziel der vorliegenden Untersuchung ist es, diese ossären Strukturproteine in der heterotopen Ossifikation in Abhängigkeit vom Entwicklungsstadium nachzuweisen. Auch ist es von Interesse, inwieweit sich die sog. Osteoprogenitorzellen durch diese Strukturproteine charakterisieren lassen.

Material und Methoden

10 Fälle einer heterotopen Ossifikation aus Druckulcera von Querschnittsgelähmten wurden immunhistochemisch mit Antikörpern gegen PG I, PG II, PG 100 und gegen das Osteocalcin untersucht. Zur Verfügung stand schonend entkalktes Paraffinmaterial. Vor der Durchführung der Immunhistochemie wurden anhand von konventionellen Schnittpräparaten die unterschiedlichen Phasen der heterotopen Ossifikation nachvollzogen. Zur Verfügung stand schonend entkalktes Paraffinmaterial, zur Anwendung gelangte die Avidin-Biotin-Methode.

* Mit finanzieller Unterstützung des Hauptverbandes der Gewerblichen Berufsgenossenschaften e.V.

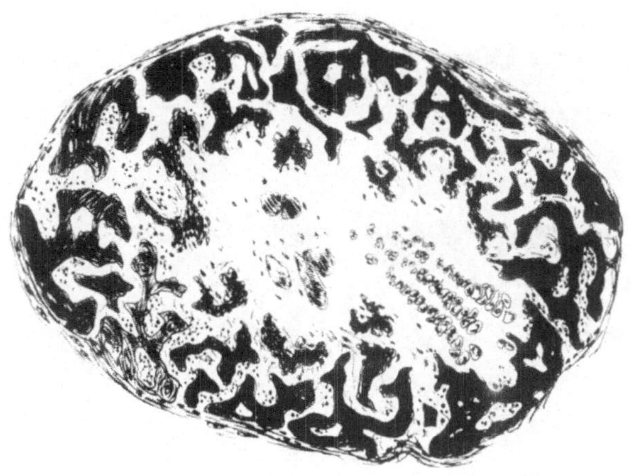

Abb. 1. Schema der zentrifugalen Ausreifung der heterotopen Ossifikation

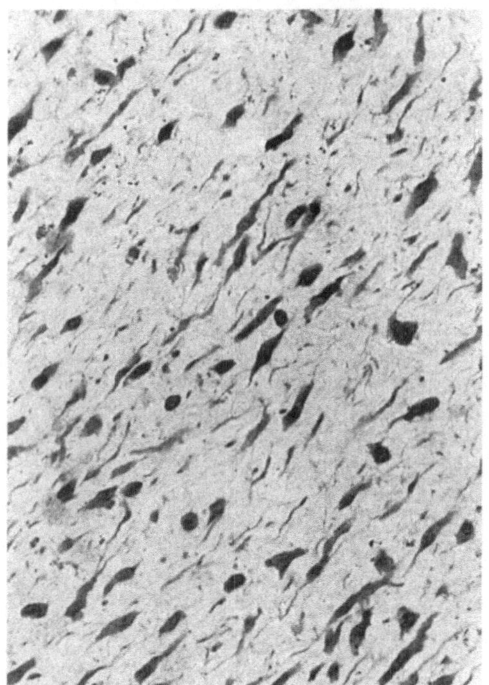

Abb. 2. Fibromyxoide Frühphase der heterotopen Ossifikation mit starker Positivität in den Fibroblasten für das PG 100 (Avidin-Biotin 220x)

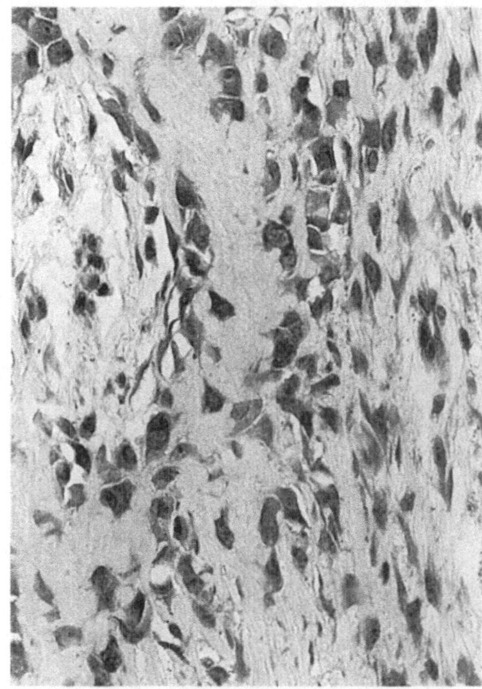

Abb. 3. Starke Positivität für das Osteocalcin in der Mineralisationsfront in den kubischen Osteoblasten (Avidin-Biotin 250x)

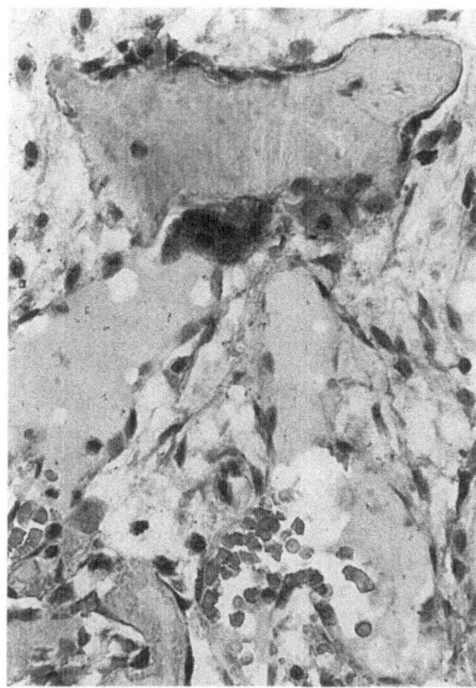

Abb. 4. Bevorzugte positive Immunexpression für das PG 100 in Osteoklasten in der reifen Form der heterotopen Ossifikation (Avidin-Biotin 350x)

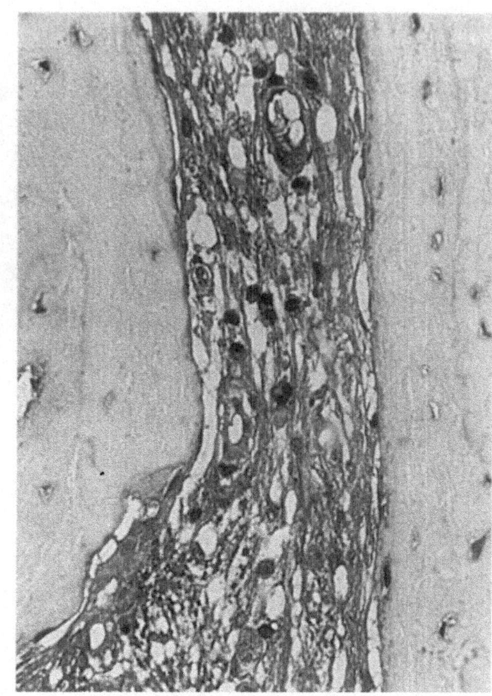

Abb. 5. Extrazelluläre Immunexpression für das PG II im interspongiösen Stroma bei der reifen Form der heterotopen Ossifikation (Avidin-Biotin 305x)

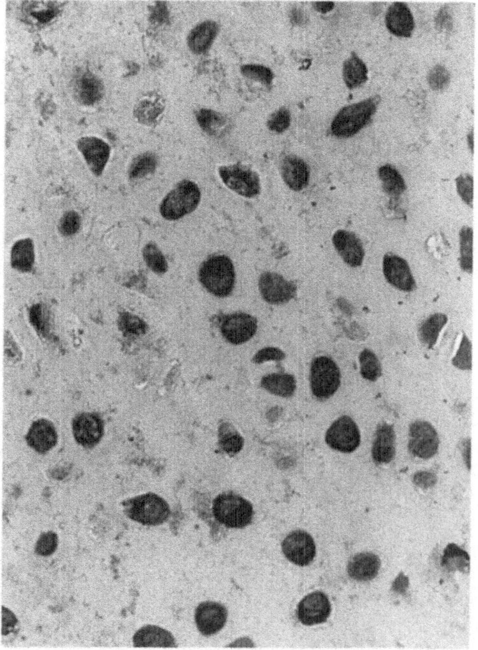

Abb. 6. Starke Positivität für das PG I in den chondralen Ossifikationszonen (Avidin-Biotin 250x)

Ergebnisse

Sowohl die Proteoglycane als auch das Osteocalcin lassen sich in der heterotopen Ossifikation nachweisen. Dabei zeigt sich ein differenziertes Expressionsmuster in Abhängigkeit vom Entwicklungsstadium der HO. In der Frühphase besteht eine deutliche Positivität in den myxofibroblastischen Arealen (Abb. 2). Bei der Ausbildung von Knochenneubildungsherden kommt es zu einer Akzentuierung der Immunexpression insbesondere für das Osteocalcin und für das PG 100 im Bereich der Mineralisationsfront (Abb. 3). Die ausgereiften Stadien der HO mit Lamellenknochen und interspongiösem Fettmark und weiten Gefäßen zeigen insgesamt ein deutlich reduziertes Expressionsmuster. Hier besteht eine bevorzugte Immundarstellung für das PG 100 und für das Osteocalcin in den Osteoklasten (Abb. 4). Die nicht aktivierten schmalen Osteoblasten sind nur schwach oder negativ markiert. PG II und PG I lassen sich eher extrazellulär nachweisen (Abb. 5). Die chondralen Ossifikationszonen weisen eine starke Positivität für sämtliche Strukturproteine auf (Abb. 6).

Diskussion

Die vorliegende Untersuchung zeigt, daß sich sowohl die Proteoglycane als auch das Osteocalcin mit unterschiedlichem Expressionsmuster in der heterotopen Ossifikation nachweisen lassen. Insbesondere in den Frühphasen und in den Proliferationszonen bei beginnender Mineralisation besteht eine deutliche Immunexpression. Dabei sind die sog. Osteoprogenitorzellen insbesondere für das PG 100 und für das Osteocalcin stark positiv markiert. Geringgradig ist das Expressionsverhalten in der reifen heterotopen Ossifikation, wo sich die Strukturproteine in den inaktiven Osteoblasten nicht oder nur vereinzelt nachweisen lassen. Im Gegensatz dazu die gleichzeitig stark vorhandene Immunexpression in den Osteoklasten.

Das Expressionsspektrum der Proteoglycane und des Osteocalcins in der heterotopen Ossifikation weist auf ein sehr differenziertes Funktionsspektrum hin. Die hier untersuchten ossären Strukturproteine spielen nicht nur in der Osteoneogenese eine wichtige Rolle, sondern sind auch bei erhöhtem Nachweis in den Osteoklasten sowohl für das PG 100 als auch für das Osteocalcin in den Knochenabbau integriert. Die Fibroblasten entsprechen bei positiver Immunexpression sog. Osteoprogenitorzellen. In früheren Untersuchungen konnte gezeigt werden, daß es zu einer verstärkten Immunexpression der nicht-kollagenen Strukturproteine in der Mineralisationszone von Epiphysenfugen als auch von reaktiven Knochenläsionen kommt (Bianco et al. 1988; Fisher et al. 1987). Offensichtlich zeigen die nicht-kollagenen ossären Strukturproteine ein ähnliches Expressionsmuster in der heterotopen Ossifikation. Inwieweit sich diese Proteine in der Knochenneubildung untereinander gegenseitig beeinflussen, bedarf weiterer Untersuchungen.

Literatur

Bianco P, Silvestrini G, Termine JD et al. (1988) Immunhistochemical localization of osteonectin in developing human and calf bone using monoclonal antibodies. Calcif Tissue Int 43: 155–161

Bianco P, Fisher LW, Young MF et al. (1990) The expression of bone proteins in tissue. BIOSIS Int Soc for Bio-analoging Skeletal Implants Annual Meetings, Montreux. Laub, Elztal-Dallau, pp 73–79

Bosse A, Vollmer E, Böcker W et al. (1990) The impact of osteonectin for differential diagnosis of bone tumors – an immunhistochemical approach. Path Res Pract 186: 651–657

Fisher LW, Hawkins GR, Tuross N et al. (1987) Purification and partial characterisation of small proteoglycans I and II, bone sialoprotein I and II, and osteonectin from the mineral compartment of developing human bone. J Biol Chem 262: 9702–9708
Fisher LW, Termine JD, Young MF (1989) Deduced protein sequence of bone small proteoglycan I (biglycan) shows homology with proteoglycan II (decorin) and several non-connective tissue proteins in a variety of species. J Biol Chem 264: 4571–4576

Weichteilkalzifikation bei Crest-Syndrom. Ein Bericht von zwei Fällen

U. A. Wagner[1], W. Koch[1], W. Rüther[1], M. Gebhardt[2] und H. H. Meßler[1]

[1] Orthopädische Universitätsklinik Bonn (Direktor: Prof. O. Schmitt), Sigmund-Freud-Str. 25, 53127 Bonn
[2] Mineralogisch-Petrologisches Institut der Universität Bonn (Direktor: Prof. M. Gebhardt), Poppelsdorfer Schloß, 53115 Bonn

Einleitung

Die verschiedenen Formen der systemischen Sklerose (Sklerodermie) werden nach den Kriterien der American Rheuma Association (ARA) klinisch differenziert (Masi et al. 1980). Zu Beginn der Erkrankung finden sich häufig diffuse Schwellungen von Finger und Hand, Raynaud-Syndrom und andere Zeichen einer klinisch noch undifferenzierten Kollagenose (Genth 1987). Als Variation der Progressiven Systemischen Sklerose ist das Crest-Syndrom definiert mit den Kriterien Calcinosis, Raynaud-Syndrom, Ösophagusmotilitätsstörung, Sklerodaktylie und Teleangiektasen. Etwa 2/3 der Calcinosislokalisation betreffen die Hände (Lipscomb et al. 1969; Schlenker et al. 1973). Dabei führen die langsamen Extrusionen der tiefsitzenden Kalkdepots zu schmerzhaften Funktionsbehinderungen, insbesondere wenn sie in der Nähe von Gelenken oder Nerven auftreten. Da der Verlauf der Grunderkrankung und weiterhin der Heilungsverlauf bei bevorstehender Sklerose und Ischämie nicht vorhersehbar ist, scheint eine chirurgische Zurückhaltung angebracht zu sein. Bei sehr hohem Leidensdruck der Patienten entschlossen wir uns in den beiden vorgestellten Fällen zu einer Entfernung von mehreren schmerzhaften und funktionsbehindernden Kalkdepots. Die Präparate wurden röntgendiffraktometrisch (Münzenberg u. Gebhardt 1969) untersucht.

Fallbeschreibungen

Fall 1

K.R., 57 J. weibl. (Abb. 3 und 4). Die Patientin entwickelte im Alter von 24 Jahren ein Raynaud-Syndrom. Mit 30 Jahren wurden „Kalkknoten" am linken Ellenbogen und linken Knie chirurgisch entfernt. Die Regionen zeigten eine unauffällige Heilung und eine unbeeinträchtigte Funktion.

In den folgenden Jahren entwickelten sich eine Ödemsklerose der Finger, multiple Teleangiektasieherde und subcutane Kalzifikationen im Finger und Handbereich, weiterhin Schluckbeschwerden und Herzinsuffizienz. Mit 45 Jahren wurden mehrere infizierte Kalkdepots am rechten Unterarm entfernt, weiterhin kam es zu krümelartigen Abscheidungen palmar über dem PIP-Gelenk D4 der rechten Hand. Wir entfernten im Alter von 57 Jahren ein großes Kalkdepot unter der rechten Großzehe, das die Patientin gehunfähig machte, und ein 0.5 x 1 cm Depot erneut im Bereich des 4ten Fingers der rechten Hand. Die Wunde heilte primär, aber verlangsamt. Das entfernte Mineral aus dem Handbereich wurde röntgendiffraktometrisch untersucht. Die Analyse ergab gering kristallisierten Apatit (s. Diffraktometer-Diagramm Nr. 1) entsprechend dem Kristallisierungsgrad des Knochenapatits, geringer kristallisiert als der Apatit in Harnsteinen.

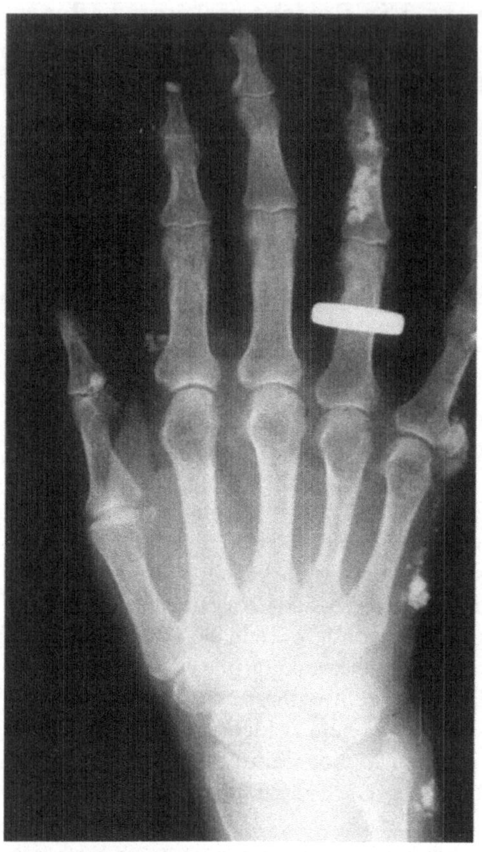

Abb. 1. Rechte Hand von Fall Nr. 2, subcutane Kalzifikation deutlich erkennbar, Akroosteolyse des Endgliedes D2

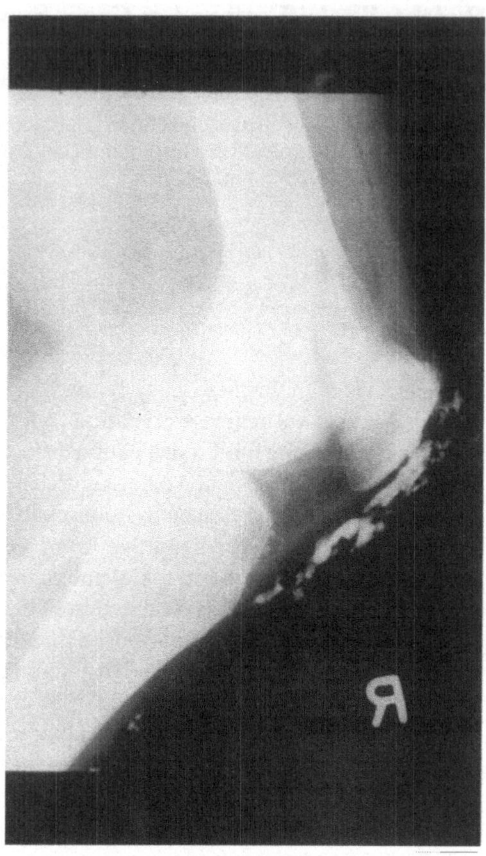

Abb. 2. Rechtes Kniegelenk seitlich von Fall Nr. 2, subcutane Kalzifikationen peri- und infrapatellär

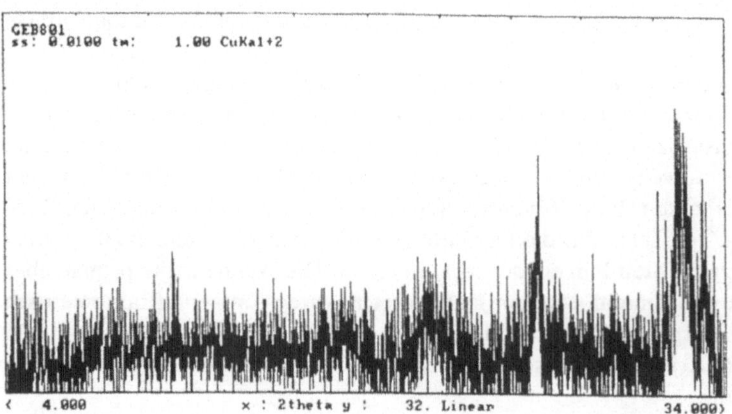

Abb. 3. Röntgendiffraktogramm von Fall 1: Auf der X-Achse ist der Beugungswinkel Theta bei Verwendung einer Kupfer-Anode aufgetragen. Die Y-Achse gibt die relative Intensität der registrierten Strahlung an. Das spezifische Muster läßt eine Identifizierung der reflektierenden Netzebenenscharen und damit des Kristallmusters zu

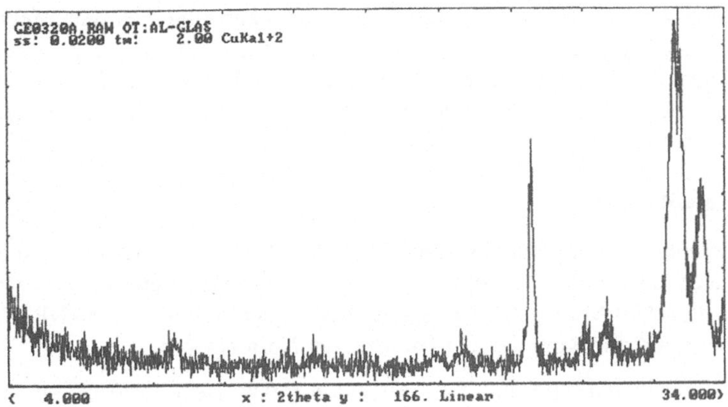

Abb. 4. zum Vergleich: das Röntgendiffraktogramm von leicht erwärmtem Hydroxylapatit

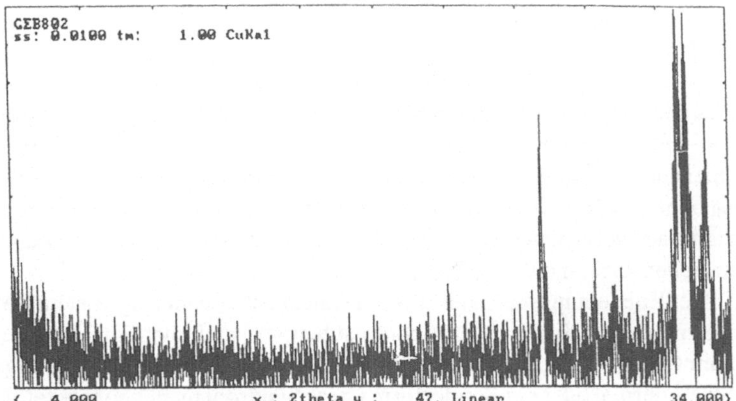

Abb. 5. Röntgendiffraktogramm von Fall 2

Laborbefunde:

Immunologisch. Doppelstrang-DNA-AK-22.0 U/ml (Normal 0.0–40), Kernantikörper 1: 10240 Titer + Fluoreszenzmuster gegen Nukleolen, Anti Scl-70 AK negativ (spricht bei positivem Befund f. rasche Progredienz der Krankheit), anti nRNP AK-neg., Zentromer Antikörper negativ-, Rheuma-Faktor neg., CRP 0.1 mg/dl, IgG 1460 mg/dl leicht erhöht, IgE 392 I.U./dl +, übrige AK und Komplement Faktoren im Normbereich.

Übriges Labor. Blutbild normal, BSG 14/30 mäßig erhöhte Lipide, ansonsten sämtliche Werte im Normbereich.

Fall 2

B.R., 61 J. weibl. (Abb. 1, 2 und 5). Beginn der Erkrankung im Alter von 31 Jahren mit einer Raynaud-Symtomatik. Polyarthralgien der kleinen und großen Gelenke mit 46 Jahren. Rezidivierende Fingerulzerationen, Calcinosis cutis, Dysphagie und Frenulumsklerose in der Folge. In orthopädischer Behandlung wegen einer Wundheilungsstörung im Bereich des rechten Kniegelenks, Bewegungseinschränkung der linken Schulter, sowie Ulzeration beugeseitig über dem Grundgelenk D2 der linken und ulnarseitig über dem Metacarpophalangealgelenk D5 re. Die röntgendiffraktometrische Analyse (s. Analyse Nr. 2) der Probe aus dem Zeigefinger der linken Hand ergab den gleichen Befund wie bei Patient 1. Weiterhin Tricuspidalinsuffizienz, Lungenemphysem, pulmonale Hypertonie und pathologische Ösophaguspassage diagnostiziert.

Laborbefunde:

Immunologisch. Doppelstrang-DNA-AK-9.20 U/ml (Normal 0.0–40), Kernantikörper (Hep 2z) 1: 5120 Titer, Fluoreszenzmuster einzeln gescheckt, Zentromer Antikörper positiv, Anti Scl-70 AK negativ, AK gegen Muskelquerstreifen, anti nRNP AK-neg., Rheuma-Faktor neg., AK und Komplement-Faktoren im Normbereich.

Übriges Labor. Blutbild Thrombocyten 45000, BSG 25/40, Eisen 53,7 g/dl, mäßig erhöhtes Cholesterin, ansonsten sämtliche Werte im Normbereich.

Diskussion

Das Crest-Syndrom ist eine schwere Verlaufsform der progressiv systemischen Sklerose (Sklerodermie) (Lie 1989). Im amerikanischen Sprachraum werden unter der Bezeichnung Crest (hier auch gedeutet als Eigenname, crest = Gipfel) leichtere Formen der Sklerodermie zeitweilig ohne Calcinosis cutis zusammengefaßt. Dies führt zu Verständnisproblemen. Die Angaben zum Nachweis von Antikörpern gegen Zentromere schwankt unter anderem aus o.a. Gründen zwischen 45% und 96% (Genth 1987).

Der Entstehungsmechanismus der Calcinosis circumscripta ist unbekannt. Bei der juvenilen Dermatomyositis sind ausgedehnte subcutane und auch interfasciale Kalkablagerungen bekannt, die sich sogar völlig wieder auflösen können. Diese Auflösungstendenz wurde bei der Sklerodermie oder der Sonderform Crest-Syndrom nicht beobachtet. Lokale Gewebsfaktoren sind wahrscheinlich wichtiger als eine systemische Ursache mit Änderungen im Calcium- und Phosphat-Haushalt (Schlenker et al. 1973). Dafür spricht der vorwiegend unilaterale Befall, bzw. der bevorzugte Befall der mehrbelasteten Seite (Scharer u. Smith 1969) und die unveränderte Situation bei Sklerodermiepatienten nach Parathyroidektomie (Schlenker et al. 1973). In beiden vorliegenden Fällen wurde im Handbereich der Patienten Apatit in gering kristallisierter Form, etwa auf dem Niveau des Knochenapatits, geringer als der von Harnsteinen, nachgewiesen. Andere Körperregionen sollten unter dem Aspekt des Kristallisationsgrades noch untersucht werden.

Literatur

Braun-Falco O, Plewig G, Wolff HH (1984) Kalzinosen in Dermatologie und Venerologie. 3. Aufl. Springer, Berlin Heidelberg New York Tokyo

Genth E (1987) Immunologische Diagnostik systemischer Bindegewebserkrankungen. In Albrecht HJ (Hrsg) Haut u. Rheuma II, Colloquia rheumatologia 35, Geigy

Katayama I, Higashi K, Mukai H, Nishioka K, Nishiyama S (1989) Tumoral calcinosis in sceroderma. J Dermatol 13: 82–85

Lie JT (1989) Pulmonary hypertension in Crest-Syndrome: variant of systemic sclerosis-case report. Angiology 40/8: 764–767

Lipscomb P, Simons G, Winkelmann R (1969) Surgery for sclerodaktylia of the hand. J Bone Joint Surg 51A/6

Masi et al. (1980) Preliminary criteria for the classification of systemic sclerosis. Arthritis Rheum 23: 581–590

Münzenberg KJ, Gebhardt M (1969) Kristallographische Untersuchungen der Knochenminerale. Dtsch med Wochenschr 20/94

Scharer L, Smith DW (1969) Resorption of the terminal phalanges in scleroderma. Arthritis Rheum 12: 51, 63

Schlenker J, Clark D, Weckesser E (1973) Calcinosis circumscripta of the hand in scleroderma. J Bone Joint Surg 55A/5:

Indomethacin zur Prophylaxe periartikulärer Ossifikationen nach TEP – Ergebnisse der Kurzzeittherapie

R.v. Bremen-Kühne und D. Stock

Orthopädische Klinik Melverode, Leipziger Straße 24, 38124 Braunschweig

Einleitung

Nach endoprothetischem Hüftgelenksersatz kompromittiert eine postoperative Störung im Knochenmetabolismus (nach Literaturangaben 1971–1991 in durchschnittlich 40%, schwergradig 8%) die sonst guten Ergebnisse: die periartikulären Ossifikationen (PAO). Bei trotz umfangreicher Forschung nicht eindeutig geklärter Ätiologie werden pathogenetisch im einzelnen noch unvollständig bekannte Stimuli als knocheninduzierende Agentien angesehen. Als gesicherte Risikokonstellationen gelten: individuelle Disposition, männliches Geschlecht, muskelkräftige Konstitution, jüngeres Alter, präoperativ aufgetretene ektope Knochenneubildung, perioperative Gewebetraumatisiserung (Matos et al. 1975; Ahrengart u. Lindgren 1989; Kjaersgaard-Andersen et al. 1991). Die Diagnose erfolgt bei Fehlen spezifischer Laborparameter und variabler Klinik radiologisch, wofür diverse Klassifikationen vorgeschlagen wurden; die radiologische Manifestation zeigt sich überwiegend innerhalb dreier Monate (Ritter u. Vaughan 1977; Jowsey et al. 1977). Als effektive Maßnahmen in der Prophylaxe/Therapie sind generell ein gewebeschonendes operatives Vorgehen, weiterhin die Medikation mit nichtsteroidalen Antirheumatika (NSAR) (Ritter u. Sieber 1985; Kjaersgaard-Andersen u. Smidt 1986) sowie die Röntgenbestrahlung (Coventry u. Scanlon 1981; Hedley et al. 1989) experimentell und klinisch belegt.

Material und Methode

An der Orthopädischen Klinik Braunschweig wurde im Oktober 1988 mit der routinemäßigen prophylaktischen Applikation von Indomethacin in Form einer Kurzzeittherapie mit 3 x 25 mg/d. für 10 Tage pop. bei Patienten mit primärem Hüftgelenksersatz begonnen. Bislang waren therapeutische Wirkungen für eine sechswöchige Medikation nachgewiesen worden (Ritter u. Sieber 1985; Kjaersgaard-Andersen u. Smidt 1986). Zur Überprüfung der Wirksamkeit dieser Therapie im Vergleich zu anderen bzw. keiner Medikation wurde der gesamte Operationsjahrgang 1988 einer retrospektiven Analyse unterzogen. Zur Auswertung gelangten 302 Hüftgelenke von 294 Patienten. Präoperatives Management, OP-Bedingungen und Nachbehandlung waren standardisiert. Als Zugang fand regelhaft der laterale transgluteale Zugang nach Bauer et al. (1986) Anwendung. Es wurden zementierte und zementfreie Endoprothesen implantiert. Die Auswertung erfolgte anhand der präoperativen, am OP-Tag sowie bei der Behandlungsabschluß angefertigten Röntgenbilder und des Krankenblattes. Die radiologische Klassifikation wurde nach Arcq (1973) vorgenommen (drei Schweregrade).

Ergebnisse

Die Gesamtinzidenz periartikulärer Ossifikationen betrug 23,5%, die meisten davon leicht- bzw. mittelgradig. Die Altersgruppen der 71–80jährigen war im Gesamtkollektiv am stärksten vertreten. Die jüngere Gruppe der 51–60jährigen zeigte mit 36,8% die höchste Inzidenz. Männer waren bei kleinerer Zahl häufiger als Frauen betroffen: 25,9% von 112 gegenüber 22,1% von 190. Zementierte Geradschaft- und zementfreie Keramik-TEP wiesen mit 28,3% bzw. 35% eine deutlich höhere Inzidenz auf als die Müller-Charnley-TEP mit 18,7%. 62 Patienten hatten keinerlei Medikation erhalten; sie dienten als Kontrollgruppe. Ein gleichgroßes Kollektiv war mit Indomethacin-Kurzzeittherapie behandelt worden, kleinere Gruppen hatten andere NSAR, Muskelrelaxantien bzw. Kombinationen bekommen.

In der Indomethacin-Gruppe zeigte sich eine im Vergleich zur unbehandelten Kontrollgruppe statistisch signifikant erniedrigte Inzidenz (20,2% gegenüber 33,9%) (Abb. 1). Wesentliche Nebenwirkungen waren bei niedriger Dosis und kurzer Behandlungsdauer nicht aufgetreten. Gleichartig günstige Resultate ließen sich auch für andere NSAR (Diclofenac 15,9%, Lonazolac 25%, Kombinationen 24,4%) zeigen. Erwartungsgemäß schlecht schnitt die lediglich mit Muskelrelaxantien behandelte Gruppe ab (37,5%). Die Wirksamkeit von Indomethacin und anderen NSAR ließ sich auch hinsichtlich der einzelnen Schweregrade demonstrieren.

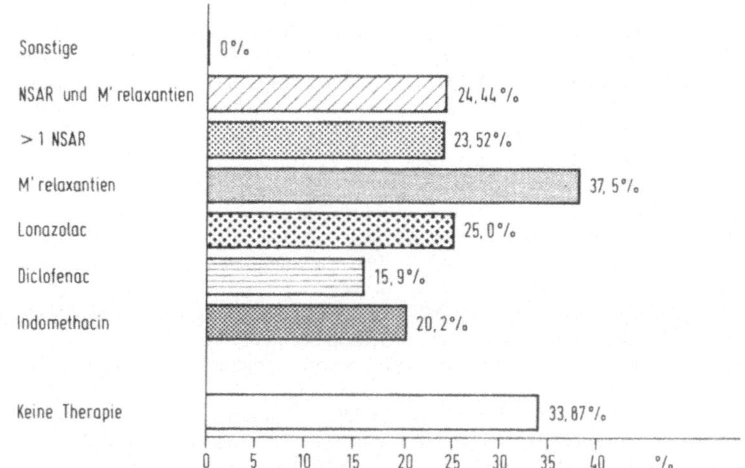

Abb. 1. Periartikuläre Ossifikationen (%) bei den einzelnen Therapieformen

Diskussion

Die bislang vorliegenden klinischen Studien zu Indomethacin geben als Standarddosis 3x25 mg/d. ab 1. pop. Tag für sechs Wochen an (Ritter u. Sieber 1985; Kjaersgaard-Andersen u. Schmidt 1986). In der hier untersuchten Patientengruppe war die gleiche Dosis auch bei auf 10 Tage verkürzter Anwendungsdauer im Vergleich zu unbehandelten Kontrollen statistisch signifikant wirksam. In gleicher Weise war die Behandlung mit Diclofenac 3x50 mg/d. für knapp eine Woche signifikant wirksam (jeweils $p < 0,05$). Ohne Signifikanz, aber mit deutlich besserer Wirksamkeit gegenüber der Kontrollgruppe war Lonazolac in einer Dosis von 2 x 300 mg/d. über fünf Tage. Alle drei als Monopräparate gegebenen NSAR entfalteten also bei einer üblichen Tagesdosis und einer durchschnittlichen Behandlungsdauer von einer Woche eindeutige therapeutische Effekte. Diese klinisch evidente Wirkung bei einer im Mittel nur einwöchigen Medikamentenapplikation deckt sich mit experimentellen Ergebnissen (Nilsson et al. 1986), wonach eine Therapie mit Indomethacin nur während der Dauer der inflammatorischen Antwort und damit der Anwesenheit des induktiven Stimulus erforderlich ist, i.e. für einen Zeitraum von ungefähr einer Woche, jedoch ab erstem pop. Tag beginnend.

An der Orthopädischen Klinik Braunschweig wird aufgrund dieser, kürzlich von anderen Autoren prospektiv bestätigten Resultate folgende Routineprophylaxe – nach Ausschluß spezieller Kontraindikationen – bei Patienten mit primärem Hüftgelenksersatz durchgeführt: am Abend des OP-Tages 100 mg Indomethacin rektal sowie vom 1. bis 10. pop. Tag 3 x 25 mg/d. per os. Patienten mit erhöhtem Risiko für PAO – insbesondere Rezidive – werden, innerhalb der ersten 4 pop. Tage beginnend, fraktioniert bestrahlt. Dieses Therapiekonzept wird wegen der guten Wirksamkeit, leichten Durchführbarkeit und Risikoarmut als Routinephrophylaxe empfohlen.

Literatur

45 Publikationen (1971 bis 1991); Lit. beim Verfasser

Ahrengart L, Lindgren U (1989) Functional significance of heterotopic bone formation after total hip arthroplasty. J Arthroplasty 4: 125–131

Arcq M (1973) Die paraartikulären Ossifikationen – eine Komplikation der Totalendoprothese des Hüftgelenkes. Arch Orthop Unfallchir 77: 108–131

Bauer R, Kerschbaumer F, Poisel S (1986) Transglutealer Zugang nach Bauer. In: Bauer R, Kerschbaumer F, Poisel S (Hrsg) Operative Zugangswege in Orthopädie und Traumatologie. Thieme, Stuttgart, S 114–116

Coventry MB, Scanlon PW (1981) The use of radiation therapy to discourage ectopic bone. J Bone Joint Surg 63A: 201–208

Hedley AK, Mead LP, Hendren DH (1989) The prevention of heterotopic bone formation following total hip arthroplasty using 600 rad in a single dose. J Arthroplasty 4: 319–325

Jowsey J, Coventry MB, Robins PR (1977) Heterotopic ossification. Theoretical consideration, possible etiologic factors, and a clinical review of total hip arthoplasty patients exhibiting this phenomenon. In: The hip. Proceeding of the Fifth open scientific meeting of the Hip Society. Mosby, St. Louis, pp 210–221

Kjaersgaard-Andersen P, Schmidt SA (1986) Indomethacin for prevention of ectopic ossification after hip arthroplasty. Acta Orthop Scand 57: 12–14

Kjaersgaard-Andersen P, Steinke MS, Hougaard K, Sojbjerg JO, Jensen J (1991) Heterotopic bone formation following hip arthroplasty. Acta Orthop Scand 62: 223–225

Matos M, Amstutz HC, Finerman G (1975) Myositis ossificans following total hip replacement. J Bone Joint Surg 57A: 137

McMahon JS, Waddell JP, Morton J (1991) Effect of shourt-course indomethacin on heterotopic bone formation after uncemented total hip arthroplasty. J Arthroplasty 6: 259–264

Nilsson OS, Bauer HC, Brosjö O, Törnkvist H (1986) Influence of indomethacin on induced heterotopic bone formation in rats. Importance of length of treatment and age. Clin Orthop 207: 239–245

Ritter MA, Sieber JM (1985) The effect of indomethacin on paraarticular ectopic ossification following total hip arthroplasty. Clin Orthop 169: 217–225

Ritter MA, Vaughan RB (1977) Ectopic ossification after total hip arthroplasty. J Bone Joint Surg 59A: 345–351

D. Sonstiges

Seltene Differentialdiagnosen gelenknaher Osteolysen

K. Günther, H.-P. Scharf und W. Puhl

Orthopädische Klinik und Querschnittgelähmtenzentrum/RKU, Forschungs- und Lehrbereich der Universität Ulm (Ärztl. Direktor: Prof. Dr. med W. Puhl), Oberer Eselsberg 45, 89081 Ulm

Skelettsarkoidose

Die Sarkoidose (M. Boeck, benigne Lymphogranulomatose) ist als Systemerkrankung durch diffuse Granulombildungen charakterisiert und führt bei unbekannter Ätiologie (Jones u. Davies 1980) vom respiratorischen Bereich ausgehend zum Befall von Lymphknoten, Haut, Augen und aller inneren Organe. Eine Granulomatose des Knochenmarkes ist bei 3–36% der Patienten (Israel u. Sones 1958; Uehlinger u. Wurm 1976) zu beobachten und stellt in der Regel eine Spätmanifestation der chronischen Verlaufsform der Sarkoidose dar (Löfgren 1953). Es entwickeln sich meist multifokale reaktive Osteosklerosen oder Osteolysen mit bevorzugter Lokalisation in den kurzen Röhrenknochen von Fingern und Zehen (Uehlinger u. Wurm 1976), wobei es nicht zum Einbrechen in benachbarte Gelenke und anliegende Haut oder zur Sequestrierung kommt (Jüngling 1920, Nielsen 1934). Neben Lungenfunktionsprüfung, Tuberkulintest, Calcium- und ACE-Bestimmung sowie Szintigraphie erfolgt die Diagnosesicherung histologisch (Nakhosteen u. Maassen 1981).

Kasuistik

Ein 37jähriger Mann wurde 9/91 mit dem Rezidiv einer hühnereigroßen Osteolyse im medialen Tibiakopf rechts (Abb. 1, 2) und belastungsabhängigen Kniegelenksschmerzen vorgestellt. Bei initialer Ausräumung und autogener Spongiosaauffüllung 1989 bestand auswärts der histologische Verdacht eines benignen Riesenzelltumors, weshalb die Implantation einer Tumorendoprothese vorgeschlagen wird. Die durchgeführte Diagnostik ergab bei szintigraphisch nur lokaler Speicherung röntgenologisch den Verdacht auf das Vorliegen eines pulmonalen M. Boeck im Stadium II (Abb. 3). Die anschließende Probeexzision aus dem Tibiakopf sicherte histologisch eine vorliegende Skelettsarkoidose, weshalb sekundär die gelenkerhaltende Resektion und autogene Spongiosaauffüllung vorgenommen wurde (Abb. 4).

Echinokokkose

Die Echinokokkose ist eine zwischen Wirbeltieren (meist Hunde) und Menschen peroral übertragene Infektionserkrankung durch tierische Bandwürmer (E. cysticus, E. alveolaris). Beim Menschen als Zwischenwirt kann es je nach Erreger zu einer Absiedelung der Larven in Leber, Lunge oder anderen Organen kommen, wo sich große Blasen (Hydatiden) entwickeln.

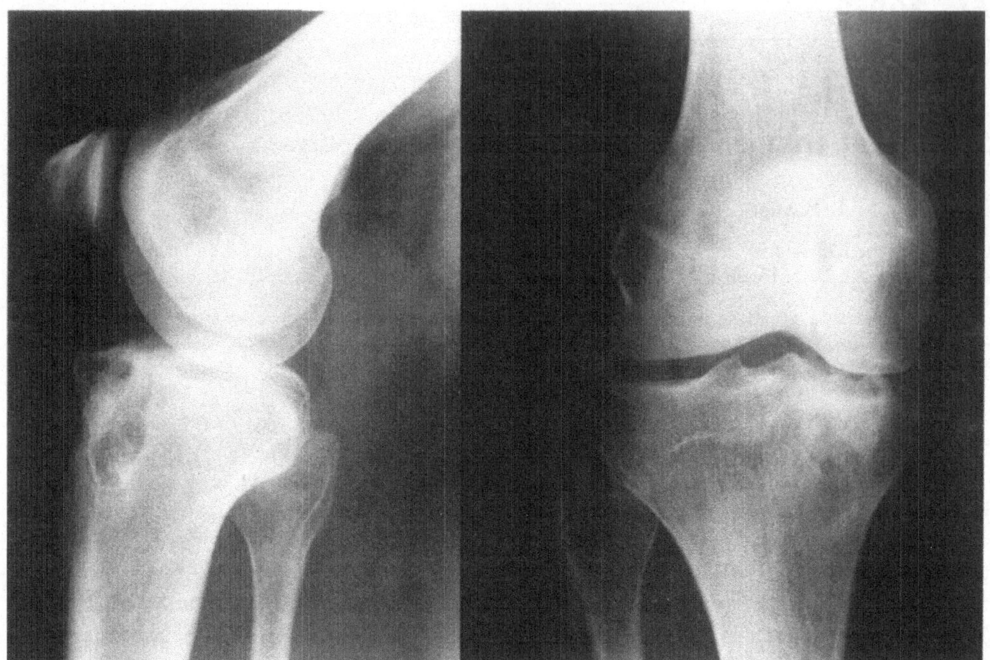

Abb. 1. Rö. re. Knie (Aufnahmebefund 9/91)

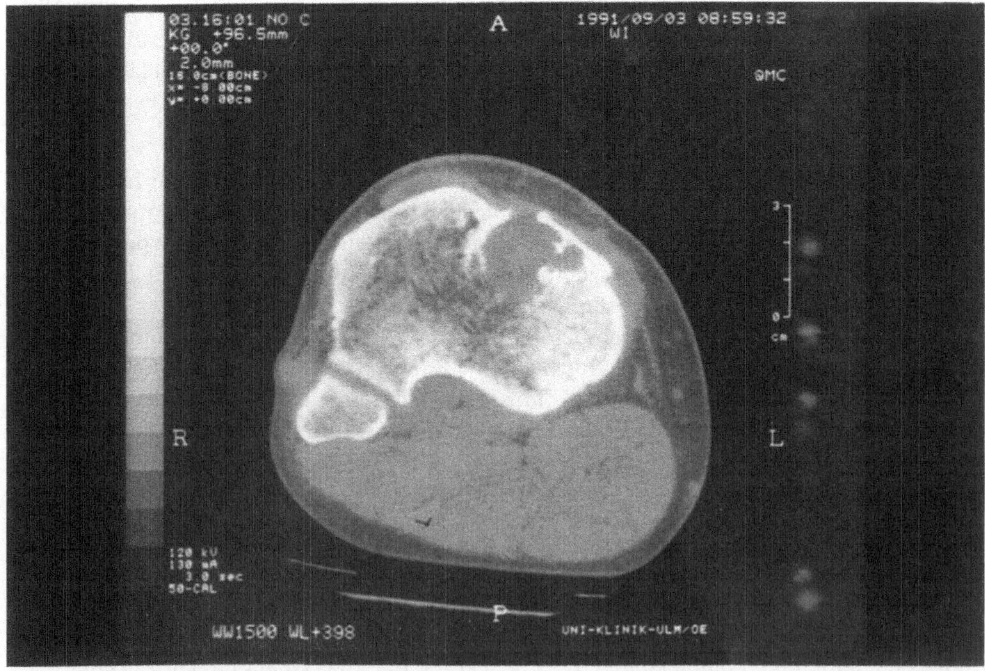

Abb. 2. CT re. Tibiakopf (9/91)

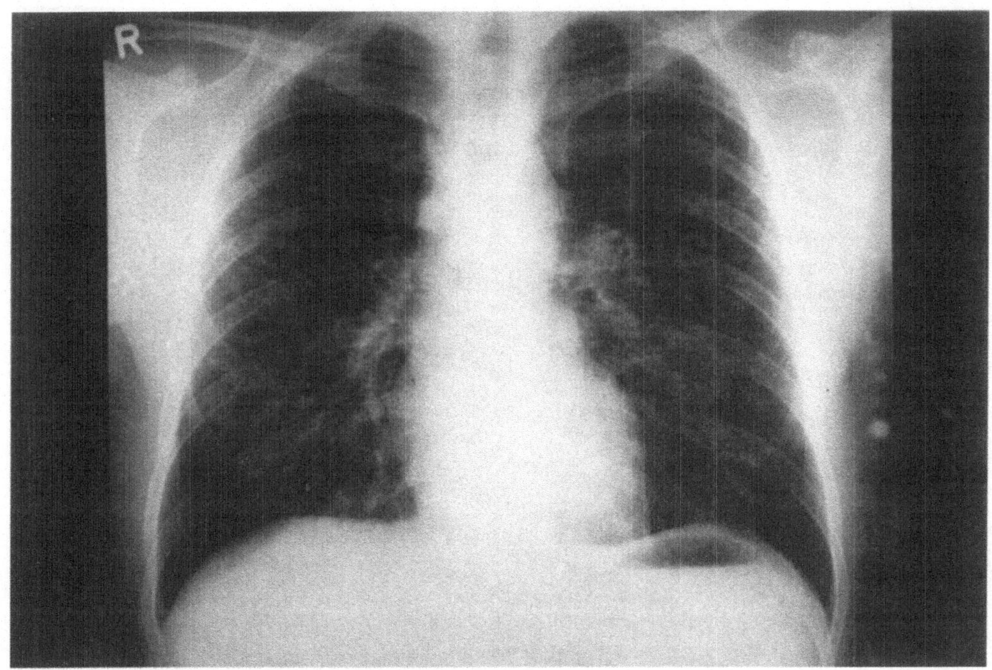

Abb. 3. Rö-Thorax 9/91 (M. Boeck, Stad. II)

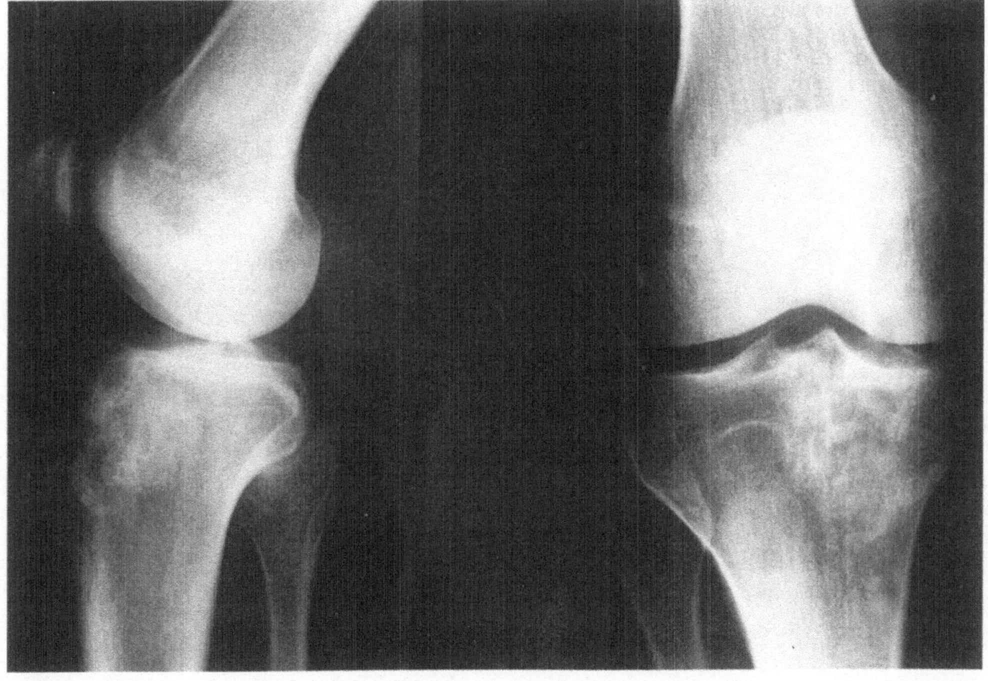

Abb. 4. Rö. re. Knie (3/92)

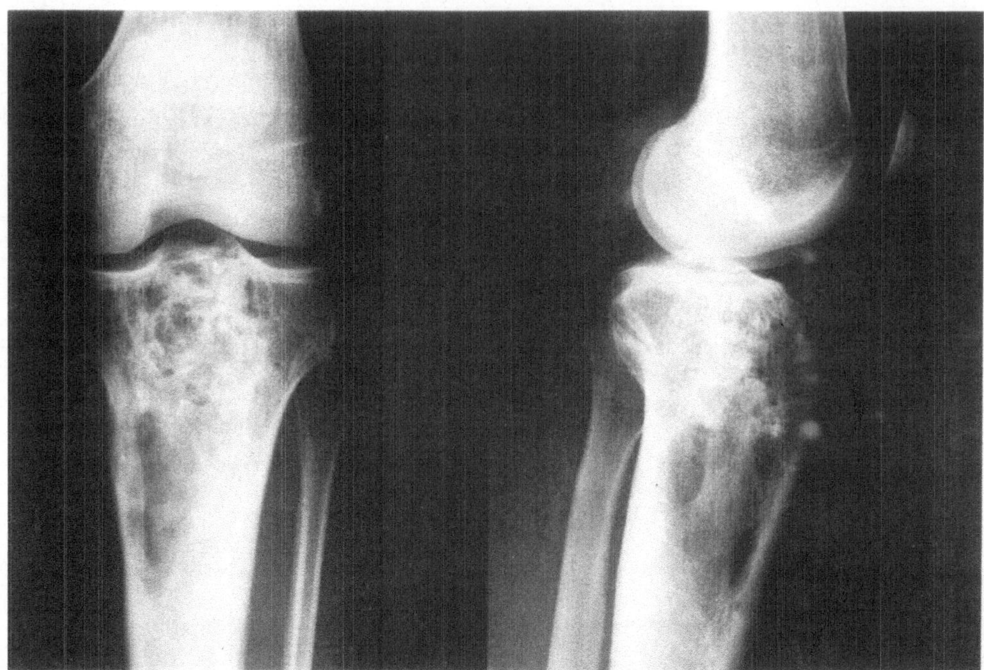

Abb. 5. Rö. li. Knie (Aufnahmebefund 7/91)

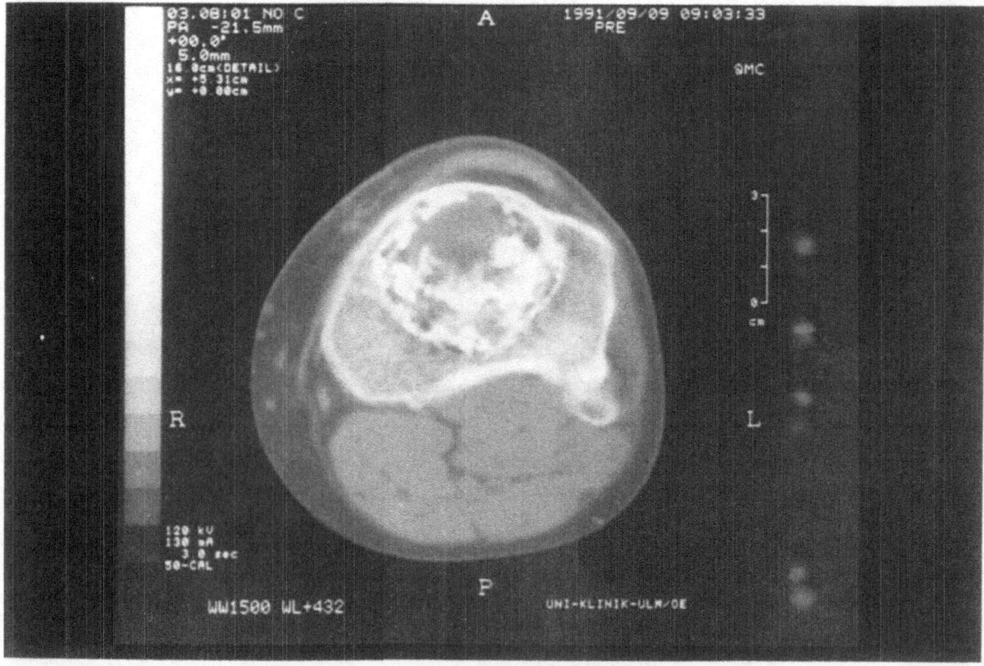

Abb. 6. CT prox. Tibia li. (7/91)

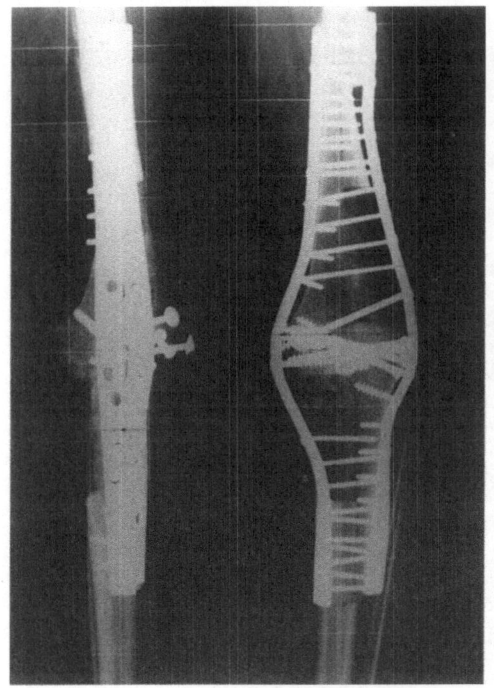

Abb. 7. Juvara-Resektionsarthrodose (2/92)

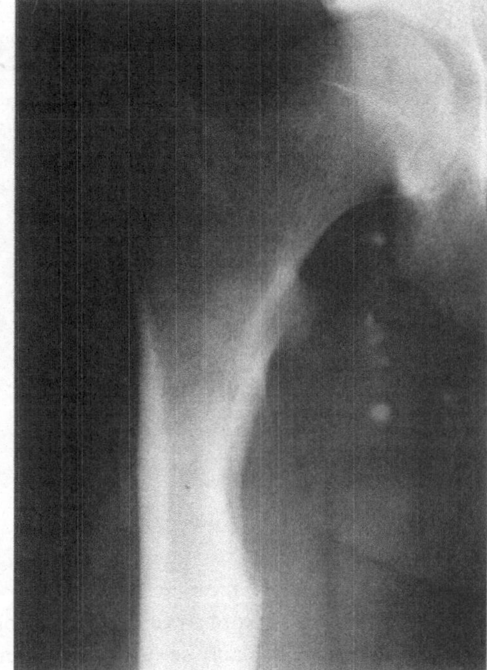

Abb. 8. Rö. re. Hüfte a.p. (9/91)

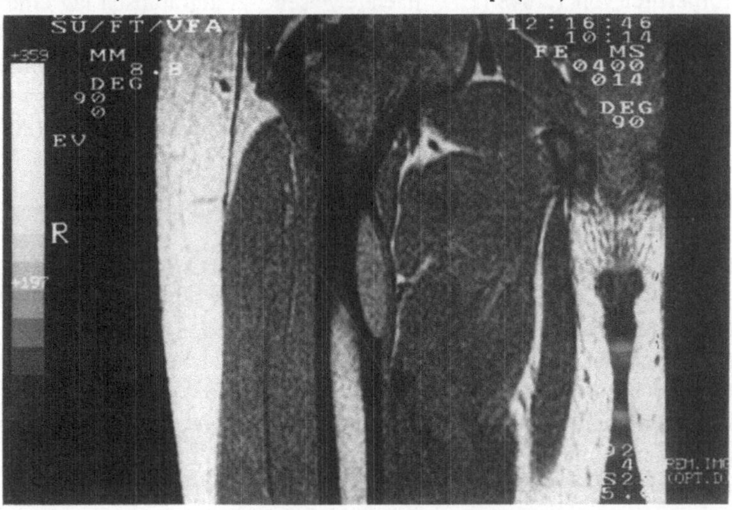

Abb. 9. NMR (Frontalschnitt re. OS 9/91)

Der primäre Knochenbefall gilt in unseren Breiten als Rarität (Gondolph-Zink et al. 1988) und wird auch in Ländern mit höherer Echinococcusmorbidität nur in 1–8% der Erkrankungsfälle beschrieben (Alldred u. Nisbet 1964; Nasseh 1975). Die bei unklaren Osteolysen häufig erst histologisch gestellte Diagnose erfordert bei fehlender medikamentös-kurativer Therapie eine operative Ausräumung, wobei das Ausmaß notwendiger Radikalität kontrovers diskutiert wird (Booz 1972; Szypryt et al. 1978).

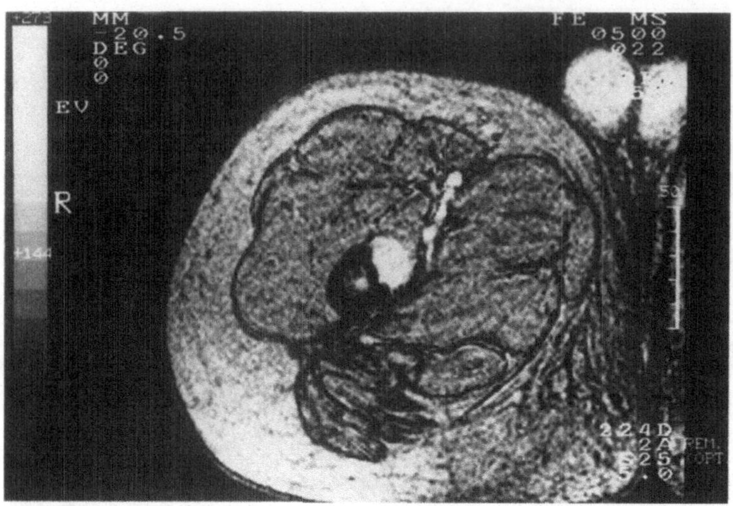

Abb. 10. NMR (Axialschnitt mit Kontrastmittel)

Kasuistik

Ein 29jähriger Mann stellte sich 7/91 mit einer schmerzhaften Schwellung und Fistelung über dem linken Schienbeinkopf sowie einer radiologisch ausgedehnten zystischen Läsion im Tibiakopf und der prox. Metaphyse (Abb. 5, 6) bei Z.n. zweimaliger Ausräumung einer Echinococcus-Zyste 1985 und 1989 vor. Serologisch wurde ein stark erhöhter Echinococcus-Antikörpertiter von 1:2048 (HA) nachgewiesen, szintigraphisch lag eine deutliche lokale Mehrperfusion vor, und im CT zeigte sich eine faustgroße Osteolyse mit sklerotischen Sequestern, teilweise Corticalisdestruktion und ventromedialer Weichteilinfiltration (s. Abb. 6).

Wegen der erheblichen Ausdehnung des zweiten Zystenrezidivs mit lokaler Destruktion erfolgte die Juvara-Resektionsarthrodese des linken Kniegelenks (Abb. 7).

Periostales Osteoblastom

Etwa 1–3% aller primären benignen Knochentumoren sind Osteoblastome (Daling 1978). Unabhängig von der bevorzugten Lokalisation dieser seltenen Läsion in Wirbelsäule und langen Röhrenknochen findet sich meist ein intramedullärer Befall (Ling et al. 1986). Bislang wurde ein periostales Tumorwachstum nur von einzelnen Autoren (Farman et al. 1976; Goldman 1971; Lichtenstein u. Sawyer 1964; Schafjowicz 1981) angegeben, wobei in keinem Fall eine kernspintomographische Diagnosestellung erfolgte. Da Osteoblastome möglicherweise als prämaligne Tumoren anzusehen sind (Unni u. Dahling 1979), wird die vollständige Resektion empfohlen.

Kasuistik

Ein 14jähriger türkischer Junge klagte über belastungsabhängige Oberschenkelschmerzen seit 5 Monaten. Bei der 9/91 durchgeführten klinischen Untersuchung zeigten sich keine Auffälligkeiten, röntgenologisch war kaudal des Trochanter minor eine auf die Corticalis begrenzte Osteolyse mit sklerotischer Abgrenzung gegen den Markraum bei fehlender Periostreaktion nachweisbar (Abb. 8). Szintigraphisch bestand nur eine diskrete Mehrspeicherung in der Spätphase.

Die Kernspintomographie (T1/T2) zeigte eine intracorticale, spindelförmige Auftreibung mit intermediärem Signalverhalten ohne Umgebungsinfiltration, nach Kontrastmittelgabe kam es zu einer mäßig raschen Signalerhöhung (Abb. 9, 10). Der geäußerte Verdacht auf ein benignes Osteoblastom bestätigte sich in der Probeexzision, weshalb die vollständige Tumorresektion vorgenommen wurde.

Literatur

Alldred AJ, Nisbet NW (1964) Hydatid disease of bone in Australia. J Bone Joint Surg 46B: 260–267

Booz MK (1972) The management of hydatid disease of bone and joint. J Bone Joint Surg 54B: 698–709

Dahlin DC (1978) Bone tumors, 3rd. edn. Thomas, Springfied/Ill

Farman AG, Nortje CJ, Grotepass F (1976) Periosteal benign osteoblåstoma of the mandible. Br J Oral Surg 14: 12–22

Goldman RL (1971) The periosteal counterpart of benign osteoblastoma. Am J Clin Pathol 56: 73

Gondolph-Zink B, Noack W, Wetzel R (1988) Hüftgelenkechinokokkose – Möglichkeit der frühen Diagnose und Therapie. Aktuel Rheumatol 13/2: 66–70

Israel HL, Sones M (1958) A roentgenographic study of sceletal lesions in sarcoidosis. Arch Int Med 102: 766

Jones W, Davies BH (1980) Eight international conference on sarcoidosis. Alpha Omega, Cardiff/UK

Jüngling OA (1920) Ostitis tuberculosa multiplex cystica. ROFO 27: 375

Lichtenstein L, Sawyer WR (1964) Benign osteoblastoma. J Bone Joint Surg 46A: 755–765

Lingg G, Roessner A, Telgmann CL (1986) Zur Röntgenmorphologie und pathologischen Anatomie des Osteoblastoms. ROFO 145/1: 49–56

Löfgren S (1953) Primary pulmonary sarcoidosis (Early signs and symptoms). Acta Med Scand 145: 424

Nasseh GA (1975) Hydatid disease in bone and joint. J Trop Med Hyg 78: 243–244

Nakhosteen JA, Maassen W (1981) Bronchology: research, diagnostic and therapeutic aspects. Martines Nijhoff, Den Haag

Nielsen J (1934) Recherches radiologiques sur les lesions des os et des poumons dans les sarcoides de Boeck. Bull Soc Franc Derm Syph 41: 1187

Schajowicz F (1981) Tumors and tumorlike lesions of bone and joints. Springer, Berlin New York Heidelberg

Szypryt EP, Morris DL, Mulholland RC (1978) Combined chemotherapy and surgery for hydatid bone disease. J Bone Joint Surg 69B: 141–144

Uehlinger E, Wurm K (1976) Skelettsarkoidose: Literaturübersicht und Fallbericht. ROFO 125: 111–122

Unni KK, Dahling DC (1979) Premalignant tumors and conditions of bone. Am J Surg Pathol 3: 47–60

Polarisations- und rasterelektronenmikroskopische Untersuchung des Kollagenfaserverlaufes im kindlichen Gelenkknorpel

M. Dallek[1], B. Wurm[1], D. E. Lorke[2], N. M. Meenen[1] und K. H. Jungbluth[1]

[1] Abteilung für Unfall- und Wiederherstellungschirurgie, Universitäts-Krankenhaus Eppendorf, Martinistr. 52, 20251 Hamburg

[2] Abteilung für Neuroanatomie, Universitäts-Krankenhaus Eppendorf, Martinistr. 52, 20251 Hamburg

Einleitung

Die Kollagenfasertextur des adulten Gelenkknorpels ist in grundlegenden Arbeiten von Benninghoff beschrieben und diskutiert worden (Benninghoff 1925). Er unterscheidet von peripher nach zentral gehend zwischen einer Tangentialfaserschicht, einer Übergangszone sowie einer Radiärfaserzone. Die Übergangszone ist der integrierende Bereich der Kollagenfasertextur, in welcher die oberflächlich verlaufende Tangentialfaserzone in das Fasersystem der Radiärfaserzone übergeht.

Hingegen liegen über den Kollagenfaserverlauf des kindlichen Gelenkknorpels nur wenige, zum Teil widersprüchliche Untersuchungen vor (Knese 1980; Silberberg et al. 1966). Wir nahmen dies zum Anlaß, Dünnschliffpräparate kindlicher Gelenke polarisationsoptisch zu untersuchen und die Faserausrichtung an Bruchpräparaten im Rasterelektronenmikroskop (SEM) darzustellen.

Material und Methode

Zur Untersuchung gelangten 35 Hüft-, Knie- und Ellenbogen-Gelenke von 20 Kindern im Alter von 0 bis 12 Jahren. Die Gelenke wurden in Alkohol fixiert und in Richtung der Hultkrantz'schen Spaltlinien zerteilt (Hultkrantz 1898). Für die polarisationsoptische Untersuchung wurden die Präparate in Carnoy'scher Lösung nachfixiert, in aufsteigender Alkoholreihe dehydriert sowie in Metacrylsäuremethylester eingebettet. Die auspolymerisierten Blöcke wurden in 2 mm dicke Scheiben planparallel zerschnitten und auf 50 μm heruntergeschliffen. Die mit Eukitt eingedeckten Schliffe wurden mit einem Zeiss-Standardmikroskop polarisationsoptisch untersucht (Dalek et al. 1978). Für die Rasterelektronenmikroskopie (SEM) wurden die Präparate in 6% Glutaraldehyd, gelöst in 0,05 M Phosphatpuffer, immersionsfixiert (pH 7,3; 760 mOsm), anschließend in einer Mischung aus 0,1 m Phosphatpuffer und 0,1 M Saccharose gewaschen und in 1% gepuffertem OsO_4 nachfixiert. Nach Entwässerung in aufsteigender Alkoholreihe erfolgte eine Kritisch-Punkt-Trocknung mit CO_2. Die mit Leitsilber aufgeklebten Präparate wurden in Argonatmosphäre mit Gold besputtert (Sputter Coater SC 510 BIO-RAD) und mit einem Zeiss DSM 940 (Sputter Coater SC 510 BIO-RAD) und mit einem Zeiss DSM 940 Rasterelektronenmikroskop bei 15 kV Beschleunigungsspannung mikroskopiert.

Ergebnisse

Bei polarisationsoptischer Betrachtung des kindlichen Gelenkknorpels fällt bereits in der Übersicht eine Gliederung der Kollagenfasertextur in vier Zonen auf (Abb. 1). Außen erscheint eine sehr schmächtige oberflächliche Tangentialfaserschicht (T1), in der die Kollagenfasern annähernd parallel zur Knorpeloberfläche ausgerichtet sind. Es folgt eine sehr breite Radiärfaserzone (R1) mit einer Kollagenfaseranordnung senkrecht zur Oberfläche. Nach innen schließt sich eine weitere Tangentialfaserschicht an (T2), die wiederum relativ ausgedehnt ist. Hier liegen die Fasern parallel zur T1-Zone. Am Übergang zum Knochen hebt sich deutlich die innere Radiärfaserschicht (R2) ab, in der sich die gleiche Kollagenfaserverlaufsrichtung wie in der R1-Zone findet. Bei dieser Einstellung des Präparates sind keine Übergangszonen zwischen den einzelnen Schichten erkennbar. Durch Drehen der Schliffpräparate zwischen den Nicolprismen ist es jedoch möglich, den gesamten Faserverband im juvenilen hyalinen Gelenkknorpel darzustellen. Die äußere Tangentialfaserschicht T1 geht vermittels einer Übergangszone Ü1 in den Radiärknorpel R1 über. Dieser wiederum verbindet sich mit der zweiten Tangentialfaserschicht T2 durch eine weitere Übergangszone Ü2, die dann wiederum mit dem Kollagenfasersystem der zweiten Radiärfaserzone R2 durch eine Übergangszone Ü3 in Verbindung steht (Abb. 2).

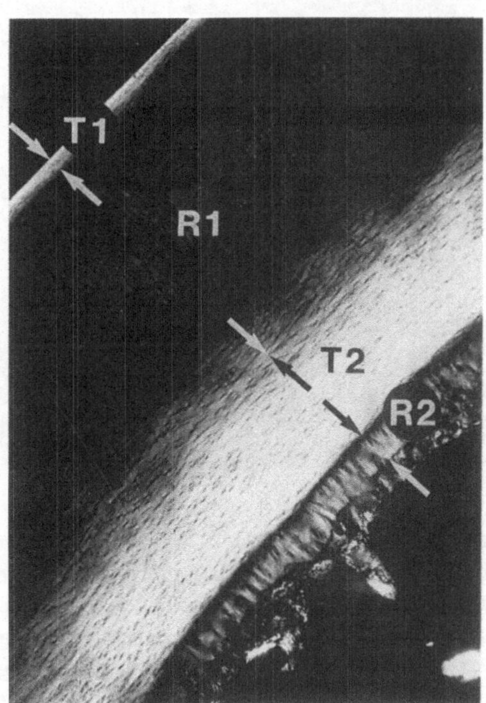

Abb. 1. Polarisationsoptische Darstellung des Gelenkknorpels eines 4 Jahre alten Kindes; 50 µm dicker Schnitt des proximalen Humerus. Eine oberflächliche Tangentialfaserschicht T1, eine äußere Radiärfaserzone R1, eine innere Tangentialfaserschicht T2 und eine innere Radiärfaserzone R2 am Übergang zum Knochen sind erkennbar. x80

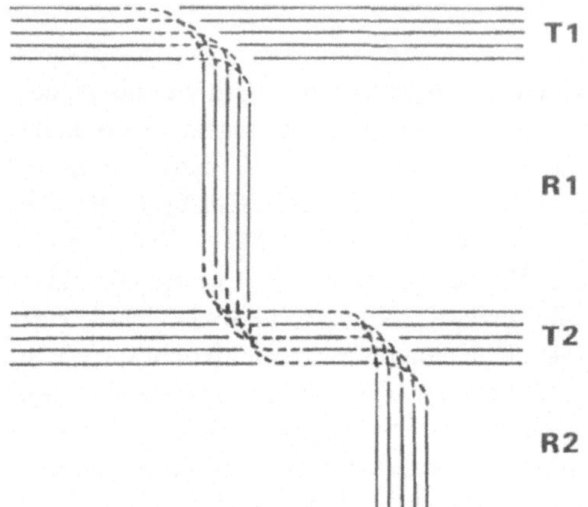

Abb. 2. Schematische Darstellung der zonalen Gliederung und des Kollagenfaserverlaufs im kindlichen Gelenkknorpel

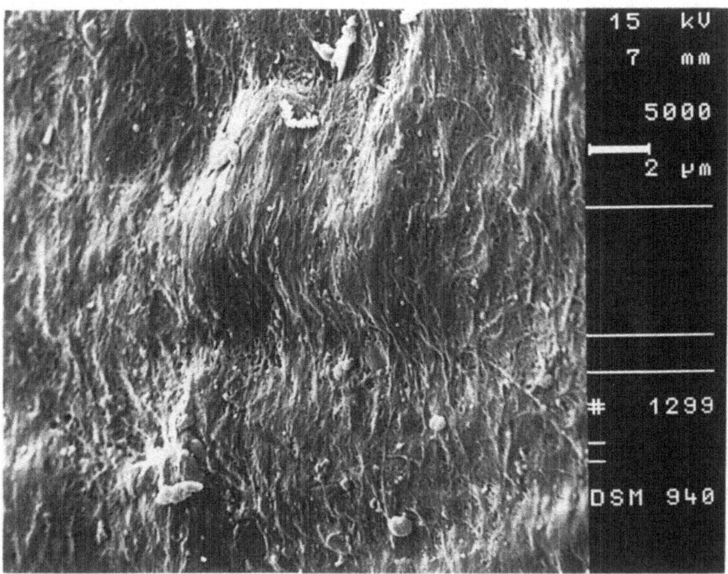

Abb. 3. Rasterelektronenmikroskopische Darstellung des Kollagenfaserverlaufs in der innersten Schicht (R2) des kindlichen Gelenkknorpels. Ein Netz aus feinen Kollagenfasern ist erkennbar, die weitgehend parallel zueinander ausgerichtet sind. Distales Femur (8 Jahre). x4250

Bei SEM-Betrachtung der Oberfläche von Bruchpräparaten des kindlichen Gelenkknorpels ist die polarisationsoptisch dargestellte Kollagenfaseranordnung in 4 Zonen ebenfalls erkennbar. Darüber hinaus zeigt sich in den äußeren drei Schichten, also den beiden Tangentialfaserschichten T1 und T2 sowie in der äußeren Radiärfaserschicht R1 eine grobe Kollagenfasertextur; die innere Radiärfaserschicht R2 hingegen enthält sehr feine Fasern, die zum Teil untereinander vernetzt sind (Abb. 3). Weiterhin ist erkennbar, daß sich die Faserverläufe in den Übergangszonen überlappen; deshalb ist die zonale Gliederung des kindlichen Gelenkknorpels im SEM nicht so deutlich erkennbar wie durch Polarisationsuntersuchung, die für die Darstellung der Kollagenfaseranordnung die Methode der Wahl ist.

Diskussion

Die Kollagenfasertextur im adulten Gelenkknorpel, welche von Benninghoff (1925) mittels Polarisationsmikroskopie in überzeugender Weise dargestellt wurde, läßt sich durch SEM-Untersuchungen weitgehend bestätigen (Clark 1985; Minns u. Steven 1977; Okuda 1970). Auch mit dieser Methode können sowohl eine äußere Tangentialfaserschicht als auch eine innere Radiärfaserzone dargestellt werden. Das Bild in der Übergangszone erscheint jedoch häufig ungeordnet (Inoue 1981). Über die Anordnung der Kollagenfasern im kindlichen Hyalinknorpel liegen bisher nur transmissionselektronenmikroskopische (TEM) Untersuchungen vor. Knese (1980) konnte am embryonalen Gelenkknorpel eine peripher gelegene tangentiale Faserschicht nachweisen, die bogenförmig in ein System radiär angeordneter Fasern übergeht. Silberberg et al. (1966) hingegen beschrieben unterhalb der oberflächlichen Tangentialfaserschicht eine zufällige Kollagenfaser-Anordnung.

Auch in der vorliegenden SEM-Untersuchung fand sich an der Außenseite des kindlichen Gelenkknorpels eine Zone von Kollagenfasern, die parallel zur Oberfläche angeordnet waren und dann bogenförmig in eine weiter innen gelegene Zone einstrahlten, in der die Fasern radiär angeordnet waren. Darüber hinaus war an den SEM-Präparaten aber erkennbar, daß diese äußere Radiärfaserschicht in eine innere Tangentialfaserschicht überging; in der Umgebung des Knochenkerns fand sich eine weitere Zone aus überwiegend radiär angeordneten feinen Kollagenfasern. Die Übergangszone zwischen äußerer Tangentialfaserschicht und äußerer Radiärfaserzone ist relativ breit, so daß sich in einem weiten Bereich tangential und radiär angeordnete Faserbündel überlappen. Daher ist die zonale Gliederung des kindlichen Gelenkknorpels im SEM nur schwer erkennbar. Die polarisationsmikroskopische Untersuchung liefert ein Summationsbild, in dem die präferentielle Ausrichtung der Kollagenfasern erkennbar ist, da hier relativ dicke Schnitte untersucht werden. Erst mittels dieser Technik ist die typische Gliederung des kindlichen Gelenkknorpels in vier Zonen deutlich erkennbar. Hierin liegt eine mögliche Begründung dafür, daß diese zonale Anordnung bei TEM-Untersuchungen bisher nicht beobachtet wurde.

Die von uns beschriebene Schichtungsfolge im kindlichen Gelenkknorpel entspricht in den äußeren Abschnitten (T1, R1) dem von Benninghoff (1925) beschriebenen Kollagenfaserverlauf des adulten Knorpels. Die sich nach innen anschließende Textur ähnelt derjenigen, die in der Epiphysenfuge angetroffen wird (Dallek et al. 1983).

Die Anordnung der Kollagenfasern im Epiphysenknorpel ist im Zusammenhang mit den mechanischen Beanspruchungen des wachsenden Knorpels zu sehen (Dallek et al. 1983). Im inneren Teil des kindlichen Gelenkknorpels findet ebenfalls eine enchondrale Ossifikation statt. Es ist daher verständlich, daß hier eine ähnliche Kollagenfaserarchitektur vorliegt wie in der Epiphysenfuge. Wie der Fugenknorpel verschwinden diese beiden innersten Schichten bei Abschluß des Wachstums. Beim Erwachsenen bleibt dann der äußere Bereich T1 bis R1 als Bestandteil des adulten Knorpels zeitlebens bestehen.

Literatur

Benninghoff A (1925) Der funktionelle Bau des Hyalinknorpels. Erg Anat Entwicklungsg 26: 1–54

Clark JM (1985) The organization of collagen in cryofractured rabbit articular cartilage: a scanning electron microscopic study. J Orthop Res 3: 17–29

Dallek M, Schöttle H, Sauer H-D (1978) Eine Methacrylat-Einbettungsmethode zur Herstellung großer Knochenschliffe. Unfallchirurgie 4: 129–132

Dallek M, Jungbluth KH, Holstein AF (1983) Studies on the arrangement of the collagenous fibers in infant epiphyseal plates using polarized light and the scanning electron microscope. Arch Orthop Trauma Surg 101: 239–245

Hultkrantz W (1898) Über die Spaltrichtungen der Gelenkknorpel. Anat Anz 14 (Verh Anat Ges): 248–256

Inoue H (1981) Alterations in the collagen framework of osteoarthritic cartilage and subchondral bone. Int Orthop 5: 47–52

Knese K-H (1980) Die Frühentwicklung des Gelenkknorpels. IV. Mitteilung: Der metamorphosierende Knorpel. Gegenbaurs morph Jahrb 126: 723–734

Minns RJ, Steven FS (1977) The collagen fibril organization in human articular cartilage. J Anat 123: 437–457

Okuda T (1970) Collagen framework of human articular cartilage studied by the replica method of scanning electron microscopy. Arch Histol Jpn 32: 215–227

Silberberg R, Hasler M, Silberberg M (1966) Articular cartilage of dwarf mice: light and electronmicroscopic studies. Acta Anat 65: 275–298

Der Einfluß axialer und normaler interfragmentärer Bewegungen auf die knöcherne Heilung

R. G. K. Schlenzka und M. Stamm

Klinik für Unfallchirurgie (Leiter: Prof. Dr. L. Gotzen), Philipps-Universität, Baldinger Str., 35043 Marburg/Lahn

Fragestellung

Die Kallotasis hat sich als ein wertvolles Verfahren zur Reproduktion knöcherner Heilungsprozesse erwiesen, da sich die Zonen der knöchernen Heilung (Osteoprogenitor-, Proliferations- und Mineralisationsphase) getrennt darstellen lassen (Schlenzka et al. 1992). Innerhalb der Distraktionszone stellt sich der von Howard und Pelc im Jahre 1953 beschriebenen osteoregenerative Zellzyklus dar. Die von Owen 1963 gemachte Feststellung, daß für die Umwandlung von Osteoprogenitorzellen zum Osteoblasten lediglich eine Stunde benötigt wird, können wir allerdings nicht bestätigen.

Untersucht wird die Wirkung des axial gerichteten Kraftvektors auf die knöcherne Heilung durch Verwendung eines statischen und eines dynamischen monolateralen Fixateur externe. Neben der statischen Distraktion wurde für die Dynamisierung eine Silikonrikoschettierung gewählt, die einen axialen Federweg von 0,35 mm und einen normalgerichteten Kraftvektor zuließ. Damit ist entsprechend den Untersuchungen von Perren und Cordey 1977 mit einer Änderung in der Reihenfolge der Gewebsdifferenzierung von hypothetischen Sehnen zu Knorpel- und Knochengewebe zu rechnen, wobei die jeweils rigidere Differenzierungsform die Vorgänger ablöst. Einflüsse auf die Differenzierung der Grundsubstanz, insbesondere zwischen Kollagen Typ I (knochenspezifisch) und Kollagen Typ III (ligamentspezifisch) sind ebenso zu erwarten wie auf zellulärer Ebene, insbesondere der Qualität und Quantität der Entwicklungsstufen der Osteoneogenese.

Material und Methodik

Die experimentellen Untersuchungen werden an 14 ausgewachsenen Kaninchen, die durchschnittlich 3000–3500 g wogen, durchgeführt [Tierversuchsgenehmigung gem. § 8,1 TSchG wurde durch den Regierungspräsidenten in Gießen am 13.7.1988 erteilt; Tagebuch-Nr. MR 40–3/88 Az. 17b–19c 20/15].

Prämediziert wurden die Tiere mit 2,5 mg Rompun, i.v. narkotisiert mit 35 mg/kg Nembutal. Die volle Narkosetiefe wurde mit dem Zwischenzehentest sichergestellt, anschließend das Bein geschoren, das Femur über eine Längsinzision dargestellt und der Fixateur appliziert. Der Knochen wurde in Schaftmitte zwischen den zentralen Schrauben durch mehrere winzige Bohrlöcher geschwächt und mit einem feinen Meißel durchtrennt. Eine Osteotomie des Femurs unter weitgehender Erhaltung des Periostes, wie sie von Ilisarov vorgeschlagen wurde, erwies sich bei dem spröden Kaninchenfemur als unmöglich.

Nach einer Ruhephase von 7 Tagen begann die Distraktion mit 2 x 0,35 mm/d, das rechte Femur wurde dynamisch, das linke Femur statisch distrahiert. Es wurde über insgesamt 21 Tage distrahiert, so daß eine Distraktionszone der Femora von 14 mm resultierte, am rechten Femur wurde zusätzlich eine axiale interfragmentäre Bewegung von 0,35 mm zugelassen. Radiologische Verlaufsaufnahmen ergaben bereits eindeutige Unterschiede hinsichtlich der interfragmentären Kalzifikation im zeitlichen Verlauf. Am 28. postoperativen Tag wurden die Tiere durch intrapulmonale Injektion (T61® Hoechst) exitationslos getötet. Beide Femora wurden umgehend explantiert, um autolytische Prozesse zu vermeiden. Die Distraktionszone wurde in Schaffer-Lösung fixiert, entwässert, schließlich in Methylmetacrylat eingebettet und histologisch und histomorphometrisch aufgearbeitet. Gefärbt wurden die Präparate mit HE, PAS, nach Ladewig, nach Goldner, nach Kossa und mit Toluidin-Blau.

Die histomorphometrische Auswertung der Präparate erfolgte manuell mit Hilfe eines Häkchen- und Rasterokulars. Mit dem Häkchenokular wurden in Anlehnung an die Technik von Parfitt et al. (1987) und Revell (1983) 10 Blickfelder bei 100facher Vergrößerung ausgezählt und die Häkchentreffer des Osteoids notiert. Die Werte wurden in % der möglichen Trefferpunkte (20/Gesichtsfeld) angegeben. Die mineralisierte primäre Spongiosa wurde unter 32facher Vergrößerung mit dem Rasterokular ausgewertet, im Mittelwert wurde eine Fläche von 94,5 mm bearbeitet.

Ergebnisse

Die Distraktionszone zeigte eine charakteristische Gliederung, die richtig geordnet zwei spiegelbildlich angeordneten Wachstumsfugen entsprach. Zentral liegen Mesenchymstammzellen: Fibroblasten, Endothelien und Osteoprogenitorzellen in einer Anordnung, die stark an embryonales Mesenchym erinnert, so daß eine eindeutige Abgrenzung der Zellen gegeneinander lichtmikroskopisch nicht möglich ist. Die Möglichkeit ^{3}H-Glycin/Thymin-Markierung der m-RNA stand uns nicht zur Verfügung. Dieser Zone schließt sich die Proliferationszone an mit längs der Kollagenfasern proliferierenden Osteochondroblasten, die mit zunehmender Reifung hypertrophieren und Chondroit sezernieren, so daß eine Säulenknorpel an dessen zentral gerichteter Spitze der Osteochondroblast proliferiert. Mit der Öffnung der Kapillaren, die sich als eine Gefäßeinsprossung zeigt, beginnt die Aufschließungszone mit der Einwanderung von Osteochondroklasten. An diese Aufschließungszone schließt sich als 4. Zone spongiöser Knochen, die primäre Spongiosa, an. Das Osteoid der beiden letzten Zonen ist kalzifiziert, so daß sie radiologisch bereits erkennbar sind, während die beiden zentralen Zonen radiolucent sind.

Unter Dynamisierung zeigt sich eine deutliche Verbreiterung der zentralen Proliferationszone infolge einer Zunahme der Mesenchymstammzellen und der Kollagenfasern und eine entsprechende mitotische Aktivität. Eine Steigerung der normalen Bewegung führt zur deutlichen Steigerung der Faserbildung. Die Zunahme der Mesenchymstammzellen ist signifikant, wie die Abb. 1 zeigt.

In Anlehnung an Parfitt et al. (1987) benutzten wir die zweidimensionale Auswertungsmethode für unsere Präparate, d.h. durch Punktzähl- und Anschnittverfahren konnte direkt auf die ausgemessene Fläche extrapoliert werden. Zum Erhalt von Referenzwerten ist es erforderlich, daß das Spongiosagefüge reell, d.h. dreidimensional ausgewertet wird. Dies wäre für histomorphometrische Verfahren, die unstandardisiert entnommene Biopsien verschiedener Individuen untersuchen, notwendig. Die Induktion des Osteoids wurde unter der Dynamisierung gehemmt, die Kalzifikation des Osteoids erfolgte verzögert. Unter statischer Distraktion nahm die kalzifizierte Spongiosa durchschnittlich um 17,5% zu, der Wert für die einzelnen Tiere wird in der Säulengrafik dargestellt (Abb. 2).

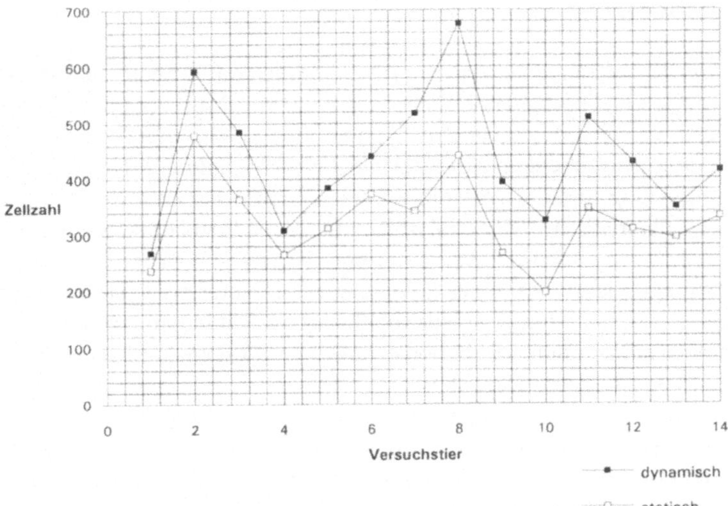

Abb. 1. Auswirkung der Dynamisierung auf die zentrale Stammzellzone: Die gesteigerte interfragmentäre Bewegung führt zu einer deutlichen Zunahme der Mesenchymzellen (Osteoprogenitorzellen, Fibroblasten und Endothelien), die im Mittel um 34,2% höher lag

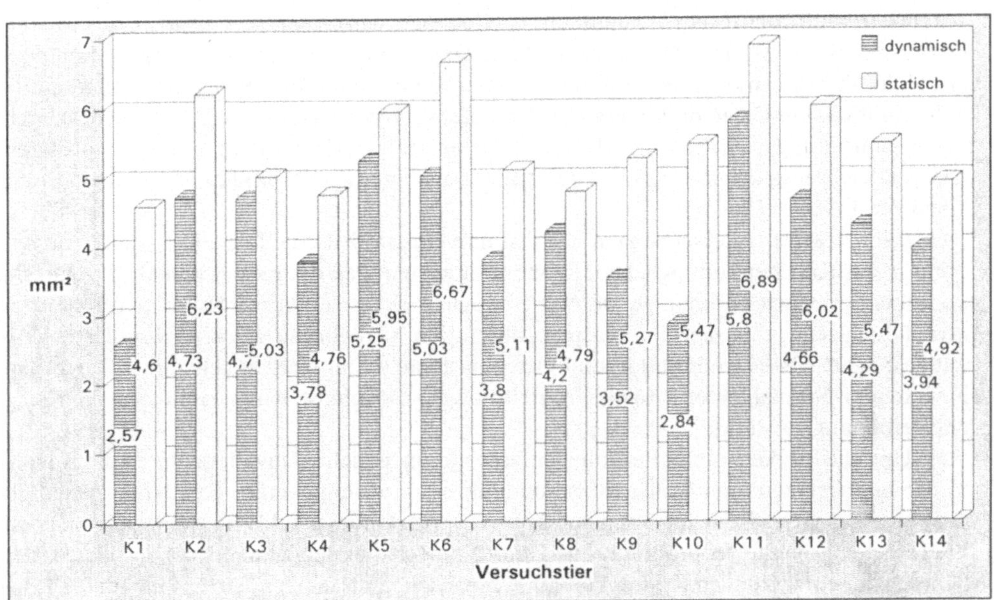

Abb. 2. Anteil des kalzifizierten Osteoids an der Gesamtfläche der Distraktionszone, die eine mittlere zentrale Längsschnittfläche von 94 mm^2 aufwies; bei statischer Distraktion lag ein um 17,5% höherer Anteil an kalzifiziertem Osteoid in der Zone der primären Spongiosa vor

Diskussion

Der Knochen regeneriert sich kontinuierlich im Rahmen des Haver'schen Umbaus. Bekannt ist die Gliederung des Knochens in Mikrostruktureinheiten, die Osteone, deren beständige Regeneration durch die BMU (bone multicellular units) erfolgt. Der stetige Regenerationszyklus ist weitgehend aufgeklärt, nicht jedoch aufgeklärt sind die einzelnen Schritte der Frakturheilung und die Wirkung exogener Kräfte auf die einzelnen Regenerationsschritte. Ein charakteristisches Merkmal ist die unterschiedliche Frakturheilung bei unterschiedlichen Formen der knöchernen Stabilisierung (Perren u. Cordey 1977; Schenk 1970). Einen neuen Aspekt, dieses Phänomen zu untersuchen, bietet die Distraktionsosteotomie, deren routinemäßige Anwendung erstmals von Ilisarov u. Soibelman 1969 beschrieben wurde. Mit Hilfe dieser Technik konnte unsere Forschungsgruppe erstmals den Regenerationszyklus des Knochens aufschlüsseln und darstellen.

Unsere Untersuchungen an Kaninchenfemora ergaben, daß sich bei der knöchernen Heilung der Distraktionszone ein gesetzmäßiger Ablauf ergibt. Im Rahmen der beiden Versuchsreihen wurde neben der kontinuierlichen Distraktion der knöchernen Fragmente von 1 mm/d eine zusätzliche kontinuierliche interfragmentäre Bewegung von 0,4 mm in axialer Richtung und etwa 0,1 mm in normaler Richtung zugelassen. Da jeweils die Distraktionszonen des rechten und linken Beines desselben Kaninchens histomorphometrisch aufgearbeitet und verglichen wurden, konnte ein eindeutiger Einfluß auf den heterogen zusammengesetzten Stammzellpool der teilungsfähigen Vorläuferzellen der Osteoneogenese nachgewiesen werden. Unter der Einwirkung der gesteigerten interfragmentären Bewegung ergab sich signifikanter Shift von der Osteoidbildung zur Zellproliferation der Stammzellen als Folge des durch die Dynamisierung verstärkt induzierten „tension stress effect" n. Ilisarov u. Soibelman (1969). Gleichzeitig zeigte sich eine deutliche Zunahme der Faserbildung auf Kosten des Chondroits bzw. des Osteoids.

Aufgrund unserer Untersuchungen, die erstmals eine statistische Beurteilung der Heilungsvorgänge des Knochens ermöglichen, können wir zeigen, daß der mesenchymale Stammzellpool unter vermehrter normal gerichteter Bewegung einen deutlichen Shift zur vermehrten Faserbildung zeigt, d.h. die Fibroblastenproliferation wird ebenso wie die Fibroblastenaktivität gesteigert, Osteoproliferation und Osteoblastenaktivität werden gehemmt. Durch den einwirkenden Normalvektor wird die Proliferation der Fibroblasten und damit auch die Kollagenfaserbildung verstärkt.

Die Ursache für die gesteigerte Kollagenfaserbildung ist sehr sinnvoll, da durch die Zunahme der interfragmentären Kollagenfaserbildung die interfragmentäre Bewegung gehemmt wird. Die Zerreißung der interfragmentären Faserverbindung führt zu einer irreversiblen Unterbrechung der Osteoproliferation. Dem biomechanischen Umfeld, insbesondere der Richtung der einwirkenden Kräfte, kommt demnach ein entscheidender Einfluß auf die Knochenheilung zu, wobei das gewählte Verfahren eine exakte statistische Beurteilung knöcherner Heilungsvorgänge in Abhängigkeit von ihren Umfeldbedingungen zuläßt.

Literatur

Howard A, Pelc SR (1952) Synthesis of desoxyribonucleic acid in normal and irradiated cells and its relation to chromosome breakage. Heredity 6 [Suppl]: 261

Ilisarov GA, Soibelman LM (1969) Some clinical and experimental data concerning bloodless lengthening of lower extremities. Exp Chir Anest 4: 27

Owen M (1963) Cell population kinetics of an osteogenic tissue. J Cell Biol 19: 19

Parfitt AM, Drezner MK, Glorieux FH et al. (1987) Bone histomorphometry: standardization of nomenclature, symbols and units. J Bone Miner Res 2/6: 595

Perren SM, Cordey J (1977) Die Gewebsdifferenzierung in der Frakturenbehandlung. Unfallheilkunde 80: 161

Revell PA (1983) Histomorphometry of bone. J Clin Pathol 36: 1323

Schlenzka R, Stamm M, Pistor C (1992) Kallotasis: Ein Verfahren zur biologisch-statistischen Bewertung der knöchernen Heilung. Springer, Berlin Heidelberg New York Tokyo (Hefte Unfallheilk 220; S 527)

Einfluß der weiblichen Gonaden auf das Verhalten der proximalen Tibiawachstumsfuge bei der Ratte

H.-P. Haase und A. Enderle

Orthopädische Universitätsklinik, Robert-Koch-Straße 40, 37075 Göttingen

Einleitung

Die Reifung und das Wachstum der Knochen unterliegen hormonellen Beeinflussungen. Eine Durchsicht der Literatur zum Einfluß der weiblichen Gonaden auf das Längenwachstum im Tierexperiment zeigt sehr unterschiedliche und zum Teil widersprüchliche Ergebnisse (Urist et al. 1948; Linquist et al. 1960,; Tapp 1966; Uehlinger 1966; Gustafson et al. 1975; Liu u. Howard 1991; Schenk u. Neumann 1973; Suzuki 1958; Wronski et al. 1978; Holzer 1965). Aufbauend auf vorausgegangenen Untersuchungen zum Einfluß der männlichen Gonaden auf die Epiphysenfuge wurde deshalb versucht, an Hand eines bewährten Modells den Einfluß der weiblichen Gonaden auf das Verhalten der proximalen Tibiawachstumsfuge bei der Ratte festzustellen. Dabei erfolgte eine Darstellung, die sowohl Epiphysenfugenbreite und Wachstumsrate als auch Zellzahl innerhalb der Wachstumsfuge gleichzeitig berücksichtigt.

Methoden

Es wurden 4 Gruppen von je 9 weiblichen 70 Tage alten Sprangue-Dawley-Ratten gebildet: 1. Tiere mit Ovarektomie, 2. Tiere mit Östrogenzufuhr, 3. Tiere mit Ovarektomie und Substitution mit Östrogen, 4. Kontrolltiere ohne weitere Maßnahmen.

In 4tägigen Abständen erhielten die Tiere der Gruppen 2 und 3 jeweils 0,05 mg Östradiolbenzoat intramuskulär injiziert. Am 4. und 8. Tag nach Versuchsbeginn wurde den Tieren jeweils Tetrazyklin zur späteren fluoreszenzoptischen Messung der Wachstumsrate intraperitoneal verabreicht. 20 Tage nach Versuchsbeginn wurden die Tiere getötet und die Tibia am unentkalkten Knochenschnitt histomorphometrisch untersucht. An der Wachstumsfuge der proximalen Tibia wurden folgende histomorphometrische Messungen durchgeführt: Gesamtbreite der Wachstumsfuge, Zellzahl in den einzelnen Abschnitten der Wachstumsfuge und fluoreszenzoptische Messung der Wachstumsrate zwischen 4. und 8. Tag. Diese Werte wurden jeweils im ventralen, mittleren und dorsalen Abschnitt der saggital dargestellten Wachstumsfuge gemessen. Wegen unzureichender Fluoreszenzmarkierung gelangten bei der Messung der Wachstumsrate nur 6 Tiere zur Auswertung. Bei der Ermittlung der Zellzahlen wurden diese danach eingeteilt, wie sie ihrer Form nach optisch gut abgrenzbar sind, also flache, runde und hypertrophe Zellen, wenngleich dies nicht der üblichen anatomischen Einteilung in Ruhe-, Proliferations- und Hypertrophiezone entspricht (Enderle 1989). Die statistische Auswertung erfolgte mit Tukey's Test Prozedur. Alle Signifikanzen beziehen sich auf das multiple Niveau von alpha = 5%.

Ergebnisse

1. Die Wachstumsfugenbreite war bei den Tieren mit Östrogenzufuhr signifikant vermindert und bei den Tieren mit Ovarektomie signifikant erhöht. Bei der Kombination Ovarektomie/Östrogenzufuhr überwog der Einfluß der Östrogenzufuhr, so daß hier eine signifikante Verminderung der Wachstumsfugenbreite festgestellt werden konnte (Abb. 1).

2. Die fluoreszenzoptisch gemessene Wachstumsrate zwischen 4. und 8. Tag war bei den Tieren mit Ovarektomie erhöht und bei den Tieren mit Östrogenzufuhr signifikant erniedrigt. Bei der Kombination Ovarektomie/Östrogenzufuhr überwog der Einfluß der Östrogenzufuhr, so daß hier die Wachstumsrate signifikant erniedrigt war (Abb. 2).

WACHSTUMSFUGENBREITE (Skaleneinheiten)

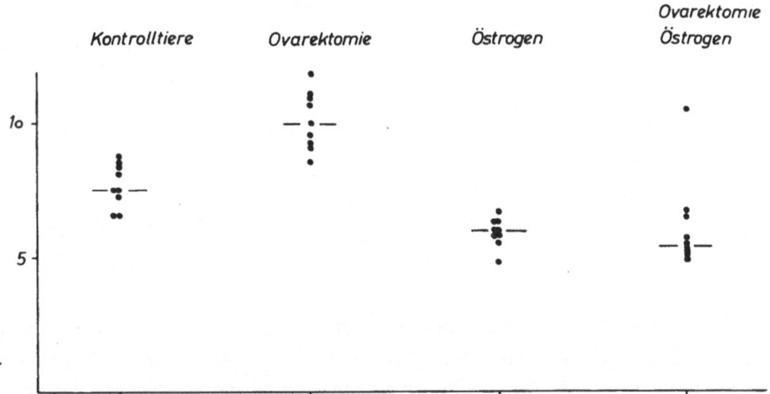

Abb. 1. Geplottete Einzelwerte und Medianwert der Wachstumsfugenbreite am 20. Tag

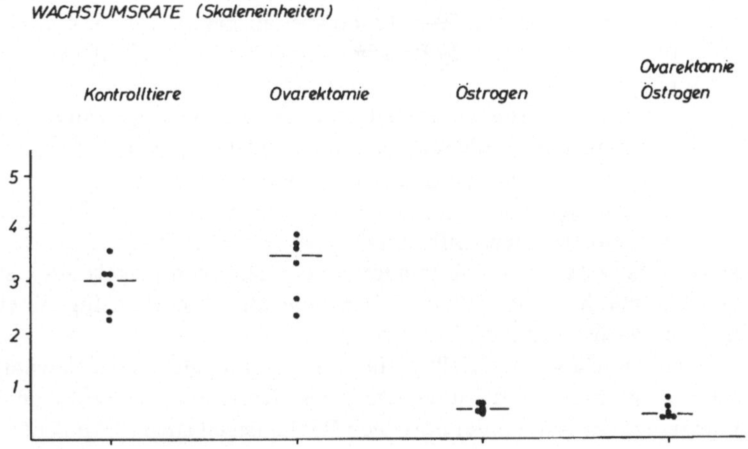

WACHSTUMSRATE (Skaleneinheiten)

Kontrolltiere
Ovarektomie
Östrogen
Ovarektomie
Östrogen
5
4
3
2
1

Abb. 2. Geplottete Einzelwerte und Medianwert der Wachstumsrate zwischen 4. und 8. Tag

3. Die Gesamtzellzahl war bei den Tieren mit Ovarektomie signifikant erhöht und bei der Gruppe mit Östrogenzufuhr sowie bei der Kombination Ovarektomie/Östrogenzufuhr signifikant vermindert. Eine Bevorzugung einer bestimmten Zellart innerhalb der Wachstumsfuge war nicht mit Sicherheit zu erkennen (Abb. 3).

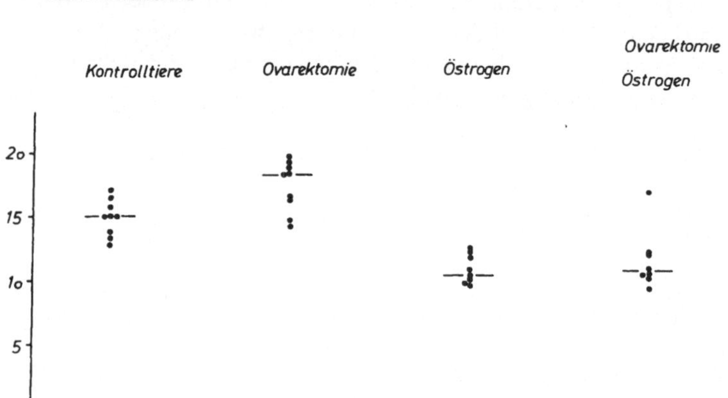

Abb. 3. Geplottete Einzelwerte und Medianwert der Gesamtzellzahl

Diskussion

Während viele Untersucher bei einer Erhöhung der Östrogenzufuhr eine Abnahme des Längenwachstums (Urist et al. 1948; Linquist et al. 1960,; Tapp 1966; Uehlinger 1966; Gustafson et al. 1975; Liu u. Howard 1991) und umgekehrt bei Ovarektomie eine Zunahme desselben feststellen (Schenk u. Neumann 1973), finden andere Autoren hierbei keinen (Suzuki 1958; Wronski et al. 1987) oder sogar einen gegenteiligen Effekt (Holzer 1965). Die Ursachen hierfür sind in der Verwendung unterschiedlicher Tierspezies und Auswertungsmethoden, verschiedener Östrogendosen und -verbindungen sowie in einem differenten Lebensalter der Versuchstiere zu sehen (Urist et al. 1948; Linquist et al. 1960,; Tapp 1966; Uehlinger 1966; Gustafson et al. 1975; Liu u. Howard 1991; Schenk u. Neumann 1973; Suzuki 1958; Wronski et al. 1978; Holzer 1965).

In unseren Untersuchungen hat eine alleinige Östrogenzufuhr eine Verminderung der Wachstumsrate, der Epiphysenfugenbreite und der Zellzahl innerhalb der Epiphysenfuge bewirkt. Dies war auch bei gleichzeitiger Ovarektomie der Fall.

Die exogen zugeführte Östrogendosis war in der Gruppe mit der Kombination Östrogenzufuhr/Ovarektomie offensichtlich höher als es notwendig gewesen wäre, um die durch Ovarektomie hervorgerufene Verminderung des Östrogenspiegels auszugleichen. Eine alleinige Ovarektomie hingegen erhöhte Wachstumsrate, Wachstumsfugenbreite und Zellzahl innerhalb der Wachstumsfuge.

Damit verhält sich die Zellzahl in unseren Untersuchungen gleichartig wie die Wachstumsfugenbreite und die Wachstumsrate. Diese Korrelation besteht beim Wachstum an der Epiphysenfuge der Ratte unter normalen Bedingungen auch (Schenk et al. 1989).

Literatur

Enderle A (1989) Das Verhalten der proximalen Tibiawachstumsfuge nach Traumatisierung der Tibia bei der Ratte. In: Willert HG, Heuck FH (Hrsg) Neuere Ergebnisse in der Osteologie. Springer, Berlin Heidelberg New York Tokyo, S 178–186

Gustafson PO, Kasström H, Lindberg L, Olsson SE (1975) Growth and mitotic rate of the proximal tibial epiphyseal plate in hypophysectomized rats given estradiol and human growth hormone. Acta Radiol [Suppl] 344: 69–74

Holzer F (1965) Autoradiographische Untersuchungen über die Zellkinetik der enchondralen Ossifikation der Maus nach Östrogen und Testosteronverabreichung. Z Ges Exp Med 139: 213–226

Lindquist B, Budy AM, McLean FC, Howard JL (1960) Skeletal metabolism in estrogen-treated rats studied by means of Ca 45. Endocrinology 66: 100–111

Liu CC, Howard GA (1991) Bone-cell changes in estrogen-induced bone-mass surfaces. Anat Rec 229: 240–250

Schenk B, Neumann F (1973) Einfluß von Sexualhormonen auf Knochenreifung und Knochenwachstum weiblicher Ratten. Arzneimittelforschung 23/7: 887–907

Schenk RK, Hunziker EB, Herrmann W (1989) Zell- und Matrixumsatz im Wachstumsknorpel. In: Willert HG, Heuck FH (Hrsg) Neuere Ergebnisse in der Osteologie. Springer, Berlin Heidelberg New York Tokyo, S 40–47

Suzuki HK (1958) Effects of estradiol-17-beta-n-valerate on endosteal ossification and linear growth in the mouse femur. Endocrinology 63: 743–747

Tapp E (1966) The effects of hormones on bone in growing rats. J Bone Joint Surg [B] 48/3: 526–531

Uehlinger E (1966) On the influence of thyroxine, thiouracil, cortisone, estrogen and testosterone on enchondral ossification utilizing autoradiography. In: Fleisch H, Blackwood HJJ, Owen W (eds) Calcified tissues 1965, Springer, Berlin Heidelberg New York, pp 242–245

Urist MR, Budy AM, McLean FC (1948) Species differences in the reaction of the mammalian skeleton to estrogens. Proc Soc Exp Biol 68: 324–326

Wronski TJ, Schenk PA, Cintrón M, Walsh CC (1987) Effect of body weight on osteopenia in ovariectomized rats. Calcif Tissue Int 40: 155–159

Für die statistische Auswertung danken wir Herrn Dipl. stat. R. Lüdtke, Abteilung Medizinische Statistik der Universität Göttingen

Skelettmanifestationen der primären Amyloidose: Fallbeschreibung und Literaturübersicht

H. Dürk[1], I. Kötter[1], K.-P. Aicher[2] und J. G. Saal[1]

[1] Medizinische Universitätsklinik, Rheumatologie/Klinische Immunologie, Otfried-Müller-Str. 10, 72076 Tübingen

[2] Radiologische Universitätsklinik, Abt. Radiologische Diagnostik, Hoppe-Seyler-Str. 3, 72076 Tübingen

Einleitung

Amyloidosen sind durch streng extrazelluläre Ablagerungen fibrillärer Proteine mit β-Faltblattstruktur gekennzeichnet. Die primären AL-Amyloidosen werden durch Ablagerungen modifizierter leichter Ketten von Immunglobulinen verursacht (Glenner 1980).

Patienten mit AL-Amyloidose weisen in 30% der Fälle Manifestationen am Bewegungsapparat auf. Mit abnehmender Häufigkeit werden Carpaltunnelsyndrome (25%), Amyloidarthropathie (7%), generalisierte Osteopenien (6%), mit zusätzlichen Frakturen (2%) und in Einzelfällen Osteolysen beobachtet (Kyle u. Greipp 1983; Kramer et al. 1986). Entscheidend für die Prognose der generalisierten Amyloidose sind die Manifestationen an Herz, Niere und Nervensystem; die durchschnittliche Lebenserwartung beträgt nur ca. 1 Jahr (Getz et al. 1991). Bei dem hier dargestellten Fall war der Skelettbefall sowohl Primärmanifestation als auch das führende Krankheitssymptom.

Fallbeschreibung

1973 mit 45 Jahren Totaloperation. *1975* mit 47 Jahren Osteoporose. *1977* Gewichtsverlust (ca. 10 kg), Leistungsminderung und abdominelle Beschwerden wegen Hepatosplenomegalie. *1978* Cholecystektomie. Postoperativ Blutungskomplikationen und Lungenembolie. Histologisch (Kongorotfärbung) Amyloid in Gallenblase, Leber, Magen, Duodenum, Colon, Rectum und Muskulatur. Von *1982* bis *1987* Nachweis eines monoklonalen IgG lambda, *seit 1988* Hypogammaglobulinämie. Kein Plasmozytom! *Seit 1981* zunehmende Proteinurie (−1,3 g/24 h): Kein Bence-Jones-Protein. *1990* elektro- und echokardiographische Zeichen einer Amyloidkardiomyopathie. *Seit 1985* erhöhte diastolische Blutdruckwerte. Seit 1985 kontinuierliche Rückbildung der Hepatosplenomegalie. *Seit 1979* wird die Symptomatik durch die zunehmende Osteopenie bestimmt (Tab. 1). Über einen Zeitraum von ca. einem Jahr erfolgte eine Natriumfluoridtherapie; Abbruch wegen Ineffektivität. Kein CTS. Keine Amyloidarthropathie. *1990* deshalb Vorstellung in der Rheumatologie.

Histologie

Paraffinschnitte der Beckenkammbiopsie wurden mit Kongorot und Giemsa gefärbt, zusätzlich erfolgte eine Chloracetatesterase-Darstellung. Die ausgedehnten Amyloidablagerungen führten zu einer weitgehenden Zerstörung der Mikroarchitektur mit subtotaler Fettzelldepletion und starker Reduktion der Hämatopoese. Immunhistochemisch wurde AL-lambda-Amyloid nachgewiesen (R. P. Linke, München).

Tabelle 1. Röntgenbefunde

4/1975:	V.a. Osteoporose
3/1979:	ausgeprägte strähnige Osteoporose
11/1982:	V.a. Hüftkopfnekrose
3/1983:	Deckplatteneinbruch BWK 8
	Fischwirbel LWK 1
3/1984:	Sinterung der BWK 7, 10 und fraglich von BWK 11
	fleckige Osteoporose von Humerus, Femur und Os ischii
12/1984:	Sinterung des BWK 4
	Deckplatteneinsenkung von BWK 7 und LWK 2, 3
1/1985:	Sitzbeinfraktur links
3/1985:	Fraktur der 5. Rippe links
	Kompressionsfraktur BWK 10
8/1986:	Konsolidierte Sitzbeinfraktur
9/1988:	Kompressionsfrakturen LWK 4/5

Magnetische Resonanz-Tomographie (MRT)

Zur weiteren Abklärung erfolgten MRT-Aufnahmen der Lendenwirbelsäule bei 1,5 T (Magnetom; Siemens, Erlangen, FRG). Neben üblichen T1-gewichteten Spin-Echo-Aufnahmen wurden frequenzselektive Fett- und Wasserbilder erstellt (SENEX-Verfahren). Diese Technik ermöglicht eine weitgehend selektive Darstellung von Protonensignalen aus Fettgewebe bzw. Wasser. Somit können Verschiebungen des normalen Fett- bzw. Wassergehaltes der Wirbelkörper nachgewiesen und dokumentiert werden.

Die Wirbelsäule zeigt eine leichte Hyperlordose und Kompressionsfrakturen der LWK 4 und 5 sowie Deckplatteneinsenkungen der LWK 1 bis 3. Neben den morphologischen Befunden weisen die Bilder Abweichungen vom normalen Muster der Fett- und Wasserverteilung auf. Im sog. Fettbild (Abb. 1) zeigt sich, daß das Knochenmark mit fettarmem Gewebe durchsetzt ist. Im LWK 3 und geringer auch im LWK 2 sind kleinere hell aufleuchtende Fettgewebsinseln abgrenzbar. Im sog. Wasserbild (Abb. 2) sind die Protonensignale des wasserreichen Gewebes diffus verstärkt.

Diskussion

Knochenmanifestationen der primären Amyloidose sind selten. In der Literatur sind neben der statistischen Angabe von 6% generalisierter Osteopenie (Kyle u. Greipp 1983) nur 21 weitere Fallbeschreibungen publiziert (Tabelle 2). Bei 10 Patienten traten Osteolysen auf, während bei den 229 Fällen der Mayo-Klinik diese nicht beschrieben wurden (Kyle u. Greipp 1983). Im Unterschied zu den Osteolysen im Rahmen eines Plasmozytoms zeigen die Amyloidoseherde meist eine kräftige Speicherung im Knochenszintigramm (Tab. 2) (Kramer et al. 1986). Am häufigsten manifestiert sich die Knochenamyloidose an der Wirbelsäule, dem Becken und den langen Röhrenknochen. Der vorgestellte Fall (Pat. 22, Tab. 2) zeigt, daß bei schwerer Osteoporose, insbesondere wenn diese mit Frakturen und Osteolysen einhergeht, die Knochenamyloidose in die Differentialdiagnose miteinbezogen werden muß. Die Osteopenie unterscheidet sich röntgenologisch nicht von einer schweren Osteoporose. Da auch der fehlende Nachweis einer monoklonalen Gammopathie die primäre Amyloidose nicht ausschließt, erlaubt bisher

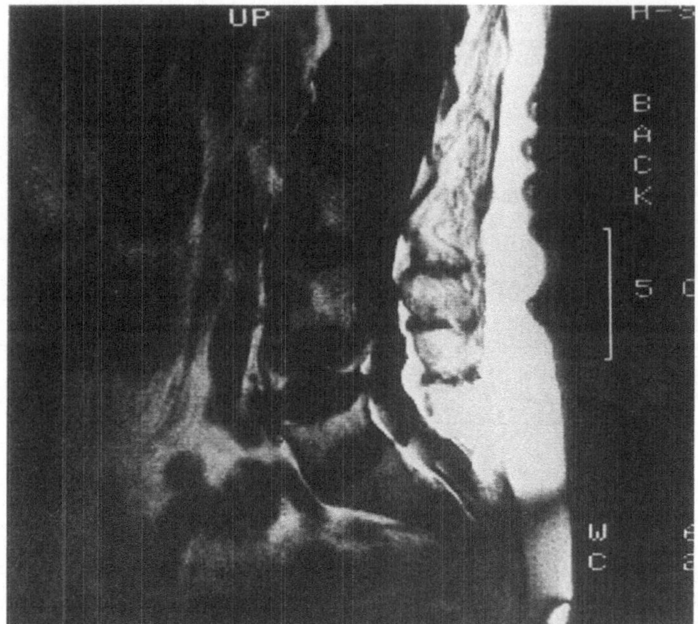

Abb. 1. Selektive Darstellung der Lipidprotonensignale. Diffuse Signalminderung; Fettgewebsinseln im LWK 3 und geringer im LWK 2

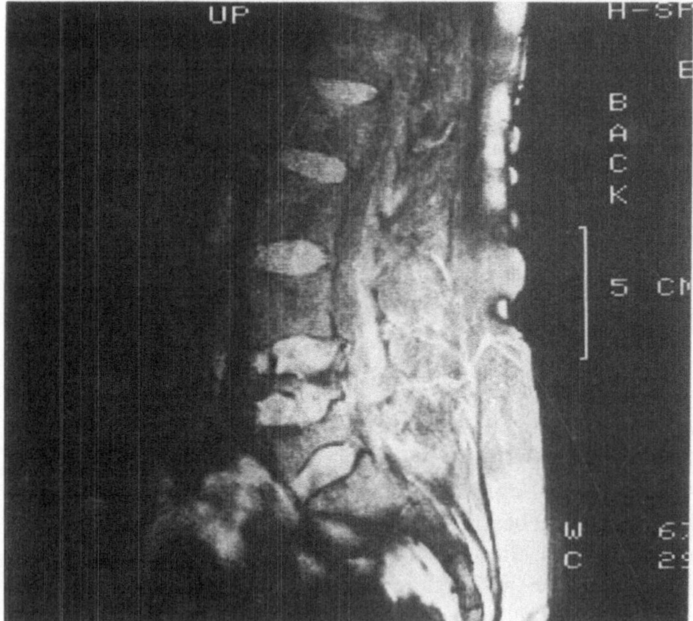

Abb. 2. Diffuse Signalverstärkung der Protonensignale des wasserhaltigen Gewebeanteils

Tabelle 2. Klinische Charakteristika von 22 Patienten mit Knochenbefall bei primärer Amyloidose.

No.	Age (y)	Sex	Bone involvement Spine	Long bone	Pelvis	Ribs	Skull	Osteo-penia	Type of lesion Oste-lytic	Joint	Fracture	Para-protein	Bence Jones	Bone scan	Reference
1	56	m	+	–	–	–	–	–	–	–	spine	nr	nr	nr	Mandl 1924
2	51	m	+	+	–	–	–	+	+	+	–	nr	nr	nr	von Bonsdorff 1933
3	44	m	+	+	+	+	–	+	–	–	spine	nr	nr	nr	Gerber et al. 1934
4	61	f	–	+	–	–	–	–	–	+	femur	nr	nr	nr	Koletsky et al. 1939
5	49	m	–	+	–	–	–	–	+	+	–	nr	nr	nr	Gardner 1961
6	67	f	–	+	–	–	–	–	+	+	humerus	nr	neg	nr	Grossmann u. Hensley 1967
7	63	m	+	+	–	–	–	–	–	–	spine	neg	neg	nr	Axellsson et al. 1970
8	62	m	–	+	+	–	–	–	+	+	–	neg	neg	pos	Weinfeld et al. 1970
9	45	f	+	+	–	–	–	–	+	–	–	neg	neg	nr	Birchwood 1974
10	72	m	+	+	–	–	–	–	+	+	–	IgD	neg	nr	Hannon et al. 1974
11	42	m	+	+	+	–	–	–	–	–	–	neg	neg	nr	Tandon et al. 1976
12	59	m	+	+	+	+	+	–	+	–	–	neg	pos	pos	Kjohasteh et al. 1979
14	58	f	+	+	+	+	+	–	+	+	femur	neg	nr	pos	Goldman et al. 1981
15	72	m	–	–	–	–	+	–	–	–	jaw	IgD	neg	nr	Manz u. Bauer 1981
16	60	m	–	+	–	–	–	–	–	–	femur	neg	pos	pos	Lai et al. 1984
17	57	m	–	+	+	–	–	–	+	+	femur	neg	neg	nr	Huaux et al. 1985
18	76	f	+	+	+	+	–	+	+	–	femur/ spine	IgD	neg	pos	Kramer et al. 1986
19	73	f	+	–	–	–	(+)	+	(+)	–	–	neg	neg	nr	Fritz et al. 1989
20	65	f	+	–	–	–	–	+	–	–	spine	neg	neg	pos	Schattner et al. 1989
21	47	m	+	–	–	–	–	–	–	–	spine	neg	neg	(pos)	Brzeski et al. 1990
22	62	f	+	+	+	+	–	+	–	–	spine/ pelvis	IgD	neg	nr	Present case

m-male; f-female; nr-not recorded; neg-negative; pos-positive

nur die Histologie die Diagnosesicherung. Das hier vorgestellte NMR-tomographische Verfahren erlaubt die sichere Abgrenzung zur idiopathischen und senilen Osteoporose. Diese zeigen weder eine Fettsignalminderung noch eine Verstärkung des Wassersignals.

Obwohl keine gesicherte Therapie der primären Amyloidose bekannt ist, sollte aufgrund der schlechten Prognose frühzeitig ein Therapieversuch mit Prednisolon, Alkeran und Colchicin eingeleitet werden (Getz et al. 1991; Benson 1986). Dieses Regime führte bei einer schweren Knochenmarkamyloidose zu einer kompletten Remission (Pat. 20, Tab. 2) (Schattner et al. 1989). In Einzelfällen wurden längere Überlebenszeiten unter Prednisolon-Alkeran-(Colchicin-)Therapie beschrieben (Pat. 19, Tab. 2) (Fritz et al. 1989). Über Spontanverläufe von 13 Jahren, wie bei der hier vorgestellten Patientin, wurde bisher nicht berichtet.

Literatur

Axellsson U, Hallen A, Rausing A (1970) Amyloidosis of bone – report of two cases. J Bone Joint Surg 52: 717–723

Benson MD (1986) Treatment of AL amyloidoses with melphalan, prednisone, and colchicine. Arthritis Rheum 29: 683–687

Birchwood B (1974) Primary systemic amyloidosis with bone lesions presenting as hyperlipoproteinemia. Nutrition Metab 17: 306–311

v. Bonsdorff B (1933) Atypical amyloidosis. Finska Laekaresaellskapet Handlingar 75: 447

Brzeski M, Fox JG, Boulton-Jones JM, Capell HA (1990) Vertebral collapse due to primary amyloidoses. J Rheumatol 17: 1701–1703

Fritz DA, Luggen ME, Hess EV (1989) Unusual longevity in primary systemic amyloidosis. A 19-year survivor. Am J Med 86: 245–248

Gardner H (1961) Bone lesions in primary systemic amyloidosis: report of a case. Br J Radiol 34: 778–781

Gerber IE, Blumenthal G (1934) Amyloidosis of the bone marrow. Arch Pathol 17: 620–630

Getz MA, Kyle RA, Greipp PR (1991) Response rates and survival in primary systemic amyloidosis. Blood 77: 257–262

Glenner GG (1980) Amyloid deposits and amyloidosis: the beta-fibrilloses. N Engl J Med 302: 1283–1292

Goldman AB, Pavlov H, Bullough P (1981) Case report 137. Primary amyloidosis involving the Skeletal Radiol 6: 69–74

Grossmann RE, Hensley GT (1967) Bone lesions in primary amyloidosis. AJR 101: 872–875

Hannon RC, Limas C, Citgay OS, Twigg HL (1975) Bone and joint involvement in primary amyloidosis. J Can Assoc Radiol 26: 112–115

Huaux JP, Noel H, Bastien P, Maldague B, Devogelaer JP, Nagat C (1985) Amylose articulaire fracture du col femoral et hemodialyse periodique chronique. Rev Rhum Mal Osteoartic 52: 179–182

Kjohjsteh A, Arnhold LK, Farnhangi M (1979) Bone lesions in primary amyloidosis. Am J Hematol 7: 77–86

Koletsky S, Stecher RM (1939) Primary systemic amyloidosis: involvement of cardiac valves, joints and bones. Arch Pathol 27: 267–288

Kramer MR, van Dijk JM, Hadas I, Hershko C (1986) Destructive bone lesions in primary amyloidoses. Postgrad Med J 62: 1037–1041

Kyle RA, Greipp PR (1983) Amyloidoses (AL). Clinical and laboratory features in 229 cases. Mayo Clin Proc 58: 665–683

Lai KN, Chan KW, Siu DLS, Wong CL, Yeung D (1984) Pathologic hip fractures secondary to amyloidosis. Case report and review of the literature. Am J Med 77: 937–943

Mandl J (1924) Über lokales Amyloid im Bereich der Brustwirbelsäule. Virchows Arch [A] 253: 639–643

Manz HJ, Bauer H (1981) Pathologic fracture of odontoid process secondary to amyloid deposition. J Neurol 225: 277–283

Schattner A, Varon D, Green I, Hurwitz N, Bentwich Z (1989) Primary amyloidosis with unusual bone involvement: Reversibility with melphalan, prednisone, and colchicine. Am J Med 86: 347–348

Tandon RK, Gupta OK, Kaushik D, Bhargava S (1976) Osteolytic lesions in primary systemic amyloidosis. A case report. J Assoc Phys India 24: 191–194

Weinfeld A, Stern MH, Max LH (1970) Amyloid lesions of bone. AJR 108: 799–805

Resorbierbares Kollagen als Arzneistoffträger zur lokalen Antibiotikum-Therapie. Experimentelle und klinische Ergebnisse

R. Ascherl[1], A. Stemberger[2], M. A. Scherer[2], E. Hipp[1] und G. Blümel[2]

[1] Orthopädische Klinik und Poliklinik rechts der Isar der Technischen Universität München, Ismaninger Straße 22, 81675 München

[2] Institut für Experimentelle Chirurgie der TU München, Anschrift wie oben

Zusammenfassung

Die Entwicklung eines resorbierbaren Trägermaterials für die lokale Freisetzung von Wirkstoffen stand in erster Linie unter dem Aspekt der Vermeidung eines Wiederholungseingriffes zur Entfernung des alloplastischen Implantates. Dieses Ziel konnte dadurch erreicht werden, daß bovines Sehnenkollagen solubilisiert und nach weiteren Präparationsschritten als Schwamm oder Folie konfektioniert wird. Die Wirkstoffkonzentration beträgt 1,2 mg Gentamicin-Base pro cm^2. Da es sich um reines Kollagen Typ I handelt, bleibt die hämostyptische Wirkung erhalten. Die Resorption des Kollagens erfolgt durch Invasion von Granulozyten. Der Wirkstoff wird aus dem Träger zum einen passiv durch Diffusion, zum anderen bei der aktiven Resorption freigesetzt. Die lokalen Wirkstoffkonzentrationen im Gewebe liegen weit über den bei i.v.-Applikation erreichbaren Spiegeln. Die Wirksamkeit des Therapieprinzips wurde am experimentellen Modell einer staphylokokkeninduzierten Osteomyelitis nachgewiesen. Bei der klinischen Anwendung liegen inzwischen Beobachtungszeiten von über 5 Jahren vor. Bei einem mittleren Nachuntersuchungsintervall von 3,8 Jahren liegt die Rezidivquote bei der posttraumatischen Osteitis in der Größenordnung von 35%, bei der infizierten Prothesenlockerung um 15%. Der Vorteil eines derartigen Trägersystems liegt in seiner kompletten, nebenwirkungsfreien Resorption, in einer Förderung der Wundheilung und lokalen Blutstillung sowie in den lokal sehr hohen Antibiotikum-Konzentrationen.

Einleitung

Bedingt durch das Problem einer unzulänglichen Wirkstoffkonzentration (Antibiotika, Zytostatika) in minderdurchbluteten oder avaskulären, nekrotischen Arealen, haben sich schon in den vierziger Jahren Arbeitsgruppen mit resorbierbaren Arzneistoffträgern beschäftigt. Unter der Vielzahl unterschiedlicher methodischer Ansätze sind die aliphatischen Polyester (Polylaktin, Polyglactin, Polyglykol, Polydioxanon und Polyhydroxifettsäuren), disulfierte Abkömmlinge von Naturstoffen und schließlich die naheliegenden körpereigenen „Rohstoffe" – Blut, Fibrin, Kollagen – zu nennen. Die weiteste klinische Verbreitung haben bis Mitte der achtziger Jahre alloplastische Implantate aus Polymethylmethacrylat gefunden. Dieses lokale Therapeutikum erfordert allerdings den zu vermeidenden Zweiteingriff zur Implantatentfernung; die geometrische Konfiguration wird durch Stahldraht erreicht, der seinerseits Anlaß zu allergischen Reaktionen oder sekundärem bakteriellen Bewuchs geben kann. Nach umfangreichen Versuchen mit Fibrinkleber bzw. Fibrinbestandteilen zeigte sich, daß dieses biologische Material besonders in hochaktivem infizierten Gebiet nicht lange genug stabilisiert werden kann und eine ungünstige Freisetzungskinetik des eingebrachten Wirkstoffes aufweist. Aus diesem Grund wurden dann Versuche mit xenogenem, bovinem Kollagen unternommen.

Fragestellung

Entwicklung und Verarbeitung von Kollagen als Arzneistoffträger zur antibiotischen Therapie und Prophylaxe in der Allgemein- und Unfallchirurgie; Einsatzmöglichkeiten zur Therapie von Verbrennungen und zur Blutstillung.

Material und Methoden

Erste in-vitro-Versuche zu diesem Themenkreis wurden im Jahre 1980 durchgeführt. Ausgehend von der Testung der Antigenität, der makromolekularen Struktur des rekonstituierten Kollagen Typ I, der lokalen und systemischen Biokompatibilität und schließlich von Resorptionsstudien wurde die Freisetzungskinetik inkorporierter Antibiotika, speziesspezifische und Implantationsort-spezifische Charakteristika und therapeutische Einsatzmöglichkeiten im Tierversuch bearbeitet. Es soll hier nur näher auf das letzte Tiermodell eingegangen werden: In Anlehnung an Norden (1975) wurde erwachsenen Bastardkaninchen in die aufgebohrte femorale Markhöhle eine Suspension von 10^5 humanpathogenen Staphylokokkus aureus gespritzt und zusätzlich durch einen intramedullären Bohrdraht eine Marknagelosteosynthese simuliert. Vier Wochen nach dem Ersteingriff wurde die Infektion radiologisch, szintigraphisch und bakteriologisch verifiziert, das Implantat entfernt und ohne Markraumdebridement die lokale Antibiose initiiert.

Nach Abschluß der tierexperimentellen Versuchsserien wurde eine klinische Pilotstudie mit den Indikationen Osteomyelitis und septische Lockerung von Hüftgelenkstotalendoprothesen durchgeführt. Die Nebenwirkungsfreiheit und Effizienz des therapeutischen Ansatzes führte zur Ausdehnung der Indikationen auf bauchchirurgische Fälle – hier sind insbesondere Eingriffe am Dickdarm und nach Perforation von Hohlorganen zu nennen. Die kontrollierte, prospektive Studie, über die im Folgenden berichtet wird, umfaßt 203 Patienten. Bei 63 Kranken wurden verschieden geartete Weichteilinfektionen (u.a. tiefe abdominelle Infektionen, abdominosakrale Rektumamputationen, Abszesse, infizierter Ductus omphaloentericus) behandelt. 110 Patienten erhielten Netilmicin-Kollagen, das als Weiterentwicklung mit größerer therapeutischer Breite gegebenenfalls das Gentamicin-Kollagen (93 Patienten) substituieren könnte. Das Behandlungsprotokoll umfaßt neben dem regulären klinischen Prozedere prä- und postoperative bakteriologische Abstriche, Bestimmung der Antibiotikumkonzentrationen in Blut, Urin und Drainageflüssigkeit, Röntgenuntersuchungen, Dokumentation eventueller Nebenwirkungen und schließlich einen subjektiven Fragebogen, der ein und drei Jahre p. op. an die Patienten verschickt wurde.

Ergebnisse

In der Immundiffusionselektrophorese lassen sich keine löslichen Antikörper gegen bovines Kollagen Typ I nachweisen. Die Rasterelektronenmikroskopie beweist morphologisch intakte Kollagenfibrillen; dieser Befund wird durch die weiterbestehende Thrombogenität im Aggregationstest bestätigt. Ein Anhalt für toxische Komponenten oder eine immunogene Abstoßung fand sich in keiner Versuchsreihe. Tierexperimentell läßt sich eine eindeutige Abhängigkeit der Antibiotikum-Freisetzung und Arzneistoffträger-Resorption sowohl vom Implantationsort als auch von der Spezies nachweisen. Der Verlauf der Freisetzungskinetik korreliert positiv mit der Durchblutung des Implantatlagers, d.h. im Muskel werden die Aminoglycoside schneller freigesetzt als intramedullär.

Die Resorptionszeiten sind bei der Ratte im Vergleich zum Kaninchen, zum Schwein und – wie aus drei Operationsproben ermittelt – zum Menschen deutlich verlangsamt.

Im Therapieversuch beweist der Aktivitätsrückgang in der Skelettszintigraphie ein Erlöschen der Infektion in der Therapiegruppe. Auch die semiquantitative histologische Auswertung nach dem Schema von Böhm und Könn (1976) bestätigt eine signifikante Überlegenheit der Therapiegruppe.

Die in der klinischen Studie verabreichten Mengen an Aminoglycosid schwanken zwischen 75 mg und 2210 mg pro Patient, das entspricht einer Tagesdosis zwischen 0,9 und 31,5 mg/kg KG. Trotz des Überschreitens der normalerweise zulässigen Tageshöchstdosis kam es bis auf einen Fall mit kausal ungeklärter Urtikaria nie zu einer für Aminoglycoside typischen Beeinträchtigung des Nervus statoakustikus oder vestibulokochlearis. Die maximale Serumkonzentration betrug 8,7 μg/ml und die teilweise ultrahohen Drainagespiegel mit bis zu 1000 μg/ml.

Die klinischen Ergebnisse hinsichtlich Infektberuhigung und Rezidivraten sind der folgenden Tabelle zu entnehmen.

Tabelle 1. *Klinische Ergebnisse nach Lokaltherapie mit Antibiotikum-Kollagen-Rezidive pro p. op. Intervall.* OM = Osteomyelitis, inf. PSA = infizierte Pseudarthrose, sept. TEP-Lockerung = septische Lockerung von Totalendoprothesen; GK = Gentamicin-Kollagen; NK = Netilmicin-Kollagen; n Pts. ges. = Gesamtzahl der Patienten in der jeweiligen Untergruppe; a = p. op. Intervall in Jahren.

Diagnosen	Weichteilinfektion		OM		inf. PSA		sept. TEP-Lockerung	
Therapie	GK	NK	GK	NK	GK	NK	GK	NK
n. Pts. ges.	33	30	18	18	13	14	26	48
>1a	6	4	5	1	2	4	3	7
>2a	–	–	3	1	1	0	0	0
>3a	–	–	0	0	0	0	1	0
>4a	–	–	1	0	1	0	0	–
>5a	–	–	0	–	0	–	0	–
kumulative Rezidivrate (%)	18,2	13,3	50	11,1	30,8	28,6	15,4	14,6

Die Weichteilinfektionen stellen ein völlig anderes therapeutisches Problem dar als die Osteomyelitis, echte Lokalrezidive nach mehr als einem Jahr Beobachtungszeitraum sind nicht zu erwarten. Im Gegensatz dazu kann bei realistischer Betrachtung eine Osteomyelitis nicht mehr als ausgeheilt bezeichnet werden, der Terminus „Infektberuhigung" trifft hier eher zu. Trotzdem war die überwiegende Mehrheit der Infektrezidive im Laufe des ersten p. op. Jahres zu verzeichnen, jedoch kommen auch im späteren Verlauf bis vier Jahre p. op. Rückschläge vor.

Die kumulierten Rezidivraten – insbesondere bei den Osteomyelitis-Patienten, die mit Gentamicin-Kollagen behandelt wurden, sowie bei der Indikation „infizierte Pseudarthrose" erscheinen trotz allem relativ hoch. Dieses Ergebnis steht jedoch in anderem Licht, wenn man die durchschnittliche Zahl von Voroperationen pro Patient (> 3) und die überwiegend chronischen Verläufe der Einzelfälle berücksichtigt (Abb. 1).

Ausführliche Fallbeschreibungen und eine umfangreiche Bibliographie zum Problemkreis findet sich bei Stemberger et al. (1991).

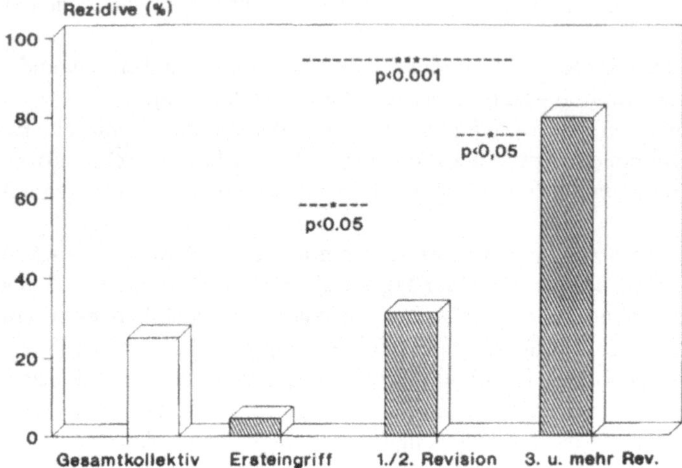

Abb. 1. Abhängigkeit der Rezidivrate von der Zahl der Voroperationen. Patientenkollektiv mit Gentamicin-Kollagen, Infektionen am Knochen; die Rezidivquote ist statistisch signifikant abhängig von der Zahl vorausgegangener Eingriffe und läuft somit parallel zum absoluten Infektionsrisiko bei blanden Revisionsoperationen

Klinische Konsequenzen

Die beste Indikation für den Antibiotikum-Kollagen-Verbund stellen septische Hüftlockerungen dar. Hier können auch aufbauende Maßnahmen wie z.B. Spongiosa-Plastiken durch ein Gemisch von Spongiosa/Antibiotikum-Kollagen im Volumenverhältnis 2:1 prophylaktisch geschützt werden. Damit ist die Möglichkeit der Prophylaxe beim einseitigen Wechseln oder aber von rekonstruktiven Maßnahmen (Pfannenaufbauplastik) zeitgleich mit der Entfernung des infizierten Implantates möglich.

Bei der Osteomyelitis in der infizierten Pseudarthrose birgt dieses lokale Therapieprinzip experimentell und theoretisch eindeutige Vorteile gegenüber anderen Applikationsformen. Der Anteil allerdings, den die lokale Antibiose als Einzelfaktor an der Gesamtheilung hat, läßt sich naturgemäß in einer klinischen Studie nicht in Absolutzahlen definieren.

Im Rahmen der septischen Chirurgie der Weichteile sind besonders solche Indikationen zu bevorzugen, bei denen nach eigener klinischer Erfahrung und dem Stand der Literatur auch heute noch eine hohe Rate von Wundinfektionen vorkommt (Kolonchirurgie, abdominosakrale Rektumamputation). Ferner sind alle Operationssiten zu nennen, bei denen nach radikaler Ausräumung infizierten und nektrotischen Gewebes eine Defekthöhle verbleibt, die auch nach den üblichen Kriterien der septischen Weichteilchirurgie einen primären Wundverschluß mit Überlaufdrainage ermöglichen würde. Die epikutane Applikation bzw. die Anwendung bei Wundbereichen, die der Sekundärheilung überlassen werden, ist kontraindiziert.

Literatur

Böhm E, Könn G (1976) Zur Morphologie der posttraumatischen Osteomyelitis. Unfallheilkunde 79: 127–132

Norden CW (1975) Experimental osteomyelitis. IV therapeutic trials with Rifampicin alone and in combination with Gentamicin, Sisomicin and Cephalothin. J Infect Diss 132: 493–499

Stemberger A, Ascherl R, Lechner F, Blümel G (1991) Collagen as a drug carrier. Some applications in surgery. Franklin Scientific, USA

Die Magnetodyn-Therapie. Indikationen, Randbedingungen und Grenzen einer rationalen konservativen Magnetfeldtherapie in der Osteologie

G. Regling und H. Zippel

Orthopädische Klinik und Poliklinik der Medizinischen Fakultät (Charité) der Humboldt-Universität zu Berlin, Schumannstr. 20/21, 10117 Berlin

Die Magnetodyn-Therapie (konservative Magnetfeldtherapie nach Kraus/Lechner) ist ein seit mehr als 20 Jahren klinisch eingeführtes Verfahren, dessen Wirkeffekt am standardisierten Zellkultur-Experiment gezeigt wurde (Rodemann et al. 1989) und das durch die wissenschaftliche Ambition des Inaugurators und Vertreibers W. Kraus (1984, 1989) in vielen Tausend klinischen Anwendungen für physikalische Therapien vorbildlich und beispielgebend ärztlich und physikalisch dokumentiert ist.

Trotzdem wird das Therapieprinzip des konservativen Magnetodyn-Verfahrens für diverse orthopädische Indikationen immer noch sehr unterschiedlich beurteilt und kassenrechtlich – vor allem auch in der technischen Definition, Bewertung von Qualitätssicherung und Abgrenzung gegen ganz andersartige „Magnetfeldapplikationen" – eigentlich inadäquat und unzureichend diskutiert.

Nach unserer Auffassung ist dies nur ein besonders deutliches Abbild der wissenschaftlichen Unklarheiten und Erkenntnislücken im pathobiologischen Gesamtverhältnis der Mechanismen funktionell-biomechanischer orthopädischer Bindegewebsregulation und der Zugriffsmöglichkeiten physikalischer Therapie.

Es gibt ein Goethe-Wort: „Man sieht, was man weiß!" – Mit modernen Worten: Man braucht eine möglichst weitgreifende, plausible, überlegte biologische Hypothese oder Theorie, um experimentelle Befunde, Statistiken und klinische Ergebnisse überhaupt erst in ihrem Wesen zu erkennen und dann erst im zweiten Schritt diese Beobachtung gezielt und kritisch auszuforschen und naturwissenschaftlich zu sichern.

Die folgende konzeptionelle Vorstellung vom konservativen Magnetodyn-Verfahren – verträglich mit eigenen klinischen Erfahrungen bei 72 ambulant-konservativen Magnetodyn-Behandlungen über jeweils 12 bis 24 Wochen – sei zur Diskussion gestellt:

Nach dem eigenen biologischen Konzept (Regling u. Rückmann 1989; s. a. Regling G, Bioelektrische Aspekte zum Remodeling von Binde- u. Stützgewebe wirken funktionelle (biomechanische) Trainingsbeanspruchungen intakter wie pathologisch vorgeschädigter Bindegewebe nicht irgendwie diffus und unspezifisch ein, sondern lassen sich neben der Reizung spezifischer Rezeptor- und Membranstrukturen auf die Absorption kinetischer Energie (Finlay u. Repo 1979) an bioelektrisch präzis zu definierenden Gewebsstrukturen der beanspruchten Gewebe zurückführen (Regling u. Rückmann 1989; Athenstaedt et al. 1982; Warnke 1979). Solche mechanisch-elektrische Energieumwandlung findet u.a. strömungselektrisch (Ladungstrennung durch Konvektion mobiler Ionen mit interstitieller Flüssigkeit) sowie piezoelektrisch (am Kollagen der Bindegewebsmatrix) statt (Regling u. Rückmann 1989). Solche primär als elektrischer Potentialgradient vorliegende Energie kann über pH-Gradienten, Transmembranpotentialänderung in eine chemische Energie (ATP-Bildung, Glykogenspeicher) transformiert werden (Shulachev 1980) und so substantiell in die metabolischen Regelgleichgewichte eingreifen.

Physikalische Therapien können analog an spezifischen Rezeptorstrukturen oder unspezifisch vermittels eines definierten Energie-Inputs über geeignete „Fenster" wirksam werden. Zahlreiche Indizien sind mit der Annahme verträglich, daß die Magnetodyn-Magnetfeld-Therapie durch solch einen unspezifischen energetisch-metabolischen Regelmechanismus verstanden werden kann. Speziell vom Piezo-Sensor (Regling u. Rückmann 1989; Athenstaedt et al. 1982) weiß man, daß er prinzipiell durch verschiedenste physikalische Energie (mechanisch, thermisch, magnetisch ...) stimuliert werden kann.

Die ableitbaren Vorteile der Wahl von Magnetfeldtherapie für die skizzierte Zielstellung: Es ist ein athermisches Verfahren, das praktikabel (3x45 min. täglicher Behandlung) eine vergleichbar sehr hohe Energiedosis (magnetische Flußdichte bis 50 Gauß) biologisch verträglich applizieren kann.

Wann man in der Differentialtherapie auf die Magnetfeld-Heimbehandlung zurückgreift, wird wie bei jeder ärztlichen Entscheidung neben der Erwartungshaltung gegenüber Nutzen und Risiko natürlich auch von der patientenseitigen Akzeptanz, von konkreten Alternativen und von Aspekten der Wirtschaftlichkeitsabwägung bestimmt. In den orthopädischen Indikationen: Endoprothesenlockerung, Pseudarthrose und Knochenheilungsstörung und ischämischer Hüftkopfnekrose, spricht solche Abwägung häufig für die Magnetodyn-Therapie. Bei anderen, gleichfalls sehr sinnvollen Indikationen wie Sudeck-Syndrom, Osteoporose ist an das Verfahren zu denken.

Die technischen Voraussetzungen (Qualitätssicherung) sind ebenso klar analysierbar: Magnetodyn verwendet ein exakt sinusförmiges magnetisches Wechselfeld (4 bis 20 Hz = empirisch gefundenes biologisches Fenster) mit äußerst geringem „Klirrfaktor" (Störfrequenzenanteil) und exaktem Nulldurchgang der Sinusschwingung. So verläßlich und nebenwirkungsarm die Magnetfeldtherapie mittels Magnetodyn-Technik bei gegebener Indikation geschulter Anwendung ist, so gefährlich und unkalkulierbar kann potentiell die Benutzung technisch minderwertiger Geräte mit indefiniertem Frequenzanteil (über 20 Hz) sein, für den spezifische unerwünschte biologische Wirkungen (z.B. auf neurologische Strukturen) belegt sind. Solche Gefahr liegt auf der Hand, wenn durch technologische „Einsparung" relevante 50 Hz-Netzanteile appliziert werden, für deren biologische Schädlichkeit bei entsprechender Energiedosis es ein umfangreiches Schrifttum gibt (Kraus 1984, 1989).

Klinisch behandelten wir 43x Lockerungssyndrome bie Hüftendoprothese, 12 Pseudarthrosen und verzögerte Knochenheilung, 8x adjuvant bei ischämischer Hüftkopfnekrose, 1x transitorische Osteoporose, 4x Osteoporose und je 2x postoperative Lokalbefunde bei Phosphatdiabetes und fibröser Dysplasie. Als vorläufige Auswertung (kleine Fallzahl) resultiert: Schmerzreduzierung und schnelles Abklingen permanenten Dauerschmerzes bei etwa 50% der TEP-Patienten, beeindruckende Ausheilung einer hochakuten transitorischen Osteoporose binnen 6 Wochen, ausgeprägte Zunahme der Knochendichte im Behandlungsareal (8x) und beschleunigte Pseudarthrosenkonsolidierung (6x).

Alle Zahlen müssen an der „Negativauslese" (ultimo ratio) der Indikationsstellung gemessen werden. Aus unserer Erfahrung hat sich das Magnetodyn-Verfahren bei richtiger Indikationsstellung als sinnvoll und effektiv erwiesen.

Literatur

Athenstaedt H, Claussen H, Schaper D (1982) Epidermis of human skin: Pyroelectric and piezoelectric sensor layer. Science 216: 1018–1020

Finlay JB, Repo RU (1979) Energy absorbing ability of articular cartilage during impact loading. Med Biol Eng Comput 17: 397–403

John J, Schmitt E, Thoma W (1990) Erfahrungen mit der Magnetfeldtherapie bei Osteoporosen. Orthop Praxis 26: 507–510

Kraus W (1984) Magnetfeldtherapie und magnetisch induzierte Elektrostimulation in der Orthopädie. Orthopädie 13: 78–92

Kraus W (1989) Magnetfeldtherapie? Der praktische Tierarzt 70: 2–17

Regling G, Rückmann H-I (1989) The native collagen fibril – biosensor and signal conductor of the matrix of connective tissues. A new concept for a biological understanding of the regulation of connective tissues, Bielectrochem. Bioenerg 22: 241–254

Rodemann HP, Bayreuther K, Pfleiderer G (1989) The differentation of normal and transformed human fibroblast in vitro is influenced by electromagnetic fields. Exp Cell Res 182: 610–621

Shulachev VP (1980) Membrane electricity as a convertible energy currency for the cell. Can J Biochem 58: 161–175

Warnke U (1979) Information transmission by means of electrical biofields. In: Electromagnetic Bio-Information, Symposium Marburg, 5. Sept. 1977, Urban & Schwarzenberg, München, pp 55–79

Kalzifizierung und Ossifizierung im Bronchusskelett*

P. Brunner und R. Schmitt

Pathologisches Institut, Klinikum Aschaffenburg (Chefarzt: Prof. Dr. Dr. Peter Brunner), Am Hasenkopf 1, 63739 Aschaffenburg

Einleitung

Häufigkeit und Pathogenese von grobscholliger Verkalkung und Ossifikation im Knorpelskelett des Tracheobronchialbaumes sind bisher kontrovers diskutiert worden, die Resultate waren oft diskrepant. An einem größeren Untersuchungsmaterial der vorliegenden Studie wurden deshalb Häufigkeit und Topographie von Verkalkungen und Verknöcherungen der Bronchialknorpel in Abhängigkeit von Lebensalter, Geschlecht, Raucherverhalten und Grundkrankheit überprüft.

Material

Jeweils rechte oder linke Lungen von 421 Verstorbenen (268 Lungen von Männern, 153 Lungen von Frauen) standen zur Verfügung. Aus den Lungen wurden entnommen jeweils alle Stammbronchien, Lappenbronchien und Segmentbronchien. Paraffineinbettung, Haemalaun-Eosin (keine histochemischen Kalkreaktionen). Jeder Bronchus entsprach einem Untersuchungsfeld, pro Lunge ergaben sich maximal 14 Untersuchungsfelder. Mikroskopisch als positiv bewertet wurden nur grobscholliger Kalk (keine staubartigen Kalkablagerungen) und osteozytenhaltige Knochenlamellen (Abb. 1)

Ergebnisse

Unter 421 Lungen fanden sich 166 Lungen mit verkalkten Bronchusknorpeln und 103 Lungen mit Verknöcherungen. In 66 Fällen kam es dabei in ein und derselben Lunge zu Verknöcherung und Verkalkung. Das kombinierte Auftreten beider Untersuchungsmerkmale innerhalb eines Bronchusknorpels ist aber die Ausnahme. Am wenigsten häufig sind Verkalkungen und Verknöcherungen im Skelett der Stammbronchien, am häufigsten in den Knorpeln der Segmentbronchien vorhanden. Das Lebensalter besitzt Einfluß auf die Häufigkeit beider Untersuchungsmerkmale (Abb. 2)

Dabei treten die ersten Ossifikationen zeitlich vor den ersten Kalzifizierungen auf. Hinsichtlich der Verknöcherung haben sich keine Geschlechtsunterschiede nachweisen lassen. Bei Verkalkungen kommt es bei Frauen – offensichtlich postmenopausal – gleichsam explosionsartig

* Mit freundlicher Unterstützung der Deutschen Forschungsgemeinschaft (SFB 118 C 3)

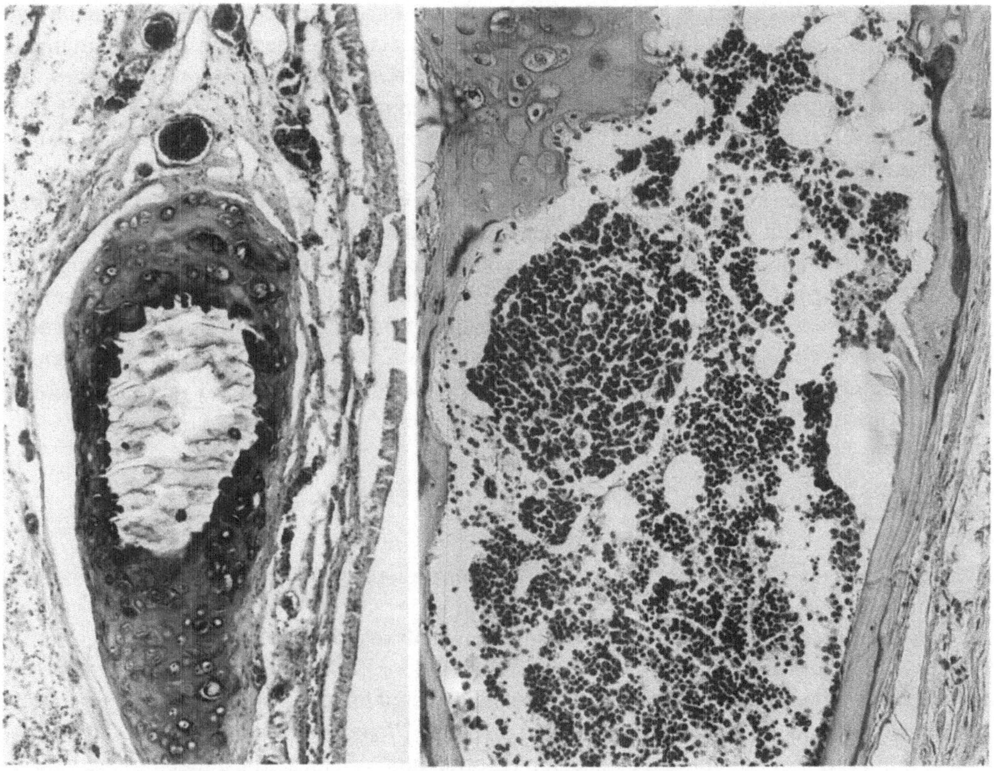

Abb. 1. *links:* zentral verkalkter Bronchialknorpel mit grobscholligem Kalk (helle Zone); peripher erhaltene dunkle Knorpelabschnitte; HE x200; *rechts:* metaplastischer Knochen und geringe Reste des Bronchialknorpels, der Knochen mit unmittelbarem Kontakt zum Perichondrium; weiter Markraum mit etwas Fettmark und ausgedehnter Metastase eines kleinzelligen Lungenkrebses; He x150

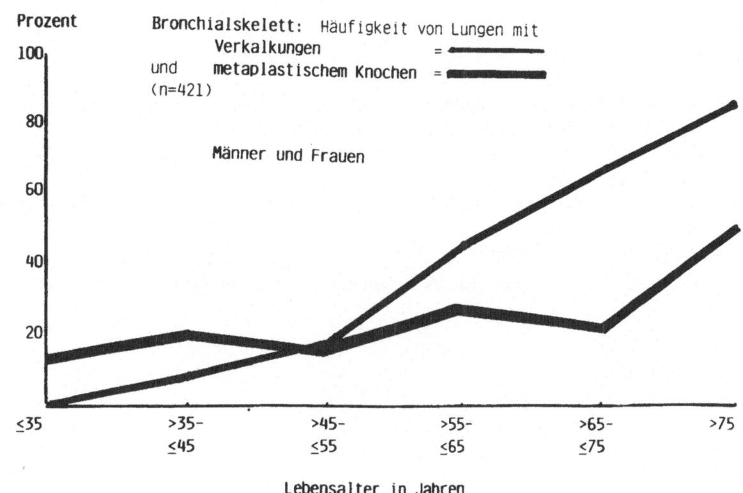

Abb. 2. Prozentuale Häufigkeit von Fällen mit Verkalkungen oder Verknöcherungen im Bronchialskelett bei Mann und Frau; altersabhängige Zunahme von Verkalkung und Verknöcherung; Verknöcherungen treten bereits vor dem 35. Lebensjahr auf, Verkalkungen erst nach dem 35. Lebensjahr; im Greisenalter finden sich Bronchialknorpelverkalkungen in 4 von 5 Lungen und Verknöcherungen in jeder zweiten Lunge

zum Anstieg von Verkalkungen. Ein Einfluß des Rauchens hinsichtlich beider Merkmale war nicht nachweisbar. Nach Grundleiden geordnet, ergab sich folgendes Bild: Bei Patienten mit „sonstigen" Erkrankungen betrug die Rate von verkalkten Bronchialskeletten 35 Prozent, bei Fällen mit bösartigen Tumoren 40 Prozent und bei Fällen mit schwerem „Nierenleiden" 58 Prozent. Unterschiede hinsichtlich der Ossifikation ergaben sich bei den verschiedenen Grundleiden nicht.

Der pathogenetische Ablauf der Knorpelverkalkung wird wie folgt interpretiert: Die Verkalkung beginnt stets im Knorpelzentrum, zunächst staubartig, später grobschollig, und schreitet in Richtung zum Perichondrium fort. Die Verknöcherung beginnt stets am Perichondrium und greift erst später auf das Knorpelzentrum über. Zunächst wird eine schmale Knochenlamelle gebildet, in die ein zellreiches mesenchymales Proliferat einwächst und somit den ersten Schritt zur Ausbildung von Knochenmarksräumen macht. Das Knochenmark innerhalb der metaplastischen Knochen kann als Fettmark oder blutbildendes Mark ausgebildet werden und kann bei bösartigen Tumoren auch Ziel metastatischer Absiedelungen sein.

Konklusion

Die Ergebnisse der Studie berechtigen zur Annahme einer topischen Akzentuierung von Verkalkungen und Verknöcherungen in den Knorpeln kleiner Bronchien. Verkalkungen und Verknöcherungen sind altersabhängig, wobei im Bronchialskelett der Frauen (besonders postmenopausal) wesentlich häufiger Kalk auftritt als beim Manne. Das Rauchverhalten ist offenbar ohne Einfluß. Bei Fällen mit schwerem Nierenleiden sind häufig Verkalkungen nachweisbar.

Verkalkungen und Verknöcherungen sind offenbar 2 voneinander unabhängige Entitäten, weil beide Merkmale an ein und demselben Knorpel nur äußerst selten auftreten, die Verkalkung knorpelzentral und die Verknöcherung knorpelperipher beginnt, die Postmenopause der Frau massiv beeinflußt, nicht aber die Verknöcherung. Außerdem fördert offenbar das Grundleiden „Nephropathie" die Verkalkung, nicht aber die Verknöcherung. Die Resultate der eigenen Studien weichen in vielfachen Details von den Ergebnissen vergleichbarer Voruntersuchungen ab (Gläser 1958; Pesch et al. 1980; Schäfer u. Burkhard 1983), so daß weitere kritische Analysen zur Klärung des Sachverhaltes notwendig sind.

Literatur

Feldhoff V (1988) Strukturvarianten des trachealen Knorpelskeletts. Röntgenologische und morphometrische Befunde. Medizinische Dissertation, Bochum

Gläser A (1958) Zur biorheumatischen Orthologie und Pathologie der Tracheobronchialknorpel. Z Altersforsch 12: 257–272

Pesch H-J, Bogenberger T, Rudolf L, Thull R (1980) Das Ossifikationsprinzip der Trachealknorpel. Verh Dtsch Ges Pathol 64: 571

Schäfer H, Burkhard A (1983) Stoffwechselstörungen. In: Doerr W, Seifert G, Uehlinger E (Hrsg) Spezielle pathologische Anatomie, Bd. 16/II, Springer, Berlin Heidelberg New York Tokyo

Autorenverzeichnis

Stichwortverzeichnis